현대

의공실무

공학박사 나 승 권 저

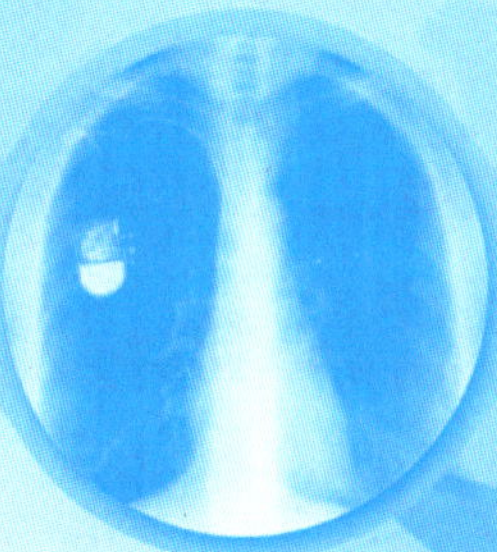

Practice in Medical Engineering

감 수

•윤 형 로•

공학박사/연세대학교 의공학부 교수

•황 락 훈•

공학박사/세명대학교 전기공학과 교수

•김 종 탁•

이학박사/상지영서대학교 의료시스템정보과 교수

•남 삼 극•

의학박사/삼육의료원 서울병원 의무원장

도서출판 상 학 당

欲爲大者 當爲人役

크고자 하거든 남을 섬기라

머리말

의료기기는 전기 · 전자적 요소들과 기계적 요소들로 구성되어 공학적이고 의학적인 이론을 만족하는 하나의 기기로 탄생하게 되었으나, 아주 미약한 생체신호를 센서나 각 입력부분으로부터 전달받아 그 신호를 몇 십배에서 몇 만배로 증폭시켜서 인체에 직접적으로 사용하여 환자의 생명에 바로 연관이 되기 때문에 의공학을 배우는 학생을 비롯하여 의료기기를 다루는 모든 사람은 다른 일반 전자기기와는 다르게 확실한 주의 및 충분한 사용숙지가 필요하며 제조자 역시 무엇보다도 최우선을 안전성에 두어야 한다.

의공인이라면 기본적으로 알아두어야 하는 장비로 제1장 의료기기 안전 분석기(safety analyzer)에서는 안전에 관계되는 전기안전 분석기와 병원에서 쓰이는 주변기기에 대해 기술하였다. 제2장에서는 환자감시장치의 기본적인 이론과 실습 및 관계되는 시뮬레이터, 네드워크 실습을 위주로 하였으며, 증폭기의 회로도와 환자감시장치를 직접 꾸며서 원리 및 작동을 설명하였다. 제3장에서는 제세동기의 원리와 사용방법에 관하여, 제4장은 휴대용 환자감시장치의 원리를 이해하기 쉽게 설명하였으며, 제5장에서는 자동 심폐소생기, 제6장에서는 수액약물주입기(infusion pump)의 사용법, 제7장에서 전기수술기를 다루었고, 제8장에서 저온 플라즈마 멸균기, 제9장에서 펄스 옥시미터, 제10장에서는 시린지 펌프 사용법과 이론을 설명하였다.

또한 의공기사 · 의공산업기사 · 의료전자기능사 자격증을 준비하는 수험생들에게 도움이 되도록 실습문제를 수록하였다. 특히 많은 시간을 그림과 편집을 위해 수고한 관련 업체와 ㈜메디아나의 강병욱 졸업생에게 감사를 전한다.

집필 중 많은 고심에도 불구하고 손길이 미치지 못한 곳은 앞으로 계속적으로 보완할 것이다. 마지막으로 출판과정에 도움을 주신 도서출판 상학당 남승우 사장님과 이 책에 관심과 애정을 주신 모든 분들께 감사의 말씀을 전하며 마친다.

공학박사 나승권 씀

차 례

제1장 의료기기 안전 분석기

제2장 환자계측장치

제3장 제세동기

제4장 휴대용 환자감시장치

제5장 자동 심폐소생기

제6장 수액 약물주입기

제7장 전기수술기

제8장 저온 플라즈마 멸균기

제9장 펄스 옥시미터

제10장 시린지 펌프

제1장

의료기기 안전 분석기

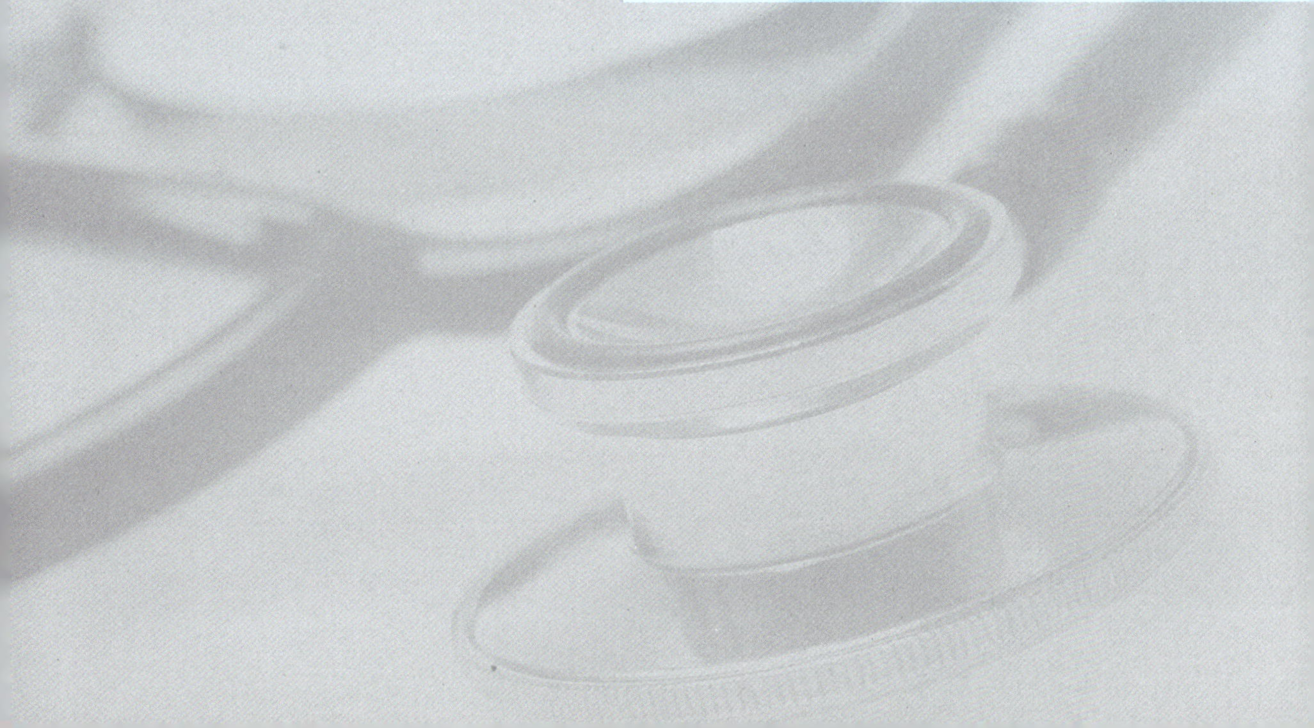

01 의료기기 실습용 장비

전자의료기기 측정장비 사용법과 전기 · 전자 기호를 나타냄으로써 병원설비나 의료기기 제작 시 가장 많이 쓰이는 회로도를 쉽게 이해할 수 있도록 기호와 용어를 기초적으로 나타내었다. 병원에서 가장 많이 쓰이는 의료기기인 환자감시장치를 직접 다룸으로써 실제 의료기기의 운용과 각 생체신호의 측정방법을 알 수 있게 하였으며, 시뮬레이터로 각종 상황에서 얻을 수 있는 생체신호를 직접 측정할 수 있도록 구성하였다. 또한 오실로스코프로 환자감시장치의 내부를 측정함으로써 증폭기와 필터가 회로에서 어떻게 동작하는지 직접 보고 이해할 수 있도록 구성하였다.

1. 의료전자 실습공구

전자의료기기 관련 실험은 소형 · 대형의 다양한 전자부품들을 활용하여 브레드보드(bread board)나 만능기판, 소형기판 또는 PCB(Printed Circuit Board)에서 회로를 구성하는 것으로 이루어지며, 회로구성 시 부품배치, 배선, 납땜 등이 있으며, 이에 필요한 공구가 있다. 공구 활용방법에는 전선의 피복을 벗기는 방법, 부품을 기판에 삽입하기 전에 리드선을 구부리는 방법, 기판에 삽입하는 방법, 인두기를 사용하는 방법, 납땜 양을 조절하는 방법, 그리고 납땜한 후 리드선을 자르는 방법 등으로 분류할 수 있으며, 〈표 1-1〉과 같이 실습 · 실험을 하기 위해서 필요한 각종 기본 공구의 종류와 용도, 공구사용법, 공구사용 시 주의사항을 알아야 한다.

〈표 1-1〉 의료전자 실습공구

<table>
<tr><th>순번</th><th>모 양</th><th>품 명</th><th>규 격</th><th>사용용도</th></tr>
<tr><td rowspan="2">1</td><td>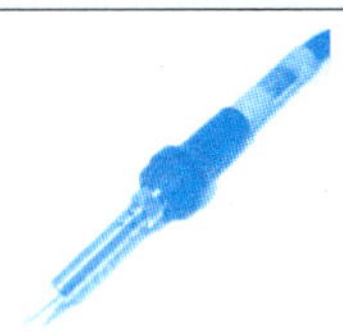</td><td>세라믹
전기인두
(soldering iron)</td><td rowspan="2">• 인두에 따라 220[V], 30[W], 40[W],60[W], 80[W] 등의 종류가 있는데 선재에 따라 적당히 선택한다.
• 팁 온도 : 480[℃]
• 전장 : 약 21[cm] (코드 제외)
• 무게 : 약 150[g]</td><td rowspan="2">• 납땜작업에 사용한다.
• 납을 녹여 부품과 전선 등을 기판에 접합시키는 공구로, 전자회로를 조립할 때 반드시 필요하다. 전자회로 제작에 납을 사용하는 이유는 납은 용융점이 낮고 여러 금속과 친화성이 좋아 접합이 잘되기 때문이다. 일반적으로 사용되는 막대 인두는 20~30[W]의 용량이 많으며, 과열이 예방되는 세라믹 히터도 있다.</td></tr>
<tr><td></td><td>세라믹 히터
(ceramic heater)</td></tr>
</table>

순번	모 양	품 명	규 격	사용용도
2	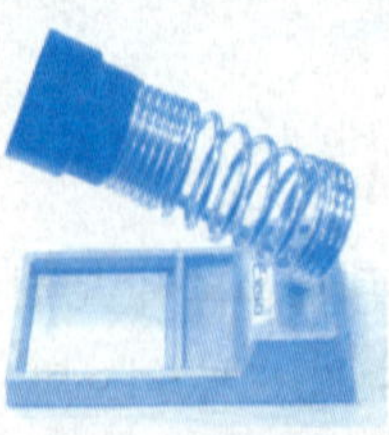	인두 받침대	납땜인두 홀더 (soldering iron stand)	납땜인두의 사용 시 인두 팁 부분의 온도에 의하여 화상을 입는 것을 보호하고, 안전한 상태에서의 작업을 위하여 사용한다. 하단부에는 인두 팁의 청결을 위하여 물에 적신 헝겊을 사용하도록 한다.
3	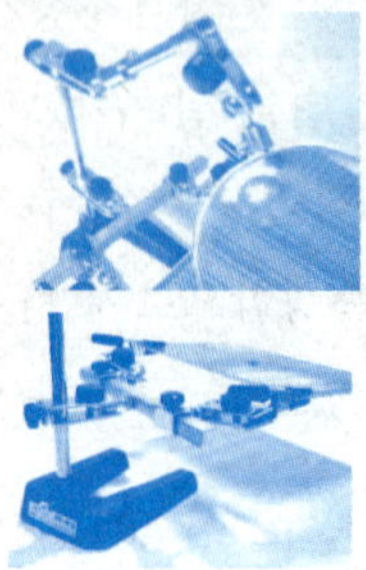	PCB 작업대	확대경(3X) 포함 • 폴높이 : 165[mm] • 클램프족 : 200[mm] • 중량 : 1[kg] • 렌즈 배율 : 3배율 대형 (pie90[mm]) 렌즈, 2중 초점	PCB 작업 시 사용되며, 부품을 확대하여 작업의 진척 여부를 확대경으로 봐서 확인할 수 있다.
4	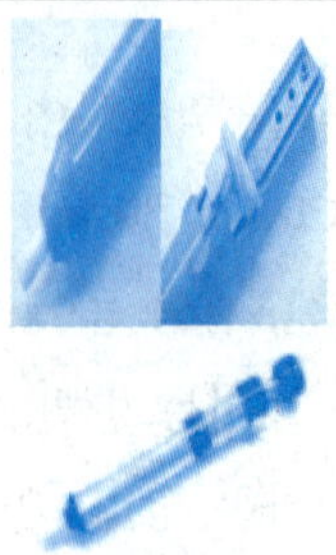	납흡입기 (desoldering tool)	납땜제거기 : 전기인두기를 이용하여 납땜이 잘못된 부분의 납을 녹인 후 흡입력을 이용해 납을 제거한다.	회로의 수리를 위하여 동박 부분의 납땜을 제거하고자 할 때 전기인두 등으로 납땜 부분을 녹인 후 흡입하여 납을 제거하는 역할을 한다. 가열된 인두 끝에 너무 바짝 붙여 흡입시키면 흡입구가 손상될 수 있으므로 주의한다.
5	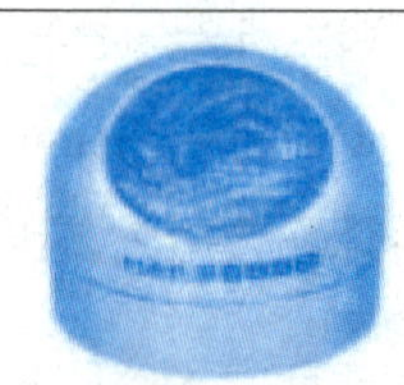	인두 클리너	납땜작업으로 인하여 오염된 인두 팁의 끝부분을 청소하기 위한 철수세미이다.	클리너 통에 전기인두를 넣고 문지르면 오물이 떨어진다.
6	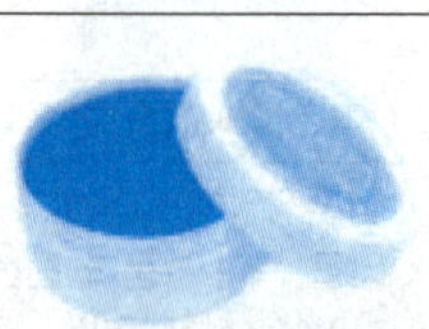	페이스트	산성 성분이 들어 있기 때문에 조금씩 사용해야 하고, 작업 후에는 남아 있는 페이스트를 닦아내도록 한다.	납땜할 곳에 녹이 슬거나 오물이 묻어 있을 때 페이스트를 바르고 가열하면 수월하게 작업을 할 수 있다.
7	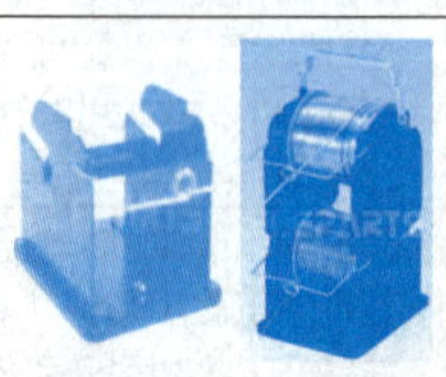	납릴 거치대, 실납	실납 거치대	전자실습에 필요한 다양한 공구가 있다.

순번	모 양	품 명	규 격	사용용도
8	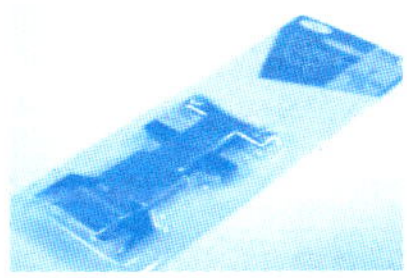 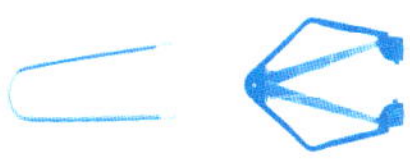	IC extractor (IC 익스트랙터)	• 24~40핀 DIP MOS, C-MOS형 • 24핀, 40핀 DIP 형식의 IC를 들어올릴 때 사용	• IC 소켓이나 브레드보드에 IC를 삽입 또는 분리시킬 때 사용한다. • IC의 핀들의 뾰족하여 손을 다칠 우려가 있으므로 반드시 IC 집게를 사용하여 작업을 하는 것이 좋다.
9	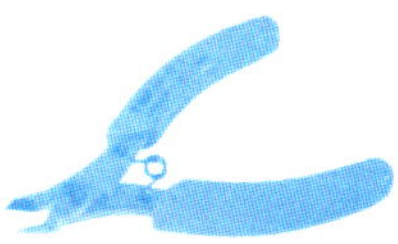	니퍼 plato SMD cutter	• 커터 폭 : 7.38[mm] • 절단능력 : Max 0.6[mm] 동선 • ESD Safe 재질	배선용 전선 및 부품의 리드선 절단에 사용하며 코드선 및 비닐전선의 피복을 벗기는 데 사용한다.
10	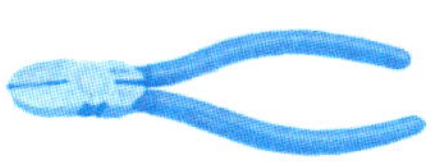	니퍼(중) (nipper, side cutter)	크기 : 6"	동선 철선의 절단 및 피복을 벗기는 데 사용한다.
11	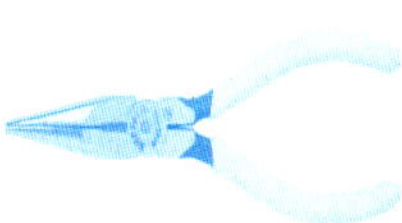	롱 노즈 플라이어 (long nose plier) (소)	w / smooth jaw (스테인레스 스틸) • 길이 : 145[mm] • 중량 : 93[g] • 헤드형태 : 평면집게(피작업물에 손상을 주지 않음)	소형 너트의 조임에 사용하며 정밀작업용으로 부품이나 전선을 정밀하게 구부리거나 구부려진 것을 펴 줄 때 사용하며 전선의 피복을 벗기는 데 사용한다.
12	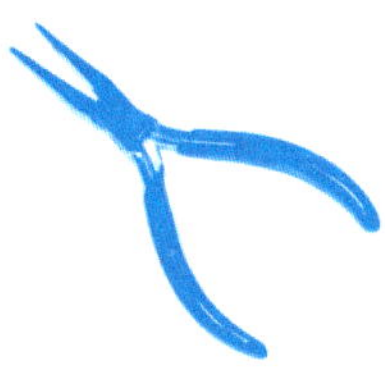	롱 노즈 (중)	• 5.3[inch] 니들 • 날길이 : 3.5[mm] • 날높이 : 6.6[mm]	중형 너트의 조임에 사용하며 전선의 피복을 벗기고 부품이나 전선을 정밀하게 구부리거나 구부려진 것을 펴 줄 때 사용하며 전선의 스트립, 압착, 절단 등 다용도로 사용한다.
13	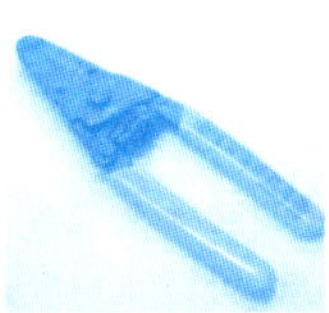 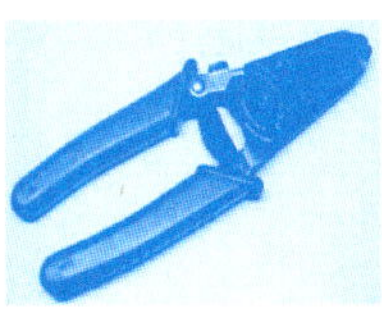	와이어 스트리퍼 (wire stripper)	• 와이어 규격 0.25[mm] / 0.3[mm] / 0.4[mm] / 0.5[mm] / 0.65[mm] / 0.8[mm] / 1.0[mm] • 동선 절단 전용 • 스트리핑(stripping)은 전선의 굵기에 따라 적합한 홀에 넣고 탈피 방향으로 당기면 된다.	전자실습 시 코드 또는 비닐전선 등의 피복을 벗기는 데 사용한다. 실선의 크기에 맞는 구멍에 맞추어 사용한다. 초정밀 와이어 스트리퍼로 전선 가공 및 절단작업용으로 사용한다. 전선탈피기, 전자회로는 회로와 회로 사이가 전기적으로 연결되어 있으므로 이를 연결하기 위하여 전선의 피복을 벗겨야 한다.

순번	모 양	품 명	규 격	사용용도
14	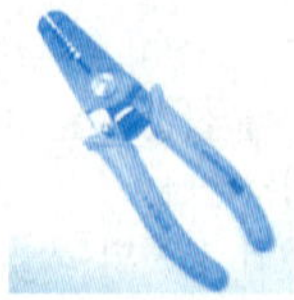	스트리퍼	0.8~2.6[mm] 전선용	전기실습 시 코드 또는 비닐 전선 등의 피복을 벗기는 데 사용한다. 실선의 크기에 맞는 구멍을 택하여 사용한다.
15	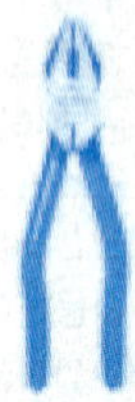	펜치 (pincers, nose plier)	• 전기공사용으로는 150[mm], 175[mm], 200[mm]를 사용한다. • 전자회로용으로는 100[mm]를 사용한다.	굵은 전선을 절단하거나 구부릴 때 사용한다.
16		랜 툴(LAN tool)	UTP 케이블에 RJ-45 잭을 연결하기 위한 공구이다.	네트워크 선로작업을 할 때 랜 툴과 케이블 탈피기를 사용한다.
17	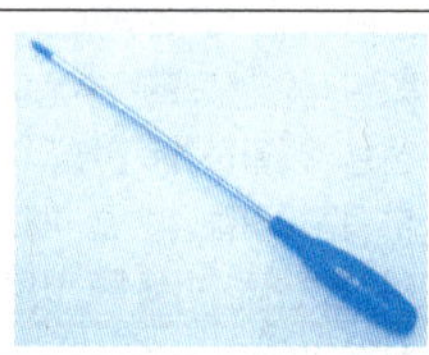	(+)형 드라이버	• 크기 : P1×150[mm] (날폭×날전장) • 날재질 : Chrome-Vanadium 합금	정밀한 기기의 (+)자형 나사를 조이거나 푸는 데 사용한다. 볼트의 크기에 맞추어 사용한다.
18	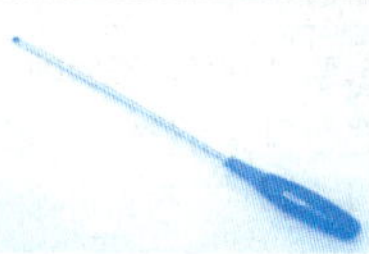	(−)형 드라이버	• Size : 4×150[mm] (날폭×날전장) • 날재질 : Chrome-Vanadium 합금	정밀한 기기의 (−)자형 나사를 풀고 조일 때 사용한다.
19	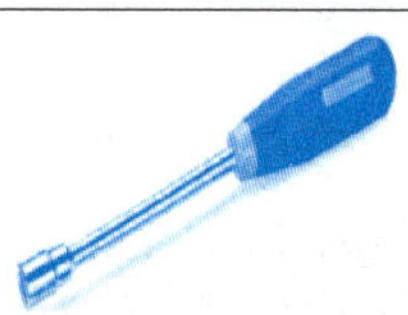	박스 드라이버 (box driver)	볼트와 너트의 사이즈에 맞추어 사용한다.	육각 볼트와 너트를 조이거나 푸는 용도로 사용하는 공구이다.
20	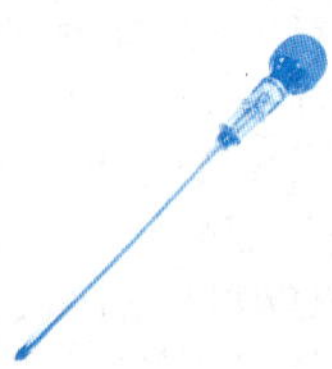	드라이버 겸용	• (−)자 (+)자 겸용 • 날재질 : Chrome-Vanadium 합금 • 크기 : P2(6pie) ×150[mm](날폭×날전장) • 손잡이재질 : 플라스틱	겸용으로서 필요에 따라 (+), (−)를 바꿔서 나사를 풀고 조일 때 사용한다.
21	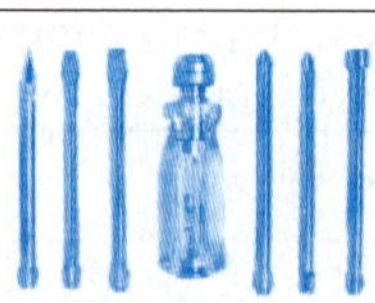	검전 드라이버	접지측과 비접지측을 구분하고, 비접지측 전압의 활성화 유무를 구분하는 데 사용한다.	전류가 흐르는 순간 점등된다.

<table>
<tr><th>순번</th><th>모 양</th><th>품 명</th><th>규 격</th><th>사용용도</th></tr>
<tr><td>22</td><td>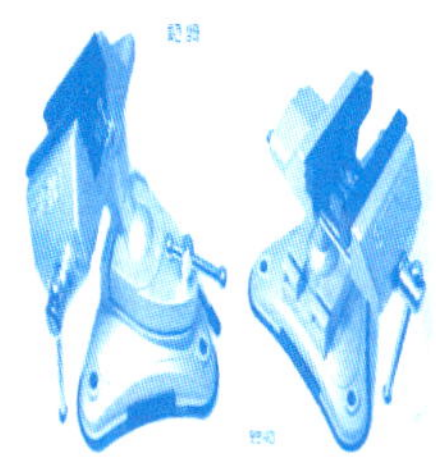</td><td>3[inch] 회전 바이스</td><td>3[inch]의 소형이면서도 무게감이 있고, 상부가 360° 회전하게 되어 있어 다양한 용도로 사용 가능하다.
• 본체 : 주물(철)
• 회전 및 조작부 : 스테인리스</td><td>금속판의 구부림 작업 및 금속 재료의 줄질 등의 가공을 할 때 고정용으로 사용한다. 작업대 등에 사용한다. 공작하고 싶은 것을 단단하게 고정시킨 후 작업할 때 사용한다.</td></tr>
<tr><td>23</td><td>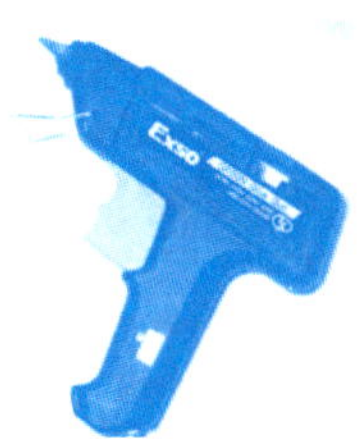</td><td>글루건(실리콘 본드 접착기)</td><td>• 정격전압 : 110~220[V] 겸용
• 초기 20[W], 작동최고 40[W]
• 예열시간 : 4분
• 사용 스틱(글루건용 본드) 외경 : 약 11[mm]
• 용해온도 : 약 200[℃] 온도 전기제어 방식</td><td>플라스틱 및 나무, 스펀지, 종이, 골판지 등 잘 붙지 않는 표면의 접착에 사용하거나 방수, 방풍을 위한 충진제 및 밀폐용으로 사용. 절연 접착제이므로 전자부품 고정 및 코팅용으로 사용한다.</td></tr>
<tr><td>24</td><td>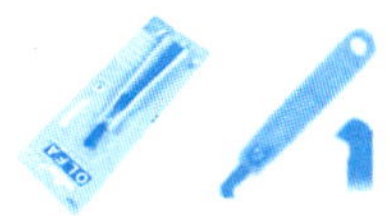</td><td>아크릴 칼</td><td>알루미늄판의 경우 칼로 홈을 낸 뒤 꺾어서 절단한다.</td><td>아크릴판을 자르거나 PCB, 알루미늄판 등을 자를 경우 사용한다.</td></tr>
<tr><td>25</td><td>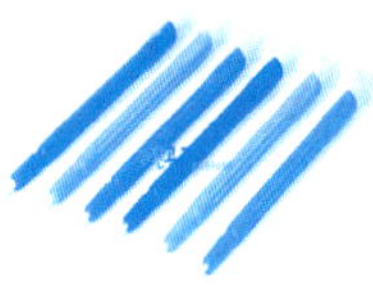</td><td>세라믹 조정 드라이버</td><td>비자성(非磁性) 재질의 가늘고 긴 손잡이 구조로 되어 있다.</td><td>트리머 조정처럼 미세한 조정을 할 때, 또 주파수 특성에 민감한 부분에 사용한다.</td></tr>
<tr><td>26</td><td>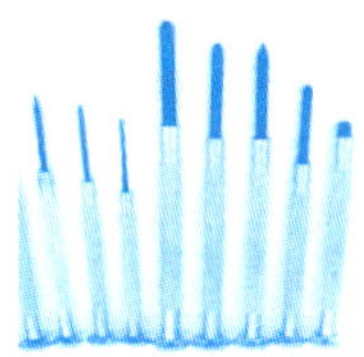</td><td>정밀 드라이버</td><td>작업성 향상을 위하여 머리 회전식으로 되어 있으며, 작은 나사 작업에 적합하다.</td><td>소형 전자 기기 및 부품의 조립이나 수리를 할 때 용도에 따라 다양한 모양과 크기의 드라이버를 사용할 수 있다.</td></tr>
<tr><td>27</td><td>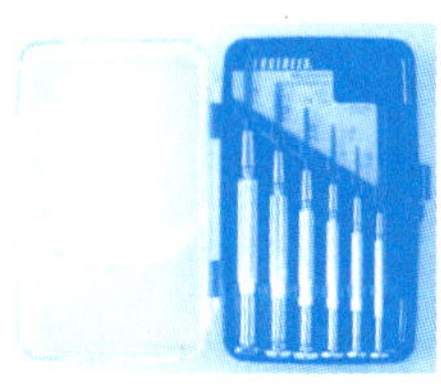</td><td>시계용 드라이버 (-)형</td><td><table>
<tr><th>No.</th><th>선단 규격</th><th>두께</th><th>전장</th></tr>
<tr><td>DK-21</td><td>#0000</td><td>1.4</td><td>75</td></tr>
<tr><td>DK-22</td><td>#000</td><td>1.6</td><td>85</td></tr>
<tr><td>DK-23</td><td>#00</td><td>2.0</td><td>93</td></tr>
<tr><td>DK-24</td><td>#0</td><td>2.4</td><td>102</td></tr>
<tr><td>DK-25</td><td>#1</td><td>3.0</td><td>112</td></tr>
<tr><td>DK-26</td><td>#1</td><td>3.5</td><td>125</td></tr>
</table></td><td>전자기기 및 측정기기 등의 (-)형 소형 나사를 풀고 조일 때 사용한다.</td></tr>
</table>

<table>
<tr><th>순번</th><th>모 양</th><th>품 명</th><th>규 격</th><th>사용용도</th></tr>
<tr><td>28</td><td>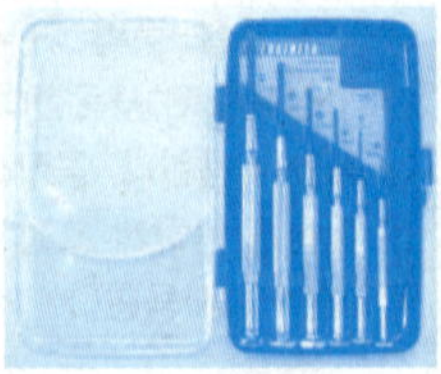</td><td>시계용 드라이버
(+)형</td><td><table><tr><th>No.</th><th>선단 규격</th><th>두께</th><th>전장</th></tr><tr><td>DK-31</td><td>0.9x0.2</td><td>0.9</td><td>75</td></tr><tr><td>DK-32</td><td>1.2x0.25</td><td>1.2</td><td>85</td></tr><tr><td>DK-33</td><td>1.8x0.3</td><td>1.8</td><td>93</td></tr><tr><td>DK-34</td><td>2.3x0.35</td><td>2.3</td><td>102</td></tr><tr><td>DK-35</td><td>3.0x0.4</td><td>3.0</td><td>112</td></tr><tr><td>DK-36</td><td>3.5x0.5</td><td>3.5</td><td>125</td></tr></table></td><td>전자기기 및 측정기기 등의 (+)형 소형 나사를 풀고 조일 때 사용한다.</td></tr>
<tr><td>29</td><td>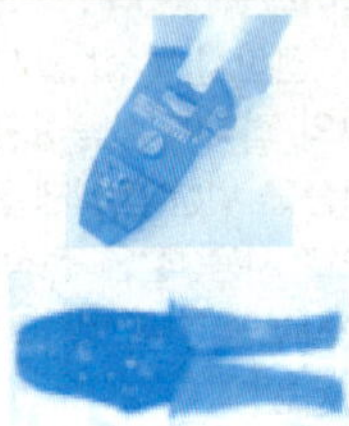</td><td>connector climper
(커넥터 클림퍼)·
터미널 압착기
(terminal press)</td><td>• AWG 22~24
• AWG 18~22
• 용도 : D-SUB 커넥터의 클림핑 작업 기타 커넥터의 콘택트(contact) 클림핑 작업 스펙(선경)</td><td>• 전선 끝에 원하는 단자를 손쉽게 결속시킬 수 있는 공구이다.
• 압착 단자 및 압착 슬리브를 눌러서 압착 접속시킨다.</td></tr>
<tr><td>30</td><td>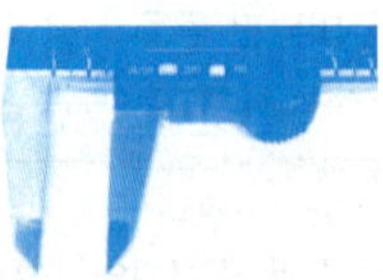</td><td>디지메틱 캘리퍼스</td><td>• 측정길이 : 200[mm]
• 최소 측정단위 : 0.01[mm]
• 측정범위 : 외경,내경, 깊이, 단차 측정 가능
• 슬라이더 윗부분에 클램프 나사(고정)
• 디스플레이 : LCD
• 기능 : 원점설정, 영점설정, 전원 온-오프</td><td>• 작동조도 : 작동 시 60[Lx] 이상(원점 설정 시 300[Lx] 이상)
• 내·외경 측정을 초정밀로 측정할 때 사용한다.</td></tr>
<tr><td>31</td><td>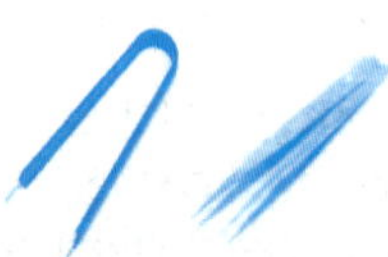</td><td>핀셋
(pincette)</td><td>• IC extractor 겸용
• 손이나 롱노즈 플라이어로 잡거나 이동하기 어려운 소형 부품을 잡거나 이동할 때 사용한다.</td><td>사용목적에 따라 알맞은 형태의 핀셋을 선택하여 사용한다. 끝이 날카로워 위험하므로 주의해서 사용하도록 한다.</td></tr>
<tr><td>32</td><td>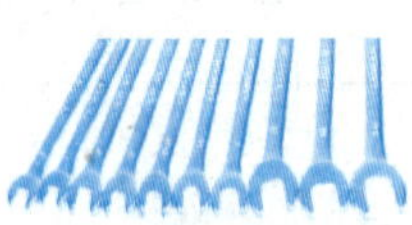</td><td>전자용 스패너</td><td>• 구성제품의 규격
closed end : 11 / 10 / 9 / 8 / 7 / 6 / 5.5 / 4.5 / 4[mm]
• open end : 10 / 9 / 8 / 7 / 6 / 5.5 / 5 / 4.5 / 4[mm]</td><td>케이스 조립이나 기계조립 해체 시 사용한다.</td></tr>
<tr><td>33</td><td>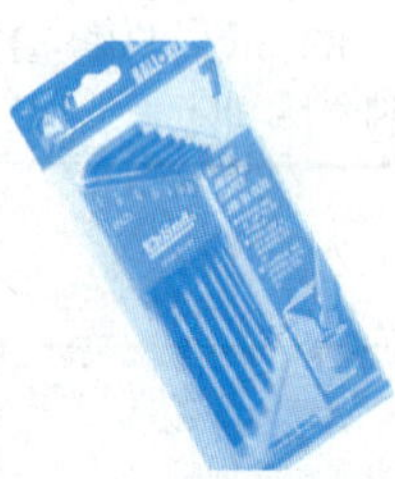</td><td>L 렌치</td><td>• 7종의 다양한 사이즈(inch 단위)가 1세트로 된 제품 1 / 4, 7 / 32, 3 / 16, 5 / 32, 1 / 8, 3 / 32, 5 / 64
• 육각, 볼 2 in 1 Type
• 재질 : 고품질 8650 Alloy steel</td><td>측정기의 노브 및 전자제품 등의 육각 구멍의 나사를 풀거나 조일 때 사용하며, 육각나사의 크기에 맞춰 육각 볼트를 풀거나 조일 때 사용한다.</td></tr>
</table>

순번	모 양	품 명	규 격	사용용도
34	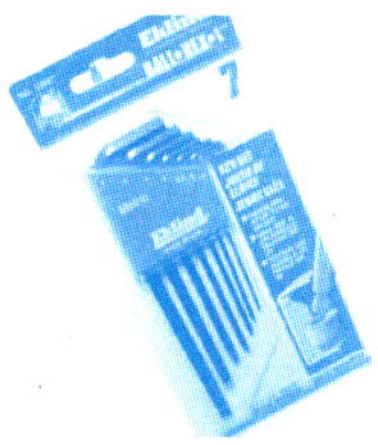	L 렌치 ([mm])	• 7종의 다양한 사이즈([mm]단위)가 1세트로 된 제품 6, 5, 4, 3, 2.5, 2, 1.5[mm] • 육각, 볼 2 in 1 Type • 재질 : 고품질 8650 Alloy steel	육각나사의 크기에 맞춰 육각볼트를 풀거나 조일 때 사용한다.
35	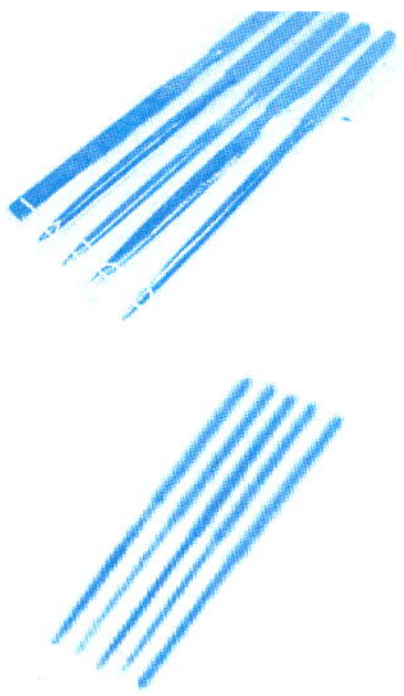	줄 세트 (file set)	• 총길이 : 180[mm] • cut length : 75[mm] • 줄폭 : 4.5~8.5[mm] • 5종(형태별) 줄 세트 flat / round / square / half-round / triangle • 제품의 표면을 다듬을 때 사용한다.	평, 반원, 원, 사각, 삼각, 가는 끝, 사다리형, 타원, 부채형, 칼형, 양블록, 조개형 등으로 분류하며, 금속 및 비금속 재료의 가공(세공) 등에 사용되며, 용도에 따라 선택하여 사용한다. 주로 기기의 작은 부분을 손작업으로 다듬질할 때 사용하는 한 벌로 된 줄이다.
36	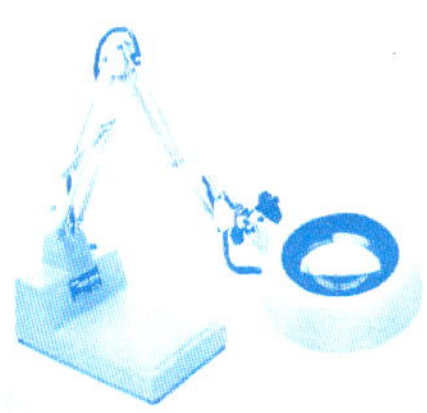	확대경	• 렌즈 직경 : 127[mm] • 조작범위 : 500~700[mm] • 테이블 규격 : 200×210[mm] • 정격전압 : 220[V], 22[Watt] • 무게 : 4.5[kg]	스탠드, 자바라 복합형으로 PCB 등 대상물을 올려놓고 작업할 때 사용한다.
37	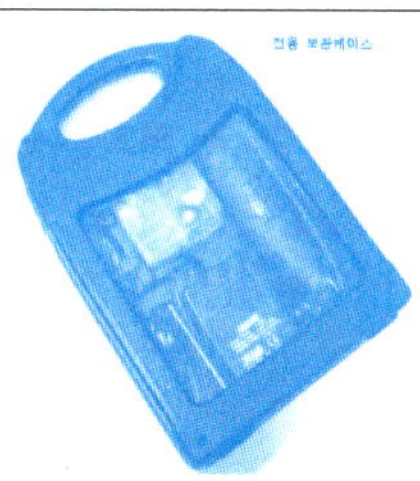	드릴과 밀링툴 셋	• 드릴 본체 • 드릴날×6ea • 샌딩용 연마석 등×21ea • 밀링용 툴×6ea • 브러싱용 툴×4ea • 드릴 척×3ea • 일자 드라이버×1ea	베클라이트 기판 또는 얇은 철판, 정밀한 드릴링, 밀링, 폴리싱, 브러싱 등 작은 구멍을 뚫고자 할 때 사용한다.
38	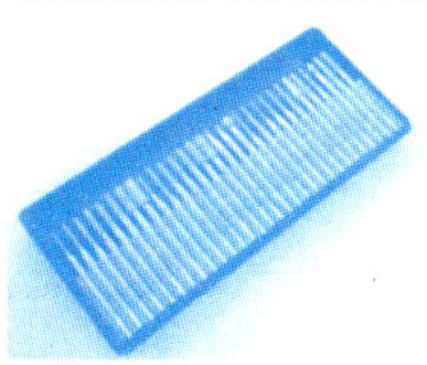	연마석	연마석 30종	전동 드릴과 함께 사용하며 플라스틱, 아크릴 등의 가공 시 사용한다.

순번	모 양	품 명	규 격	사용용도
39	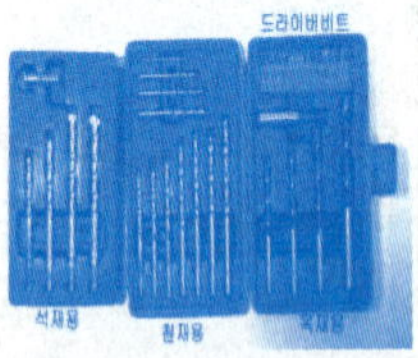	드릴 드라이버 비트	〈드릴 날〉 • 목재용 : 4~8[mm] • 석재용 : 4~7[mm] • 철재용 : 1.5~6.5[mm] 〈드라이버 비트〉 • (+)PH : 1 / 2 / 3 • (−) S : 4 / 6	드릴 사용 시 원하는 재질에 맞게 드릴 날을 바꿔서 사용한다.
40	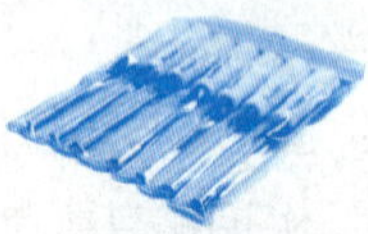	육각 너트 드라이버	• 구성제품의 규격 M3 / M3.5 / M4 / M4.5 / M5 / M6	케이스의 조립이나 기계조립 해제 시 사용한다.
41	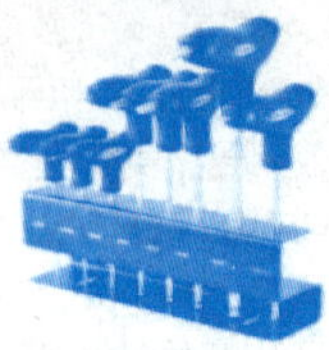	T 육각 렌치 (hexagon wrench)	밀리미터(mm)용과 인치(inch)용이 있다.	헤드부가 육각으로 된 렌치 볼트를 조이거나 풀기 위하여 사용한다.
42	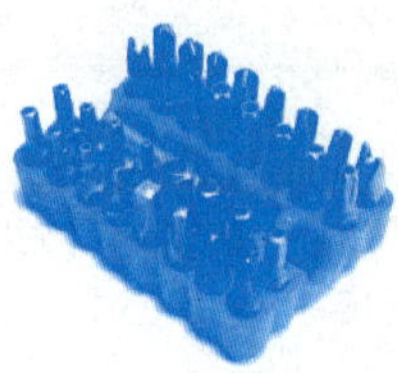	시큐러티 비트	5 / 64", 3 / 32", 7 / 64, 1 / 8", 9 / 64", 5 / 32", 3 / 16", 1 / 4" T8H, T10H, T15H, T20H, T25H, T27H, T30H, T35H, T40H #4, #6, #8, #10 #6, #8, #10 #1, #2, #3, #4 #1, #2, #3	전동 드라이버, 비트 착탈식 핸들 사용 시 폭넓게 활용된다. • (+), (−), (*) 등 36종의 드라이버 비트 • 드라이버, 전동 드라이버 연결용 샤프트
43	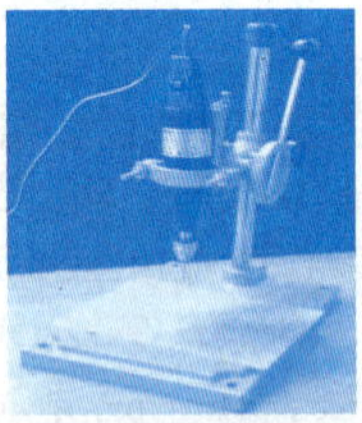	미니드릴 스탠드	PCB 홀 가공 또는 정밀 드릴링	우측 레버를 당기면 드릴이 부드럽게 내려왔다가 다시 복원되므로 반복적인 드릴링 작업 시 매우 편리하다. 상하좌우 어느 방향이나 조정 가능하다.
44	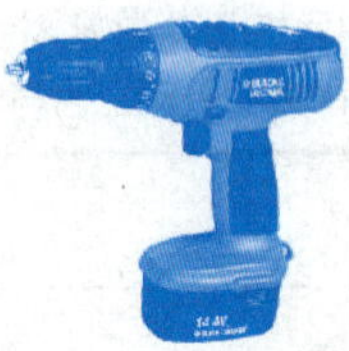	충전용 드릴 / 스크루드라이버	• 무부하속도 : 11000[rpm] • 2단 가변속도	전선의 연결이 없는 전기 드릴로 충전에 의하여 금속이나 알루미늄 등의 철재와 베클라이트판 또는 아크릴판 등의 나사를 조이거나 풀 때 사용하거나 제품박스에 홀작업 시 사용한다.

순번	모 양	품 명	규 격	사용용도
45	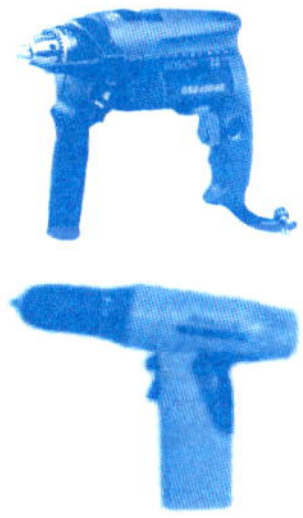	전동 드릴 (electric drill)	• 무부하속도 : 3000[rpm] • 진동 드릴, 드릴, 드라이버의 세 가지 기능과 정·역변환 기능, 자동 속도 조절 기능이 있으며, 충전용과 전원용이 있다.	금속이나 알루미늄 등 철재와 베클라이트판 또는 아크릴판, 목재 등의 구멍을 뚫을 때 사용한다. 현재는 다용도로 나사를 풀거나 조일 수 있는 기능 등을 갖는 드릴도 있으며 제품 박스에 홀 작업 시 사용한다.

2. 의료 전기 · 전자 실습장비

현대에는 대부분의 산업시설이 전기로 구성되어 있고 전기장비에 따른 편리성, 간편성, 신속성 등 전기를 사용하는 이들에게 만족감을 주었다. 하지만 감전사고, 전기 · 전자 장비의 합선으로 인한 화재 등 전문적인 지식과 안전교육이 안된 이들에게서 사고가 일어날 수 있는 확률이 크다. 따라서 의료 전기 · 전자 실습에서는 각 장비의 외부, 내부 구성 상태를 구체적으로 알아보고 병원에서 쓰이는 의료전자 기기가 어떤 것들이 있으며 그 장비들이 어떻게 쓰이는지 실습할 수 있다. 특히 의료 진기 · 진자 장비는 공학적이고 실습석, 이론석으로 뒷받짐이 되어야 하며, 의료 장비를 가지고 정확하게 작업하므로 안전성을 보장할 수 있다.

우리는 의료기기로 신호를 받아들여 그 신호를 센서나 각 입력 부분으로부터 전달받아 그 신호를 작게는 몇 십 배에서 수만 배의 비율로 증폭시키기 때문이다. 1[mA]의 누설전류는 인체에 치명적인 피해를 줄 수 있고, 센서 신호를 증폭시키는 과정에서 아주 적은 오류가 수만 배로 증폭이 되어 의공실무 실습을 배우는 학생들에게 잘못된 정보를 제공하여 정밀도가 떨어지고 각종 전자의료기기의 오동작으로 사고를 발생할 수 있다. 따라서 전기 · 장비 실습을 통한 회로구성 내부, 외부 구조를 정확히 알고 기기를 사용하여야 한다.

디지털 오실로스코프는 전압의 측정, 시간측정, 주파수 측정 등에 사용할 수 있다. 디지털 *LRC* 미터는 일반적인 인덕턴스, 커패시터, 저항측정뿐만 아니라 *LR*, *CR* 회로의 임피던스(impedance) 특성까지도 측정 가능한 다기능 측정을 할 수 있다. 또한 표준 주파수 펄스를 입력하거나, 펄스폭 조정을 임의로 조정하여 펄스 회로, 디지털 회로, 아날로그 회로 등과 같은 회로실습 및 테스트 등에 사용하는 전기 장비와 3상 인버터, 3상 유도전동기, 입출력기기 등으로 구성하여 PLC의 D / A 유닛 및 디지털 입출력과의 연계하여 사용하는 인버터 제어실험 장치가 구성된다.

의료 전기 · 전자 장비에서는 병원에서나 의료기관 등 의료기기 생산공장에서 〈표 1-2〉와 같이 사용하고 측정하는 장비와 전기제어의 기본인 시퀀스에 대하여 실습할 수 있는 장비를 배우고 익힌다.

〈표 1-2〉 전기 · 전자 실습장비

순번	그 림	품 명	사용용도
1	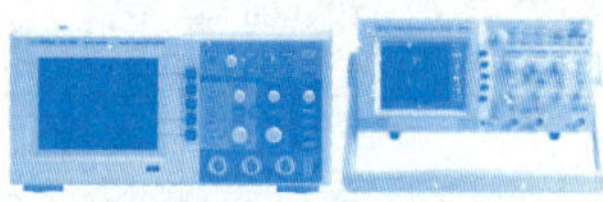	디지털 오실로스코프	가로는 시간축 세로는 전압축으로 AC 및 DC 파형을 화면에 표시하는 장치로 전압의 측정, 시간측정, 주파수 측정 등에 사용할 수 있다.
2	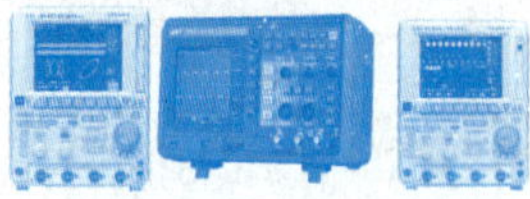	디지털 스토리지 스코프(로직 분석기능)	기존 오실로스코프의 기능을 포함하고 스토리지 기능이 추가된 것으로 비주기파 및 로직 분석도 가능하다.
3	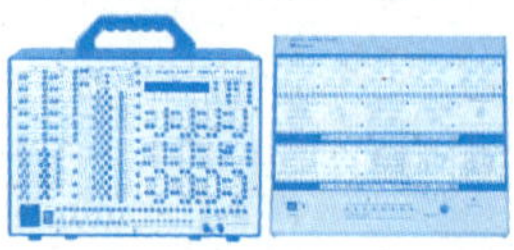	논리회로 실습장치	디지털 회로의 논리적인 기초를 간단하게 구성하여 눈으로 보면서 이해할 수가 있다. Logic Module의 표면에 그 동작상태를 나타내며 이때 출력표시는 빨간색으로, 입력표시는 녹색으로 나타난다.
4	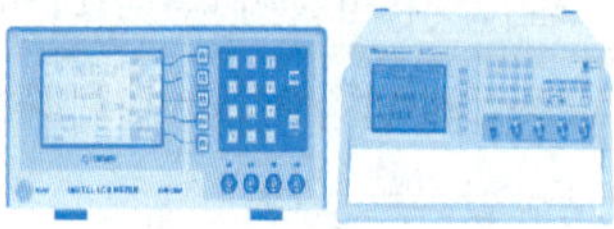	디지털 *LCR* 미터	일반적인 인덕턴스, 커패시터, 저항측정, 측정뿐만 아니라 *LR*, *CR* 회로의 임피던스 특성까지도 측정 가능한 다기능 측정을 할 수 있다.
5	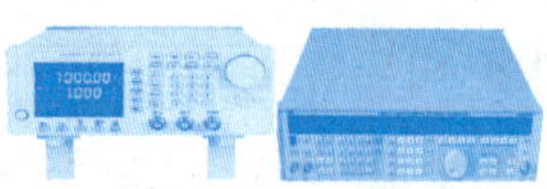	디지털 신호발생기	일반적인 신호발생기처럼 사용할 수 있으며 변조하고 싶은 신호를 입력하여 FM, FM Stereo, AM, PM, FSK, PSK, ASK 등으로 변조하는 실습을 할 수 있다.
6	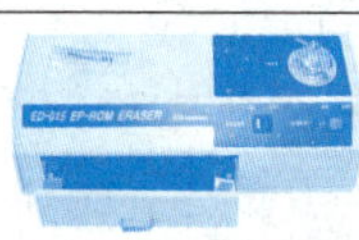	롬이레이저	EP-ROM 안에 있는 데이터를 지울 때 사용한다.
7	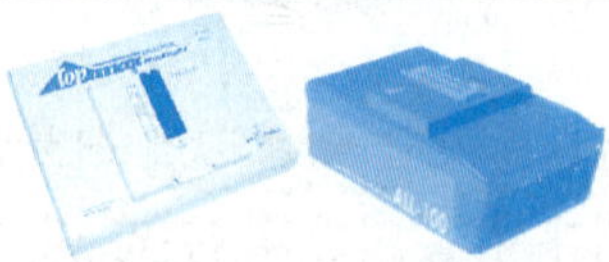	롬 라이터	각종 IC, 즉 EP-ROM, EEP-ROM, 마이크로칩 등 칩 내부 ROM에 프로그램 데이터를 저장할 때 사용한다.
8	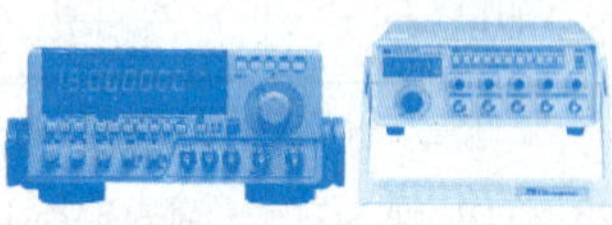	함수발진기 신호발생 장치	실습에 필요한 파형 즉 사인파, 삼각파, 구형파의 주파수 및 크기를 조정하여 원하는 파형을 입력해서 실습을 할 수 있다.

순번	그 림	품 명	사용용도
9	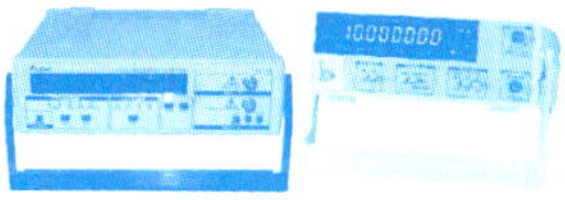	주파수 카운터	측정하고자 하는 미지의 파형주기 및 회전수를 알고자 할 때 사용한다.
10	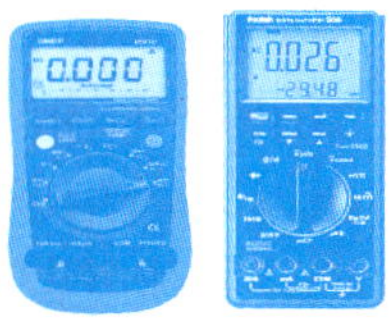	디지털 멀티미터	전자부품의 유무 확인과 회로의 이상 여부를 찾거나 실습에 대한 측정값을 얻을 때 사용한다(AC, DC, V, A, R).
11	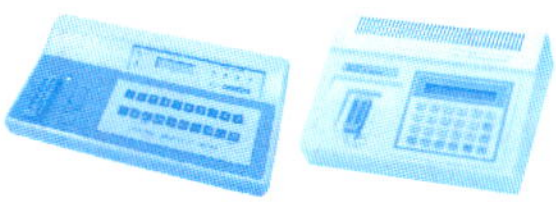	디지털 IC 테스터	TTL 54 / 74 시리즈와 CMOS 40 / 41 / 45 시리즈의 디지털 IC들의 정상 유무를 체크할 때 사용한다.
12	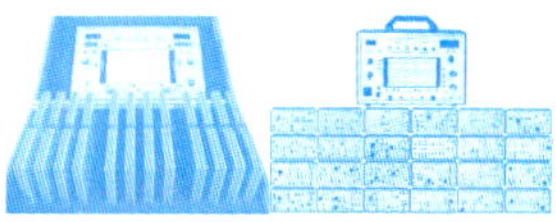	아날로그 및 반도체 실습장치	아날로그 회로를 브레드보드판에 구성하거나 각종 반도체 모듈을 사용하여 실습하거나 설계할 때 사용한다.
13	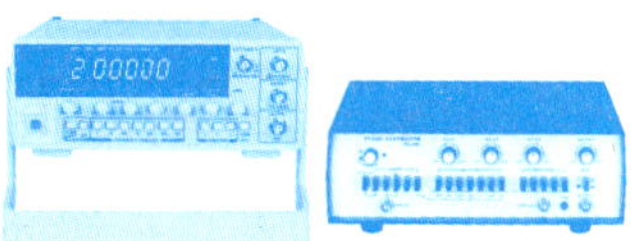	펄스 발진기	표준 주파수 펄스를 입력하거나, 펄스폭 조정을 임의로 조정하여 펄스 회로, 디지털 회로, 아날로그 회로 등과 같은 회로실습 및 테스트 등에 사용한다.
14	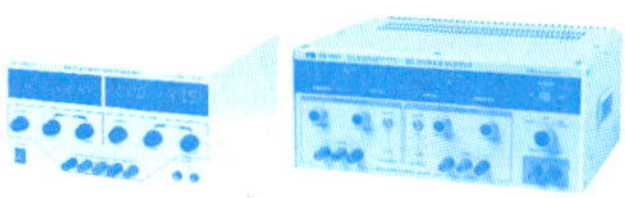	직류전원 공급기	컴퓨터나 그 주변기기, 회로실습 등 모든 전기기기는 직류전원을 필요하므로 AC를 DC로 바꾸어 주는 전원회로를 가지고 있는 장치이다. 직류 0~30[V]. 0~3[A] 출력을 가변하여 사용할 수 있다.
15	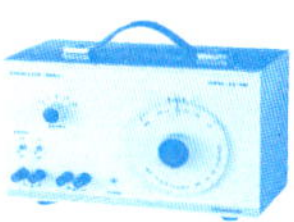	코울라시 브리지	브리지 평형조건을 이용하여 정밀하게 저항을 측정할 때 사용한다.
16	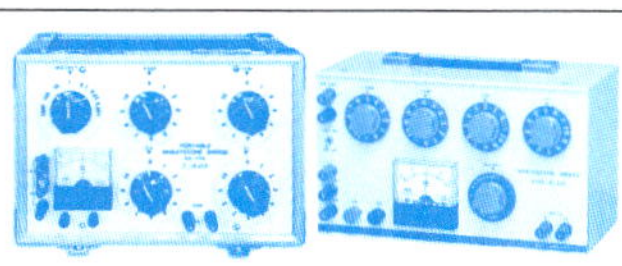	휘트스톤 브리지	브리지 평형조건을 이용하여 정밀하게 저항을 측정할 때 사용한다.
17	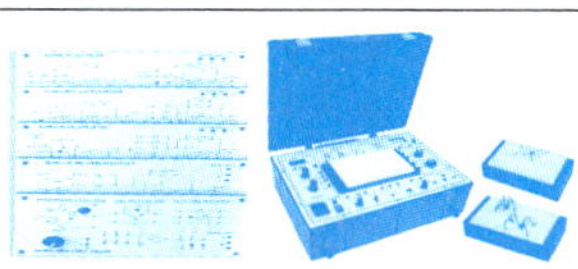	연산증폭회로 실습장비	체계적인 OP-AMP 실습진행을 할 수 있을 뿐만 아니라 전반적인 아날로그 회로의 실습을 할 수 있다.
18	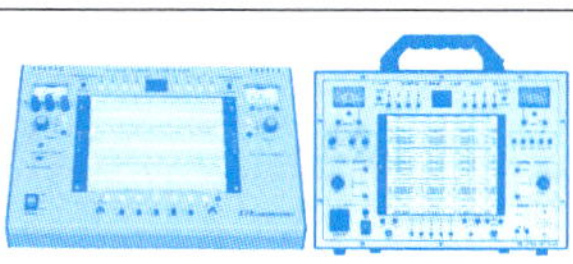	로직 실습장비	로직 LAB unit는 디지털 회로의 설계 및 실습용으로 사용하는 장비이다.

순번	그 림	품 명	사용용도
19	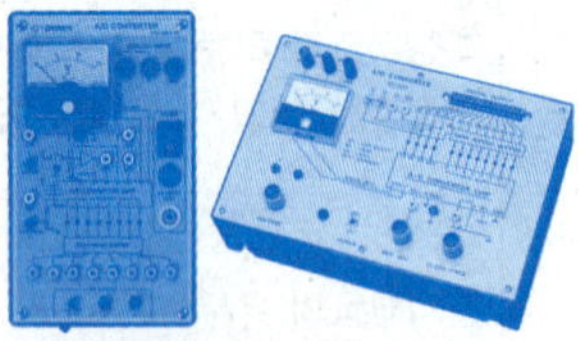	A/D 변환 실습장치	아날로그 신호를 디지털 신호로 변환하는 장치로서 전압, 전류, 온도, 습도, 압력, 유량, 속도 등과 같은 연속성 아날로그 신호를 컴퓨터가 읽을 수 있는 2진 디지털 신호로 변환시키는 실습을 할 때 사용한다.
20	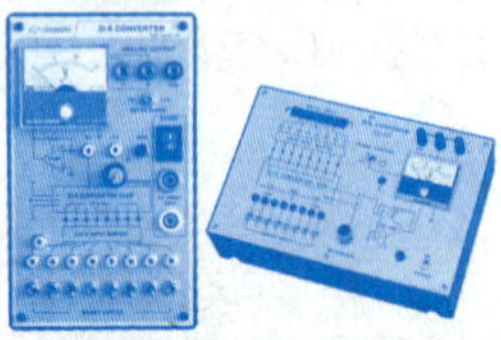	D/A 변환 실습장치	디지털 신호를 아날로그 신호로 변환하는 장치로서, 부호화된 디지털 신호를 전류나 전압 같은 아날로그 신호로 변환시키는 실습을 할 때 사용한다.
21	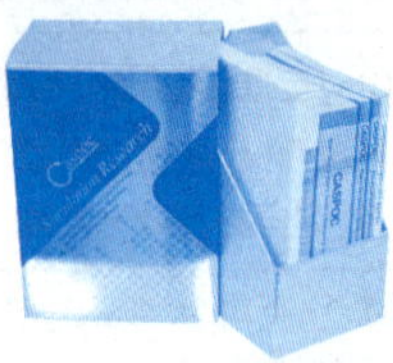	의료 전기·전자회로 시뮬레이션	가상 전자회로를 구성하여 시뮬레이션을 통한 검증 및 해석이 가능한 S/W 전자회로 시뮬레이션 프로그램은 아날로그·디지털 및 혼합 회로의 설계와 모의실습 및 해석을 할 때 사용한다.
22	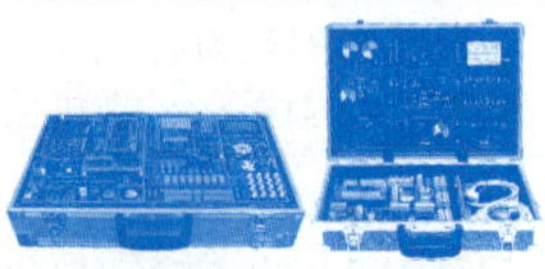	마이크로프로세서 실습장비	마이크로프로세서를 사용하여 도트 매트릭스, 텍스트/그래픽 LCD, 키패드, 서보/스텝 모터 등을 제어실습할 때 사용한다(8051, AVR, PIC).
23	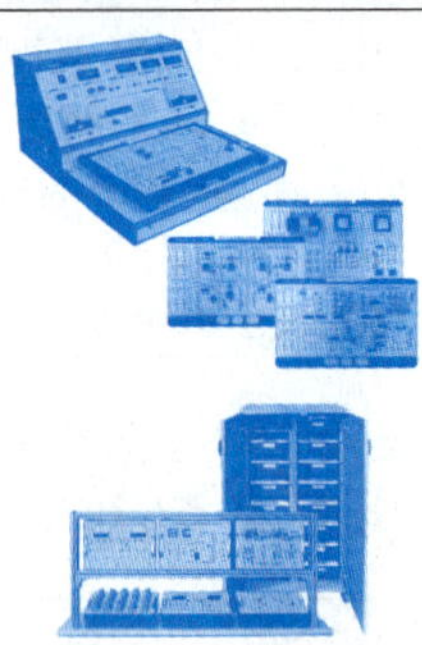	기초 전기·전자 실습장치	의료 전기·전자의 이해를 도와주는 장비로 PCB 보드를 교체하면서 기초회로를 구성하고 본체의 신호원과 측정기기들을 통해 회로실험을 할 수 있다. 계측기를 활용 인터페이스를 제공하여 전기 및 전자회로의 기초이론과 응용실습을 위한 장비로서 디지털, 기초공동 전자실습, 전자회로 실습에 활용한다.
24	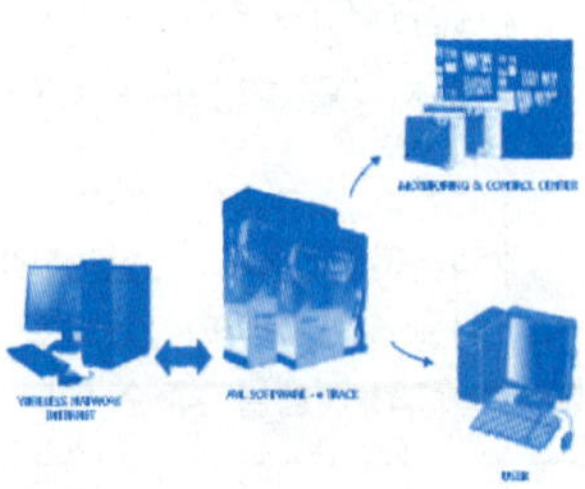	U-헬스케어 관제 시스템	환자감시장치와 모바일, 인터넷을 연결하여 심전도 데이터를 전송받을 수 있으며 전송받은 환자의 심전도 데이터를 관리하고 당뇨병, 고혈압, 고지혈증 등 만성질환환자와 비만, 영양불균형 등 나쁜 생활습관을 가진 건강위험자들의 건강을 개선시키는 헬스케어 솔루션이다.

순번	그 림	품 명	사용용도
25	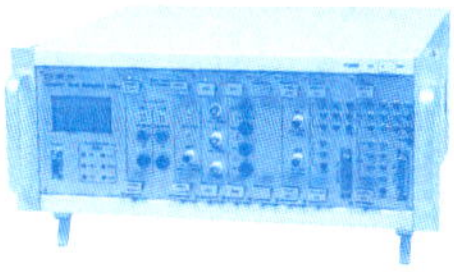	PC 기반 계측실습장비	전기·전자 실험실습 및 연구개발에 필요한 필수 계측장비들을 PC 기반으로 통합한 종합 계측장비로 실습에서 수집된 데이터를 컴퓨터에서 분석이 가능하다. 실시간 측정 분석된 데이터가 수치 및 그래프의 데이터로 표시되며 이 결과를 토대로 데이터 처리 및 응용학습이 가능하다.
26	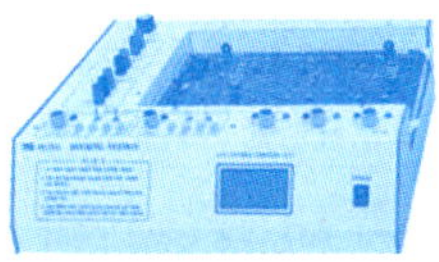	PC 기반 기초 전기·전자 실습 실습장치	PC상에서 리얼 계측기를 활용 인터페이스를 제공하여 전기 및 전자회로의 기초이론과 응용실습을 위한 장비로서 디지털, 기초공동 전자실습, 전자회로 실습에 활용한다.
27	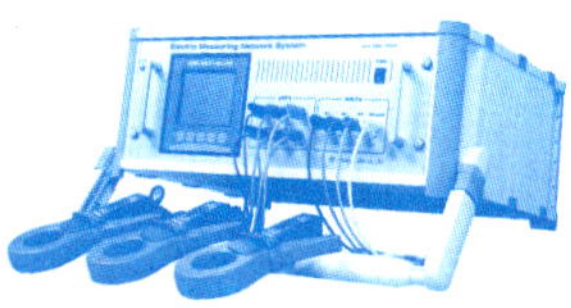	PC 기반 계측 분석 장비	의료관리시설에 사용되는 전원품질 분석은 물론 적절한 전기설비회로에 데이터를 상시 감시할 수 있는 종합 계측장비로 수집된 데이터를 컴퓨터에서 분석이 가능하다.
28	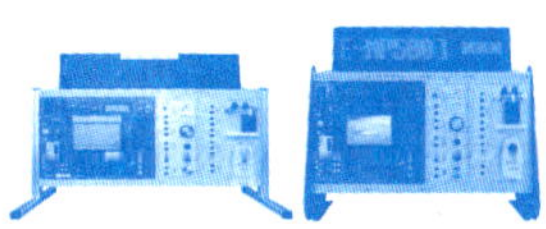	U-헬스케어 모바일 관제 실험장치	첨단 모바일 관제 기술을 응용하여 중점관리 대상의 환자들의 건강상태 정보 및 위치 등을 실시간 관제가 가능한 시스템으로 관리자가 웹 접속을 통한 관제가 가능한 시스템이다.
29	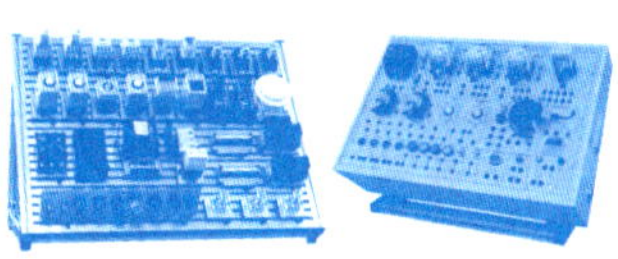	시퀀스 실습장비	전기제어의 기본인 시퀀스에 대하여 실습할 수 있도록 구성되어 있으며 사용자가 직접 시퀀스 회로를 구성하고 자유롭게 부품을 배치하여 터미널 단자대를 통한 실배선하여 시뮬레이션할 수 있다.
30	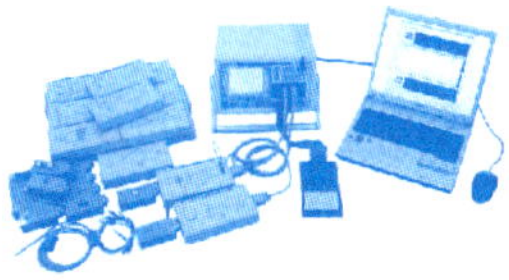	유비쿼터스 센서 실험장치	센서모듈을 본체에 연결하여 환자의 데이터를 관리하고 각종 센서값의 데이터를 RF 전송하는 센서 응용실험 실습할 때 사용한다.
31	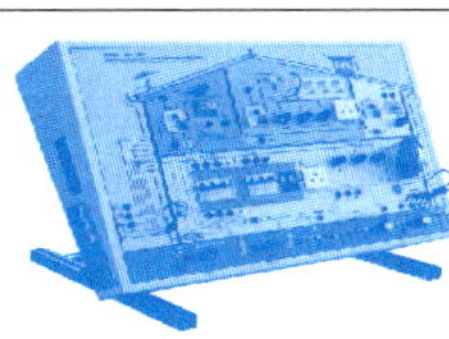	의료설비 전기안전공학 실험장치	의료장비의 전기안전에 관련한 전기측정 방법 교육이 가능하다. 전기안전 사고예방을 위한 교육으로 누설전류, 전기 차단 등 사용자가 직접 테스트 실험이 가능하다.

순번	그 림	품 명	사용용도
32	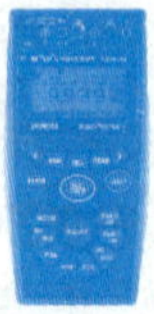	의료설비 종합 전기안전 측정기	전기 종합 측정기로 교류전압, 직류 전압, RST 검상, 검전 등 다양한 측정 기능을 수행할 수 있으며 절연저항, 접지저항 측정기능이 있다.
33	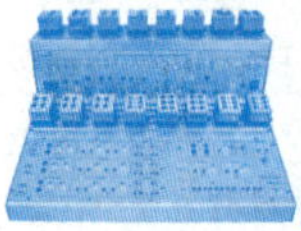 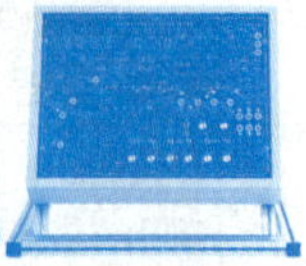	전력전자회로 실험장치	전력전자 기본회로의 도식화하여 한 눈에 알아볼 수 있도록 제작되어 전력소자 및 R, L, C 소자를 응용회로에서 연결하는 실습 및 설계할 때 사용한다.1ϕ 및 3ϕ 위상제어, PWM 회로 파형을 측정할 때 사용한다.
34	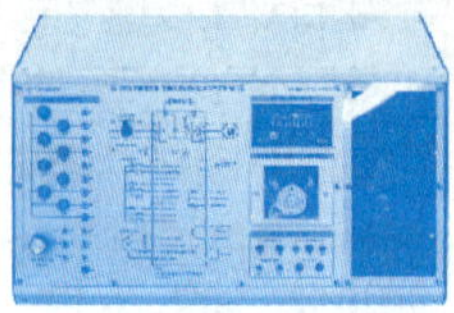	인버터 제어 실험장치	3상 인버터, 3상 유도전동기, 입출력 기기 등으로 구성하여 PLC의 D/A 유닛 및 디지털 입출력과의 연계하여 사용한다.
35	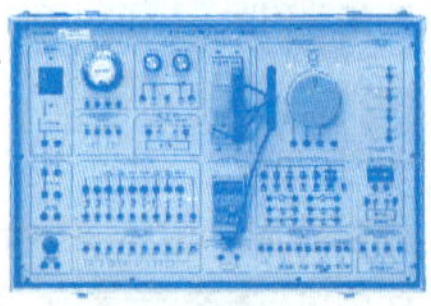	AC 서보 모터 실험장치	오퍼레이터에 의한 서보 모터 가동 실험 등 아날로그 전압에 의한 서보 모터 속도제어 실험, 다단 속도제어 실습을 할 수 있다.
36	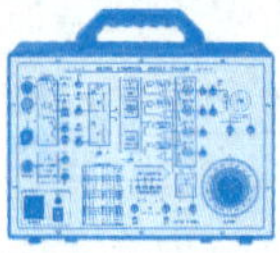	스테핑 모터 실험장치	스테핑 모터의 작동원리를 이해할 수 있으며, 회전각도 제어 및 속도제어 실습에 활용한다.
37	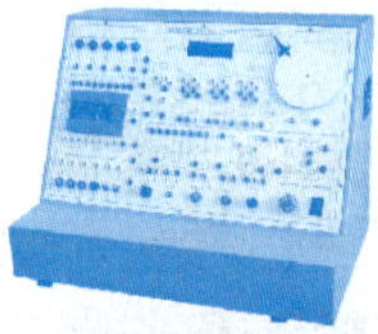	DC 모터 제어 실험장치	DC 모터를 PLC 프로그램에 의해 제어할 수 있는 구성회로를 분석하고 실험과 회로구성이 가능하며, DC 모터 제어용으로 사용하여 실습하거나 설계할 때 사용한다.
38	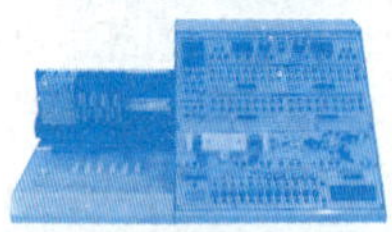 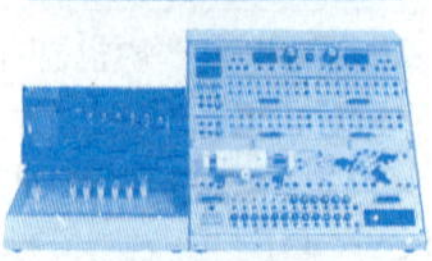 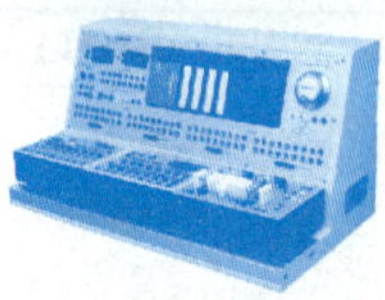	PLC 실험장치	멀티형 PLC 실험장치 및 공압회로, 유압회로(비례 및 서보 유압포함), 전기 시퀀스 회로(모터 제어, 전기설비 포함), 및 디지털 전자회로 설계 등의 기능과 작성한 회로를 모의 실험할 수 있는 기능이 하나의 소프트웨어에서 호환되어 실행됨으로써 각 제조사별 다양한 PLC 유닛을 교체하여 실습할 수 있으며, 다양한 자동화 시스템 제어설계를 위한 교육을 효율적으로 학습할 수 있다.

순번	그 림	품 명	사용용도
39	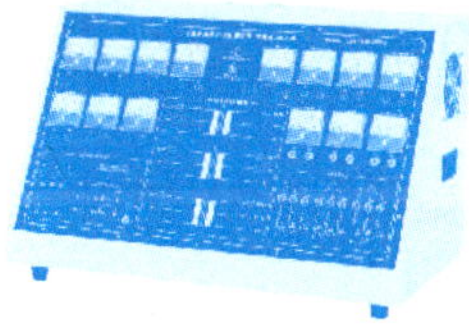	변압기 실험장치	다양한 입출력 측정용 계기를 통한 계측회로 결선 실습 가능하며, 단상/3상 변압기의 다양한 특성, 입출력 전압, 전류, 전력 등의 특성 실험할 때 사용한다.
40	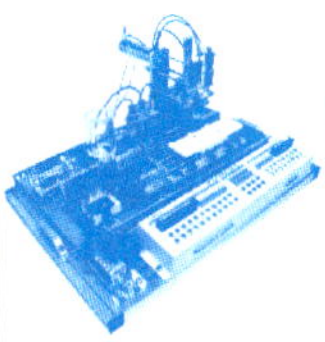 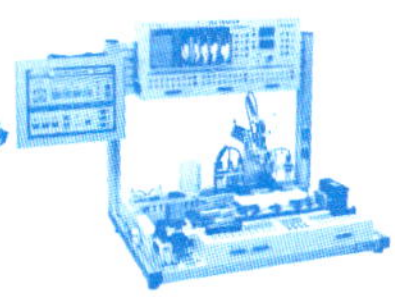	MPS 실험장치	HMI(터치패널)상의 제어를 통한 PLC 및 마이크로프로세서 제어를 함으로써 자동화 생산공정 회로설계부터 실습 프로그램 시운전 등의 전문적인 PC 기반 및 PLC, 마이컴 제어기술을 실습할 때 사용하며 공급, 이송, 적재 등의 제어실습이 가능하다.
41	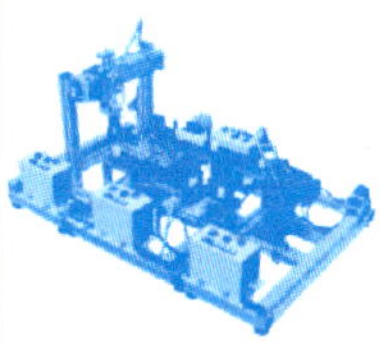 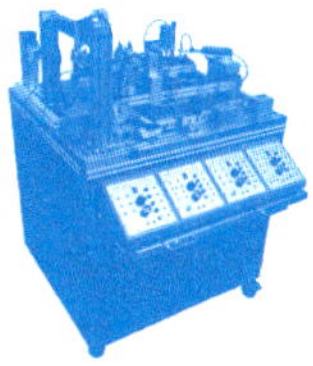	생산자동화 실험장치	분해조립형 단위공정 실습을 위한 통합의료 자동제어 실험장치로서 PLC와 연동하여 공정 분야별로 컨베이어, 센서, 이송장치 등 복합적인 실습을 할 수 있다. 공압실습과 전기공압 실습이 가능하며, 모듈별 종합실습이 가능한 자동화 특성 실험할 때 사용한다.
42	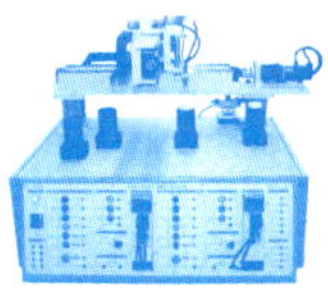	2축 로봇 서보 제어 실험장치	PLC 연계형 서보 제어 로봇 실험장치로서 의료부품 등의 정밀 이송공정 실험장치로 사용할 수 있다.
43	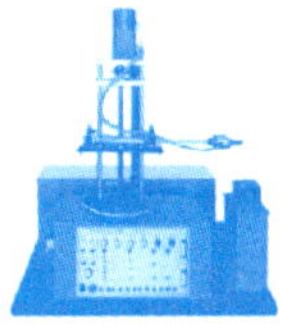	자동 창고 실험장치	PLC 제어 컨베어, PTP 로봇 유닛과 함께 종합 시스템 제어가 가능하며, 의료용 알약제조기 실험장치로 사용할 수 있다.

3. 의료기기 실습장비

의료기기는 전기 · 전자적 요소들과 기계적 요소들로 구성되어 공학적이고 의학적인 이론을 만족하는 하나의 기기로 탄생하게 되었으나, 아주 미약한 생체신호를 센서나 각 입력부분으로부터 전달받아 그 신호를 몇 십 배에서 몇 만 배로 증폭시켜서 인체에 직접적으로 사용하여 환자의 생명에 바로 연관이 되기 때문에 의료기기를 배우는 학생을 비롯하여 병원설비 및 모든 장비를 다루는 모든 사람은 다른 일반 전자기기와는 다르게 확실한 주의 및 충분한 사용 숙지가 필요하며, 제조자 역시 무엇보다도 최우선을 안전성과 신뢰성이 있어야 한다. 의료기기에는 치료기기와 진단기기로 나뉘어지는데, 장비에는 어떤 것들이 있는지 알아보고 어떻게 쓰이고 인체에 어떤 영향을 미치는지 알아본다.

진단기기 장비는 환자가 병이 악화되는 것을 방지하거나 그 전에 점검, 검사가 필요할 때 쓰는 장비이며 휴대용 진단기기와 병원에서 쓰이는 진단기기 등으로 분류할 수 있다. 또한 의사가 육안으로 관찰할 수 없는 정밀한 부위와 신체 내부까지 정밀하게 진단할 수 있어 현대의학에 유용하게 의료기기가 쓰이고 있다. 진단기기의 종류가 많지만, 〈표 1-3〉과 같이 간단하게 전기 생체신호 감시장치, ECG 시뮬레이터, 비관혈식 혈압분석기, 산소포화도 시뮬레이터, 휴대용 환자감시장치, 약물주입 펌프 분석기, 바이오 카메라, 열화상 카메라, 심전도 데이터 통신 프로그램, 종합체력측정 시스템 등을 나열하였다.

치료기기 장비는 진단기기가 인체의 이상 유무를 판단해서 의사에게 전달하고 의사는 그 검사결과대로 치료기기를 사용하여 환자를 치료할 수 있다. 예 과거에는 환자를 수술할 때 일일이 메스와 수술용 가위로 절개를 하고, 물리치료사를 통한 인위적인 물리재활치료를 했지만, 현대에 들어서는 수술용 가위 대신 전기수술기를 사용하고 물리치료사를 대신할 전기자극 치료기가 개발되어 환자와 의사 모두에게 유용하게 쓰이고 있다.

치료기기 종류로는 전기자극치료기, 인퓨전 펌프, 황달치료기, 심장충격기, 고압산소 치료기, 체외충격파 치료기, 피드백 장치 등이 있다.

이러한 의료기기장비들의 구성과 역할에 대하여 학습하고 더 나아가 전문적인 의료지식을 습득함으로써 환자에게 안전하고 유익하게 쓰일 수 있도록 연구하고, 의료기기 장비를 이해할 수 있도록 한다.

〈표 1-3〉 의료기기 실습장비

순번	그 림	품 명	사용용도
1	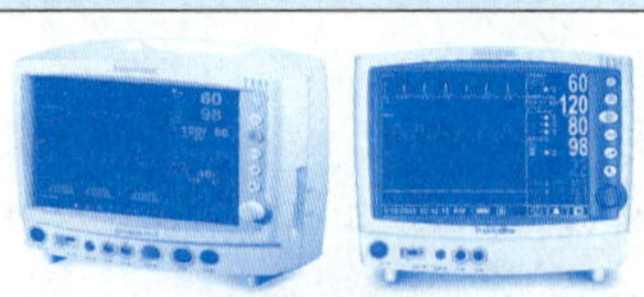	전기생체신호 감시장치	심전도 및 생체신호를 계측 및 실시간 모니터링할 때 사용한다. ECG, NIBP, SpO_2, T1, T2, 맥박수, IBP, 호기말 이산화탄소
2	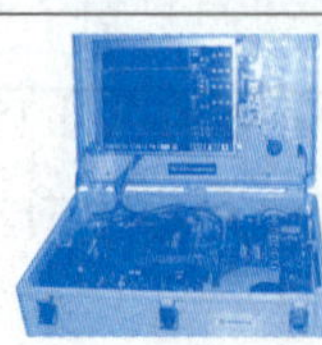	전기생체신호감시 실습장치	실제 측정기의 투명형 실습장치로서 심전도와 생체신호를 계측 및 실시간 모니터링 실습하고 회로의 구성 등을 이해하고 실습하는 장치이다.

순번	그 림	품 명	사용용도
3	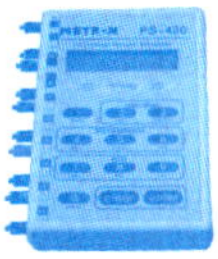 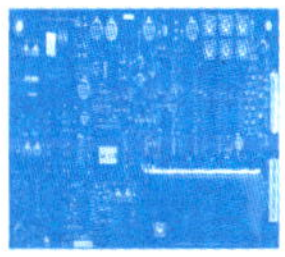	ECG 시뮬레이터	심전도, 12리드 심전도, 페이스메이커, 호흡, 체온, 맥박, IBP(관혈식 혈압), NIBP 등의 신호를 시뮬레이터로 사용한다. 임의의 파형을 가공하여 제공 가능하다.
4	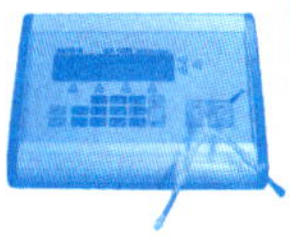 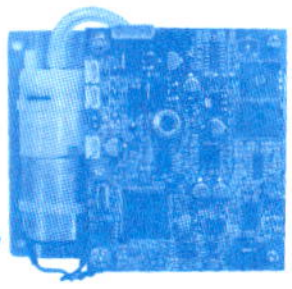	비관혈식 혈압분석기 (NIBP)	NIBP 모니터에 자동으로 캘리브레이션이 된다. 비관혈식 혈압측정 시에 사용된다.
5	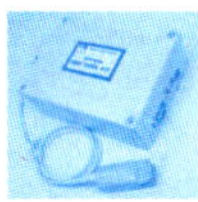 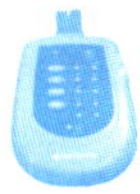	산소포화도(SpO_2) 시뮬레이터	센서 없이 산소포화도의 신호를 발생하여 시뮬레이션을 할 수 있다.
6	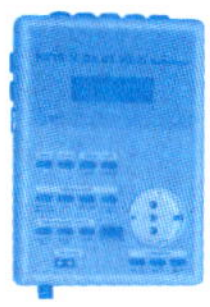	측정기기 안전 분석기 (누설전류 측정기)	의료기기의 전원 테스트, 공급전압 측정, 접지저항, 접지와 섀시 사이의 누설전류 측정, 리드 절연 테스트, 리드선과 리드선 사이의 누설전류, 보조장비 전류, 전류차이 측정, 생체 누설전류 측정, 직접적인 전류측정을 할 수 있다.
7	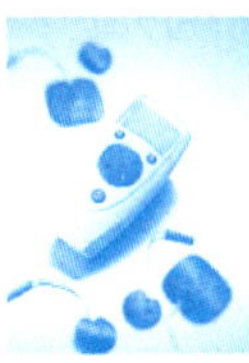 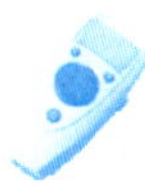	전기자극치료기	환자의 자발적인 치료를 유도하고, 기능적 전기자극, 지속적인 전기자극, 바이오피드백, 기준치 이상의 레벨에서의 움직임을 통한 전기자극, 전기자극과 바이오피드백의 조합운동 등 수의적 운동을 유도하는 재활 치료기이다.
8	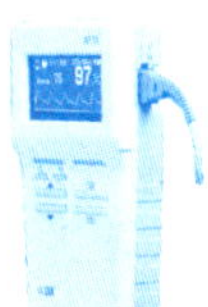 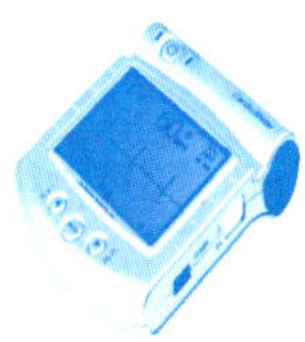	휴대용 환자감시장치	응급현장, 병원 또는 일반 장소에서 손쉽게 심전도 모니터링, 데이터 저장, PC 통신이 가능한 장비로서 기본적인 심장활동의 이상이나 상태를 확인한다.
9	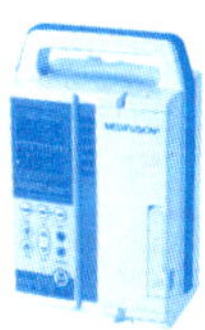 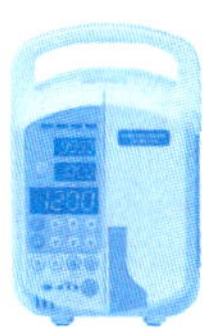	인퓨전 펌프	정확한 양의 약물이 들어가는지 매초마다 약물의 흐름을 측정하고 주입한다.
10	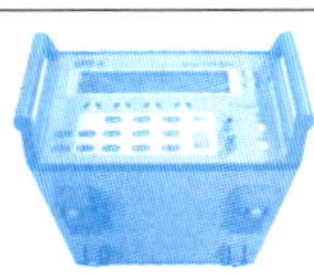	약물주입 펌프 분석기	약물주입기(인퓨전 펌프)의 성능 및 정확도를 측정하여 분석하는 장치이다.

순번	그 림	품 명	사용용도
11	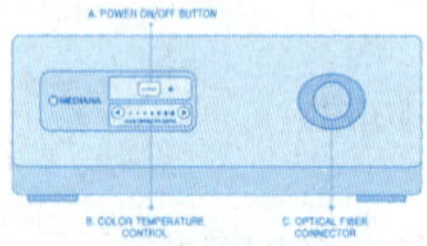	황달치료기	황달은 광선을 사용하여 환자를 치료하는 것으로 빛을 이용하여 혈액 속에 있는 빌리루빈을 제거하는 치료기이다.
12	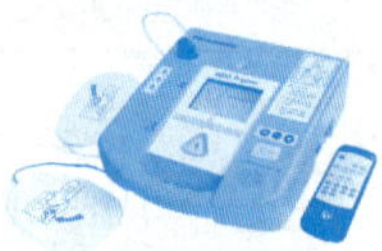 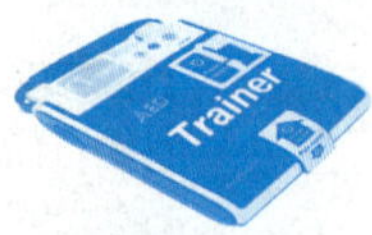	교육용 심장충격기	자동 심장충격기를 실습하기 위한 교육용으로 만들어진 장비로 응급상황 시에 사용되며 시뮬레이션 프로그램이 내장되어 있다. i-PAD NF1200-T2는 반자동체외형 제세동기의 사용을 교육하기 위해서 고안된 제세동기이다.
13	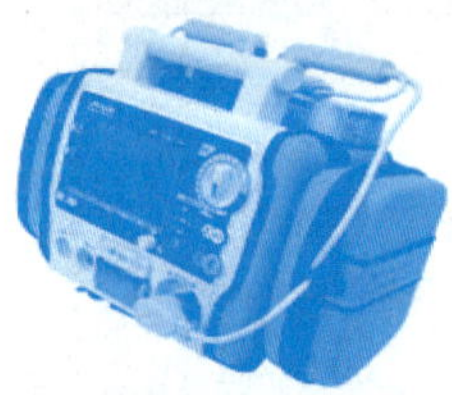 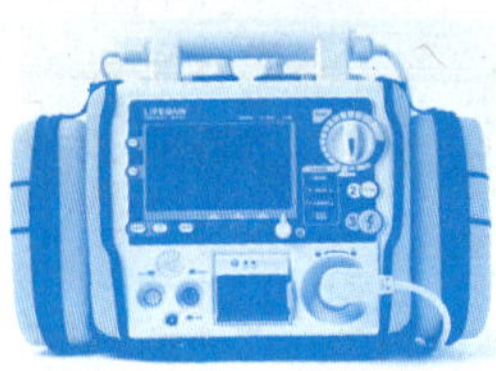 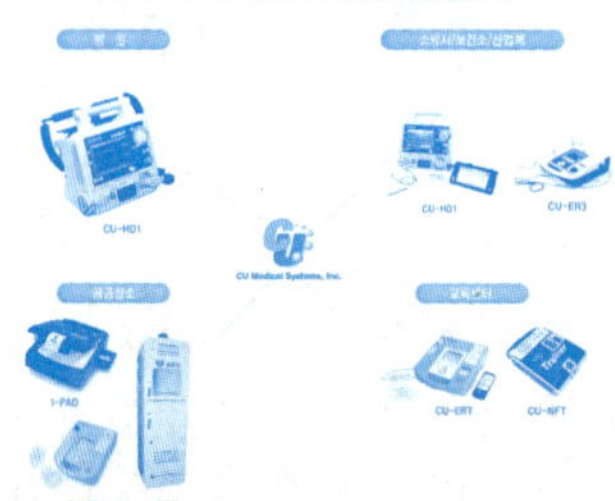	심장충격기 (자동 제세동기) CU-HD1	자동 제세동기는 급심정지 환자의 가슴을 통해 심장에 전기충격을 가해 심장을 소생시키는 의료기기이며, 심장상태를 판단하는 프로그램이 있어 문자 및 음성 메시지를 듣고서 누구나 응급 시 사용 낮은 심박수의 환자(서맥성 부정맥)를 위해 임시적인 박동을 제공할 수 있는 경피심박기를 갖추고 있으며, 환자의 혈중 산소포화도에 대한 모니터링을 위한 SpO_2 모듈, ECG 모니터링을 위해 10 lead ECG 기능, 메모리 카드와 프린터를 내장하고 있어 입력된 신호저장 및 출력이 가능하고 응급상황 시 각 단계 (병원 전 단계, 이송단계, 병원단계) 를 IT 통신기술을 통해 유기적으로 연결하여 환자의 생체신호를 실시간으로 전달하여 적절한 치료를 지원한다.
14	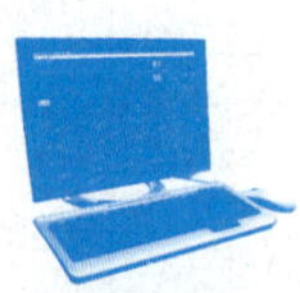	심전도 데이터 통신 프로그램	자동 심장충격기와 휴대용 환자감시장치와 연결하여 심전도 데이터를 전송받을 수 있으며 전송받은 환자의 심전도 데이터를 관리하고 출력을 할 수 있다.
15	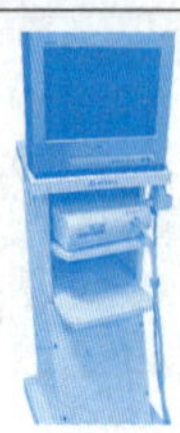	바이오 카메라	줌렌즈로 신체의 모든 부위의 피부를 확대하여 관찰할 수 있으며 이비인후과나 피부과 미용에 쓰인다.

순번	그 림		품 명	사용용도
16	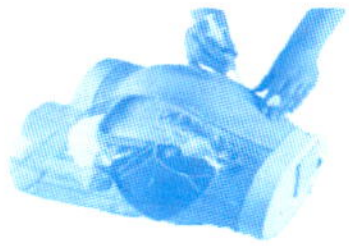		CW30530	엉덩이 근육주사 실습모형이다.
17	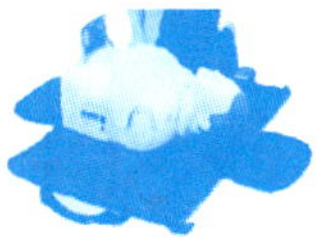		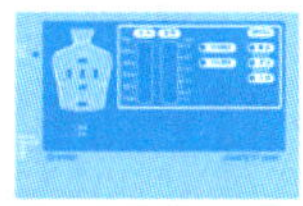	JAMY IV-DSP
18	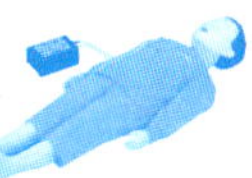		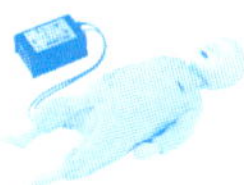	JAMY II-i JAMY II-babyN
19	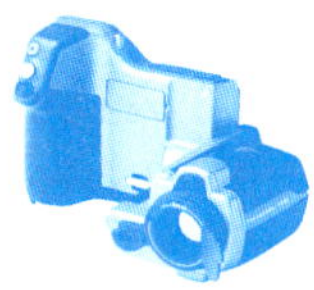		열화상 카메라	적외선 열화상을 이용하여 대상물(인체)의 정상여부(정상 체온) 및 이상부위(고온 발열)를 실시간 검사하는 장비이다.
20	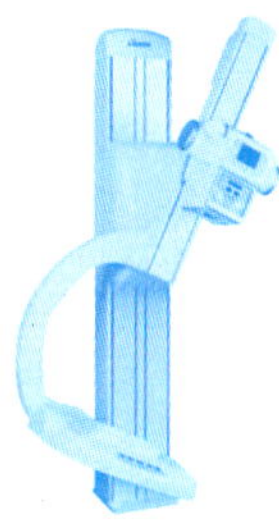		디지털 X-선 촬영장치 (UNI-DR)	디지털 X-선 촬영장치는 하나의 디렉터를 이용하여 전 부위 촬영이 가능한 디지털 X-ray 시스템이다. UNI-DR은 Auto Collimation System, Auto Positioning System, Anatomical Programmed Radiography(APR) 기능을 내장하고 있어 사용자의 편의성을 높이고 환자의 불편함을 줄일 수 있다.
21	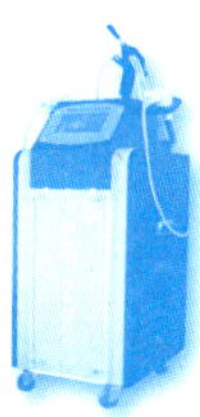		체외충격파 치료기	압축공기를 발생시켜 충격파 공이에 전달하는 시스템으로 구성되어 있으며 간단하고 펄스 발생간격이 빠르다. 오십견, 석회화건염, 족저근막염, 아킬레스건염, 골프엘보우, 테니스엘보우, 발목 염좌, 상과염, 슬개골건염 등 통증완화에 쓰는 치료기이다.
22	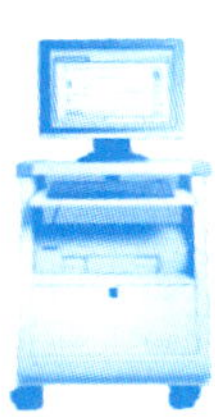		메디컬 바이오 피드백 장치	환자로 하여금 자신의 골반근육을 아주 쉽게 인식할 수 있도록 하며, 환자가 Pressure bar의 물리적 압박에 대항하여 골반근육을 수축하기만 하면, Pressure bar 아래에 위치된 센서에 의해 골반근육의 수축 정도를 감지하여 컴퓨터 모니터로 디스플레이하는 착의형 바이오피드백 장비이다.

순번	그 림	품 명	사용용도
23	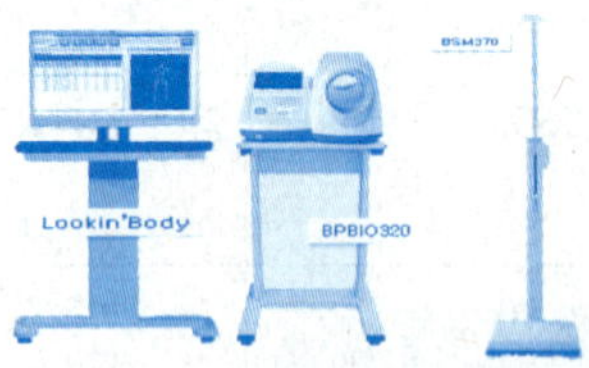	종합 체력측정 시스템 실습용	내장지방형 비만을 평가할 수 있는 내장지방, 복부지방률 BMI와 체지방률 평가로 피검사자의 체형진단, 양팔과 양다리, 몸통의 부위별 체지방 평가, 부위별 근육발달과 함께 겉둘레, 신체균형까지 제공한다.
24	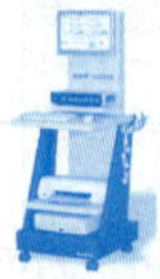	동맥경화(스트레스) 진단기	맥파전파속도(PWV), 2차 미분맥파(SDPTG 또는 가속도 맥파), 심박변이도(HRV) 등을 비침습적으로 측정, 분석하는 장비이다.
25	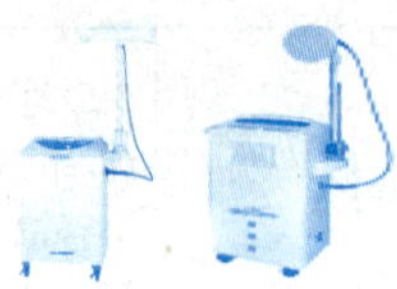	극초단파 치료기	극초단파(2,450[MHz])를 이용하여 인체의 각 조직을 거의 균등하게 가열하므로 치료효과가 크고 또한 지속성이 좋은 마이크로파 온열에 의한 치료기이다.
26	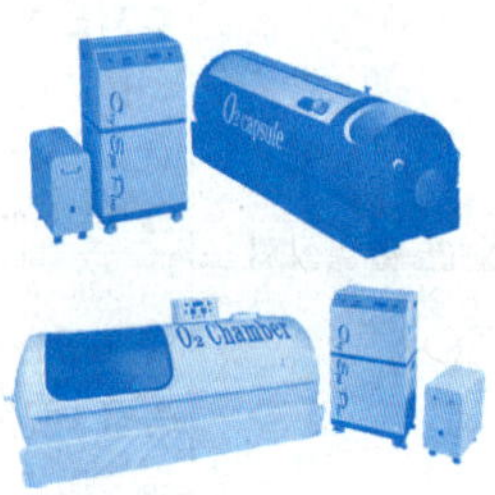	고압산소 치료기(챔버)	고압산소는 인체 내의 산소농도를 높여 주고, 저산소 상태를 개선시켜 준다. 상처치료에 조직 회복속도가 높으며, 혈액순환 장애에 효과적이다. 해독능력을 높여 노폐물, 체내독소, 피로물질 등을 제거, 신진대사 기능이 높다. 면역력, 항산화력을 높여 준다. 뇌기능을 향상시키며, 노화방지에 효과가 있다.
27	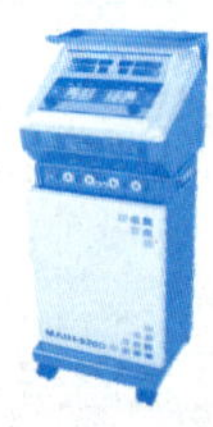	간섭파 치료기	두 개 또는 그 이상의 서로 다른 중주파(1,000~10,000[Hz]) 전류를 교차로 통전시켰을 때 간섭현상으로 새로운 저주파 전류가 발생하는데 이 간섭전류를 진통효과, 부종, 혈종 흡수, 염증완화, 혈류량 증진 등 치료에 이용하는 장비이다.
28	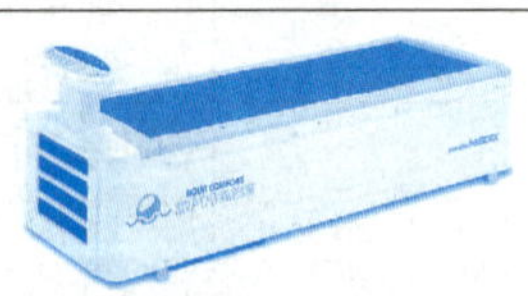	수치료기	기혈순환촉진, 수족냉증과 혈액순환 개선, 전신생체조절 기능향상, 급만성 피로회복과 심리적 안정에 좋은 수압을 이용한 맛사지 치료기이다.
29	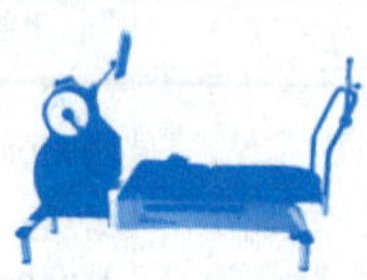	척추질환 치료기	척추견인, 척추교정, 척주지지근육의 강화, 추간판(디스크) 영양공급, 성장판 자극허리와 뱃살 다이어트 효과가 있는 치료기이다.

순번	그 림	품 명	사용용도
30	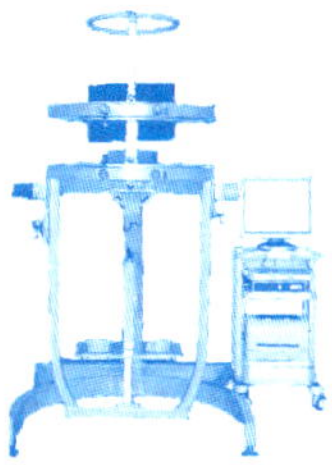	동적 체평형검사 및 운동장치	동적 체평형검사 및 운동장치는 말초부위의 기능, 즉 감각운동계(sensory-motor system)를 통합하여 중추신경계에 재프로그래밍하여 다양한 운동 프로그램을 통해 반복할 수 있으며 감각운동(sensory-motor training)의 제공을 위해 사용될 수 있도록 설계되었다.
31	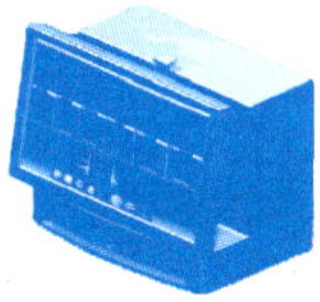	인지능력검사	인지기능검사에서 인지재활, 자가훈련에 이르기까지 모든 솔루션을 제공한다.

4. 오실로스코프의 사용법

1) 오실로스코프의 개요

오실로스코프(oscilloscope)는 매우 빠른 진행현상이나 과도현상의 관측 및 파형의 분석 등을 할 수 있는 장치로 전자계측 분야에 매우 많이 사용되고 있다. 오실로스코프는 브라운관 또는 음극선관(Cathode Ray Tude : CRT)이라고 하는 전자관을 갖고 있다. 음극선은 전자빔을 의미하고, 음극선관 내에는 전자빔이라고 하는 가느다란 전자의 흐름이 발생한다. 전자는 음전하를 갖고 있으며 질량이 매우 작으므로 전장에 의해 그 운동을 자유롭게 제어할 수 있어 수 [MHz] 또는 수백[MHz]의 고주파에도 사용 가능하다.

오실로스코프는 직류전압, 교류전압 및 주파수를 쉽게 측정할 수 있고, 시간에 따라서 변화하는 파형을 관찰할 수 있다. 기본적인 동작은 수평(X)축을 시간(T)축으로 하여 스코프 내부의 발진기로 톱니파를 발생시켜 공급하며, 수직(Y)축은 피측정파형을 공급받아서 정전 편향의 방법을 통해 화면에 휘점은 나타낸다. 필요에 따라서는 수평, 수직축에 각각 다른 파형을 공급하여 그때 발생된 화면의 화상을 관찰하여 주파수의 비교위상의 측정, 변조특성의 측정 등에 효과적으로 이용되고 있다. 또한 오실로스코프는 입력 임피던스가 매우 높기 때문에 고감도 진공관 전압계로도 사용할 수 있다.

2) 오실로스코프의 구조

오실로스코프의 구조는 [그림 1-1]과 같이 브라운관을 주체로 하며 관측전압을 수직 증폭기에 증폭하여 브라운관의 수직 편향에 가해 수직방향으로 휘점을 움직이게 하고, 동시에 톱니파(시간축) 전압을 수평 증폭기에 증폭하여 수평 편향판에 가해 수평방향으로 휘점을 움직인다. 이것은 오실로스코프의 내부에서 발생하는 시간축 발생회로다. 따라서 수평 증폭기는 외부에서 전압을 가하여 증폭할 수 있다. 전원은 고압과 저압이 있고, 고압은 브라운관의 애노드에 가하고 저압은 증폭기에 가한다.

3) 각 조절기의 명칭과 기능

오실로스코프의 프로브를 교정단자에 연결하면 [그림 1-2]에 표현된 것과 같이 교정신호가 화면에 표시된다. 교정신호는 1[kHz] 0.1[Vp-p]의 구형파이므로 TIME / DIV와 VOLT / DIV 스위치를 조절하여 정확하게 교정한다.

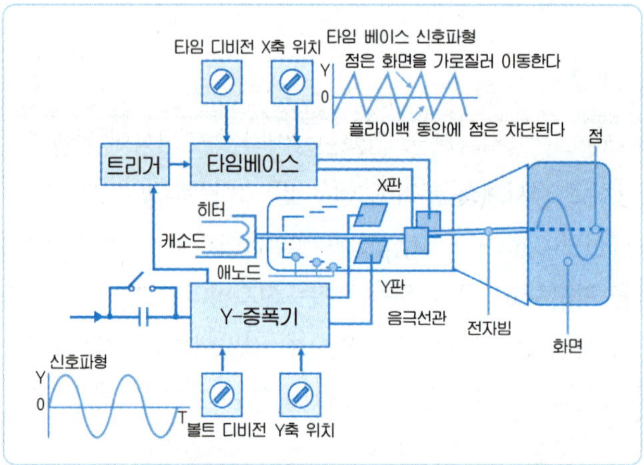

[그림 1-1] 오실로스코프의 구조

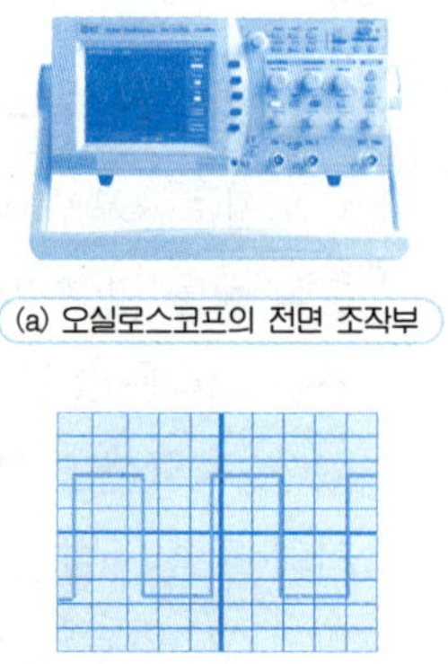

(a) 오실로스코프의 전면 조작부

(b) 오실로스코프 교정신호

[그림 1-2] 오실로스코프의 전면 조작부와 교정신호

오실로스코프를 세분화하면 다음과 같이 나타낼 수 있다.

① 전원 스위치 : 전원을 켜고 끄는(On, Off)스위치이다.

② 전원표시전구 : 전원이 켜진 상태일 때 전구가 켜져서 동작상태를 알려준다.

③ 휘도(intensity) : 휘도는 브라운관의 그리드와 캐소드 사이의 바이어스를 조정하여 캐소드에서 나온 전자 광선량을 조정하는 것으로 광선량을 많게 하면 브라운관 화면상이 밝아지고 광선량이 적으면 어두워진다.

④ 초점(focus) : 브라운관의 캐소드에서 나온 전자광선은 도중의 전자총에 의해

좁은 광선으로 되어 브라운관 화면상에 점을 그려낸다. 이 전자총에 가해진 전압을 조정해서 점을 둥글고 작게 한다. 이때 둥글게 하는 것이 파형이며 작게 하는 것이 초점이다.

⑤ 교정(Cal : Calibration) : 오실로스코프의 자체 교정용 단자로 측정기 내부에서 1[kHz], 0.1[V_{p-p}]의 구형파를 발진하여 이 단자로 출력하게 되며, 프로브를 이 단자에 연결하고 화면에 나타나는 구형파의 수평·수직진폭을 계산하여 고정하기 위한 단자이다.

⑥ 수평위치(HORIZ. Position) : 화면상의 파형을 좌측과 우측으로 옮기기 위한 조절기로 시계방향으로 돌리면 좌측으로 간다.

⑦ 수직위치(VERT. Position) : 화면상의 파형을 상하로 이동시키는 조절기로 시계방향으로 돌리면 파형은 위로 이동하고 반대방향으로 돌리면 파형은 아래로 이동한다.

⑧ 입력(INPUT) : 측정하고자 하는 신호를 받아들이는 입력단자로 채널 1, 채널 2가 표시되어 있고, 4채널이나 그 이상의 입력을 가진 오실로스코프도 있다.

⑨ 전압 구분(VOLTS / DIV) : 작은 신호에서 큰 신호까지 관측 가능하도록 감쇠기가 있고 또 입력전압을 정확하게 측정할 수 있도록 화면에 눈금이 그려져 있다. 화면의 모눈 한 칸이 수직방향으로 몇 [V]인가를 나타내 주는 조절기로 5[mV] / DIV에서 10[V] / DIV까지 배열되어 있다.

⑩ 전압 구분 가변(VOLTS / DIV Variable) : 전압·구분 조절기 안쪽에 위치하는 가변소자로 전압 구분의 하나의 범위에서 다음 범위로 연속해서 파형의 진폭을 변화할 수 있도록 수직 증폭기의 이득을 조정하고 있는데, 시계방향으로 돌릴 때에는 2.5배 이상의 변화량이 있다.

⑪ 입력 선택기 : 입력신호를 관측하는 데 있어서 교류성분만 관측하는 경우(AC : Alternate Coupling)와 직류와 교류를 모두 나타내는 경우(DC : Direct Coupling) 및 증폭회로의 입력단자를 접지하는 경우(GND)에 따라 회로 연결을 바꾸어 주는 것이다.

⑫ 모드(MODE) : 2현상 스코프에 사용되는 모드 선택기로 다음과 같은 기능이 있다.

㉠ CH1, CH2 : 채널 1 또는 채널 2만 화면에 나타내는 기능이다.

㉡ ALT : 2현상 동작의 하나로 첫 번째 소인 주기에서는 채널 1의 입력신호를 나타내고, 두 번째 소인 주기에서는 채널 2의 입력신호를 나타내는 방법으로 교대로 채널 1과 채널 2의 입력신호를 화면에 나타내 주는 기능이다.

ⓒ CHOP : 파형을 표시할 때 100[kHz]에서 1[MHz] 정도의 구분된 신호에 따라 각 신호의 주증폭기를 구분함으로써 동시에 2현상 또는 4현상이 표시되는 방식이다. 각 채널의 파형은 점의 연속으로 보는 것이다. 이와 같이 단시간마다 각 채널의 신호를 전달하여 화면에 나타나는 것을 CHOP이라 한다.

ⓔ ADD : 채널 1과 채널 2의 증폭기를 동시에 동작시킴과 동시에 채널 1과 채널 2의 신호를 더하여 화면에 표시하거나, 채널 2를 역전시키면 채널 1에서 채널 2를 뺀 신호가 표시된다.

ⓜ TRIG VIEW : 트리거 수준(Trigger level)에 따라 파형의 트리거점의 변화를 볼 때 사용한다.

ⓑ 소인시간 구분(Sweep time / Div) : 수평축의 소인 선택기이다. 밀러 소인회로의 저항과 콘덴서를 구분하여 톱니파의 경사를 바꿈으로써 전자광선이 브라운관 면을 수평으로 이동하는 시간을 변화시킨다. 조절되는 시간은 화면의 수평축 한 칸당 0.5[μs]에서 0.5[s]까지며, 오실로스코프를 X-Y 선택 스위치도 함께 조정되어 있다.

ⓢ 외부동기(EXT. TRIGGER) : 동기 신호원(trigger source)의 선택 위치 등 EXT를 선택할 때에는 이것을 조정하여 보기 쉬운 상태로 한다.

ⓞ 동기수준(triggering level) : 오실로스코프는 입력에 파형이 가해져서 비로소 소인을 시작하고 브라운관에 파형을 나타낸다. 이것은 동기를 위한 동기위치 선정용 조절기로 조절기가 (+)에 있으면 동기신호의 (+)위치를 동기점으로 선정하고 조절기가 (−)에 있으면 그 반대이다. 즉 입력이 가해지는 파형의 어느 부분에서 소인을 시작하게 되는가를 조절하는 조절기이다.

ⓙ 동시화(Sync) : 4개의 위치를 선택할 수 있는 스위치이며 각 위치에서의 기능은 텔레비전의 복합 영상신호용의 두 개와 그 외의 파형에 이용되는 두 개로 되어 있다. 정상에서는 (+) 쪽에 놓으면 파형의 (+)기울기에서 동기되고, (−) 쪽에 놓으면 (−)기울기에서 동기된다. 영상에서는 (+)와 (−)가 정상과 같지만 다만 영상의 수직동기신호가 되면 자동적으로 0.5[s]에서 0.1[ms] 사이의 소인시간에 선택되는 기능을 더 갖고 있다.

ⓒ 접지 : 오실로스코프의 접지단자이다.

ⓚ 기준점 조정 : 화면의 기준선이 수평이 되지 않고 틀어져 있을 경우 드라이버로 돌려 기준선이 수평이 되도록 하는 조절기이다.

4) 오실로스코프의 측정

(1) 직류전압의 측정

① 직류를 측정할 때는 입력 선택기를 DC에 놓는다. 입력 선택기의 DC는 Direct Coupling으로 직류의 DC와는 개념이 다르다. **오실로스코프의 DC에서는 직류에 실려 있는 교류를 측정**하는 데도 사용한다.

② 수직위치 조절기로 **기준선이 화면의 가운데**에 오도록 한다.

③ 프로브를 측정하고자 하는 회로단자에 연결하면 기준선이 위쪽 또는 아래쪽으로 이동한다. **기준선이 보이지 않게 되면 VOLTS / DIV**(전압 구분)**을 조절하여 기준선이** 나타나게 한다.

④ 기준선이 중앙선보다 위에 있을 때에는 **입력 선택기를 접지**(GND)에 맞추고 수직위치 조절 스위치를 조절하여 기준선을 화면의 가장 아래의 눈금에 맞추고 **입력 선택기를 DC로 하면 더욱 정확한 측정이 가능**하다.

⑤ VOLTS / DIV(전압 구분)를 조절하여 가장 큰 폭이 되도록 하고 기준선부터 이동한 칸 수와 VOLTS / DIV(전압 구분)의 **눈금을 곱하면 DC전압이 측정**된다.

(2) 교류전압 및 주파수 측정

① **입력 선택기를 AC에 맞춘다.** AC일 때는 교류의 교류성분만 측정이 가능하다. 만일 오프셋 전압을 가지고 있는 교류의 경우에는 입력 선택을 DC로 설정한다.

② 측정하고자 하는 교류전압을 연결한다.

③ VOLTS / DIV 조절기를 조절하여 화면에 파형이 잘 나타나도록 한다.

④ 파형의 **위쪽과 아래쪽 사이의 진폭을 칸 수로 계산**하여 VOLTS / DIV의 값을 곱하면 **교류전압의 첨두값**(Peak-to-Peak value)이 된다.

⑤ 주파수는 **한 주기의 칸 수와 TIME / DIV**(시간 구분)**의 값을 곱**하면 한 주기의 시간이 되므로 그 역수를 취하면 계산할 수 있다.

⑥ 2채널 스코프를 이용하면 어떠한 **회로의 입력과 출력을 동시에 화면**에 나타낼 수 있고, **두 파형을 비교하여** 위상차를 구할 수 있다. **만일 한 주기가 20[ms] 이고 위상 차이가 2.5[ms]라면 두 파형의 위상차는** 360 × (2.5 / 20) = 45[°]가 된다.

5. 멀티 테스터기의 사용법

멀티 테스터를 VOM(Volt-Ohm-Meter) 또는 회로시험기라고도 하는데 전자회로의 점검, 전압측정, 저항측정, *LC*값 측정, 반도체 극성구분, 이득측정, 고장수리 등에 사용된다.

〈표 1-4〉 아날로그 멀티 테스터기와 디지털 멀티 테스터기

아날로그 멀티 테스터기	디지털 멀티 테스터기
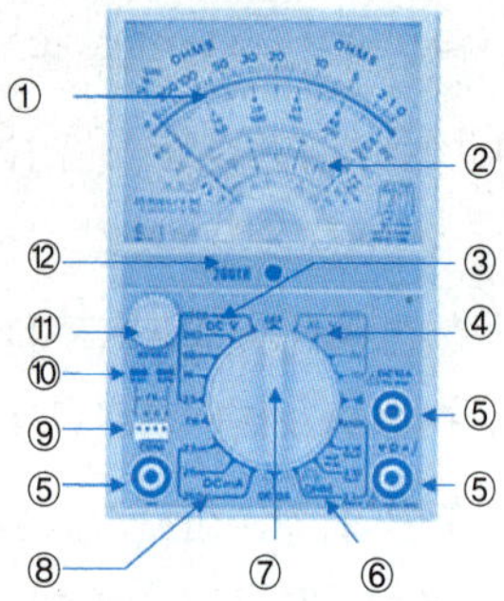	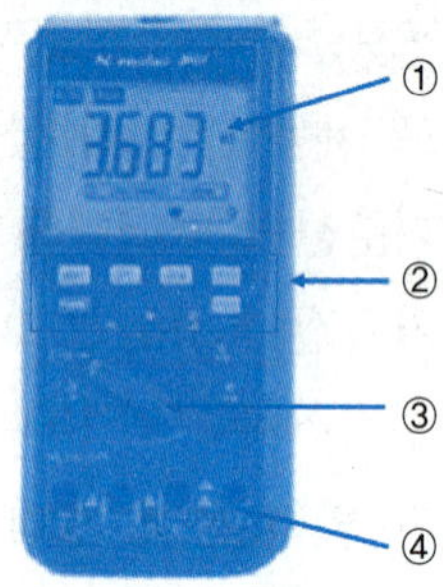
① 저항값을 읽는 눈금 ② 전압 및 전류값을 읽는 눈금 ③ DC[V] : 직류전압을 측정하는 곳, 측정범위는 2.5, 10, 50, 250, 1000[V]이다. ④ AC[V] : 교류전압을 측정하는 곳, 측정범위는 10, 50, 250, 1000[V]이다. ⑤ 입력 소켓 : 플러스가 빨간색, 마이너스가 검은색이다. ⑥ Ω : 저항을 측정하는 곳이다. ⑦ 레인지 선택 스위치 : 스위치 방식으로 측정할 값을 돌려서 결정할 수 있다. ⑧ DC[mA] : 직류전류를 측정하는 곳, 측정범위는 2.5, 25, 250[10mA], 10[A]이다. ⑨ 트랜지스터 검사 소켓 : PNP형과 NPN형을 검사할 수 있다. ⑩ 트랜지스터 판정장치 : 빨간색 및 녹색 LED로 되어 있으며 빨간색이 켜지면 PNP, 녹색이 켜지면 NPN형 트랜지스터이며 두 개의 LED에 빛이 들어오면 측정 트랜지스터의 극간의 단선고장이며, 두 개의 LED에 빛이 들어오지 않으면 컬렉터-이미터 간의 단락고장이다. ⑪ 0점 옴 조정기 : 지침이 0점에 정확히 오도록 조정한다. 전압이나 전류측정과는 무관하다. ⑫ 지침 영점 조정기 : 측정 전에 지침이 좌측 0점에 있는지 확인하고 필요 시엔 조정한다.	① LCD 디스플레이 : 각종 측정값을 표시한다. ② 버튼 키 –ON / OFF 스위치 : 전원 스위치 –MENU : 메뉴 모드로 들어간다. –FUNCTION : 선택된 측정값의 단위를 바꿀 때 사용한다. –DATA HOLD : 측정한 데이터값을 고정시킬 때 사용한다. –RANGE : 측정한 값의 범위를 바꿔준다. ③ 측정값 선택 스위치 : 스위치 방식으로 측정소자(저항, 전압, 전류, 다이오드, 커패시터 등)에 따라 돌려서 선택한다. ④ 입력 소켓 : 플러스가 빨간색, 마이너스가 검은색이다. 측정할 값의 범위에 따라 빨간색 봉을 넣는 위치가 다르다.

1) 멀티 테스터의 종류

전압(AC / DC), **전류**(AC / DC) 및 저항 등의 값을 로터리 스위치를 사용하여 하나의 계기로 측정할 수 있도록 만든 것이다. 멀티 테스터는 **지침이 움직여서 값을 나타내는 아날로그 멀티 테스터와 숫자가 표시되는 디지털 멀티 테스터**가 있으나, 최근에는 신뢰성과 편리함 등을 선호하여 **디지털 멀티 테스터가 많이 사용**되고 있다.

① 아날로그 멀티 테스터 : **고정된 영구자석과 움직이는 코일로 구성**되어 있으며, 가동 코일에 전류가 흐르면 자기장이 발생한다. 이것이 고정된 영구자석과 작동하여 가동 코일을 회전시키게 되는 것을 이용한 **가동 코일형 계측기의 일종**이다. [그림 1-3]은 아날로그 멀티 테스터이다. 테스터를 사용하기 전에는 **영점 조정기를 조정하여 지침이 좌측 "0" 점에 있는지 확인하고 눈금에 지침이 정확하지 않을 시 드라이버 등으로 돌려 조정 후 사용**한다.

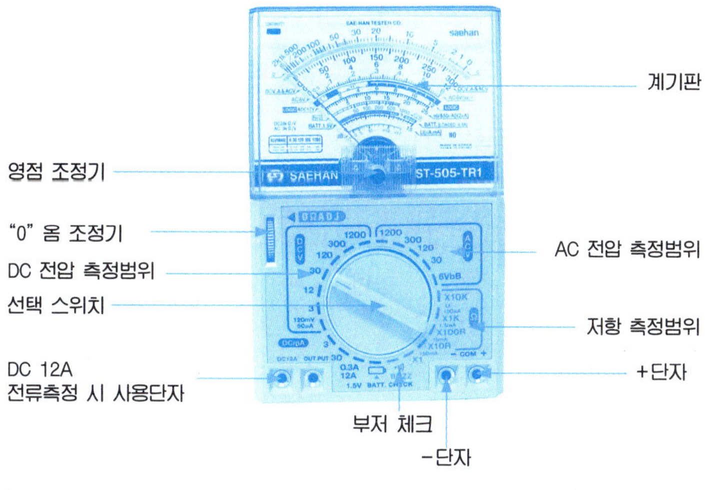

[그림 1-3] 아날로그 멀티 테스터 각 부 명칭

② 디지털 멀티 테스터 : 전자 멀티 테스터로서 내부에 **증폭기 등의 전자회로**를 내장되어 있으며 일반 멀티 테스터보다 **측정감도가 높고, 피측정회로에 거의 부하에 영향을 미치지 않는 장점**이 있다. [그림 1-4]와 같이 디지털 멀티 테스터는 피측정 전압, 전류 및 저항의 정보를 전자회로를 통하여 직류전압으로 변화시킨 후 **아날로그-디지털 신호변환**(Analog to Digital conversion : A / D 변환)을 하여 **디지털 값으로 표시**한다.

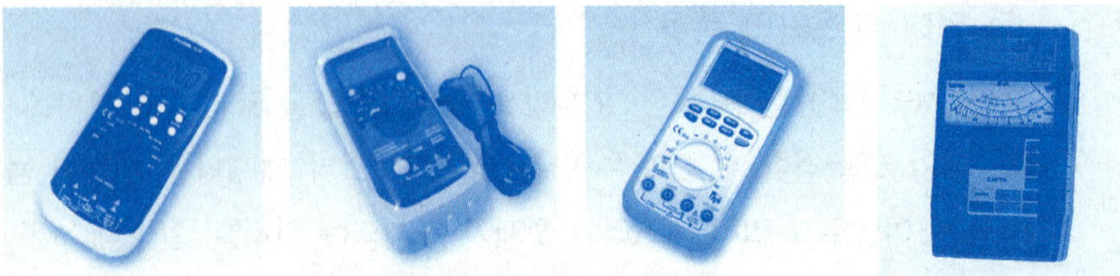

[그림 1-4] 디지털 멀티 테스터

2) 교류전압 측정

① 로터리 스위치를 교류전압 측정범위(AC. [V])에 놓는다.

② 로터리 스위치를 측정 예상되는 전압보다 높은 배율값에 위치시킨다.

③ 측정하려는 전원에 단자를 연결하여 측정한다(교류이므로 극성은 고려하지 않아도 된다).

④ 측정된 값에 배율을 곱한 값이 측정하려는 교류전압이 된다.

⑤ 측정된 전압은 실효값이고 $\sqrt{2}$ ($\cong 1.414$)를 곱해주면 최대값을 얻을 수 있다.

디지털 멀티 테스터는 전압을 측정하는 방법이다. 디지털 멀티 테스터의 로터리 스위치를 "VOLTS[V]"로 선택하고 빨간색선을 전압 입력단자에 연결하고 검은색선은 공통 단자인 "COM"에 연결한다. 그리고 전압을 측정하려는 곳에 [그림 1-5]와 같이 연결하면 전압을 측정할 수 있다.

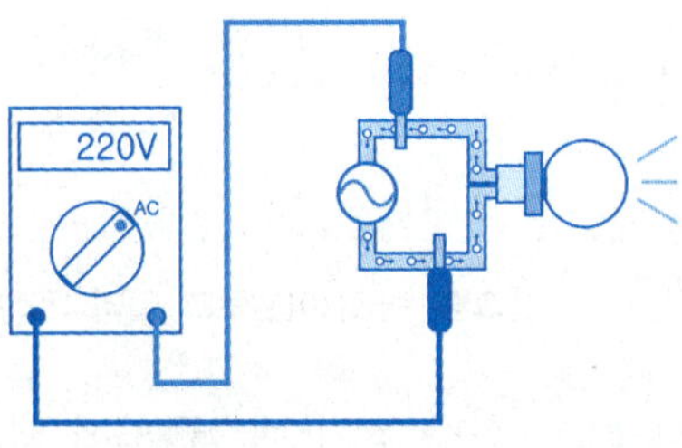

[그림 1-5] 교류전압 측정방법

3) 직류전압 측정

① 선택 스위치를 직류전압 측정범위(DC. [V])에 놓는다.

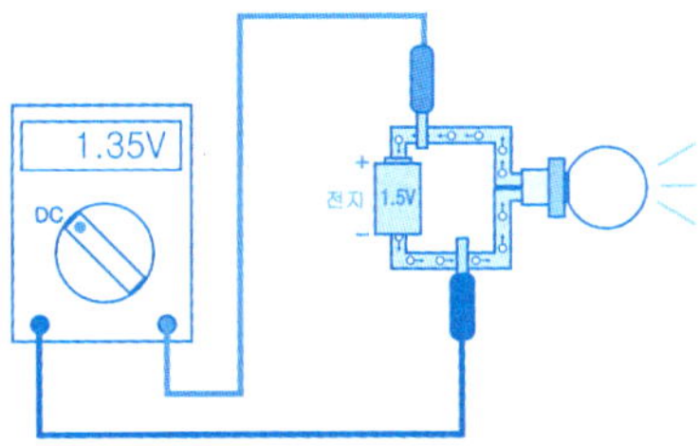

[그림 1-6] 직류전압 측정방법

② 선택 스위치를 측정 예상되는 전압보다 높은 배율값에 위치시킨다.
③ 전위가 높은 점에 (+)극(빨간색), 낮은 점에 (−)극(검은색)을 연결하여 측정한다.
④ 측정된 값에 배율을 곱한 값이 측정하려는 직류전압값이 된다(그림 1-6).

4) 직류전류 측정법

① 로터리 스위치를 직류전류 측정범위에 놓는다.
② 로터리 스위치를 예상되는 전류값보다 높은 배율값에 위치시킨다.
③ (+)극, (−)극을 일치시켜 회로에 직렬로 연결하여 직류전류를 측정한다.
④ 측정된 전류값에 배율을 곱하면 측정하려는 직류전류값이 된다.

직류전류를 측정하는 방법은 [그림 1-7]과 같이 먼저 전원 스위치를 개방하여 전원을 차단시키고 전류계 검은색선은 공통 단자인 "COM"에 연결하고 이 검은색선을 회로에 연결하면 된다. 회로에 연결할 경우에는 테스터가 회로에 직렬이 되도록 연결하여야 한다. 빨간색선을 회로의 (+)극에 연결한다. 디지털 멀티 테스터의 로터리 스위치를 "AMPS(A)"로 선택하고 예상되는 전류의 값에 따라 큰 전류이면 10[A]에, 적은 전류이면 300[mA]의 입력단자에 빨간색선을 연결한다. 일반적으로 전자회로에서는 적은 전류인 300[mA] 단자에, 전기회로에서는 큰 전류인 10[A] 단자를 사용한다. 만약 테스터가 회로에 병렬로 연결되면 테스터 내로 큰 전류가 흘러 테스터가 소손되므로 특히 주의하여야 한다. 회로에 테스터의 연결이 완료되고 회로의 전원을 가하면 전류값을 측정할 수 있다.

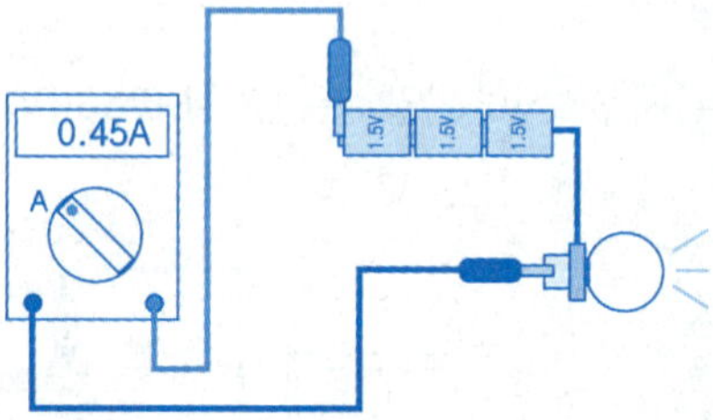

[그림 1-7] 직류전류 측정방법

5) 교류전류 측정법

교류전류 측정 시에는 [그림 1-8]과 같은 **교류전류 측정용 클램프미터**가 있으므로 클램프미터를 사용하여 교류전류 측정하면 된다.

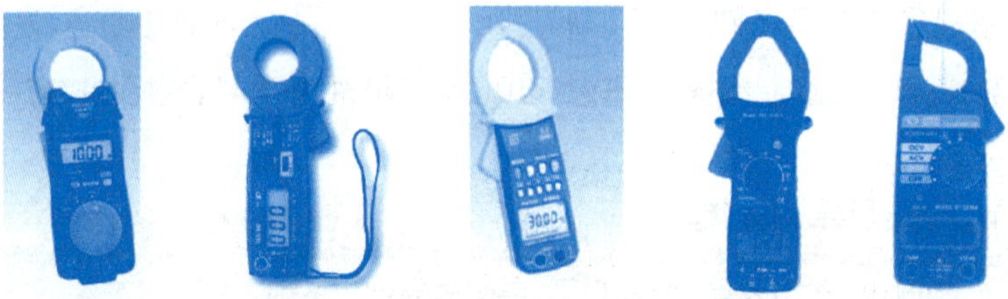

[그림 1-8] 클램프미터

6) 저항 측정법

① 로터리 스위치를 **저항 측정범위** [Ω]에 놓는다.

② 영점 조절기를 사용하여 정확히 영점을 맞춘 후 **로터리 스위치를 적당한 값의 배율값으로** 위치시킨다.

③ 측정된 값에 **배율을 곱한 값이 측정하려는 저항값이** 된다.

④ 전류가 흐르고 있는 회로 내의 저항을 측정하면 정확한 저항값을 읽을 수 없을 뿐만 아니라, 과도한 전류가 흘러서 테스터가 파손되기 쉬우므로 **저항측정 시는 제일 먼저 회로의 전원을 차단**하여야 한다.

저항을 측정하는 방법은 [그림 1-9]와 같다. **저항을 측정할 때는 회로의 전원을 제일 먼저 차단**해야 한다. 로터리 스위치를 저항[Ω]으로 선택하고 **검은색선을 "COM" 단자에, 빨간색선을** [Ω] **단자에** 끼우고 각 선을 측정하려는 곳에 연결하면 저항을 측정할 수 있다. 측정단위는 [Ω], [kΩ] 및 [MΩ]이 있다.

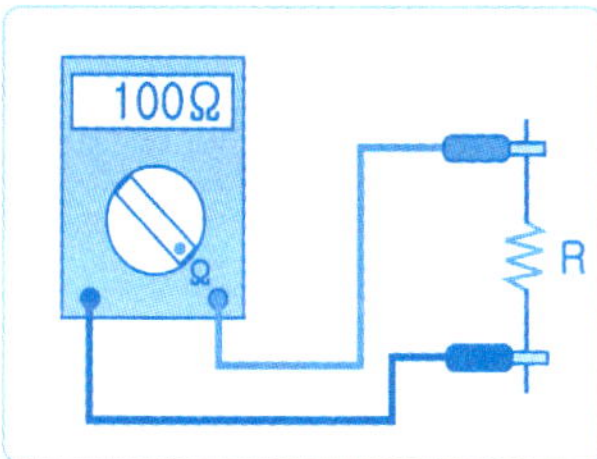

[그림 1-9] 저항측정방법

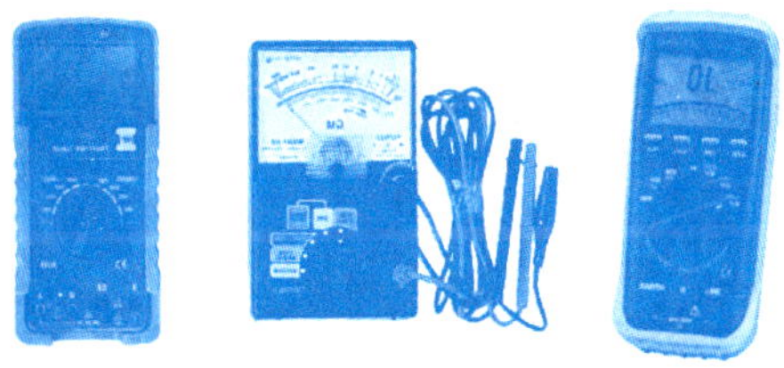

[그림 1-10] 절연저항 측정기

7) 절연저항 측정

전기설비는 절연저항이 좋아야 하는데 만약 절연상태가 나쁘면 **감전 또는 누전사고의 위험**이 높다. 이러한 절연저항을 측정하는 것으로 **절연저항 측정기**(megger tester)가 있다.

절연저항계는 선로(line)단자와 접지(earth)단자가 있으며 이것에 리드선을 연결하여 절연저항을 계측한다. 일반적으로 **고압전로 및 기기에는 1000[V] 정격**을 사용하며 **저압전로 및 기기에는 500[V] 정격**을 사용한다. 절연저항계를 사용하기 전에 **절연저항기의 “LINE” 단자와 “EARTH” 단자를 단락하여 지침이 “0”을 나타내는지를 확인**해야 하며, **단자 “LINE”과 “EARTH”를 개방하면 지침은 무한대를** 나타내야 한다. 절연저항 측정기는 [그림 1-10]과 같다.

절연저항을 측정할 경우에는 반드시 **전로 또는 기기의 전원을 차단한 상태에서 절연저항을 측정**해야 한다. [그림 1-11]과 같이 **절연저항계의 “LINE” 단자를 전로 또는 기기의 단자에 접속하고 “EARTH” 단자를 접지선에 접속한 후 “MEASURE” 버튼을 누르면 절연저항값**이 화면에 지시된다. 절연저항 측정값은 지시값이 안정되고 정지 상태에서 읽는다.

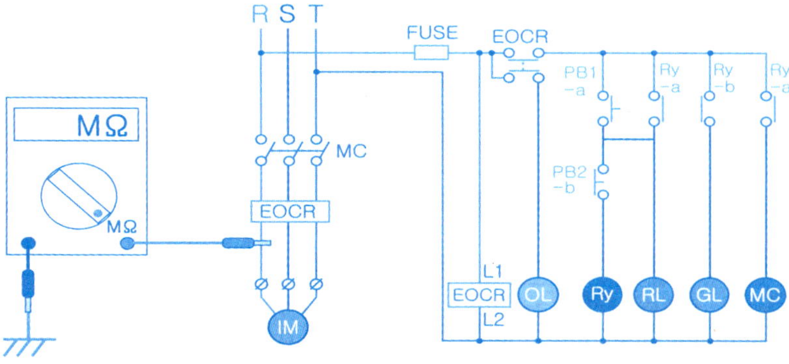

[그림 1-11] 절연저항 측정기 연결방법

절연저항계로 반도체 소자나 PCB 기판의 저항을 측정하면 안 된다. 절연저항 측정기의 고전압으로 소자나 PCB 기판이 파손될 수 있기 때문에 멀티 테스터로 측정하여야 한다.

8) 콘덴서의 양부 판정

두 전극 사이에 유전체가 존재하고 있는 구조이므로 두 전극 사이는 완전히 절연된 상태이다. 따라서 직류전류는 흐를 수 없고 저항값은 ∞이다.

회로시험기의 로터리스위치를 저항[Ω]에 놓고, 리드 단자를 콘덴서의 양단에 연결시키면 순간적으로 충전전류가 흘러 바늘이 움직이게 된다. 콘덴서의 용량이 작은 것은 충전시간이 짧으므로 바늘이 약간만 움직였다가 즉시 ∞로 되돌아가지만, 용량이 큰 것은 많은 충전전류가 흐르기 때문에 처음에는 거의 도통상태에서 점차로 충전전류가 감소하게 되므로 저항값은 커지고, 결국은 절연상태를 나타낸다. 그러므로 회로시험기로 콘덴서의 절연상태뿐만 아니라 용량의 대소를 판정할 수 있다.

테스터를 이용한 콘덴서의 양부를 판정하는 방법은 [그림 1-12]와 같다.

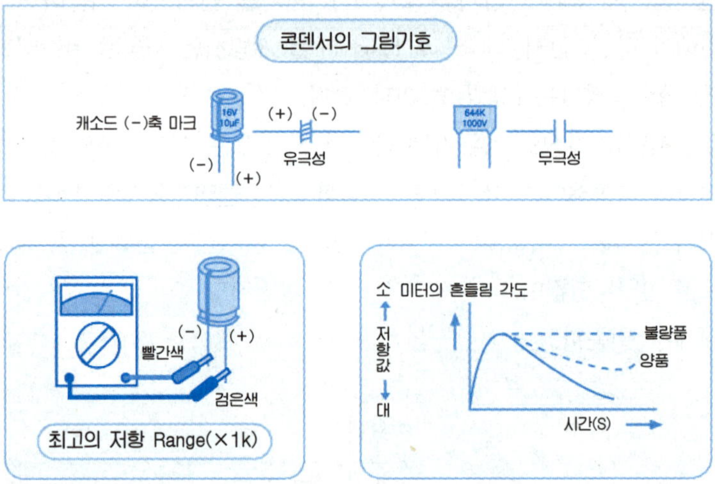

[그림 1-12] 콘덴서 양부 판정방법

9) 다이오드의 양부 판정

전류를 한쪽 방향으로 흐르게 하는 소자, 즉 정류작용을 하는 반도체 소자이다. 따라서 순방향에서는 전류가 잘 흐르고 역방향에서는 흐르지 않는다. 순방향에서의 저항값은 대략 50~100[Ω] 정도, 역방향에서는 200[kΩ]~15[MΩ] 정도이고, 이 저항값의 차이가 클수록 양호한 다이오드이다.

회로시험기 내부에 들어 있는 건전지의 (+)전극은 회로시험기 외부의 검은색 리드 단자 (−)에, 건전지의 (−)전극은 회로시험기 외부의 빨간색 리드 단자(+)에 [그림 1-13]과 같이 연결되어 있다.

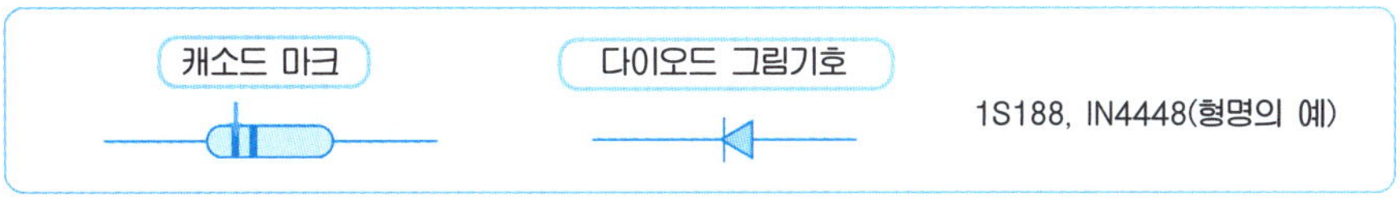

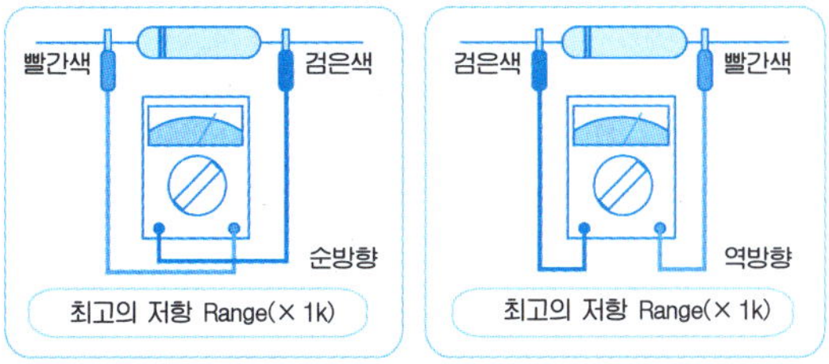

순방향	역방향	판정
○	×	양품
◎	◎	쇼트
×	×	단선
○	△	열화

[그림 1-13] 다이오드 양부 판정방법

따라서 다이오드의 순방향 저항을 측정할 때는 다이오드의 애노드(양극)에 검은색 리드 단자를, 다이오드의 캐소드(음극)에 빨간색 리드 단자를 접속하면 전류가 흐르게 되어 저항값은 작게 나타나고, 역방향의 경우에는 반대가 되어 저항값이 크게 나타나게 된다. 즉 순방향과 역방향의 저항변화가 큰 다이오드는 양호한 것이고 그다지 크지 않으면 불량품이 된다.

10) 트랜지스터 극성 판별 및 양부 판정

아날로그 테스터를 이용하여 트랜지스터 극성을 확인할 수 있다. 테스터 검은색 리드와 빨간색 리드를 측정하고 NPN형과 PNP형을 먼저 구분하여야 한다.

① 트랜지스터의 3개의 핀 중 임의의 핀에 검은색 리드를 고정하고 빨간색 리드를 나머지 두 개의 핀에 연결하였을 때 테스터의 지침이 중간 정도에서 움직이는 핀이 하나만 있을 때는 PNP형이고, 2개일 경우에는 NPN형이다.

② NPN형인 경우 : 테스터의 저항범위를 (10,000R)에 두고 베이스를 제외한 두 개의 핀에 테스터 리드를 바꾸어 가며 연결하여 지침의 움직임이 클 때의 검정색 리드를 접속한 핀이 컬렉터이고 나머지 핀이 이미터이다.

③ PNP형인 경우 : 위 ②항의 방법과 같은 방법으로 접속하며, 지침의 움직임이 클 때의 검은색 리드를 접속한 핀이 이미터이고 나머지 핀이 컬렉터이다.

트랜지스터의 양부판정은 트랜지스터의 베이스와 컬렉터, 베이스와 이미터 간의 도통여부를 판정할 수 있다.

NPN형 트랜지스터와 PNP형 트랜지스터의 기호는 [그림 1-14]와 같다. 트랜지스터 특성을 이용하여 [그림 1-15]와 같이 양부 판정을 할 수 있다. [그림 1-15] 판정표에서 "○"는 저항이 작아서 전류가 흐르는 다이오드의 순방향 바이어스와 같은 경우이며, "×"는 저항이 너무 커서 전류가 흐르지 못하는 역방향 바이어스와 같은 경우이다.

트랜지스터의 극성을 알고 있을 경우에 디지털 테스터를 이용하여 간단하게 양부 판정을 할 수 있다.

④ 트랜지스터 검사 소켓에 트랜지스터를 극성을 맞추어 끼우고 로터리 스위치를 TR에 위치시킨다.

⑤ 빨간색 LED가 켜지면 PNP형이고, 녹색 LED가 켜지면 NPN 트랜지스터이다. 2개의 램프가 점멸되면 측정하는 트랜지스터의 극간 단선상태, 둘 다 점멸되지 않으면 컬렉터-이미터 간의 단락상태를 나타낸다.

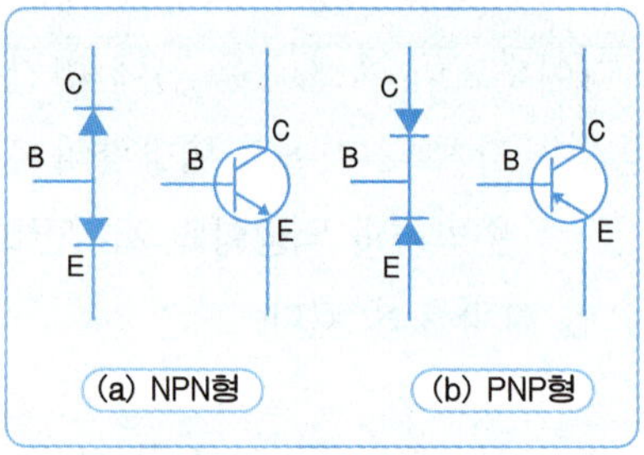

[그림 1-14] 트랜지스터의 기호표시

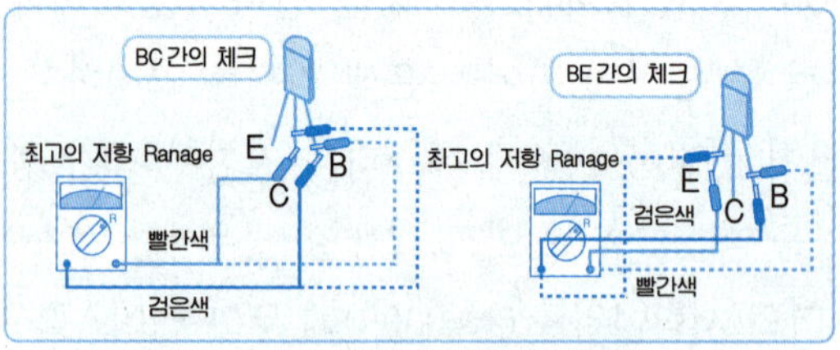

B-C 및 B-E 간의 체크 판정표		
실선방향	점선방향	판 정
○	×*1	NPN양호
×*1	○	PNP양호
◎	◎	쇼트
×	×	단선
○	△	NPN열화
△	○	PNP열화

*1 게르마늄(Ge) 트랜지스터에서는 미터의 흔들림이 정품이라도 큰 것이 있다

E : 이미터 B : 베이스 C : 컬렉터

[그림 1-15] 트랜지스터 양부 판정방법

02 의료기기 안전의 개요

1. 전압 및 전류

규격 IEC 60601-1에서 '전압' 및 '전류'라는 용어를 사용하고 있는 경우, 그것은 교류, 직류 혹은 합성전압 또는 전류(composite voltage or current)의 실효값(rms : root-mean-square)을 의미한다.

2. 충전상태

IEC 60601-1에서 충전상태(live)는 "그 부분과 대지 또는 그 부분과 동일기기의 다른 접촉 가능 부분과의 사이를 접속하였을 때 흐르는 전류가 허용누설전류를 넘을 가능성이 있는 부분의 상태"로 규정하고 있다.

이것은 의료기기가 보통의 상태(공구 등을 사용하여 의료기기의 케이스를 열지 않은 상태)에서 인체와 접촉될 수 있는 금속 부분에 접촉이 되는 경우, 감전될 가능성이 있는 부분의 상태이다. 이 경우, 교류 50[Hz] 또는 60[Hz]에서 생체표피(피부)의 감전에 대한 생체의 반응은 여자나 어린아이에게는 다소 다르지만, 정상 남자에게는 〈표 1-5〉의 반응이 발생하는데, 이것을 매크로 쇼크(macro shock)라 한다. 〈표 1-5〉는 각각의 전류의 크기에 따른 인체의 반응을 나타내었다.

〈표 1-5〉 매크로 쇼크

허용전류	증 상
1[mA]	찌르르 느낀다(최소감지전류)
5[mA]	손발이 강하게 느끼지만 참을 수 있는 최대전류
10~20[mA]	자력으로 이탈할 수 있는 한계(이탈한계전류 : let-go전류)
50[mA]	통증, 기절, 심장, 호흡기계의 흥분
100[mA]~3[A]	심장세동의 발생
6[A] 이상	대전류에 의한 화상

(전류는 실효값, 주파수 60[Hz], 1초간 통전-매크로 쇼크 전류)

1) 전기충격의 감전원인(electric shock causes)

기본적으로 접촉하는 두 점 사이의 전위가 다를 때 전기적 에너지가 발생한다. 전기적 에너지, 전류와 사람이 접촉되었을 때 전기적 에너지가 사람의 몸을 관통하여 흘러 전기충격이 일어난다. 인체에 가해지는 이 충격의 크기는 전압의 크기보다 전류의 세기와 통로에 의해 결정된다.

낮은 전압의 전기는 인체에 치명적인 해를 입히지 않지만 높은 전압의 전기가 노출된다면 사람에게 큰 피해를 준다.

2) 전기충격의 치명성(electric shock lethality)

옴의 법칙을 통해 우리는 전류가 인체의 저항값에 달려 있다. 우리 피부의 저항은 사람마다 다르며 시간마다 변화, 불안정하다. 일반적으로 건조한 피부는 저항이 약 10,000[Ω]까지 가지므로 전도성이 좋지 않지만 물에 닿았거나 물기가 있어 촉촉한 피부는 약 1,000[Ω]으로 차이가 크다. 그러므로 피부의 건조도와 전원에 접촉한 강도에 따라 그 영향이 다르게 나타난다. 피부가 건조하고 전원에 약하게 닿을 때는 전류가 거의 흐르지 않아서 큰 위험이 없다. 다음 식과 같이 땀에는 이온이 있어서 전류가 잘 흐르기 때문에 땀으로 피부가 젖어 있으면 목숨을 잃을 수도 있다.

$$\text{전압} = \text{전류} \times \text{저항} \rightarrow V[\mathrm{V}] = I \times R$$

3) 인체의 전기저항

인체의 피부로 싸여 있고 내부조직은 혈액 · 임파액으로 충만되어 있다. 내부조직의 전기저항은 낮으며, 피부의 표면을 싸고 있는 각질층의 전기저항이 크다. 따라서 전기에 접촉한 경우 신체의 전기적 조건은 그 장소의 피부 건습 정도나 두께 등에 좌우되는 것이다.

피층은 건조되어 있을 때 2만~10만[Ω · cm²], 젖어 있을 때 1,000[Ω · cm²] 정도의 고유저항을 갖는데 양수 양족 간에서의 전기저항은 습윤 가감으로 크게 차이가 나며, 그 측정값도 수백~수만[Ω] 범위에 있다.

그리고 전압이 낮은 범위(수백[V] 이내)에서는 피부의 건습에 의한 저항값의 차가 크지만, 전압이 높은 범위에서는 피부저항이 절연파괴 상태가 되므로 위험 정도를 생각하는 경우에는 문제로 삼을 것이 안된다. 최저한계로서 피부가 발한되어 있거나, 온도가 높고 접촉면적이 크거나, 젖은 옷을 입어 접촉저항이 작은 경우는 인체 저항을 500[Ω], 실내로서 건조되어 있으며 접촉면적이 작고, 피부가 절연파괴되어 있지 않은 경우는 1,500[Ω] 정도이다.

인체저항 500[Ω]은 안전 저항값이다. 전류가 흐를 수 있는 전도체의 용량은 교차된(접합된) 부분과 관련이 있는데, 이는 조직의 양 때문에 남자가 여자보다 치사전류가 높다(남자는 10[A], 여자는 9[A]). 그러나, 0.1[A]보다 낮은 전류에서도 치사에 이를 수 있다.

① 감지전류(threshold of perception) : 개인이 감지할 수 있는 최소의 전류. 최소 감지전류는 손가락끝 등으로 만졌을 때 처음 찌릿하게 느끼는 전류값, 사람에 따라 다르나 약 1[mA] 정도이다.

② 자발 탈출전류(let-go current) : 인체에 인가되는 전류가 증가되었을 때 자발적으로 손을 뗄 수 있는 상태를 유지할 수 있는 최대 전류값으로 약 10[mA]이다. 이 자발 탈출전류값 이상이 되면 전기 쇼크에 따라 근이 수축하여 자유스럽게 움직일 수 없는 전류값이다.

③ 심실세동 전류(venticulaf fibrillation : herxkammer flimmern) : 인체 통과 전류가 100[mA]에 달하고 경과시간이 길어지면 심장이 경련을 일으켜 심장이 멈추는 전류값이다. 심실세동 전류값은 약 100[mA]이다.

④ 교착전류(freezing current) : 이탈전류의 범위를 초과하여 근육이 경련을 일으키고, 전기가 흐르고 있는 전선으로부터 떨어지려고 하여도 떨어질 수 없는 전류이다.

4) 접촉전압의 허용한계

인체를 통과하는 전류와 인체저항의 곱이 인체에 가해지는 전압이며 이를 접촉전압이라고 한다. 전격의 위험도는 이 접촉전압의 크기와 전격시간과의 곱에 비례한다.

접촉전압과 전격시간의 관계에 대해서는 독일 VDE에 규정되어 있는 허용 접촉전압이 0.6초 이상에서는 65[V] 이상이 위험하고 100[V] 정도의 전압에 접촉한 경우에는 0.3초 이상이 위험하다고 표시하고 있다. 통상적인 인체상태에 있어서의 접촉전압의 허용값은 영국은 40[V], 스위스는 50[V]이다. 위험장소에서는 〈표 1-6〉과 같이 안전전압이 한계가 된다. 우리나라에서는 각 접촉상태에 따른 허용접촉전압이 〈표 1-6〉과 같다.

〈표 1-6〉 허용 접촉전압

항목	접촉상태	허용 접촉전압
제1종	• 인체의 대부분이 수중에 있는 상태이다.	2.5[V] 이하
제2종	• 인체가 많이 젖어 있는 상태이다. • 금속제 전기기기 장치나 구조물에 인체의 일부가 상시 접촉되어 있는 상태이다.	25[V] 이하
제3종	제1종, 제2종 이외의 경우로서 통상적인 인체 상태에 있어서 접촉전압이 가해지면 위험성이 높은 상태이다.	50[V] 이하
제4종	• 제1종, 제2종 이외의 경우로서 통상적인 인체 상태에 있어서 접촉전압이 가해져도 위험성이 낮은 상태이다. • 접촉전압이 가해진 우려가 없는 경우이다.	제한 무

참고 안전전압

수중에서는 10[V]라도 위험하다고 하지만 영국과 프랑스 및 독일에서는 24[V], 벨기에가 35[V], 스위스는 36[V]로 정해져 있다. 우리나라는 안전전압의 한계가 정해져 있지 않으나 30[V]로 보는 것이 일반적인 것 같다. 직류에서는 40[V]를 교류에서는 실효값으로 환산한 30[V]를 안전전압의 한계라고 한다.

5) 매크로 쇼크, 마이크로 쇼크

의료용 전기기기의 안전대책에 있어서는 이를 매크로 쇼크(macro shock)라고 하고, 한편 체내조직에 직접 전류가 유입하고 체외로 유출하는 경우를 마이크로 쇼크(micro shock)라고 한다. 매크로 쇼크는 전류가 손가락 등의 피부표면에서 인체에 흘러들어 다리 등의 피부표면으로 흘러나가므로 심장에 직접 가해지는 마이크로 쇼크에 비하여 심실세동의 위험은 적다. 매크로 쇼크의 전류값은 체중과 관계가 있고 체중이 무거운 동물일수록 매크로 쇼크를 일으킬 수 있는 전류값이 높다(체중에 비례).

의료용 전기기기는 눈부시게 발전하고 있으며, 사용범위도 광범위해지고 있다. 특히 페이스메이커나 카테터법 등에 사용함으로써 이들 전극 또는 도전체로부터 심장 내부조직에 직접 전류가 유입하는 위험에 대한 안전대책이 중요하다.

의료용 전기기기에서의 전기 쇼크에 대한 보호기준으로서는 IEC에서는 다음과 같이 분류되고 있다.

(1) 절연 레벨과 사용전압에 의한 것

① I 급기기 : 공급전원 기타 주간부분에 대하여 기초절연이 되고 보호접지를 갖는 장치이다.

② II 급기기 : 공급전원 기타 주간부분에 대하여 보강절연 또는 강화절연이 된 장

치이다.

③ Ⅲ급기기 : 공급전원으로 저전압(24[V])의 입력으로 사용하고 압력부에 대하여 기초절연된 장치이다.

(2) 인체로의 과용과 보호 정도에 의한 분류

① H형 기기 : 가정용 전기기기와 같은 정도의 전격에 대한 안전대책을 가지고 있는 것이다.

② B형 기기 : 전격에 대한 보호 정도를 높게 하여 심장에는 적용하지 않으나 환자에 접속하여 전기를 적용할 수 있는 장치(기기의 리미트(limit) 전류는 100[μA] 정도 이하로 한 것)이다.

③ C형 기기 : 전격에 대한 고도의 보호를 하여 심장에도 적용할 수 있는 장치(기기의 리이크 전류는 10[μA] 정도로 제한하는 것 같은 안전대책을 한 것)로 되어 있다. IEC에는 심장 직접의 것이 10[μA], 피부상에서의 것이 10[mA]인데 비해 UL 기준에서는 각각 5[μA], 5[mA]로 되어 있다. 의료용구, 가정용 전기기기에 대해서는 법으로 안전기준이 정해져 있다.

6) 전기 쇼크 방지방법(환자를 보호하기 위한 방법)

전기 쇼크를 방지하려면 환자가 모든 접지된 물체나 모든 전류원으로부터 분리시키거나 절연시키는 것이다.

① 환자가 닿을 수 있는 모든 전도체를 같은 전위(등전위)상태로 유지하는 것이지만 반드시 접지전위로 만들 필요는 없다.

② 의료용 접지방식을 준수하여 전기 쇼크를 방지한다.

③ 장치설계 시 전기 쇼크 안전을 고려하고 사용절차 중 전기 쇼크 방지에 주의한다.

7) 구급처치-인공호흡법 등

전기 쇼크의 가장 위험한 결과는 심실세동으로 알려져 있는 심장작용의 발작과 호흡정지이다. 실신한 피해자에 대해서는 즉석에서 연속적으로 인공호흡을 실시해야 한다. 가능하면 입에서 입으로 하는 인공호흡법이 좋다. 인공호흡의 실시는 그 시기가 빠르면 빠를수록 소생률이 높다.

① 고압선의 활선작업 등을 실시하는 외선작업원에서 주사에서 감전한 피해자를

그 위치에서 인공호흡을 하도록 훈련하고 있는 것도 실신한 후 1~2분간의 처치가 생명을 좌우하기 때문이다.

② 인공호흡을 실시함과 동시에 주조자는 폐흉식 심장 마사지를 병용하여 인공호흡과 맛사지를 교대로 하면서 피해자를 병원에 운반, 의사에게 인계할 때까지 계속한다. 절대로 도중에 포기하여서는 안된다.

③ 구급차에 태우고서도 의사에게 인계할 때까지는 인공호흡과 심장 마사지를 계속하여야 한다. 산소 마스크를 코에 대는 것만으로는 호흡을 하고 있지 않는 한 무의미하다.

3. 장착부

장착부(applied part)는 환자에게 진단, 치료, 감시 등을 목적으로 환자에게 접촉되거나 접촉할 필요가 있는 부분이다.

예 심전계나 뇌파계 및 심전도 모니터에 사용하는 전극, 전기수술기(전기 메스)의 대응판이나 메스 끝, 전극 등과 같이 환자에게 접촉되는 부분(환자 코드 및 유도 코드를 포함한다)을 장착부라 한다. 또한, 인공심폐회로나 혈액투석장치의 혈액회로 송혈(반혈), 탈혈부 및 수액 펌프에 부착한 점적 세트와 같은 체내에 삽입하는 부분도 장착부에 포함된다. 즉 장착부는 인체에 접촉되는 기기의 모든 부분이다.

4. F형 절연 장착부

F형 절연(플로팅) 장착부(F-type isolated[floating] applied part)는 외부로부터 의도하지 않은 전압(상용전원 220[V])이 환자의 장착부에 가해지더라도 환자에게 있어 매크로 쇼크나 마이크로 쇼크 같은 전기적 위험전류가 흘러 들어가지 않도록 안전대책이 된 장착부이며 '플로팅 장착부(회로)'라고 한다.

예 심전계의 경우 환자에게 직접 접촉하는 입력부를 구조상 전원부에서 플로팅 회로에 의해 분리시켜서 누설전류가 잘 흐르지 못하는 회로로 되어 있는 경우가 일반적이다.

의료용 전기기기의 누설전류의 정도에 따른 분류(형별분류)에서는 환자누설전류를 제한하기 위하여 플로팅 장착부(방식)를 이용한다. 이 경우, **표피에만 적용하는 플로팅 장착부를 가진 것을 BF형 기기라 하며, 직접 심장에 적용할 수 있는 플로팅 장착부를 가진 것을 CF형 기기라 한다***.

* B는 신체(Body)를, C는 심장(Cardiac)을 의미한다.

5. 신호입력(출력)부

신호입력(출력)부(signal input[output] part)는 다른 기기로부터의 전기신호를 받거나(입력신호), 보내거나 하는(출력신호) 부분이다.

예 컴퓨터의 디스플레이나 기록기 등과 같이 다른 기기에서(로) 처리된 전기신호를 받는(보내는) 부분, 또는 데이터 처리를 위하여 그 전기신호를 받는(보내는) 부분이다.

6. 외 장

외장(enclosure)은 기기의 전기회로 등을 수용하는 외부의 금속 케이스(절연도료로 덮여 있는 경우도 있다) 또는 플라스틱 케이스나 조작을 위하여 필요한 노브 또는 핸들 부분과 모든 플라스틱 케이스나 절연도료로 덮여 있는 경우의 전기적 안전성 시험(외장누설전류 측정 시) 시 규정치수(20×10[cm] 이상)의 금속박을 붙인 부분도 외장으로 간주한다.

7. 전원부

전원부(main part) 및 **내부전원**(internal electrical power source)은 기기에 상용전원(교류 110[V] : 220[V])을 공급하기 위해 접속하는 부분으로서 보호접지선은 전원부에서 제외된다. 또한 내부전원은 기기를 작동시키기 위하여 필요한 전력을 제공하기 위하여 그 기기에 조립되는 전원으로서, 일반적으로 충전용 또는 비충전용 배터리(battery)이다.

8. 누설전류

의료기기의 전기적 안전성을 시험하는 데 가장 기본적인 항목으로 누설전류(연속)의 측정이 있다. **누설전류**는 절연재료의 표면이나 내부를 통하여 흐르는 의료기기의 기능과는 전혀 관계가 없는 전류이다.

IEC 60601-1에서는 누설전류를 연속누설전류(continuous leakage currents)로 〈표 1-7〉과 같이 나타내는데 여기에서 **누설은 어느 특정 순간의 값이 아닌 50[ms] 이상 지속되는 누설전류**이기 때문에 50[ms] 이하의 순간적인 누설전류는 측정대상에서 제외된다. 전기를 사용하는 의료기기의 누설전류는 주로 전원회로에서 유출되며, 전원 1차측의 저항성 누설 임피던스나 용량성 누설 임피던스로 구성되는 누설 임피던스를 사이에 두고 2차 측 전원이나 외장 또는 케이스, 그것과 접근한 배선부로 흘러나온다.

〈표 1-7〉 연속누설전류 및 환자누설전류의 허용값[mA]

전 류	B형		BF형		CF형	
	정상상태	단일고장	정상상태	단일고장	정상상태	단일고장
접지누설전류 일반기기	0.5	1(1)	0.5	1(1)	0.5	1(1)
접지누설전류 주(2) 및 (4)에 따른 기기	2.5	5(1)	2.5	5(1)	2.5	5(1)
접지누설전류 주(3)에 따른 기기	5	10(1)	5	10(1)	5	10(1)
외장누설전류	0.1	0.5	0.1	0.5	0.1	0.5
환자누설전류 D.C (주(5) 참고) A.C	0.01 0.1	0.05 0.5	0.01 0.1	0.05 0.5	0.01 0.01	0.05 0.05
환자누설전류(신호입력부 또는 출력으로부터 전원)	–	5	–	–	–	–
환자누설전류(장착부의 전원)	–	–	–	5	–	–
환자측정전류 D.C (주 (5)에 의함) A.C	0.01 0.1	0.05 0.5	0.01 0.1	0.05 0.5	0.01 0.01	0.05 0.05

주 1) 접지누설전류에 관한 유일한 단일고장상태는 전원도선 중 하나의 단선이다.
2) 보호접지한 접촉 가능 부분이 없고, 다른 기기에의 보호접지 접속수단을 갖지 않으며 또, 외장누설전류 및 환자누설전류(해당할 경우)에 관한 요구사항에 적합한 기기
예 실드한 전원부를 지닌 컴퓨터
3) 공구를 사용하지 않으면 느슨해지지 않도록 전기적으로 접속한 보호접지선을 이용하고 또 공구를 사용하지 않으면 제거할 수 없도록 특정 장소에 기계적으로 체결하거나 고정함에 따라서 영구적으로 설치할 것이 지정되어 있는 기기
예 ⓐ X-선 발생장치, 투시촬영대, 치료대와 같은 X-선 설비의 주요 부분
ⓑ 광물 절연한(mineral insulated) 히터를 지닌 기기
4) 이동형 X-선 장치 및 광물절연을 지닌 이동형 기기
5) 환자누설전류 및 환자측정전류의 교류성분의 최대값을 〈표 1-7〉에 표시하였다. 이것은 전류의 교류성분만을 지시한다.

1) 접지누설전류

전원부로부터 절연의 내부 또는 표면을 통하여 보호접지선에 흐르는 전류이며, 측정은 보호접지가 있는 I급기기만 해당된다. 즉 접지누설전류(earth leakage current)는 이 보호접지선(전원 코드 내의 어스선)을 통하여 건물 내 전원설비 측의 접지단자로 흘러 대지(어스)로 흘러가는 전류이며, 이 접지누설전류는 다른 환자누설전류나 외장누설전류와 달리 정상상태에서는 환자나 의료진에게 직접 흐르는 일은 없다. 그러나 보호접지선이 단선되거나 건물 내 전원설비의 접지상태가 불완전하면 환자나 의료진에게 감전이 될 수 있다.

2) 외장누설전류

외장은 장착부가 아닌 보호접지하지 않은 외장이며, 정상적인 사용 시(정상상태) 의료진 또는 환자가 접촉할 수 있는 외장 또는 외장의 부분에서 보호접지선 이외의 외부의 도전접속(conductive connection)을 통해 대지 또는 그 외장 외의 다른 부분으로 흐르는 전류이다. 그리고 의료기기의 외장에서 피부가 접촉되는 환자나 의료진을 통하여 대지로 흐르는 전류이다. 또한 플라스틱제 케이스로 절연된 외장을 갖는 의료기기의 경우 전원부와 케이스 사이에서의 용량성 결합에 의해 외장에 누설전류(enclosure leakage current)가 흐르는 경우도 있다.

3) 환자누설전류

장착부에서 환자를 경유하여 대지로 흐르거나 또는 외부의 전원에 의해 환자에게 뜻하지 않은 전압이 나타난 것에 기인하여 환자로부터 F형 장착부를 경유하여 대지로 흐르는 전류이며, 환자누설전류(patient leakage current)는 3종류(I, II, III)로 분류되고 있다.

① 환자누설전류 Ⅰ : 일반적으로 환자누설전류 측정의 가장 기본이 되는 것으로서 환자장착부(전극, 전기 메스의 메스 끝 등)에서 환자를 사이에 두고 대지로 흐르는 누설전류이다.

② 환자누설전류 Ⅱ : 다른 기기로부터의 신호를 받는 입력부나 다른 기기에 신호를 보내는 출력부를 가진 의료기기에서 신호입출력부에 전원전압(220[V])이 가해졌을 때, 기기의 내부를 통하여 장착부에서 환자를 사이에 두고 대지로 흐르는 전류이다. 이 누설전류는 신호입출력부에 접속한 다른 기기 전원부의 절연파손 또는 단락에 의해 입출력의 신호 케이블에 220[V]가 흘러들어갔을 때 발생한다.

③ 환자누설전류 Ⅲ : 실제 의료현장에서는 한 사람의 환자에 대하여 여러 개의 의료기기를 동시에 치료용으로 사용하는 수가 많고, 특히 환자의 상태가 중증이 될수록 많은 의료기기를 동시에 사용하게 된다. 이런 경우 사용하고 있는 한쪽의 의료기기에서 절연파괴나 열화가 발생하면, 그 의료기기의 장착부를 통해 다른 쪽의 의료기기의 F형 장착부에 전압이 인가되고, 또 이것이 환자를 통해 절연파괴된 의료기기의 내부로 흘러들어가서 내부회로나 외장, 보호접지선을 두고 대지로 흐르는 누설전류이다.

4) 환자측정전류

정상적인 사용 시 장착부 간에 환자를 사이에 두고 흐르는 생리적인 효과를 의도하지 않는 전류이다.

예 증폭기의 바이어스 전류, 임피던스 프레티스모그래피에 사용되는 전류

환자측정전류(patient auxiliary leakage current)는 환자에게 장착한 전극 사이에 흐르는 전류로서 심전도 모니터의 경우, 심전도와 동시에 심전도 전극을 이용하여 호흡에 의해 생기는 전극 간 임피던스의 변화에서 호흡현상(모니터상에서는 호흡파형으로 표시) 포착을 위해 사용하는 전류이다.

예 50[kHz], 100~200[mA] 정도

이것은 전기메스나 페이스메이커 등과 같이 치료효과를 목적으로 한 전류는 아니다. 또한, 전기충격의 관점에서 보면 직류는 교류(50~60[Hz])에 비해 안전하다고 알려졌지만, 생체(전해질 용액)에 직류전류가 흐르게 되면 전기분해에 의해 강알칼리성이나 유해한 가스가 발생하여 화재를 일으킬 위험성이 있어 교류보다 허용값을 엄격히 제한한다.

9. 정상상태 및 단일고장상태

1) 정상상태

안전상 위험에 대한 보호를 위해 준비된 모든 수단이 완전한 상태, 즉 기기가 정상적으로 작동하고 있고 단일고장이 없는 상태이다.

2) 단일고장상태

IEC 60601-1에서는 단일고장상태(single fault condition)를 "**기기에 갖추어진 안전상 위험에 대한 보호수단의 하나가 고장나거나 또는 외부에 하나의 이상상태가 존재하는 상태**"로 규정하고 있다.

일반적으로 의료기기는 어떤 고장발생 시 환자 및 의료종사자에 대한 위해를 방지하기 위하여 이중의 안전대책이 되어 있는 것이 대부분인데, 이 안전대책(보호수단) 중의 하나가 고장나거나 또는 외부에 하나의 이상상태(abnormal condition)가 있는 경우를 단일고장상태라 한다. 의료기기 규격에서는 다음과 같은 상태를 규정하고 있다.

① 보호접지의 단선 및 하나의 전원도선의 단선
② F형 장착부에 외부전압이 나타날 때 및 신호입력부 또는 신호출력부에 외부전압이 나타날 때
③ 산소와 가연성 마취 가스 또는 아산화질소와 가연성 마취 가스의 외장으로부터의 누설
④ 액체의 누출 및 위험이 발생할 가능성이 있는 전기제품, 기계부품의 사고 및 온도제한기의 사고

이러한 하나의 단일고장상태가 또 다른 하나의 단일고장상태를 필연적으로 유발할 경우에는 이 두 가지 고장을 하나의 단일고장상태로 생각한다.

10. 테스트를 위한 기본환경

1) 측정 시험환경

신뢰성이 높은 정확한 측정, 시험결과와 측정자의 안정성 확보는 기기의 안전성 시험에서의 가장 중요한 사항이다. 그러기 위해서는 측정, 시험현장의 작업환경을 정리할 필요가 있다.

IEC 60601-1에서 시험은 주위온도가 10~40[℃], 상대습도는 30~75[%], 기압은 700~1060[hPa] 조건에서 실시하며 시험 중에 바람, 주위온도 변화 등에 의해 시험결과에 뚜렷한 영향을 미치지 않는 환경에서 실시한다고 규정하고 있는데, 이것은 일반적으로 보통의 실내에서 충분히 대응할 수 있는 범위이다. 또한, "**시험의 재현성 및 정확성**" 등을 위해 IEC 60601-1에서 권고하는 시험환경 기상조건은 다음과 같다.

- 온도([℃]) : 23±2, 상대습도[%] : 60±15, 기압 : 860~1060[hpa]

추가적으로 IEC 규격에서는 수냉식 기기의 유입구에서의 수온을 25[℃] 이하로 규정하고 있다.

2) 접지설비

기기의 측정, 시험에서는 접지설비가 반드시 필요하다. IEC 규격에서 측정, 시험을 위한 접지단자의 접지저항값에 대해 특별한 규정은 없으나, **접지저항 100[Ω] 이하의 접지**를 한다. 되도록 다른 전기기기 등과 격리된 독립된 접지설비가 좋다.

3) 측정자 등의 보호, 절연

시험을 위한 시료는 시험대 위에 절연되어 있어야 한다. 시험대 표면이 도전체이면 시험대를 통하여 회로가 형성하게 되어 측정실수를 일으킬 수 있다. 또한, 내전압시험의 고전압인가 시 사고로 이어질 가능성도 있으므로 시험대 위는 고무 매트를 깔아서 측정자를 고전압에 의한 위험으로부터 보호하여야 한다.

4) 안전에 관한 시험조건

기기에 가변부분이 있는 것은 그 안전상 가장 불리한 조건이 되도록 조정하고, 교환하는 부품을 가진 기기는 안전상 가장 불리한 조건이 되는 부품을 부착하며, 또한 두 개 이상의 구성부분을 가진 기기는 그 시험항목에 대하여 안전상 가장 불리한 조합으로 시험한다. 그리고 **각종 누설전류 및 환자측정전류는 측정조건을 바꿔서 측정한 값 중 최대값**으로 하고 전원입력의 전류 또는 전력은 기기의 정상작동상태에서의 최대값으로 한다. 이처럼 기기의 안전성 시험은 항상 안전의 측면에 서서 기기의 불리한 조건에서 시험을 하는 것이 기본이다.

5) 시험용 전원

시험에 사용하는 전원은 그 시험의 기본이 되는 것이므로 정확하고 안정되어 있어야 한다.

IEC 60601-1에서 요구하고 있는 시험용 전원은 교류 1,000[V], 직류 1,500[V] 또는 피크값 1,500[V] 미만의 모든 전압의 오차는 지정값의 2[%] 이하, 이러한 전압 이상에서는 3[%] 이하이어야 한다. 또한, 전원주파수의 변동은 정격주파수가 100[Hz] 이하일 때는 1[Hz] 이내, 100[Hz]를 넘을 때는 그 정격 주파수의 1[%] 이내이어야 한다.

6) 내전압 시험기

특별히 고전압의 전원입력을 사용하는 기기를 제외하고 대부분의 의료용 전기기기의 전원입력은 250[V]까지이며, 이 경우 기기에 대한 내전압 시험전압은 4,000[V] 이하이므로 내전압 시험기의 출력전압은 4,000[V]까지로 충분하다. 출력용량은 50[VA] 이상이 바람직하고 출력인가전압의 정확도는 최대값의 2.5[%] 이내 또는 이것과 동등한 시험기를 사용한다.

내전압 시험기는 고전압을 측정하므로 특히 전기적 안전성을 고려한 장치이어야 하며, 취급이 쉬우며, 시험 중에는 최대한 손을 대지 않고 시험종료와 동시에 인가전압이 꺼짐(off)되도록 하며, 그리고 방전을 자동적으로 하는 등 안전성이 우수한 시험기를 선택하여야 한다.

일반적인 내전압 시험기에는 IEC 60601-1에서 규정하고 있지 않은 제한전류(cut-off current)를 설정할 수 있도록 되어 있는데, 이것은 시료의 심각한 파괴나 조작자의 안전을 위한 것으로서 절연파괴현상을 감지하여 인가전압을 바로 중지시키는 역할을 한다.

7) 절 연

전기사용을 위한 에너지로 사용되는 모든 의료기기는 기기의 전원회로와 환자에 대한 접속회로 또는 조작자가 접촉 가능한 부분(장착부)은 전기적으로 분리하여 감전(전기적 위험)을 방지하는 안전대책을 취하고 있다. 이러한 안전대책은 기본적으로 의료기기에서의 누설전류를 허용값 이하로 억제하는 것이며, 이처럼 의도하지 않는 전류가 의료기기로부터 누설되지 않도록 하는 것을 절연(insulation)이라 한다.

(1) 절연의 종류

절연은 기초, 보강, 이중, 강화절연으로 나누어져 있다.

① 기초절연 : 가장 기본적인 안전대책으로서 “전기충격에 대한 기초적인 보호를 위해 충전부에 사용하는 절연”이며, 모든 의료기기가 감전을 방지하기 위하여 공통으로 되어야 하는 절연이다.

② 보강절연 : 기초절연(basic insulation)의 불량 시 전기충격에 대한 보호를 위하여 기초절연에 추가하여 설치하는 독립된 절연이다. 기초절연의 절연불량(절연파괴, 단락)을 백업하기 위한 절연으로서 등급별 분류에서 II급기기의 추가 보호수단은 여기에 해당 된다.

③ 이중절연 : 개별적으로 시험할 수 있는 기초절연과 보강절연(supplementary insulation)으로 구성된 절연으로서 “이중의 안전”을 고려한 절연의 구조로 되어 있다.

④ 강화절연 : 이중절연(double insulation)과 동등한 정도의 전기충격에 대한 보호를 제공하는 단일절연 시스템을 충전부에 설치한 것이며, 단일절연은 기초절연보다 절연효과를 강화한 것이다.

(2) 전원부 시험

① A-a1 : 충전부와 보호접지한 접촉가능 금속부 간(기초절연)이다.

② A-a2 : 충전부와 보호접지하지 않은 외장부분 간(이중절연 또는 강화절연)이다.

③ A-e : 신호입력부 또는 신호출력부의 부분이 아닌 충전부와 보호접지하지 않은 신호입력부 또는 신호출력부 간(이중절연 또는 강화절연)이다.

④ A-f : 전원부의 이극성 부분 간(기초절연과 동등한 것일 것)이다.

⑤ A-g : 절연재료로 보강한 금속의 외장과 시험을 목적으로 보강한 내면에 접촉시킨 금속박 사이이다.

⑥ B-a : 장착부(환자회로)와 충전부 간(이중절연 또는 강화절연)이다.

⑦ B-b : 장착부의 부분 간 또는 장착부 간이다.

⑧ B-d : F형 장착부(환자회로)와 신호입력부 및 신호출력부를 포함한 외장과의 사이(기초절연)이다.

⑨ B-e : 장착부에 접지된 부분을 포함하여 정상적인 사용 시에 F형 장착부와 외장 간의 절연에 전압이 가해질 경우에는 F형 장착부(환자회로)와 외장과의 사이(이중절연 또는 강화절연)이다.

(3) 시험전압

기초절연, 보강절연, 이중절연, 강화절연의 시험전압은 〈표 1-8〉과 같다.

〈표 1-8〉 시험전압

절연종류	기준전압(U)에 따른 시험전압				
	U∠50	50∠U≤150	150∠U≤250	250∠U≤1000	1000∠U≤10000
기초절연	500	1000	1500	2U + 1000	U + 2000
보강절연	500	2000	2500	2U + 2000	U + 3000
강화절연	500	3000	4000	2(2U + 1500)	2(U + 2500)

(4) 유의할 내전압 구간

대체로 여기를 따르나 예외도 존재한다.

① A-a1 : II급기기의 경우 해당 안된다.

② A-a2 : 보호접지가 안 된 외장을 포함해서 DI 검사를 해야 한다. 접지저항시험을 만족할 수 없는 외장은 모두 해당한다.

③ A-f : 퓨즈가 있는 경우 퓨즈 제거 후 시험해야 한다(일반적으로 절연거리 측정하여 대체).

④ B-a : 절연구간에 따라 내부구조를 판단해야 한다.

⑤ B-d : 신호입출력부 또는 외장에 1500[Vac]를 가해주며, 의료기기 전기적 안전성 시험(IEC 60601-1 규격)이다.

11. 규격의 의미

규격은 설계를 포함하는 제품의 생산에 있어 제조업체가 지켜야 할 합의문서로서, 제품의 안전에 관한 최소한의 요구사항(minimal level of safety)을 규정하여 생산지가 다른 모든 제품 사이에 공평한 경쟁이 가능한 토양을 제공하기 위한 것이다.

① 국제전기기술위원회(International Electrotechnical Commission : IEC) : 전기, 전자 및 정보 분야 국제규격제정이며 의료 전기기기에 해당된다.

② 국제표준화기구(International Organization for standardization : ISE) : 국가표준화기관들의 세계적인 연합체로서 IEC외 분야에 대한 국제규격제정이다.

의료기기에 대한 국제규격은 IEC와 ISO에서 제정 · 공포되며, 이중 IEC는 전기기술분야에 관한 모든 국제표준이며, 규격을 작성하기 위한 세계적으로 권위있는 국제기관으로 1996년에 전기장치나 기기의 표준화 문제에 관하여 기술계의 협력을 실현하기 위해서 설립되었으며, 정식명칭(International Electrotechnical Commission : IEC)은, 즉 국제전기기술위원회이다.

1) IEC 60601-1 적용대상 의료기기 및 적용범위

① **적용대상 의료기기** : 기기를 작동시키기 위한 에너지로 사용하면서 전기(일반적인 상용전원, 내부전원, 제조자가 지정하는 특정전원)를 사용장소에 관계없이 환자의 진료를 위한 기기 적용범위이다.

② 전기를 사용하는 의료용 전기기기에 적용한다. 이 규격은 안전에 관한 것이지만, 안전에 관계되는 경우 성능의 신뢰성에 관한 약간의 요구사항도 포함했다. 이 규격이 적용되는 기기의 의도한 생리학적 기능에 기인하는 안전상 위험은 고려하지 않는다.

③ 전기, 전자 및 정보분야에 대한 국제규격을 제공하는 IEC에서는 분야별로 발행번호를 지정하여 규격을 공포하고 있는데 의료기기의 경우는 그 발행번호가 "60601"이다.

④ IEC 60601 : 보조규격, 개별규격, 성능규격으로 이루어져 있는데 이를 IEC 60601 규격 시리즈라 하고 〈표 1-9〉와 같다.

〈표 1-9〉 IEC 60601 규격 시리즈

IEC 60601-1	의료용 전기기기 공통규격
IEC 60601-1-X	공통규격에 대한 보조규격
IEC 60601-2-X	공통규격에 대한 개별규격
IEC 60601-3-X	공통규격에 대한 개별성능규격

㉠ IEC 60601-1(공통규격) : 전기를 사용하는 모든 의료기기에 적용되는 공통규격으로서 제조업체에서는 이 규격에 대한 충분한 이해와 자사 제품의 설계 시 이를 고려하는 것이 반드시 필요하다.

㉡ IEC 60610-1-X(보조규격) : 공통규격과 수평적 관계에 있다고 할 수 있는데, 그 이유는 공통규격에서 규정된 사항을 보완하거나 또는 규정하지 않은 사항을 추가로 규정하고 있고 어떤 하나의 기기에만 적용되는 개별규격과는 달리 불특정기기에 대한 적용을 목적으로 하고 있다.

2) 용어의 정의

① 장착부(applied part) : 기기의 일부로서 정상적인 사용 시에 다음의 상태가 되는 부분이다.

㉠ 기기가 그 기능을 수행하기 위해 환자와의 물리적 접촉이 필연

㉡ 환자와 접촉 또는 환자와 접촉할 필요가 있는 부분

② B형 장착부(type B applied part) : 전격보호를 위하여 이 규격에서 규정한 요구조건을 따르는 장착부이다. 심장에 직접 사용하기에는 적합하지 않다.

③ F형 절연(플로팅) 장착부(F-type isolated part) : 단일고장상태에서의 허용되는 환자누설전류를 초과하지 않도록 그 기기의 다른 부분으로부터 절연되어진 장착부, 즉 외부전원으로부터 의도되지 않은 전압이 환자에 인가되면 전압이 장착부와 대지 사이에 인가된다. F형 장착부는 BF형 장착부와 CF형 장착부로 나뉜다.

㉠ BF형 장착부(type BF applied part) : B형 장착부보다 더 높은 전격에 대한 보호를 갖춘 F형 장착부이다.

㉡ CF형 장착부(type CF applied part) : BF형 장착부보다 더 높은 전격에 대한 보호를 갖춘 F형 장착부이다.

④ 내부전원(internal electrical power source) : 기기를 동작시키기 위해 필요한 전력을 주는 것으로 기기 내부에 함께 조립되어 있는 전원이다.

⑤ 신호입력부(signal input part) : 레코딩 또는 데이터 처리를 위해 다른 기기로부

터 입력신호인 전압 또는 전류를 받아들이는 것으로 장착부 이외의 기기부분이다.

⑥ 내제세동 장착부(defibrillation-proof applied part) : 심장 제세동기 방전의 영향으로부터 환자를 보호할 수 있는 기능을 가진 장착부이다.

⑦ I 급기기(class I equipment) : 전기충격에 대한 보호를 기초절연에만 의존하지 않고 기초절연의 고장(파손)시 접촉가능 금속부가 생기게 되지 않도록 그 기기를 설비의 고정배선 중의 접지선에 접속하기 위한 수단을 추가 안전수단으로 갖춘 기기이다.

⑧ II 급기기(class II equipment) : 전기충격에 대한 보호를 기초절연에만 의존하지 않고 이중절연 또는 강화절연과 같은 추가안전 수단을 갖춤에 따라 보호접지나 설치의 조건에 의존하지 않는 기기이다.

⑨ 내부전원기기(internally powered equipment) : 내부전원에 의해 동작시킬 수 있는 기기이다.

⑩ 수지형 기기(hand-held equipment) : 정상적인 사용 시에 손으로 지지하는 것을 의도한 기기이다.

3) 의료용 전기기기의 분류

의료용 전기기기의 분류는 〈표 1-10〉과 같다.

〈표 1-10〉 의료용 전기기기의 분류

<table>
<tr><td rowspan="3">1</td><td rowspan="3">전기충격에 대한 보호형식에 의한 분류</td><td rowspan="2">a. 외부전원에서 입력을 얻는 기기</td><td>I 급기기</td></tr>
<tr><td>II 급기기</td></tr>
<tr><td colspan="2">b. 내부전원형 기기</td></tr>
<tr><td>2</td><td>전기충격에 대한 보호의 정도에 따른 분류</td><td colspan="2">• B형 장착부 • BF형 장착부 • CF형 장착부</td></tr>
<tr><td>3</td><td>물에 유해한 침입에 대한 보호의 정도에 따른 분류</td><td>IEC 60529 규격에 따라 위험을 발생하는 물의 침입에 대한 외장보호의 정도를 나타내는 기호로 분류</td><td>IPX0~8</td></tr>
<tr><td>4</td><td>제조업자가 지정하는 멸균 또는 소독방법에 의한 분류</td><td colspan="2">• 지정한 멸균방법이 있는 기기
• 지정한 소독방법이 있는 기기</td></tr>
<tr><td>5</td><td>공기 가연성 마취 가스 또는 산소 / 이산화질소 가연성 마취 가스가 있는 곳에서의 사용의 안전정도에 의한 분류</td><td colspan="2">• 공기
– 가연성 마취 가스 또는 산소 / 아산화질소
– 가연성 마취 가스 속에서의 사용에 적합하지 않은 기기
• AP류 기기 • APG류 기기</td></tr>
<tr><td>6</td><td>가동 모드에 의한 분류</td><td colspan="2">• 연속가동 • 단시간 가동
• 간헐가동 • 단시간 부하의 연속가동
• 간헐부하의 연속가동</td></tr>
</table>

4) 전기충격에 대한 보호형식에 의한 분류

안전수단에 의한 분류로서 모든 의료기기는 누설전류에 의한 전기적 쇼크를 방지하기 위하여 안전대책을 수립해야 하며, 〈표 1-11〉과 같이 안전대책으로는 환자나 조작자가 닿을 가능성이 있는 부분을 1차측 전원(교류 110[V] / 220[V])에서 절연한 기초절연이 있다.

〈표 1-11〉 전기충격에 대한 분류

분류	보호수단	추가보호수단	비 고
I 급기기	기초절연	보호접지	사용설비에 보호접지설비가 필요 (의료용 콘센트에 접지단자 필요)
II 급기기	기초절연	보강절연	사용설비에 대한 제한 없음
내부전원 기기	기초절연	내부전원	외부전원에 접속하는 경우 I 급기기 또는 II 등급으로 작용

① I 급기기 : 기초절연과 보호접지가 있는 의료기기로서 현재 시판되고 있는 것의 대부분이 I 급기기이며, 이 보호접지는 만일 기초절연이 절연파괴 또는 단락에 의해 의료기기로부터의 누설전류가 증가하는 경우 보호접지선에 누설전류를 흐르게 하는 역할을 하며, [그림 1-16]과 같이 보호접지선은 전원 코드(3심선) 중 1심을 사용하고 있다.

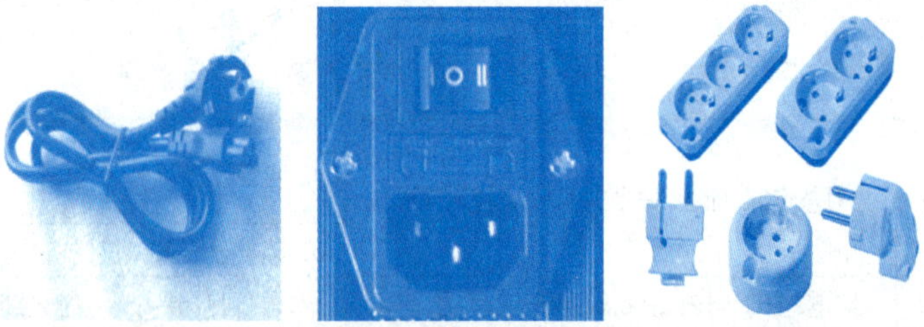

[그림 1-16] I 급기기

② II 급기기 : 전기적 충격에 대한 보호를 기초절연에만 의존하지 않고 이중절연 또는 강화절연을 함으로써 보호접지나 설치의 조건에 의존하지 않는 기기로서, 기초절연이 어떤 원인으로 이상을 일으킬 경우의 보호수단으로서 또 하나의 보강절연을 한 "이중절연"이나 기초절연을 이중절연에 필적하도록 강화한 "강화절연"을 갖춘 기기이다. 보호접지가 필요하지 않으며, [그림 1-17]과 같이 전원플러그는 일반적인 2P 플러그로 충분하다.

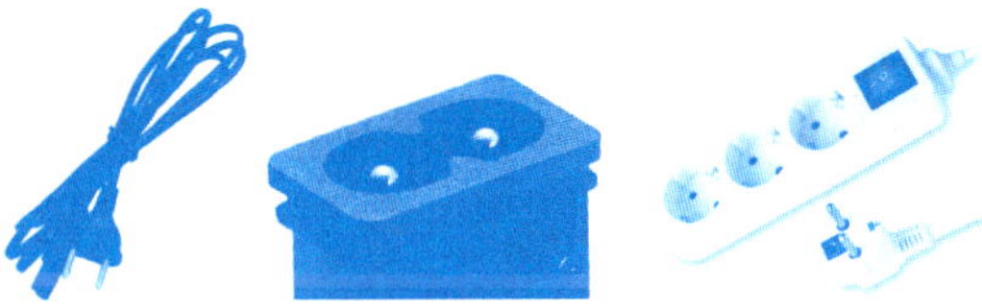

[그림 1-17] II급기기

③ 내부전원 기기 : 내부전원(일반적으로 충전용 또는 비충전용)은 배터리에 의해 [그림 1-18]과 같이 작동시킬 수 있는 기기이다.

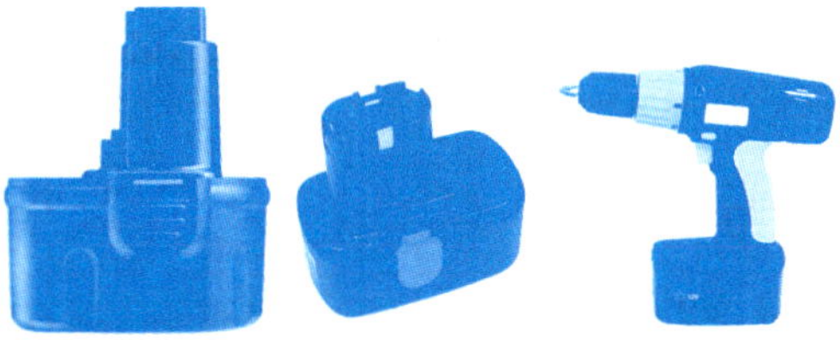

[그림 1-18] 내부전원 기기

(1) 전기충격에 대한 보호의 정도에 따른 분류

안전의 정도에 따른 분류로서 〈표 1-12〉와 같이 B형, BF형, CF형 장착부로 구분된다.

〈표 1-12〉 안전의 정도에 따른 분류

구 분	B형	BF형	CF형
전기충격대상	매크로 쇼크	매크로 쇼크	마이크로 쇼크(심장에 적용)
환자누설전류 (교류 / 정상상태)	100[μA]	100[V]	10[μA]
그림기호	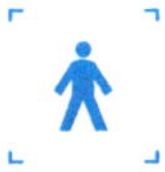	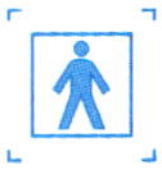	

(2) 물의 유해한 침입에 대한 보호의 정도에 따른 분류

① 의료현장에서는 많은 약액이 사용되고 있어 상황에 따라서는 이 약액이 의료기기 안으로 유입되어 누전이나 의료기기의 이상 작동을 일으킬 가능성이 있다. 이 때문에 약액 등의 침입을 방지하는 외장을 가진 의료기기의 분류를 IEC 60529 규격에 따라 IPX0~8까지 9개로 구분하고 있다.

② 추가적으로 형태에 따라 다음과 같이 구분한다.

㉠ 장착부가 있는 기기와 없는 기기

㉡ B형, BF형, CF형 장착부가 내제세동장착부인 기기와 아닌 기기

㉢ 내부전원형 기기 중 내장되어 충전된 배터리 충전을 위해 외부 AC 전원에 접속하여 AC를 DC로 바꾸어주는 AC / DC 컨버터를 사용하는 경우 다음과 같이 분류한다.

ⓐ AC / DC 컨버터에 접속된 상태에서 충전도 되고 또한, 기기가 의도한 기능대로 작동되는 경우 내부전원기기 및 AC / DC 컨버터에 따라 I 급 또는 II급기기의 두 가지로 분류된다.

ⓑ AC / DC 컨버터에 접속된 상태에서는 충전만 되고 일단 충전이 완료되면 AC / DC 컨버터의 접속이 없어야 작동되는 경우는 내부전원기기로만 분류된다.

5) 인증의 종류 및 이해

(1) 시스템 인증

① ISO9000 시리즈(품질경영 시스템) : ISO9000 시리즈(품질경영규격)는 공급자에 대한 품질경영 및 품질보증의 국제규격을 의미하며, 최초 제2차 세계대전 후 미군 군용품 납품 품질에서 시작되었다.

② ISO14000 시리즈 : 환경 및 제품규격에 관한 환경 측면 등의 생산제품과 생산공정의 환경성에 관한 평가표준을 의미한다.

③ ISO22000 : 식품안전경영 시스템을 의미한다.

(2) 제품인증

① KS 인증 : 한국산업규격이 제정되어 있는 품목 중 품질의 식별이 쉽지 않아서 소비자 보호를 위하여 특히 필요하다고 인정하여 지정한 품목을 대상으로 생산공장이 기술적인 면에서 KS수준 이상의 제품을 지속적으로 생산할 수 있도록 하는 능력과 요건을 갖추어 품질이 안정되어 있고, 객관적인 면에서 항상 시스템적으로 같은 기술수준을 유지할 수 있도록 사내 표준화 및 품질경영활동을 전사적으로 추진할 수 있도록 진단 / 지도사업을 수행한다.

② CE Marking(유럽공동체 마크) : EU가 시장통합을 추진하는 과정에서 각 회원국의 독자적인 표준규격 제도로 시장에서의 자유로운 상품 이동이 저해되는 문제점을 해결하고자 각국의 다양한 규격을 EU 차원으로 통일하여 만들어진

EU 공동규격에 상품이 적합하다는 것을 인정하는 표식으로서의 CE 마크를 상품이나 포장에 부착하도록 의무화한 제도이다. CE 마크는 제품이 안전, 건강, 환경 및 소비자보호와 관련된 유럽규격, 즉 EU이사회 지침(directive)의 요구사항을 모두 만족한다는 의미이며, 유럽연합 내에서 유통되는 소비자안전과 관련된 제품에는 반드시 승인을 받고 CE 마크를 부착하여야 한다.

③ UL 인증 : UL은 1894년 Delaware주의 법률에 의거하여 인체와 재산에 영향을 줄 수 있는 위험에 관해 재료, 기구, 기기, 설비, 구조, 기술, 및 시스템의 조사를 위하여 시험소를 관리, 운영하는 비영리기관으로 설립인가를 받았다. 처음에는 전기제품에 대한 여러 가지 안전성(화재위험 등)에 관한 전문적 분석결과를 보험회사에 제공하여 보험증서의 작성, 위험성의 평가에 이용하거나, 생산자의 제품개선을 촉구하여 보험위험률을 낮추는 데 이용하였다. 하지만 현재는 미국 제품의 안전규격개발의 리더가 되어 약 600종류의 안전규격이 UL에 의해서 개발 보급되었고, 그 중 약 80[%]가 미국 국가규격으로서 미국규격협회(ANSI)에서 인가를 받았다.

④ FCC 인증(Federal Communications Commission : 미국연방통신위원회) : 전파자원의 효율적 이용관리 방안의 일환으로 주요 전기 · 전자제품에서 발생하는 불요전자파(EMI)를 규제하고 있다. 이와 같은 규제는 연방통신법에 의거 실시되는데 위반 시는 법에 따라 제품의 수입, 판매, 전시, 광고 등 유통전반에 걸친 강력한 제재가 수반된다. 따라서 관련 제품에 대한 FCC의 인증을 받지 못하면 미국 내로 제품을 수출 및 판매가 불가능하며 FCC 인증획득은 필수적인 것이다.

⑤ FDA 인증 : FDA(Food and Drug Administration)는 우리의 식품의약품안전처(KFDA)와 유사한 기관으로서, FD & C법과 몇몇 관련 국민보건법을 운영하는 주체이면서 미국소비자들을 보호하는 국민보건기관이다.

⑥ CSA 인증 : 캐나다 규격협회(Canadian Standards Association : CSA)는 1993년에 미국의 OSHA(미국직업안전위생관리국)의해 미국국가인정시험소(NRTL)로서 공식으로 인정. CSA가 미국규격에 근거하여 인증을 발행한 인증품에 대해서는 CSA 마크에 "US"의 표시를 붙여서 식별하게 된다. 또 CSA가 미국과 캐나다의 양방 규격에 대한 인증을 한 제품으로 미국과 캐나다의 양방에 출하할 예정의 제품에 대해서는 CSA 마크의 옆에 "C US"의 표시를 붙여서 식별하게 된다.

⑦ Marking : 직류, 교류 등의 Marking을 〈표 1-13〉과 같다.

〈표 1-13〉 Marking

기호	설 명	기호	설 명
	교류		직류 및 교류
3	3상 교류		보호접지(대지)
3N	중성선을 갖는 3상 교류		접지(대지)
	직류	N	영구접속형 기기의 중성선 접속점
	등전위		켜짐 (전력 : 전원과 연결됨)
	II급기기		꺼짐 (기기의 일부만)
	주의 부속문서 참고		켜짐 (기기의 일부만)
	꺼짐 (전력 : 전원과 연결됨)		위험전압
IPX 1	액체 침입에 대한 보호 정도		제조자
CE 0434	CE 마크		내제세동 B형 기기
	폐기 시 처리지침 준수		내제세동 BF형 기기
	제조일자		내제세동 CF형 기기

03 ger 일렉트릭 세이프티 테스터

1. 세부사항

① 공급전압 측정(supply voltage measurement)

- Range(전압범위) : 90~260[V]
- Accuracy(정밀도) : ±1[%] of reading(측정값), ±1 digit(소수점 이하 한 자리)
- Resolution(감도한계) : 1[V]

② 전류용량(current capacity)

- 15Amps @ 100Volts[20Amps limited duration(20[A] 제한 지속시간)]
- 15Amps @ 120Volts[20Amps limited duration(20[A] 제한 지속시간)]
- 10Amps @ 230Volts[16Amps limited duration(16[A] 제한 지속시간)]

③ 접지 전선저항 측정(ground wire resistance measurements)

- Test current(테스트 전류) : AC-Source-200[mA]
- Range(범위) : 0~1999[mΩ]
- Accuracy(정밀도) : 측정값의 ±2[%], ±1digit(소수점 이하 한 자리)
- Resolution(감도한계) : 1[mΩ]

④ 대안기기 누설전류 측정(alternative equipment leakage current measurements)

- Range 1(범위 1) : 0~1999[μA] RMS
- Range 2(범위 2) : 1.99~19.99[mA] RMS
- Accuracy(정밀도) : DC와 25~1.0[kHz], 측정값의 ±2[%], ±1 digit(소수점 이하 한 자리)
- Resolution Range 1(감도한계 범위 1) : 1[μA]
- Resolution Range 2(감도한계 범위 2) : 0.01[mA]

⑤ 직접 누설전류 측정(direct leakage current measurements)

- Range(범위) : 0~6000[μA] RMS
- Accuracy(정밀도) : DC와 25~1.0[kHz], 측정값의 ±2[%], ±1 digit(소수점 이하 한 자리)
- Resolution(감도한계) : 1[μA]

⑥ 차동전류 측정(differential current measurements)

- Range(범위) : 50~6000[μA] RMS
- Accuracy(정밀도) : 50~100[μA], range(범위)의 5[%]
- ±3[μA], 101~6000[μA], 측정값의 5[%], ±1[μA]
- Resolution(감도한계) : 1[μA]

⑦ 대안 환자누설전류 측정(alternative patient leakage current measurements)

- Range(범위) : 0~6000[μA] RMS
- Accuracy(정밀도) : DC와 25~1.0[kHz]
- 측정값의 ±2[%], ±1 digit(소수점 이하 한 자리)
- Resolution(감도한계) : 1[μA]

⑧ 리드 ISO 측정(lead ISO measurements)

- Range(범위) : 0~6000[μA] RMS
- Accuracy(정밀도) : DC와 25~1.0[kHz]
- 측정값의 ±2[%], ±1 digit(소수점 이하 한 자리)
- Resolution(감도한계) : 1[μA]

⑨ 환자누설전류 측정(DC와 AC)[patient leakage current measurements(DC and AC)]

- Range(범위) : 0~1999[μA]
- Accuracy(정밀도) : DC와 25~1.0[kHz], 측정값의 ±2[%], ±1 digit(소수점 이하 한 자리)
- Resolution(감도한계) : 1[μA]
- Test modes : AC와 DC Measurements(측정값)

⑩ 입력 임피던스(input impedance)

1,000[Ω], AAMI ES1-1993 load이거나 IEC 60601.1 load

⑪ 전원 소비량(power consumption)

240[V](50 / 60)[Hz]=100[mA]

⑫ 일반적인 정보(general information)

㉠ Temperature Requirements(온도필요조건)

- +15 / 59~+35 / 95[℃ / F](작동하는 동안)
- 0~+50 / 122[℃ / F](보관을 위해)

㉡ Display(화면표시)

- Type : LCD
- Graphical : 122×32 pixels
- Display control(화면표시 조정) : Keypad

㉢ Power(전원)

- 100[V]~240[V] 50 / 60[Hz]
- Housing(외관) : Plastic case
- Dimensions(면적) : D×W×H=191×135×45[mm]
- Weight(무게) : 930[g]

2. 세이프티 테스터 작동

1) 안전지침사항

ger Electrical Safety Tester는 여러 가지 전기안전기준에 일치하도록 테스트를 수행한다. 테스트 과정에서 AC 300[V]까지의 전압이 테스트 리드, 콘센트와 테스트하에 있는 기기의 인클로지에 제공될 것이다. 세이프티 테스터에 적용될 수 있는 모든 전기안전 측정을 사용한다.

2) 어휘목록

- Chassis : *Enclosure
- DUT : Device Under Test(테스트하에 있는 기기)
- Earth : Ground(지구=접지)
- Enclosure : Chassis(섀시)
- Ground : Earth(접지=지구)
- NC : Normal Condition(보통상태)
- OE : Open Earth(접지단락)
- ON : Open Neutral(중립단락)
- RM : Reverse Mains(중심뒤집기)

---

* = : 이 기호는 메인 전압이나 테스트상에 제공되는 것 이상을 가리킨다. 그리고 인클로저는 메인 전압 레벨로 오르거나 그 이상이 될 수 있다.

3. 세이프티 테스터 연결 및 전원켜기

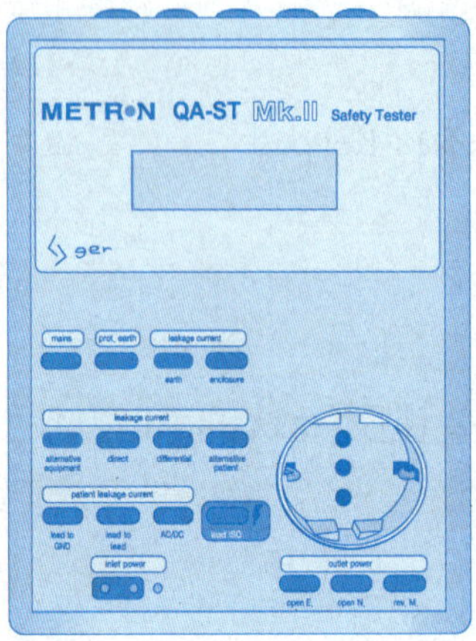

[그림 1-19]

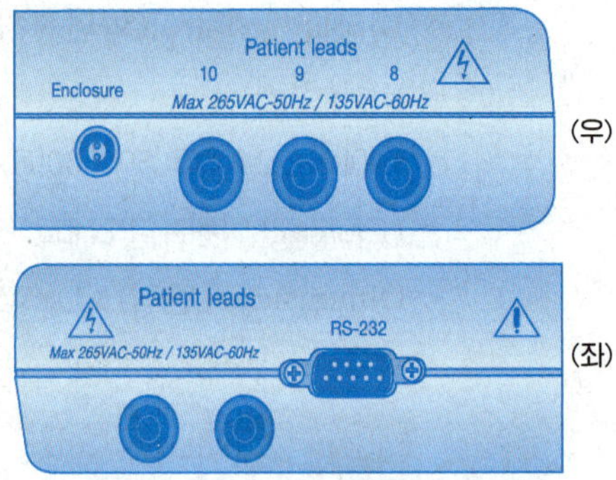

[그림 1-20]

[1] [그림 1-19]는 Safety Tester 앞면이며, [그림 1-20]은 옆면의 좌측, 우측 면이다. 좌측 면에는 Patient leads(환자 리드선) 1, 2번과 RS-232 포트, 우측 면에는 Patient leads 8, 9, 10번과 Enclosure(외장)가 위치해 있다.

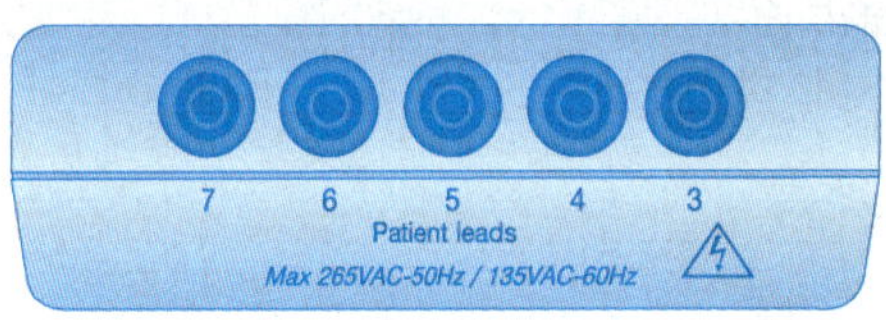

[그림 1-21]

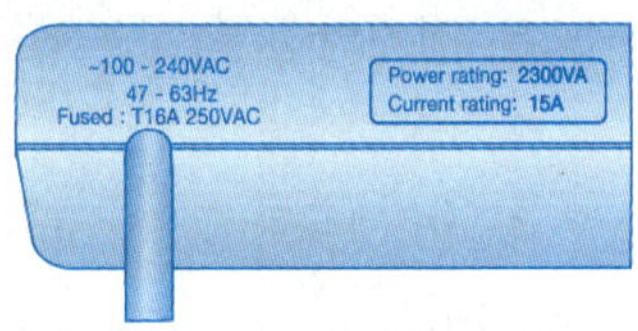

[그림 1-22]

[2] [그림 1-21]은 기기의 위쪽 면이며 Patient leads 3~7번까지 있으며, [그림 1-22]는 기기의 아래 면의 콘센트 연결부이다. 전원은 100~240[V]를 별도의 변압기를 필요로 하지 않는 자유전압(free voltage)이다.

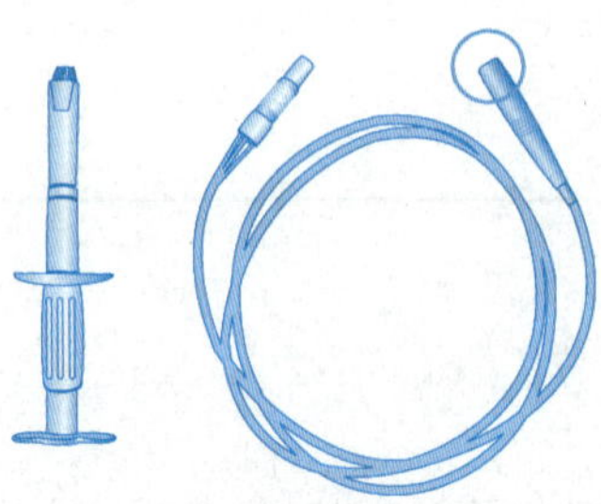

[그림 1-23]

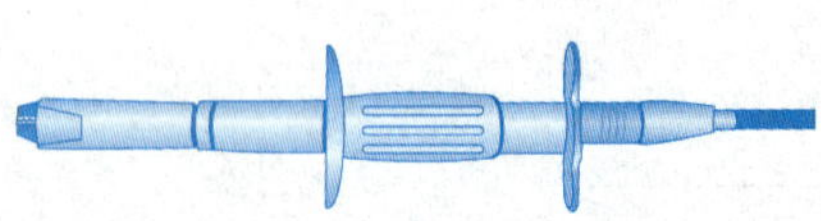

[그림 1-24]

[3] [그림 1-23]은 Enclosure test cable(외장 테스트 케이블)이며, 집게부분과 케이블로 나누어져 있는데, 그림의 빨간색 표시부분을 집게의 뒷부분에 [그림 1-24]처럼 삽입한다.

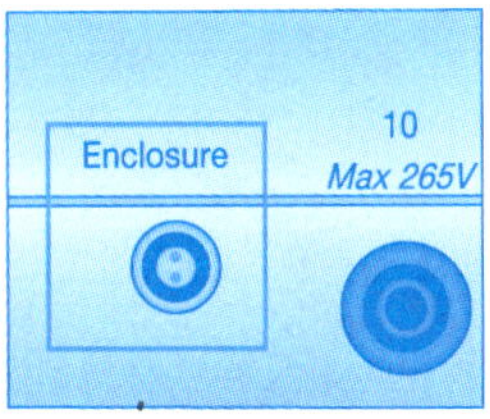

[그림 1-25]

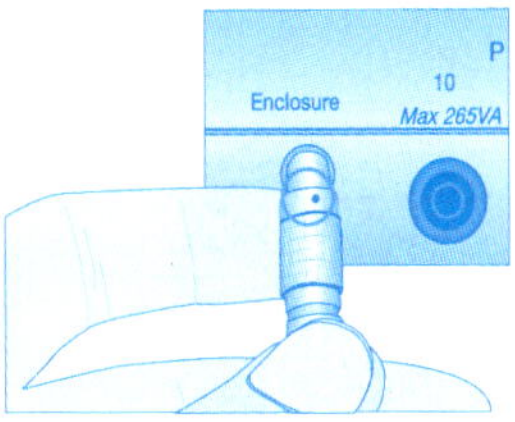

[그림 1-26]

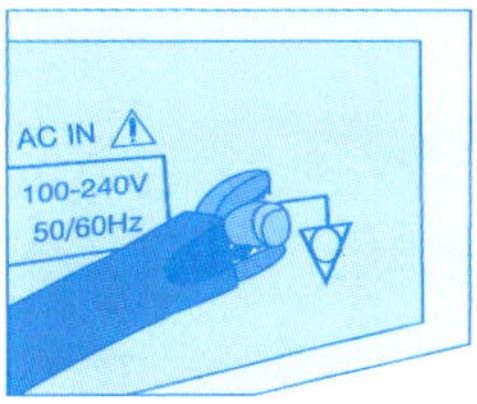

[그림 1-27]

[4] 기기 우측, [그림 1-25]의 외장 삽입구에 외장 테스트 케이블의 다른 끝부분을 연결한다. 이때 주의할 사항은 [그림 1-26]의 우측 동그라미 표시부분과 같이 케이블의 점이 위로 오도록 맞추어 삽입해야 한다. [그림 1-27]과 같이 케이블의 집게부분을 실습기기 뒷면의 접지부분에 물린다.

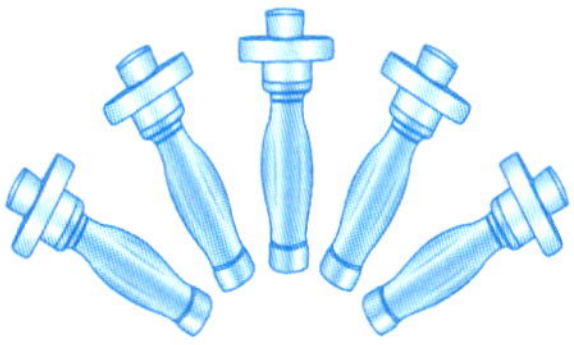

[그림 1-28]

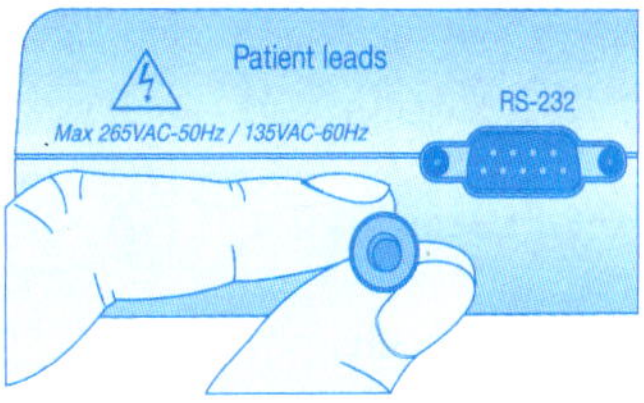

[그림 1-29]

[5] [그림 1-28]은 ECG 연결 금속이며 [그림 1-29]와 같이 기기의 Patient leads (환자 리드선) 삽입구에 1번부터 차례로 삽입한다.

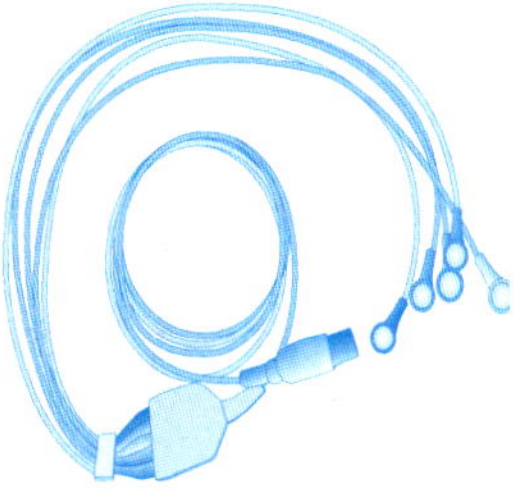

[그림 1-30]

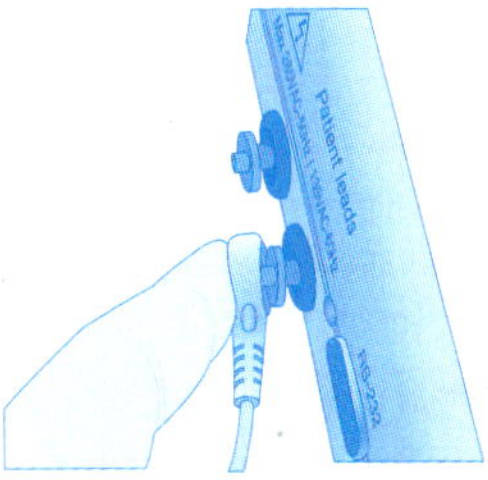

[그림 1-31]

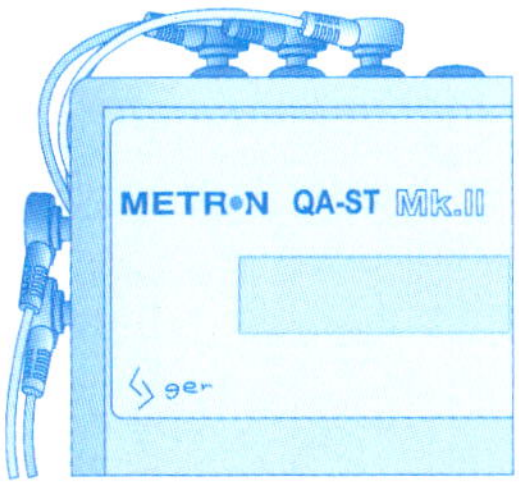

[그림 1-32]

[6] [그림 1-30]의 ECG 케이블을 [그림 1-31]과 같이 기기의 Patient leads(환자 리드선) 삽입구에 연결한다. 이때 ECG의 색깔은 구분하지 않고 무작위로 삽입해도 테스트에 무방하다. [그림 1-32]는 5리드선을 기기에 연결했을 때의 모습이다.

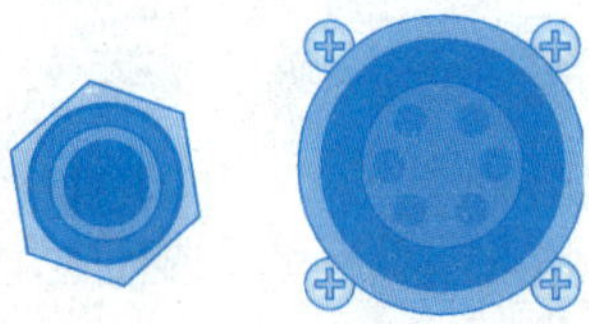

[그림 1-33]

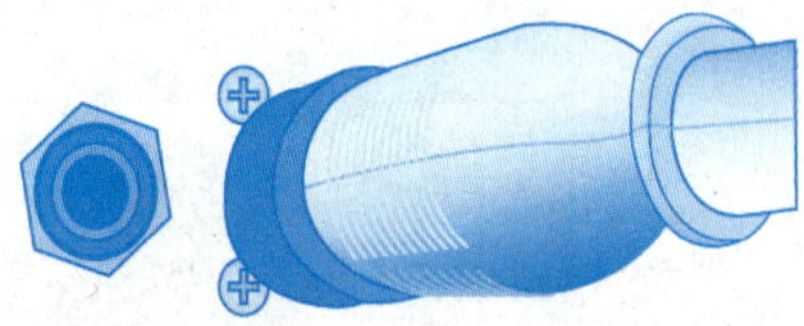

[그림 1-34]

[7] 실습기기의 ECG 삽입구(그림 1-33)에 ECG 케이블을 [그림 1-34]와 같이 연결한다.

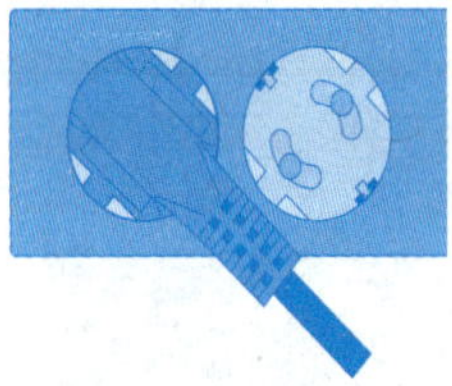

[그림 1-35]

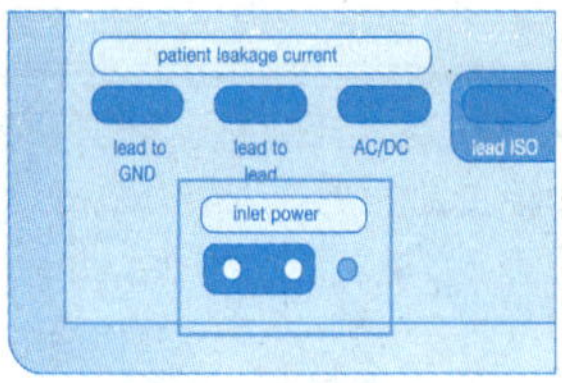

[그림 1-36]

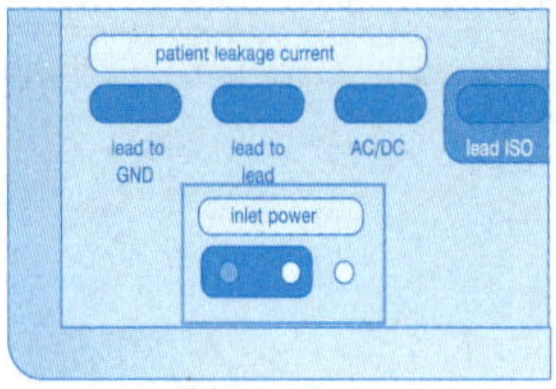

[그림 1-37]

[8] 실습기기의 전원을 켜고 테스터기의 콘센트를 [그림 1-35]와 같이 전원 콘센트에 연결하는데, 반드시 접지가 있는 콘센트에 연결한다. [그림 1-36]과 같이 하단 네모박스 안의 LED에 불이 켜져 있지 않고 [그림 1-37]과 같이 박스 바깥의 LED에 불이 켜져 있으면, 콘센트를 뒤집어 끼우거나(극성) 벽의 콘센트나 접지에 문제가 있는지 검사한다.

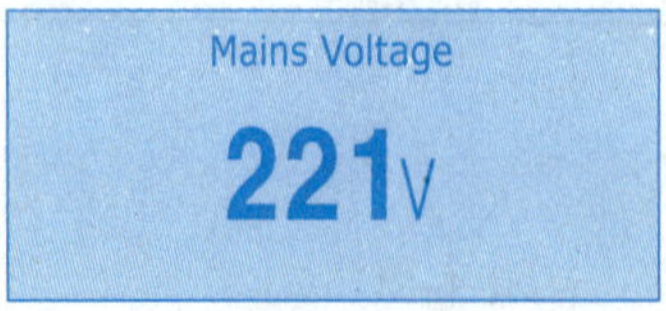

[그림 1-38]

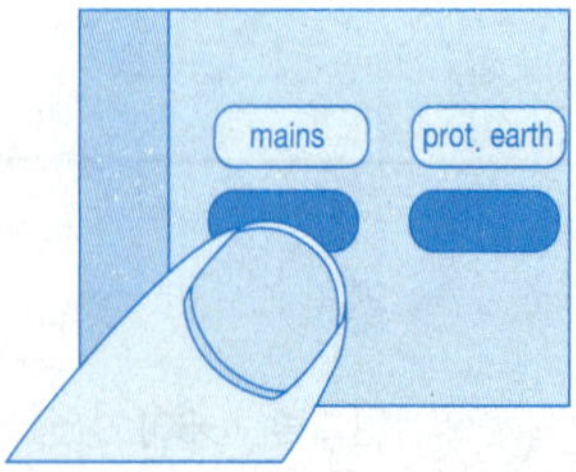

[그림 1-39]

[9] 전원이 들어오면 [그림 1-38]과 같은 Mains Voltage(주전압)라는 화면이 나타난다. 만일 다른 전압을 측정하다가 Mains Voltage를 측정하려면 [그림 1-39]와 같이 mains 버튼을 누른다. 측정순서는 〈표 1-14〉의 순서대로 측정하여 측정값을 〈표 1-14〉의 Result에 기록한다.

〈표 1-14〉 Safety Test 분류 및 한계값(IEC 60601-1의 규격표)

Test(RAPID)	Type	LIMIT*	Result
Mains Voltage(주전압)	Live(충전상태), Neutral(중성단자)		
Protective Earth(보호접지)		200[mΩ]	
Earth Leakage Current (접지누설전류)	ON(Open Neutral(중성단자 단락)	1,000[μA]	
Earth Leakage Current	NC(Normal Condition(정상상태)	500[μA]	
Earth Leakage Current	ONRM(Open Neutral Reverse Main (중성단자 단락 반전)	1,000[μA]	
Earth Leakage Current	NCRM(Normal Condition Reverse Main (정상상태 반전)	500[μA]	
Enclosure Leakage Current (외장누설전류)	ON	500[μA]	
Enclosure Leakage Current	NC	100[μA]	
Enclosure Leakage Current	OE(Open Earth : 접지단락)	500[μA]	
Enclosure Leakage Current	ONRM	500[μA]	
Enclosure Leakage Current	NCRM	100[μA]	
Enclosure Leakage Current	OERM(Open Earth Reverse Main : 접지단락 반전)	500[μA]	
Patient Leakage Current (환자누설전류)	ECG(심전도)-AC(ON)	50[μA]	
Patient Leakage Current	ECG-AC(NC)	10[μA]	
Patient Leakage Current	ECG-AC(OE)	50[μA]	
Patient Leakage Current	ECG-AC(ONRM)	50[μA]	
Patient Leakage Current	ECG-AC(NCRM)	10[μA]	
Patient Leakage Current	ECG-AC(OERM)	50[μA]	
Patient Leakage Current	TEMP(온도)-AC(ON)	50[μA]	
Patient Leakage Current	TEMP-AC(NC)	10[μA]	
Patient Leakage Current	TEMP-AC(OE)	50[μA]	
Patient Leakage Current	TEMP-AC(ONRM)	50[μA]	
Patient Leakage Current	TEMP-AC(NCRM)	10[μA]	
Patient Leakage Current	TEMP-AC(OERM)	50[μA]	
Patient Leakage Current	SpO_2(혈중산소포화도)-AC(ON)	50[μA]	
Patient Leakage Current	SpO_2-AC(NC)	10[μA]	

Test(RAPID)	Type	LIMIT*	Result
Patient Leakage Current	SpO_2-AC(OE)	50[μA]	
Patient Leakage Current	SpO_2-AC(ONRM)	50[μA]	
Patient Leakage Current	SpO_2-AC(NCRM)	10[μA]	
Patient Leakage Current	SpO_2-AC(OERM)	50[μA]	
Patient Auxiliary Current (환자측정전류)	ECG-AC(ON)	50[μA]	
Patient Auxiliary Current	ECG-AC(NC)	10[μA]	
Patient Auxiliary Current	ECG-AC(OE)	50[μA]	
Patient Auxiliary Current	ECG-AC(ONRM)	50[μA]	
Patient Auxiliary Current	ECG-AC(NCRM)	10[μA]	
Patient Auxiliary Current	ECG-AC(OERM)	50[μA]	
Patient Auxiliary Current	TEMP-AC(ON)	50[μA]	
Patient Auxiliary Current	TEMP-AC(NC)	10[μA]	
Patient Auxiliary Current	TEMP-AC(OE)	50[μA]	
Patient Auxiliary Current	TEMP-AC(ONRM)	50[μA]	
Patient Auxiliary Current	TEMP-AC(NCRM)	10[μA]	
Patient Auxiliary Current	TEMP-AC(OERM)	50[μA]	
Mains on Applied Part	ECG-(SFC : Single fault condition : 단일고장상태)	50[μA]	
Mains on Applied Part	ECG-(SFCRM : Single fault condition Reverse main : 단일고장상태 반전)	50[μA]	
Mains on Applied Part	TEMP-(SFC)	50[μA]	
Mains on Applied Part	TEMP-(SFCRM)	50[μA]	
Mains on Applied Part	SpO_2-(SFC)	50[μA]	
Mains on Applied Part	SpO_2-(SFCRM)	50[μA]	
Patient Auxiliary Current	ECG-DC(ON)	50[μA]	
Patient Auxiliary Current	ECG-DC(NC)	10[μA]	
Patient Auxiliary Current	ECG-DC(OE)	50[μA]	
Patient Auxiliary Current	ECG-DC(ONRM)	50[μA]	
Patient Auxiliary Current	ECG-DC(NCRM)	10[μA]	
Patient Auxiliary Current	ECG-DC(OERM)	50[μA]	
Patient Auxiliary Current	TEMP-DC(ON)	50[μA]	
Patient Auxiliary Current	TEMP-DC(NC)	10[μA]	
Patient Auxiliary Current	TEMP-DC(OE)	50[μA]	
Patient Auxiliary Current	TEMP-DC(ONRM)	50[μA]	
Patient Auxiliary Current	TEMP-DC(NCRM)	10[μA]	
Patient Auxiliary Current	TEMP-DC(OERM)	50[μA]	
Patient Leakage Current	ECG-DC(ON)	50[μA]	

Test(RAPID)	Type	LIMIT*	Result
Patient Leakage Current	ECG-DC(NC)	10[μA]	
Patient Leakage Current	ECG-DC(OE)	50[μA]	
Patient Leakage Current	ECG-DC(ONRM)	50[μA]	
Patient Leakage Current	ECG-DC(NCRM)	10[μA]	
Patient Leakage Current	ECG-DC(OERM)	50[μA]	
Patient Leakage Current	TEMP-DC(ON)	50[μA]	
Patient Leakage Current	TEMP-DC(NC)	10[μA]	
Patient Leakage Current	TEMP-DC(OE)	50[μA]	
Patient Leakage Current	TEMP-DC(ONRM)	50[μA]	
Patient Leakage Current	TEMP-DC(NCRM)	10[μA]	
Patient Leakage Current	TEMP-DC(OERM)	50[μA]	

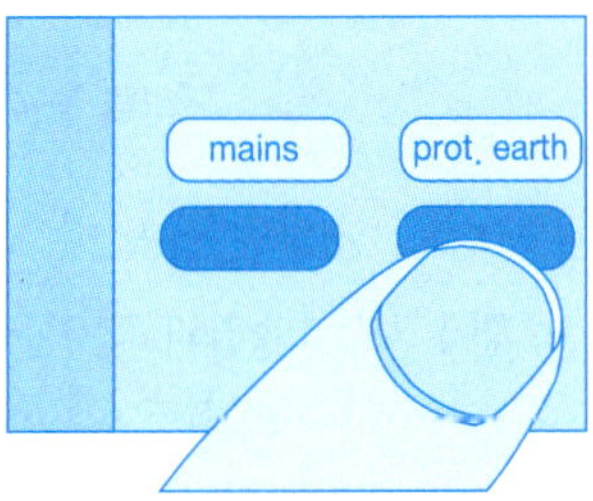

[그림 1-40]

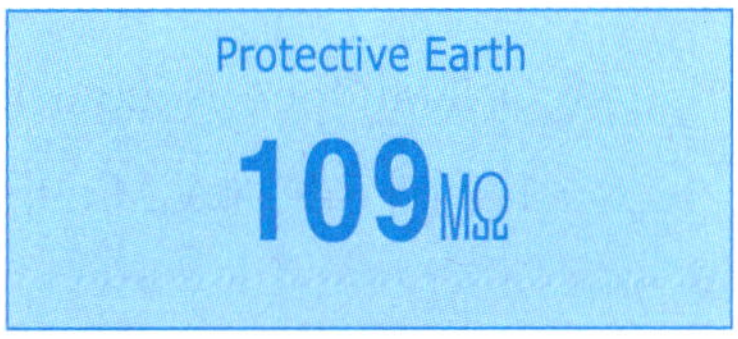

[그림 1-41]

[10] Protective Earth(보호접지) 측정은 [그림 1-40]과 같이 prot. earth 버튼을 누르면 [그림 1-41]과 같이 측정값이 나타난다.

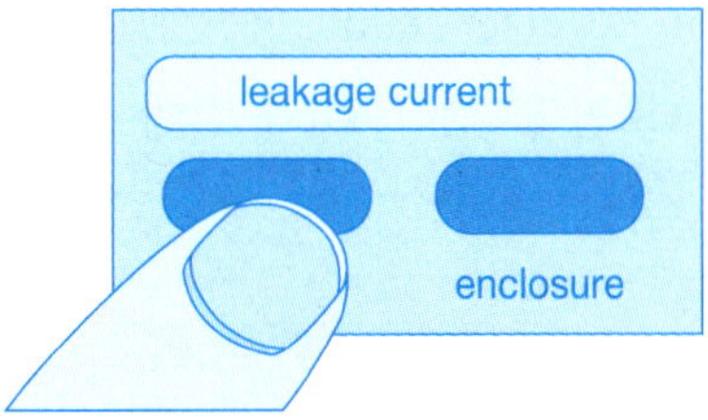

[그림 1-42]

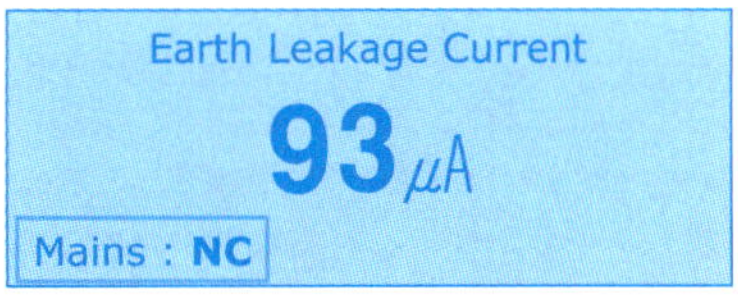

[그림 1-43]

[11] Earth Leakage Current(접지누설전류) 측정은 [그림 1-42]와 같이 Earth(접지) 버튼을 누르면 [그림 1-43]과 같이 측정값(Normal Condition : NC, 정상상태)이 출력된다.

* LIMIT : 각 장비의 측정각이 넘을 시 testing

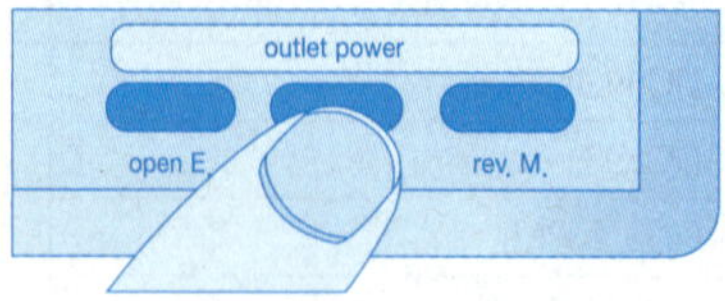

[그림 1-44]

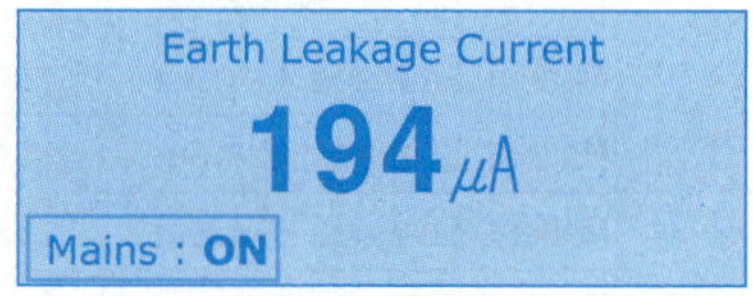

[그림 1-45]

[12] ON(Open Neutral : 중성단자 단락) 측정은 [그림 1-44]와 같이 open N. 버튼을 누르면 [그림 1-45]와 같이 측정값이 나타난다.

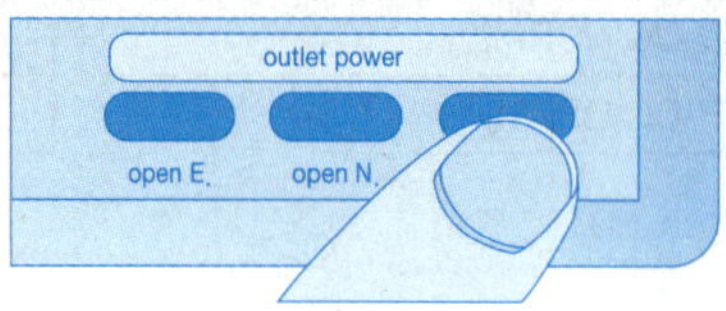

[그림 1-46]

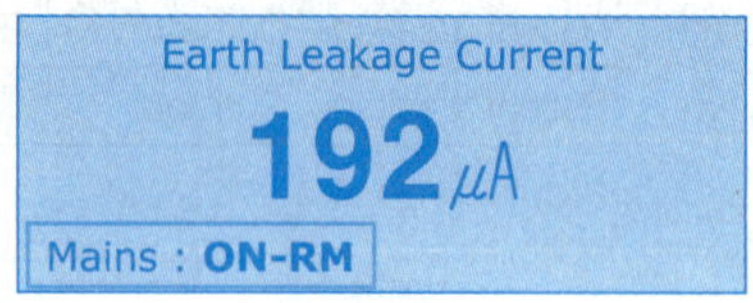

[그림 1-47]

[13] ONRM(Open Neutral Reverse Main : 중성단자 단락 반전) 측정은 [그림 1-46]과 같이 rev.M. 버튼을 누르면 [그림 1-47]과 같이 측정값이 나타난다.

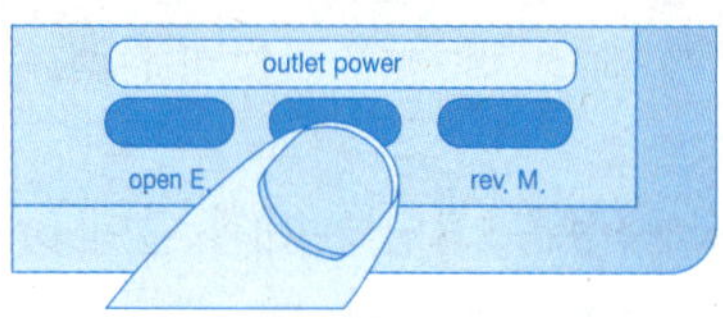

[그림 1-48]

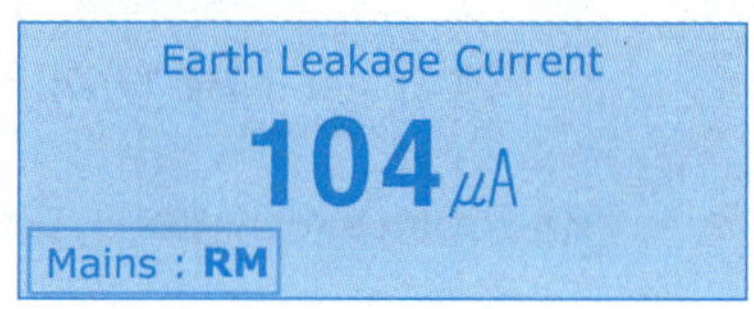

[그림 1-49]

[14] NCRM(Normal Condition Reverse Main : 정상상태 반전) 측정은 [그림 1-48] open N. 버튼을 누르면 [그림 1-49]와 같이 측정값이 나타난다.

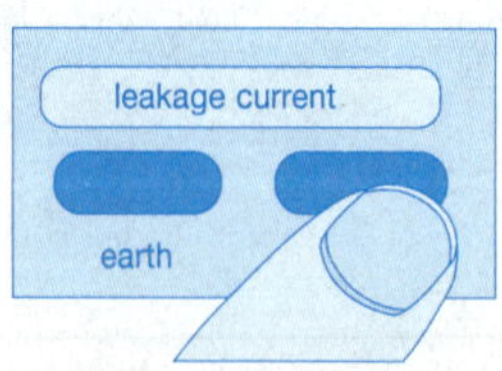

[그림 1-50]

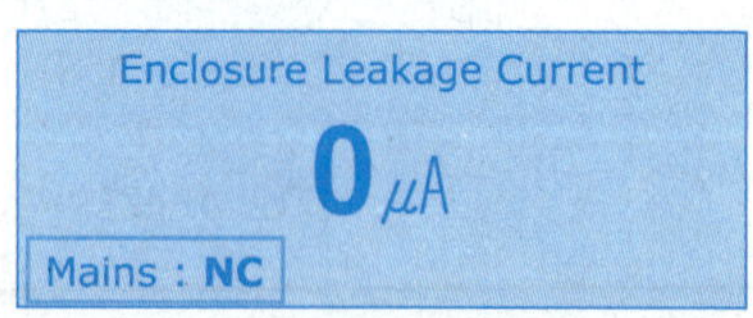

[그림 1-51]

[15] Enclosure Leakage Current(외장누설전류) 측정은 [그림 1-50]과 같이 Enclosure 버튼을 누르면 [그림 1-51]과 같이 측정값이 출력된다.

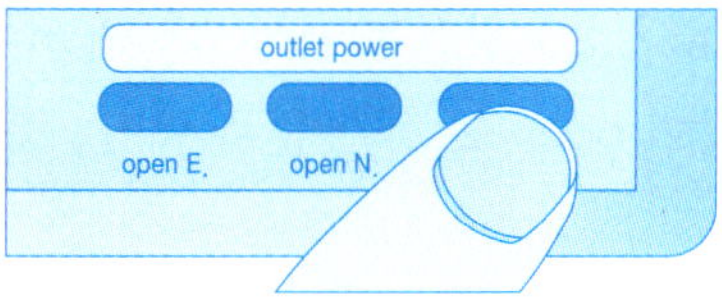

[그림 1-52]

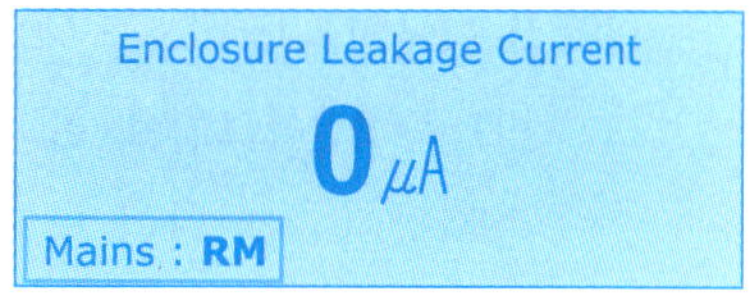

[그림 1-53]

[16] Enclosure Leakage Current(외장누설전류)에서 NCRM(Normal Condition Reverse Main : 정상상태 반전) 측정은 [그림 1-52]와 같이 rev. M. 버튼을 누르면 [그림 1-53]과 같이 측정값이 나타난다.

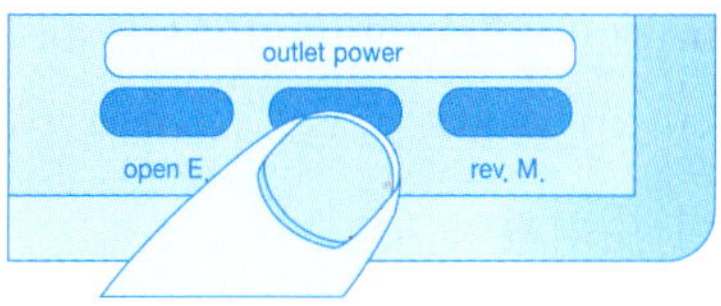

[그림 1-54]

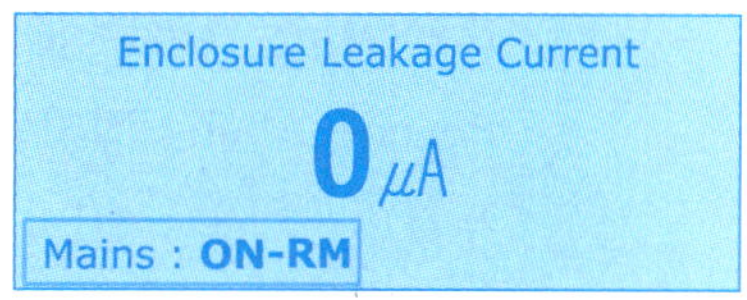

[그림 1-55]

[17] Enclosure Leakage Current(외장누설전류)에서 ONRM(Open Neutral Reverse Main : 중성단자 단락 반전) 측정은 [그림 1-54]와 같이 open N. 버튼을 누르면 [그림 1-55]와 같이 측정값이 나타난다.

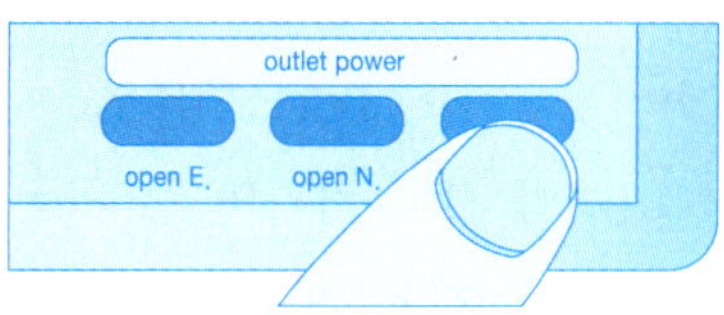

[그림 1-56]

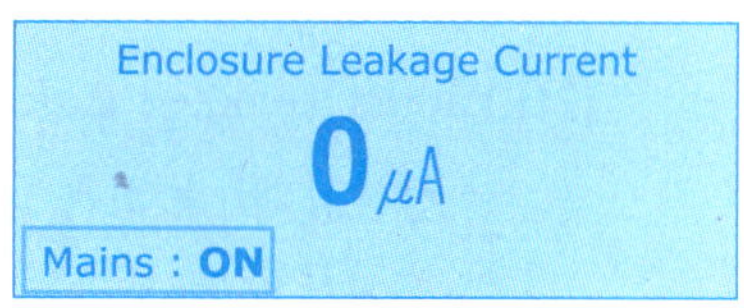

[그림 1-57]

[18] Enclosure Leakage Current(외장누설전류)에서 ON(Open Neutral : 중성단자 단락) 측정은 [그림 1-56]과 같이 rev.M. 버튼을 누르면 [그림 1-57]과 같이 측정값이 나타난다.

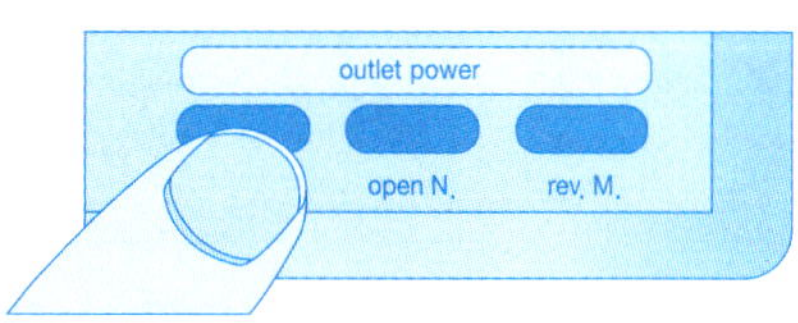

[그림 1-58]

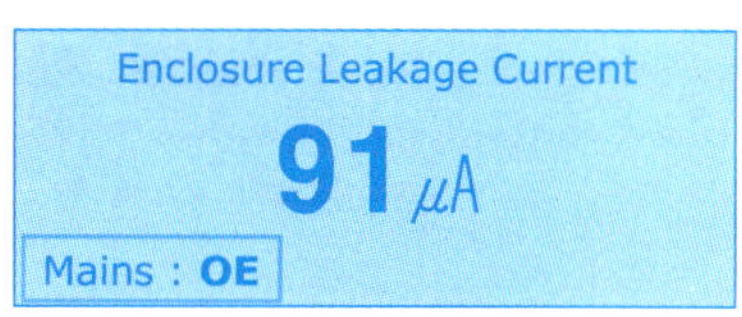

[그림 1-59]

[19] Enclosure Leakage Current(외장누설전류)에서 OE(Open Earth : 접지단락) 측정은 [그림 1-58]과 같이 open E. 버튼을 누르면 [그림 1-59]와 같이 측정값이 나타난다.

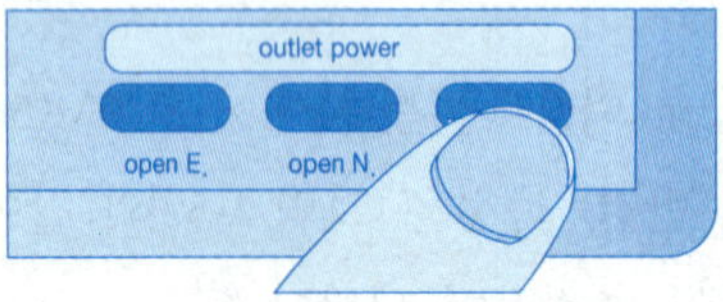

[그림 1-60]

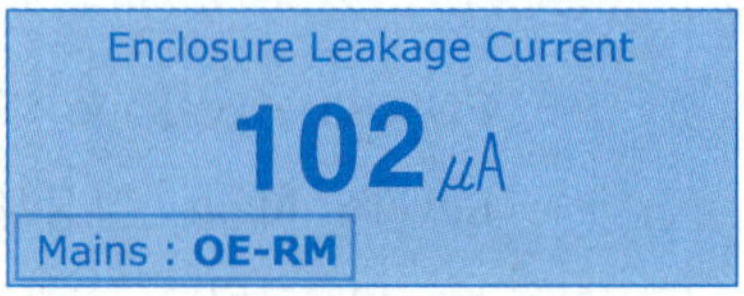

[그림 1-61]

[20] Enclosure Leakage Current(외장누설전류)에서 OERM(Open Earth Reverse Main : 접지단락 반전) 측정은 [그림 1-60]과 같이 rev.M. 버튼을 누르면 [그림 1-61]과 같이 측정값이 나타난다.

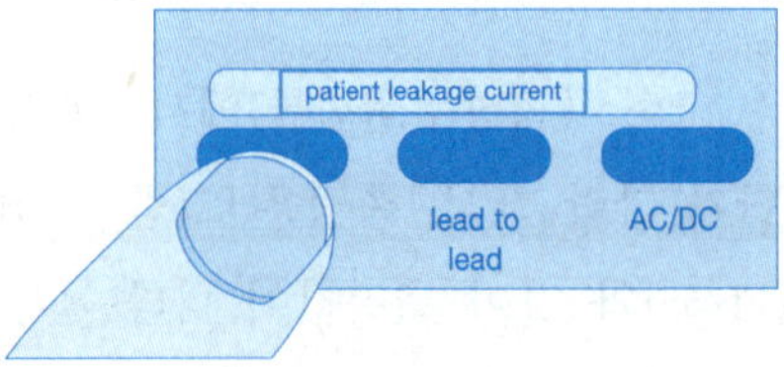

[그림 1-62]

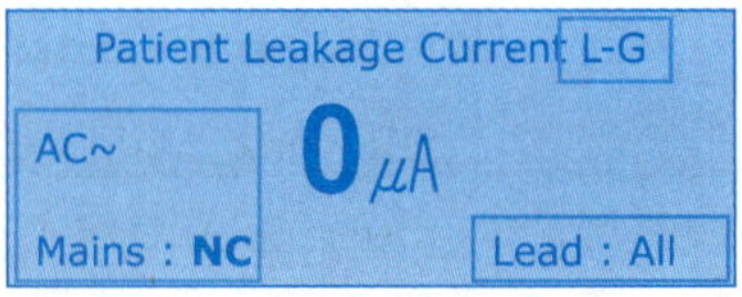

[그림 1-63]

[21] Patient Leakage Current(환자누설전류) ECG 부문 NC(Normal Condition : 정상상태) 측정은 [그림 1-62]와 같이 기기의 Patient Leakage Current 부분에서 lead to GND 버튼을 누른다. 이 버튼을 한 번씩 누를 때마다 [그림 1-63]의 우측 하단 네모박스에 Lead 표시가 변하는데 Lead : All로 맞춘다. [그림 1-62]와 같이 AC : DC 버튼을 눌러 AC에 맞추면 [그림 1-63]과 같이 측정값이 나타난다.

참고 DC부문 측정은 AC를 DC로 바꾼 다음 AC와 같은 방법으로 측정한다.

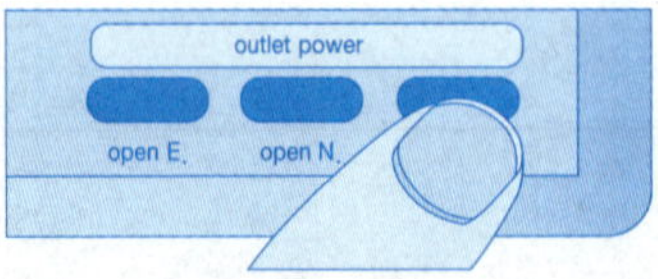

[그림 1-64]

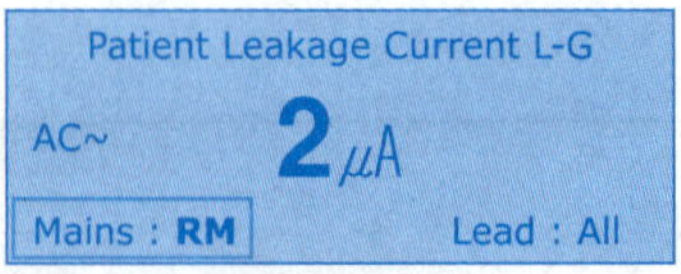

[그림 1-65]

[22] Patient Leakage Current(환자누설전류) ECG 부문 AC-NCRM(Normal Condition Reverse Main : 정상상태 반전) 측정은 [그림 1-64]와 같이 rev.M 버튼을 누르면 [그림 1-65]와 같이 측정값이 나타난다.

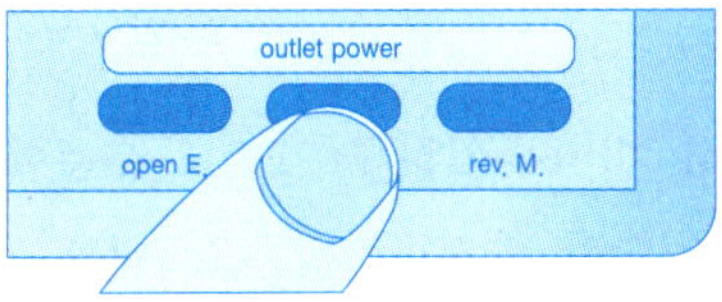

[그림 1-66]

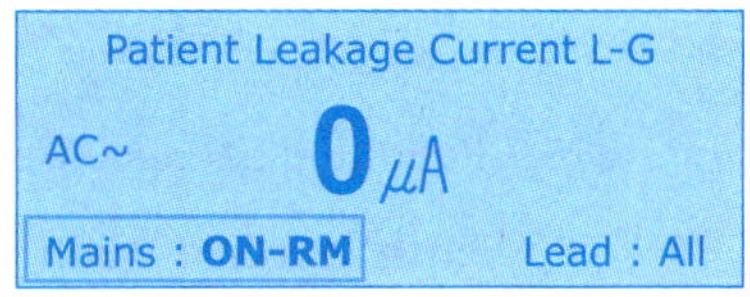

[그림 1-67]

[23] Patient Leakage Current(환자누설전류) ECG 부문 AC-ONRM(Open Neutral Reverse Main : 중성단자 단락 반전) 측정은 [그림 1-66]과 같이 open N. 버튼을 누르면 [그림 1-67]과 같이 측정값이 나타난다.

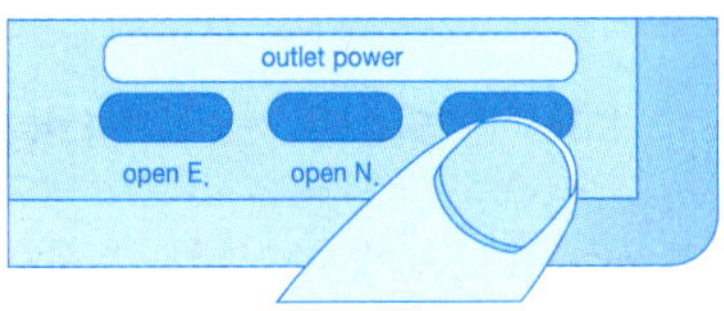

[그림 1-68]

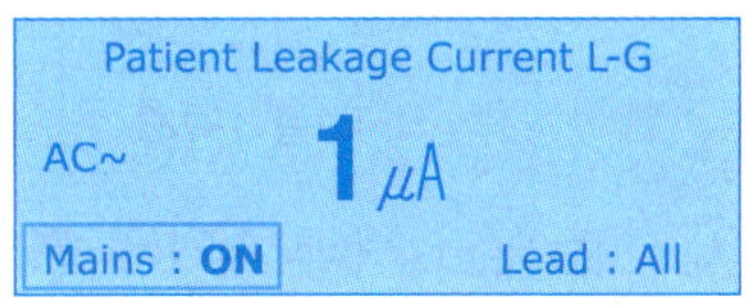

[그림 1-69]

[24] Patient Leakage Current(환자누설전류) ECG 부문에서 AC-ON(Open Neutral : 중성단자 단락) 측정은 [그림 1-68]과 같이 rev.M. 버튼을 누르면 [그림 1-69]와 같이 측정값이 나타난다.

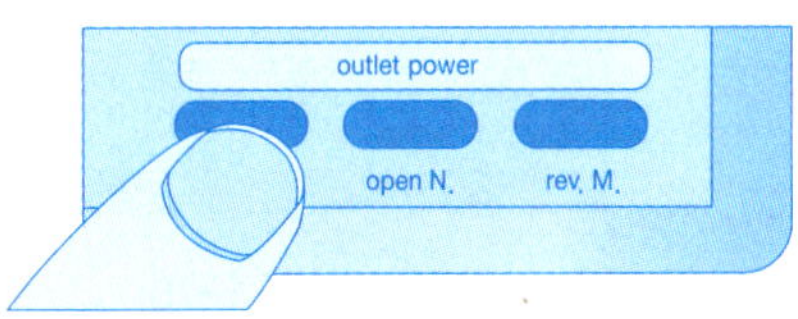

[그림 1-70]

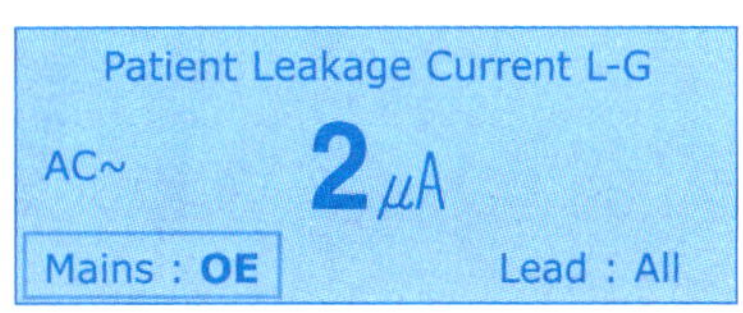

[그림 1-71]

[25] Patient Leakage Current(환자누설전류) ECG 부문에서 AC-OE(Open Earth : 접지단락) 측정은 [그림 1-70]과 같이 open E. 버튼을 누르면 [그림 1-71]과 같이 측정값이 나타난다.

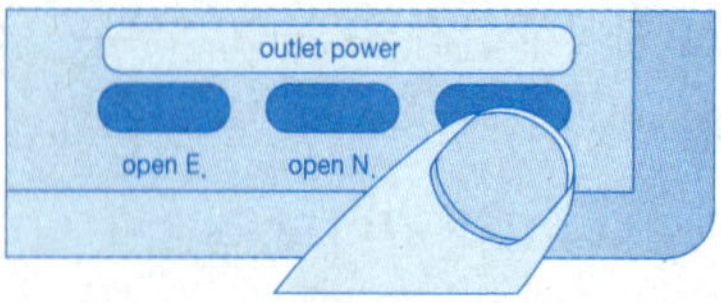

[그림 1-72]

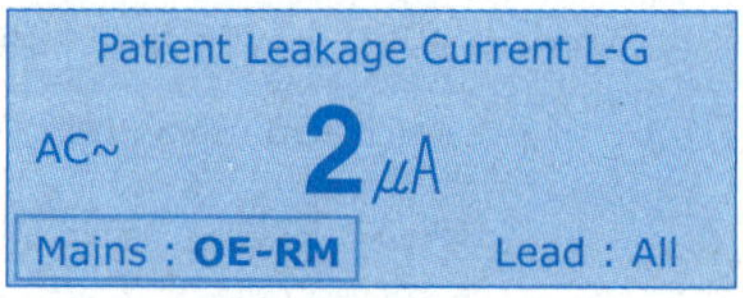

[그림 1-73]

[26] Patient Leakage Current(환자누설전류) ECG 부문에서 OERM(Open Earth Reverse Main : 접지단락 반전) 측정은 [그림 1-72]와 같이 rev.M. 버튼을 누르면 [그림 1-73]과 같이 측정값이 나타난다.

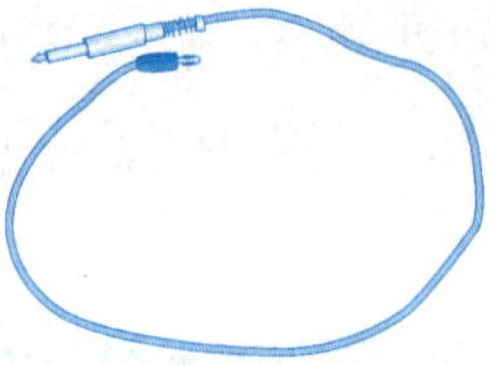

[그림 1-74]

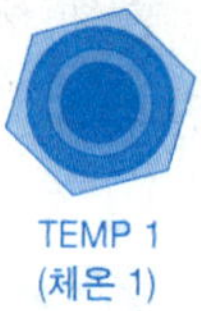

[그림 1-75]

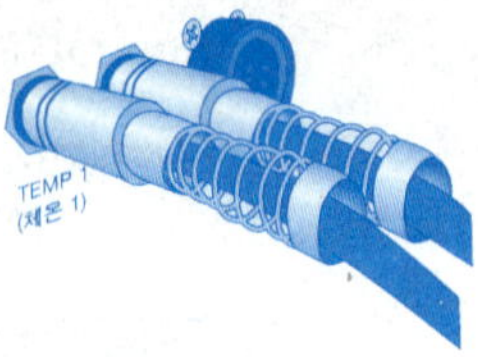

[그림 1-76]

[27] ECG 부문 측정이 끝나면 Temperature(체온) 부문 측정으로 넘어간다. [그림 1-74]의 TEMP 케이블을 실습기기의 [그림 1-75] TEMP 1, 2 삽입구에 2개를 [그림 1-76]과 같이 삽입한다.

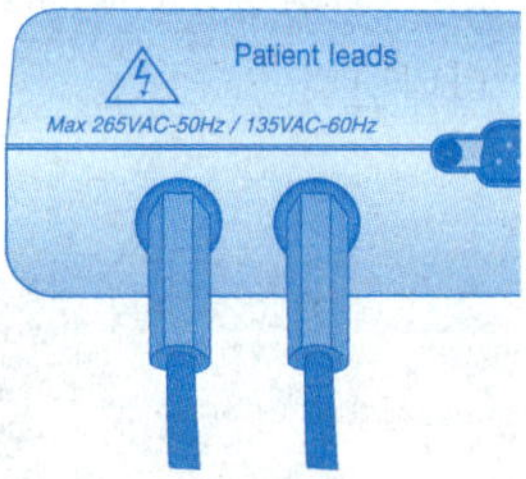

[그림 1-77]

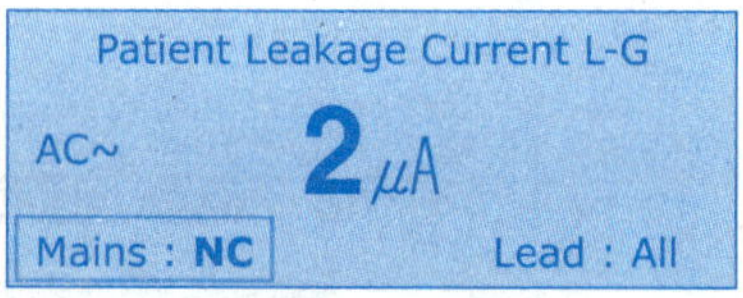

[그림 1-78]

[28] [그림 1-77]과 같이 케이블을 연결한 뒤 측정을 시작하면 [그림 1-78]과 같이 NC(Normal Condition : 정상상태) 측정값이 나타난다.

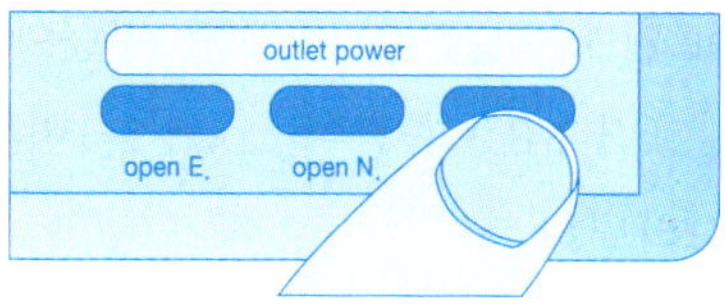

[그림 1-79]

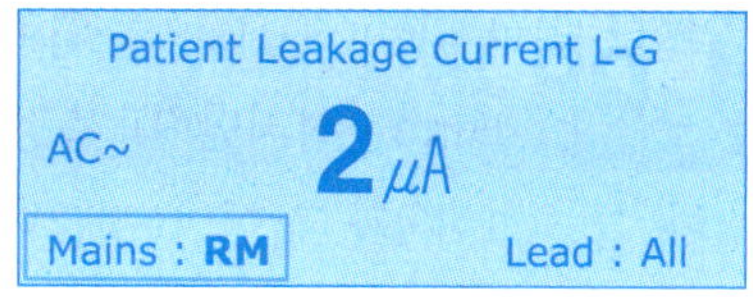

[그림 1-80]

[29] Patient Leakage Current(환자누설전류) TEMP 부문 AC-NCRM(Normal Condition Reverse Main : 정상상태 반전) 측정은 [그림 1-79]와 같이 rev.M. 버튼을 누르면 [그림 1-80]과 같이 측정값이 나타난다.

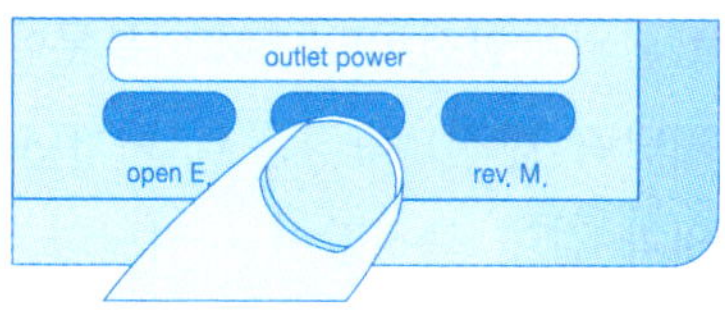

[그림 1-81]

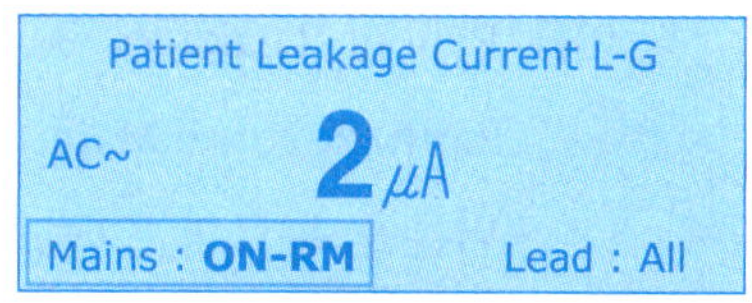

[그림 1-82]

[30] Patient Leakage Current(환자누설전류) TEMP 부문 AC-ONRM(Open Neutral Reverse Main : 중성단자 단락 반전) 측정은 [그림 1-81]과 같이 open N. 버튼을 누르면 [그림 1-82]와 같이 측정값이 나타난다.

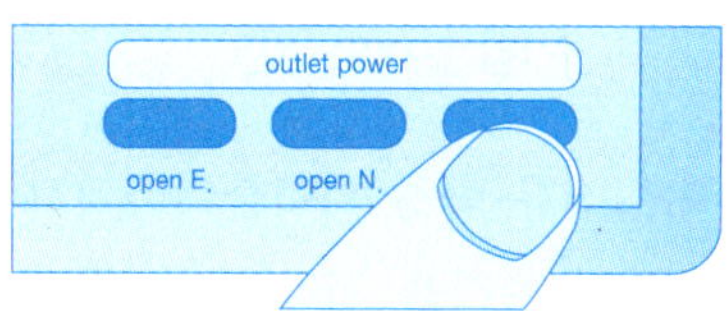

[그림 1-83]

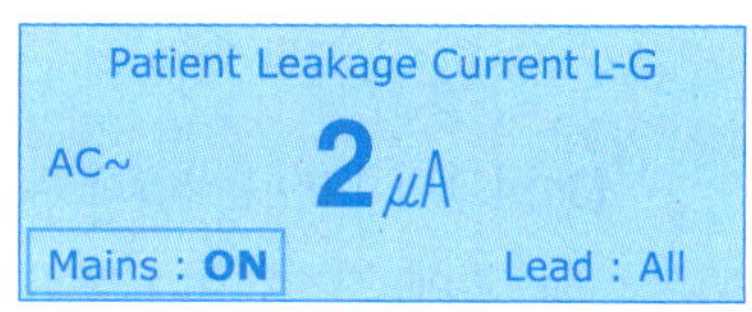

[그림 1-84]

[31] Patient Leakage Current(환자누설전류) TEMP 부문에서 AC-ON(ON-Open Neutral : 중성단자 단락) 측정은 [그림 1-83]과 같이 rev.M. 버튼을 누르면 [그림 1-84]와 같이 측정값이 나타난다.

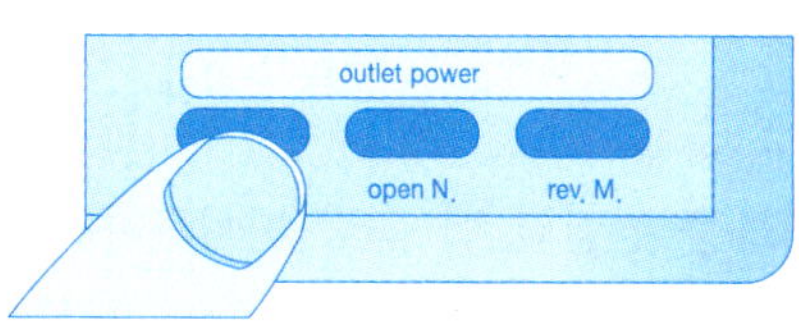

[그림 1-85]

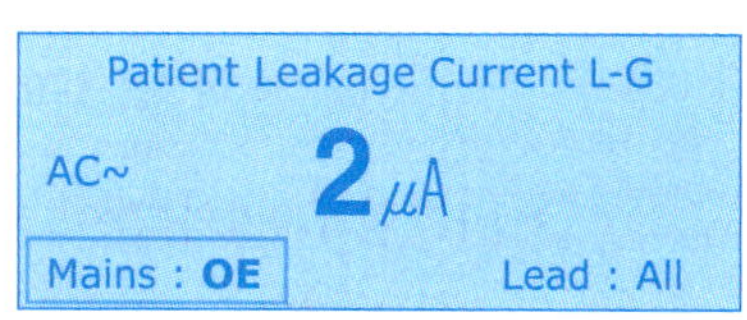

[그림 1-86]

[32] Patient Leakage Current(환자누설전류) TEMP 부문에서 AC-OE(Open Earth : 접지단락) 측정은 [그림 1-85]와 같이 open E. 버튼을 누르면 [그림 1-86]과 같이 측정값이 나타난다.

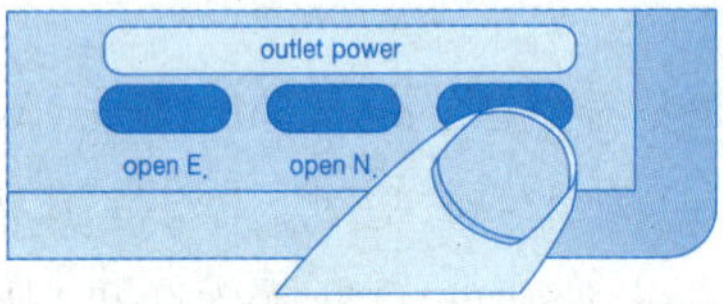

[그림 1-87]

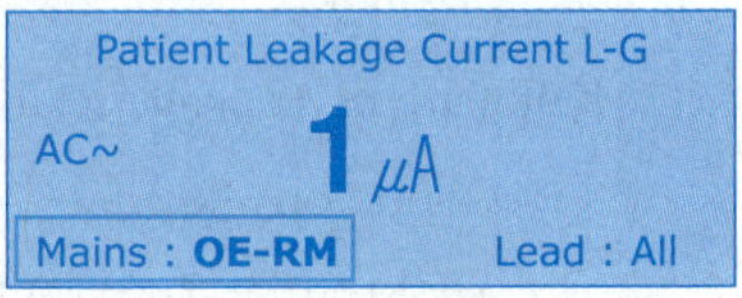

[그림 1-88]

[33] Patient Leakage Current(환자누설전류) TEMP 부문에서 OERM(Open Earth Reverse Main : 접지단락 반전) 측정은 [그림 1-87]과 같이 rev.M. 버튼을 누르면 [그림 1-88]과 같이 측정값이 나타난다.

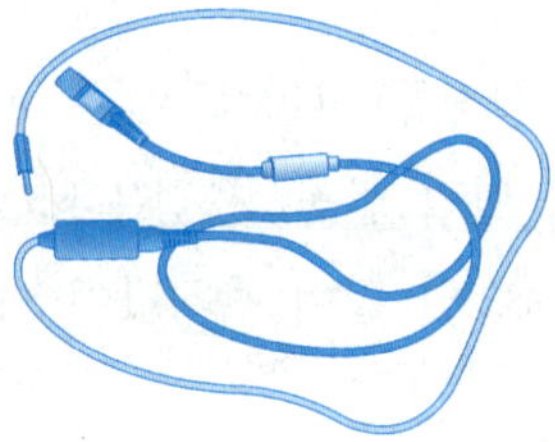
[그림 1-89]

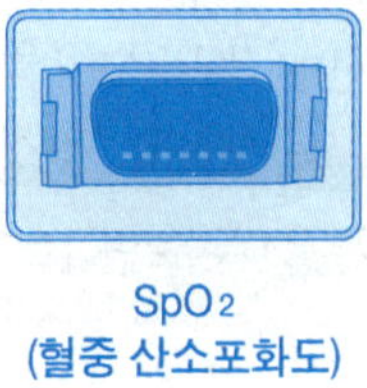

[그림 1-90]

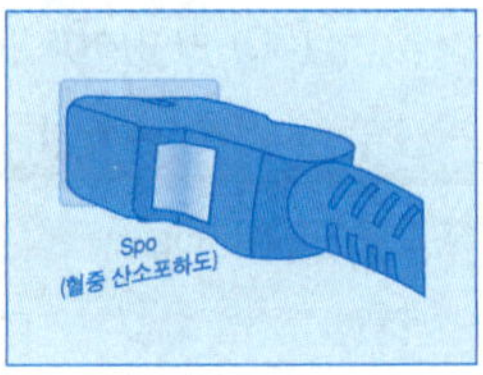

[그림 1-91]

[34] [그림 1-89]는 SpO_2 부문 누설전류 측정 케이블이다. [그림 1-90]의 실습기기에 장착하여 [그림 1-91]처럼 측정을 시작한다.

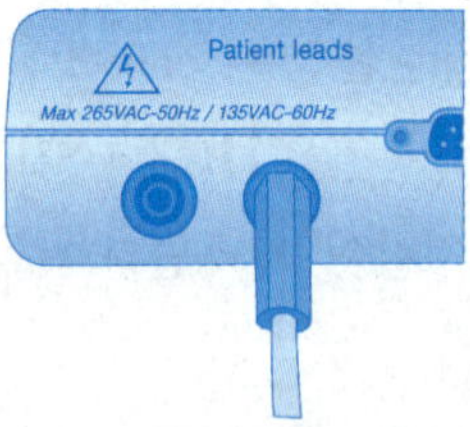

[그림 1-92]

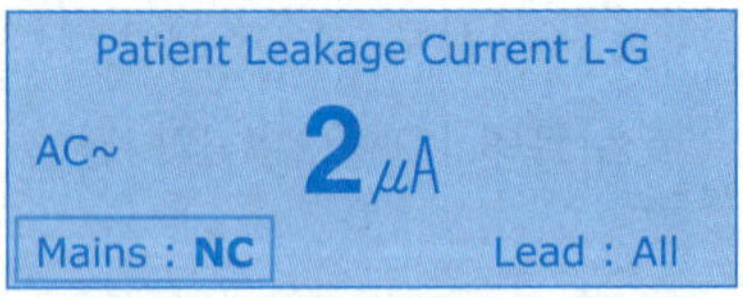

[그림 1-93]

[35] [그림 1-92]와 같이 케이블을 연결한 뒤 측정을 시작하면 [그림 1-93]과 같이 NC(Normal Condition : 정상상태) 측정값이 나타난다.

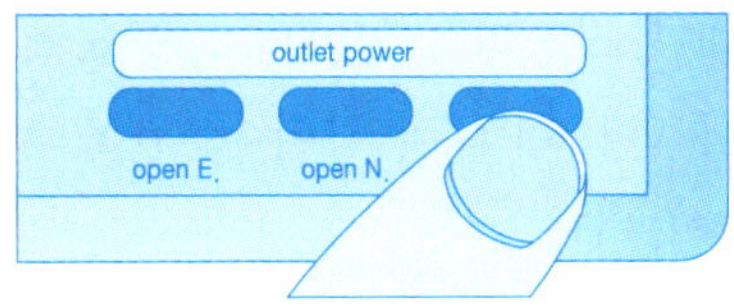

[그림 1-94]

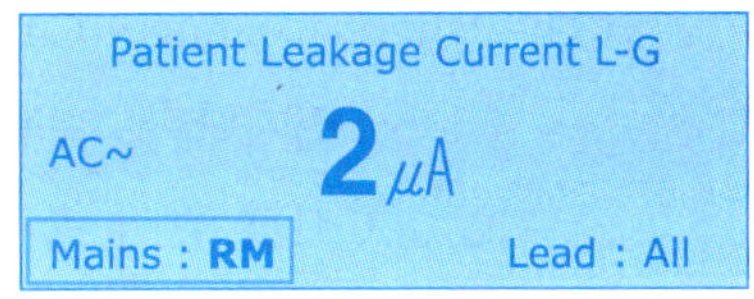

[그림 1-95]

[36] Patient Leakage Current(환자누설전류) SpO_2 부문 AC-NCRM(Normal Condition Reverse Main : 정상상태 반전) 측정은 [그림 1-94]와 같이 rev.M. 버튼을 누르면 [그림 1-95]와 같이 측정값이 나타난다.

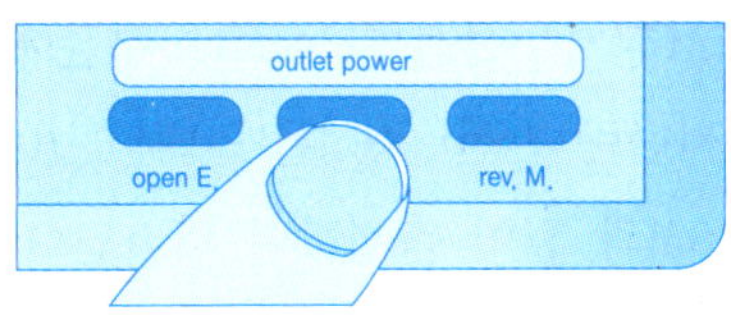

[그림 1-96]

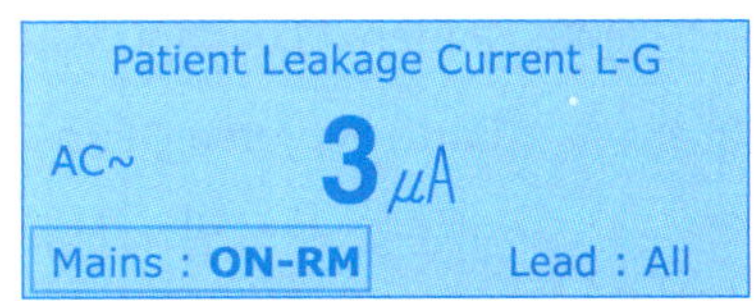

[그림 1-97]

[37] Patient Leakage Current(환자누설전류) SpO_2 부문 AC-ONRM(Open Neutral Reverse Main : 중성단자 단락 반전) 측정은 [그림 1-96]와 같이 open N. 버튼을 누르면 [그림 1-97]과 같이 측정값이 나타난다.

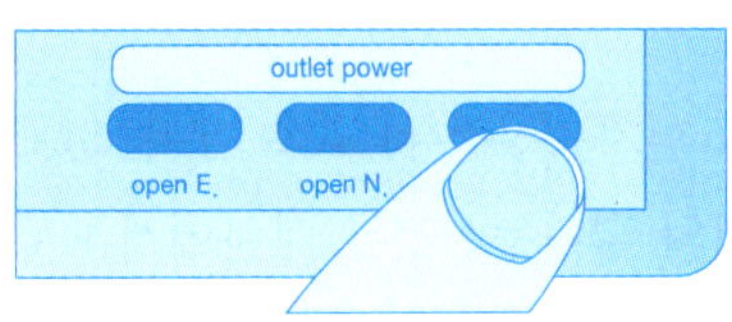

[그림 1-98]

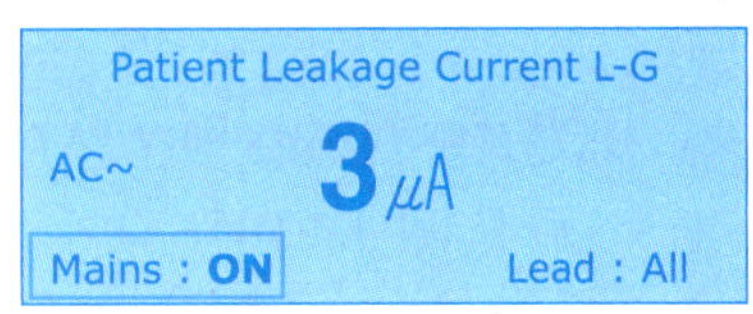

[그림 1-99]

[38] Patient Leakage Current(환자누설전류) SpO_2 부문에서 AC-ON(ON-Open Neutral : 중성단자 단락) 측정은 [그림 1-98]과 같이 rev.M. 버튼을 누르면 [그림 1-99]와 같이 측정값이 나타난다.

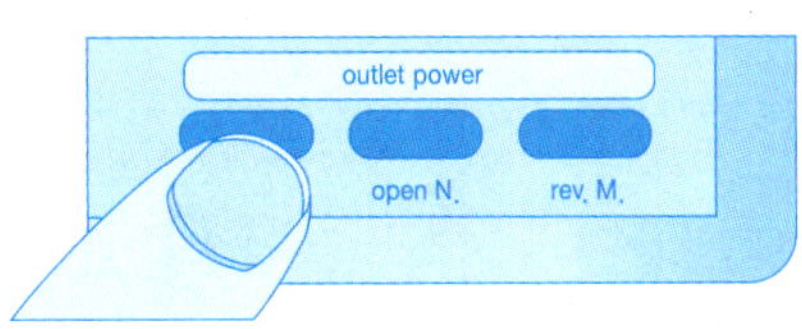

[그림 1-100]

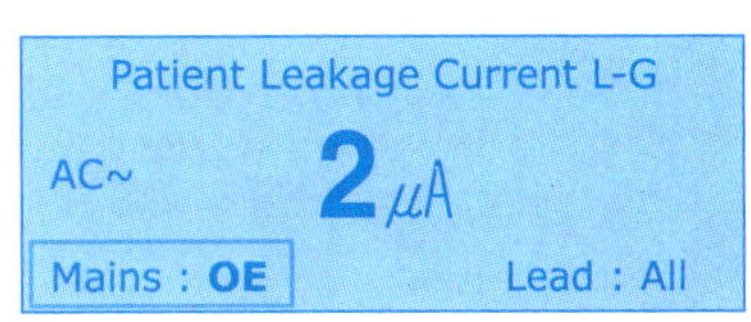

[그림 1-101]

[39] Patient Leakage Current(환자누설전류) SpO2 부문에서 AC-OE(Open Earth : 접지단락) 측정은 [그림 1-100]과 같이 open E. 버튼을 누르면 [그림 1-101]과 같이 측정값이 나타난다.

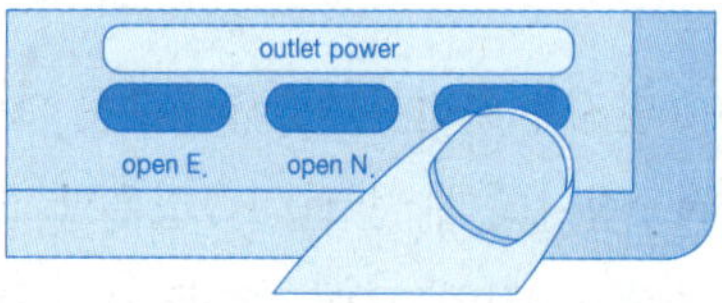

[그림 1-102]

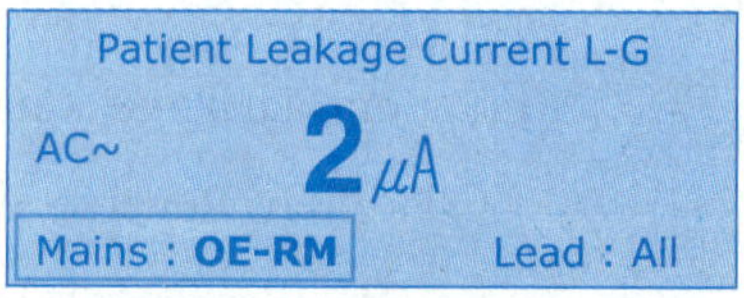

[그림 1-103]

[40] Patient Leakage Current(환자누설전류) SpO2 부문에서 OERM(Open Earth Reverse Main : 접지단락 반전) 측정은 [그림 1-102]와 같이 rev.M. 버튼을 누르면 [그림 1-103]과 같이 측정값이 나타난다.

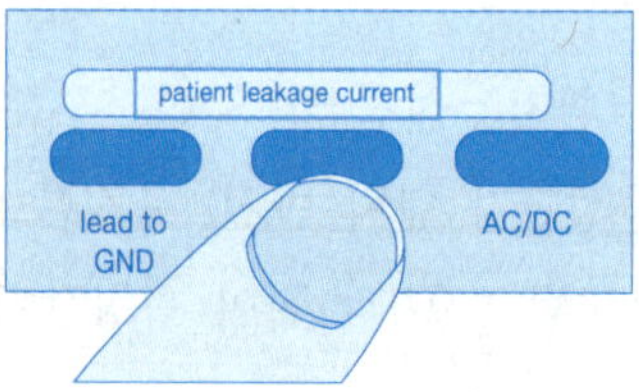

[그림 1-104]

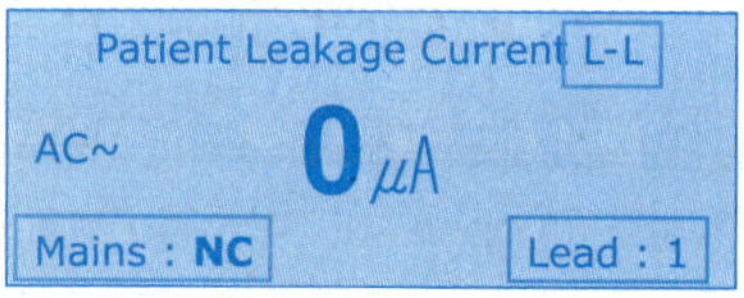

[그림 1-105]

[41] Patient Auxiliary Current(환자측정전류) ECG 부문 NC(정상상태) 측정은 [그림 1-104]와 같이 기기의 환자누설전류 부분에서 lead to lead 버튼을 누른다. 이 버튼을 한 번씩 누를 때마다 [그림 1-105]의 파란색 선 Lead : 1 ~10로 변하는데, Lead 1, 2, 3, 4, 5까지에서 NC, NCRM, ON, ONRM, OE, OERM을 각각 측정(ECG는 리드선이 5개로 구성된다)한다. Lead 변경은 Lead to Lead 버튼을 한 번씩 누른다. [그림 1-104]의 AC : DC 버튼을 눌러 AC에 맞추면 [그림 1-105]와 같이 측정값이 나타난다.

참고 DC 부문 측정은 AC를 DC로 바꾼 다음 AC와 같은 방법으로 측정한다.

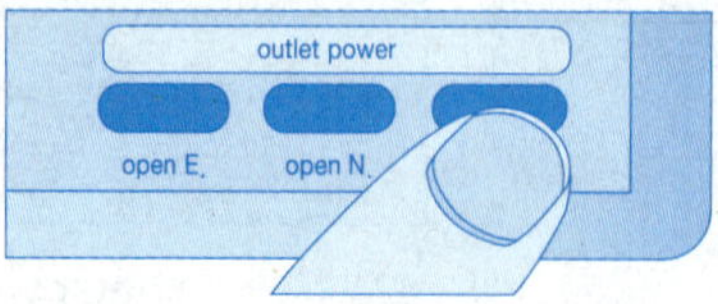

[그림 1-106]

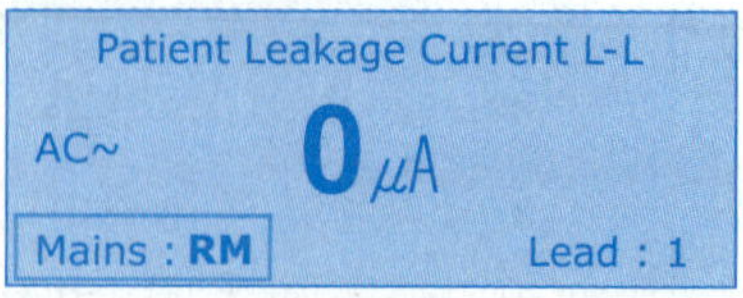

[그림 1-107]

[42] Patient Auxiliary Current(환자측정전류) ECG 부문 AC-NCRM(Normal Condition Reverse Main : 정상상태 반전) 측정은 [그림 1-106]과 같이 rev.M. 버튼을 누르면 [그림 1-107]과 같이 측정값이 나타난다.

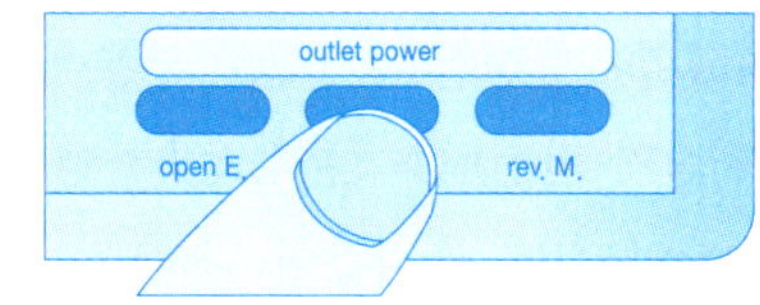

[그림 1-108]

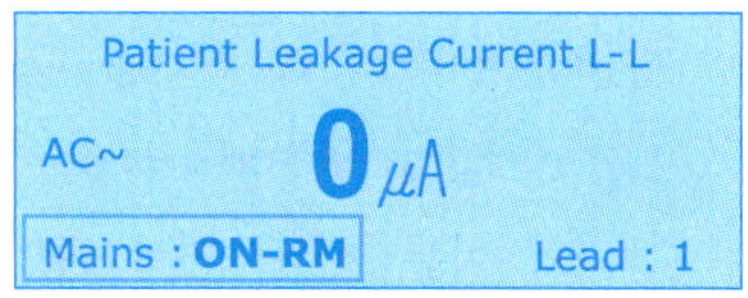

[그림 1-109]

[43] Patient Auxiliary Current(환자측정전류) ECG 부문 AC-ONRM(Open Neutral Reverse Main : 중성단자 단락 반전) [그림 1-108]과 같이 측정은 open N. 버튼을 누르면 [그림 1-109]와 같이 측정값이 나타난다.

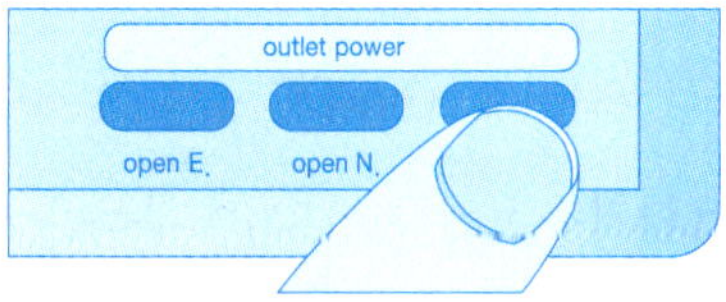

[그림 1-110]

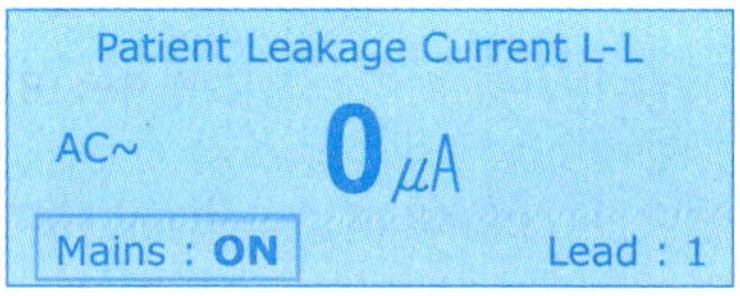

[그림 1-111]

[44] Patient Auxiliary Current(환자측정전류) ECG 부문에서 AC-ON(Open Neutral : 중성단자 단락) 측정은 [그림 1-110]과 같이 rev.M. 버튼을 누르면 [그림 1-111]과 같이 측정값이 나타난다.

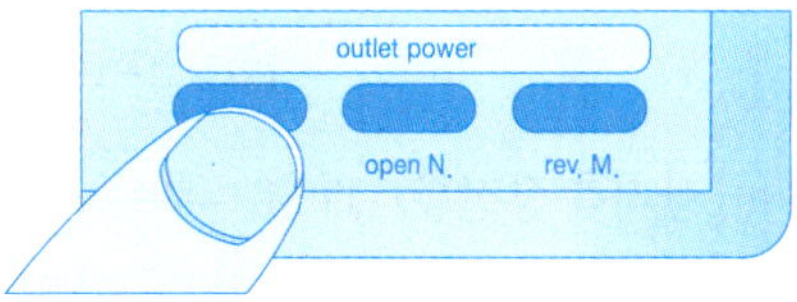

[그림 1-112]

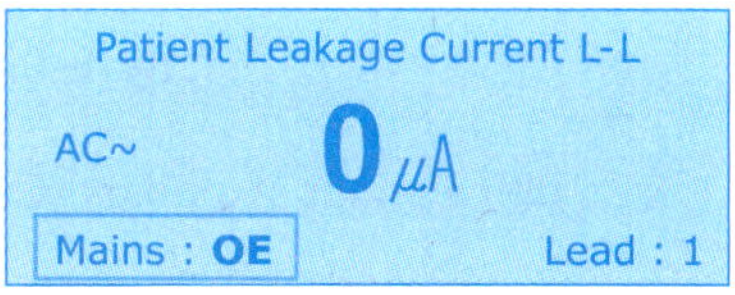

[그림 1-113]

[45] Patient Auxiliary Current(환자측정전류) ECG 부문에서 AC-OE(Open Earth : 접지단락) 측정은 [그림 1-112]와 같이 open E. 버튼을 누르면 [그림 1-113]과 같이 측정값이 나타난다.

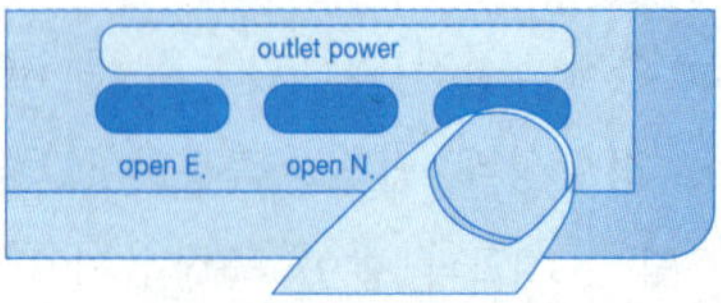

[그림 1-114]

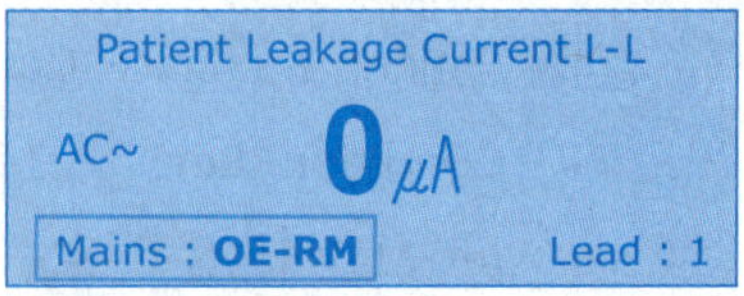

[그림 1-115]

[46] Patient Auxiliary Current(환자측정전류) ECG 부문에서 OERM(Open Earth Reverse Main : 접지단락 반전) 측정은 [그림 1-114]와 같이 rev.M. 버튼을 누르면 [그림 1-115]와 같이 측정값이 나타난다.

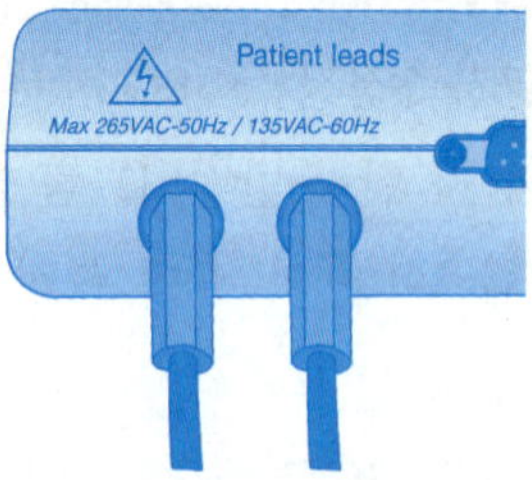

[그림 1-116]

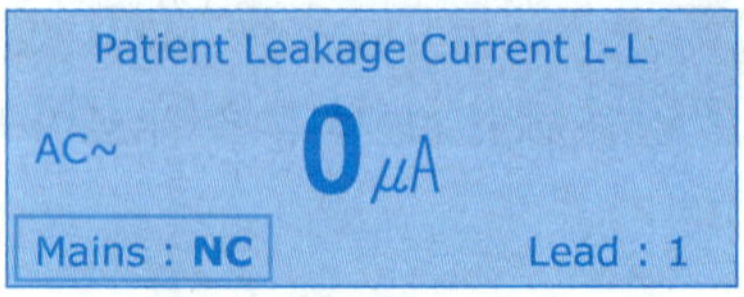

[그림 1-117]

[47] Patient Auxiliary Current(환자측정전류) TEMP 부문은 설명 [46]과 같이 [그림 1-116]처럼 TEMP 케이블을 연결하여 측정을 시작하면 [그림 1-117]과 같이 NC(normal condition : 정상상태) 측정값이 나타난다.

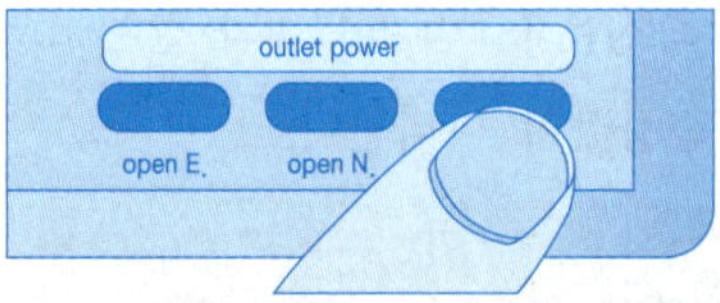

[그림 1-118]

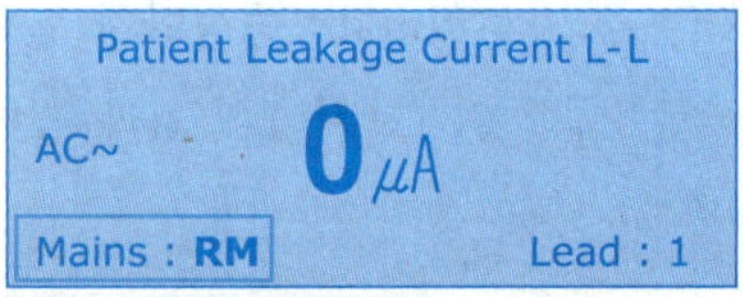

[그림 1-119]

[48] Patient Auxiliary Current(환자측정전류) TEMP 부문 AC-NCRM(Normal Condition Reverse Main : 정상상태 반전) 측정은 [그림 1-118]과 같이 rev.M. 버튼을 누르면 [그림 1-119]와 같이 측정값이 나타난다.

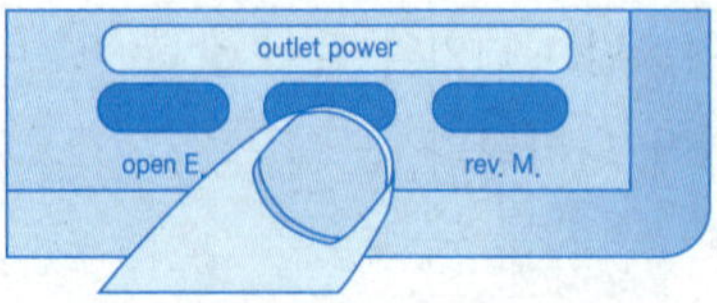

[그림 1-120]

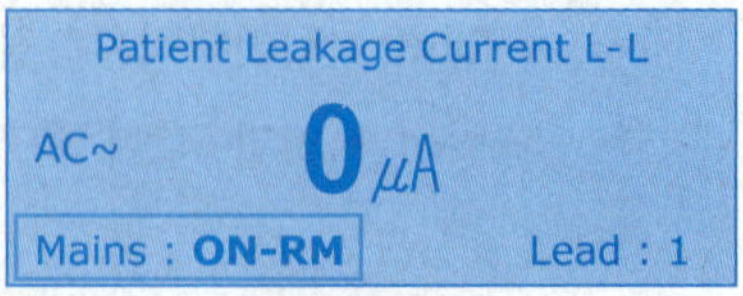

[그림 1-121]

[49] Patient Auxiliary Current(환자측정전류) TEMP 부문 AC-ONRM(Open Neutral Reverse Main : 중성단자 단락 반전) 측정은 [그림 1-120]과 같이 open N. 버튼을 누르면 [그림 1-121]과 같이 측정값이 나타난다.

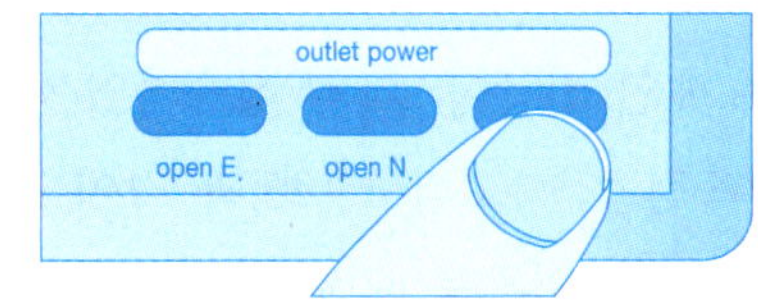

[그림 1-122]

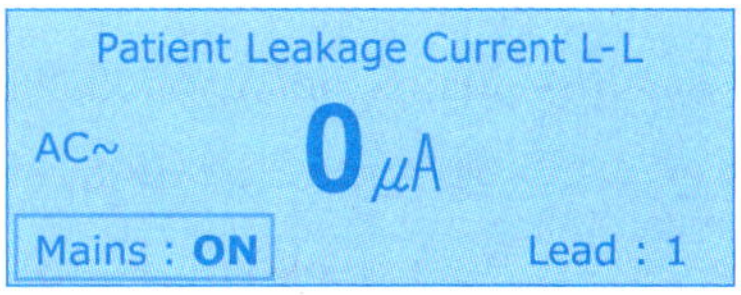

[그림 1-123]

[50] Patient Auxiliary Current(환자측정전류) TEMP 부문에서 AC-ON(Open Neutral : 중성단자 단락) 측정은 [그림 1-122]와 같이 rev.M. 버튼을 누르면 [그림 1-123]과 같이 측정값이 나타난다.

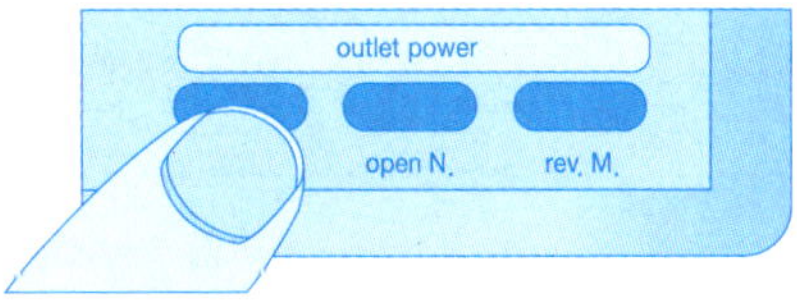

[그림 1-124]

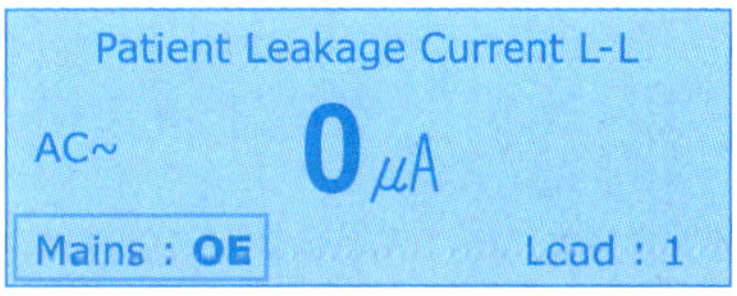

[그림 1-125]

[51] Patient Auxiliary Current(환자측정전류) TEMP 부문에서 AC-OE(Open Earth : 접지단락) 측정은 [그림 1-124]와 같이 open E. 버튼을 누르면 [그림 1-125]와 같이 측정값이 나타난다.

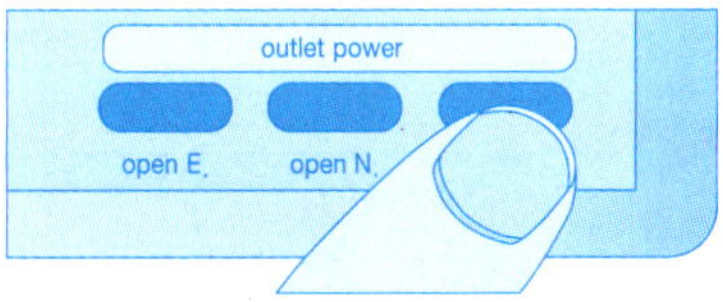

[그림 1-126]

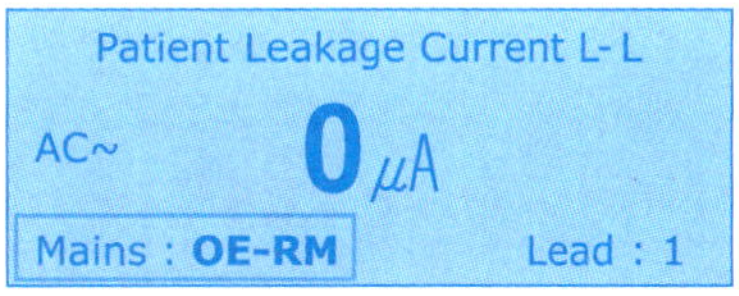

[그림 1-127]

[52] Patient Auxiliary Current(환자측정전류) TEMP 부문에서 OE-RM(Open Earth Reverse Main : 접지단락 반전) 측정은 [그림 1-126]과 같이 rev.M. 버튼을 누르면 [그림 1-127]과 같이 측정값이 나타난다.

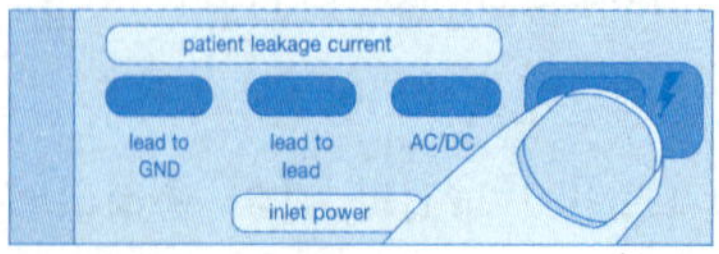

[그림 1-128]

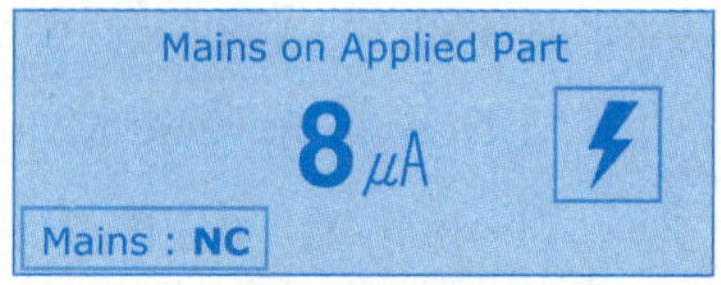

[그림 1-129]

[53] Mains on Applied Part는 메인 전압이 20[%] 상승하였을 때 환자 장착부에 흐르는 누설전류로서 측정법은 [그림 1-128]과 같이 lead ISO 버튼을 누르고 있으면 측정이 시작되며, 버튼을 떼면 측정이 중지된다. 측정 여부의 확인은 [그림 1-129]의 우측 네모박스 안의 쐐기 모양이 나타나면 측정이 되고 있다는 표시이다. ECG 부문 측정(Single Fault Condition : SFC, 단일고장상태)은 [그림 1-129]와 같다.

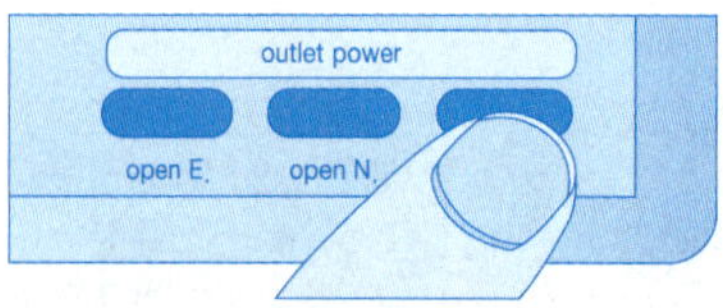

[그림 1-130]

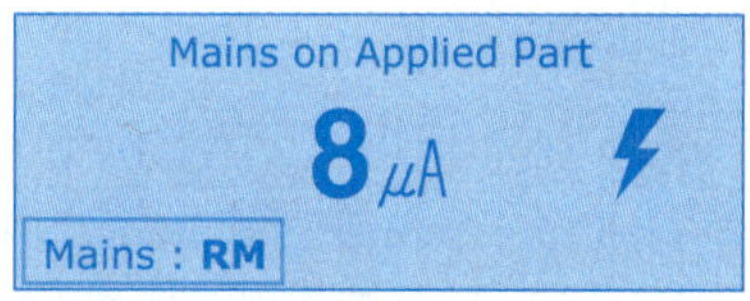

[그림 1-131]

[54] Mains on Applied Part ECG 부문 SFCRM(Single Fault Condition Reverse Main : 단일고장상태 반전) 측정은 [그림 1-130]과 같이 rev.M. 버튼을 누르고 lead ISO 버튼을 누르고 있으면 [그림 1-131]과 같이 측정값이 나타난다.

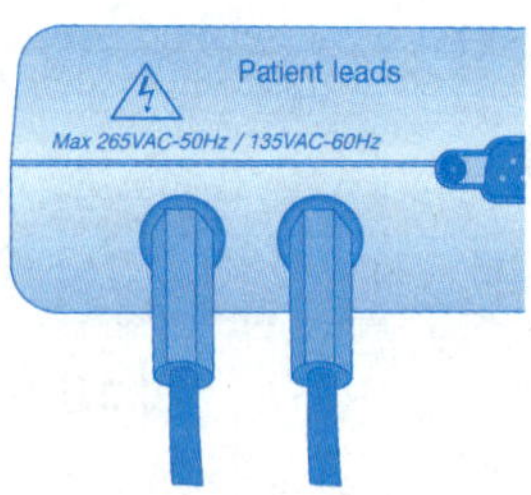

[그림 1-132]

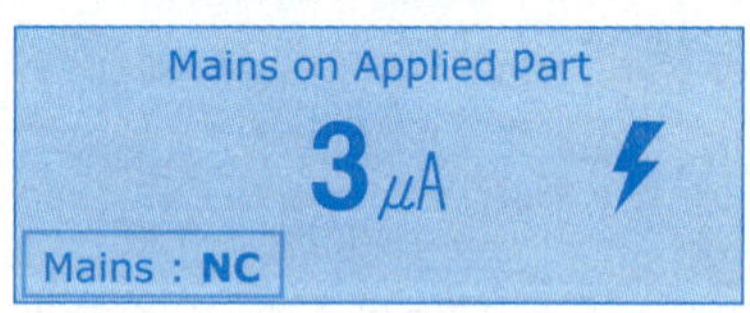

[그림 1-133]

[55] Mains on Applied Part TEMP 부문 SFC(Single Fault Condition : 단일고장상태) 측정은 [그림 1-132]와 같이 TEMP 케이블을 연결한 다음, lead ISO 버튼을 누르고 있으면 [그림 1-133]과 같이 측정값이 나타난다.

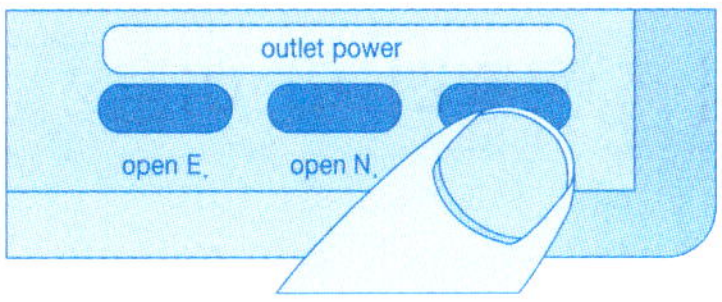

[그림 1-134]

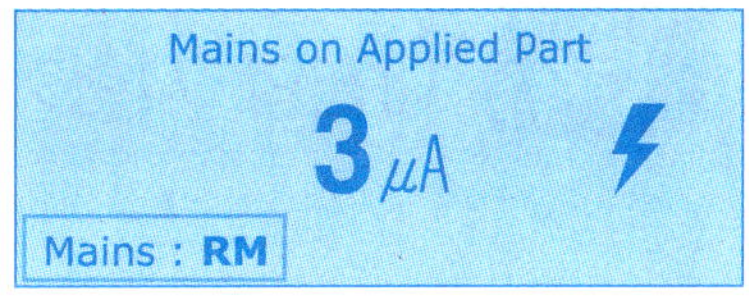

[그림 1-135]

[56] Mains on Applied Part TEMP 부문 SFCRM(SinGle Fault Condition Reverse Main : 단일고장상태 반전) 측정은 [그림 1-134]와 같이 rev.M. 버튼을 누르고 lead ISO 버튼을 누르고 있으면 [그림 1-135]와 같이 측정값이 나타난다.

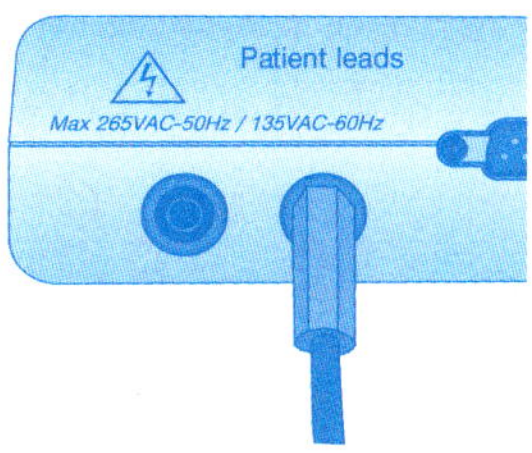

[그림 1-136]

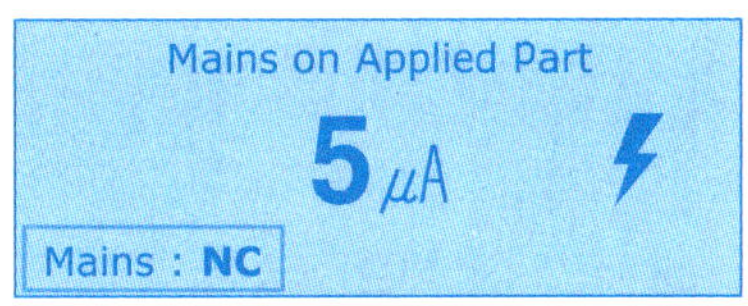

[그림 1-137]

[57] Mains on Applied Part TEMP 부문 SFC(Single Fault Condition : 단일고장상태) 측정은 [그림 1-136]과 같이 SpO_2 케이블을 연결한 다음 lead ISO 버튼을 누르고 있으면 [그림 1-137]과 같이 측정값이 나타난다.

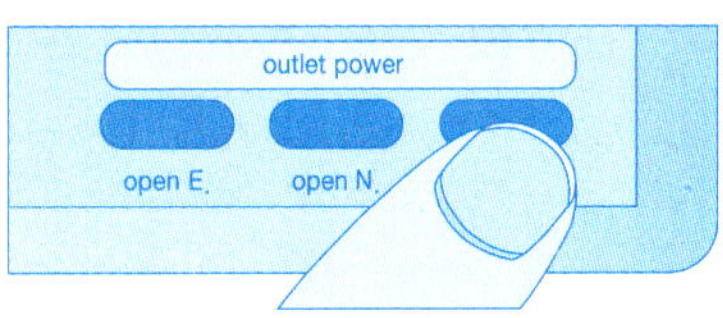

[그림 1-138]

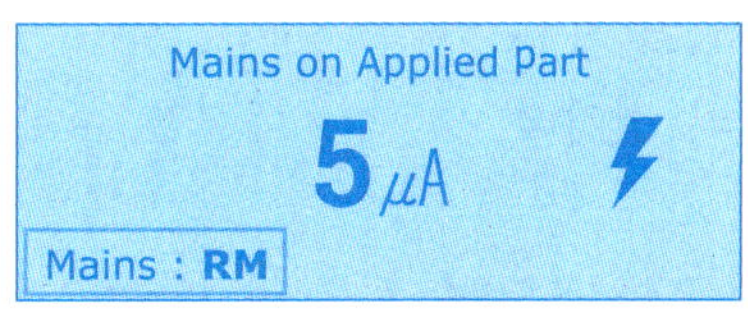

[그림 1-139]

[58] Mains on Applied Part SpO_2 부문 SFCRM(Single Fault Condition Reverse Main : 단일고장상태 반전) 측정은 [그림 1-138]과 같이 rev.M. 버튼을 누르고, lead ISO 버튼을 누르고 있으면 [그림 1-139]와 같이 측정값이 나타난다.

04 내전압 시험기의 작동원리 및 이론

내전압(또는 내압) **시험**(electrical safety test)은 전기적으로 접촉되어 있지 않은 두 개의 도체 사이에 높은 전압을 인가해 견딜 수 있는가를 시험해 보는 것이다. 떨어져 있는 두 개의 도체 사이에 모두 내전압 시험을 해볼 이유는 없다.

두 개의 도체가 가까이 있는 중에 그 중 한 도체(또는 전선)에 전기가 인입되어 있고 또 다른 한 도체가 노출되어 인체에 접촉될 수 있는 경우, 또는 접지되어 있을 경우에만 내전압 시험이 필요하게 된다. 두 개의 전선 사이나, 적어도 한 개의 도체에 전기가 인입되어 있어 그 두 도체가 서로 접촉되거나 그 사이의 절연의 파손이나 불량으로 인해서 누전이 되면 위험하거나, 또는 감전이 될 위험이 있을 때 내전압 시험이 필요하다.

1. 내전압 시험의 목적

모터나 트랜스포머, 릴레이, 발전기, 차량용 부품과 **가전제품**(냉장고, 세탁기, 전기밥솥 등)에서 **비충전부**(접지될 수 있거나 사람의 손이 닿는 외부 금속체)와 **충전부**(전기인입선) 사이에, 모터에서는 권선과 코어 사이, 트랜스에서는 1차 코일과 코어 사이, 1차 코일과 2차 코일 사이, 2차 코일과 코어 사이에 일정한 전압을 인가하여 견딜 수 있는가를 시험해 본다. 이와 같은 시험을 통해 절연의 완벽성 여부, 파손 위험 여부, 이물질 개입, 또는 비정상적인 근접부위가 있는지를 미리 알아보아 제품의 전기적 안전성, 품질을 시험한다.

2. 내전압 시험의 방법

내전압 시험을 하기 위해서는 시험해 보고자 하는 부위(미리 떨어져 있는 두 개의 도체 사이, [그림 1-140]에서는 트랜스의 1차 코일과 코어 사이)에 외부에서 전압을 인가해 보고, 이때 흐르는 누설전류를 전류계로 읽어 누설전류가 정상값 이상 흐를 경우 기기의 이상이 있을 것이라는 생각에 불량으로 판정하는 방식이다.

그런데 내전압 시험에 인가하는 전압은 AC(교류)이다. 내전압 시험은 절연저항 시험(insulation test)과는 다르다. 절연저항 시험은 누전 여부를 시험하는 것으로 시험에는 DC(직류)전압(500[V], 또는 1000[V])이 사용되며, 시험결과를 [MΩ]으로 나타내어 누전 여부(감전 가능성 여부)를 알아보는 것이나, 내전압 시험은 AC(교류) 전압을 이용, 제품의 누전 여부뿐만 아니라 외부의 어느 정도 전기적 충격에도 견딜 수 있는지를 미리 시험해 보아 품질보증과 함께 수명보장, 안전성 보장을 한다.

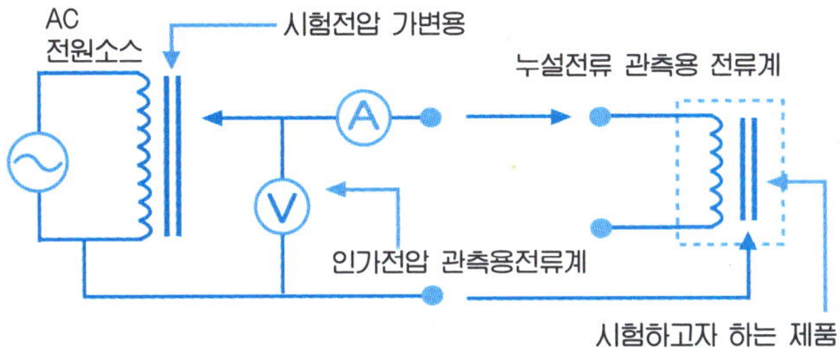

[그림 1-140] 내전압 시험방법

3. 내전압 시험의 원리

모든 제품의 품질 시험방법에는 **충격시험**(stress)과 **수명시험**(aging)의 두 가지가 있다.

① 충격시험(stress) : 사용조건보다 훨씬 가혹한 조건으로 제품을 시험해 보는 방법으로, 시험시간이 짧아 전 제품을 검사할 수 있는 **전수검사**(total inspection) 방법이다. 내전압 시험 역시 스트레스성 시험으로 짧은 시간 내에 시험할 수 있으며, 이로 인하여 시험조건이 가혹하여 시험 중 파괴되는 수도 있다.

② 수명시험(aging) : 사용조건과 동일하거나 또는 조금 더 열악한 환경에서 장시간 동작시켜 보아 제품의 품질, 안전성, 수명 등을 측정하고 확인해 보는 방법이다. 그리하여 **에이징 시험**에는 아주 오랜 시간이 걸려 제품 모두를 시험해 볼 수 없기 때문에 Sampling 검사를 하게 된다.

[그림 1-141]과 같이 내압시험 역시 시험전압을 조금씩 증가해 나가면 누설전류도 처음에는 전압증가에 비례하나, 임의의 점 이상부터 전류의 증가분은 전압의 증가분 보다 더 많아지기 시작하고 이보다 더 전압을 증가하면 어느 점에서 제품이 파괴되는데 이 점을 Break down point라고 한다. 물론 이 점을 한 번 넘어선 제품은 원상태로 회복되지 않는다.

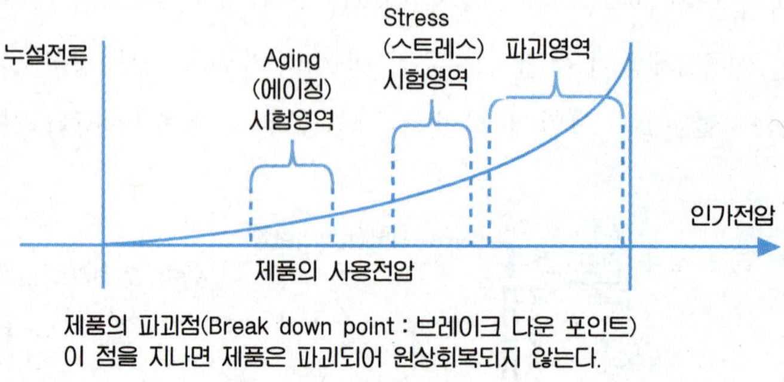

[그림 1-141] 내전압 시험 전압점

4. 내압시험의 특성

내압시험 시 인가전압을 조금씩 증가함에 따라 누설전류가 증가하는 이유는 모든 내압시험 중인 제품에 **부유용량**(stray capacitance)이 있기 때문이다(그림 1-142).

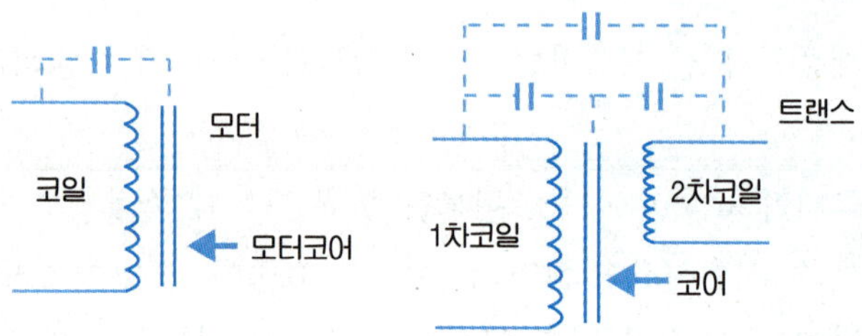

[그림 1-142] 내압시험 중인 부유용량

① 모든 전기제품의 두 개의 시험하고자 하는 도체 사이에는 제조자의 의사와 상관없이 대전상태에 있으므로 용량성을 지니며, 시험전압이 AC(교류)이므로 이 용량성에 의한 전압증가에 따른 전류증가가 일어난다는 것이다. 실험한 결과값에 따라서 부유용량의 크기(여기서는 [pF])에 따른 시험전류증가의 정도는 〈표 1-15〉와 같다.

〈표 1-15〉 용량과 인가전압에 따른 누설전류(단위 [mA], 인가전압은 AC, 60[Hz])

인가전압[kV] 용량[pF]	0.5	1	1.5	2	2.5	3	3.5	4	4.5	5
100[pF]	0.01	0.05	0.08	0.11	0.15	0.18	0.22	0.25	0.29	0.33
200[pF]	0.04	0.11	0.17	0.25	0.32	0.42	0.51	0.61	0.71	0.81
500[pF]	0.10	0.22	0.35	0.50	0.66	0.82	0.93	1.13	1.29	1.45
1,000[pF]	0.20	0.46	0.75	1.06	1.34	1.61	1.85	2.06	2.26	2.43
2,000[pF]	0.40	0.90	1.45	2.02	2.56	3.06	3.33	3.93	4.29	4.46
5,000[pF]	1.05	2.37	3.62	4.78	5.77	6.6	7.33	7.94	8.46	8.95

② 〈표 1-15〉와 같이 내압시험을 위해 시험제품에 AC(교류)전압을 인가해 보는 경우, 시험 시의 누설전류는 시험제품의 부유용량의 크기에 비례한다. 내압시험에 사용되는 전압이 AC(50~60[Hz], 상용전원 주파수와 같다)이기 때문이다.

③ 내압시험기에 시험품을 연결하지 않은 채 고압 리드선만을 연결해 두어도 케이블선 자체에서 부유용량을 가지고 있어 누설전류가 흐르게 된다. 〈표 1-16〉은 내압시험기에 5[m] 길이의 케이블만을 연결해 두었을 때의 내압기 출력전압 증가에 따른 누설전류량을 측정한 값이다.

〈표 1-16〉 내압시험기에 5[m] 케이블만을 연결했을 때의 인가전압에 따른 누설전류량[mA]

인가전압[kV]	0.50	1.00	1.50	2.00	2.50	3.00	3.50	4.00	4.50	5.00
누설전류[mA]	0.04	0.11	0.17	0.24	0.30	0.36	0.43	0.49	0.56	0.65

한편 [그림 1-143]은 모터류와 몇 가지 트랜스에서의 부유용량을 직접 측정해 본 값들이다.

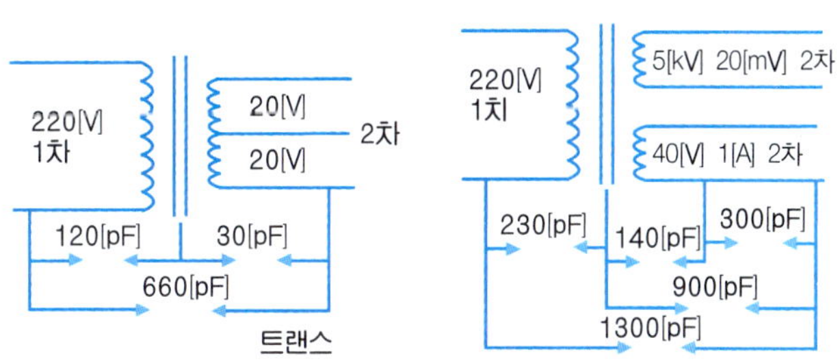

[그림 1-143] 모터류와 트랜스의 부유용량 측정

㉠ 220[V] 1 : 8마력 유도 모터의 고정자(stator)에서 코일과 코어 사이의 용량 320[pF]

㉡ 220[V] 1 : 4마력 유도 모터의 고정자에서 코일과 코어 사이의 용량 520[pF]

㉢ 12[V] 차량용 윈도우 와이퍼 모터의 코일과 Case 사이의 용량 180[pF]

㉣ 12[V] 차량용 송풍기(blower) 모터에서 아마추어 코일과 Case 사이의 용량 510[pF]

㉤ 12[V] 차량용 송풍기 모터에서 고정자와 코일과 Case 사이의 용량 550[pF]

㉥ 일반 상용 주파수용 220[V]용 소형 트랜스(50[W])에서의 1차 코일, 코어, 2차 코일 사이의 부유용량

㉦ 220[V] 20[W] 용량의 납땜인두에서 히터와 외함 사이의 용량 55[pF]

ⓞ 일반 상용 주파수용 220[V], 1[kW]용 2차 5[kV]용 중형 트랜스에서의 각 부위별 부유용량

④ 모든 전기전자제품은 제조자의 의사에 관계없이 얼마간의 부유용량(stray capacitance)을 지니게 되어 있고, 내전압 시험 중에 흐르는 누설전류의 양은 일차적으로 이러한 부유용량에 의해 결정된다. 여기서 내전압 시험 시 양 · 부를 판정하는 기준으로 누설전류량의 많고 적음이 적용되는 방식이 매우 일정치 않은 것임을 알 수 있다.

⑤ 내압시험은 임의의 시험제품이 일반 표준제품의 평균값보다 누설전류가 현저히 많을 경우 또는 적을 경우 이상이 있다는 추측에서 불량으로 판정하게 되는 간접적인 시험방법임을 알 수 있다.

⑥ 누설전류의 증가원인으로는 다음과 같은 것들이 있다.

㉠ 절연물의 파손

㉡ Corona 또는 스파크(spark)의 발생

㉢ 다른 종류의 시험품

㉣ 이물질 개입

㉤ 비정상적인 근접부위

위의 항목 중 ㉡과 같이 Corona 또는 스파크가 발생하면 누설전류가 급속히 증가하게 되는데, 이와 같은 불량은 시험제품이 사용자의 기준전압에 견딜 수 있어야 한다. 마땅히 견고성, 수명보장성의 리스트에서 불량으로 분류되어야 한다.

⑦ 〈표 1-17〉은 직접 어느 모터(220[V]용 1 : 4마력, 유도 모터) 3개를 고정자(stator) 코일과 코어 사이에 내전압 시험을 해본 결과이다.

〈표 1-17〉 모터의 고정자 코일과 코어 사이에 파손되기까지의 내전압 시험을 진행한 결과와 누설전류[mA]

인가전압[kV] 모터	0.5	1	1.5	2	2.5	3	3.5	4	4.5	5
Motor 1	0.14	0.30	0.46	0.79	1.09	1.58	2.18	2.71	3.48	파손
Motor 2	0.15	0.30	0.48	0.80	1.25	3.20	파손			
Motor 3	0.10	0.23	0.36	0.52	0.70	1.28	파손			

㉠ Motor 1 : 3.5[kV]에서 아크 소리, 4[kV] 이상에서 냄새 발생
㉡ Motor 2 : 3.5[kV]에서 아크와 냄새 발생
㉢ Motor 3 : 2.5[kV]에서 아크와 냄새 발생

〈표 1-17〉과 같이 내압시험 진행 중에 파손이 되지 않는 범위 내에서의 누설전류 증가는 일반적으로 인가전압에 비례한다. 파괴점에 이루면 누설전류가 갑자기 증가(코로나 발생)하고 더욱 시험전압을 올리면 스파크가 발생하면서 파손된다(Break down). 그리고 한 번 파괴된 시험제품은 다시 본래의 양품으로 돌아오지 않는다. 그래서 내압시험 전압설정은 당연하게 파손점보다 낮아야 되고, 이와 반대로 내압시험 요구전압이 높다면 시험품의 내압시험전압에 견디는 한계점이 더 높게 설계되어야 한다. 일반적인 내압시험전압과 누설전류 파괴점의 관계는 [그림 1-144]와 같다.

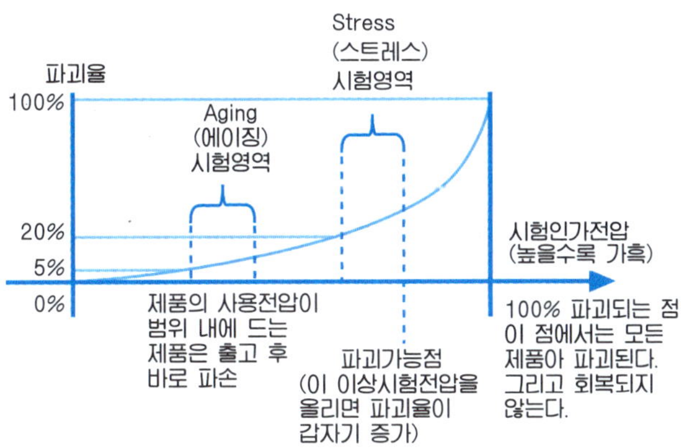

[그림 1-144] 내압시험전압과 누설전류 파괴점

⑧ 내압시험은 Stress 시험이므로 제품이 시험 중 파손되는 수도 있다. 내압시험 전압범위 설정은 파괴가능점이나 그 이하 점에 있어야 한다. [그림 1-144]는 내압시험 중에 파손되는 제품이 20[%] 정도로 되어 있으나,실제상황에서는 1[%] 이하가 되어야 손실을 제대로 줄일 수 있다. 또한 내압시험전압은 높을수록 세밀한 시험이 이루어지므로 시험 중에 파손을 줄이기 위해서는 품질을 높여야 한다.

5. 몇 볼트[V] 전압으로 내압시험을 할 것인가

제품에 따른 시험전압 설정은 법규에 의해 문서로 규정되어 있다. 그러나 사용자가 어떻게 시험해 주기를 요구하기도 한다. 여기서 내압시험을 몇 [V]의 전압으로 인가해야 할지를 결정하는 다음 식과 같다. 단, 이 공식은 미국공업협회의 권장공식으로 **경험상의 법칙**(rule of thumb)에서 얻어진 것이다(불변의 법칙 아님).

> 내전압 시험의 전압식 : $E_t = (E_o \times 2) + 1000[V]$

여기서 E_t는 시험전압, E_o는 시험제품의 사용전압 또는 최고출력전압, 즉 E_t는 시험품의 사용전압을 2배 한 값에 다시 1000[V]를 더해서 구한다.

예 220[V]용 모터에서 코일과 코어(외함) 사이에 시행되어야 할 전압은 E_t =(2×220[V] + 1,000[V] = 1440[V]가 되어 1440[V]로 시험하라는 의미이다. 단, 이 전압으로 1분간 시험을 해야 한다.

이와 같이 위의 식과 같이 어떠한 사용전압의 제품도 최소한 1000[V] 이상의 전압으로 내압시험을 하여야 한다. "한국전기용품 안전관리협회"의 기준에 의하면 트랜스류에서의 내압시험전압은 〈표 1-18〉과 같다.

〈표 1-18〉 트랜스류의 내압시험전압

사용전압의 구분	내압시험전압(교류)
30[V] 이하	500[V]
30~150[V]	1000[V]
150~300[V]	1500[V]
300~1000[V] 이하	변압기 2차측 전압(제일 높은 측)의 2배에 1000[V]를 더한 값
1000[V] 초과 3000[V] 이하	2차측 전압의 1.5배에 500[V]를 더한 값(3000[V] 미만일 경우에는 3000[V])
3000[V] 초과	변압기 2차측 전압의 1.5배(5000[V] 미만일 경우 5000[V]로)

6. 내전압 시험 판정방법

내압시험 결과는 시험과정에서 스파크가 발생하지 않는 한 대부분의 누설전류량은 시험기기의 부유용량에 의해 결정된다. 그래서 누설전류가 특이하게 적거나 유난히 많은 기기는 뭔가 문제가 있다는 점에서 '불량'으로 분류하게 된다. 물론 아크나 spark가 발생하면 누설전류는 기하급수적으로 증가하므로 불량이라는 걸 알 수 있다. 한편, 내압시험전압 설정에는 규정이 있으나, 어떻게 합격 · 불합격 판정을 내려야 할지에 관해서는 어떠한 규정도 없다. 누설전류의 양은 시험품의 특성에 따라 다르기 때문이다. 즉 똑같은 합격의 부류에 속할지라도 어떤 제품은 누설전류가 0.1[mA] 정도이지만 대형 모터에 따라서는 합격인 경우에도 누설전류가 100[mA]를 넘을 수도 있다. 내압시험의 판정방법이다.

1) 합격의 평균 누설전류를 구한다

누설전류에 의해 제품의 합격 · 불합격을 판정하기 위해서는 무엇보다 양품 여러 개를 시험해 보아 누설전류량에 따른 그래프를 구한다. 이는 양품의 평균 누설전류값을 구해 놓지 않고서는 어떤 제품도 내압시험 합격판정을 할 수 없기 때문이다. 그리하여 [그림 1-145]와 같은 도표가 결과값이 나온다.

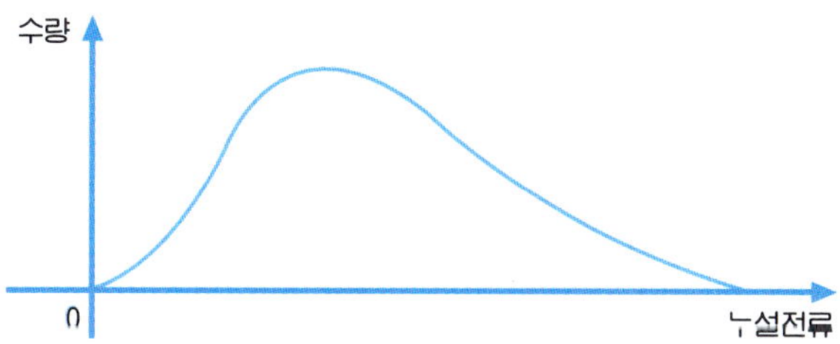

[그림 1-145] 누설전류량에 따른 그래프

[그림 1-145]와 같은 도표에 따라 수량이 제일 많은 곳의 누설전류를 평균전류로 잡는다. 아니면 전체 수량의 평균 전류값을 구해도 된다.

2) 불합격 판정범위를 정한다

평균 누설전류값의 2배 이상, 또는 3배 이상일 때는 무언가 의심되므로 불합격 판정하겠다는 규정을 정한다. 이 규정은 생산자가 정해야 하며 외부에서 간여할 수 없다. 다만, 많은 곳에서 불합격 기준을 합격 평균 전류값(정상)의 '2배, 또는 3배 이상'으로 정하고 있다는 점을 참고할 수는 있다.

① 내압시험은 규정상 1분간 시행하도록 되어 있다(기준상). 그러나 모든 제품을 1분간씩 시험할 수는 없으므로 1분간 시험하는 시험전압의 1.2배로 1초간 시험하기도 한다(단, 이는 편리성을 위한 방편일 뿐 규정은 아니다).

② 대부분의 내압시험에서 불량기준은 누설전류가 많을 때만 불합격으로 판정한다. 만일 어떤 기기의 누설전류가 양품의 평균값보다 작을 때 역시 불량이다.

③ 시험기기에 따라서는 부유용량이 많은 기기에서는 시험이 끝난 후에도 시험전압이 충전되어 있는 경우가 있다. 이런 경우 시험 전원선을 제거했더라도 손에 닿으면 엄청난 전기충격을 받을 수도 있다. 이러한 문제는 내압시험기의 제조 방식에서 해결할 수 있다.

④ 일반적인 기기의 시험에서는(코일과 코어 또는 외함 사이) 코일의 어느 한쪽 Inductance가 아주 많은 제품(코일의 횟수가 많은 제품 : 네온트랜스나 구형 이그니션 코일 등)에서는 내압시험 시 코일의 양쪽 끝[Start(시작)와 Finish(끝)] 두 가닥을 묶어 이곳에 내압시험기의 고압단자를 연결해 시험해야 한다. 연결하지 않으면 많은 인덕턴스에 의한 영향으로 내압시험이 완벽하게 이루어지지 않을 수도 있다(그림 1-146).

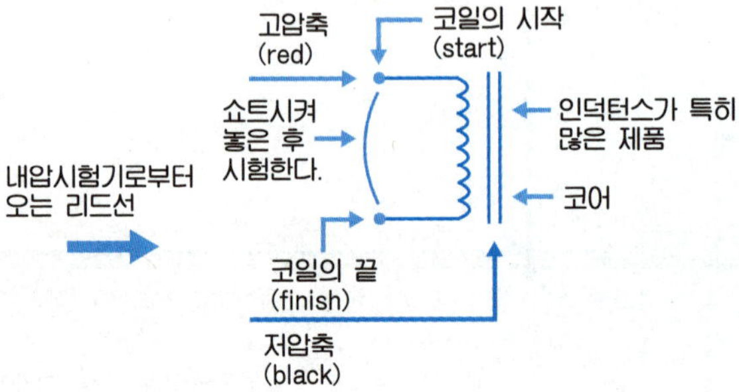

[그림 1-146] 내압시험기의 고압단자 시험

05 매크로 쇼크와 마이크로 쇼크의 이론

1. 전류가 생체에 미치는 작용의 개요

생체의 계층구조에서 전류의 주된 생체작용은 수동적인 전기특성의 저항손실에 의한 조직의 발열, 변성, 파괴와 주로 세포나 조직의 단계에서 생체에 작용하여 능동적인 전기특성의 활동전위 발생에 수반하는 현상이다. 그 외에 아주 미약한 전류의 장기작용으로서 상처나 뼈의 발육이나 치료를 앞당기며 생체기능을 활발하게 하는 효과가 있다.

2. 매크로 쇼크

일반적으로 매크로 쇼크(macro shock)의 전류치는 체중과 관계가 있고, 동물에 있어서는 체중이 많은 동물일수록 전류값이 높다(말은 예외). 인간에 대한 심장정지의 실험은 인도적인 문제로 인하여 불가능하지만, 동물의 시험결과에서 추정하여야 100~200[mA]라고 추측하고 있다.

① 전류값은 인가되는 전류의 주파수에 따라 다르다. 50~60[Hz]의 상용 교류 주파수가 가장 전격을 받기 쉬워 위험하다. 그러나 직류와 상용 교류의 어느 전류가 더 위험한가에 대해서는 아직까지 이론과 학설이 많다. 하지만 실효값으로 표시된 교류전류의 최대값은 그 $\sqrt{2}$ 배인 것을 꼭 기억해야만 한다.

② 주파수의 상승과 같이 감지전류는 크기 때문에 안전하게 된다고 생각할 수 있다. 이 주파수 의존성 그래프는 다른 전격, 즉 이탈전류나 매크로 쇼크 및 마이크로 쇼크에 의한 심실세동의 발생에 있어서도 종축의 크기를 변경하는 것만으로 적용할 수 있다.

③ 근이나 신경, 특별히 심근에 전기자극이 더해져 전격이라는 능동적인 현상이 일어나는 과정에서는 세포의 막전위가 외부에서의 전류에 의해 역치로서 정해지는 일정한 값만 정지 전위에서 탈분극의 방향으로 강제적으로 변경되어야 한다.

④ 형질막(세포막)은 콘덴서의 성질을 보여 주기 때문에 이것을 통해 흐르는 교류전류 I에 의하여 막의 양면 사이에 밀접한 관련이 되는 전압은$(1/j\omega C)\ I$로 되어 주파수 $f(=\omega/2\pi)$에 반비례한다.

⑤ 교류전류(세포막에 일정한 전압을 유지하기 위한)는 주파수에 비례하여 커지는 것을 생각할 수 있다. 하지만 100[Hz] 이하의 낮은 주파수에서는 막의 컨덕턴스 부분을 무시할 수 없게 되기 때문에 그래프의 경사가 완만하게 되어 직류를 향하여 일정값으로 묶는다. 이상의 전격의 메커니즘은 근이나 신경에서 같고, 최소감지전류 이외에 관해서도 완벽하게 공통적이며, 통전전류 중 일정한 정도의 비율의 전류가 전격에 흐르는가가 차이점이다. 따라서 생체조직의 수동적 전기특성에 의해 전격의 주파수 의존성은 설명된다.

⑥ 콘덴서에는 직류가 흐르지 않고 높은 주파수의 교류일수록 잘 흐른다고 하는 것만으로는 고주파수의 교류 쪽이 역으로 위험하다고 생각하기 쉽기 때문에 안전에 주의할 필요가 있다.

3. 마이크로 쇼크

마이크로 쇼크(micro shock)는 100[μA]라는 인간이 느낄 수 없는 상당히 낮은 전류에서 일어나기 때문에 의료시설에서 마이크로 쇼크의 위험이 있는 경우에는 각별한 주의가 필요하다.

① 심박동의 주기 중 심전도에서 T파가 관측되는 기간은 수공기라 하여 전격이 가해지면 쉽사리 심실세동으로 넘어간다. 이 같은 경우에 적용되는 ME기기는 누설전류가 이 수치의 1 : 10 이하, 즉 10[μA] 이하일 때이고, 이것을 기초로 안전기준이 마련되어 있다.

② 세동을 일으켜 심장이 정지한 경우에는 심장에 극히 큰 전류를 순간적으로 인가함에 따라 제세동을 하여 심박동을 회복하는 것이 가능하다. 세동은 외란에 의해 심장의 제어계가 혼란한 상태에 빠져 질서있는 동작을 할 수 없게 된 상태로, 심근 하나하나가 수축을 되풀이하여 펌프의 동작을 할 수 없는 상태이다. 이 경우, 심근 전체를 일단 자극하여 모두를 불응기에 이르게 하면 혼란상태가 해소된다.

예 천재지변 시의 혼란상태에서 질서를 되찾을 만한 강력한 지도자가 있는가 없는가에 따라 생사가 갈리는 것과 비슷하다.

제2장

환자계측장치

01 환자감시장치

1. 환자감시장치 개요

환자감시장치(patient monitoring system)는 과거의 진료담당과 별도로 독립적인 환자진료에서 벗어나 환자의 증상이나 상태 또한 치료의 시기나 간호의 정도에 따라 의료진이나 시설을 전문화, 중앙집중화하려는 환자진료장치가 활용되었다. 현재 환자를 위한 집중치료실의 설치와 치료를 위한 환자감시장치의 개발이 이루어졌다.

집중환자감시장치는 주로 중환자를 대상으로 하며 환자의 생명유지를 위한 ECG, SPO_2, CO_2, NIBP, IBP, 체온, 호흡, 심박수 호기말 이산화탄소 등의 진단정보를 연속 측정함으로써, 위급하게 발생하는 환자상태의 변화를 빨리 발견하여 신속하게 치료하려는 것을 목적으로 한다. 특히 심근경색증과 같은 급격한 경과를 특징으로 하는 중증 심질환 환자를 대상으로 하는 심장병 치료실(Coronary Care Unit : CCU)에서 환자감시장치에 의한 치료효과는 대단하다.

환자의 상태를 실시간으로 감시하면서 상태변화를 그래프와 숫자, 소리(알람)로 나타내는 기기이다.

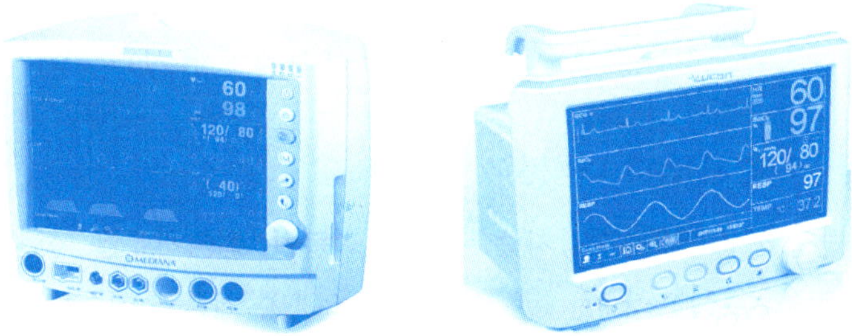

[그림 2-1] 환자감시장치

환자감시장치마다 측정 가능한 범위가 사양에 따라 다르지만 [그림 2-1]의 YM-6000 모델로 3이나 5 lead의 ECG, Respiration, NIBP, SpO_2, Temperature, IBP, $EtCO_2$ 측정이 가능하고, 12.1인치 컬러 TFT LCD 스크린으로 6개의 파형과 함께 8개의 생명징후(vital sigh : 바이털 사인)를 수치로 나타낼 수 있으며, 내부 배터리의 장착으로 외부전원이 끊어진 상태에서도 약 2시간 동안 작동한다. 또한 부가적으로 프린터를 설치하여 환자상태의 변화를 프린터할 수 있으며, Central Monitoring System(중앙 모니터링 시스템)이 가능하여 여러 환자의 상태를 한 대의 컴퓨터 모니터로 종합적으로 나타내어 의사 및 간호사가 환자에게 직접 갈 필요 없이 컴퓨터 모니터로 여러 환자의 상태를 실시간으로 감시할 수 있다.

환자감시는 연속적으로 환자의 질병상태를 파악하여야 하므로 많은 인력과 비용이 필요하다. 그러므로 병원경영상 합리화가 필요한 분야로서 가장 의공학 기술이 필요한 업무라 할 수 있다. 환자감시장치가 이용되기 시작한 것은 수술실이나 회복실에서 작은 단위의 소형 감시에서부터였다. 이후 치료가 각 진료과의 독립적인 치료에서 중앙집중식으로 바뀌었고, 전문화하면서 ICU(집중치료실), CCU(심장병치료병실) 등에서 감시장치로 발전하였으며, 컴퓨터와의 결합을 통해 병원 전체의 환자감시장치로 확대되고 있다(그림 2-2).

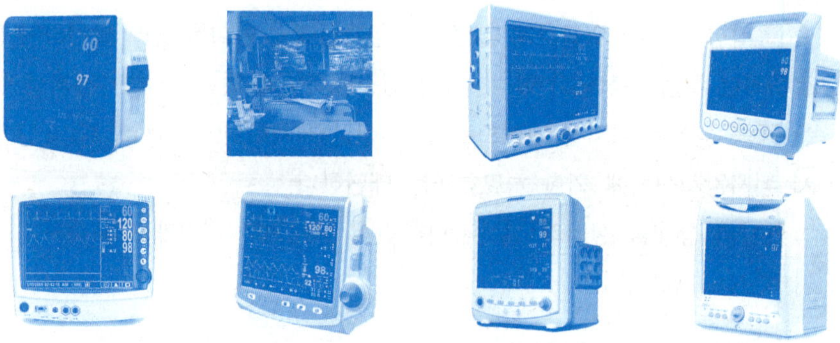

[그림 2-2] 중환자실 및 환자감시장치

1) 환자감시장치 사용분야

일반적으로 환자감시장치는 수술실, 회복실, 집중치료실, 심장병치료병실, 호흡기질환 집중치료실(Respiratory Care Unit : RCU), 뇌졸중 집중치료실(Stroke Care Unit : SCU), 미숙아, 신생아실, 분만실, 고압산소실, 방사선치료실 등에서 사용된다.

2) 환자감시장치 데이터

계측에 의해서 지속적으로 수집되는 데이터에는 환자의 신장, 체중 등의 기초 데이터 및 신체검사 데이터, 생리학적 데이터, 투약·치료의 데이터, 기왕증, 약품 등에 대한 알레르기 유무 등이 포함된다.

환자의 데이터를 감시하거나 계측하기 위한 기술적인 과제로는 센서의 소형화, 장시간 안정한 센서, 비침습적인 계측, 복합 센서의 개발, 무선 텔레미터의 도입, 높은 신뢰성과 안전성, 오동작의 방지, 데이터 처리기술의 도입 등을 들 수 있다.

2. 생체신호계측

심정지, 심근경색증 등의 심질환과 같이 예고 없이 발병하는 질환으로부터 죽음을 면하기 위해서는 응급치료가 필요하다. 이와 같은 치료는 병원 내의 특수한 장치를 비치한 [그림 2-3]과 같은 집중치료실(Intensive Care Unit : ICU)에서 이루어진다.

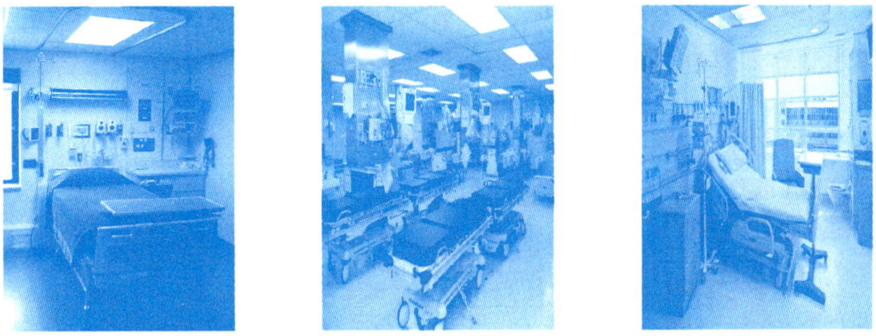

[그림 2-3] ICU

ICU(집중치료실)에서는 중환자의 상태변화에 신속히 대응하기 위해 지속적인 관찰과 생리상태의 연속감시가 이루어져야 하며, 필요할 때에 응급치료가 빨리 행해져야 한다. 이를 위해서 ICU에는 생체의 여러 가지 현상을 연속 계측할 수 있는 집중환자감시장치뿐만 아니라, 응급치료를 할 수 있는 숙련된 의사, 간호사 등의 의료인력 배치와 응급장치가 설치되어 있어야 한다.

ICU은 병원의 차별성에 따라 일반적으로 다르며, 표준화된 ICU는 그리 많지 않다. 또한 집중치료장치도 계속 발전하고 있으며, 오늘날에는 컴퓨터에 의한 자동계측장비가 개발되어 생리계측장치가 사용되고 있다. 집중 계측하는 생리신호는 병원 또는 ICU에서 차이가 난다. 현재 일반적으로 계측되는 항목은 [그림 2-4]와 같이 맥박, 심전도, 호흡, 혈압, 체온, CO_2의 분압 등을 들 수 있다. 생리기능을 계측할 때 주의해야 할 점은 환자의 회복과정에 도움이 되고, 가능한 한 환자에게 불쾌함을 주지 않아야 한다.

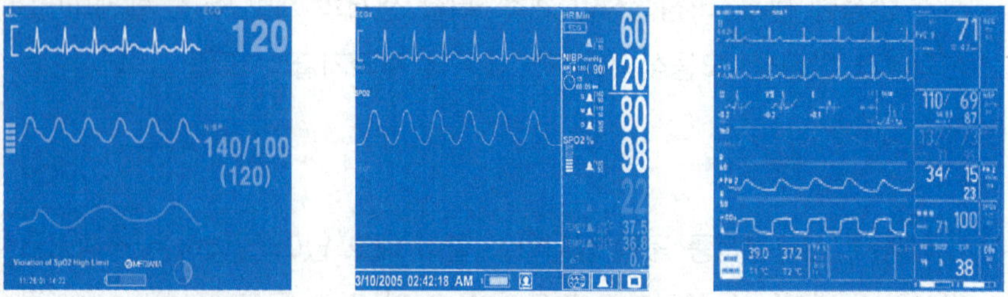

[그림 2-4] 계측되는 신호

1) 앞면 패널 컨트롤과 연결물

환자감시장치 앞면 패널을 나타내고 [그림 2-5]와 같이 각 부위를 나타내었다.

1	시각 알람 표시기
2	LCD 화면
3	전원 표시기
4	배터리 충전상태 표시기 A
5	배터리 충전상태 표시기 B
6	AC 표시기
7	전원 버튼
8	인쇄 버튼
9	알람 정지/일시정지 버튼
10	Trend 버튼
11	NIBP 시작/정지 버튼
12	되돌리기 버튼
13	Knob (조정 손잡이)
14	ECG 연결부
15	SpO_2 연결부
16	NIBP 연결부
17	Temperature 1
18	Temperature 2
19	$EtCO_2$ 연결부
20	관혈식 혈압 1(IBP1) 연결부
21	관혈식 혈압 2(IBP2) 연결부

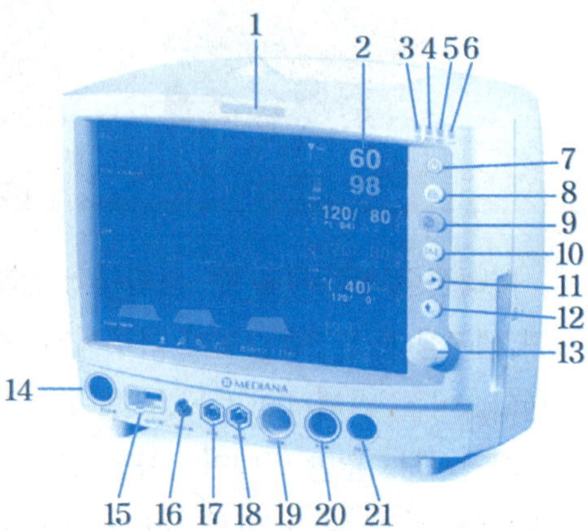

[그림 2-5] 환자감시장치 전면 표시부

2) 전면부 기호 및 설명

환자감시장치 전면부의 〈표 2-1〉에 같이 기호와 설명을 나타내었다.

〈표 2-1〉 전면부 기호 및 설명

기 호	설 명
	전원 버튼 : 모니터의 on / off
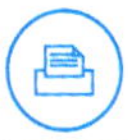	인쇄 : 만일 부가의 프린터가 설치되어 있을 시, 측정 데이터 인쇄
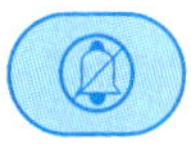	알람 정지 / 일시 정지 버튼 : 청취 가능한 알람을 일시적으로 정지시킴
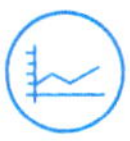	Trend 버튼 : 트렌드(저장된 데이터값) 화면을 표시
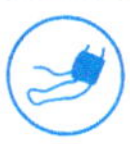	NIBP 시작 / 정지 : NIBP 측정의 시작과 정지 사이를 움직임
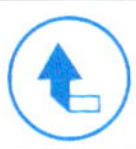	되돌리기 버튼 : 화면에 표시되어 있는 메뉴에서 나가거나 메인 화면으로 감
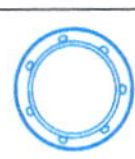	Knob(조정손잡이) : 사용자가 직접 메뉴 및 기타 기능 설정사항을 선택 / 변경.

3) 측정 가능한 수치의 부연 설명

① **환자감시장치**는 환자의 심전도와 혈압(관혈식 혈압, 비관혈식 혈압) 그리고 혈중 산소포화도를 동시에 확인할 수 있는 의료용 환자계측장치이다. 따라서 환자감시장치 안에 심전계와 혈압계 등 계측장치가 포함되어 있는 것이다.

② **환자감시 실습장치**는 심전도, 혈중산소포화도, 호흡, 체온, 혈압, 호기말 이산화탄소 등을 측정하는 환자감시장치이다. [그림 2-6]은 환자감시장치의 YM-6000모델을 Open kit로 제작한 것으로 의공학을 배우는 의공인들에게 보다 더 자세히 환자감시장치를 공부하기 위하여 제작하였다.

㉠ ECG(electrocardiogram) : 심전도의 약칭으로 ECG(미국식) 또는 EKG(독일식)로 나타낸다.

㉡ SpO_2(혈중산소포화도) : 혈액의 산소포화량은 산소와 포화된 동맥피에 헤모글로빈 분자의 백분율이다.

㉢ NIBP(Non invasive Blood Pressure) : 비관혈식 혈압측정으로 커프(cuff)를 이용한 오실로메트릭 방법으로 측정한다.

㉣ IBP(Invasive Blood Pressure) : 관혈식 혈압측정으로 카테터로 얇고 가느다란 튜브를 통해 환자의 혈관에 삽입하여 측정한다.

㉤ Respiration(호흡) : 환자의 호흡상태를 나타내며 측정 Source는 ECG를 이

용한 임피던스 측정과 SpO2를 이용한 측정법 두 가지가 있다.

ⓗ Temperature(체온) : 환자의 체온을 실시간으로 측정한다(2chanel).

ⓢ $EtCO_2$(호기말 이산화탄소) : 환자의 흡기 및 호기 시 이산화탄소를 측정한다.

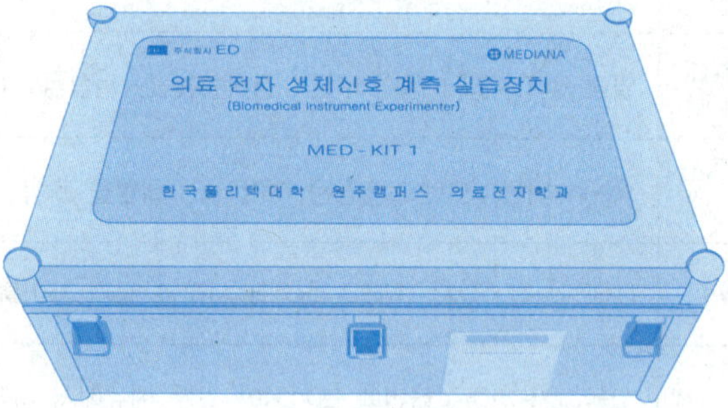

[그림 2-6] 의료전자 생체신호계측 실습장치

3. 파워 코드

환자감시장치의 Open kit의 구조(외형)를 나타낸 것이다.

〈사진 2-1〉

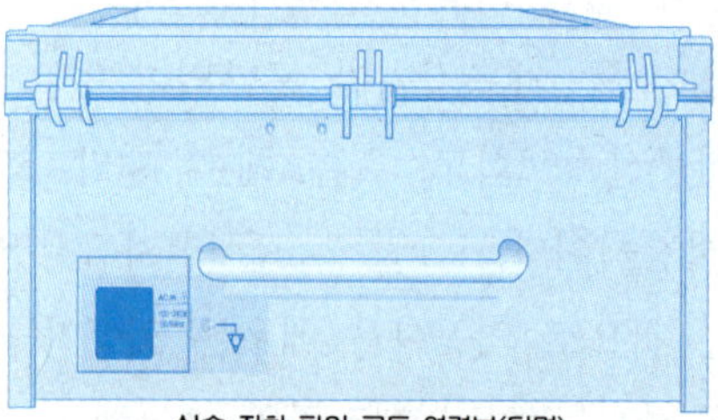

실습 장치 파워 코드 연결부(뒷면)

〈사진 2-2〉

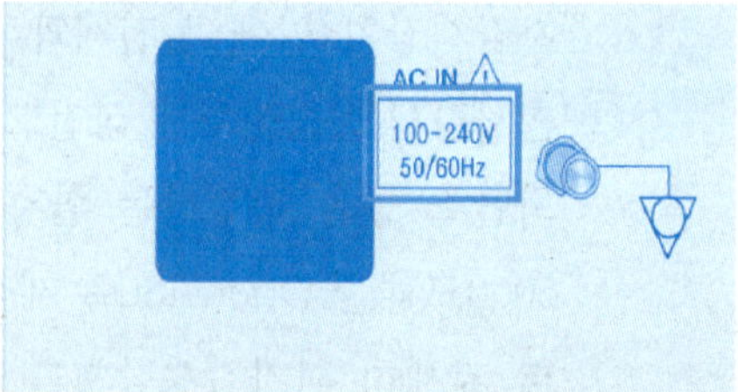

[1] 실습장치(사진 2-1)의 파워 코드 연결부(뒷면)이다.

참고 〈사진 2-2〉 환자감시장치 kit는 100~240[V]까지 자유전압(free voltage)이므로 별도의 전원 변압기가 필요하지 않다.

[2] 파워 코드 연결(사진 2-3) : 파워 코드를 실습장치에 연결한다.

[3] 파워 코드 연결확인(사진 2-4) : AC LED에 불이 들어오는 것을 확인한다.

〈사진 2-3〉

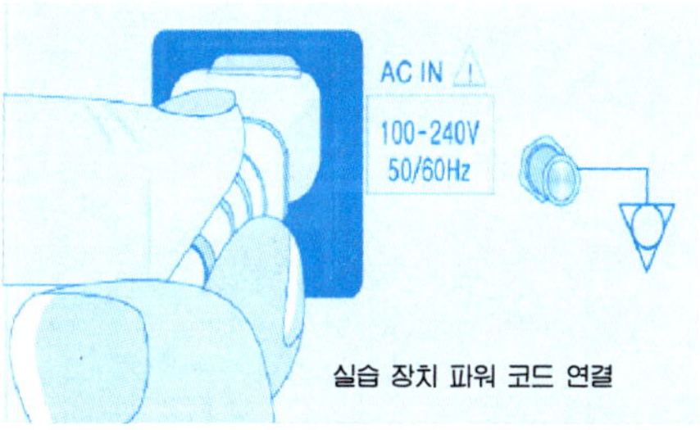

실습 장치 파워 코드 연결

〈사진 2-4〉

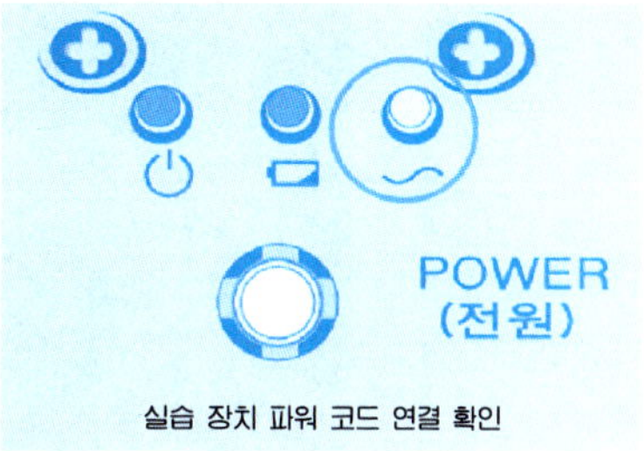

실습 장치 파워 코드 연결 확인

[4] 전원 버튼 누름(사진 2-5) : 전원 버튼을 3초 이상 눌러 실습장치를 작동시킨다.

[5] 화면표시 : 전원이 켜지면 스크린에 〈사진 2-6〉과 같은 화면이 나타난다(전원이 들어왔을 때 실습장치가 자동으로 회로와 기능을 자가 진단한다). 화면의 버전(version)은 업그레이드(upgrade) 정도에 따라 다를 수 있다.

〈사진 2-5〉

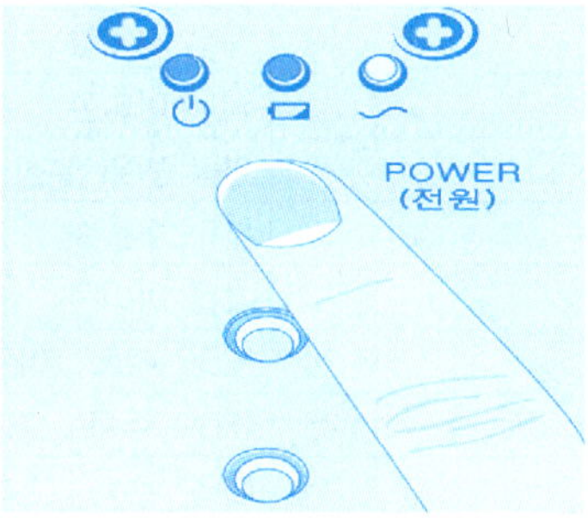

〈사진 2-6〉

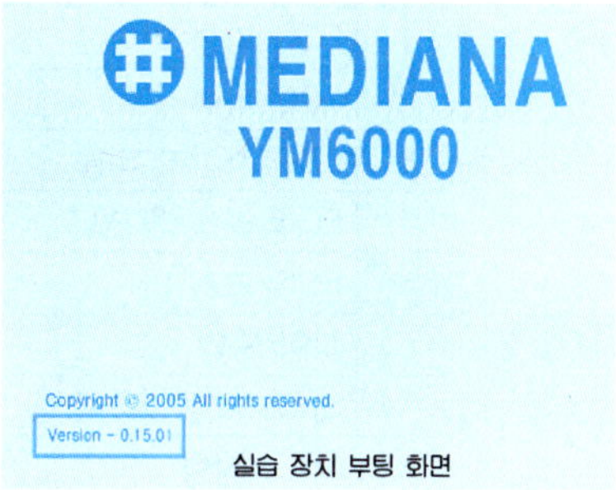

실습 장치 부팅 화면

① 화면 표시 : 환자감시장치의 [그림 2-7]과 같이 전면 모니터 설명이다.

② 환자감시장치의 〈표 2-2~2-3〉은 전면의 기호와 컬러 디스플레이를 나타내었다.

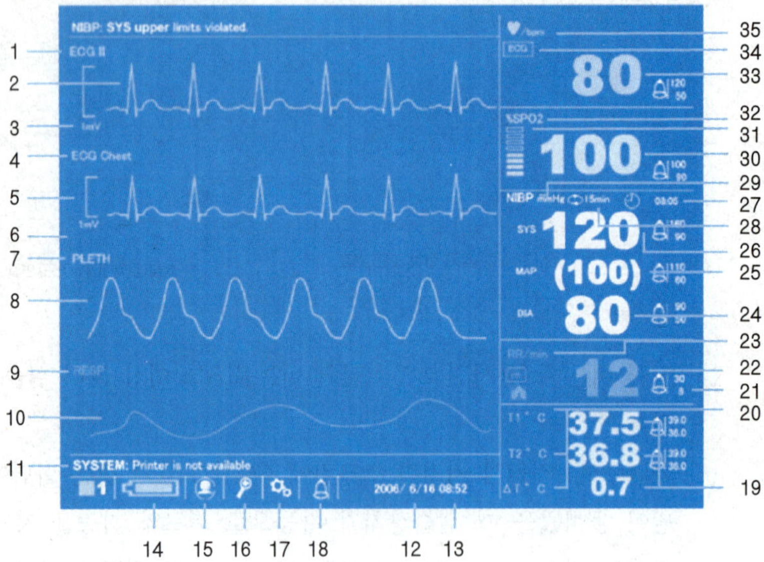

[그림 2-7] 실습장치의 메인 화면

1	ECG 파형 아이콘	19	체온 수치값
2	ECG 파형	20	체온 아이콘
3	ECG 사이즈 비율	21	알람 범위 설정 아이콘
4	ECG 리드 한 쌍	22	분당 호흡수
5	ECG 크기 바	23	호흡 아이콘
6	파형 구역	24	NIBP 수치 : 이완기 측정값
7	SpO_2 파형 아이콘	25	NIBP 수치 : 평균값
8	SpO_2 파형	26	NIBP 수치 : 수축기 측정값
9	호흡파형 아이콘	27	마지막 NIBP 측정된 시간
10	호흡파형	28	NIBP 자동 모드와 간격 표시기
11	메시지 표시부	29	NIBP 아이콘
12	날짜 표시부	30	SpO_2 수치
13	시간 표시부	31	SpO_2 펄스 크기 표시부
14	배터리 상태 아이콘	32	SpO_2 아이콘
15	환자 모드 : 성인, 소아, 신생아	33	분당 박동수
16	확대 아이콘	34	신호원 표시 아이콘
17	환경설정 아이콘	35	분당 박동수 아이콘
18	알람 범위설정 아이콘		

〈표 2-2〉 전면 표시부 및 기호들

기 호	설 명	기 호	설 명
ECG	심전도 아이콘	%SpO_2	산소포화도 아이콘
II	심전도 리드	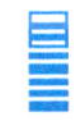	맥박크기 표시기
1[mV]	심전도 크기	RR / MIN	호흡 아이콘
[	심전도 크기 바	Im	호흡측정원 : 임피던스 호흡
P1	관혈식 혈압 1라벨	Aw	호흡측정원 : 기도 내 호흡
P2	관혈식 혈압 2라벨	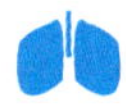	폐 아이콘
ABP	관혈식 혈압 1 또는 2라벨 : 동맥혈압	$InCO_2$	흡기초 이산화탄소 아이콘
CVP	관혈식 혈압 2라벨 : 중심 정맥 혈압	$EtCO_2$	호기말 이산화탄소 아이콘
PAP	관혈식 혈압 2라벨 : 폐동맥 혈압	T1	체온 1 아이콘
LAP	관혈식 혈압 2라벨 : 좌동맥 혈압	T2	체온 2 아이콘
PLETH	PLETH 파형 아이콘	ΔT	체온차이 아이콘(체온1-체온2)
CAPNO	CAPNO 파형 아이콘	℃	체온단위 : 섭씨
RESP	호흡파형 아이콘	°F	체온단위 : 화씨
♥/Min	심박 / 맥박 아이콘	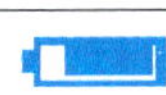	배터리 상태 아이콘
ECG	심박측정원 : 심전도		빅 넘버 아이콘
P1	맥박측정원 : 관혈식 혈압	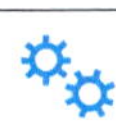	환경설정 아이콘
ABP	맥박측정원 : 관혈식 혈압	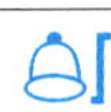	알람 설정 아이콘
SpO_2	맥박측정원 : 산소포화도	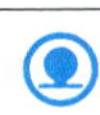	환자 모드 아이콘 : 성인
NIBP	맥박측정원 : 혈압	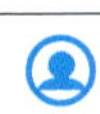	환자 모드 아이콘 : 소아
ST	ST 레벨 분석 아이콘	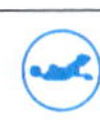	환자 모드 아이콘 : 신생아
Ar	부정맥 검출 아이콘	2013 8 / 23	날짜표시
mV	ST 레벨 측정단위 : [mV]	16 : 43	시간표시
/ Min	부정맥 beats count 단위 : [bpm]	kPa	혈압단위 : [kPa]

기 호	설 명	기 호	설 명
	페이서 펄스 검출 : 사용	%	이산화탄소 단위 : [%]
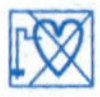	페이서 펄스 검출 : 미사용	S	수축기혈압
NIBP	혈압 아이콘	M	평균혈압
mmHg	혈압단위 : [mmHg]	D	이완기혈압
[100 90	알람 설정값	T	트렌드-그래프 : 체온 1
	알람 아이콘		트렌드-그래프 : 체온 2
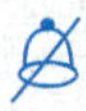	알람음 일시정지 아이콘	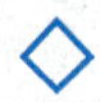	트렌드-그래프 : 호기말 이산화탄소
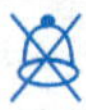	알람음 정지 아이콘		트렌드-그래프 : 심박 / 맥박
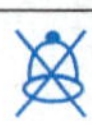	알람음 무한정지 아이콘		트렌드-그래프 : 산소포화도
 해제	자동 혈압측정간격	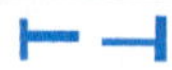	트렌드-그래프 : 관혈식 혈압
 15분	혈압측정 경과시간	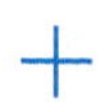	트렌드-그래프 : 호흡
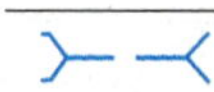	트렌드-그래프 : 혈압		

〈표 2-3〉 컬러 디스플레이

기 능	색 깔	기 능	색 깔
ECG / 심장속도	녹색	일반 배경	검은색
SpO_2	하늘색	정보제공 알람	흰색
NIBP	흰색	낮은 우선순위 알람	노란색
관혈식 혈압 1	빨간색	중간 우선순위 알람	노란색
관혈식 혈압 2	노란색	높은 우선순위 알람	빨간색
호흡	자주색	배터리 상태 아이콘 〈보통〉	녹색
이산화탄소 분압	연보라	배터리 상태 아이콘 〈낮음〉	노란색이나 빨간색
온도	분홍색		

③ 환자감시장치를 [그림 2-8]과 같이 환자에게 부착하는 모습을 나타내었다.

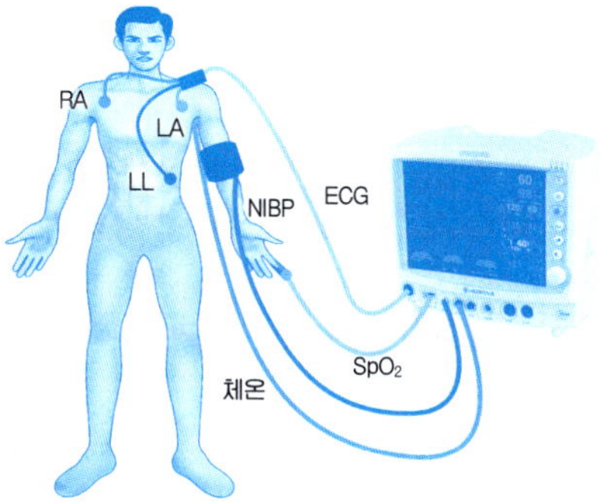

[그림 2-8] 환자감시장치를 환자에게 부착

〈사진 2-7〉

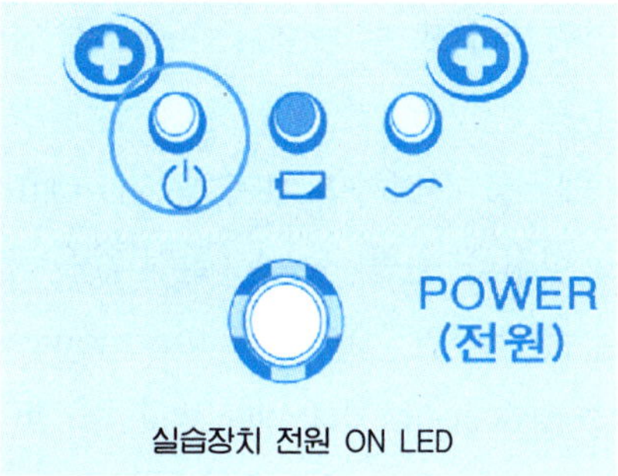

[6] 파워 ON LED(사진 2-7) : 파워 LED 점등을 확인한다.

02 환자감시장치 데모설정방법

데모모드	환자에 측정장비를 부착하지 않은 상태에서 기본적인 파형이나 수치를 나타내게 하는 모드로 측정값과 상관없이 프로그램되어 있는 파형과 수치로 화면에 나타난다. 데모모드는 프로그램되어 있는 파형과 수치가 나타나는 것으로 측정과는 아무 상관이 없다. 환자측정 시에는 반드시 데모모드를 해지한 후 측정한다.

① 전원을 On시킨다.

② 부팅이 끝나고 메인 화면이 뜬다.

③ 화면 우측 하단에 있는 환경설정(셋업 메뉴 : ,)를 선택한다.

④ 환경설정(셋업 메뉴)에서 Service Menu를 선택한다.

⑤ Pass Code 입력창이 뜨면 “81904” “606”을 입력한다(코드는 제품에 따라 다를 수 있다).

⑥ Demo mode 메뉴를 선택하면 우측에 On / Off(설정 / 해제)를 설정할 수 있다. 데모모드 설정을 원할 시 On(설정)값을 선택한다.

⑦ Done(완료)을 선택하면 “Turn off the monitor at this time All changes made to the power-up defaults will be in effect the next time the monitor is turned on”이라는 메시지가 뜬다.

⑧ 전원을 Off시킨다.

⑨ 전원을 다시 ON시키면 선택한 데모모드로 설정되어 있다(완료).

03 환자감시장치 언어설정방법

데모모드	환자에 측정장비를 부착하지 않은 상태에서 기본적인 파형이나 수치를 나타내게 하는 모드로 측정값과 상관없이 프로그램되어 있는 파형과 수치로 화면에 나타난다. 데모모드는 프로그램되어 있는 파형과 수치가 나타나는 것으로 측정과는 아무 상관이 없다. 환자측정 시에는 반드시 데모모드를 해지한 후 측정한다.

① 전원을 On시킨다.
② 부팅이 끝나고 메인 화면이 뜬다.
③ 화면 우측 하단에 있는 환경설정(셋업 메뉴 : ,)를 선택한다.
④ 환경설정(셋업 메뉴)에서 Service Menu를 선택한다.
⑤ Pass Code 입력창이 뜨면 "79921"을 입력한다.
⑥ Language 메뉴를 선택하면 우측에 English, 한국어 등 총 17개 언어를 선택할 수 있는 창이 뜬다. 원하는 언어를 선택한다(언어선택은 제품에 따라 종류가 다르다).
⑦ Done을 선택하면 "Turn off the monitor at this time All changes made to the power-up defaults will be in effect the next time the monitor is turned on"이라는 메시지가 뜬다.
⑧ 전원을 Off시킨다.
⑨ 전원을 다시 On시키면 선택한 언어로 설정되어 있다(완료).

04 심전도, 호흡, 체온 시뮬레이터 사용

1. 심전도

심전도(electrocardiogram)는 심장전기도의 약어로, ECG(미국식) 또는 EKG(독일식)로 표기한다(주로 병원에서는 독일식으로 사용한다). 심근의 흥분은 정맥동에서 일어나 심방·심실 방향으로 나가므로 이것의 흥분을 임의의 두 점에서 심전계(전류계)에 유도하면 심장의 활동전류가 그래프로 표시된다. 이와 같은 그래프가 심전도이며 심장질환의 진단에 아주 중요하다.

심장의 기저부가 흥분하여 첨부에 대해 전기적으로 음성이 될 때 전류계의 바늘(지침)이 위쪽으로 향하게 곡선을 나타낼 경우에는 등전위선에서 돌출하는 곳을 W. 에인트호벤이 이름지음에 따라서 [그림 2-9, 2-10]과 같이 P, Q, R, S, T, U파형이라고 한다.

심전도 측정방법에는 **제1유도**(양손), **제2유도**(오른손과 왼발), **제3유도**(왼손과 왼발)의 표준지유도 외에 **흉부유도**, **단극유도** 등도 있다.

심전도 전극은 환자의 정해진 위치에 장착한다. 같은 심장의 전기현상을 그리는데, 이들 전극 간의 여러 가지 조합을 기록용지에다 12종의 다른 심전도 기록을 얻을 수 있는 것을 심전도 유도라고 한다. **일반 심전도 검사**에서는 **심장을 전액면**에서 본 것으로 하여 3가지 **표준유도체**와 3가지 **단극사지유도**, 그리고 수평단면에서 본 것으로 6가지 **흉부유도**가 이용된다.

표준사지유도와 **단극사지유도**에서는 단극 양쪽 손목과 좌측 발목에 장착되는 것이 보통이지만, 실제로는 어느 사지에 두어도 상관없다. 더구나 사지의 발목이 아니라 몸체 가까이 전극을 두어도 거의 비슷한 기록을 얻을 수 있다. 4번째 전극은 심전도 기록을 안정화하기 위하여 우측 발목에 연결하지만 이것은 심전도 파형형성에는 관계가 없다.

① **심전계**는 W. 에인트호벤(네덜란드의 생리학자)이 1911년 해저전신용으로 쓰이던 **현선전류계**를 개량한 것을 이용하여 최초로 활동전류를 묘사하여 심전도학의 기초를 이루었다. 그 이후에 **권선전류계** 등도 이용되었지만 초기의 것은 전류계로 직접 기록한 것으로서 **전류심전계**라고 한다. 전류심전계 자체가 불편한 점이 많고 크기 때문에 그 이후에 기술의 발달에 따라 전위차의 변화를

증폭진공관을 이용하여 증폭시켜 간접적으로 오실로그래프에 나타나게 하는 **전압심전계**만이 쓰이게 되었다. 음극선 오실로그래프를 사용한 동시에 두 방향에서 벡터의 변화를 브라운관과 브라운관 심전계를 이용하여 형광판에 곡선으로 나타나게 하는 벡터 심전계 등이 있으며 왕진용인 소형의 것도 있다.

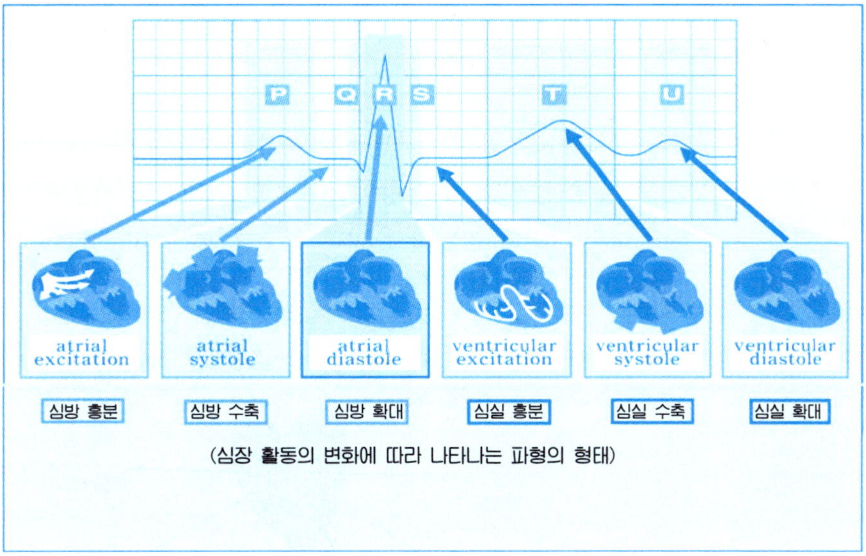

[그림 2-9] P, Q, R, S, T, U파 - 1

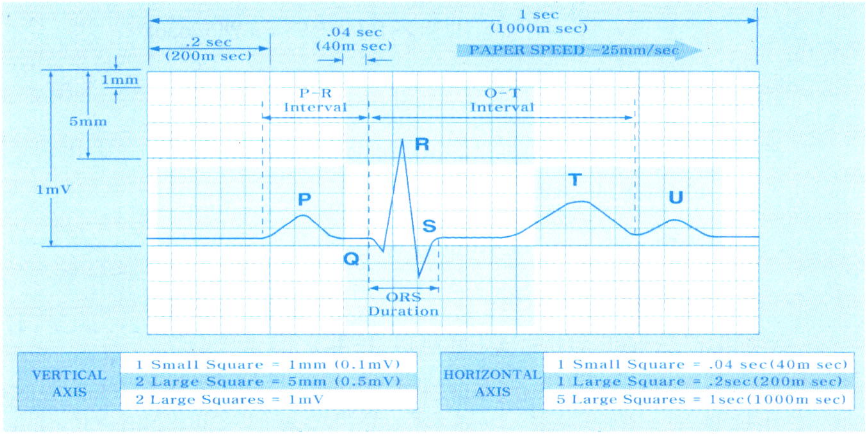

[그림 2-10] P, Q, R, S, T, U파 - 2

② 심전도의 발생과정의 [그림 2-9], [그림 2-10]과 같이 동방결절(S-A node) ⇒ 방실결절(A-V node) ⇒ His Bundle ⇒ Bundle Branch ⇒ 푸르킨에 섬유 ⇒ 심실수축의 순서로 나타난다.

동방결절(S-A node)은 스스로 흥분하는 능력을 가지고 있어 전기 임펄스를 발생(활동전위)하여 심장의 페이스메이커(pacemaker) 역할을 하며, 방실결절(A-V node)은 활동전위가 내부전기 전도계를 따라서 심실을 향하여 전도되는 메커니즘을 지연시키는 지연선 역할을 한다.

③ P파 : S-A node에 의한 좌 / 우 심방수축

㉠ QRS파 : 심실수축

㉡ T파 : 심실이완

④ 심근경색이나 협심증 등의 관동맥질환과 여러 종류의 전해질 이상이나 부정맥 등의 진단, 수술 중의 심장 이상의 유무확인 · 조사 등 사용범위나 응용 면이 광대하고, 심장질환의 진단학상 아주 중요한 부분이라 할 수 있다.

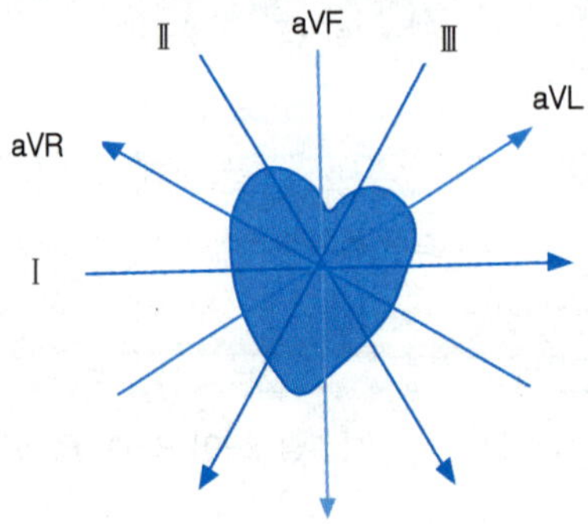

[그림 2-11] 심전도 유도법(5 lead)

⑤ 심전도 유도법(5 lead)은 [그림 2-11]과 같다.

㉠ 단극(증폭) 사지 리드 : aVR, aVL, aVF

㉡ 단극 흉곽 리드 : V(C)~V(C)6

㉢ 리드 aVR : RA－LA＋LL간의 전위차

㉣ 리드 aVL : LA－RA＋LL간의 전위차

㉤ 리드 aVF : LL－RA＋LL간의 전위차

㉥ 리드 C : C-LL＋RA＋LL간의 전위차

⑥ 주요 심장질환 관련 용어는 〈표 2-4〉와 같다.

〈표 2-4〉 심장질환 관련 용어

Asystole	심장정지
PAC(Premature Atrial Contraction)	조기 심방수축
PVC(Premature Ventricular Contraction)	조기 심실수축
VFIB(Ventricular Fibrillation)	심실세동(심실이 수축하지 못하고 떨고 있는 현상)
V-tach(Ventricular tachycardia)	심실빈맥(VFIB 조건에서 빈도가 150[bpm] 이상인 경우)
AFIB(Artial Fibrillation)	심방세동(심방이 수축하지 못하고 떨고 있는 현상)
Tachycardia	빈맥(심박수가 분당 100회 이상인 경우 : 성인기준)
Bradycardia	서맥(심박수가 분당 40~60회 이하인 경우 : 성인기준)
Arrhythmia	부정맥(맥박이 일정하지 않음)

⑦ 심전도 측정 시 주의사항

㉠ 같은 종류의 전극을 사용할 것

㉡ 전극과 피부의 접촉상태를 확인할 것

㉢ 전극의 전해질 상태를 확인할 것

㉣ Motion artifact(동 잡음)에 주의할 것

㉤ 전원 잡음(50[Hz], 60[Hz])에 주의할 것

2. 시뮬레이터의 연결설정

Patient(심전도, 호흡, 체온) 시뮬레이터는 환자의 상태를 기기로 조작하여 가상으로 환자감시장치를 시뮬레이션하는 기기, 환자의 심박수, 호흡, 체온, IBP 등을 조절하여 환자감시장치에 나타나게 할 수 있다. 시뮬레이터의 사용목적은 환자의 상태가 정확하게 환자감시장치에 잘 나타내어지는지 확인여부가 주목적이다.

〈사진 2-8〉

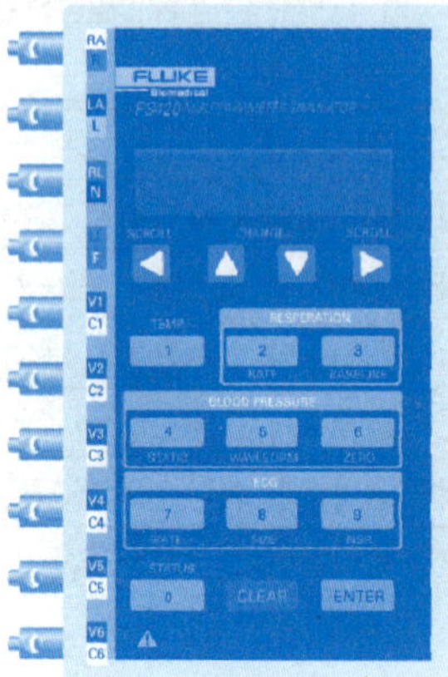

PS-420(심전도, 호흡, 체온 시뮬레이터)

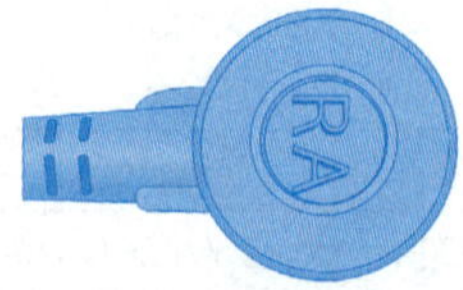

(a) RA 리드 와이어

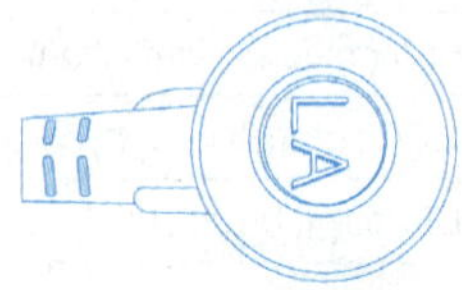

(b) LA 리드 와이어

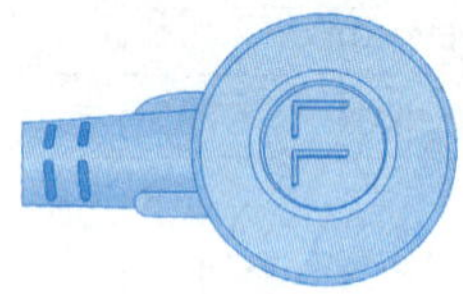

(c) LL 리드 와이어

[7] 〈사진 2-8〉은 Patient(심전도, 호흡, 체온) 시뮬레이터(모델명 : PS-420)와 각 리드 와이어이다.

(a) RA(Right Arm : 오른팔) 리드 와이어

(b) LA(Left Arm : 왼팔) 리드 와이어

(c) LL(Left Leg : 왼다리) 리드 와이어

〈사진 2-9〉

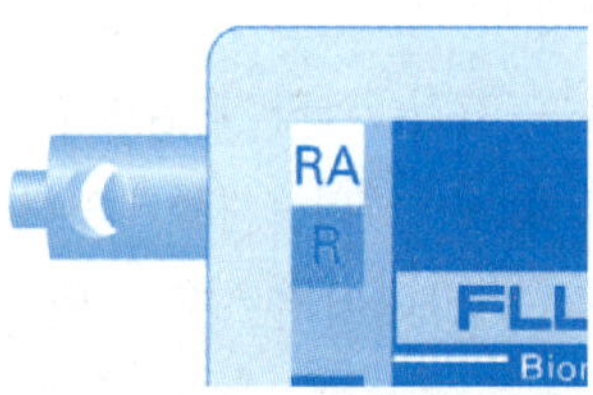

〈사진 2-10〉

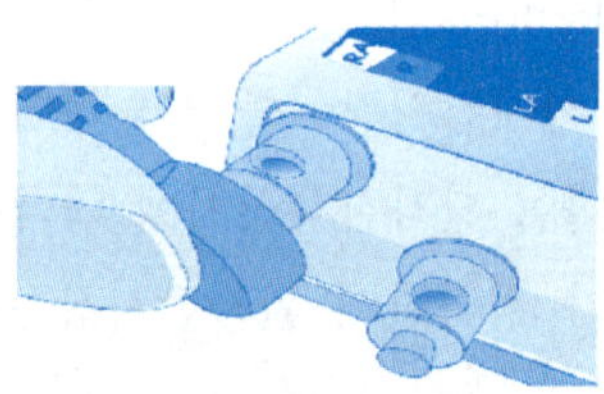

〈사진 2-11〉

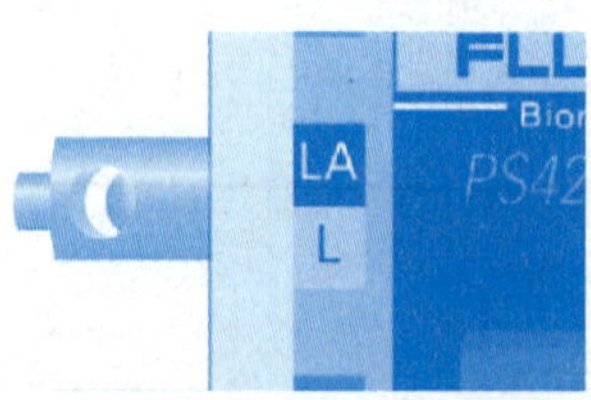

〈사진 2-12〉

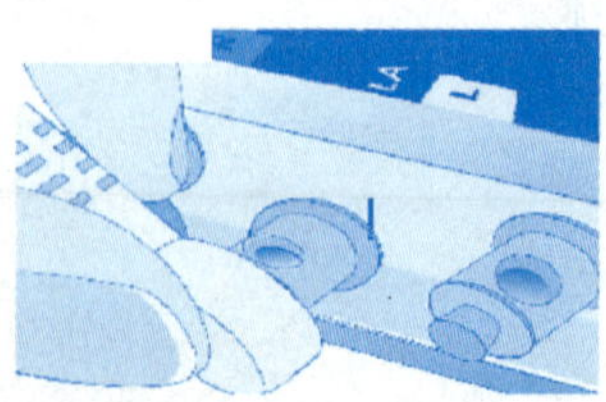

[8] 〈사진 2-9〉와 같이 심전도 시뮬레이터의 RA 드라이브에 〈사진 2-10〉과 같이 RA(좌측) 리드 와이어를 연결한다. 〈사진 2-11〉과 같이 심전도 시뮬레이터의 LA 드라이브에 〈사진 2-12〉와 같이 LA(좌측) 리드 와이어를 연결한다(리드 와이어의 문자와 색깔을 확인한다).

〈사진 2-13〉

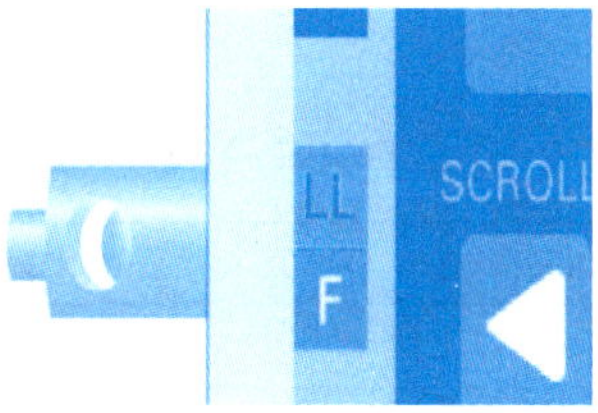

〈사진 2-14〉

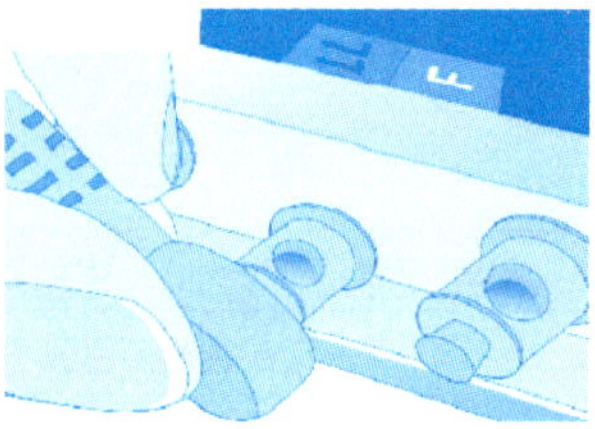

[9] 〈사진 2-13〉과 같이 심전도 시뮬레이터의 LL 드라이브에 〈사진 2-14〉와 같이 LL(좌측) 리드 와이어를 연결한다(리드 와이어의 문자와 색깔을 확인한다).

3. 환자감시장치 연결설정(환자에게 사용할 경우)

① 심전도(ECG) 전극을 [그림 2-12], [그림 2-13]과 같이 선택하고 전극저항의 변동을 피하기 위해 동일한 환자에게 한 전극만 사용하여 전극사용법에 따라 전극위치를 준비한다.

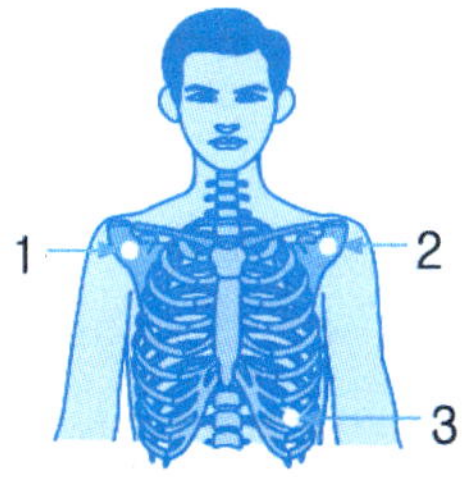

[그림 2-12] 표준 3-전극위치

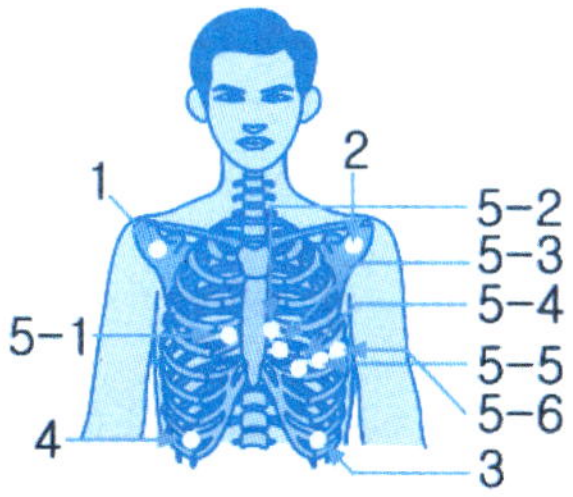

※ 5번째 리드에 5-1에서 5-6리드 전극 부착위치

[그림 2-13] 표준 5-전극위치

② 전극에 리드를 부착하고 〈표 2-5〉의 컬러 코드를 사용하여 전극을 환자에게 부착한다. 희망하는 리드 선택이 ECG 파형 구역에 나오는지 확인한다(표 2-6 참고). 리드 II는 대부분의 모니터 상황에 가장 적합하다.

〈표 2-5〉 심전도(ECG) 전극 색상

Lead(리드)	AAMI(미국용)	IEC(유럽용)
1. 오른팔(RA)	흰색 / 오른팔	(R) 빨간색
2. 왼팔(LA)	검은색 / 왼팔	(L) 노란색
3. 왼다리(LL)	빨간색 / 왼다리	(F) 초록
4. 오른다리(RL)	녹색 / 오른다리	(N) 검은색
5-1 ~ 5-6 흉부	갈색 / 흉부	(C) 흰색

〈표 2-6〉 ECG 리드 한 쌍

리드 구역	차동 전극 / 미국용 표기	차동 전극 / 유럽용 표기
I	오른팔 / 왼팔	R L
II	오른팔 / 왼다리	R F
III	왼팔 / 왼다리	L F
흉부	오른팔 + 왼팔 + 왼다리 / 3 흉부 / V	(R+L+F) / 3 흉부(C)
aVR	−(리드 I + 리드 III / 2)	−(Lead I + Lead III / 2)
aVL	(리드 I − 리드 III) / 2	(Lead I − Lead III) / 2
aVF	(리드 III + 리드 III) / 2	(Lead II + Lead III) / 2

③ 모니터 전면부에 맞는 ECG 케이블을 ECG 커넥터에 연결시킨다.

4. 시뮬레이터 설정

[10] 심전도 케이블이며 시뮬레이터 기기와 실습장치를 연결하며 〈사진 2-15〉는 실습장치로 연결되는 부분이다.

〈사진 2-15〉

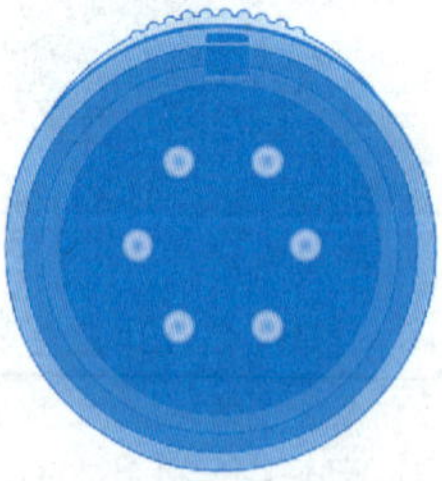

〈사진 2-16〉

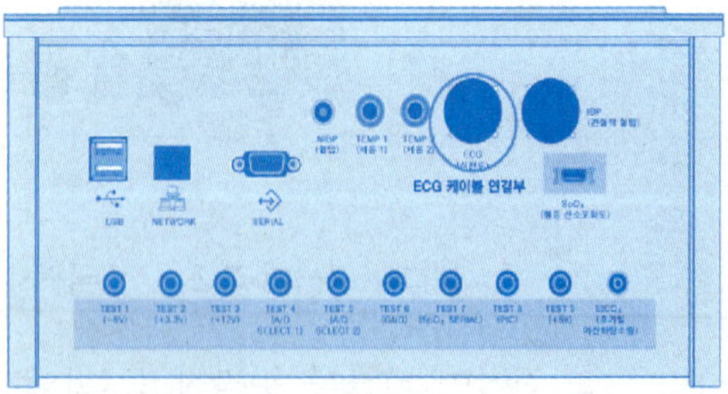

[11] 〈사진 2-16〉은 실습장치의 옆면(우측)이며, ECG, NIBP, SpO_2, 체온 등 여러 가지 연결 삽입부로 이루어져 있다.

〈사진 2-17〉

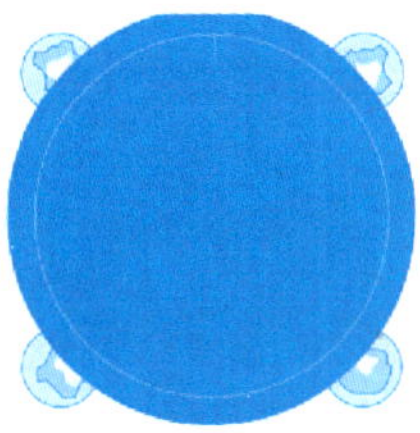

〈사진 2-18〉

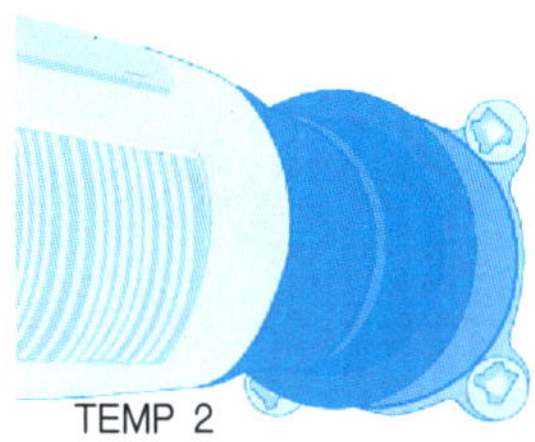

[12] 〈사진 2-17〉의 케이블을 실습장치의 (사진 2-18) ECG 연결부에 삽입한다 (케이블 각각의 핀을 주의하여 잘 맞춘다).

〈사진 2-19〉

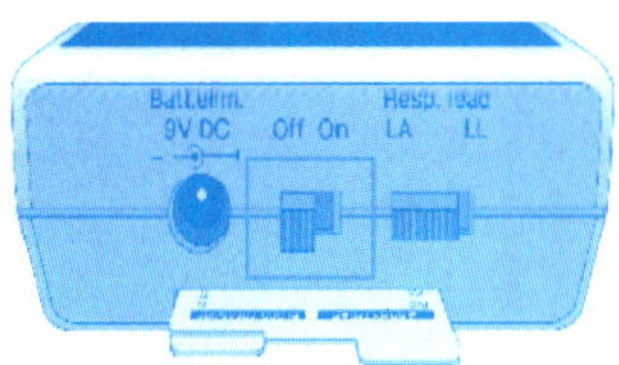

〈사진 2-20〉

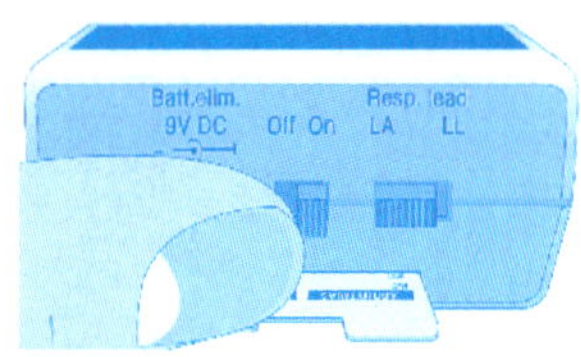

[13] 시뮬레이터의 위쪽(사진 2-19)의 On / Off(켬 / 끔) 스위치(사진 2-20)를 On으로 한다.

〈사진 2-21〉

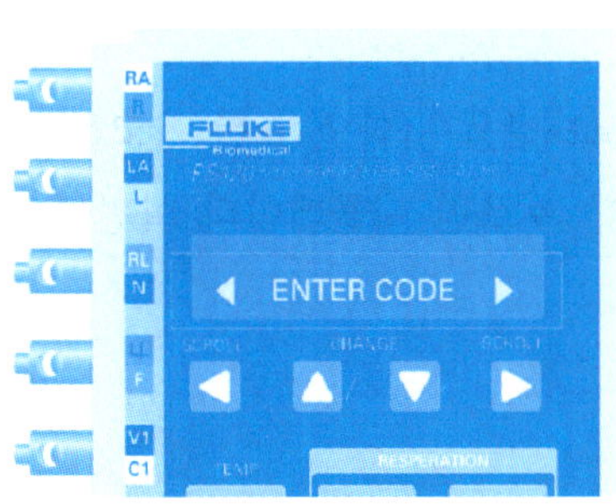

[14] 스위치를 On시키면 〈사진 2-21〉과 같이 ENTER CODE(코드를 입력하시오)라고 화면에 표시된다.

〈사진 2-22〉

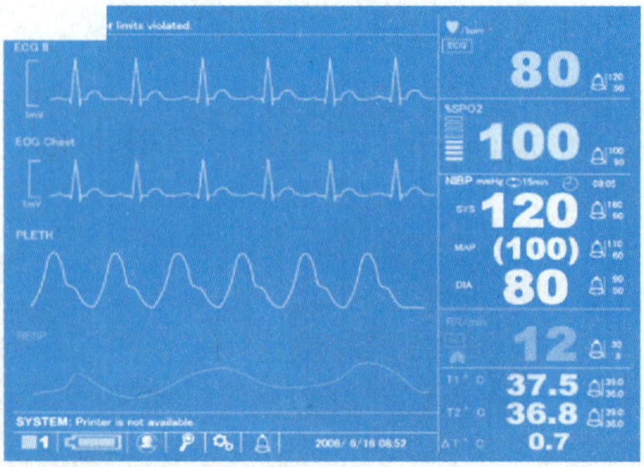

[15] 코드를 입력하지 않은 상태에서 시뮬레이터 전원만 켜졌을 경우에는 〈사진 2-22〉와 같이 80[BPM]으로 ECG가 표시되며, 파형과 ECG(심박수) 수치가 나타난다.

〈사진 2-23〉 〈사진 2-24〉

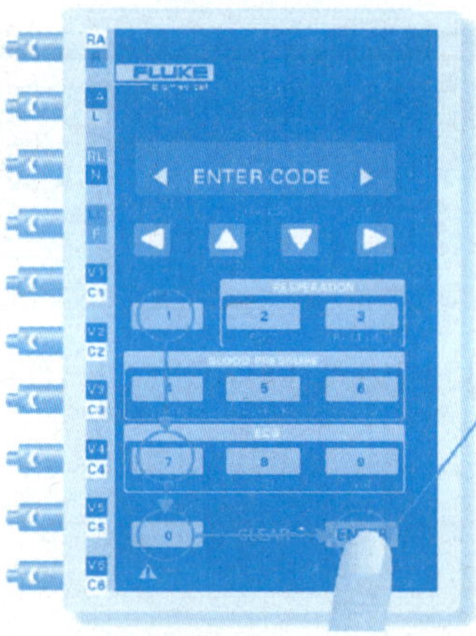

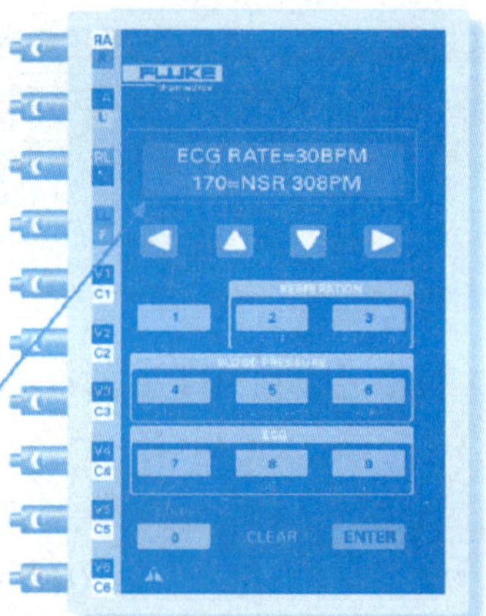

[16] 각각의 코드값을 나타낸 표를 참고하여 〈사진 2-23〉과 같이 170을 누르고 엔터를 누르면 시뮬레이터 화면에 〈사진 2-24〉와 같은 화면이 표시된다.

〈사진 2-25〉 〈사진 2-26〉

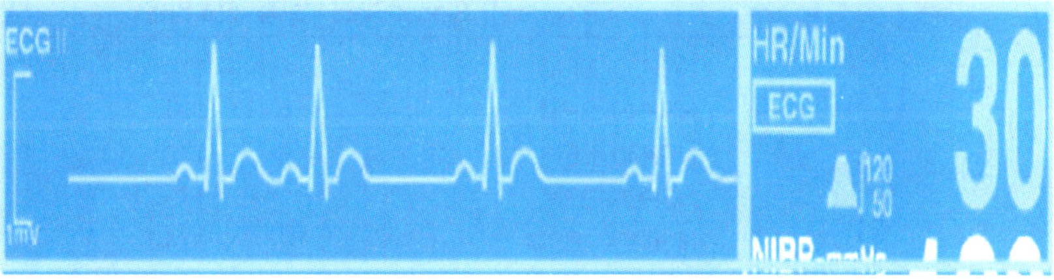

〈사진 2-27〉 〈사진 2-28〉

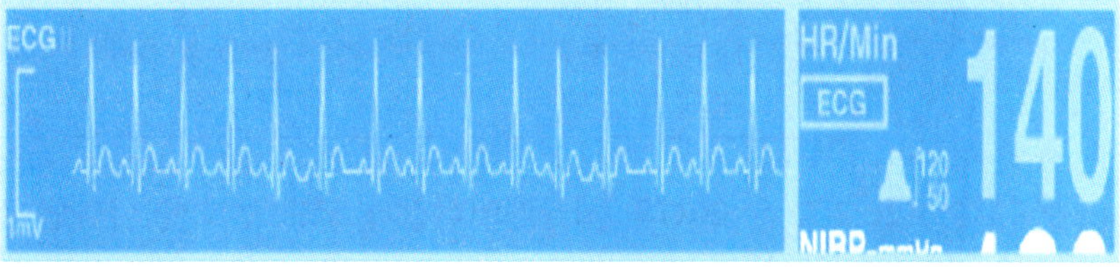

〈사진 2-29〉 〈사진 2-30〉

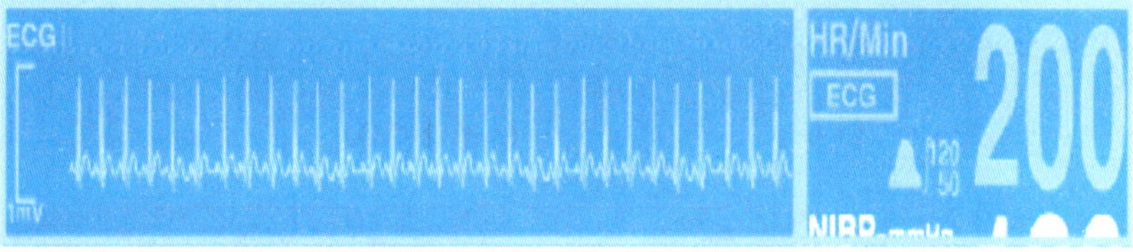

〈사진 2-31〉 〈사진 2-32〉

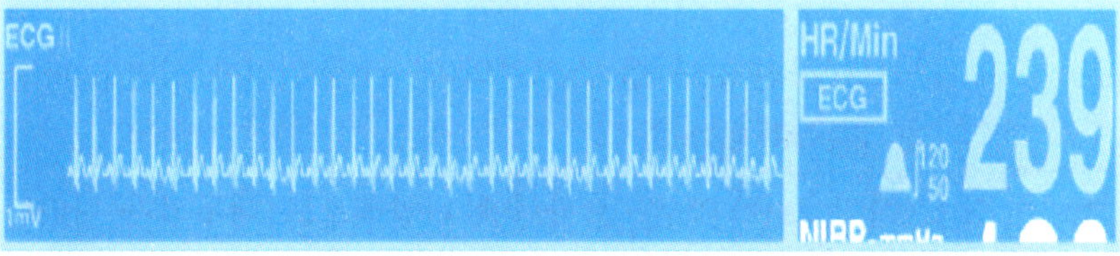

[17] 시뮬레이터 입력 후 실습장치에는 〈사진 2-25〉와 같은 파형이 나타난다. 수치가 30인 것은 1분에 30번 심장이 박동한다는 의미이며, 알람 범위의 최고값과 최저값은 보통 120 / 50으로 설정한다(시뮬레이터 입력 후, 수치는 바로 바뀌는 것이 아니고 서서히 올라간다). 〈사진 2-25~2-32〉까지는 심박수의 크기에 따른 파형과 수치의 변화를 나타낸 것으로 수치가 커질수록 파형의 폭이 좁아진다. 실습장치의 오차는 ±3[BPM]이다.

〈표 2-7〉 ECG 시뮬레이터값과 코드 번호

NSR(NormaL Signal Rate : 보통 신호비율)	
NSR30 BPM	170
NSR40 BPM	171
NSR60 BPM	172
NSR80 BPM	173
NSR100 BPM	174
NSR120 BPM	175
NSR140 BPM	176
NSR160 BPM	177
NSR180 BPM	178
NSR200 BPM	179
NSR220 BPM	180
NSR240 BPM	181

[18] 〈표 2-7〉은 ECG의 시뮬레이터값과 코드 번호를 나타낸 것이며, 밑줄 친 문자는 〈사진 2-25~2-32〉까지의 표시 코드 번호이다.

〈사진 2-33〉

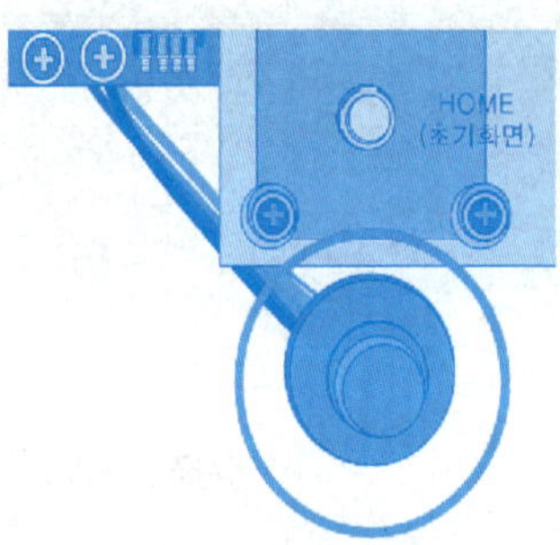

〈사진 2-34〉

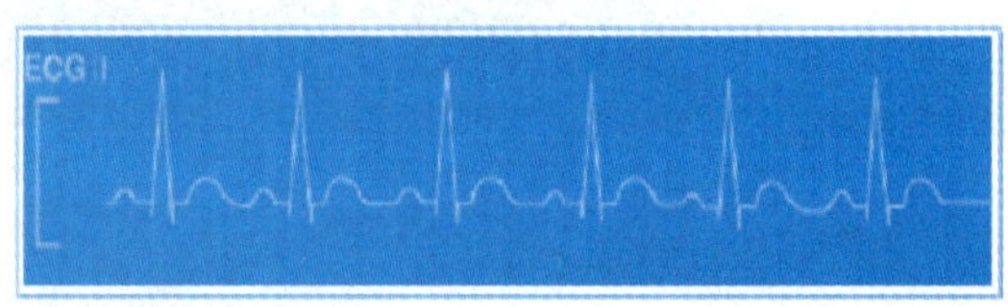

[19] 노브 〈사진 2-33〉을 스크린의 맨 위에 위치한 심전도 파형을 스크린 창으로 돌려서 맞춘다.

[20] 〈사진 2-34〉와 같이 파형에 하얀색으로 테두리가 나타난다.

〈사진 2-35〉

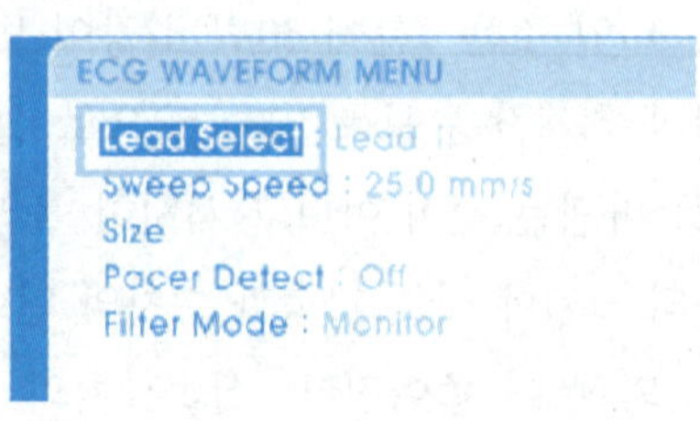

[21] 설명 [20]에서 노브를 누르면 〈사진 2-35〉와 같이 ECG WAVE-FORM MENU(ECG 파형 메뉴)가 나타난다. 그리고 노브를 Lead Select(리드 선택)에 맞추고 노브를 누른다.

〈사진 2-36〉

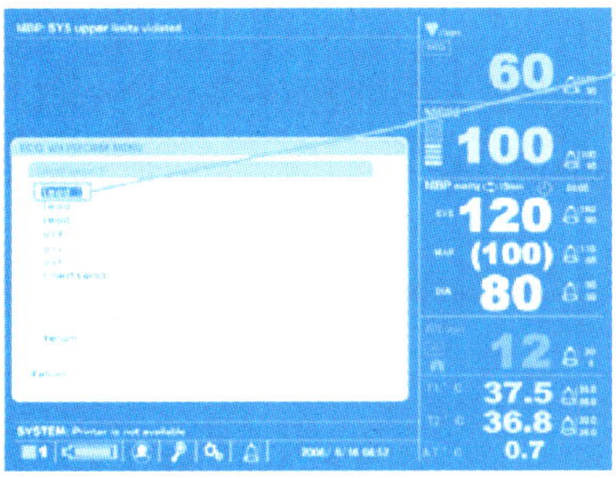

〈사진 2-37〉

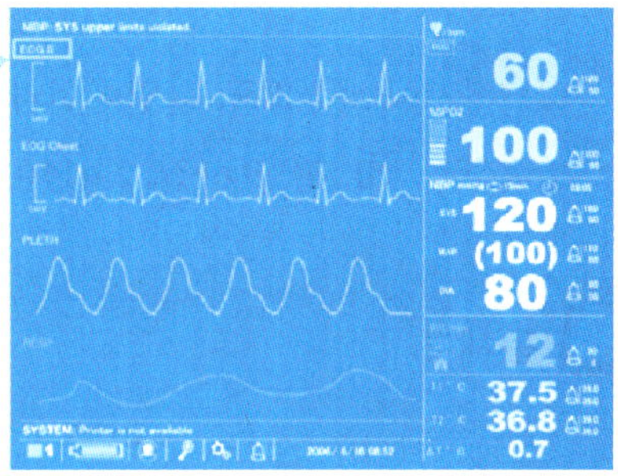

〈사진 2-38〉

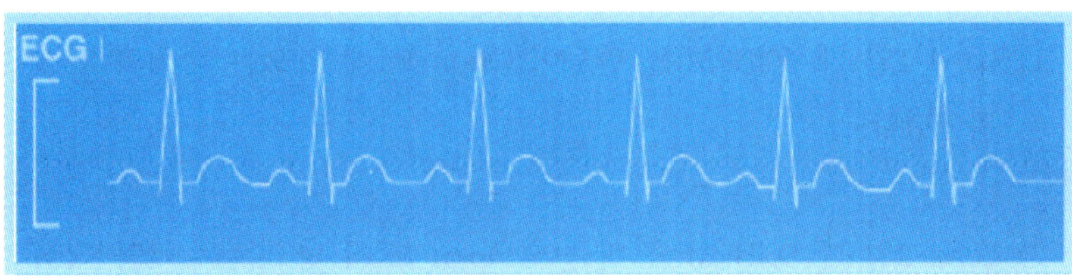

[22] 노브를 설명 [21]과 같이 누르면 Lead I, II, III, aVR, aVF, Chest Lead(흉부 리드)로 메뉴가 나타난다(*5리드인 경우에만 Lead I, II, III, aVR, aVF, Chest Lead를 선택할 수 있으며, 3리드인 경우에는 Lead I, II, III까지만 가능하다). 노브를 〈사진 2-36〉 Lead I에 돌려서 맞추어 누르면 〈사진 2-37〉과 같이 ECG I로 문자가 바뀌며 〈사진 2-38〉과 같은 파형이 나타난다.

〈사진 2-39〉

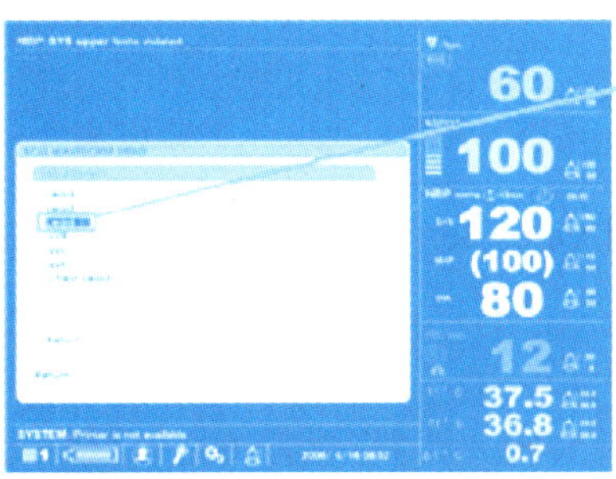

〈사진 2-40〉

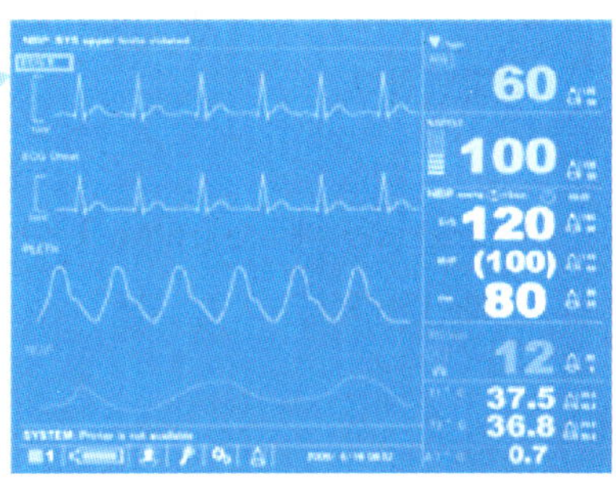

〈사진 2-41〉

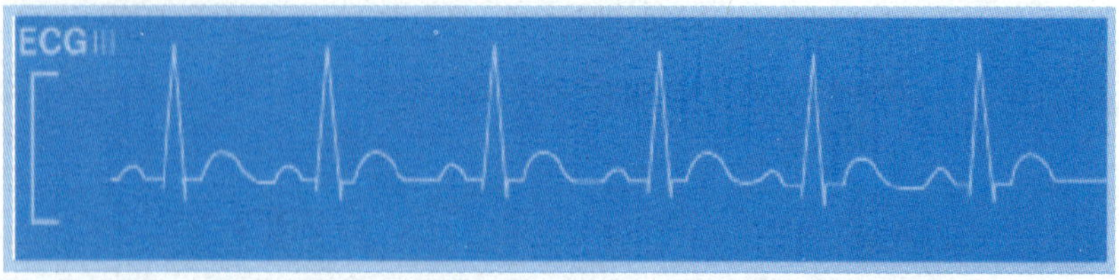

[23] Lead Ⅲ도 설명 [22]와 같은 방법으로 하면 〈사진 2-39〉, 〈사진 2-40〉 ECG Ⅲ 파형(사진 2-41)이 나타난다.

문제 1

다음 질문에 알맞은 파형과 코드 번호를 빈 칸에 써 넣으시오.

1) Lead 1일 때 60[BPM]을 만들어 Open kit에 나오는 수치와 직접 비교하고 오차를 확인한다.

2) Lead 2일 때 80[BPM]을 만들어 Open kit에 나오는 수치와 직접 비교하고 오차를 확인한다.

3) Lead 3일 때 100[BPM]을 만들어 Open kit에 나오는 수치와 직접 비교하고 오차를 확인한다.

4) Lead 1일 때 120[BPM]을 만들어 Open kit에 나오는 수치와 직접 비교하고 오차를 확인한다.

5) Lead 2일 때 160[BPM]을 만들어 Open kit에 나오는 수치와 직접 비교하고 오차를 확인한다.

6) Lead 3일 때 220[BPM]을 만들어 Open kit에 나오는 수치와 직접 비교하고 오차를 확인한다.

NSR	Open kit에나오는 수치(HR)	코드번호	오차	그래프
60				
80				
100				
120				
160				
220				

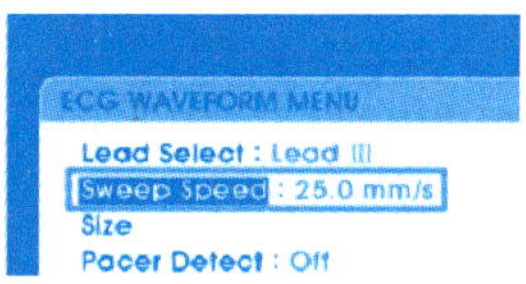

〈사진 2-42〉

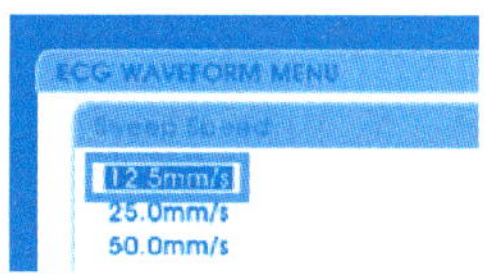

〈사진 2-43〉

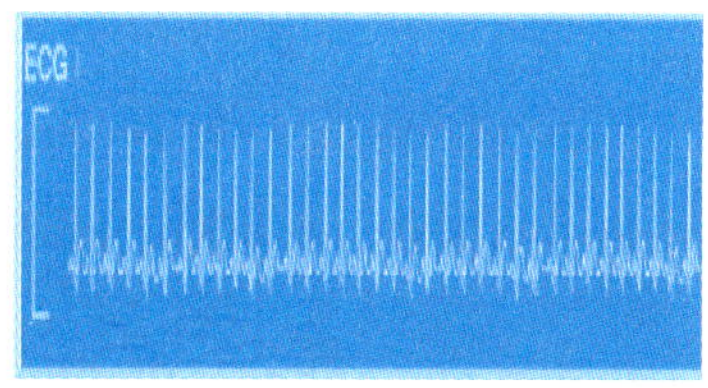

〈사진 2-44〉

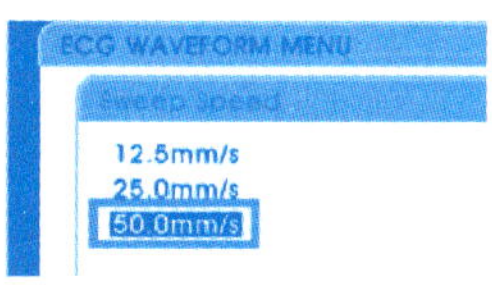

〈사진 2-45〉

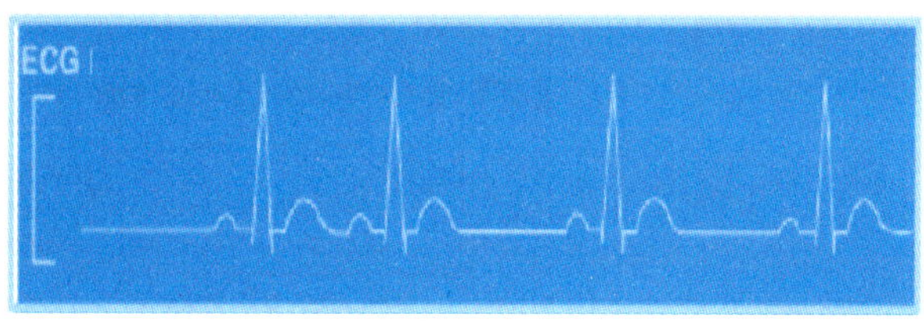

〈사진 2-46〉

[24] Sweep Speed(파형속도)는 〈사진 2-42〉 파형의 속도를 조절하는 메뉴이며 노브를 맞추어 누르면 〈사진 2-43〉과 같이 12.5[mm / s], 〈사진 2-44〉 25.0[mm / s], 〈사진 2-45〉 50.0[mm / s]로 파형속도(사진 2-46)를 선택할 수 있다.

문제 2

Sweep Speed(파형속도) 테스트

1) 테스트 1. Sweep Speed : 25[mm / s]

〈방법〉 ① ECG 시뮬레이터에 ECG을 연결한다.

② ECG Sweep Speed : 25[mm / s]로 설정한다.

③ 시뮬레이터의 ECG Rate(비율)를 60[BPM]으로 설정한다.

④ ECG Wave에서 "R" Point 4개소가 표시되면 화면을 정지시킨다.

⑤ 처음 "R" Point와 4번째 "R" Point 간의 거리를 측정한다.

참고 합격기준 75±2[mm] 안에"R" Point가 4개 들어 있어야 한다.

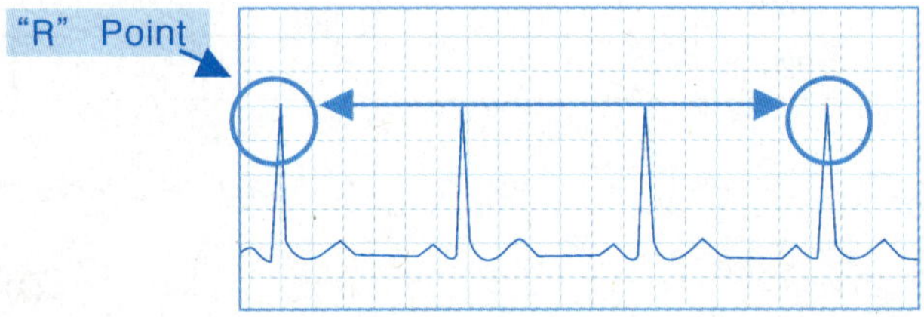

2) 테스트 2. Sweep Speed(파형속도) : 50[mm / s]

〈방법〉 ① ECG 시뮬레이터에 ECG 케이블을 연결한다.

② ECG Sweep Speed : 50[mm / s]로 설정한다.

③ 시뮬레이터의 ECG Rate(비율)를 60[BPM]으로 설정한다.

④ ECG Wave에서 "R" Point 3개소가 표시되면 화면을 정지시킨다.

⑤ 처음 "R" Point와 3번째 "R" Point 간의 거리를 측정한다.

참고 합격기준 100±2[mm] 안에 "R" Point가 3개 들어 있어야 한다.

합격기준	실제 측정결과
테스트 1 : 75[mm] ± 2[mm]	
테스트 2 : 100[mm] ± 2[mm] : 25[mm / s]일 경우 100[mm] ± 2[mm] : 50[mm / s]일 경우	

〈사진 2-47〉

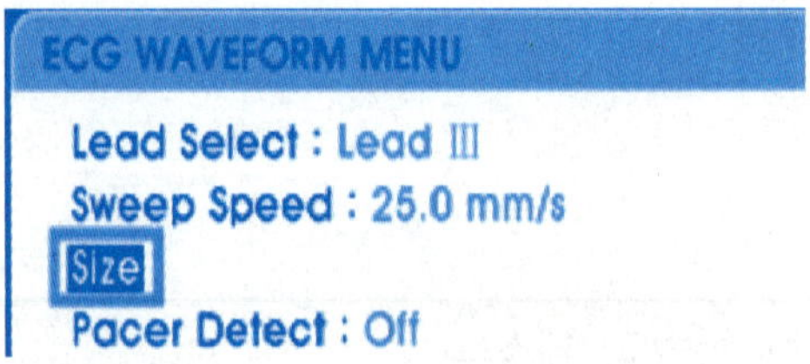

[25] Size(크기)는 〈사진 2-47〉과 같이 ECG 파형의 크기를 조정할 수 있다. 자동이 켜져 있을 때는 모니터가 공간에 맞는 최상의 크기의 ECG 파형을 선택한다.

〈사진 2-48〉

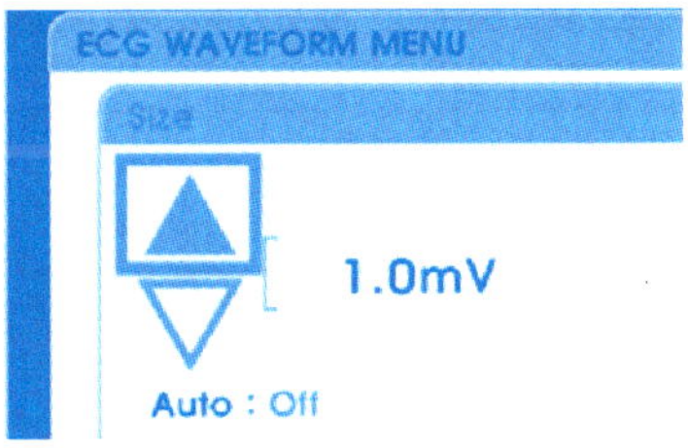

〈사진 2-49〉

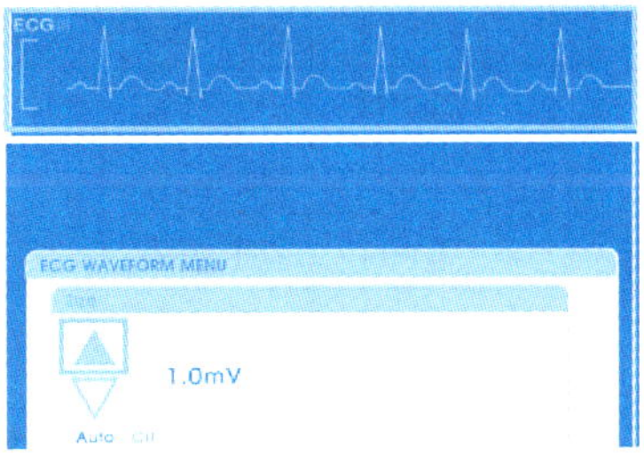

〈사진 2-50〉

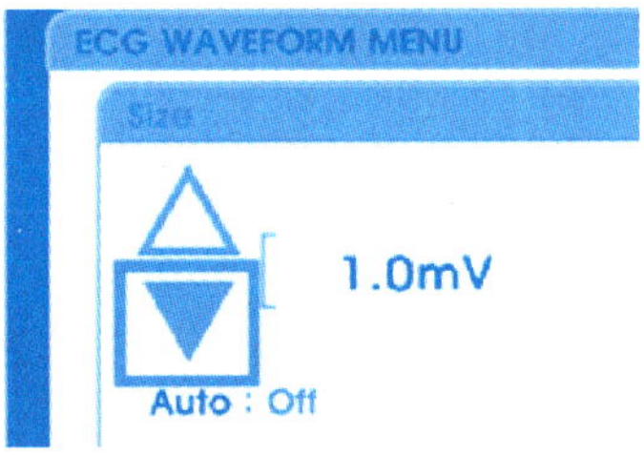

〈사진 2-51〉

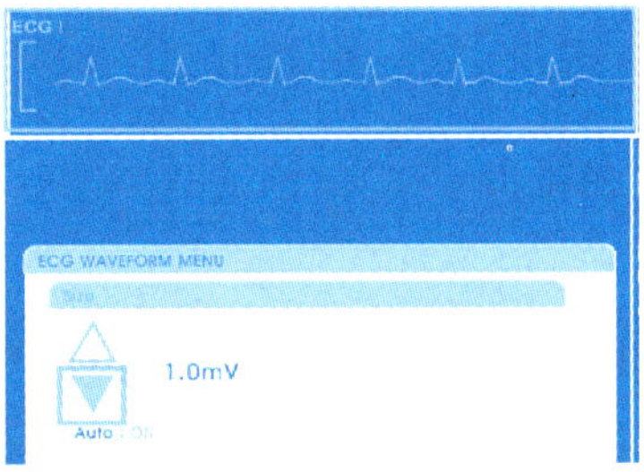

[26] 노브를 〈사진 2-48〉의 사이즈에 맞추어 누른다. 위로 화살표 표시는 파형의 크기(사진 2-49)를 크게 하는 것이고, 아래로 화살표 표시(사진 2-50)은 반대로 작게 하는 것이다. 선택된 화살표(사진 2-51)는 네모박스 표시로 나타난다. 화살표를 선택한 후, 버튼을 누를 때마다 한 단계씩 파형의 크기가 변한다.

문제 3

ECG 크기 테스트

1) ECG 시뮬레이터에 ECG 케이블을 연결한다.
2) 시뮬레이터의 ECG Rate(비율)를 60[BPM]으로 설정한다.
3) 심전도 파형을 Lead 1로 표시한다.
4) ECG 크기가 8단계로 변화하는지를 확인한다.
5) 각 단계별로 ECG 파형이 표시되면 화면을 정지시킨다.
6) QRS 파형 크기를 측정한다.

크기(Lead)	시뮬레이터 크기	합격기준	실제 크기	그래프
1.0[mm]	2배 증폭	2[mm]±1[mm]		
1.5[mm]	2배 증폭	3[mm]±1[mm]		
2.5[mm]	2배 증폭	5[mm]±1[mm]		
5.0[mm]	2배 증폭	10[mm]±1[mm]		
7.5[mm]	2배 증폭	15[mm]±1[mm]		
10.0[mm]	1배 증폭	10[mm]±1[mm]		
15.0[mm]	1배 증폭	15[mm]±1[mm]		
20.0[mm]	0.5배 증폭	10[mm]±1[mm]		

문제 4

다음 표와 같이 ECG 리드를 시뮬레이터에서 떼어내었을 경우와 Asystole(무수축) 상태일 때에 Open kit에 표시되는 실습수치를 적고 확인한다.

리드 상태	표시되는 메시지 확인	그 래 프
RA 리드를 떼어내었을 경우		
LA 리드를 떼어내었을 경우		
LL 리드를 떼어내었을 경우		
Asystole(무수축)상태		

〈사진 2-52〉

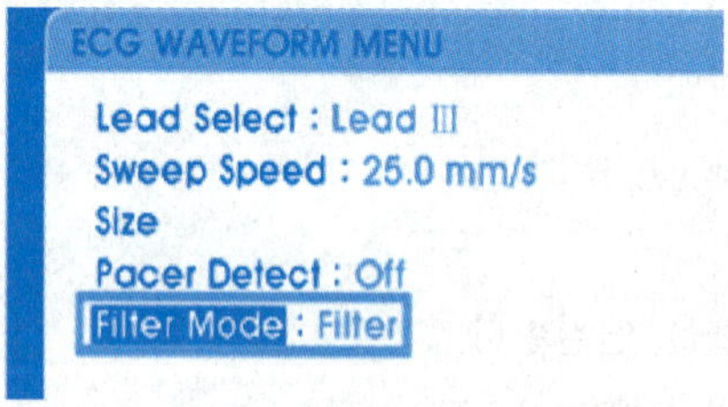

〈사진 2-53〉

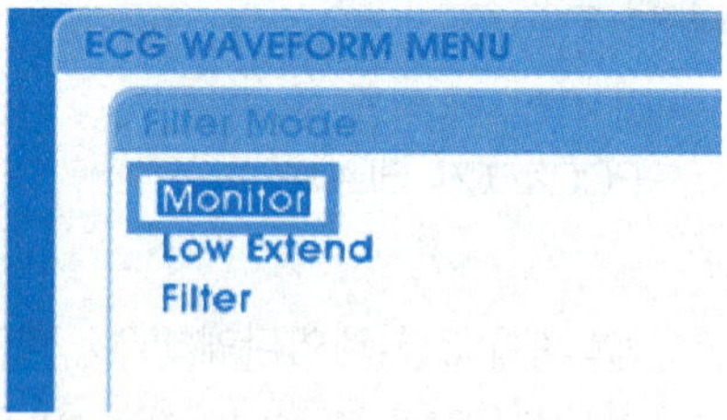

[27] Filter Mode(잡음제거 수준), 〈사진 2-52〉는 다른 구역의 주파수 응답과 같은 ECG파형 잡음을 걸러낼 수 있다.

- Low Extend : 0.05[Hz] to 40[Hz] / 낮음 : Low Extend-0.05[Hz]에서 40[Hz] : 범위를 확장하여 0.05[Hz]까지 낮추어 아주 낮은 주파수를 표시한다.

- Filter : 0.5[Hz] to 30[Hz] : 높음 / Filter-0.5[Hz]~30[Hz] : 일반적으로 필터 모드라 하고 ECG 파형잡음을 없애준다.

[왜곡 없이 심전도를 볼 경우]

Monitor : 0.5[Hz] to 40[Hz] : 중간 / Monitor-0.5[Hz]~40[Hz] : 〈사진 2-53〉이 모드를 선택하여 ECG 파형 모니터링을 본다.

〈표 2-8〉 ECG 파형 메뉴

Lead Select (리드 선택)	환자에 장착되는 각 lead를 알맞게 선택하여 정확한 수치를 나타내게 한다. Lead Ⅰ, Ⅱ, Ⅲ, aVR, aVL, aVF, Chest (V) Lead(Ⅰ, Ⅱ, Ⅲ, aVR, aVL, Avf, 흉부(V) 리드)
Sweep Speed (파형속도 선택)	ECG 파형이 모니터에 지나가는 속도를 선택할 수 있는 기능이다. 12.5[mm / s], 25.0[mm / s], 50.0[mm / s]
Size([mm] per 1[mV]) : (사이즈 [mm]당 1[mV])	ECG 파형의 크기를 조절하여 화면에 알맞게 나타내게 하는 기능이다. 자동, 1.25, 1.7, 2.5, 5.0, 7.5, 10.0, 15.0, 20.0 ※ 사이즈는 스크린의 위로 / 아래로 버튼을 누름으로써 선택된다. 사이즈 위의 수는 스크린에 나타나지 않는다.
Pacer Detect (페이서 검출)	Pacermaker를 장착한 환자의 경우 일반환자와 ECG 파형이 다르기 때문에 Pacermaker 파형을 검출하여 환자감시장치에 나타내는 기능이다. On / Off(켬 / 끔) ※ Pacer maker : 심근을 수축시켜 심박률을 조절하는 심장의 부분. 또는 심박률을 조절할 수 있도록 심근에 부착된 전극을 통해 전기 펄스를 내보내는 기구이다.
Filter Mode (잡음제거 수준)	환자의 피부상태(각질 등)에 따라 ECG 파형이 다르게 나타날 수 있으므로 피부상태에 따른 Noise(잡음)을 제거하는 기능이다. Low Extend, Filter, Monitor(낮음, 높음, 중간)
Return(되돌아가기)	

〈사진 2-54〉

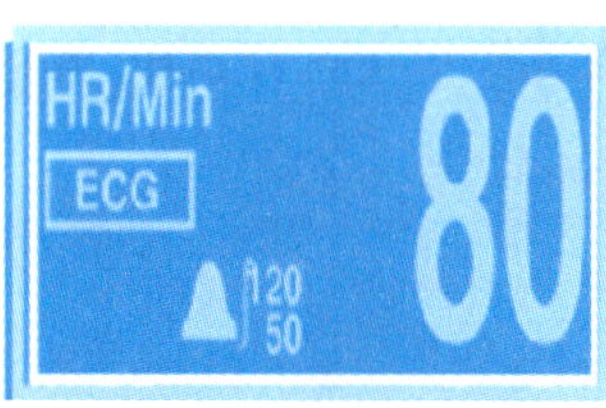

〈사진 2-55〉

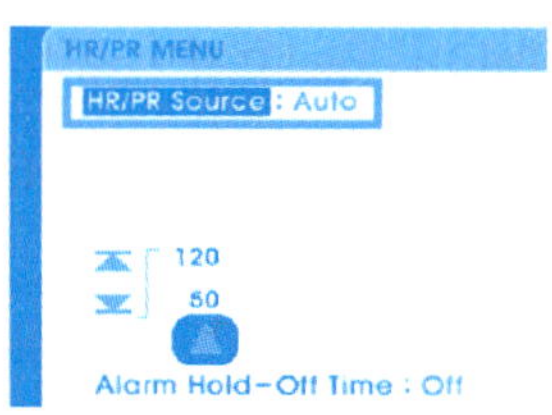

〈사진 2-56〉

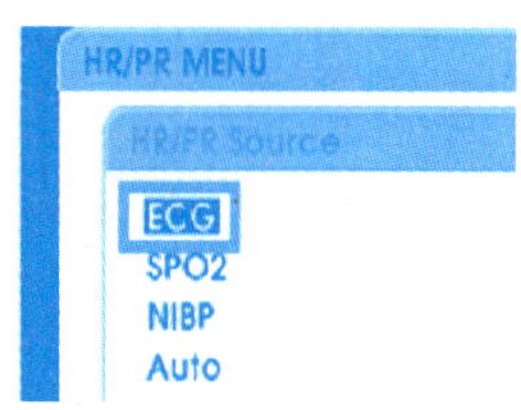

〈사진 2-57〉

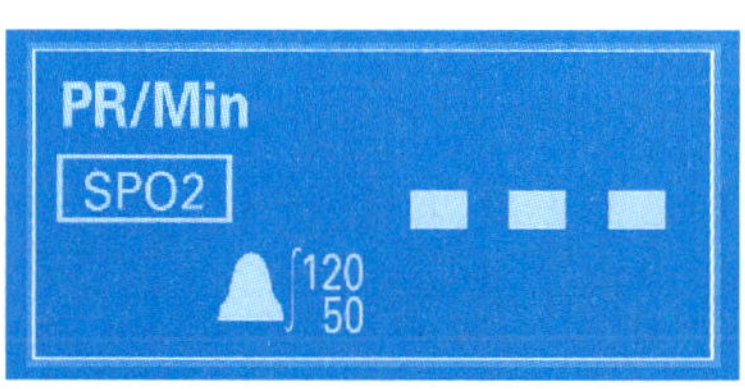

〈사진 2-58〉

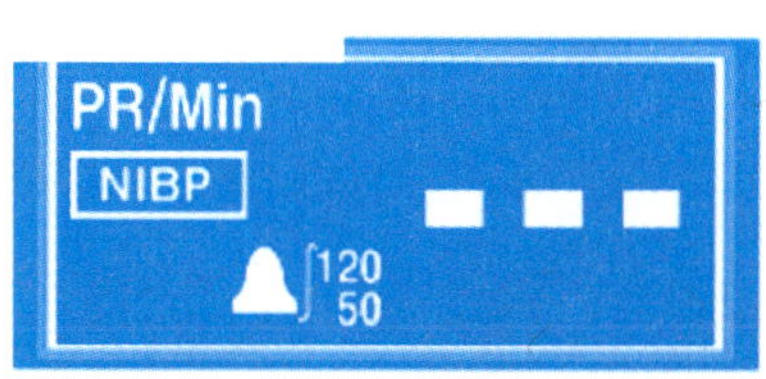

[28] 메인 화면으로 되돌아가서 심전도 수치표시부의 부분을 노브로 맞추어 누르면 H / R, P / R MENU(심박수, 맥박률 메뉴)가 나타난다. 〈사진 2-56〉과 같이 HR / PR Source 부분에서 HR / PR의 Source(측정 출처)를 선택할 수 있는데, AUTO(자동)로 맞출 시 우선순위는 ECG, SpO_2, NIBP순이다. 즉 각 파라미터의 커넥터가 실습기기에 모두 연결된 경우에는 ECG가 HR / PR의 source가 되며, 그 다음 SpO_2, ECG와 SpO_2가 접속되어 있지 않을 경우에는 NIBP가 HR / PR의 Source가 된다. 〈사진 2-54~2-58〉은 각각(ECG, SpO_2, NIBP)의 수치를 사용자 임의로 우선순위를 조정하여 나타낸 것이다.

〈사진 2-59〉

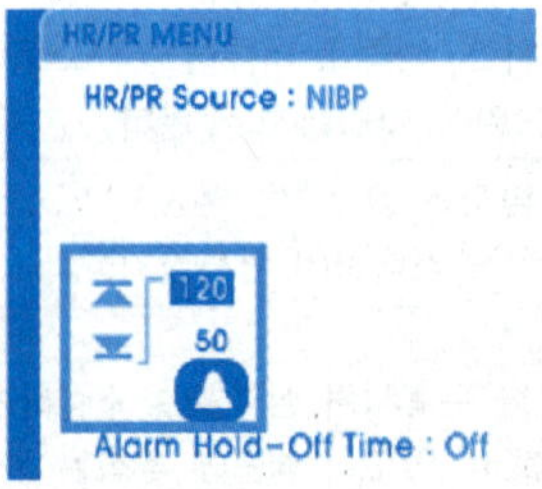

〈사진 2-60〉

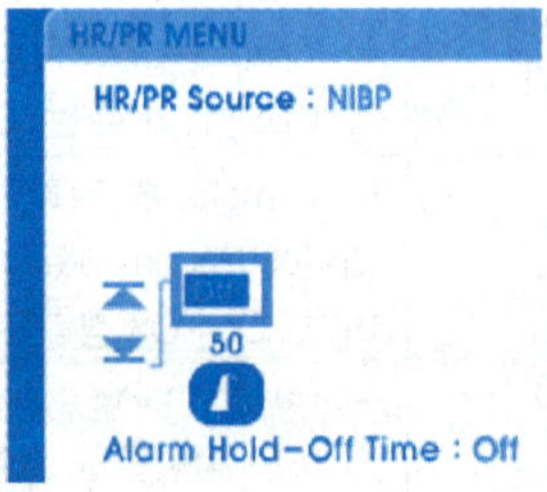

〈사진 2-61〉

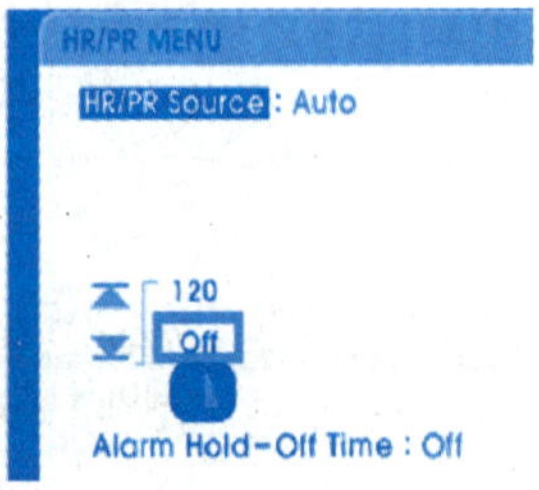

[29] H / R, P / R MENU(심박수, 맥박률 메뉴)에서 〈사진 2-59〉에 네모박스 표시 안의 표시는 알람의 경계점 조절 메뉴이다. 작동은 노브를 돌려서 맞추어 최고점과 최저점의 수치를 조절하며, 최고점과 최저점은 〈사진 2-60〉, 〈사진 2-61〉과 같이 Off(꺼짐)로 할 수 있다.

Off의 의미는 환자의 수치가 아무리 올라가거나, 내려가도 알람이 울리지 않음을 의미한다. 최고점 수치는 최저점 밑으로 내려올 수 없으며, 최저점수치 역시 최고점 위로 올라갈 수 없다.

05 SpO_2 측정

1. SpO_2(혈중산소포화도)

혈액 내의 산소포화량은 포화된 동맥혈중과 산소의 헤모글로빈 분자와의 백분율이다. 이와 같은 수치를 SaO_2라 한다. SaO_2의 수치는 0[%]에서 100[%]까지 다양하게 일어난다. 일반적으로 건강한 성인의 SaO_2 수치는 94[%]에서 100[%] 사이이다.

SpO_2의 정의는 Pulse Oximetry에 의해 결정되는 SaO_2양이다.

Pulse Oximetry를 사용할 때 사용기간별, 상황별에 따라 Pulse Oximetry에 다른 수치를 나타낸다.

참고 1

① SpO_2

㉠ SaO_2(Arterial Oxygen Saturation : 동맥혈 산소포화도) : 옥시미터를 사용하여 동맥혈의 산소포화도를 얻어내는 동맥혈 가스 분석법이다.

㉡ SpO_2(pulse oximeter saturation) : 맥박산소포화도

㉢ 헤모글로빈(homoglobin) : 적혈구 중의 산소운반 색소로시 골수조직에시 적혈구 성숙과정 중에 만들어진 것이며 혈색소라고도 한다.

ⓐ 환원 헤모글로빈(reducedhemoglobin : HB) : 헤모글로빈은 효소와 결합해서 산소 헤모글로빈이 되는데 효소를 풀어주면 본래의 헤모글로빈이 되는 것을 환원 헤모글로빈이라고도 한다.

ⓑ 산소 헤모글로빈(oxyhemoglobin : O_2HB) : 헤모글로빈과 분자상 산소가 결합한 결합물이다.

ⓒ 메트 헤모글로빈(methemoglobin : Met HB) : 헤모글로빈과 산소가 강하게 결합된 혈색소의 변형으로 화학적으로는 Fe^{++}가 Fe^{+++}로 산화된 것이다.

ⓓ 일산화탄소 헤모글로빈(carboxyhemoglobin : COHB) : 일산화탄소와 헤모글로빈의 결합물이며, 일산화탄소에 대한 헤모글로빈의 친화력이 산소에 대한 것보다 크기 때문에 혈액 속에 일산화탄소가 침입하면 헤모글로빈이 산소와 결합하고 있더라도 일산화탄소와 치환되어 만들어지는데, 산소 전달능력이 없어져 일산화탄소 중독을 일으키게 된다.

ⓔ HbF(fetal hemoglobin) : 태아 혈색소

㉣ 헴(heme)이라는 철분함유 혈색소와 글로빈이라는 단백질로 구성된 복합 단백질이다.

㉤ 철성분이 산소를 운반할 수 있게 하는 요소이며 이를 포함하는 헤모글로빈이 실제적으로 적혈구 내에서 산소를 운반한다.

② SpO_2 측정원리

Functional	$SaO_2 = \frac{O_2Hb}{O_2Hb + Hb} \times 100\%$
Fractional	$SaO_2 = \frac{O_2Hb}{O_2Hb + Hb + COHb + MetHb} \times 100\%$

㉠ 위의 수식에 의한 측정은 각 헤모글로빈의 분포를 알아야 하므로 다른 방법으로 계산한다.

흡광도 : Beer의 법칙	$I_{trans} = I_{in}^{-(D \times C \times a_\lambda)}$
I_{trans} : 투과광 강도	I_{in} : 입사광 강도
C : 매질농도(밀도)	a_λ : 흡광계수
D : 투과거리	

ⓛ 사용광원 : 660(빨간색), 940(적외선)[nm]

ⓒ 상용 LED : 빨간색 630~670[nm], 적외선 880~950[nm]

ⓔ DC : 피부, 정맥, 모세혈관, 동맥의 비맥동성분에 의한 흡수

ⓜ AC : 맥동동맥혈에 의한 흡수

ⓗ Ratio(R) : $R = \dfrac{AC_{red}/DC_{red}}{AC_{ir}/DC_{ir}}$ 대략 0.4(100[%])~3.4(0[%])

ⓢ SpO_2값은 위의 ratio를 구한 후 실험에 의해 계산수식을 만든다.

2. Pulse Oximetry의 작동원리

SpO_2 센서 사이에 직물을 통과해서 적외선 빛과 빨간색 빛이 발광 다이오드에 의하여 빛이 난다. 거의 모든 센서는 발가락, 손가락이나 귀와 같은 우리 몸의 끝부분에 사용하게 된다. 적용위치의 직물, 혈액과 뼈는 거의 모든 빛을 흡수한다. 하지만, 약간의 나머지 빛은 신체의 끝부분을 통해서 통과하게 되면 광원 반대위치에 빛 센서 탐지기(light-sensitive detector)는 그 빛의 양을 인식하게 된다.

3. SpO_2 센서

대부분의 센서는 발가락, 손가락이나 귀 같은 우리 몸의 끝부분에 부착한다.

① 센서는 탐지기로 인해 받는 적외선 빛과 빨간색 빛의 총계를 측정하여 흡수되는 모든 양을 계산한다. 거의 모든 빛은 뼈, 정맥혈과 직물에 의하여 흡수된다. 하지만 이 통계는 동맥혈액의 어떠한 일정한 단계에서도 매우 짧은 기간 동안은 변하지 않는다.

② 동맥혈액의 모든 양은 맥박으로 인하여 매우 짧은 기간 동안만 변한다. 동맥혈액은 아주 짧은 기간 변화하고 있는 흡수성분이므로 다른 어떤 성분과 분리될 수 있다.

4. 센서 위치에서의 흡수

Detector(탐지기)로 인하여 받는 빛의 모든 양은 혈액 내에 있는 헤모글로빈의 산소 경계의 합계를 나타낸다.

① HbO_2 또는 Oxyhemoglobin(산소로 처리한 헤모글로빈)은 빨간색 빛보다는 적외선 빛을 더 많이 흡수한다.

② Deoxygenated 헤모글로빈(Hb)은 빨간색 빛을 적외선 빛보다 더 흡수한다.

③ 우리 몸에 쬐어지는 받는 적외선 빛과 빨간색 빛의 총계를 비교하여 의료기기는 SpO_2 수치를 계산해낼 수 있다.

5. Oxy 헤모글로빈 분리곡선

산소포화를 판단할 때 PaO_2(산소 부분 압력)를 이용할 것이다.

① SpO_2은 아주 복잡하게 PaO_2와 관련된다. PaO_2 값은 매우 높은 SpO_2 레벨에서, SpO_2 레벨의 눈에 띄는 변화를 일으키지 않고 광범위하게 변화할 수 있다. 광범위하게 변화하기 때문에 SpO_2 수치는 높은 PaO_2 레벨에 쓰이지 못한다. 많은 변수는 곡선의 위치와 헤모글로빈(hemoglobin)의 산소에 대한 친화력에 많은 영향을 줄 수 있다.

② $PaCO_2$, 2, 3DPG와 수소이온의 농도가 줄어들면 헤모글로빈의 산소에 대한 결합력이 높아지고 곡선이 좌측으로 이동한다. 변수의 증가는 곡선이 우측으로 움직인다. 온도에서와 마찬가지로 성인의 헤모글로빈보다는 산소를 더욱 쉽게 결합할 수 있는 태아의 헤모글로빈이 곡선에 영향을 미친다(그림 2-14).

③ PaO_2와 SpO_2 사이의 관계는 상당히 복잡하다. 하나의 양을 다른 하나로부터 판단할 때는 보다 세심하게 이루어져야 한다(그림 2-15).

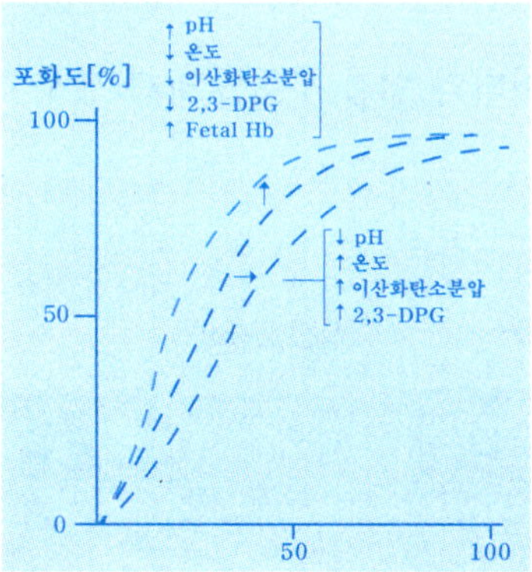

[그림 2-14] Oxy 헤모글로빈 분리곡선

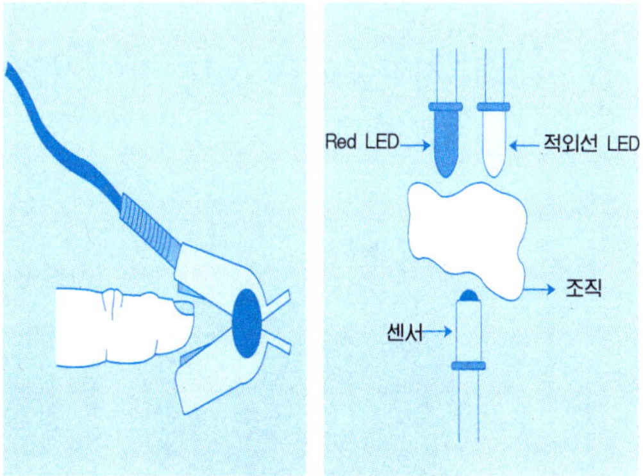

[그림 2-15] SpO_2 센서 구조

6. 시뮬레이터의 연결 및 설정

〈사진 2-62〉

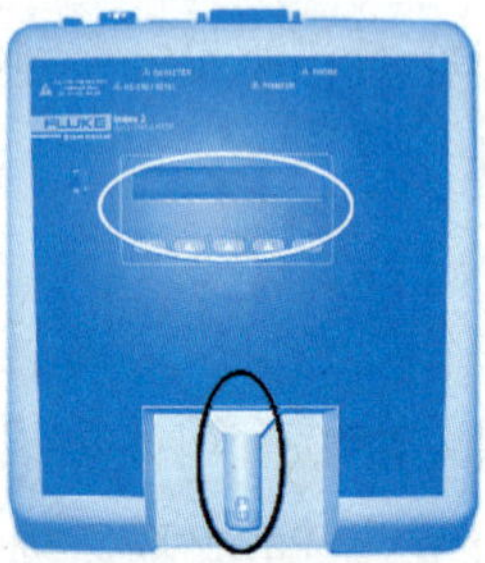

〈사진 2-63〉

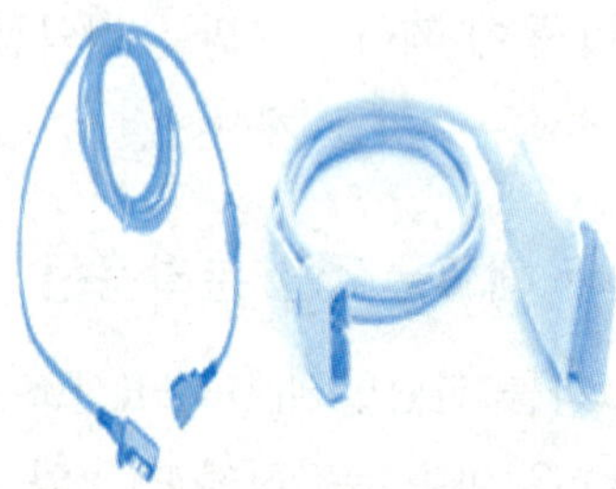

[30] 〈사진 2-62〉는 SpO_2 시뮬레이터(모델명 : INDEX2)이며, 하단의 검은색 타원형 부분은 산소포화도 센서 연결부이며, 상단의 흰색 타원형은 SpO_2 수치조절(조절 가능)부이다. 〈사진 2-63〉은 시뮬레이터와 실습장치 또는 환자에게 연결하여 산소포화도를 측정하는 연결선이다.

〈사진 2-64〉

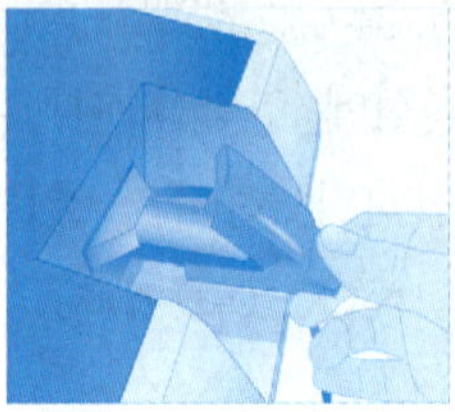

〈사진 2-65〉

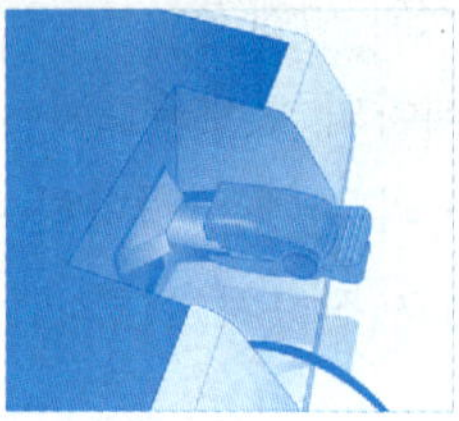

〈사진 2-66〉

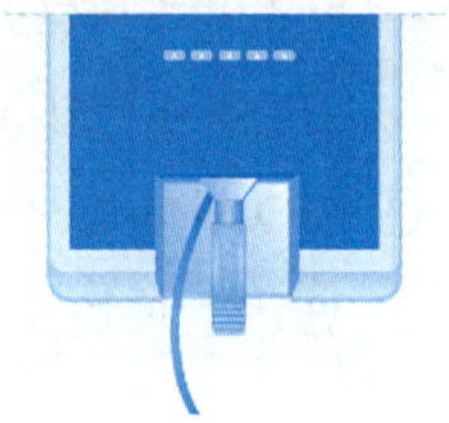

[31] 〈사진 2-64~2-66〉과 같이 시뮬레이터의 연결 부위를 SpO_2센서 부위와 결합시킨다.

〈사진 2-67〉

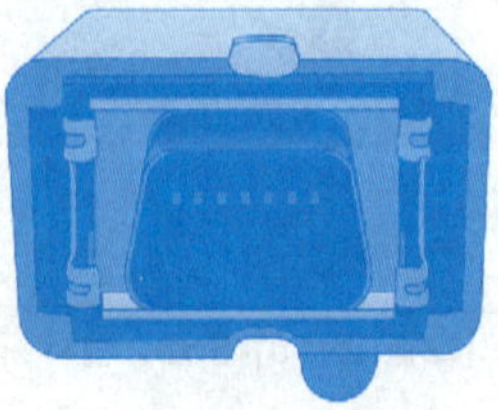

〈사진 2-68〉

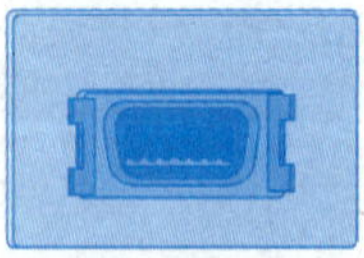

SpO2
(혈중 산소포화도)

〈사진 2-69〉

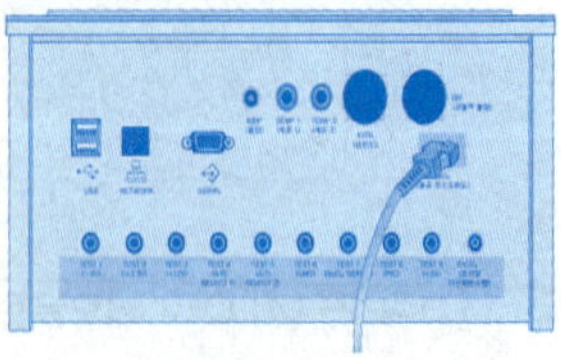

[32] 〈사진 2-67~2-69〉와 같이 반대편의 연결 부위도 실습기기에 장착시킨다.

〈사진 2-70〉

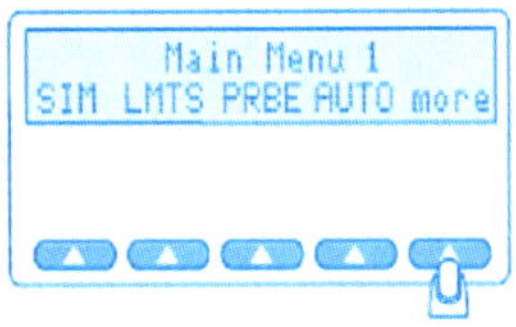

〈사진 2-71〉

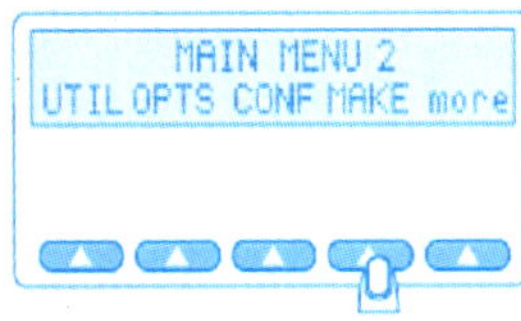

〈사진 2-72〉

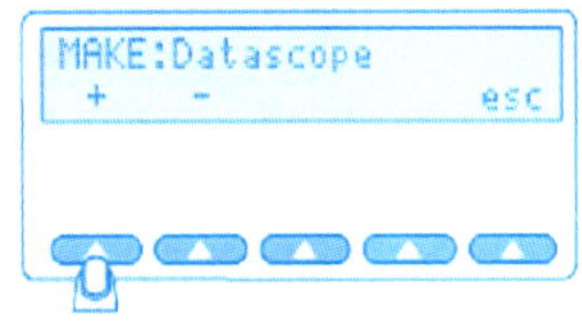

[33] 산소포화도 계측기를 On하면 〈사진 2-70〉의 more 버튼을 누르고, 〈사진 2-71〉의 MAKE 버튼을 누르면 〈사진 2-72〉의 (+)와 (−) 소프트키를 눌러 Index에 미리 프로그래밍된 펄스 옥시미터 제품과 모델을 선택한다. 위의 화면에서 선택된 제품은 Datascope이다(위의 환자감시장치는 [Nellcor / 제조사]로 선택한다).

〈사진 2-73〉

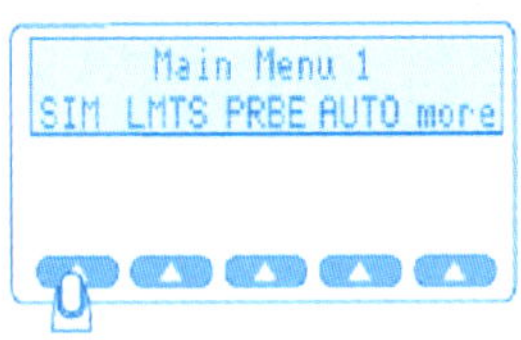

〈사진 2-74〉

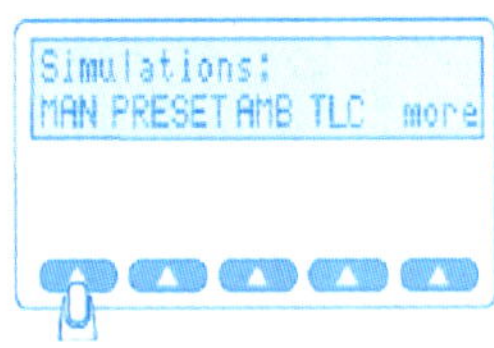

〈사진 2-75〉

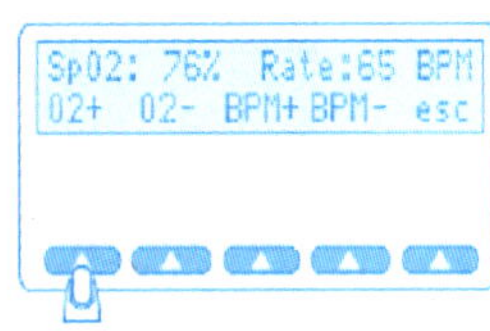

[34] 산소포화도 계측기를 On하면 〈사진 2-73〉의 SIM 버튼을 누르고, MAN 버튼을 누르면 SPO_2값과 BPM값 조정을 할 수 있다.

〈사진 2-76〉

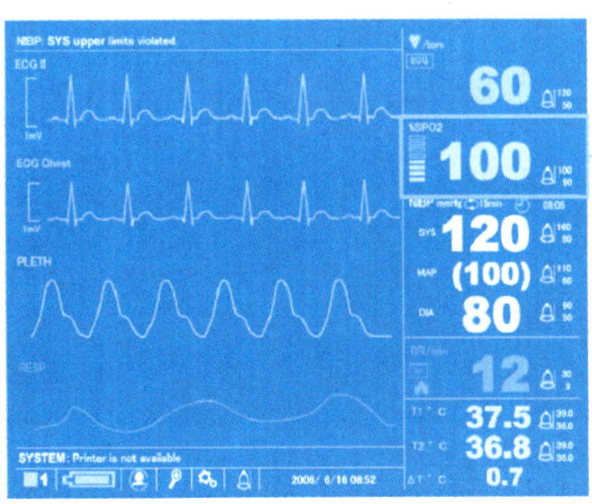

〈사진 2-77〉

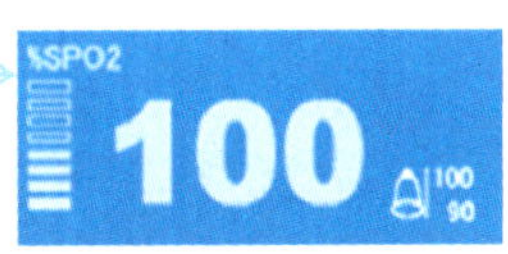

[35] 시뮬레이터 작동을 시키면 파란색 선과 문자로 S파형이 표시된다(사진 2-76, 2-77).

〈사진 2-78〉

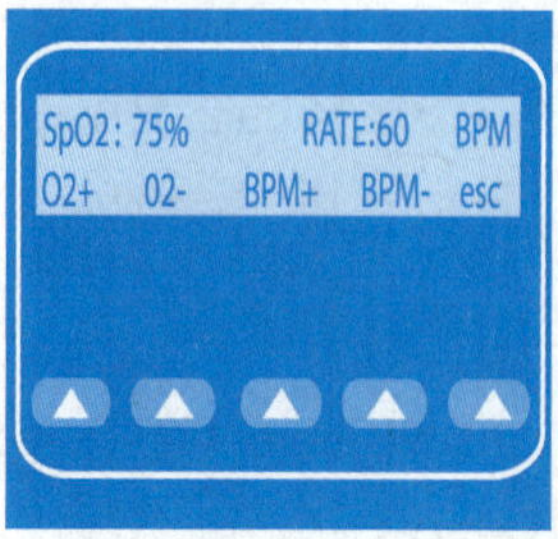

〈사진 2-79〉

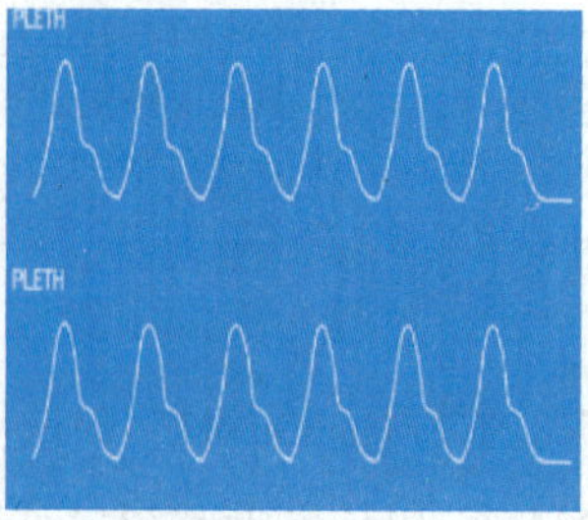

〈사진 2-80〉

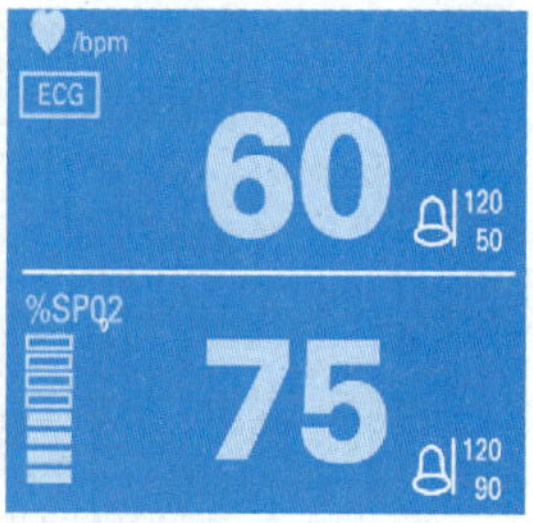

[36] 시뮬레이터를 〈사진 2-78〉과 같이 심박수를 60, SpO_2를 75[%]로 맞추면 〈사진 2-79〉, 〈사진 2-80〉과 같이 파형과 수치가 나타난다.

〈사진 2-81〉

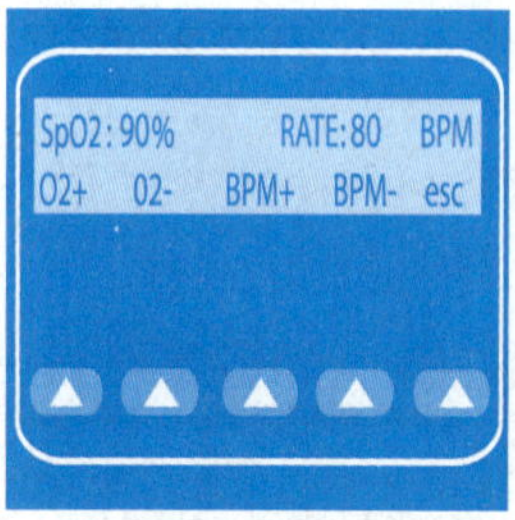

〈사진 2-82〉

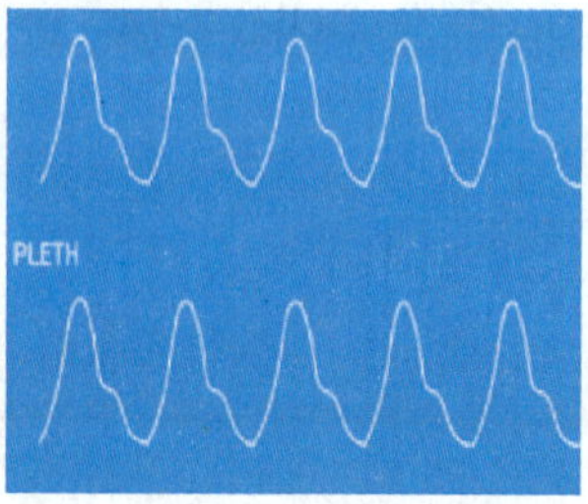

〈사진 2-83〉

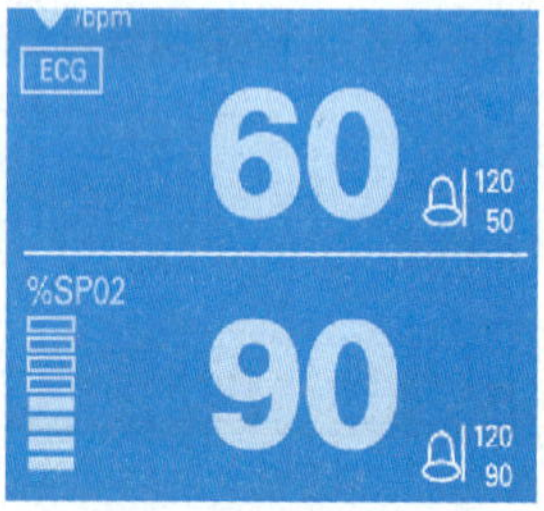

[37] 시뮬레이터를 〈사진 2-81〉과 같이 심박수를 60, SpO_2를 90[%]로 맞추면 〈사진 2-82〉, 〈사진 2-83〉과 같이 파형과 수치가 나타난다.

〈사진 2-84〉

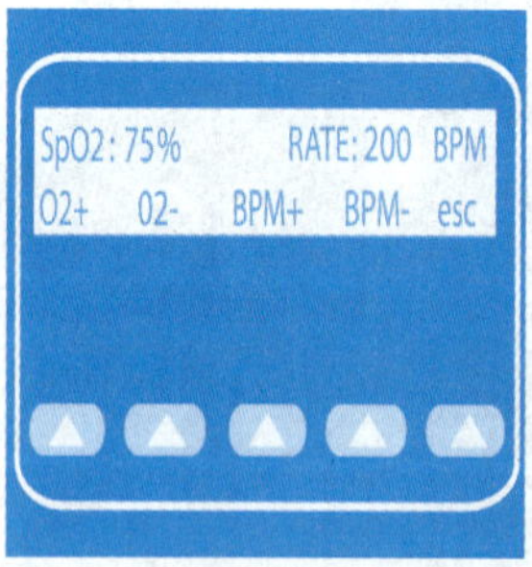

〈사진 2-85〉

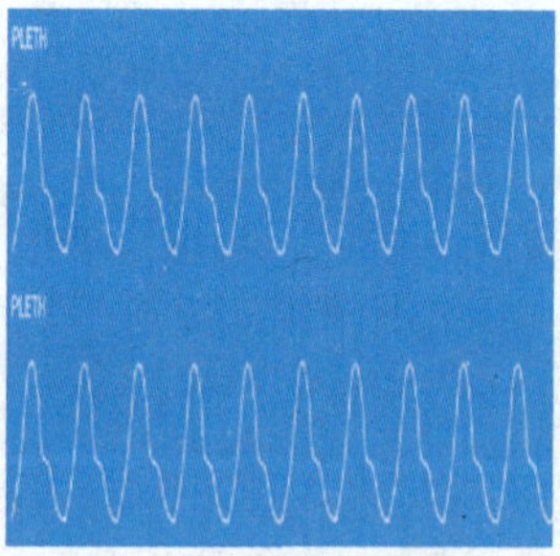

〈사진 2-86〉

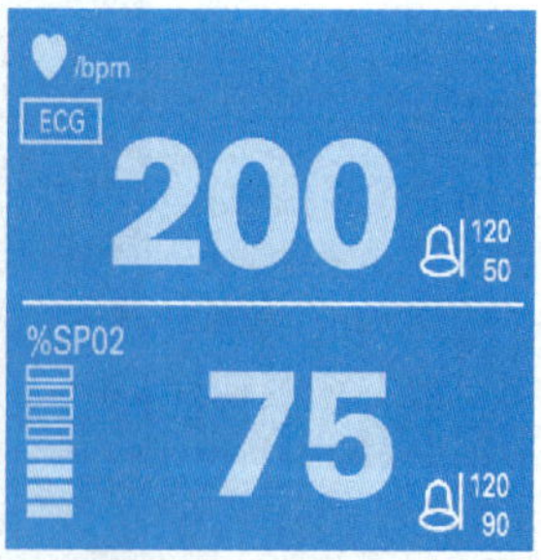

[38] 시뮬레이터를 〈사진 2-84〉와 같이 심박수를 200, SpO_2를 75[%]로 맞추면 〈사진 2-85〉, 〈사진 2-86〉과 같이 파형과 수치가 나타난다.

〈사진 2-87〉

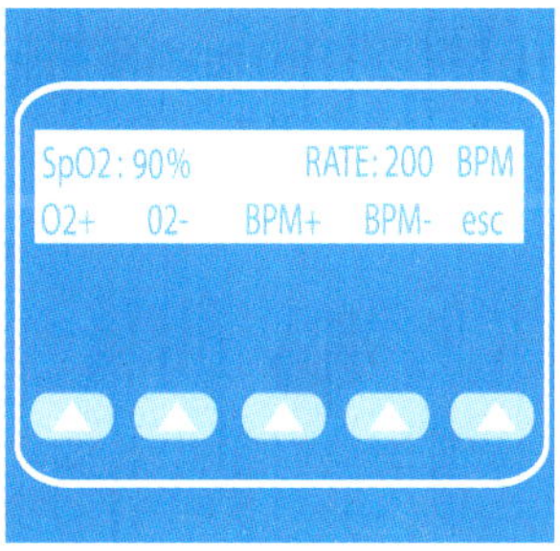

〈사진 2-88〉

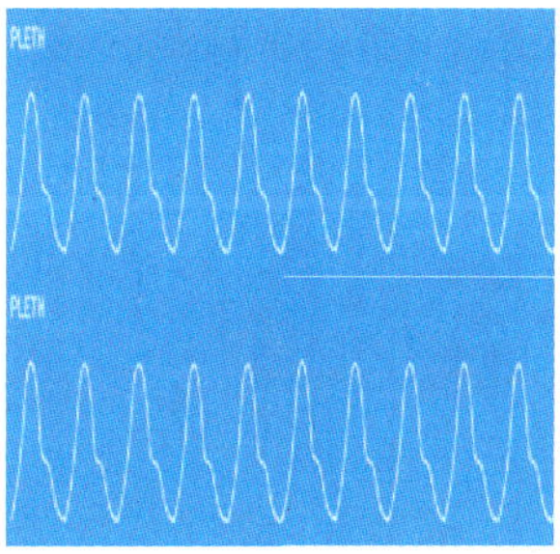

〈사진 2-89〉

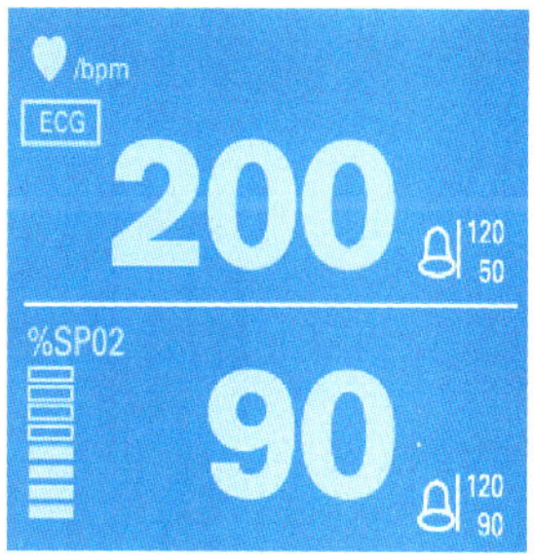

[39] 시뮬레이터를 〈사진 2-87〉과 같이 심박수를 200, SpO_2를 90[%]로 맞추면 〈사진 2-88〉, 〈사진 2-89)와 같이 파형과 수치가 나타난다.

〈표 2-9〉 SpO_2 메뉴

Alarm Limits Adjustment (알람 경계점 조정)	High Alarm Limit (높은 알람 경계점)	Up(위로 : 높은 알람 경계점 꺼짐)
		Down(아래로)
	Low Alarm Limit (낮은 알람 경계점)	Up(위로)
		Down(아래로 : 낮은 알람 경계점 꺼짐)
Alarm Hold-Off Time (알람 일시정지 시간)	On, Off(켜짐, 꺼짐)	
Return(되돌아가기)		

문제 5

각각의 시뮬레이터상의 SpO_2 수치를 아래의 표와 같이 입력하고 값을 확인한 후 실습기기와 시뮬레이터 간의 오차를 적는다.

펄스값	SpO_2 수치	오차	그래프
60	75		
60	90		
200	75		
200	90		

〈사진 2-90〉

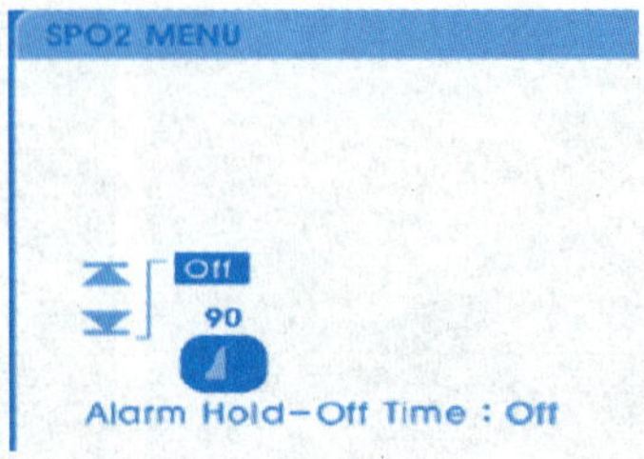

〈사진 2-91〉

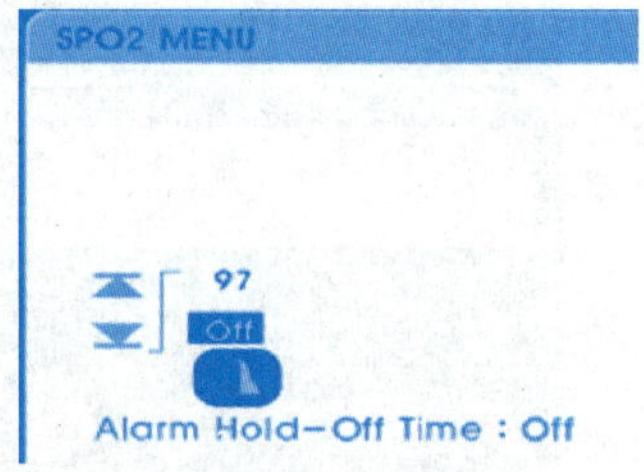

[40] 〈사진 2-90〉, 〈사진 2-91〉과 같이 알람의 최고점과 최저점을 노브로 사용자 임의로 조절할 수 있다. 최고점과 최저점은 각각 Off로 할 수 있으며, 최고점은 최저점 수치 밑으로 내려갈 수 없으며, 최저점 역시 최고점 수치 위로 올라갈 수 없다.

〈표 2-10〉 SpO_2 파형 메뉴

Sweep Speed(파형속도 선택)	12.5[mm / s], 25.0[mm / s], 50.0[mm / s]
Return(되돌아가기)	

〈사진 2-92〉

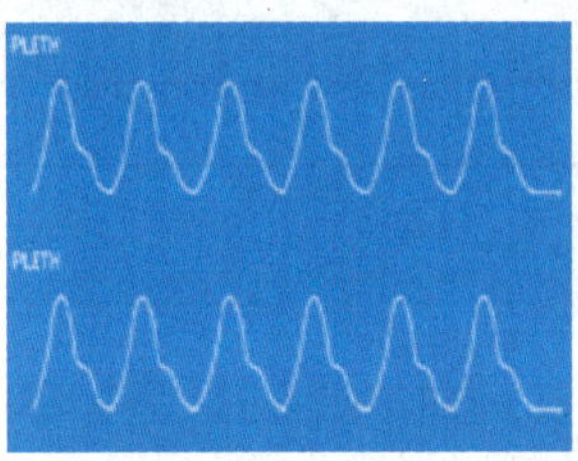

〈사진 2-93〉

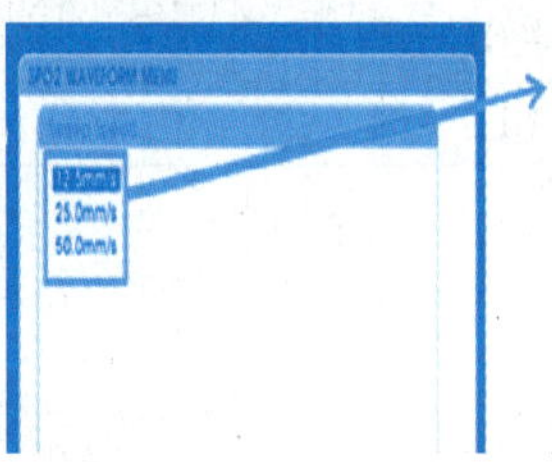

〈사진 2-94〉

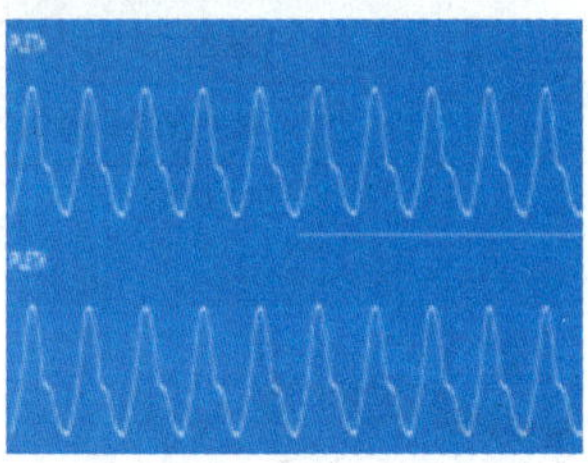

[41] 〈사진 2-92〉의 SpO_2 파형에 노브를 돌려서 맞춘 후 노브를 누르면 〈사진 2-93〉과 같이 SpO_2 WAVEFORM MENU(SpO_2 파형 메뉴)가 나타난다. 파형 메뉴에서는 Sweep Speed(파형속도 선택 : 스크린을 지나가는 SpO_2 파형 움직임의 속도를 결정)를 할 수 있는데, 12.5[mm / s], 25.0[mm / s], 50.0[mm / s]로 맞출 수 있다. 〈사진 2-93〉과 같이 12.5[mm / s]에 맞추어 노브를 누르면 〈사진 2-94〉와 같은 파형이 나타난다.

〈사진 2-95〉

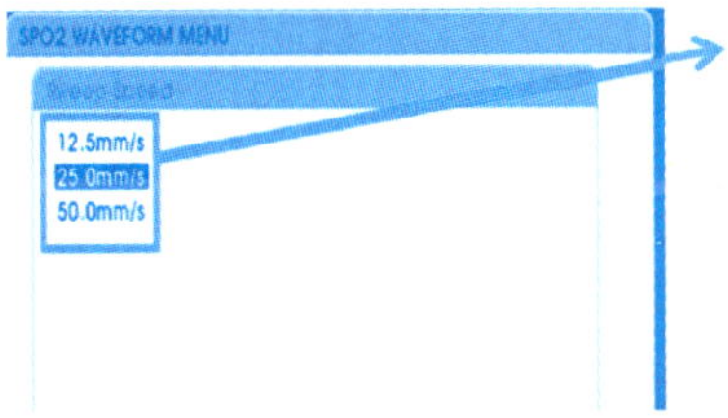

〈사진 2-96〉

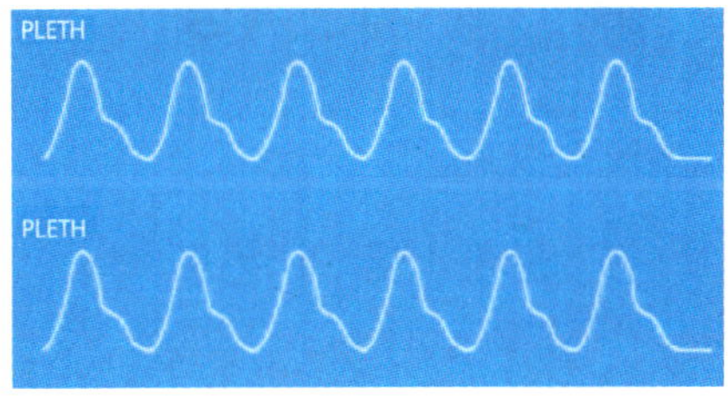

[42] 〈사진 2-95〉와 같이 25.0[mm / s]에 노브를 맞추어 누르면 〈사진 2-96〉과 같은 SpO_2 파형이 나온다.

〈사진 2-97〉

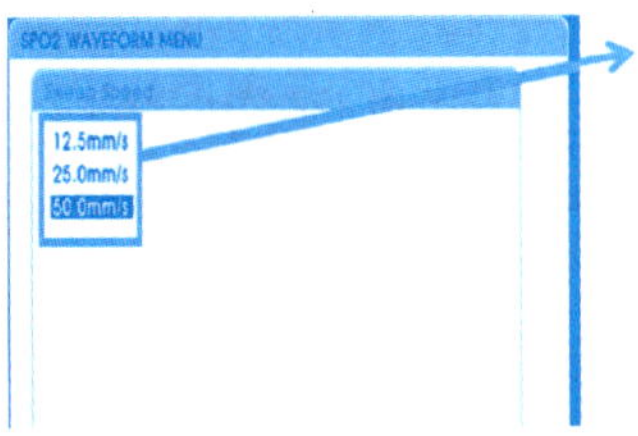

〈사진 2-98〉

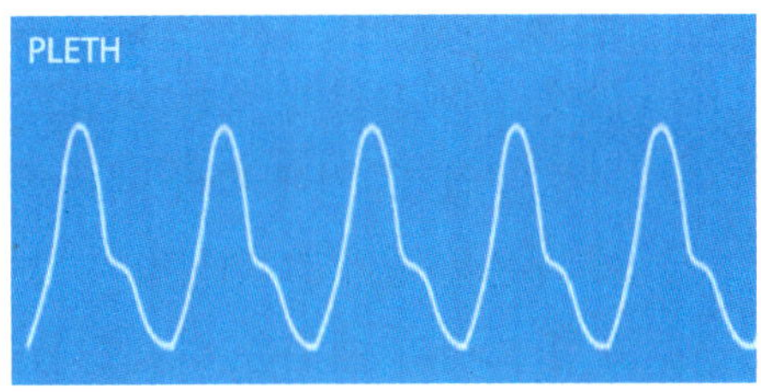

[43] 〈사진 2-97〉과 같이 50.0[mm / s]에 노브를 맞추어 누르면 〈사진 2-98〉과 같은 SpO_2 파형이 나온다.

06 체온측정

1. 신체 내부의 온도

사람은 새나 포유동물과 같이 **체온이 항상 일정하게 유지되는 정온동물**로, 환경조건이나 신체활동량이 심하게 변하더라도 그 체온이 좁은 범위에서 유지되어 **건강한 사람이라면** 35.8~37.2[℃]의 **체온**을 갖는다.

① 체온은 하루 24시간 동안에도 약간씩 변할 수 있어 대개 **새벽 2~4시에 가장 낮고 저녁 6~10시에 가장 높다**. 이렇게 아침보다 저녁의 체온이 높은 이유로는 낮 동안에는 활동이 많아지고 저녁에는 쉬기 때문이라고 생각해 왔지만, 밤에 일하고 낮에 쉬는 사람도 아침, 저녁의 체온변화는 마찬가지이다.

② 여성은 월경주기에 따라 체온이 변하므로, 매일 아침 잠자리에서 일어나기 전에 체온을 재어 그 변화하는 양상을 관찰함으로써 배란일을 짐작하기도 한다. 또한 소아의 체온은 성인보다 높은 경향이 있다.

③ 체온이 계속 높은 경우는 대개 밝혀지지 않은 질환이 있는 경우이지만 특별한 질환 없이 생리적으로 체온이 높을 수도 있다. 운동이나 감정적인 흥분, 높은 주위온도도 체온을 높이는 원인이 된다.

④ **체온**은 신체의 부위에 따라서 상당한 차이가 있어 어느 부위에서 측정한 체온인가가 중요하다. **폐는 호흡으로 인해 항상 찬 외부공기와 접하므로 온도가 비교적 낮고, 간장과 같이 끊임없이 열을 생성하는 곳은 상대적으로 온도가 높다.** 끊임없이 신체 내부를 돌고 있는 혈액의 온도를 체온으로 해야 한다는 주장도 있지만 혈액온도라고 항상 똑같은 것은 아니다.

⑤ 임상에서는 흔히 **구강 · 직장 · 겨드랑이**의 세 부위에서 사람의 체온을 측정한다.

㉠ 구강측정법 : 편리하여 가장 자주 이용된다. 수은주가 정상체온점 이하로 와 있음을 확인하고 온도계구(bulb) 쪽을 입술 사이가 아닌 혀 밑으로 밀어 넣고 일정한 시간(최소 3분 이상) 동안 입을 다물어 온도계를 물고 있게 한 후 측정판독을 한다. 체온을 측정하는 동시에 구강호흡을 해야만 하는 경우나, 체온을 재기 직전에 뜨겁거나 찬 음식을 먹은 경우에는 정확한 체온을 측정할 수 없다는 단점이 있다.

㉡ 직장측정법 : 구강측정법보다 더 정확하게 체온을 잴 수 있으며 짧고 튼튼

한 구를 가진 특수온도계를 사용한다. 정상적으로 직장에서 잰 체온은 구강으로 잰 체온보다 0.3~0.6[℃] 더 높다.

㉢ 겨드랑이에서 체온을 측정하는 법 : 정확도가 가장 떨어지는 방법이다. 온도계를 겨드랑이에 깊숙이 밀어 넣고 팔을 가슴 쪽으로 붙여 수분 동안 그 자세를 유지하게 한 후 측정한다. 이 온도는 구강에서 측정한 것보다 보통 1[℃] 정도 낮다.

⑥ **체온조절**은 **시상하부**(hypothalamus)에 있는 **대뇌중추**(cerebral center)의 기능으로, 열생산과 열손실에 관련된 여러 가지 물리적 · 화학적 과정이 통합되어 일어난다.

⑦ **체온조절중추**는 중심체온이 올라가면 열손실을 일으키는 메커니즘을 자극하고 중심체온이 떨어지면 열생산과 열보존 메커니즘을 활성화시켜서 체온을 정상 범위 내로 유지시킨다.

⑧ 체온조절중추에 **종양**이나 **퇴행성 질환**, **혈관질환**, **감염**과 같은 질환이 생기면 체온조절기능에 이상이 생겨 **저체온증**(hypothermia)이나 **고체온증**(hyperthermia)을 일으킬 수 있다.

⑨ 서미스터는 [그림 2-16]과 같이 온도변화에 따라 저항값이 변하도록 설계한 저항으로서 열저항(thermal resistor)이라고도 한다.

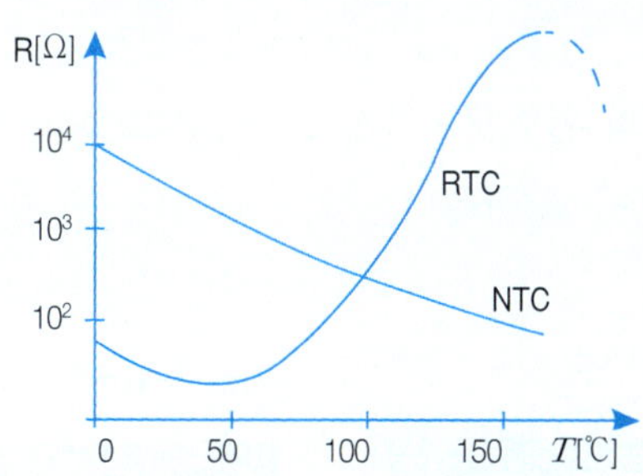

[그림 2-16] 서미스터 그래프

㉠ 정온도계수(Positive Temperature Coefficient : PTC)형 : 온도가 증가함에 따라 저항이 증가한다.

㉡ 부온도계수(Negative Temperature Coefficient : NTC)형 : 온도가 증가함에 따라 저항은 감소한다.

⑩ 서미스터는 대부분 넓은 온도범위에 대해서는 비선형곡선이나 제한된 범위에 대해서는 비교적 선형적 특징을 갖는다.

⑪ 서미스터를 사용할 때의 온도는 표준온도 조정상태가 지나치게 비선형적이거나, 혹은 불확실한 범위에 이르지 않도록 확인하여야 한다.

⑫ 의료용 온도변환기는 대부분 서미스터의 원리를 이용한 것이다.

〈사진 2-99〉

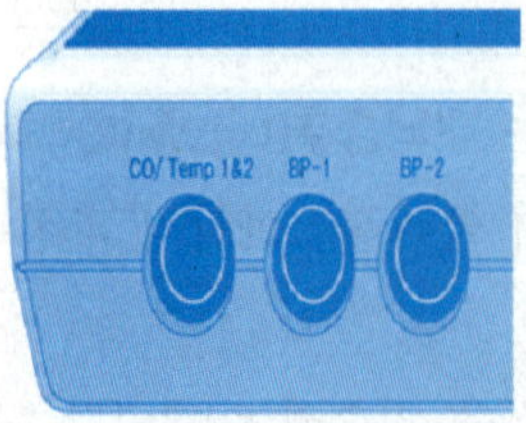

〈사진 2-100〉

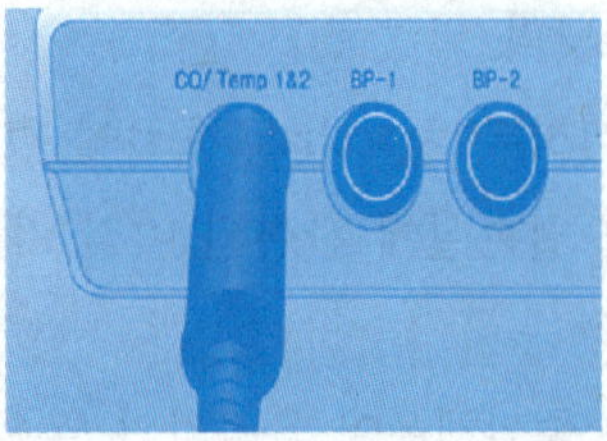

〈사진 2-101〉

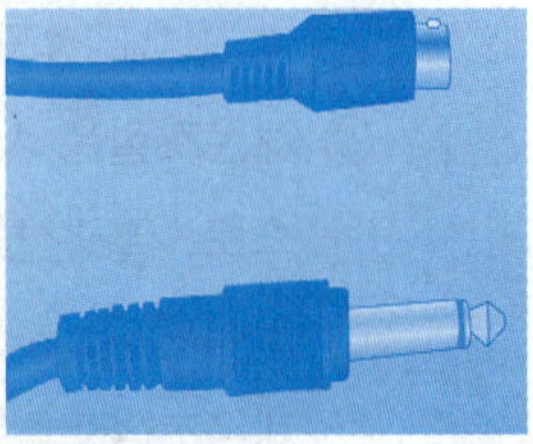

[44] 〈사진 2-99〉와 같이 심전도, 호흡, 체온 시뮬레이터 우측 옆면의 CO/Temp1&2에 〈사진 2-100, 2-101〉 케이블 코드를 맞추어 장착한다.

〈사진 2-102〉

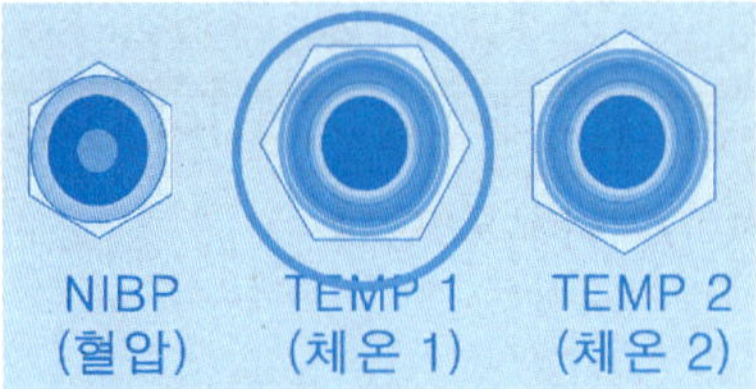

〈사진 2-103〉

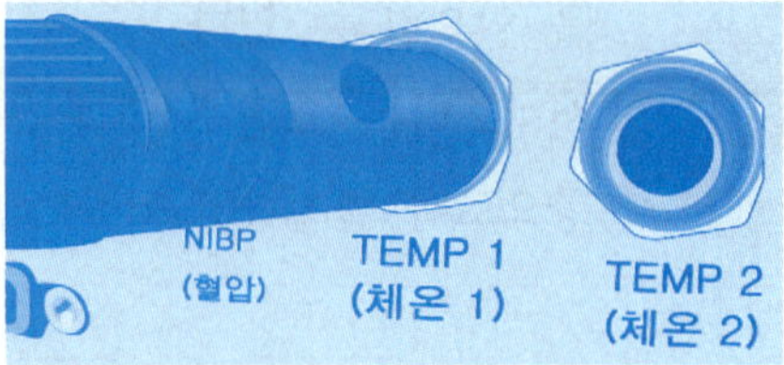

[45] 실습기기의 왼편에 〈사진 2-102, 2-103〉의 체온 센서 연결부에 케이블 반대편 부분을 장착한다.

〈사진 2-104〉

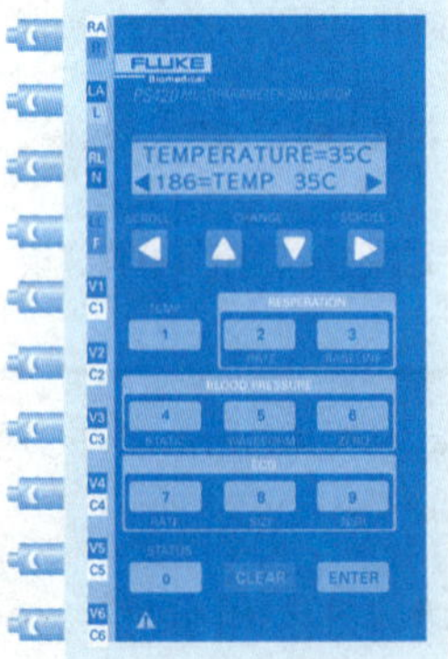

〈사진 2-105〉

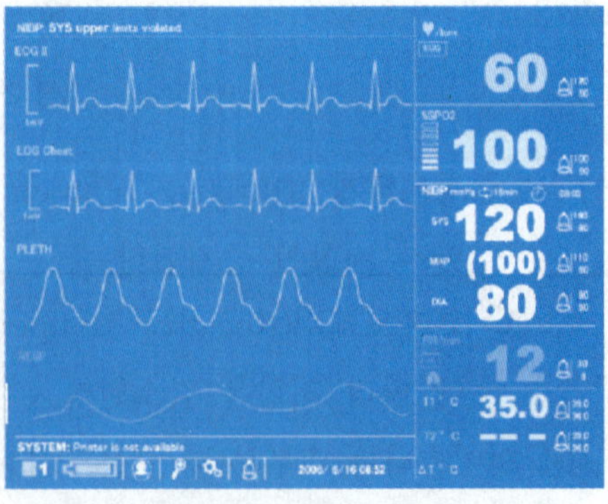

[46] 시뮬레이터를 켜고 ECG 코드 입력방법과 동일하게 〈표 2-11〉을 참고해 코드값을 입력하면 실습기기에 〈사진 2-104, 2-105〉와 같이 체온이 나타난다.

〈표 2-11〉 체온 코드 값

TEMP1, 2 코드 값	
Temp 30[℃]	185
Temp 35[℃]	186
Temp 37[℃]	187
Temp 40[℃]	188
Temp 42[℃]	189
Temp SELEC	190

〈사진 2-106〉

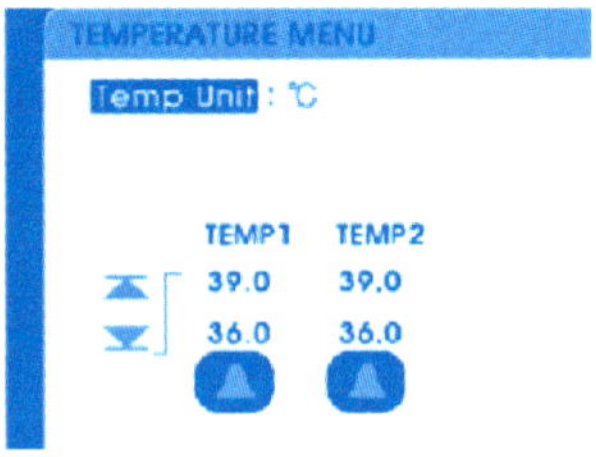

〈사진 2-107〉

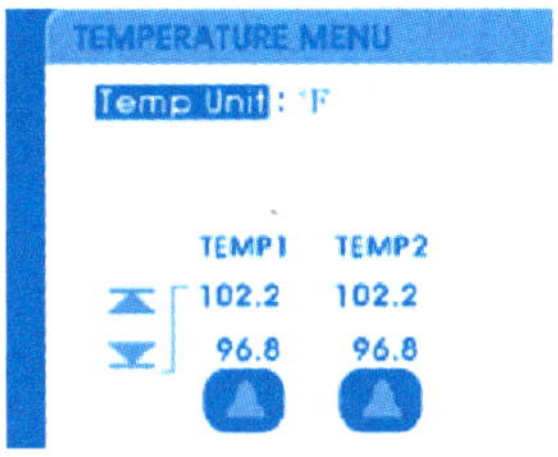

〈사진 2-108〉

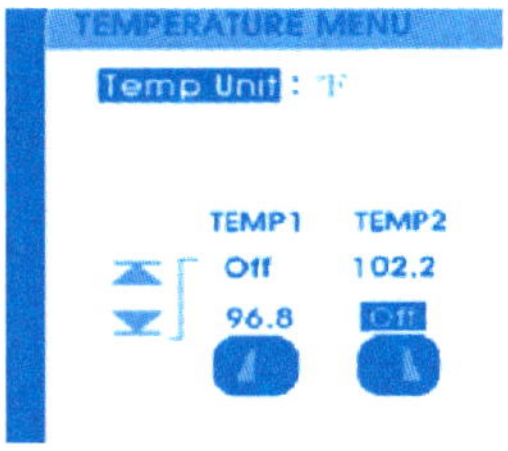

[47] 실습기기의 인코더 샤프트를 TEMP에 맞춘 다음, 누르면 스크린에 〈사진 2-106~2-108〉과 같이 TEMPERATURE MENU(체온 메뉴)가 나타난다. Temp Unit(체온측정 단위)에서는 스크린에 나타나는 단위를 [℃], [°F](섭씨, 화씨)로 나타낼 수 있으며, 알람의 최고점과 최저점을 인코더 샤프트로 조절할 수 있다. 알람 조절은 최고점과 최저점을 각각 Off(꺼짐)를 할 수 있고, 최고점은 최저점 이하로 내려갈 수 없으며, 최저점 역시 최고점 이상으로 올라갈 수 없다.

〈표 2-12〉 체온 메뉴

레벨 1 메뉴	레벨 2 메뉴	레벨 3 메뉴
TEMPERATURE MENU(체온 메뉴)		
Temperature Unit(온도 단위)	[℃], [°F](섭씨, 화씨)	
Alarm Limits Adjustment (알람 경계점 조정)	High alarm limit (높은 알람 경계점)	Up(위로 : 높은 알람 경계점 꺼짐)
		Down(아래로)
	Low alarm limit (낮은 알람 경계점)	Up(위로)
		Down(낮음 : 낮은 경계점 제한 꺼짐)
Return(되돌아가기)		

문제 6

시뮬레이터를 이용하여 TEMP1, 2 코드값을 입력하고 실제 측정값과 오차를 확인한다.

TEMP1, 2	코드값	실제 측정값	오차	그래프
TEMP 30[℃]	185			
TEMP 35[℃]	186			
TEMP 37[℃]	187			
TEMP 40[℃]	188			
TEMP 42[℃]	189			
TEMP SELE[℃]	190			

07 NIBP Analyzer 측정 및 사용

1. NIBP(비침습형 혈압기)

우리가 평소에 알고 있는 커프(cuff)를 팔에 감고 공기로 압력을 주어서 인체의 혈압을 측정하는 방법으로 **비침습적 혈압 또는 체외혈압**이라고 한다.

① NIBP(Non-Invasive Blood Pressure)는 체외(주로 팔)에서 커프를 **신체의 상박**(팔꿈치로부터 어깨에 이르는 부분)에 감고 NIBP 장비의 시작 버튼을 누르면 커프 속으로 공기가 들어가 상박으로 지나는 **상완동맥**을 누르게 된다.

② 압력에 의해 혈액의 흐름이 줄어들게 되고 조금씩 공기가 빠져 나가면서 혈액이 다시 흐르기 시작하면서 **수축기압, 평균압, 이완기압**을 측정하게 된다.

③ NIBP 장비는 몇 시간 또는 매일마다 정기적으로 혈압을 측정하는 것뿐 아니라 몇 분 간격이나 계속적으로 혈압을 반복하여 측정할 수 있다.

④ NIBP 장비의 시작 버튼을 누르면 혈압을 반복하여 측정한다. 측정된 혈압은 환자의 움직임 상태, 커프의 크기, 측정위치에 따라 결과값이 달라질 수 있으며, 또한 혈압을 측정하는 사람에 맞는 커프를 선택해야 보다 정확한 혈압값을 측정할 수 있다(그림 2-17).

⑤ NIBP 측정법(오실로미터법)

㉠ 환자의 상박에 커프를 감싸고 압력을 가한다.

㉡ 커프 속의 압축공기가 상완 동맥을 압박한다.

㉢ 압박에 의해 혈액의 흐름이 차단된다.

㉣ 커프의 압력을 서서히 감소시킨다.

㉤ 혈액이 다시 흐르기 시작하면서 진동을 발생시킨다(수축기 압력).

㉥ 진동이 가장 크게 발생되는 시점이다(평균압력).

㉦ 진동이 발생되지 않고 혈액흐름이 원활히 되는 시점이다(이완기 압력).

⑥ NIBP 측정오차 원인

㉠ 잘못된 커프의 사용(팔둘레)

㉡ 커프의 잘못된 착용

㉢ 잘못된 측정위치(반드시 심장과 같은 위치에 놓는다)

㉣ 움직임이 많은 경우

㉤ 측정기기의 잘못된 환자 Mode 입력(Adult / Neonate)

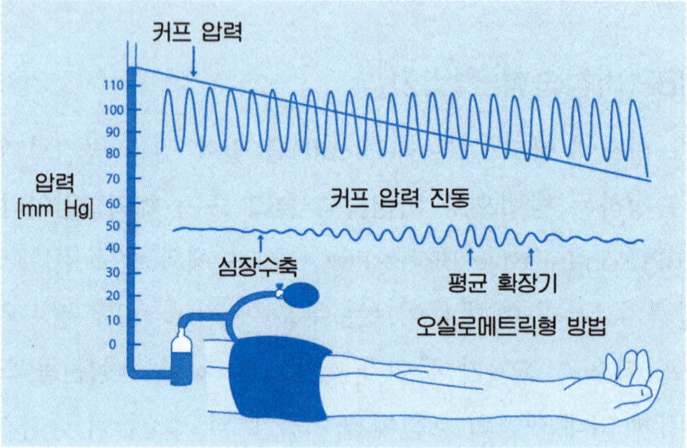

[그림 2-17] 오실로미터 측정법

2. IBP기(침습적 혈압기)

동맥 내 혈압(arterial blood pressure) 또는 침습적 혈압(Invasive Blood Pressure : IBP)은 동맥에 직접 관(카테터)으로 신체에 삽입한 뒤, 그곳에 모니터를 연결하여 지속적으로 **동맥 내 혈압**을 보여주는 것이다.

① 동맥에 관을 삽입하기 위해서 환자의 팔이나 다리 등에 있는 **말초동맥 혈관에 튜브를 삽입하기도 하고 배꼽에 있는 제대동맥**을 사용하기도 한다. 이와 같이 삽입된 동맥에 혈류의 흐름이 막히지 않도록 일정하게 수액을 주입하고 수액 라인(line : 선)에 동맥혈압 측정기를 연결시킨다. 그러고 나서 측정기를 모니터에 연결시키면 모니터에서 지속적으로 동맥혈압을 직접적으로 보고 측정할 수 있다(그림 2-18).

② 카테터의 위치에 따라 다음과 같이 명칭이 다르다.

㉠ 동맥압(Arterial Blood Pressure : ABP) : 동맥의 혈압이다.

㉡ 중심 정맥압(Central Venous Pressure : CVP) : 우심방에서 측정한 정맥압이다.

㉢ 폐동맥압(Pulmonary Artery Pressure : PAP) : 폐동맥 내의 혈압이다.

㉣ 좌심방압(Left Atrial Pressure : LAP) : 폐정맥에서 오는 피를 좌심실로 보내기 위한 압력이다.

㉤ 우심방압(Right Atrial Pressure : RAP) : 폐정맥에서 오는 피를 우심실로 보

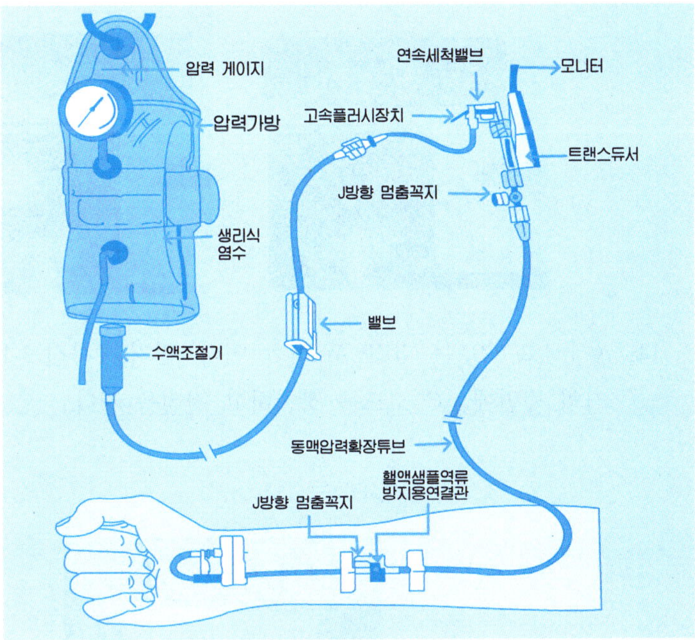

[그림 2-18] IBP 연결방법

내기 위한 압력이다.

ⓗ 배꼽동맥(Umbilical Artery : UA) : 태아 때 태반에서 혈액을 동맥관으로 옮기는 혈관이다.

ⓢ 배꼽정맥(Umbilical Vein : UV) : 태아 때 태반에서 혈액을 정맥관으로 옮기는 혈관이다.

③ NIBP Analyzer(분석기)의 사용목적은 NIBP의 올바른 가압치가 들어가는지 확인하여 보다 정확한 혈압을 측정하는 데 그 목적을 두고 있다.

3. NIBP 가압 테스트

〈사진 2-109〉

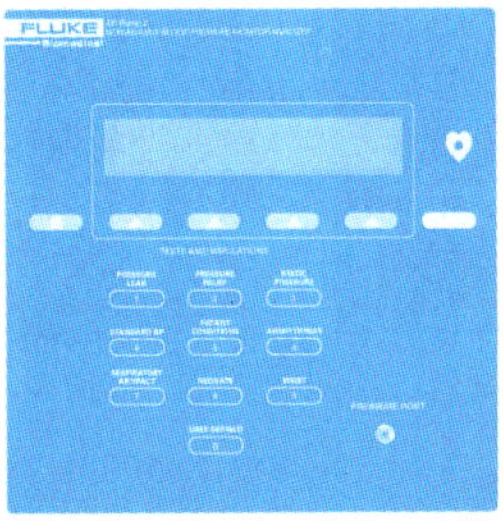

〈사진 2-110〉

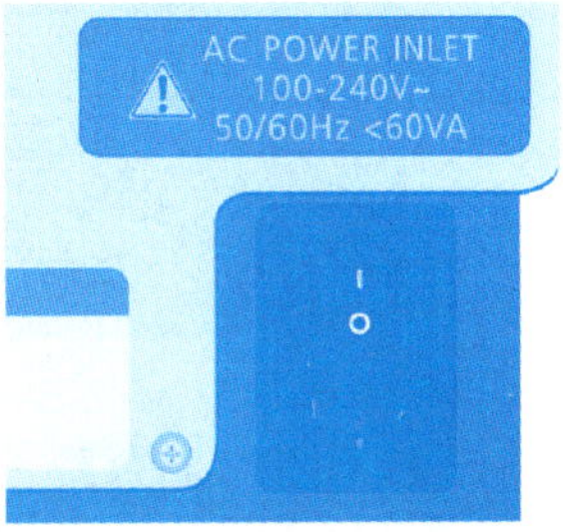

〈사진 2-111〉

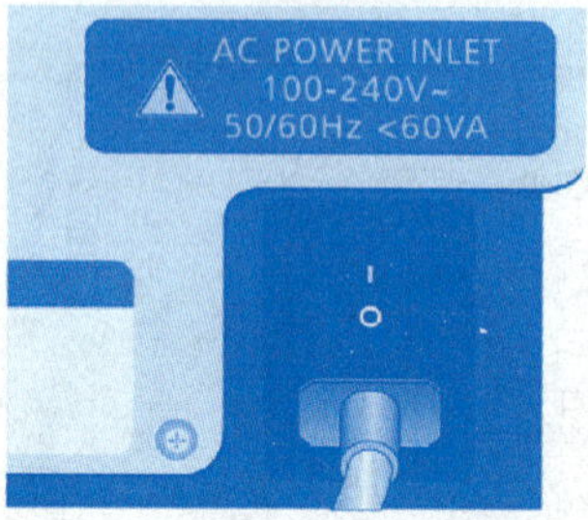

〈사진 2-112〉

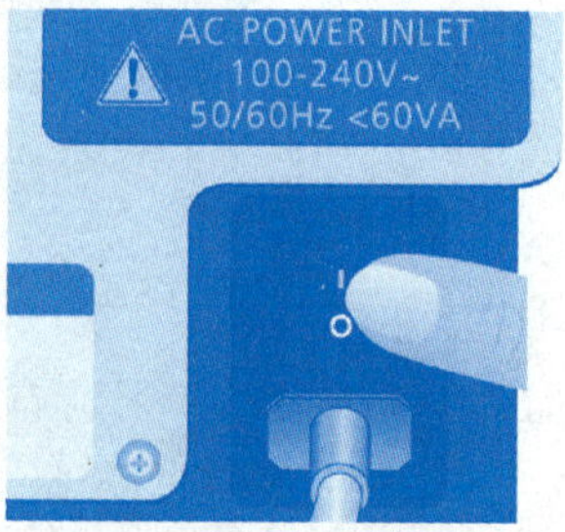

[48] 〈사진 2-109〉는 NIBP Analyzer이다. 먼저, 〈사진 2-110~2-112〉처럼 기기의 뒷면에 AC 코드를 장착하고 전원을 켠다.

〈사진 2-113〉

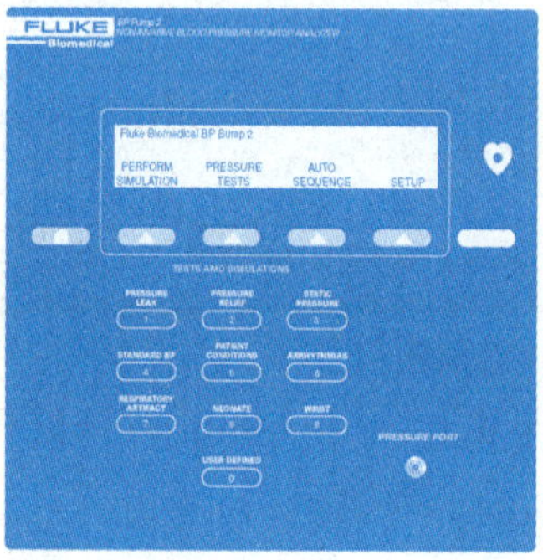

[49] 전원이 들어오면 〈사진 2-113〉과 같이 스크린에 메시지가 나타난다.

〈사진 2-114〉

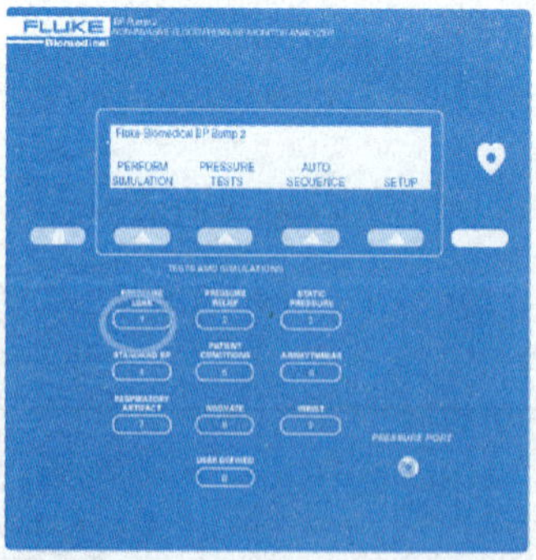

〈사진 2-115〉

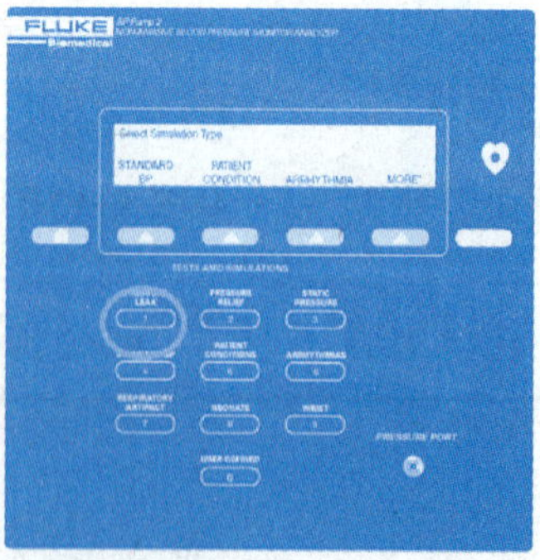

[50] 〈사진 2-114〉의 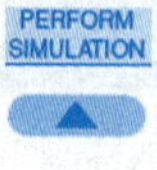

버튼을 누르면 〈사진 2-115〉의 화면이 나온다.

STANDARD DP(기본혈압), PATIENT CONDITION(환자상태), ARRHYTHMIA(부정맥) 등 선택할 수 있다. 〈사진 2-115〉와 같이 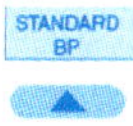

버튼을 눌러서 STANDARD BP를 선택한다.

〈사진 2-116〉

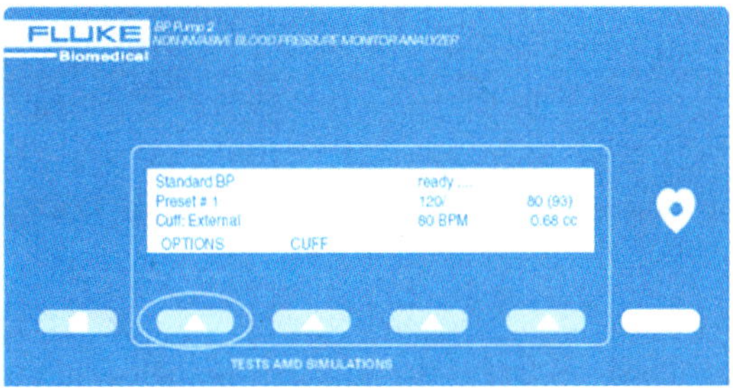

[51] 〈사진 2-116〉에서 OPTIONS 버튼을 누르면 〈표 2-13〉과 같은 값들을 선택할 수 있다. OPTIONS 버튼을 눌러서 원하는 혈압값을 선택한다.

〈표 2-13〉 시뮬레이션 번호

시뮬레이션 번호	혈압([mmHg])[MAP]	심박수[BPM]
1	120 / 80(93)	80
2	150 / 100(116)	80
3	200 / 150(166)	80
4	255 / 195(215)	80
5	60 / 30(40)	80
6	80 / 50(60)	80
7	100 / 65(76)	80

〈사진 2-117〉

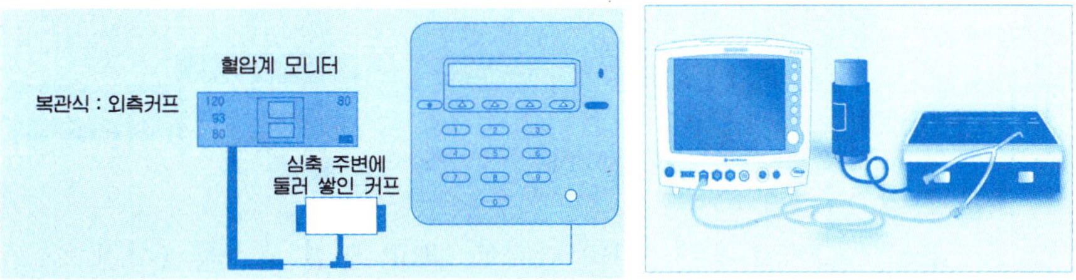

[52] 〈사진 2-117〉과 같이 NIBP 계측기와 환자감시장치를 연결한다.

NIBP 계측기의 Pressure port에 Y자 호스를 연결하고, 한쪽은 커프 그리고 다른 쪽은 환자감시장치의 NIBP 단자에 연결한다. 그리고 커프는 팔뚝 두께 정도의 딱딱한 물체에 감아야 한다.

〈사진 2-118〉

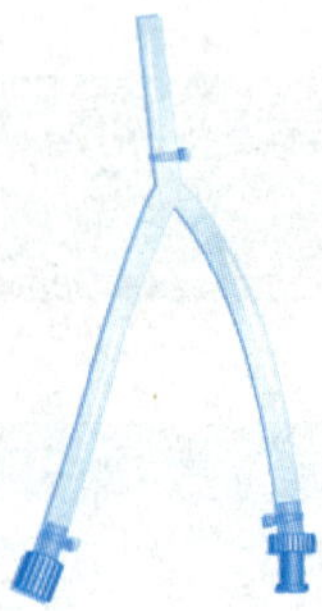

〈사진 2-119〉

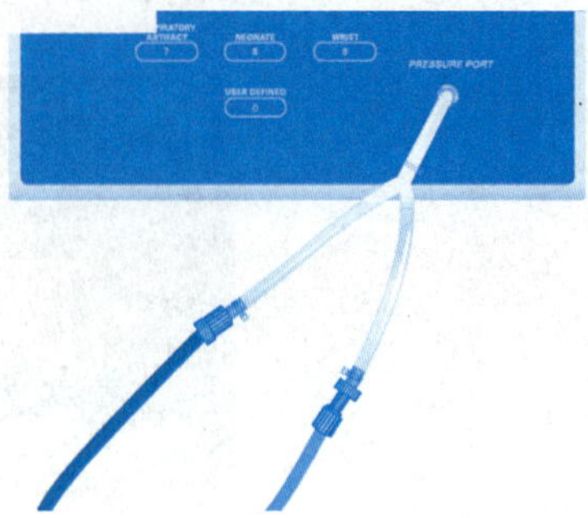

[53] 〈사진 2-118〉과 같은 Y자 호스를 〈사진 2-119〉처럼 한쪽은 커프 단자를 연결하고 또 다른 한쪽은 NIBP 호스 단자와 연결을 하는 사진이다.

〈사진 2-120〉

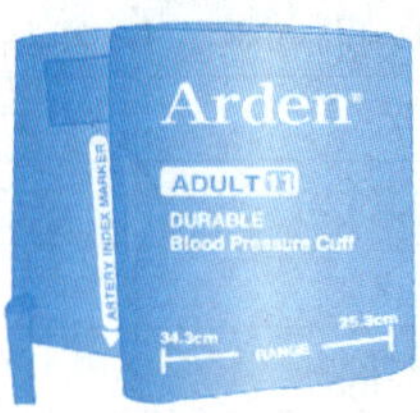

〈사진 2-121〉

〈사진 2-122〉

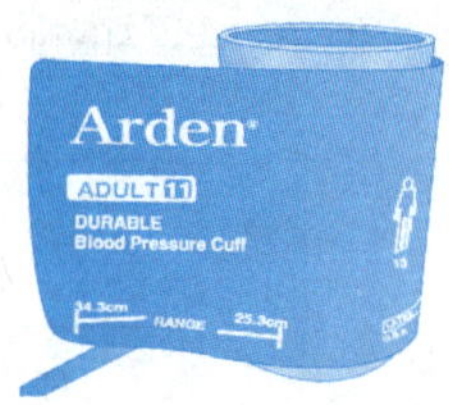

[54] 〈사진 2-120〉의 커프를 〈사진 2-121〉의 원통에 〈사진 2-122〉처럼 감는다.

〈사진 2-123〉

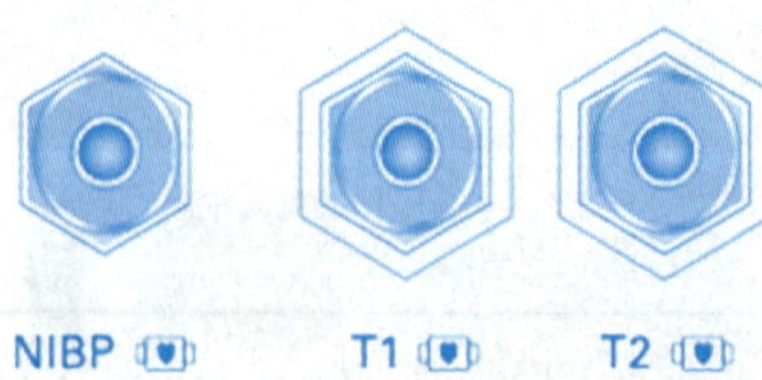

〈사진 2-124〉

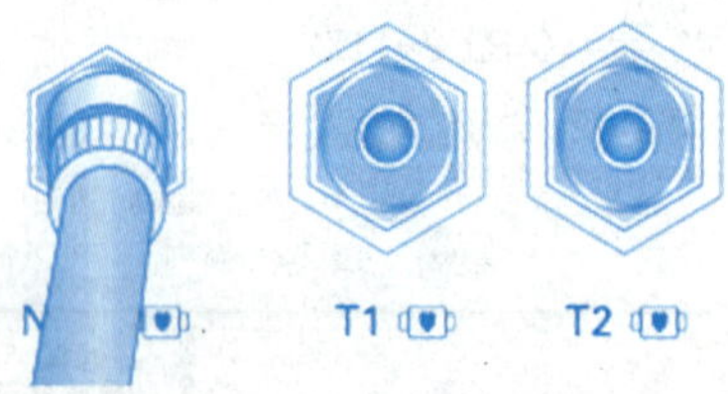

[55] 실습기기 왼편 NIBP 단자에 NIBP 연결 호스를 〈사진 2-123, 2-124〉와 같이 연결한다.

〈사진 2-125〉

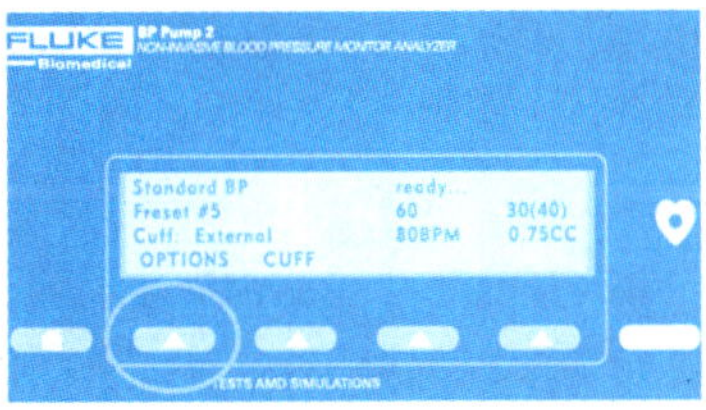

〈사진 2-126〉

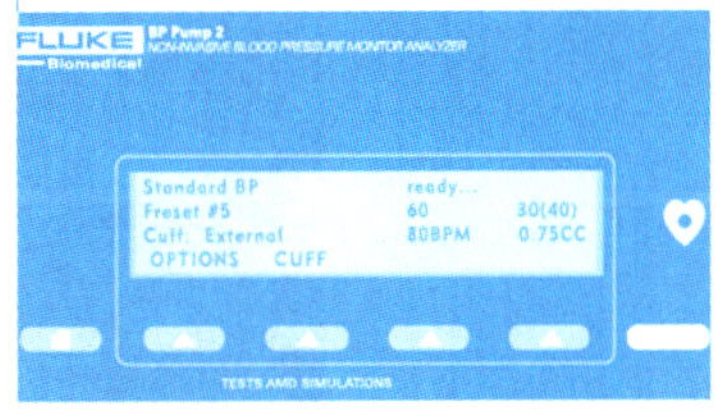

[56] 〈사진 2-125〉와 같이 계측기의 OPTIONS 버튼을 눌러서 〈사진 2-126〉과 같이 60 / 30 값을 선택한다.

〈사진 2-127〉

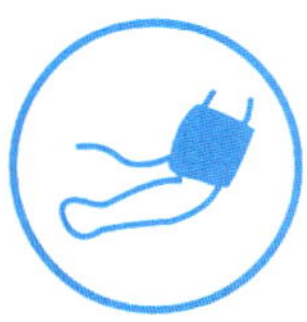

〈사진 2-128〉

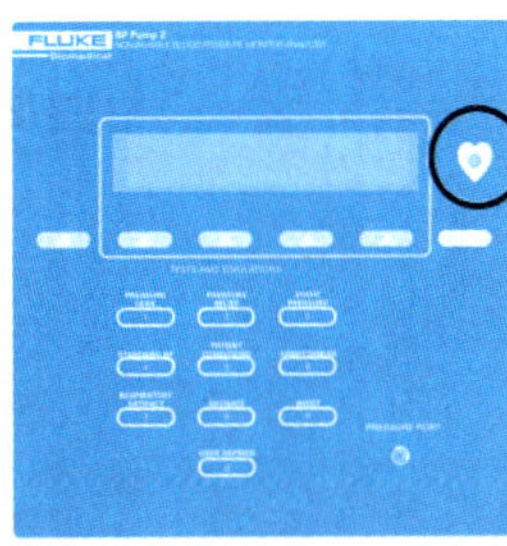

〈사진 2-129〉

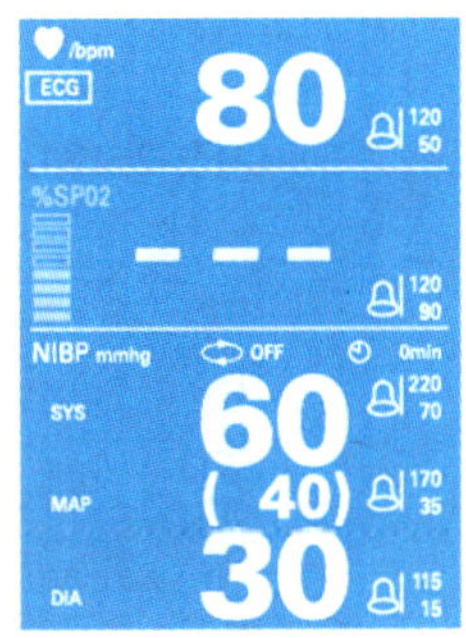

[57] 설명 [56]과 같이 한 뒤, 환자감시장치의 NIBP 시작 버튼(사진 2-127)을 누르면 〈사진 2-128〉의 심장 모양에 검은색 안의 LED가 점멸과 가압하는 소리와 함께 시작되면서 〈사진 2-129〉와 같이 분석기에 설정했었던 60 / 30 혈압 수치와 심박수 80 수치가 나타난다.

〈사진 2-130〉

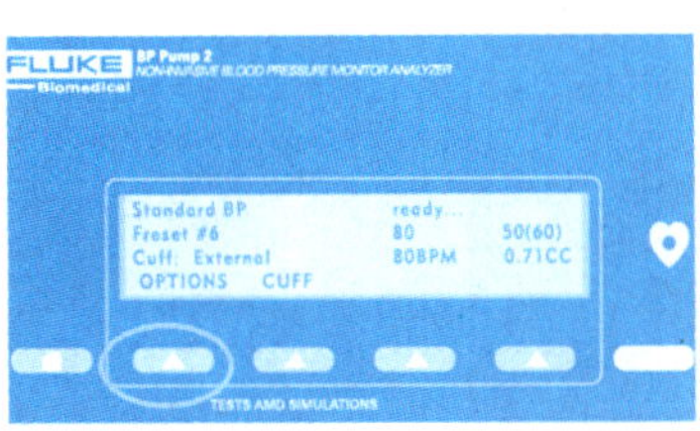

〈사진 2-131〉

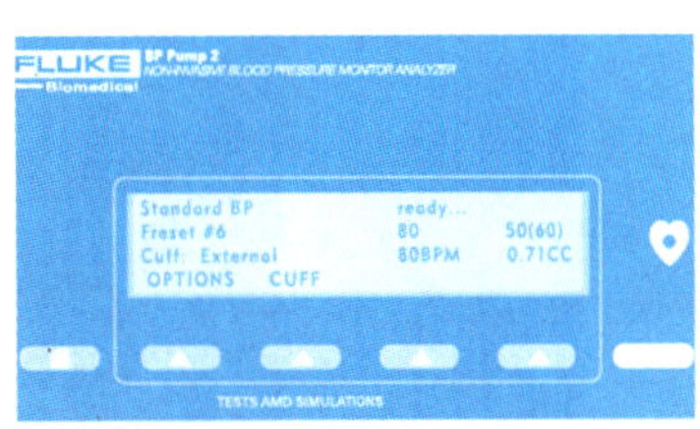

[58] 설명 [57]의 분석기 작동이 끝난 뒤 다시 설명 [56]으로 돌아가서 OPTIONS 버튼을 눌러 80 / 50로 분석값을 바꾼다. 설명 [57]과 같이 환자감시장치의 NIBP 버튼을 누른다(사진 2-130, 2-131).

〈사진 2-132〉

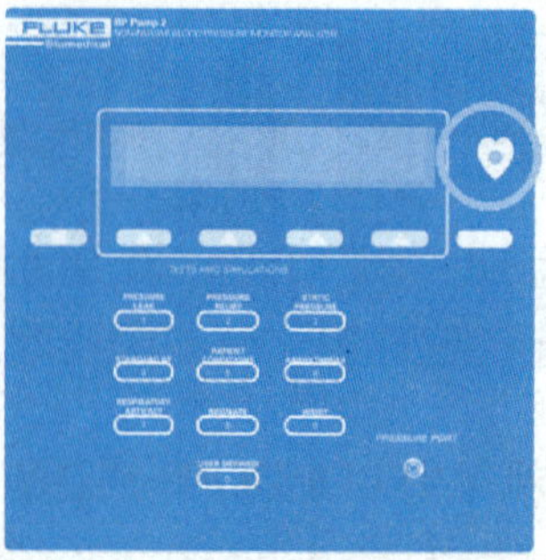

〈사진 2-133〉

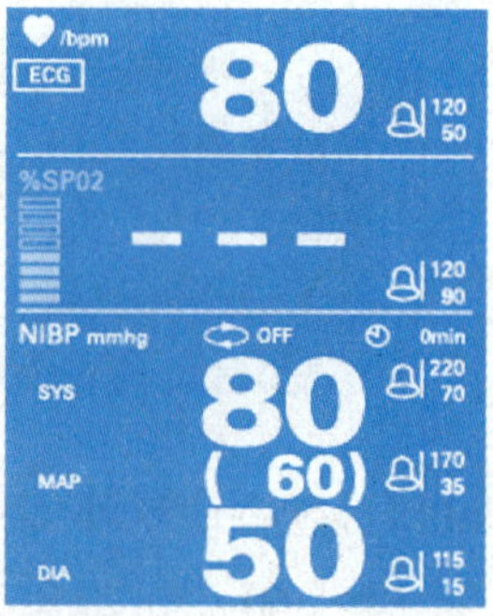

[59] 실습기기에 가압이 시작되면서 〈사진 2-132, 2-133〉과 같은 수치가 나타난다.

〈사진 2-134〉

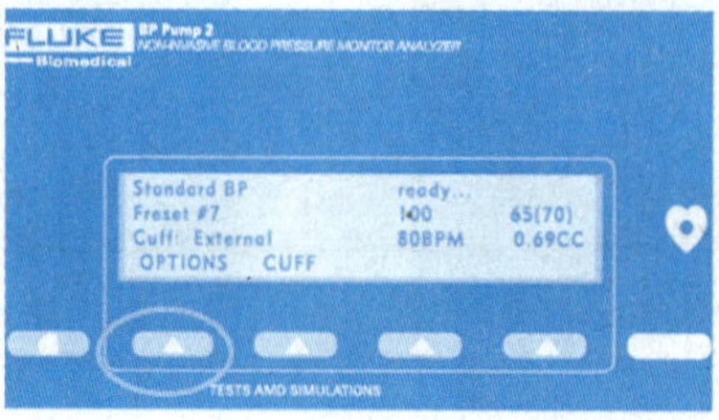

〈사진 2-135〉

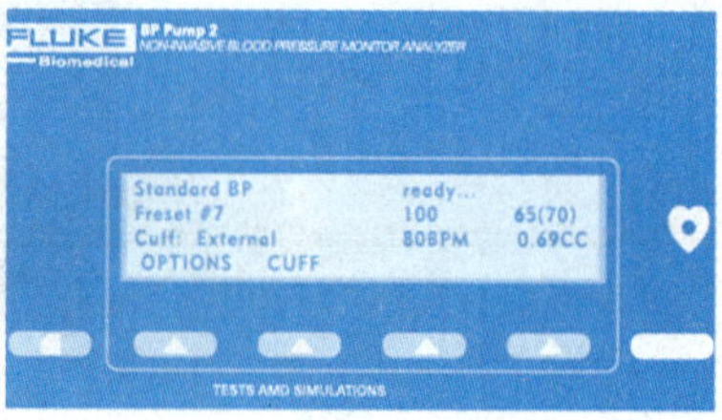

[60] 설명 [59]의 분석기 작동이 끝난 뒤, 다시 설명 [56]으로 돌아가서 OPTIONS 버튼을 눌러 100 / 65로 분석값을 바꾼다. 설명 [57]과 같이 실습기기의 NIBP 버튼을 누른다(사진 2-134, 2-135).

〈사진 2-136〉

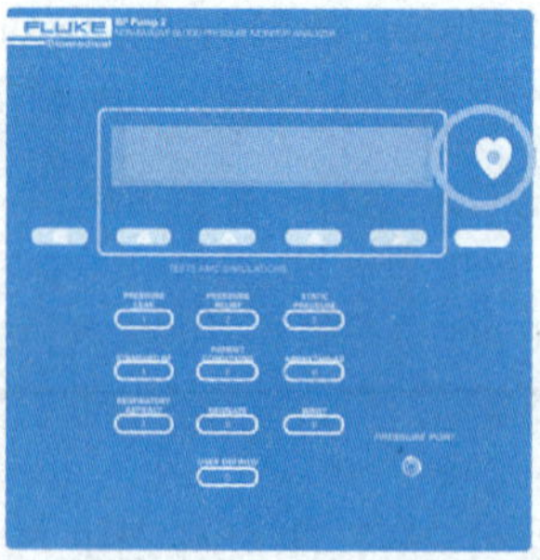

〈사진 2-137〉

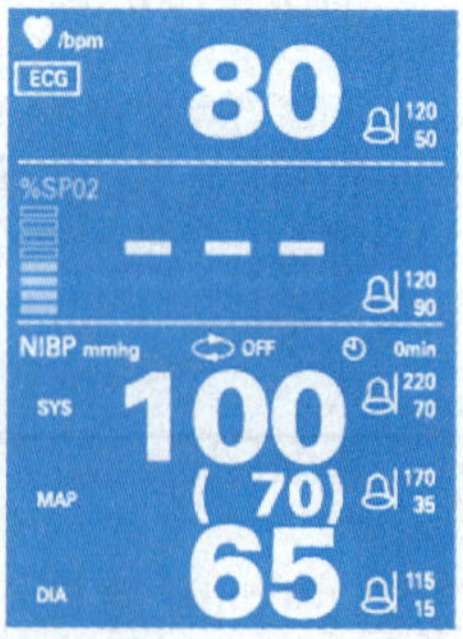

[61] 실습기기에 가압이 시작되면서 〈사진 2-136, 2-137〉과 같은 수치가 나타난다.

〈사진 2-138〉

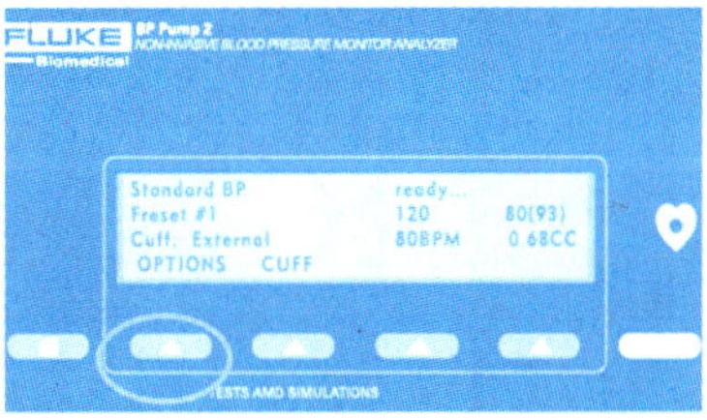

〈사진 2-139〉

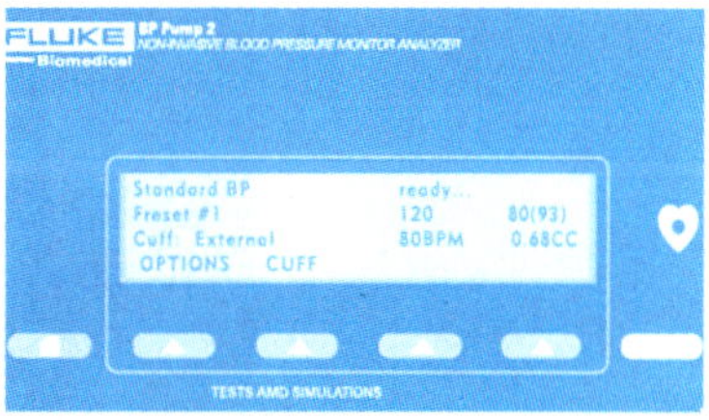

[62] 〈사진 2-138, 2-139〉에서 OPTIONS을 누르면 120 / 80이 선택이 된다. 선택한 후, 실습기기의 NIBP 버튼을 누른다.

〈사진 2-140〉

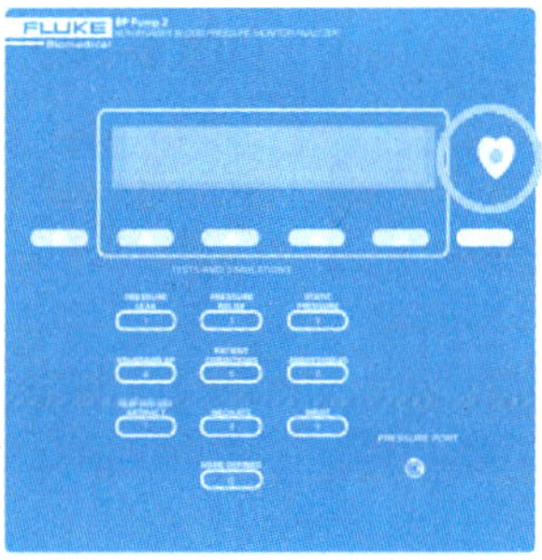

〈사진 2-141〉

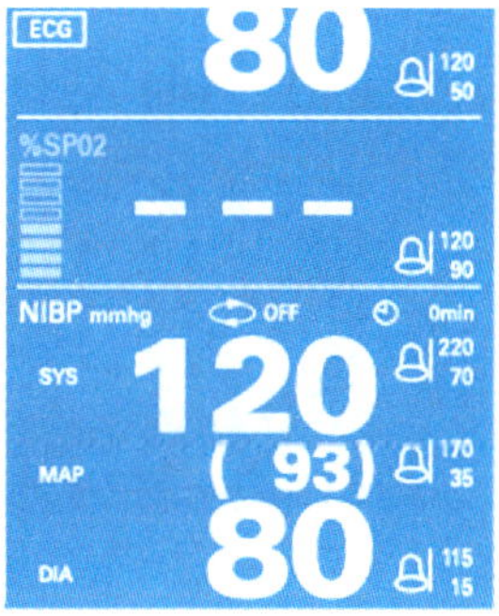

[63] 실습기기에 가압이 시작되면서 〈사진 2-140, 2-141〉과 같은 수치가 나타난다.

〈사진 2-142〉

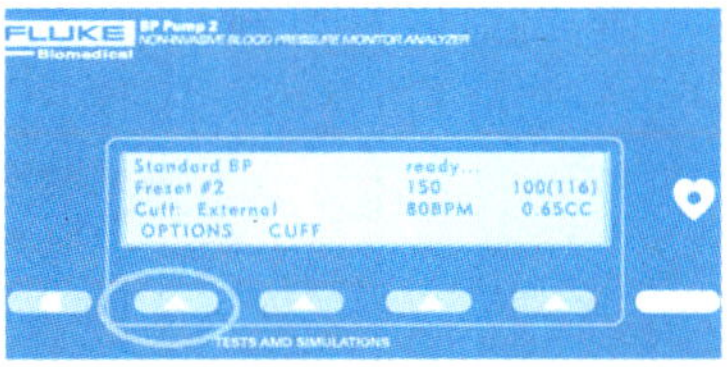

〈사진 2-143〉

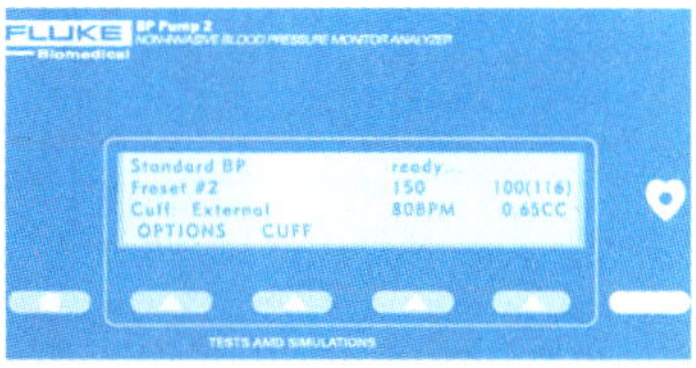

[64] 설명 [63]의 분석기 작동이 끝난 뒤 〈사진 2-142, 2-143〉에서 OPTIONS 버튼을 눌러서 150 / 100를 선택한 후, 실습기기의 NIBP 버튼을 누른다.

〈사진 2-144〉

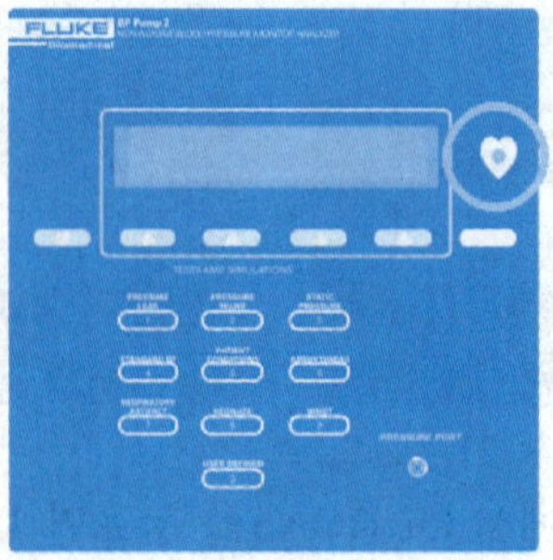

〈사진 2-145〉

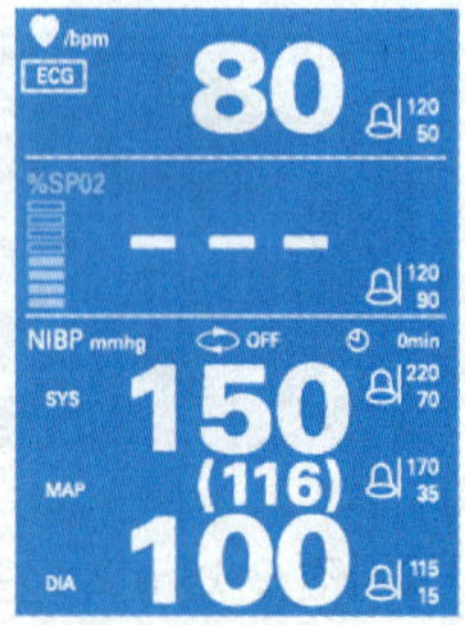

[65] 실습기기에 가압이 시작되면서 〈사진 2-144, 2-145〉와 같은 수치가 나타난다.

〈사진 2-146〉

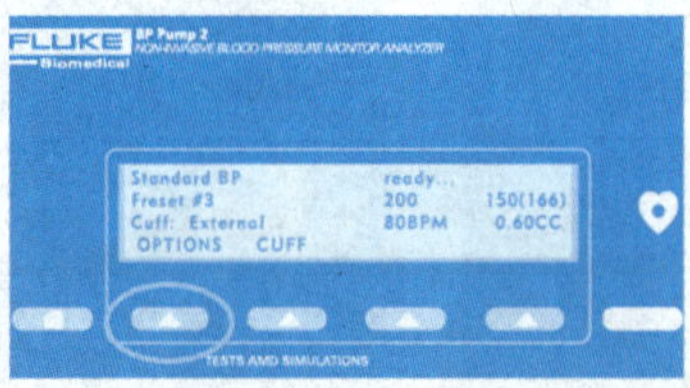

〈사진 2-147〉

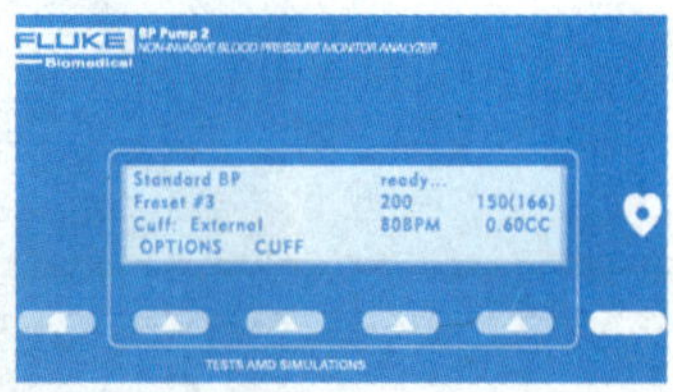

[66] 설명 [65]의 분석기 작동이 끝난 뒤, 〈사진 2-146, 2-147〉에서 OPTIONS을 눌러서 200 / 150을 선택한 후, 실습기기의 NIBP 버튼을 누른다.

〈사진 2-148〉

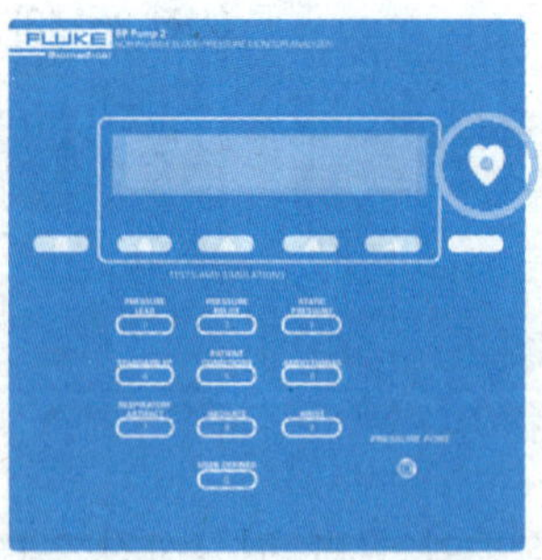

〈사진 2-149〉

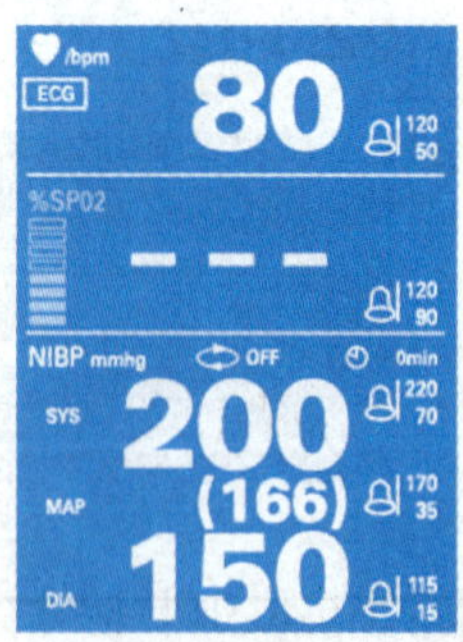

[67] 실습기기에 가압이 시작되면서 〈사진 2-148, 2-149〉와 같은 수치가 나타난다.

〈사진 2-150〉

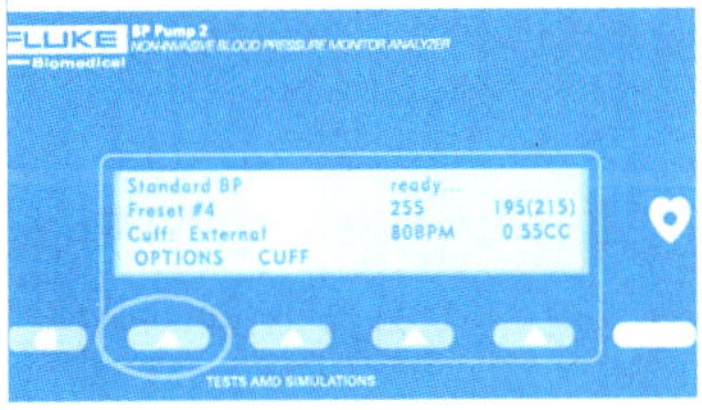

〈사진 2-151〉

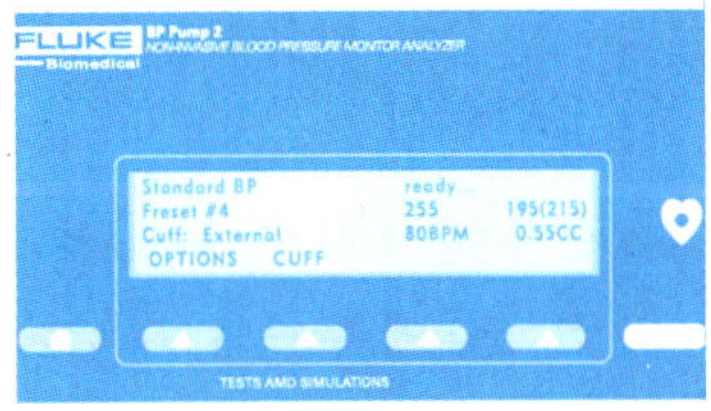

[68] 설명 [67]의 분석기 작동이 끝난 뒤 〈사진 2-150, 2-151〉에서 OPTIONS 버튼을 눌러서 255 / 195를 선택하여 스타트 버튼을 누르고 실습기기의 NIBP 버튼을 누른다.

〈사진 2-152〉

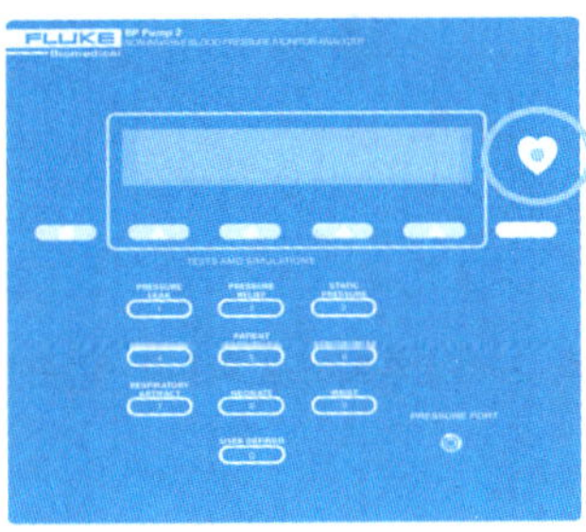

〈사진 2-153〉

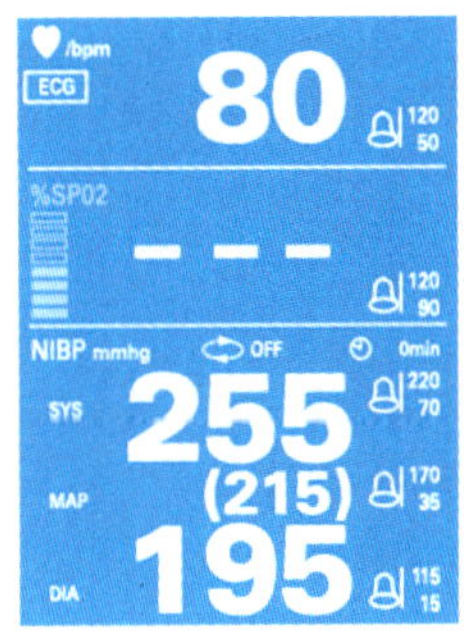

[69] 실습기기에 가압이 시작되면서 〈사진 2-152, 2-153〉과 같은 수치가 나타난다.

문제 7

NIBP Analyzer(분석기) – BP 테스트에서 표와 같은 가압값을 측정하여 실제 결과값과 오차를 측정한다.

NIBP 가압값	실제 결과값	오차	NIBP 가압값	실제 결과값	오차
60 / 30(40)			150 / 95(114)		
80 / 50(40)			200 / 140(167)		
100 / 65(77)			255 / 195(215)		
120 / 80(95)					

4. NIBP 환자에게 사용 시

1) 연결설정

① 환자의 사지(팔, 다리)를 측정하고 알맞은 크기의 커프(cuff)를 고른다. 일반적 규칙에 따르면 커프 폭은 환자의 팔꿈치와 어깨 사이의 2/3에 가장 가깝게 하며, 팔에 커프를 감을 때 커프 방침을 따른다(그림 2-19).

② 모니터 전면 연결부에 호스를 연결시킨다.

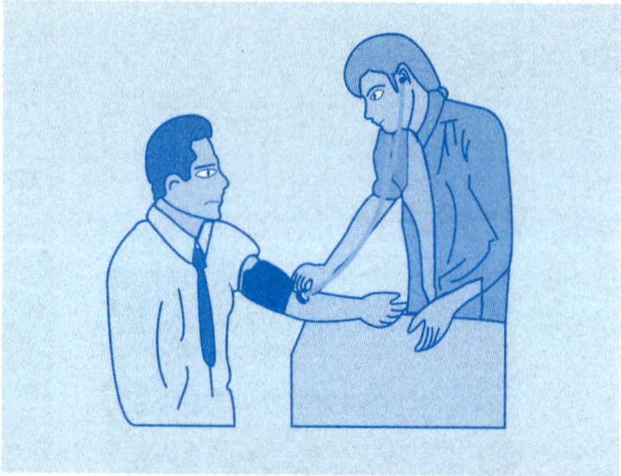

[그림 2-19] 환자에게 커프를 착용한 예

〈표 2-14〉 커프 크기

모델 번호	커프 크기
신생아 / 팔, 1회용 / 재사용	3.0~4.1[inch] / 7.7~10.5[cm]
유아 / 팔, 1회용 / 재사용	3.9~5.2[inch] / 9.8~13.3[cm]
소아 / 팔, 1회용 / 재사용	6.2~8.4[inch] / 15.8~21.3[cm]
성인 / 팔, 1회용 / 재사용	10.0~13.5[inch] / 25.3~34.3[cm]
대 성인 / 팔, 1회용 / 재사용	12.6~17.1[inch] / 32.1~43.4[cm]

2) NIBP 측정 모드

혈압측정은 다음과 같이 세 가지 모드로 만들어진다.

① 수동 모드 : 수축기 / 이완기 / 평균혈압을 한 번 측정한다.

② 자동(AUTO) 모드 : 정해진 간격으로 측정한다.

③ 연속측정(STAT) : 5분 동안 최대한 많이 측정한다.

〈표 2-15〉 NIBP 메뉴

<table>
<tr><th>레벨 1 메뉴</th><th>레벨 2 메뉴</th><th>레벨 3 메뉴</th></tr>
<tr><td colspan="3">NIBP MENU</td></tr>
<tr><td>자동 모드 간격</td><td colspan="2">Off, ST, 1, 2, 3, 4, 5, 10, 15, 30, 45, 60, 90, 120, 240 분</td></tr>
<tr><td>최초 가압값</td><td colspan="2">100, 120, 140, 160, 180, 200, 220, 240, 260, 280[mmHg]
13.3, 16.0, 18.7, 21.3, 24.0, 26.7, 29.3, 32.0, 34.7, 37.3[kPa]</td></tr>
<tr><td>NIBP Unit</td><td colspan="2">[mmHg], [kPa]</td></tr>
<tr><td rowspan="4">Alarm Limits Adjustment
(알람 경계점 조정)</td><td rowspan="2">High Alarm Limit
(높은 알람 경계점)</td><td>Up(위로 : 높은 알람 경계점 끔)</td></tr>
<tr><td>Down(아래로)</td></tr>
<tr><td rowspan="2">Low Alarm Limit
(낮은 알람 경계점)</td><td>Up(위로)</td></tr>
<tr><td>Down(아래로 : 낮은 알람 경계점 끔)</td></tr>
<tr><td>Return(되돌아가기)</td><td colspan="2">되돌아가기</td></tr>
</table>

참고 최초 가압값은 성인 환자 모드 위로 나타난다. 소아나 신생아 모드로 알람 경계점을 설정하기 위해 "설정 메뉴"를 거쳐 환자 모드를 바꾼다.

3) 조정 가능한 최초 가압값

우측 하단 코너의 수치표시는 NIBP 수치표시부의 최초 가압값 설정을 가리킨다. 최초 가압값은 성인과 소아의 경우 100에서 280[mmHg]이거나 신생아의 경우 50에서 140[mmHg]이다.

(1) NIBP 가동의 수동 모드 시작하기

NIBP 시작/정지 버튼을 누르면 한 번 혈압측정이 만들어진다. 측정은 3분으로 표시된다.

(2) NIBP 가동의 자동 모드 시작

① NIBP 메뉴에서 원하는 자동 측정간격을 선택하고, NIBP 수치표시부를 거쳐 접근한다.

② 측정시작은 간격을 선택한 후에 자동으로 시작된다. 자동 모드는 또한 NIBP 시작/정지를 누르면 작동된다.

③ 자동 모드에서 NIBP 읽기는 측정 중에 NIBP 시작/멈춤을 누름으로써 취소할 수 있다.

④ NIBP 수치표시부는 자동 모드 아이콘, 자동 모드 간격과 마지막 읽음 아이콘의 시간을 표시한다. 간격은 한 측정이 완료되고 다음 측정이 시작될 때의 시

간으로 나온다. 측정값은 다른 측정이 시작될 때까지 표시된다. 자동 모드가 취소되고, 마지막 측정은 마지막 측정이 끝나고 나서 3분 뒤 표시된다.

(3) NIBP 작동의 연속 모드 시작

① 연속 모드는 두 가지 방법으로 작동된다. NIBP 시작 / 정지를 적어도 2초간 누르고 있거나, NIBP 메뉴를 거쳐 ST 모드를 선택한다.

② 선택하여 연속 모드가 작동되며 3초 안에 최초 측정이 자동으로 시작되며, 연속 모드가 완료되고 나면 마지막 연속 모드 측정이 표시된다.

(4) 혈압측정 중지

① NIBP 시작 / 정지 버튼을 누르면 언제라도 현재 측정을 멈출 수 있고, 커프의 공기가 빠진다. 만일 자동 측정이 진행 중이면 자동 모드는 현재 측정 후에 가능하다.

② 사용자는 NIBP 메뉴에 들어갈 수 있고 자동 모드를 정지시키기 위해 설정을 끌 수 있다.

08 호흡측정

1. 인간의 호흡

1) 신체 호흡계의 구성

공기의 교환을 하는 기관인 폐는 흉곽에 위치하고 있으며 흉곽은 근육과 뼈로 이루어진 흉곽 외부에 의해서 보호받고 있다.

① 폐는 기도를 통과하여 우리 몸에 산소를 공급함과 동시에 신체 내 대사과정에서 만들어진 이산화탄소(CO_2)를 배출하는 기능을 담당한다.

② 기도는 후두의 윗부분(호흡계 통로와 소화계 통로가 분리되는 지점)을 기준으로 하여 아래쪽 기도와 위쪽 기도로 구분된다.

③ **아래쪽 기도**에는 세기관지 · 기관지 · 기관 · 후두 · 폐포관, **위쪽 기도**에는 부비동 · 코 · 구강 · 인두 등이 있다.

④ **호흡**(respiration)이 일어나기 위해서는 이와 같은 기도 외에도 **횡격막 · 늑골사이근육** 등이 **중추신경계의 지시**를 받아 **폐의 박출작용**(펌프 작용)에 영향을 주게 된다.

2) 호흡조절

호흡은 뇌교와 연수에 있는 신경세포가 흉곽벽이나 복부의 근육에 작용하여 압력기울기를 생성함으로써 폐로부터 공기가 출입할 수 있게 하는 규칙적이고 자율적인 운동이다.

① 인간의 호흡에서 가장 큰 특징은 외부 및 내부 환경의 변화에 대해 적응력을 가진다. 적응력은 신체의 모든 부분에 탐지기가 있어서 감지된 신호가 뇌의 호흡신경망으로 전달된다.

㉠ 기계수용체 탐지기 : 폐의 팽창, 기도의 크기, 호흡에 관여하는 근육의 수축강도 등이다.

㉡ 화학수용체 탐지기 : 혈중산소량 및 혈액과 뇌에서의 산성도변화를 감지한다.

② 인간의 호흡에서 가장 중요한 역할을 하는 근육은 횡격막이며 늑골사이근 · 복부근 · 흉쇄유돌근 · 경추늑골근 등도 관여한다.

3) 호흡신경세포의 구성

뇌교나 연수에서 이루어지는 **호흡 리듬의 조절에는 배쪽외측연수 · 등쪽내측연수, 뇌교의 앞부분에 위치하고 있는 3개의 신경세포군**이 연관되어 있으며, 이러한 신경세포 사이의 신경접합부에 의한 상호작용으로 숨을 들이쉬고 내쉬는 호흡주기가 생성되는 것이다.

① 연수의 호흡신경세포는 위쪽의 뇌와 기계수용체 및 화학수용체로부터 나오는 신경섬유와 연결되어 있고, 뇌 운동 뉴런을 통하여 위쪽 기도의 근육과 횡격막 · 복부근육 · 흉부근육을 지시하는 척수운동신경의 활성을 알맞게 조절하기도 한다.

② 연수의 호흡신경세포는 신경입력 외에도 심장혈관계와 온도조절에 연관된 신경세포와 직접 연결되어 있어서 **우리 몸의 전반적인 생리적 현상이 호흡과 아주 밀접한 관련**을 가진다.

4) 호흡의 변화

호흡조절에 있어서 가장 중요한 현상은 운동으로 인한 우리 몸 안의 대사율이 증가되어도 **동맥혈**에서는 일정한 **이산화탄소압**이다. 즉 산-염기의 항상성이 유지될 수 있도록 호흡이 충분히 증가한다.

① 운동으로 인한 호흡의 증가에는 여러 가지 시그널(signal : 신호)이 작용하는데, **신호는 운동하고 있는 팔다리에 있는 이산화탄소압의 변화를 감지하는 동맥성 화학수용체, 체온의 변화를 감지하는 온도수용체, 기계수용체 등에서 나타난다.**

② **인간의 수면상태**에서는 체내의 대사가 감소하지만 호흡은 훨씬 더 감소하여 동맥혈에서의 산소압은 떨어지고, 이산화탄소압은 증가한다.

㉠ 호흡의 상태는 수면단계에 따라 다른데 **서파수면***(slow-wave sleep)에서는 호흡이 감소하기는 하지만 규칙적이며 REM**수면(급속안구운동성

---

* 서파수면(slow-wave sleep) : 깊은 잠에 빠지는 수면. 수면에는 일정한 주기와 수면 때 단계를 거치면서 깊은 잠에 빠져든다.

① 수면준비기간은 잠들기 전 단계로서 잠자리에 눕는 등 잠들기 쉬운 체위를 취하고 눈을 감아 긴장을 풀게 된다. 이때 호흡이나 심장박동이 완만해지고 체온도 다소 내려가기 시작한다.

② 지각과 꿈의 경계상태인 세타파가 50[%] 이상을 점유하는 뇌파가 90초 이상 지속되면 수면1단계로 들어가는데 옅은 잠으로 3~10분간 계속된다. 이때에는 조그만 외부 자극에도 깨기 쉽다.

③ 수면2단계는 약간 깊은 수면에 들어간 상태로 방추모양의 작고 빠른 파가 나타나며 40~50분 정도 지속된다.

④ 수면3~4단계는 비교적 느리고 진폭이 큰 뇌파가 나타난다.

** REM(Rapid Eye Movement) : 수면 중에 눈알이 급속히 움직이는 현상

수면)의 경우에는 불규칙한 호흡이 나타난다.

ⓒ 수면 중에는 깨어 있을 때보다 과이산화탄소나 저산소에 대한 호흡반응이 느리지만 이산화탄소압의 증가나 산소압의 감소가 아주 클 경우에는 수면에서 일어난다.

ⓒ 수면 무호흡증후군 : 우리가 수면 중에 위쪽 기도가 부분적으로 또는 완전히 폐쇄되어 호흡장애가 생기는 경우로서 신생아나 비만한 중년남자에게 자주 나타난다.

5) 호흡 메커니즘

공기는 압력의 차이에 의해 폐의 내 · 외부로 움직인다(폐포 속이 높을 때는 공기가 밖으로 나오고 호기*, 폐포 안의 공기압력이 대기압보다 낮을 때는 공기가 폐 속으로 들어간다 흡기**). 그리하여 공기의 이동속도는 압력의 차이에 비례하는데, 대기압은 언제나 일정하므로 공기의 이동속도는 폐 속의 기압이 어느 정도인가에 따라 결정된다.

① 폐포의 압력변화는 배나 흉곽에 있는 근육의 수축과 이완에 의해 폐가 수축하거나 팽창힘으로써 일이닌다.

② 호흡근육이 이완되면 폐가 수축하여 폐포 안의 압력은 높아져 대기압과의 압력 차이가 생김으로 인하여 공기가 폐 밖으로 나가며 호흡근육이 수축하며 그 반대현상이 일어나 공기는 폐 안으로 들어온다.

6) 폐

폐는 좌폐와 우폐로 되어 있으며 우폐는 폐 부피 전체의 약 56[%]를 차지한다.

① 좌폐는 우폐에 비해 부피가 작고 위엽과 아래엽으로 되어 있으며, 우폐는 위엽 · 중간엽 · 아래엽의 세 부분이 수평틈새와 경사틈새에 의해 분리되어 있다.

② 흉곽 안에서 폐는 바닥이 횡격막에 놓여 있으며 그 끝은 첫째 늑골에 이른다. 안쪽으로 보면 폐는 림프관, 혈관, 신경 등이 폐로 들어갔다 나오는 폐문에서 종격까지 연결되어 있다.

③ 폐의 표면과 흉곽강의 내측은 각각 폐쪽 흉막과 벽쪽 흉막에 의해 덮여 있으며, 벽쪽 흉막은 그 밑에 있는 형성물에 따라서 늑골흉막, 횡격막흉막, 종격흉막으

---

* 호기 : 폐포 속이 높을 때 공기가 외부로 숨을 내쉬는 현상

** 흡기 : 폐포 속이 낮을 때 공기를 외부로부터 내부로 숨을 들이마시는 현상

로 나누어진다.

㉠ 흉막강 : 흉막오목에 의해 생성된 여분의 구역으로 인하여 폐의 부피보다 크다. 숨을 들이쉴 때는 흉막오목이 부분적으로 개방되어 팽창된 폐를 수용할 수가 있다.

㉡ 폐문 : 폐를 주위 조직에 고정시키는 유일한 구조물임에도 불구하고 폐는 벽쪽 흉막과 폐쪽 흉막 사이의 음압에 의해 그 위치가 잘 유지된다. 두 흉막 사이에 존재하는 세포외액에 의해서 호흡 중의 폐는 부드럽게 움직이지만, 흉막 사이에 염증이 생기면 호흡운동은 통증과 함께 일어난다.

㉢ 폐엽 : 여러 개의 작은 폐구역으로 구분되는데 좌폐에는 8~10개, 우폐에는 10개의 폐구역이 있다. 이와 같은 폐구역은 틈새에 의해 구분되는 폐엽과는 다르게 결합조직의 얇은 막에 의하여 구분된다.

㉣ 폐내 기관지 : 주기관지의 연골성 고리가 불규칙성 연골성 판으로 대체되고 점막과 섬유연골성 막 사이에는 한 층의 평활근이 추가된다.

㉤ 기관지 : 소성결합조직에 의해 덮여 있는데 이것은 폐의 결합조직과 연결되어 있으며, 이러한 섬유성의 바깥층은 림프관이나 신경 이외에 혈관을 갖고 있어 기관지벽에 혈액을 공급한다.

㉥ 세기관지 : 지름이 1~3[mm]인 작은 공기통로로서 벽에 연골이나 장점액성 샘을 가지고 있지 않다. 세기관지의 강은 섬모성 세포와 세기관지세포로 구성된 단순 입방상피로 덮여 있고 벽에는 기도를 좁힐 수 있는 발달된 한 층의 평활근이 있다.

㉦ 기관지천식 : 이와 같은 근육층의 비정상적인 경련으로 인하여 일어난다.

④ 가스 교환면은 조직, 혈액, 공기의 세 부분으로 되어 있다.

㉠ 호흡이 일어날 때 가스는 140[m^2]에 이르는 폐조직의 표면을 통해 혈액과 공기 사이를 이동한다.

㉡ 가스 교환면은 제1대 호흡세기관지에 연결된 폐포에서 시작되어 폐포의 수가 점점 증가하다가 2~4대 후에는 세기관지의 모든 벽은 폐포로 되며 이때의 기도를 폐포관이라 한다.

㉢ 성인의 폐에는 약 3억개의 폐포가 있고 한쪽으로는 기도와 통하며 그 지름이 약 250~300[μm]인 다면체 구조를 하고 있다.

㉣ 두 개의 폐포 사이에는 폐포사이중격이 있는데 이것은 수많은 모세혈관과 결합조직섬유로 구성되어 있다.

⑤ 결합조직섬유와 뒤엉켜 있는 모세혈관은 내피세포에 의해 싸여 있으며, 폐포사이중격의 안쪽과 바깥쪽은 모두 폐포상피세포에 의해 싸여 있다.

㉠ 폐포상피세포 : 편평한 호흡상피세포와 좀 더 입방형인 과립폐포세포로 나눌 수 있는데, 가스 교환 면의 92~95[%]는 호흡상피세포에 의해 나머지는 과립폐포세포에 의해 덮여 있다.

㉡ 호흡상피세포 : 내피세포와 함께 가스 교환을 위한 얇은 공기-혈액장벽을 형성하는 역할을 하며 과립폐포세포는 분비세포로서 표면장력을 감소시키는 물질인 폐 계면활성제를 분비한다.

⑥ 상피세포의 위에는 폐 계면활성제와 함께 폐포대식세포가 존재하여 호흡과 함께 폐포로 들어온 이물질이나 세포가 죽어 생긴 세포파편을 제거하는데, 이러한 폐포대식세포는 골수에서 유래된 것으로 공기-혈액장벽을 청결하게 유지해 주는 역할을 한다.

㉠ 모세혈관의 내피세포와 상피세포의 사이는 결합조직과 세포간액으로 채워져 있으며 결합조직은 섬유 · 무형질 · 세포(주로 섬유아세포)로 이루어져 있다.

㉡ 섬유아세포 : 모세혈관에서의 혈액의 흐름을 조절하며 또한 폐포사이중격에 세포외액이 축적되는 것을 막아주는 역할을 한다.

⑦ 폐의 혈액순환은 혈압이 낮은 폐순환계와 혈압이 높은 기관지순환계로 구분된다.

㉠ 폐순환계 : 산소량이 적고 이산화탄소량이 많은 정맥피가 심장의 오른심실로부터 폐동맥을 따라 운반됨으로써 시작된다. 폐동맥은 폐의 양쪽에서 기관지와 함께 주행하면서 분지를 계속하여 소동맥 · 모세혈관이 되어 폐포까지 이어진다.

㉡ 폐동맥 : 다른 체순환계의 동맥보다 얇은데 이것은 폐동맥에서의 혈압이 같은 크기의 체순환계 동맥의 혈압보다 5배 정도 낮기 때문에 나타난 결과이다.

㉢ 모세혈관에서 산소를 얻은 혈액은 소정맥을 따라 배출되는데 여기서 동맥 및 기관지와 함께 주행하지 않고 폐포 사이의 결합조직을 통하여 이동한다. 일반적으로 폐로부터 나온 혈액은 4개의 폐정맥을 따라 이동하여 심장의 왼심방으로 이어진다.

⑧ 대동맥이나 늑골사이 동맥으로부터 분지된 기관지동맥은 큰 기도나 폐혈관에 영양물질을 공급해 주는 역할을 한다.

㉠ 흉막 · 기도 · 혈관은 자율신경계의 **구심성 신경섬유 및 원심성 신경섬유**에 의해 지배받고 있다.

㉡ 10번째 뇌신경인 미주신경으로부터 나온 부교감신경섬유와 교감신경줄기의 가지는 주기관지 부근에서 만나 폐자율신경얼기를 형성한 후, 기관지벽과 혈관벽을 따라 폐로 들어간다.

㉢ **교감신경은 폐혈관계에서는 혈관수축작용**을, **기관지샘에서는 분비운동작용**을 나타내며, **부교감신경은 기관지수축**을 **촉진**시킨다.

7) 가스 교환

호흡 가스인 이산화탄소와 산소는 폐에 있는 호흡교환부위에서 혈액과 공기 사이를 이동하게 된다.

① 폐포와 혈액 사이에서의 가스 교환을 보다 쉽게 하기 위해 우리 몸의 폐는 100[m^2]에 이르는 커다란 내부표면을 가지는 구조로 되어 있으며, 또한 **폐포와 혈관 사이에 존재하는 막의 두께는** 0.5[μm] **정도**로 매우 얇다.

② **호흡 가스의 이동은 확산과 대류에 의해 일어난다.**

㉠ 대류는 공기가 주위환경으로부터 폐로 이동하는 것과 혈액이 폐와 조직 사이에서 이동하는 데 관련된 메커니즘이며, 폐에서 공기와 혈액 사이에서의 호흡 가스의 이동과 체내에서 혈액과 조직 사이에서 일어나는 호흡 가스의 이동은 확산에 의해 일어난다.

㉡ 확산과정은 두 지역에 존재하고 있는 호흡 가스의 분압 차이에 의해 일어난다. 즉 호흡 가스의 이동은 농도가 높아 그 분압이 높은 지역에서 낮은 지역으로 이동하게 된다.

③ **산소와 이산화탄소**는 혈액을 통해 조직세포와 폐 사이를 이동하게 되며, 이동하는 양은 혈액순환의 속도와 혈중 가스 농도에 의해 결정되는데, 혈액순환의 속도는 심장박출량에 의해 영향을 받고 이것은 다시 체내의 요구량에 의해 결정된다. 따라서 **심장의 박동과 순환계의 조절은 가스 교환에 중요한 역할**을 한다.

8) 측정방법

호흡의 측정법은 두 가지 방법으로 나누어진다.

(1) 임피던스 측정법

ECG lead 중 RA와 LA(Lead I)이나 RA와 LL(Lead II)를 이용하여 측정하는 방법(그림 2-20)으로 호흡 시 발생하는 흉곽의 임피던스 변화를 측정하는 방법으로 RA-LA간에 60[kHz] 정도의 미세한 전류를 흘려 보낸 후 그 변화를 측정하는 방법이다.

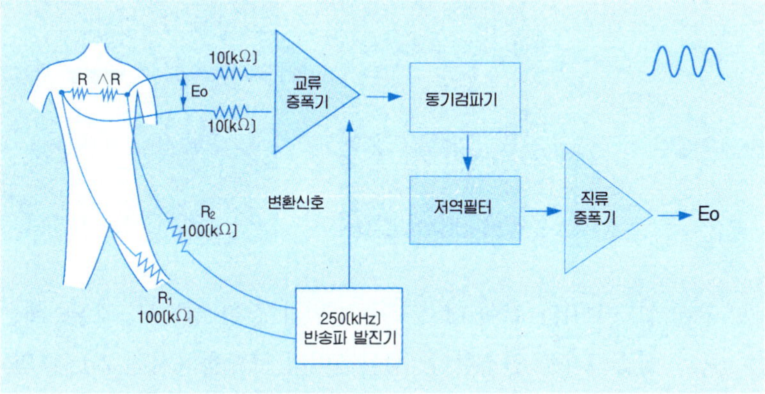

[그림 2-20] 임피던스 측정법

(2) Air way 측정법

환자의 기도에 관을 삽입(air way)하거나, nasal hose를 이용하여 호흡을 직접적으로 측정하는 방법이다.

① 측정원리는 CO_2가 적외선 에너지는 흡수하는 반면 O_2와 N은 흡수하지 않는 원리를 이용한 측정법이다.

② $EtCO_2$를 측정할 경우

㉠ 환자의 호흡이 잘되고 있는지 확인한다.

㉡ 수술 후 환자의 자발 호흡상태를 확인한다.

㉢ 서킷의 밸브가 정상으로 동작하는지 확인한다.

③ 정상적인 사람의 $EtCO_2$는 $EtCO_2$ 측정 시 36~44[mmHg]를 정상 수치이며 수술 시나 폐에 문제가 있으면 이보다 약 8~12[%] 정도 높게 나온다.

㉠ 35[mmHg] 이하는 Hypocarbia-Hypocapnia(저탄산증)

㉡ 45[mmHg] 이상은 Hypercabia-Hypercapnia(과탄산증)

④ 용어정리

㉠ End-tidal CO_2($EtCO_2$) : 호기말 이산화탄소의 농도(숨을 내쉴 때 CO_2 농도)

㉡ Inspired CO_2(In CO_2) : 숨을 들이마실 때의 CO_2 농도

㉢ 하기 Patient simulator의 측정법은 임피던스 측정법이다.

〈사진 2-154〉

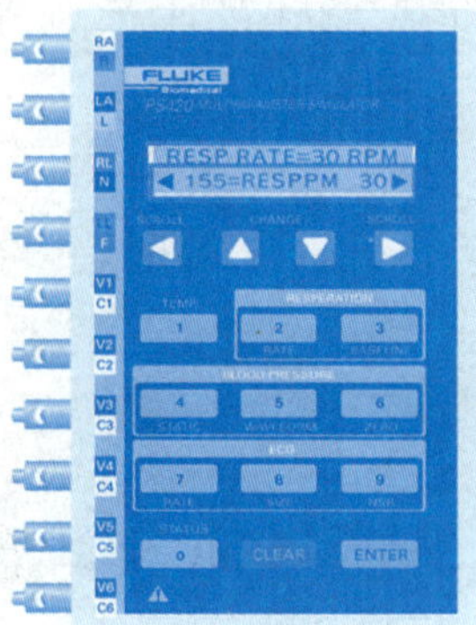

〈사진 2-155〉

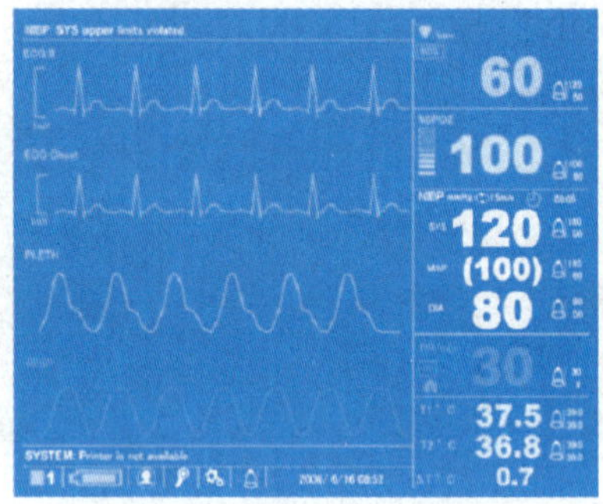

[70] 설명 [11]과 같이 ECG 측정방법과 같이 심전도, 호흡, 체온 시뮬레이터와 실습기기를 연결한다. 시뮬레이터 코드를 〈사진 2-154〉와 같이 155로 입력하고 엔터(ENTER) 키를 누르면 〈사진 2-155〉와 같이 호흡파형과 수치(30)가 나타난다.

〈사진 2-156〉

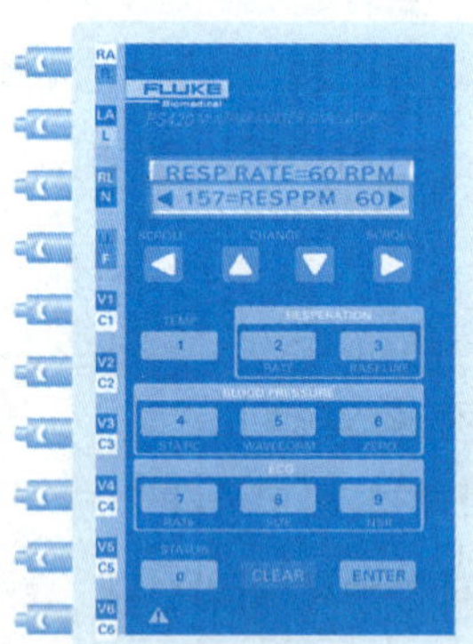

〈사진 2-157〉

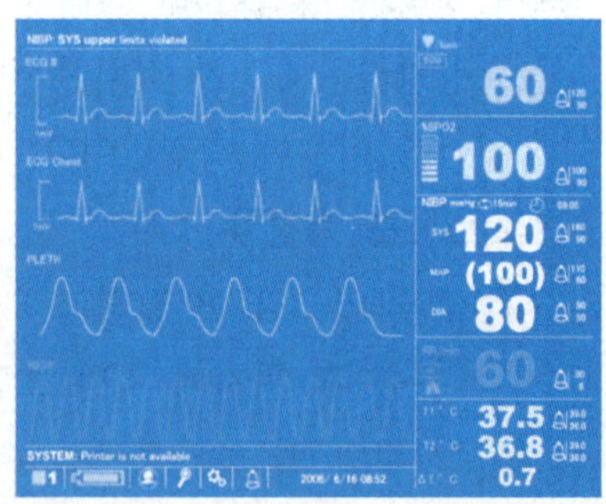

[71] 시뮬레이터 코드를 〈사진 2-156〉과 같이 157로 입력하고 엔터 키를 누르면 〈사진 2-157〉과 같이 호흡파형과 수치(60)가 나타난다.

〈사진 2-158〉

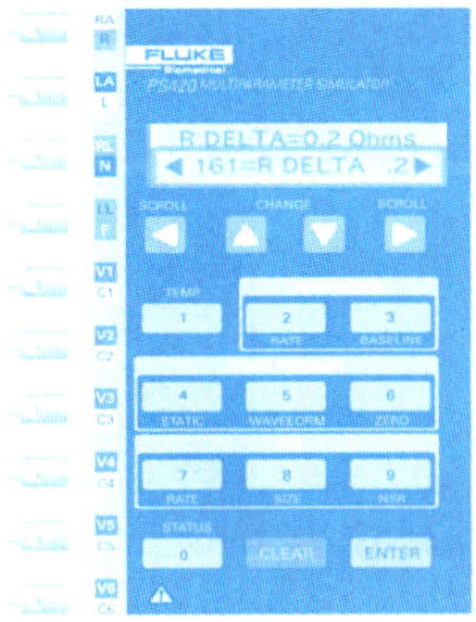

〈사진 2-159〉

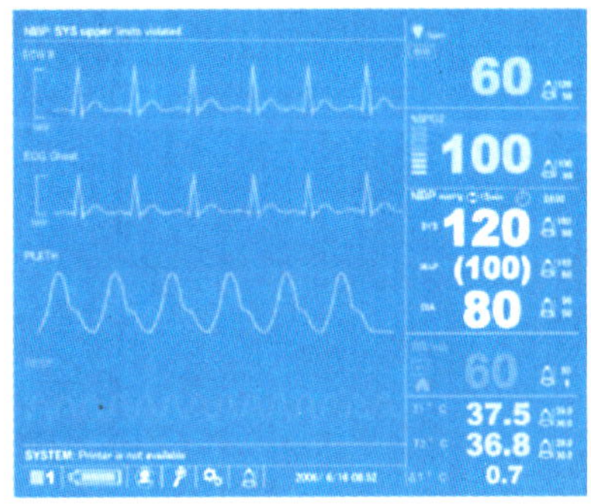

[72] 시뮬레이터 코드를 〈사진 2-158〉과 같이 161 R DELTA .2(2[Ω])로 입력하고 엔터 키를 누르면 〈사진 2-159〉와 같이 호흡파형과 수치가 나타난다.

〈사진 2-160〉

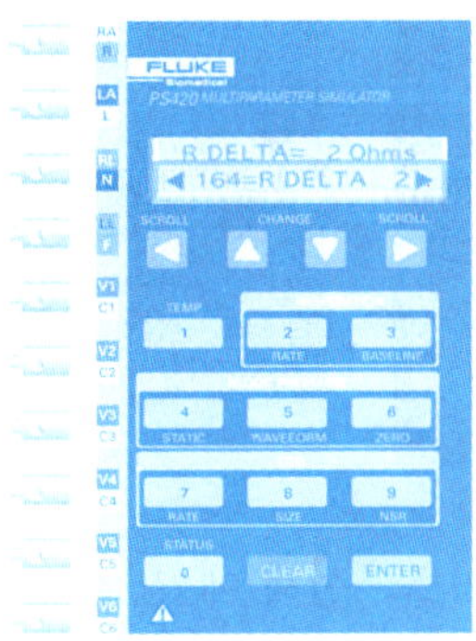

〈사진 2-161〉

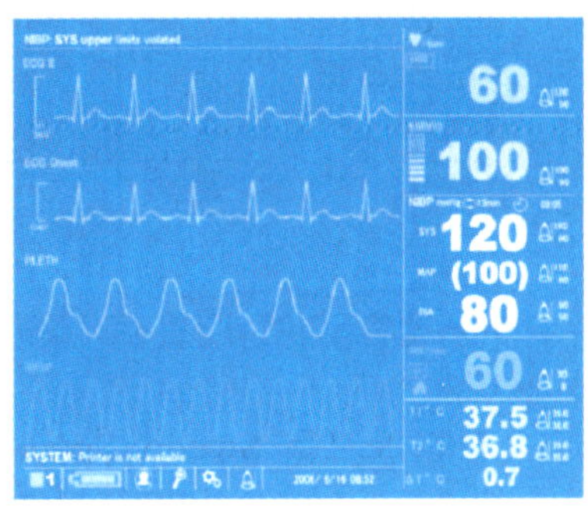

[73] 시뮬레이터 코드를 〈사진 2-160〉과 같이 164 R DELTA 2(2[Ω])로 입력하고 엔터 키를 누르면 〈사진 2-161〉과 같이 호흡파형과 수치가 나타난다.

〈표 2-16〉 호흡 코드와 측정

RESRIRATION(호흡)			
RESPPM 0	152	RESPPM 100	159
RESPPM 15	153	RESPPM 120	160
RESPPM 20	154	R DELTA .2	161
RESPPM 30	155	R DELTA .5	162
RESPPM 40	156	R DELTA 1	163
RESPPM 60	157	R DELTA 2	164
RESPPM 80	158	R DELTA 3	165

〈사진 2-162〉

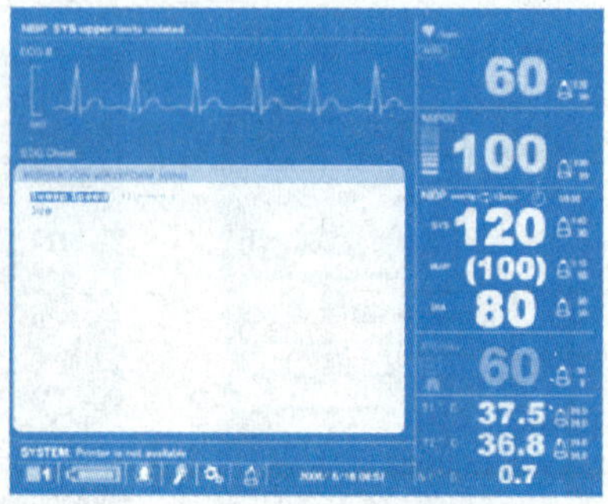

[74] 실습기기의 메인 화면에서 노브를 파형에 맞추고 누르면 〈사진 2-162〉와 같이 RESIRATION WAVE- FORM MENU(호흡파형 메뉴)가 나타난다.

〈사진 2-163〉

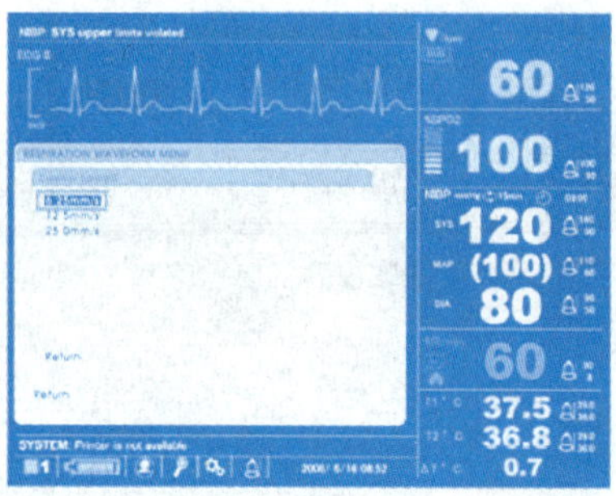

〈사진 2-164〉

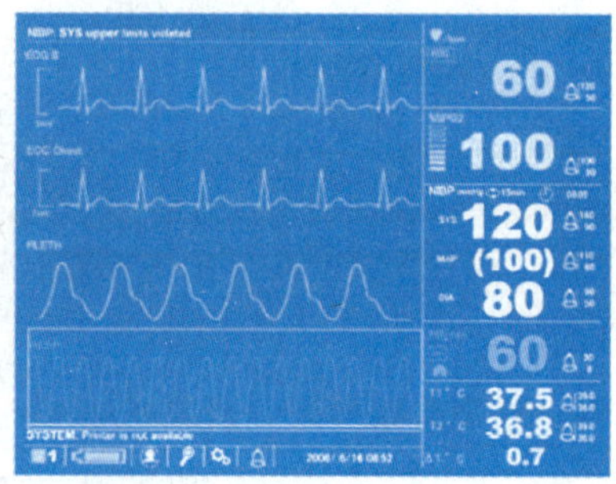

[75] 노브를 Sweep Speed(파형속도 선택)에 맞추어 누르면 6.25[mm / s], 12.5[mm / s], 25.0[mm / s]가 나타난다. 노브를 6.25[mm / s]에 맞추어 누르면 〈사진 2-163, 2-164〉와 같은 파형이 나타난다.

〈사진 2-165〉

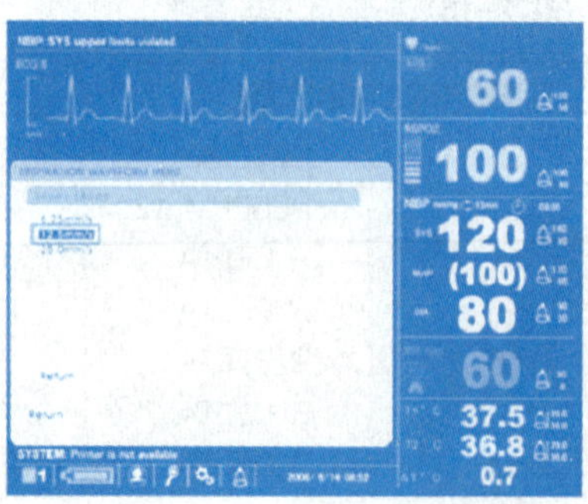

〈사진 2-166〉

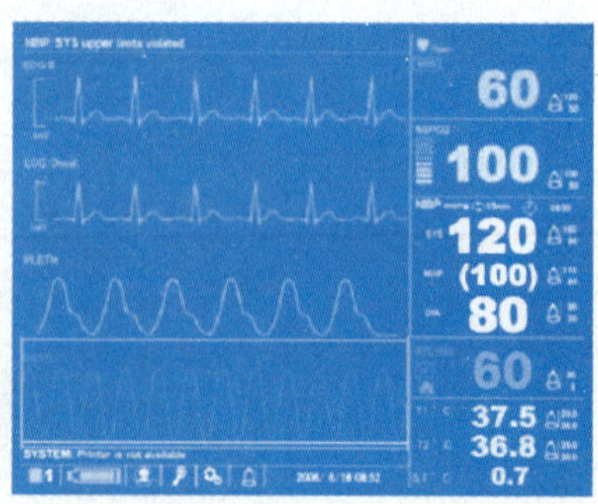

[76] 노브를 12.5[mm / s]에 맞추어 누르면 〈사진 2-165, 2-166〉과 같은 파형이 나타난다.

〈사진 2-167〉

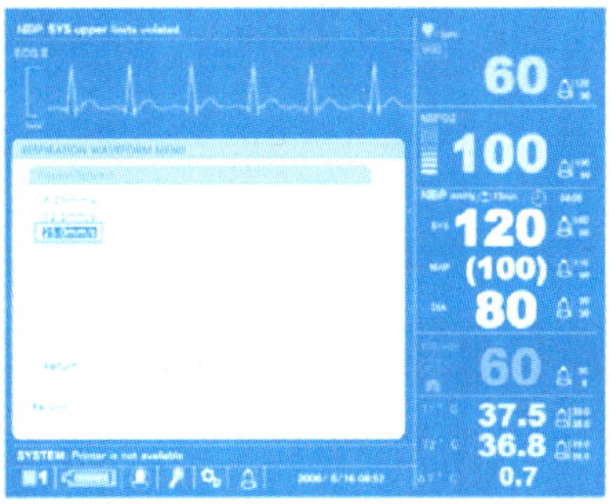

〈사진 2-168〉

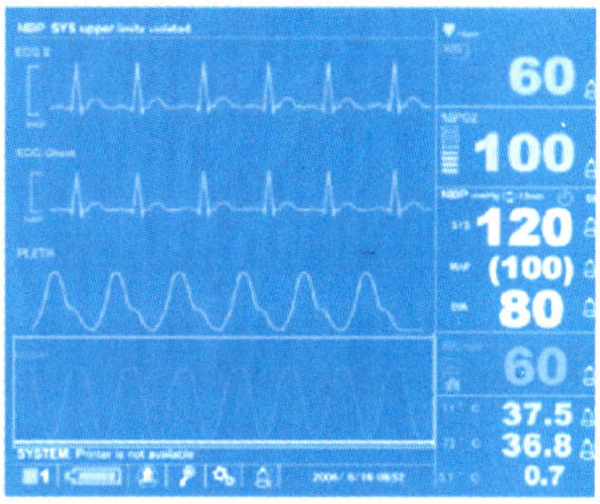

[77] 노브를 25.0[mm / s]에 맞추어 누르면 〈사진 2-167, 2-168〉과 같은 파형이 나타난다.

〈사진 2-169〉

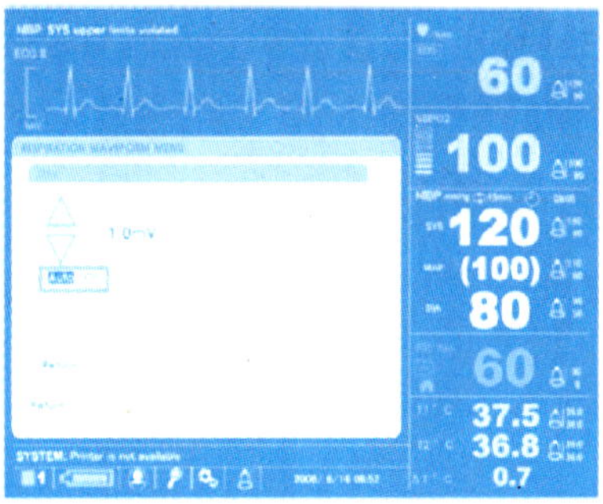

〈사진 2-170〉

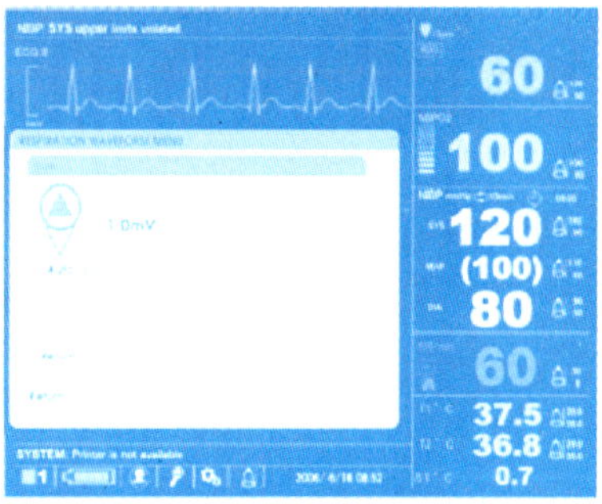

〈사진 2-171〉

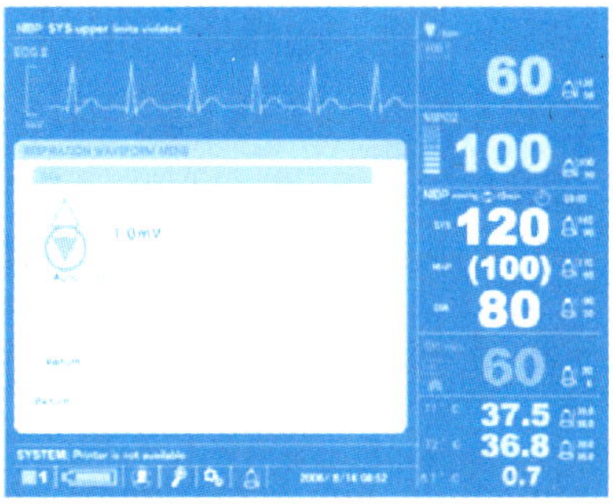

[78] Size는 사용자가 임의로 파형의 크기를 조절할 수 있는 메뉴이며, 〈사진 2-169〉와 같이 AUTO(자동) 모드는 실습기기가 최적의 파형의 크기를 맞추어 주는 기능이며, On / Off(켜짐 / 꺼짐)를 사용자가 선택할 수 있다. 파형을 크게 하려면, 노브를 위쪽 / 아래쪽 화살표에 맞추면 〈사진 2-170, 2-171〉과 같이 화살표에 파란색 색깔이 들어온다. 노브 버튼을 눌러 크기를 조절한다.

〈사진 2-172〉

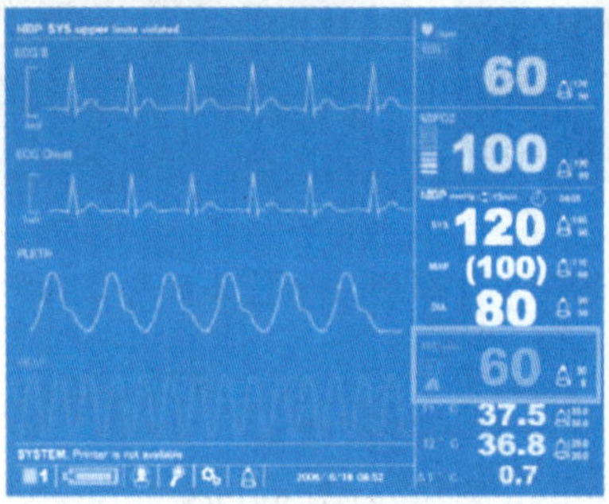

〈사진 2-173〉

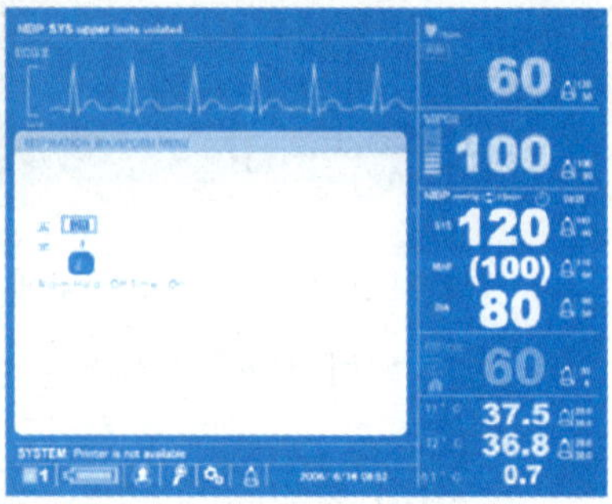

〈사진 2-174〉

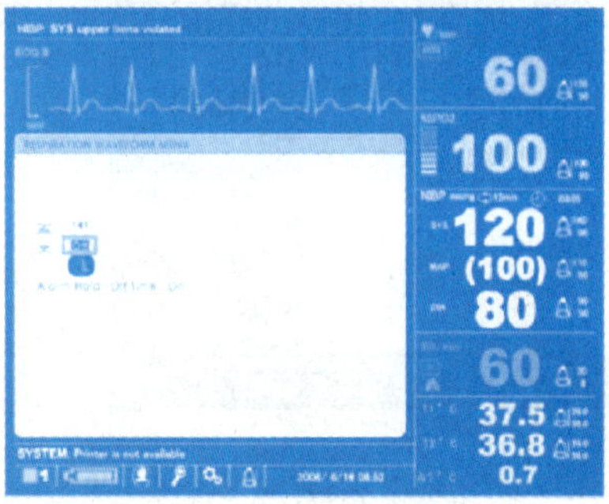

[79] 〈사진 2-172〉 메인 화면에서 수치부분(빨간색 부분)을 노브로 맞추어 누르면 RESPIRATION MENU(호흡 메뉴)가 나타난다. RESPIRATION MENU에서는 알람을 조절할 수 있으며, 〈사진 2-173, 2-174〉와 같이 최고점과 최저점을 Off(꺼짐)시킬 수 있다. 최고점은 최저점 밑으로 내려갈 수 없으며, 최저점 역시 최고점 위로 올라갈 수 없다.

문제 8

테스트 1. Baseline 임피던스에 따른 Respiration(호흡수) 측정

1) 계측기 : ECG 시뮬레이터(PS-420)
2) 테스트 방법
   ① ECG 케이블을 시뮬레이터에 연결한다.
   ② 시뮬레이터에서 RESP(호흡수) Lead를 Lead(RA-LA)로 설정한다.
   ③ 시뮬레이터의 RESP. 변화를 0.1[Ω]으로 설정한다(〈표 2-16〉의 “R DELTA” 참고)
   ④ Baseline을 500[Ω]으로 설정한다(PS-420표의 NSR 부분 참고).
   ⑤ RESP rate를 (0, 20, 40, 60, 80, 100, 120) 측정한다.
   ⑥ 위 절차와 동일하게 Baseline 1000[Ω], 1500[Ω], 2000[Ω] 측정한다.
   - 합격기준 : 모든 Baseline에서 Rate 오차(±)3[breaths / min]
   - NSR 코드값

N S R	
BASEL(베이스라인)	코드값
500	166
1,000	167
1,500	168
2,000	169

   - 측정에 따른 결과값

RESP rate(호흡수 비율)	실제 결과값	오차
0		
20		
40		
80		
100		
120		

테스트 2. 변화(델타) 임피던스에 따른 Respiration(호흡수) 측정

1) 계측기 : ECG 시뮬레이터

2) 테스트 방법

① ECG 케이블을 시뮬레이터에 연결한다.

② 시뮬레이터에서 RESP Lead(호흡 리드)를 Lead(RA-LA)로 설정한다.

③ 시뮬레이터의 Baseline 2000[Ω]으로 설정한다.

④ 변화(델타)를 0.1[Ω]으로 설정한다.

⑤ RESP rate를(0, 20, 40, 60, 80, 100, 120) 측정한다.

⑥ 위 절차와 동일하게 변화(delta) 0.2[Ω], 0.5[Ω], 1[Ω], 3[Ω] 측정한다.

- 합격 기준 : 모든 Baseline에서 Rate 오차(±)3[breaths / min]

Resp rate(호흡수 비율)	실제 결과값	오차
0		
20		
40		
80		
100		
120		

2. 호흡측정 환자에게 사용 시

환자의 호흡은 세 개 중 두 개의 ECG 전극과 케이블을 이용하여 탐지한다. 실시간 호흡정보는 파형과 수치 데이터로 제공된다.

1) 연결설정

호흡신호는 ECG 전극, 리드선과 케이블을 이용해서 얻어진다. 환자연결에 관한 정보는 ECG 측정방법과 동일하다. 호흡 모니터링 작동은 왼팔과 오른팔에 각각 부착되어 있는 전극을 적용한다([그림 2-12] 참고).

〈표 2-17〉 호흡 메뉴

레벨 1 메뉴	레벨 2 메뉴	레벨 3 메뉴
RESPIRATION MENU(호흡 메뉴)		
Alarm Limits Adjustment (알람 경계점 조정)	High Alarm Limit (높은 알람 경계점)	Up(높은 알람 경계점 끔)
		Down(아래로)
	Low Alarm Limit (낮은 알람 경계점)	Up(위로)
		Down(아래로 / 낮은 알람 경계점 끔)
알람 일시정지 시간	On, Off(켬, 끔)	
Return(되돌아가기)		

2) 호흡신호의 소실

만일 모니터가 호흡신호를 40초 동안 감지하지 못하는 경우에는 **호흡파형소실** 알람이 발생한다. 환자의 상태를 확인하고, 전극의 상태와 리드선과 케이블의 연결을 점검한다.

〈표 2-18〉 호흡파형 메뉴

레벨 1 메뉴	레벨 2 메뉴
RESPIRATION WAVEFORM MENU(호흡파형 메뉴)	
Sweep Speed(파형속도 선택)	6.25[mm / s], 12.5[mm / s], 25.0[mm / s]
Size(크기)	Level 1, 2, 3, 4
Return(되돌아가기)	

09 셋업 메뉴 설정

〈사진 2-175〉

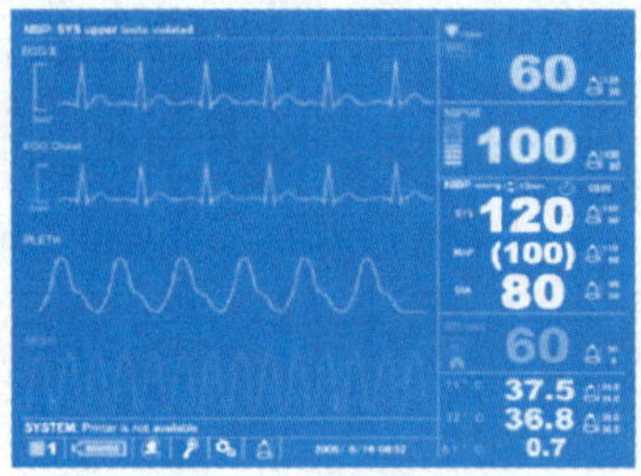

〈사진 2-176〉

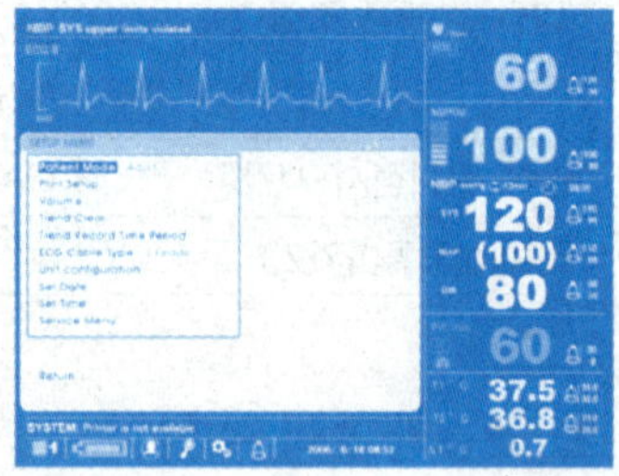

[80] 〈사진 2-175〉의 선 부분 표시(,)에 노브를 맞추어 누르면 (사진 2-176)과 같이 Setup Menu(설정 메뉴)로 들어가게 된다. 여기서는 Patient Mode(환자 모드), Print Setup(프린터 설정), Volume, Trend Clear(환자추이 지움), Trend Record Time Period(환자추이 저장 기간), ECG Cable Type(ECG 케이블 타입), Unit Configuration(유닛 설정), Set Date(날짜설정), Set Time(시간설정), Service Menu(서비스 메뉴)를 설정할 수 있다.

〈사진 2-177〉

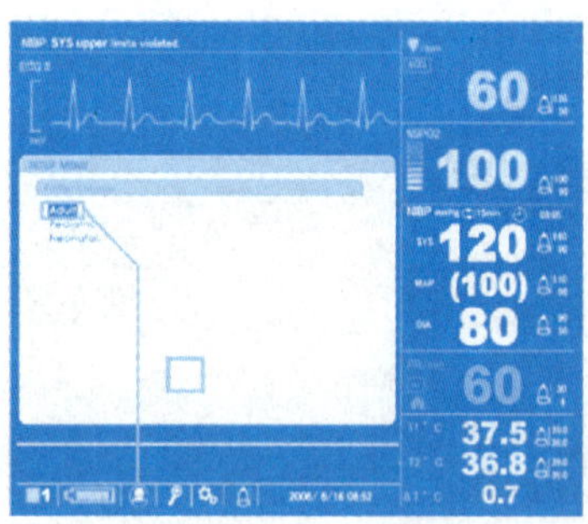

[81] Patient Mode(환자 모드)에서는 환자를 Adult(성인), Pediatric(소아), Neonatal(신생아) 3가지로 나누어 측정할 수 있다. 각각의 모드로 바뀌면 ECG, NIBP, RESP, SpO_2, TEMP의 값이 바뀌므로 유의한다. Adult(성인)에 노브를 맞추어 누르면 메인 화면의 하단에 〈사진 2-177〉와 같은 표시가 나타난다.

〈사진 2-178〉

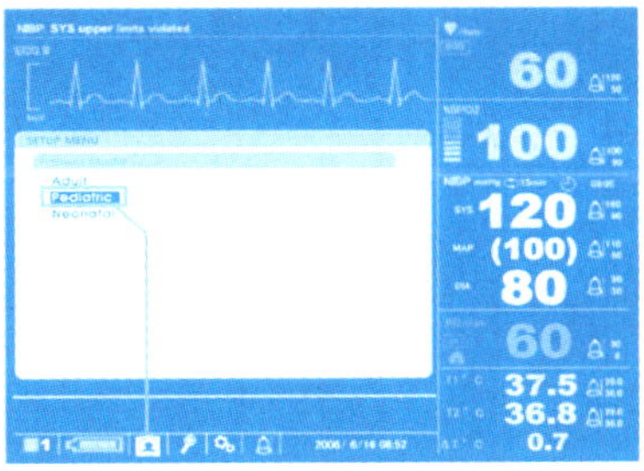

〈사진 2-179〉

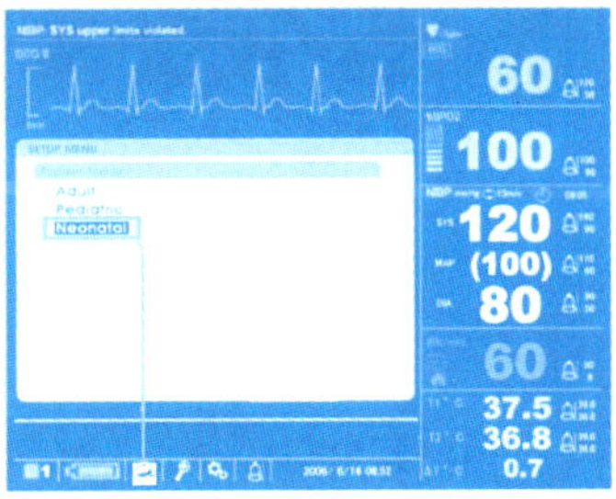

[82] 노브를 Pediatric(소아) 모드에 맞추어 누르면 〈사진 2-178〉과 같은 표시가 나타난다.

[83] 노브를 Neonatal(신생아) 모드에 맞추어 누르면 〈사진 2-179〉와 같은 표시가 나타난다.

〈사진 2-180〉

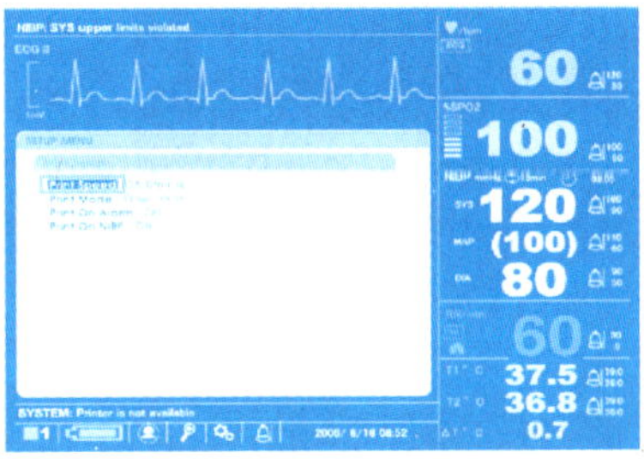

〈사진 2-181〉

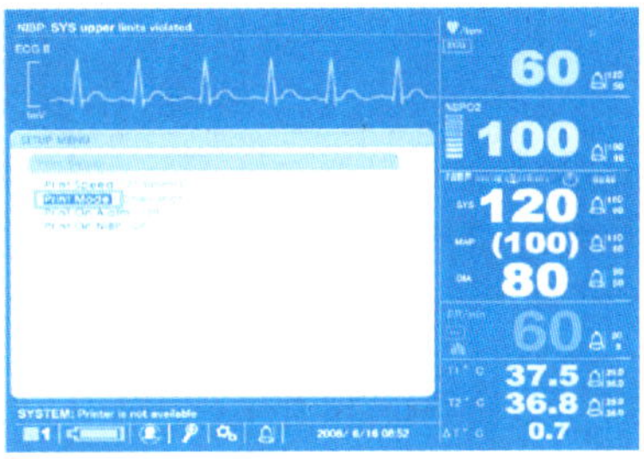

[84] Setup Menu에서 노브를 Print Setup(프린트 설정)에 맞추어 누르면 프린트 설정으로 들어간다(사진 2-180, 2-181). Print Speed(프린트 속도)에서는 프린트 속도를 25.0[mm /s], 50.0[mm /s]로 선택할 수 있으며, Print Mode에서는 프린트 출력방식을 두 가지로 선택할 수 있는데, One-shot(한 번 출력)은 출력시작 이전 10초간과 이후 10초간, 총 20초간의 저장되어 있는 실시간 그래픽과 수치정보를 인쇄한다.

이 인쇄 모드는 "인쇄" 버튼을 누름으로써 작동된다. Continuous(연속) 출력은 출력시작 이전 10초부터 계속되어 정지될 때까지 실시간 그래픽과 수치정보를 인쇄한다. 이 인쇄 모드는 2초 이상 "프린트 버튼"을 누르고 있으면 가동된다.

〈사진 2-182〉

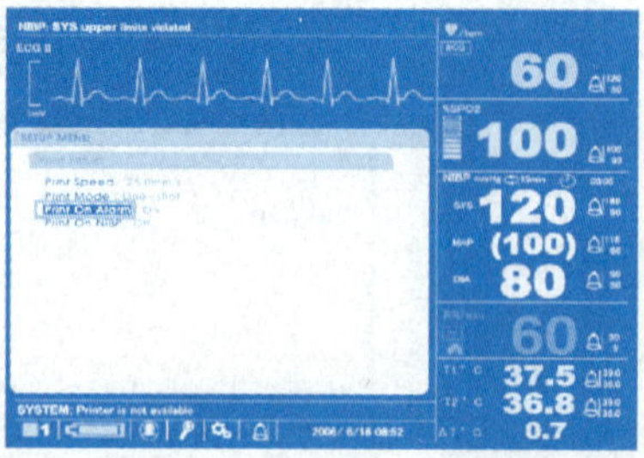

〈사진 2-183〉

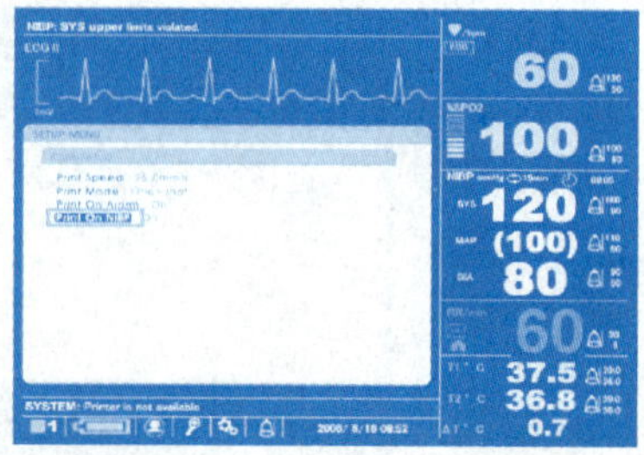

[85] Print On Alarm은 알람 상태일 때 자동으로 프린트를 하는 기능이며(사진 2-182, 2-183), On / Off(켜짐 / 꺼짐)로 할 수 있다. Print on NIBP는 NIBP의 측정이 끝나면, 자동으로 프린트를 하는 기능이며, Print on Alarm과 마찬가지로 On / Off(켜짐 / 꺼짐)로 할 수 있다.

〈사진 2-184〉

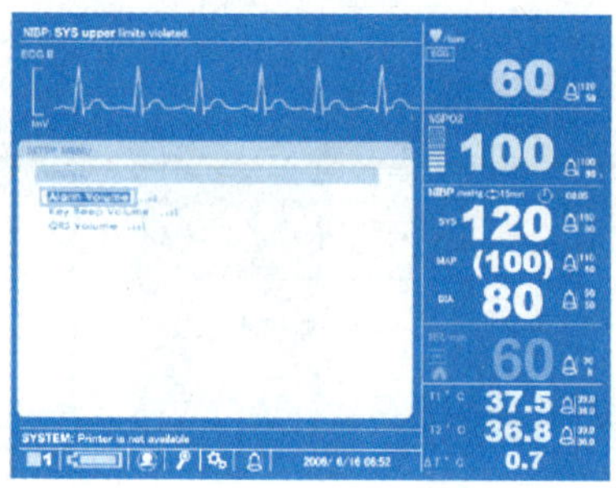

[86] Alam Volume(사진 2-184)은 알람 소리의 크기를 조절할 수 있는 기능이며, 노브를 눌러 좌측으로 틀면 볼륨이 작아지고 우측으로 틀면 볼륨이 커지며 알람 볼륨은 레벨 1에서 8까지 조정 가능하고 Off(꺼짐)는 불가능하다.

〈사진 2-185〉

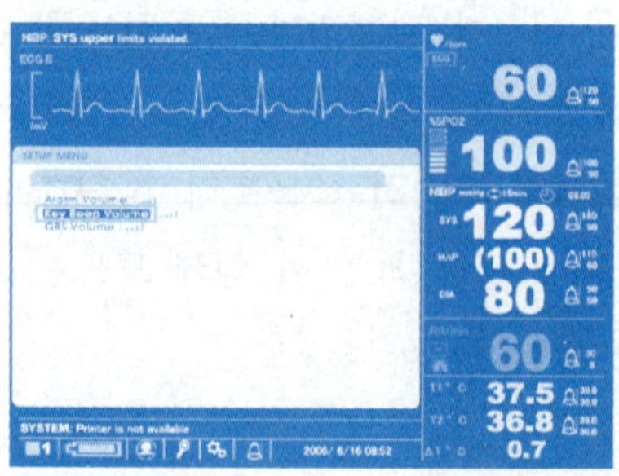

[87] Key Beep Volume(사진 2-185)은 키 눌림 소리를 조절하는 볼륨이며 노브를 눌러 좌측으로 틀면 볼륨이 작아지고 우측으로 틀면 볼륨이 커지고 Off(꺼짐)가 가능하다.

〈사진 2-186〉

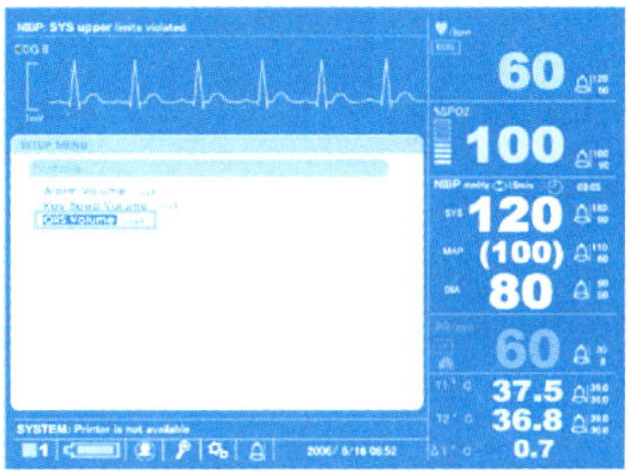

[88] QRS Volume은 QRS 소리를 조절하는 볼륨이며(사진 2-186) 노브를 눌러 좌측으로 틀면 볼륨이 작아지고 우측으로 틀면 볼륨이 커지며 Off(꺼짐)가 가능하다.

〈사진 2-187〉

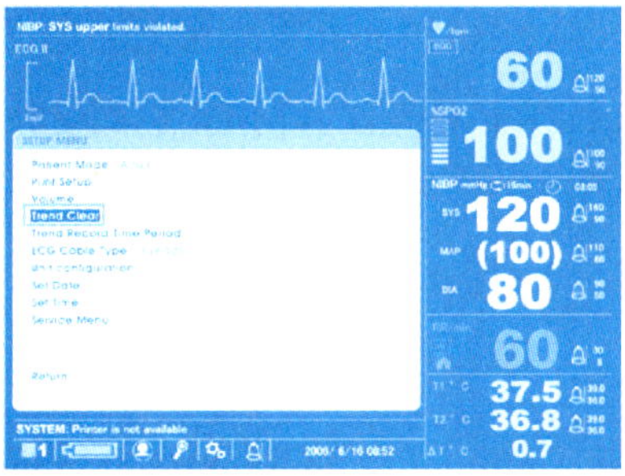

〈사진 2-188〉

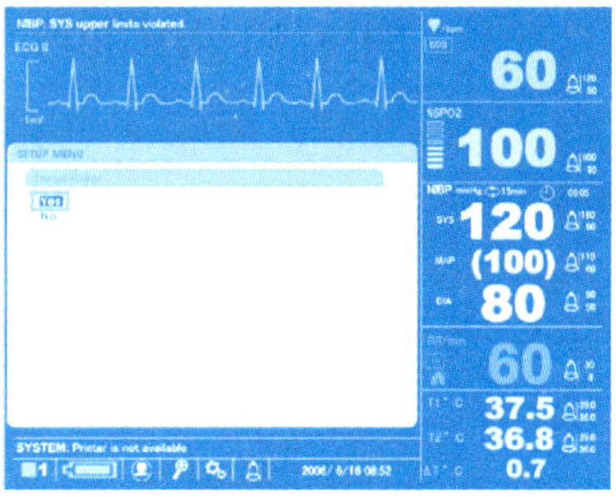

[89] Trend Clear(환자측정 데이터 추이 지움)는 (사진 2-187) 환자측정 데이터 추이 메모리에 있으며, Trend Clear(환자측정 데이터 지움)에 Yes를 〈사진 2-188〉과 같이 설정하면 환자측정 데이터 추이는 지워진다.

〈사진 2-189〉

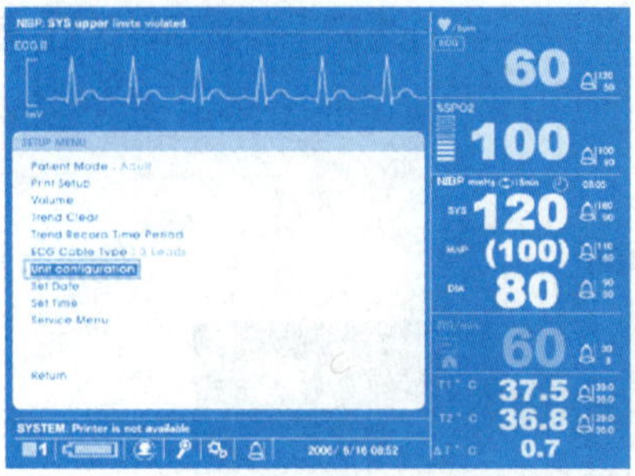

〈사진 2-190〉

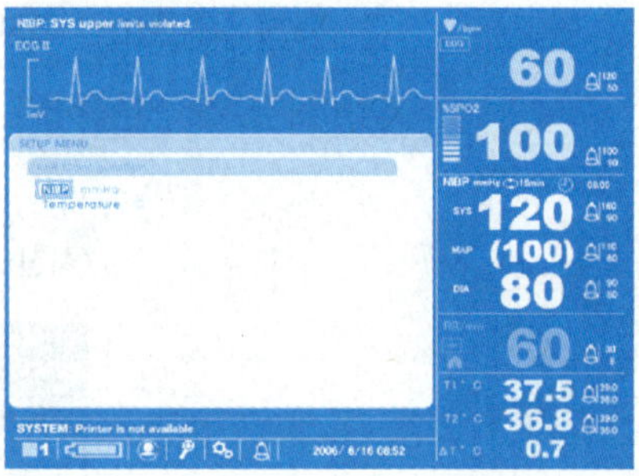

〈사진 2-191〉

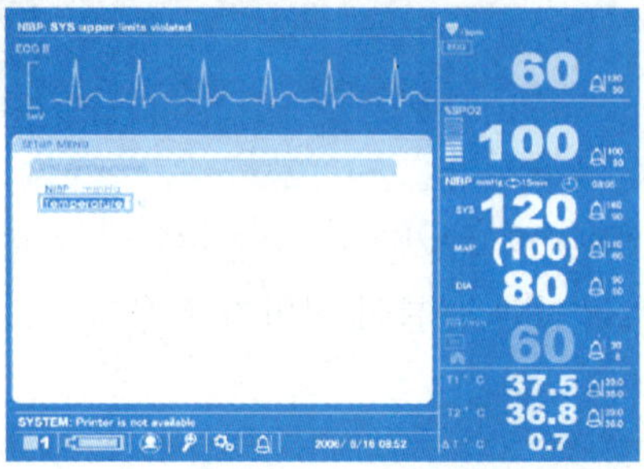

[90] Unit Configuration(유닛 구성)은 NIBP / Temperature(체온)의 단위를 바꿀 때 사용한다(사진 2-189~2-191). 노브를 Unit Configuration에 맞추고 노브를 NIBP[mmHg] : [kPa])나 체온([℃]나 [℉])을 희망하는 유닛에 선택한다.

〈사진 2-192〉

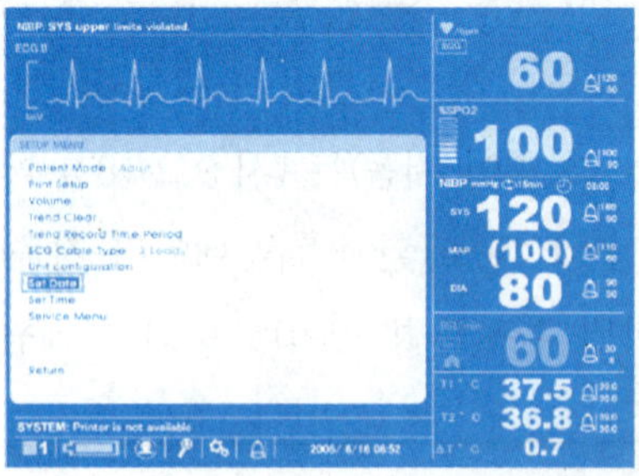

〈사진 2-193〉

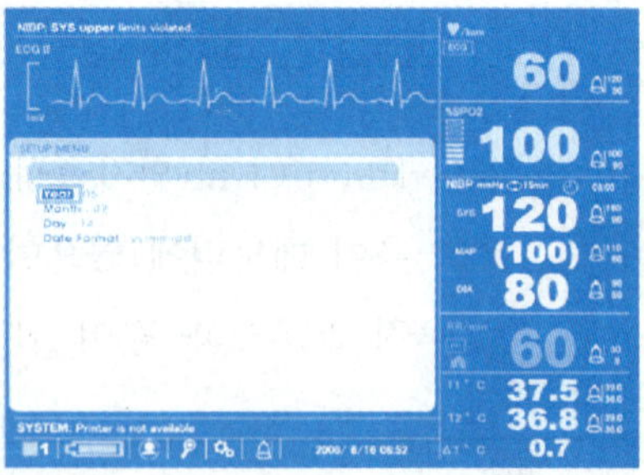

[91] Set Date(날짜설정)는 스크린에 표시되고 보고서에 인쇄되는 날짜를 설정할 수 있다. 노브를 Set Date(날짜설정), 〈사진 2-192, 2-193〉에 맞추어 회전시킨다. 날짜는 연, 월, 일과 날짜형식으로 나타난다.

노브를 희망하는 연, 월이나 일에 표시되는 숫자까지 맞추어 회전시키고, 노브를 희망하는 숫자에 선택하여 누른다. Date Format(날짜형식)에 노브를 맞추어 회전시킨다. mm / dd / yy, dd / mm / yy, yy / mm / dd(월 / 일 / 년, 일 / 월 / 년이나 연 / 월 / 일)을 선택하여 노브를 누른다.

〈표 2-19〉 셋업 메뉴

레벨 1 메뉴	레벨 2 메뉴	레벨 3 메뉴
SETUP MENU(메뉴 설정)		
Patient Mode (환자 모드)	Adult, Pediatric, Neonatal (성인, 소아, 신생아)	
Print Setup* (프린터 설정)	Print Speed*(인쇄속도)	25.0[mm / s], 50.0[mm / s]
	Print on Alarm*(인쇄작동 알람)	On, Off
	Print on NIBP*(NIBP 인쇄작동)	On, Off
Volume	Alarm Volume	1, 2, 3, 4, 5, 6, 7, 8
	Key Beep Volume(키소리 볼륨)	Off, 1, 2, 3, 4, 5, 6, 7
	QRS Volume	Off, 1, 2, 3, 4, 5, 6, 7
Trend Clear (환자측정 데이터 지움)	No, Yes	
ECG Cable Type	3 Leads / 5 Leads(Automatically selected) 3리드 / 5리드(자동 선택)	
Unit Configuration (유닛 구성)	NIBP	[mmHg], [kPa]
	Temperature(온도)	[℃], [°F](섭씨, 화씨)
Set Date (날짜설정)	Year, Month, Day(년, 월, 일)	
	Date Format : mm / dd / yy, dd / mm / yy, yy / mm / dd (날짜 형식 : 월 / 일 / 년, 일 / 월 / 년, 년 / 월 / 일)	
Set Time (시간설정)	Hour, Minute(시, 분)	
	Time Format : 12 [hours], 24 [hours] (시간형식 : 12시간, 24시간)	
Service Menu	Pass Code	

〈사진 2-194〉

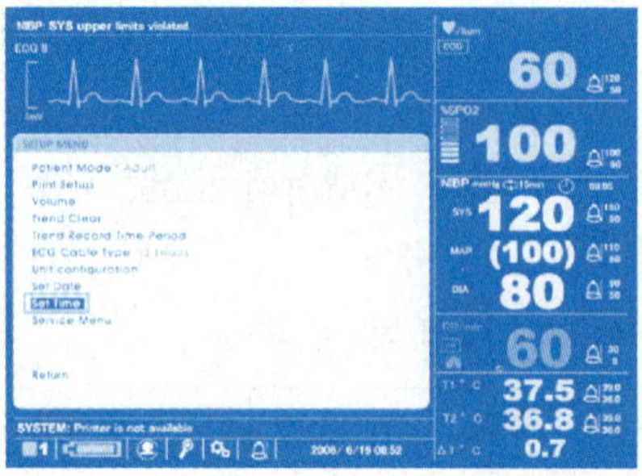

〈사진 2-195〉

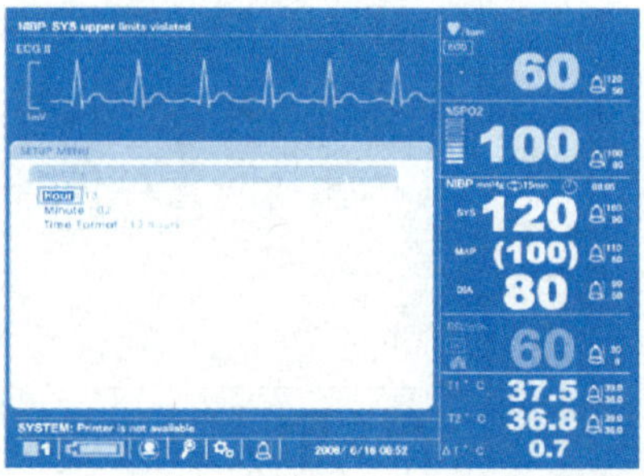

[92] Set Time(시간설정)은 스크린과 인쇄된 보고서에 표시되는 시간표시를 설정할 수 있다(사진 2-194, 2-195). 노브를 Set Time(시간설정)에 맞추어 회전시킨다. 시, 분과 시간형식으로 시간이 나타난다. 노브를 시, 분이 표시된 희망하는 숫자까지 회전시켜 맞추고, 희망하는 숫자에 조정손잡이를 선택하여 누른다. 노브를 Time Format(시간형식)에 맞추어 회전시킨다. 12시간이나 24기간으로 선택한 후 노브를 누른다.

참고 설정 메뉴를 거쳐서 12시간을 선택하면 AM / PM은 자동으로 현재시간 다음에 표시된다. AM / PM은 시간설정에서 선택할 수 있다.

10 디스플레이 설정 구성

〈사진 2-196〉

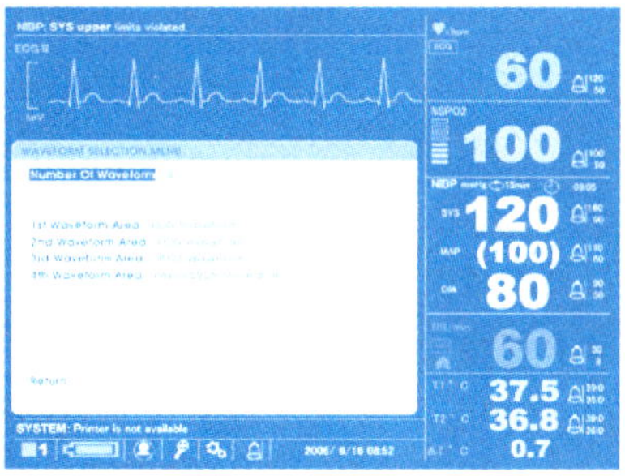

[93] 노브를 스크린의 우측 하단의 〈사진 2-196〉의 빨간색 선 부분에 맞추어 누르면 WAVEFORM SELECTION MENU(파형 선택 메뉴)가 나타난다. 이 메뉴에서는 스크린에 나오는 파형의 개수와 첫 번째에서 네 번째 파형까지 나오는 파형을 사용자 임의로 설정할 수 있다.

〈사진 2-197〉

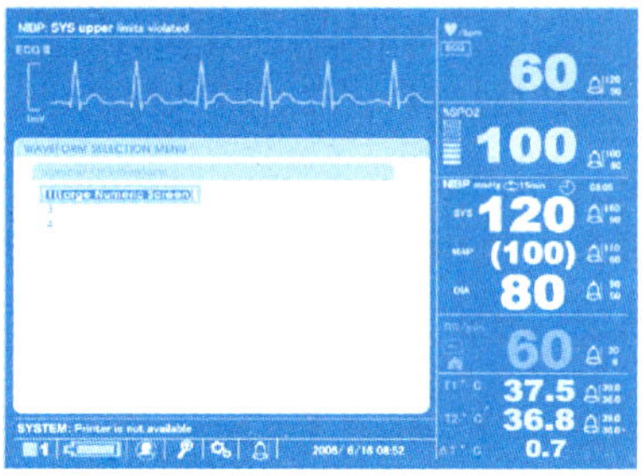

〈사진 2-198〉

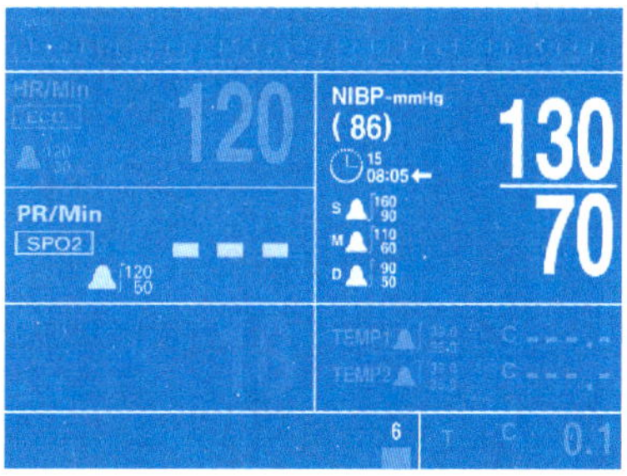

[94] 노브를 〈사진 2-196〉의 Number Of Waveform(파형의 개수)에 맞추어 누르면 〈사진 2-197〉과 같은 화면이 나타나며 1(Large Numeric Screen : 큰 수치 스크린)을 선택하면 〈사진 2-198〉과 같은 화면이 나타난다.

〈사진 2-199〉

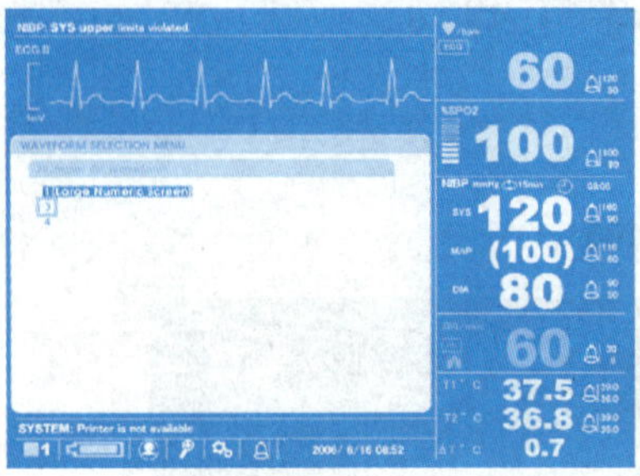

〈사진 2-200〉

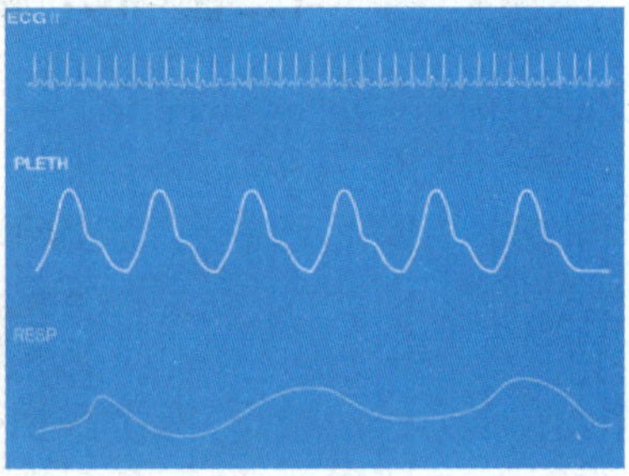

[95] 조정손잡이를 〈사진 2-199〉의 3에 맞추어 누르면 〈사진 2-200〉과 같이 3개의 파형으로 화면이 나타난다.

〈사진 2-201〉

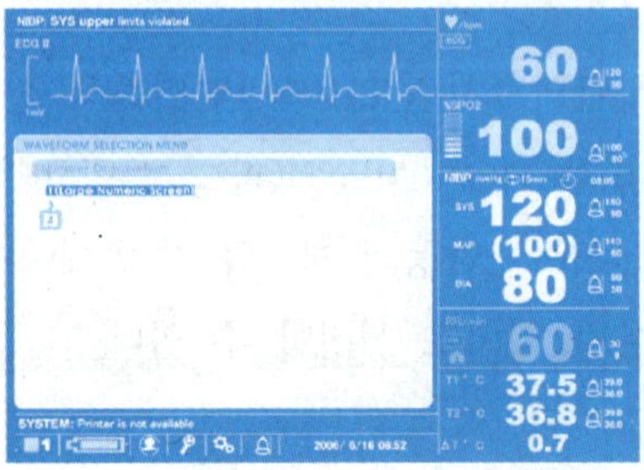

〈사진 2-202〉

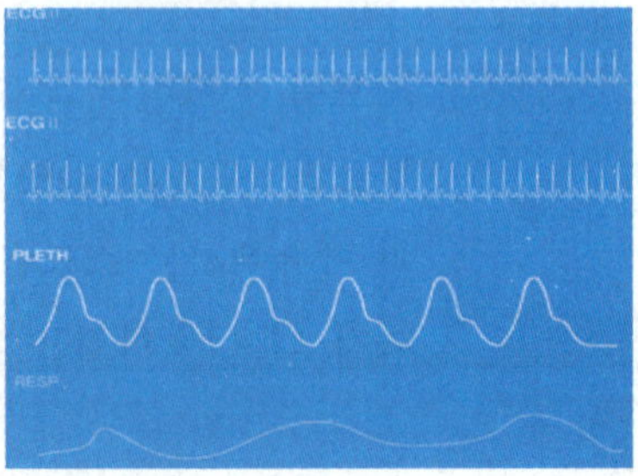

[96] 조정손잡이를 〈사진 2-201〉의 4에 맞추어 누르면 〈사진 2-202〉와 같이 4개의 파형으로 화면이 나타난다.

〈사진 2-203〉

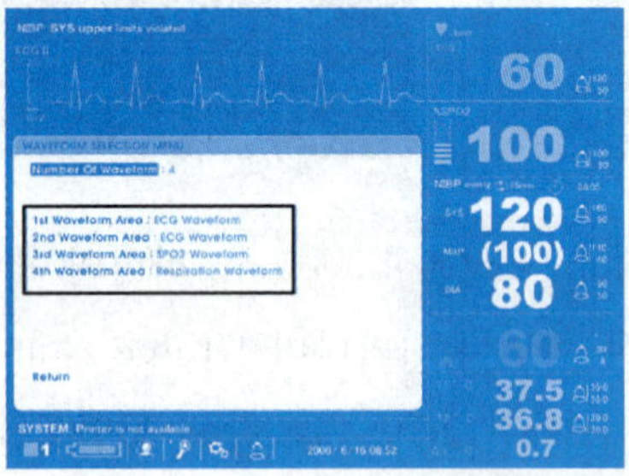

〈사진 2-204〉

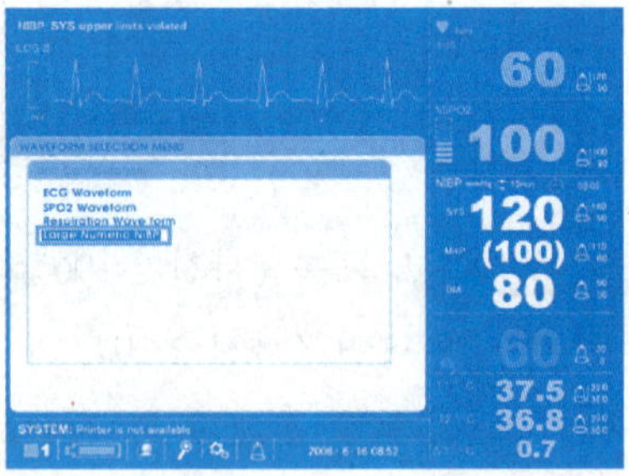

〈사진 2-205〉

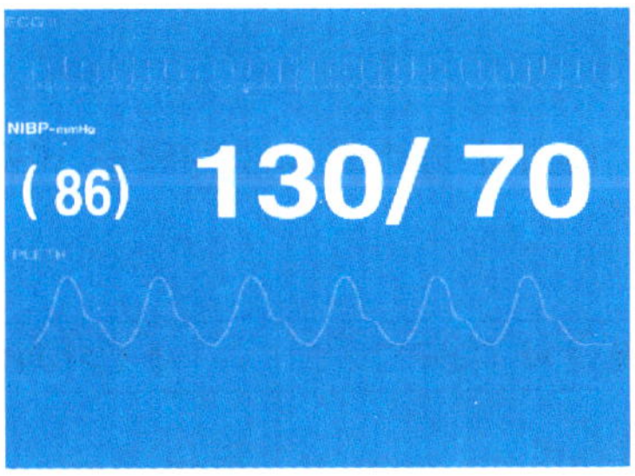

[97] 〈사진 2-203〉의 검은색 선의 메뉴(1st, 2nd, 3rd, 4th Waveform Area 파형 구역)는 스크린에 표시되는 파형의 순서 및 표시파형을 사용자 임의로 설정할 수 있다. 각각의 메뉴를 조정손잡이로 맞추어 누르면 〈사진 2-204〉와 같은 메뉴가 나타난다. 여기서 사용자가 나타내고 싶은 파형을 선택하여 누르면 〈사진 2-205〉와 같이 선택한 파형이 스크린에 나타난다.

〈표 2-20〉 디스플레이 메뉴

레벨 1 메뉴	레벨 2 메뉴
Number of Waveform (파형의 개수)	1(Large Numeric Screen), 3, 4 1(큰 수치표시 스크린), 3, 4
1st Waveform area (첫 번째 파형 구역)	ECG Waveform (ECG 파형형식)
2nd Waveform area (두 번째 파형 구역)	ECG Waveform(ECG 파형)
	SpO_2 Waveform(SpO_2 파형)
	Respiration Waveform(호흡파형)
	Large Numeric NIBP(큰 수치표시 NIBP)
3rd Waveform area (세 번째 파형 구역)	ECG Waveform(ECG 파형)
	SpO_2 Waveform(SpO_2 파형)
	Respiration Waveform(호흡파형)
	Large Numeric NIBP(큰 수치표시 NIBP)
	Graphical Trends(그래프 추이)
	Tabular Trends(표 추이)
4th Waveform area (네 번째 파형 구역)	ECG Waveform(ECG 파형)
	SpO_2 Waveform(SpO_2 파형)
	Respiration Waveform(호흡파형)
	Large Numeric NIBP(큰 수치표시 NIBP)
	Graphical Trends(그래프 추이)
	Tabular Trends(표 추이)
Return(되돌아가기)	

문제 9

다음의 표에 맞게 파형의 개수와 파형구역을 바꾸고 실습기기와 아래의 표가 일치하는지 확인한다.

파형의 개수	두 번째 파형구역	세 번째 파형구역	네 번째 파형구역
4	SpO_2	RESP	Large Numeric NIBP (큰 수치표시 NIBP)
1	ECG	SpO_2	RESP
3	RESP	Graphical Trends (그래프 추이)	SpO_2
1	Large Numeric NIBP (큰 수치표시 NIBP)	Tabular Trends (표 추이)	ECG
3	ECG	Large Numeric NIBP (큰 수치표시 NIBP)	Graphical Trends (그래프 추이)
4	RESP	ECG	Tabular Trends (표 추이)

11 알람 설정

1. 알람 설정 표시

모니터가 사용자의 주의가 필요할 때 알람 상태로 되어 있을 때 확실한 상태를 탐지한다. 모니터는 다음과 같이 반응한다.

① 시각 알람 표시
② 소리 알람 표시
③ 인쇄 동작 알람(프린터가 설치되어 있을 시)
④ 최소 생명징후(바이탈 사인)에 벗어난 것을 확인하는 것을 포함한 환자 알람
⑤ 시스템 알람

참고 ㉠ 모니터의 소리와 시각 알람은 임상의 신호와 증상이 동시에 발생하는 것들로 1차 원인을 의료진에게 환자 알람 상태가 동작하는 것을 알리는 것이다.
㉡ 모니터의 동작 알람을 방지하기 위하여 알람 연기시간을 설정할 수 있다.

Vital Signs(생명징후)	Alarm Hold-Off Time(알람 연기시간)
HR / PR	3초
SpO_2	10초
Respiration(호흡)	5초

2. 알람 우선순위와 메시지

3가지 우선순위를 둘 수 있는 시각과 소리 알람이 있다(위험, 경고, 주의).

〈표 2-21〉 위험순위 알람

알람 상태	알람 메시지
Asystole(심장 무수축) (연속적인 4초 동안 QRS파가 없을 경우)	Asystole(심장 무수축)
Loss of Pulse from SpO_2 (산소포화도 맥박 소실) (ECG 값이 없음)	SpO_2 Loss of Pulse (산소포화도 맥박 소실)
Critical Low-Battery Condition (위태로운 낮은 배터리 상태)	Critically Low-Battery Condition (위태로운 낮은 배터리 상태)

3. 시각 알람 표시

〈표 2-22〉 시각 알람 특징

알람 종류	색깔	알람 표시기 깜박임 비율
위험	빨강	3초에 5번 깜박임 / 1.7[Hz]
경고	노랑	8초에 5번 깜박임 / 0.6[Hz]
주의	노랑	항상 켜짐 / 깜박이지 않음

① 위험 알람이 작동되면 깜박이지 않는 알람 메시지가 표시된다. 숫자 표시 구역이 빨간색으로 깜박인다.

② 경고 알람이 작동되면 깜박이지 않는 알람 메시지가 표시된다. 숫자 표시 구역이 노란색으로 깜박인다.

③ 주의 알람이 작동되면 깜박이지 않는 알람 메시지가 작동된다. 숫자 표시 구역이 노란색으로 변한다.

④ 정보제공 메시지는 알람 침묵, 알람 중지, 알람 억제가 초록색인 것을 제외한다.

⑤ 새로운 메시지가 메시지 구역 맨 위쪽에 표시되면, 알람 우선순위에 따라 재배치된다. 높은 순위의 메시지가 위쪽 지역으로 움직인다.

4. 소리 알람 표시

〈표 2-23〉 소리 알람 특징

알람 종류	음 주파수	소리 비율
위험	높음	15초 동안에 10번 "삐" 소리(976[Hz])
경고	중간	6초 동안에 3번 "삐" 소리(697[Hz])
주의	낮음	15초 동안에 1번 "삐" 소리(488[Hz])

5. 알람 경계점 바꾸기

디폴트값으로부터 알람 경계점을 바꿀 수 있다. 이 교정값은 다시 한 번 수정할 때까지나 모니터가 꺼질 때까지 유지된다.

〈사진 2-206〉

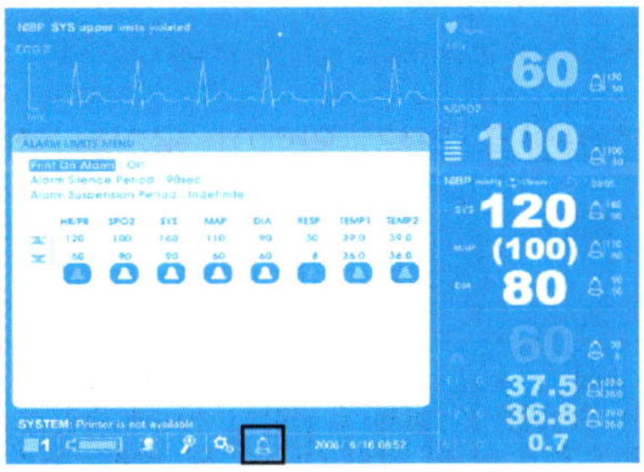

〈사진 2-207〉

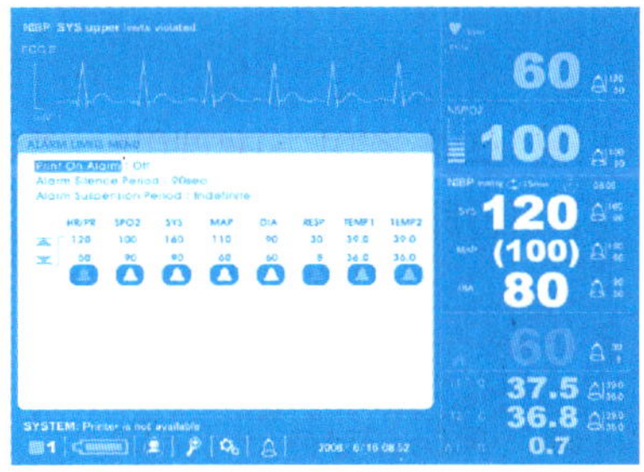

[98] 노브를 스크린의 우측 하단의 〈사진 2-206〉의 검은색 선 부분에 맞추면 〈사진 2-207〉과 같이 Alam Limits Menu(알람 제한 메뉴)가 나타난다. 여기에서는 모든 부분(NIBP, 심박수, 체온, SpO_2)의 알람을 제한할 수 있으며, 최고점과 최저점을 각각 On / Off시킬 수 있다. 메뉴에서 HR은 심박수, SpO_2는 산소포화도, SYS, MAP, DIA는 NIBP에서 최고압, 평균, 최저압이며, RR은 호흡, 그리고 T1과 T2는 체온을 나타낸다.
알람 중지시간은 서비스 메뉴를 거쳐서만 설정할 수 있다.

〈표 2-24〉 알람 경계전 메뉴

레벨 1 메뉴	레벨 2 메뉴	레벨 3 메뉴
ALARM LIMITS MENU(알람 제한 메뉴)		
Print on Alarm(인쇄작동 알람)	On, Off (켬, 끔)	
Alarm Silence Period(알람 침묵기간)	90초	
Alarm Suspension Period (알람 중지기간)	정지, 1, 3, 5, 10, 20, 30, 60분, 정해져 있지 않음	
Alarm Suspension of Each Parameter(파라미터 각각의 알람 중지)	심박 / 펄스 비율, SpO_2, NIBP(수축, 이완, 평균), 호흡 체온1, 체온2	
Alarm Limits Adjustment (알람 경계점 조정)	High Alarm Limit (높은 경계점 제한)	Up(High Alarm Limit Off) (위로 / 높은 알람 경계점 꺼짐)
		Down(아래로)
	Low Alarm Limit (낮은 경계점 제한)	Up(위로)
		Down(Low Alarm Limit Off) (아래로 / 낮은 알람 경계점 꺼짐)
Return(되돌아가기)		

문제 10

다음 표와 같이 시뮬레이터 값이 주어졌을 경우, 알람이 울리는 것이 어떤 부분인지 확인하여 표시한다.

HR	SpO_2	TEMP	RESP	HR (실제 측정값 및 알람 On / Off 확인)	SpO_2 (실제 측정값 및 알람 On / Off 확인)	TEMP (실제 측정값 및 알람 On / Off 확인)	RESP (실제 측정값 및 알람 On / Off 확인)
60	75	30	APNEA ON (무호흡 상태 켜짐)				
60	95	40	20				
80	95	30	15				
120	95	37	40				
60	75	40	80				
HR	SpO_2	TEMP	RESP	HR (실제 측정값 및 알람 On / Off 확인)	SpO_2 (실제 측정값 및 알람 On / Off 확인)	TEMP (실제 측정값 및 알람 On / Off 확인)	RESP (실제 측정값 및 알람 On / Off 확인)
180	75	35	120				
240	95	40	15				
220	95	37	APNEA ON				
160	75	30	20				
140	75	40	30				
30	95	37	100				
260	75	35	80				
200	95	30	120				
100	95	40	100				
260	75	37	15				

12 인 쇄

1. 실시간 프린터 출력

1) 한 번 출력

출력시작 이전 10초간과 이후 10초간, 총 20초간의 저장되어 있는 실시간 그래픽과 수치정보를 인쇄(printing)한다. 이 인쇄 모드는 "인쇄" 버튼을 누름으로 작동된다.

2) 연속 출력

① 출력시작 이전 10초부터 계속되어 정지될 때까지 실시간 그래픽과 수치정보를 인쇄한다. 이 인쇄 모드는 2초 이상 "프린트" 버튼을 누르고 있으면 가동된다.
② 실시간 파형은 첫 번째와 두 번째 파형 구역에 표시되는 파형이 출력된다.
③ 시간은 용지의 윗부분을 따라 인쇄되고, 파형정보를 포함한 실시간 파형을 따른다. 파형 속도, 크기, 리드 구성한다.
④ 프린터 속도는 사용자가 선택 가능하다(−25.0이나 50.0[mm / s]).
⑤ 인쇄 모드와 인쇄속도는 모니터가 인쇄를 하고 있을 때는 바꿀 수 없다.
⑥ 인쇄시간에 측정값이 없으면 −(대시)표가 출력된다.
⑦ 체온의 인쇄용지 크기는 50[mm]이다.

2. 출력 구성

1) 수치 데이터 출력

스크린에 파형이 없을 경우 "인쇄" 버튼을 누르면 모니터는 [그림 2-21]과 같이 수치 데이터만 출력한다.

① "설정" 메뉴에서 "NIBP 인쇄 켬"이 선택되어 있으면 모니터는 자동으로 완료된 NIBP 측정값의 환자측정값을 인쇄한다.

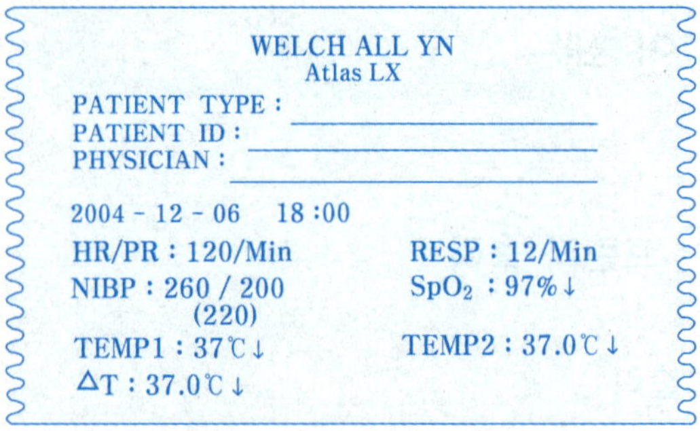

[그림 2-21] 수치 데이터 인쇄

② "NIBP 인쇄 켬"이 "설정" 메뉴에서도 선택되어 있지 않을 시, NIBP 측정완료 후 5초 이내에 "인쇄" 버튼을 누르면 모니터는 환자 측정값을 출력한다.

③ "알람 제한" 메뉴나 "설정" 메뉴에 "인쇄 켜짐 알람"이 선택되면 모니터는 각각 위험하거나 경고시간에 [제한을 벗어난] 알람 상태가 일어나면 자동으로 출력한다.

2) 파형과 수치 데이터 출력

스크린에 파형이 알맞게 나오는 동안 "인쇄" 버튼이 눌러지면 모니터는 [그림 2-22]와 같이 위쪽 파형 구역과 수치 데이터로 두 개의 파형을 인쇄한다.

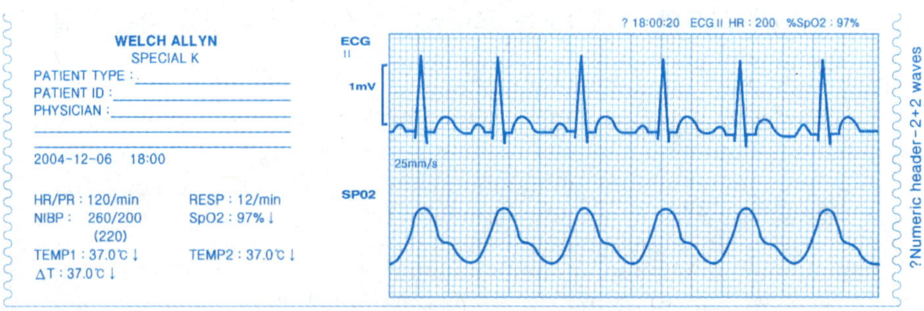

[그림 2-22] 파형과 수치 데이터 인쇄

3) 표 추이 데이터 출력

표 추이 데이터가 스크린에 표시되어 있을 시, "인쇄" 버튼을 누르면 [그림 2-23]과 같이 모니터는 스크린에 현재 제공되는 데이터를 출력한다.

WELCH ALLYN
SPECIAL K
PATIENT TYPE : ____________
PATIENT ID : ____________
PHYSICIAN : ____________

2004-12-06 18:00

HR/PR : 120/min RESP : 12/min
NIBP : 260/200 (220) SpO2 : 97% ↓
TEMP1 : 37.0℃ ↓ TEMP2 : 37.0℃ ↓
ΔT : 37.0℃ ↓

TIME	HR/PR	NIBP(S-D-M)	SPO2	PR	TEMP
18:00:00	200 ↓	250 ↓ -180 ↓ -200 ↓	100 ↓	100 ↓	80.0 ↓
18:00:00	200 ↓	250 ↓ -180 ↓ -200 ↓	100 ↓	100 ↓	80.0 ↓
18:00:00	200 ↓	250 ↓ -180 ↓ -200 ↓	100 ↓	100 ↓	80.0 ↓
18:00:00	200 ↓	250 ↓ -180 ↓ -200 ↓	100 ↓	100 ↓	80.0 ↓
18:00:00	200 ↓	250 ↓ -180 ↓ -200 ↓	100 ↓	100 ↓	80.0 ↓
18:00:00	200 ↓	250 ↓ -180 ↓ -200 ↓	100 ↓	100 ↓	80.0 ↓
18:00:00	200 ↓	250 ↓ -180 ↓ -200 ↓	100 ↓	100 ↓	80.0 ↓
18:00:00	200 ↓	250 ↓ -180 ↓ -200 ↓	100 ↓	100 ↓	80.0 ↓
18:00:00	200 ↓	250 ↓ -180 ↓ -200 ↓	100 ↓	100 ↓	80.0 ↓
18:00:00	200 ↓	250 ↓ -180 ↓ -200 ↓	100 ↓	100 ↓	80.0 ↓
18:00:00	200 ↓	250 ↓ -180 ↓ -200 ↓	100 ↓	100 ↓	80.0 ↓
18:00:00	200 ↓	250 ↓ -180 ↓ -200 ↓	100 ↓	100 ↓	80.0 ↓
18:00:00	200 ↓	250 ↓ -180 ↓ -200 ↓	100 ↓	100 ↓	80.0 ↓
18:00:00	200 ↓	250 ↓ -180 ↓ -200 ↓	100 ↓	100 ↓	80.0 ↓

↑ Numeric header-2+Tabular Trend

[그림 2-23] 표 추이 인쇄

4) 알람 경계점 인쇄출력

모니터가 "알람 경계점" 메뉴에 있는 동안 "인쇄" 버튼을 누르면 [그림 2-24]와 같이 모니터는 알람 경계점을 출력한다.

WELCH ALLYN
SPECIAL K

2004-12-07 18:00:00

ALARM

Alarm suspend period :	Indefinate
Alarm hold-off time :	On
Print on alarm :	On
Alarm limit settings	
HR/PR High (BPM) :	120
HR/PR Low (BPM) :	60
SYS High (mmHg) :	220
SYS Low (mmHg) :	75
DIA High (mmHg) :	110
DIA Low (mmHg) :	35
MAP High (mmHg) :	120
MAP Low (mmHg) :	50
SpO2 High (%) :	100
SpO2 Low (%) :	90
RESP High (BR/min) :	Off
RESP Low (BR/min) :	5
TEMP High (℃) :	38
TEMP Low (℃) :	35

↑ Alarm limit print

[그림 2-24] 알람 경계점 인쇄

5) 출력 설정 정보

모니터가 "알람 경계점" 메뉴에 있는 동안 "인쇄" 버튼을 누르면 모니터는 [그림 2-25]와 같이 알람 경계점을 출력한다.

WELCH ALLYN
SPECIAL K

2004-12-07 18:00:00

PATINET

Patient type :	Adult
HR/PR Source :	Auto
NIBP unit :	mmHg
NIBP target press :	160
NIBP auto cycle :	Off
TEMP unit :	℃

SETUP

Print	
Print speed :	25mm/s
Print mode :	Continuous
Print on alarm :	On
Print on NIBP :	Off
Volume	
Alarm volume :	4
Kep beep volume :	4
QRS volume :	4
Trend record time period :	4
Freeze time out :	4
Language :	4

↑ Setting print

[그림 2-25] 설정 정보 인쇄

13 증폭기와 필터의 회로도 및 이론

1. 개 요

생체전기증폭기(bioelectric amplifier)의 정의는 생체전위를 측정하기 위해 사용하는 증폭기이다. 즉 여러 종류의 증폭기를 포함하고 있는 매우 광범위한 용어이다.

예 생체전기증폭기의 이득은 낮은 범위에서 중간 또는 높은 범위(즉 10, 100, 1000, 10,000배)에 이르기까지 매우 다양하고 포괄적이다. 그리고 생체전기증폭기의 주파수 응답범위는 거의 직류에 가까운 0.05[Hz]로부터 100[kHz]까지이다.

① **직류결합**(DC coupling)은 입력신호가 완전한 직류상태이거나 생체 내에서 산소의 레벨이 [mmHg / 시간]이거나 [mmHg / 분] 변화량과 같이 아주 천천히 변하는 경우에 직류결합이 가능하다. 그러나 주파수가 0.05[Hz] 정도로 매우 낮은 경우라 할지라도 교류결합(AC coupling)은 직류 대신에 사용될 수 있다. 그 이유는 전극 오프셋 전위(electrode offset potential)를 상쇄할 수 있기 때문이다.

예 ECG 증폭기의 경우 0.05[Hz] 정도의 아주 낮은 주파수 성분일지라도 반드시 측정되어야 하기 때문이다. 그러나 전극과 피부를 접촉시키면 ECG 신호를 방해하는 전극 오프셋 전위가 일어나게 된다. 그렇기 때문에 증폭기는 입력신호에서 직류 오프셋 전를 차단하기 위해 교류결합형이어야 한다. 동시에 환자의 ECG 파형을 정확하게 나타내기 위하여 0.05[Hz]의 낮은 주파수에서도 응답할 수 있어야 한다.

② **고주파 응답**은 이득이 중간 주파수 값 이하인 3[dB]로 떨어지는 주파수이다. 경우에 따라서는 −3[dB] 고주파수점이 30[Hz]의 저주파수가 되기도 하나 대부분의 경우에는 10[kHz] 정도가 된다. 특정 파형을 측정하기 위하여 사용하는 특수 모델은 독특한 주파수 응답을 갖는다.

③ **이득범위가 1,000배 이상인 것을 고이득** 혹은 저레벨 신호증폭기(low-level signal potential)라고 하는데 어떤 것은 1,000,000배인 것도 있다. 이런 형태의 증폭기는 뇌파(EEG)기록과 같은 아주 민감한 측정에 사용된다.
중간이득 증폭기(medium-gain amplifier)는 이득범위가 10배에서 1,000배 사이이며 ECG 파형, 근전위(muscle potential) 등의 측정에 사용된다.

④ **이득범위가 1배에서 10배 사이 정도를 저이득 증폭기**(low-gain amplifier)라고

하며, 단위이득(1배) 증폭기(unit-gain amplifier)는 대부분 절연, 완충화(buffering) 및 신호원과 출력장치의 임피던스 전환에 이용된다. 저이득 증폭기는 일반적으로 활동전위나 비교적 큰 생체전기현상 측정에 이용된다.

⑤ **생체전기증폭기**, 특히 고이득과 중간이득 증폭기에 있어서 중요한 두 가지 파라미터는 **잡음**(noise)과 **드리프트***(drift)이다. 이 경우 '잡음'은 대개 저항이나 반도체 소자에서 발생하는 **열잡음**(thermal noise)에 의해서 일어나게 된다. 그리하여 의료기기에서 이들 잡음을 무시할 수 있는 수준으로 경감시키기 위해서는 적합한 설계방법과 높은 품질의 부품 선택을 하여야 한다.

2. 초단증폭기

초단증폭기의 회로도는 [그림 2-26]과 같다.

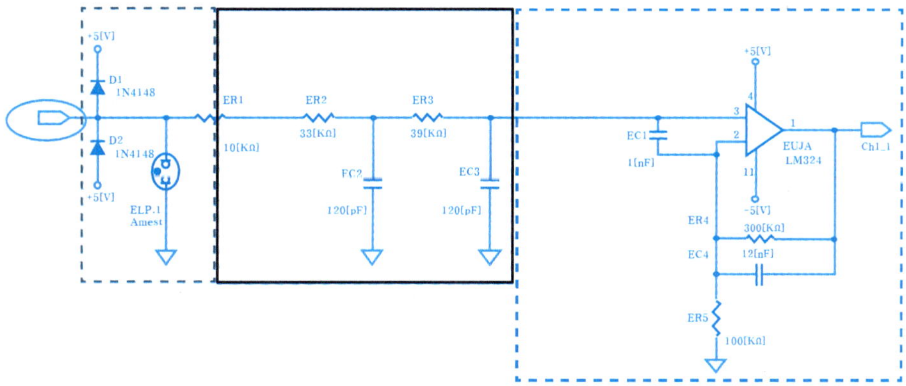

[그림 2-26] 초단증폭기-1

원으로 표시한 부분은 RA(Right Arm : 오른팔), LA(Left Arm : 왼팔), LL(Left Leg : 왼다리)이며, [그림 2-26~2-28]의 **검은색 점선 부분은 보호회로**로서 이 회로에는 어떤 조건하에서 심전계의 입력단자에 고전압이 가해지더라도 이로 인해 심전계가 파손되지 않도록 보호해 주는 장치가 내장되어 있다.

[그림 2-23~2-25]의 **검은색 실선 부분은 저대역 통과 필터**로서 인간의 신체신호(0~100[Hz]) 이상의 주파수를 제거하며 우측 파란색 점선 부분에서 잡음을 필터링하고 증폭을 한다.

* 드리프트 : 입력신호의 변화라기보다는 오히려 동작온도의 변화로 인한 출력신호 전압의 불요불급한 변화

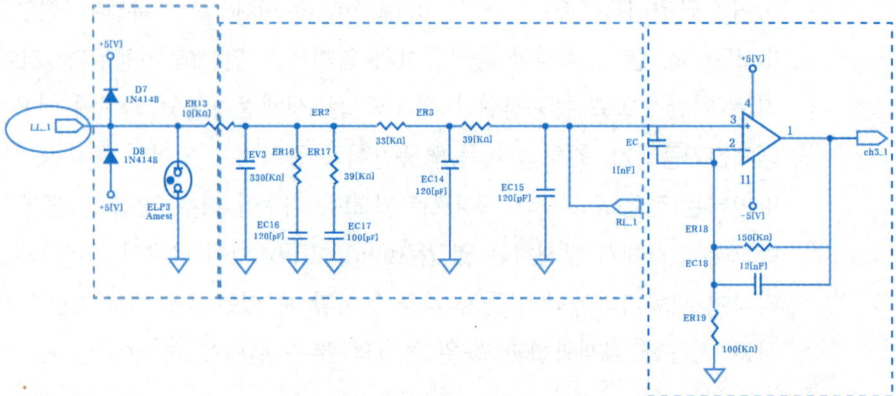

[그림 2-27] 초단증폭기-2

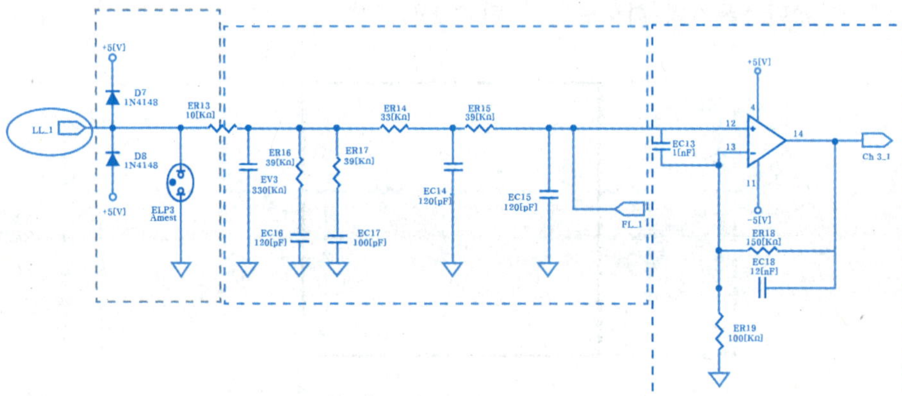

[그림 2-28] 초단증폭기-3

RL 드라이브로 RA와 LA의 기준점을 측정하는 회로는 [그림 2-29]와 같으며, [그림 2-30]은 RA와 LA 사이의 차이를 증폭하는 차동증폭회로이다.

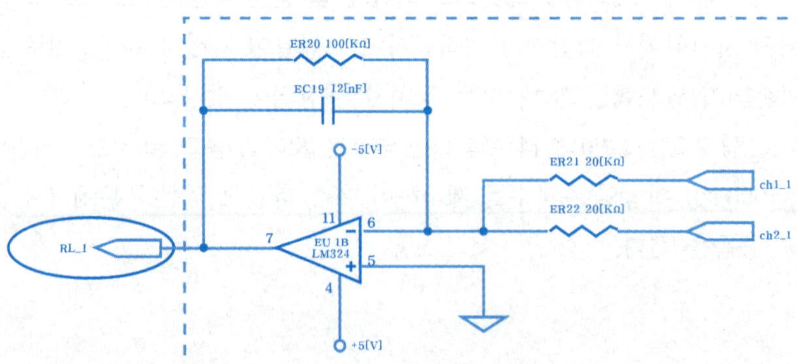

[그림 2-29] 초단증폭기-4

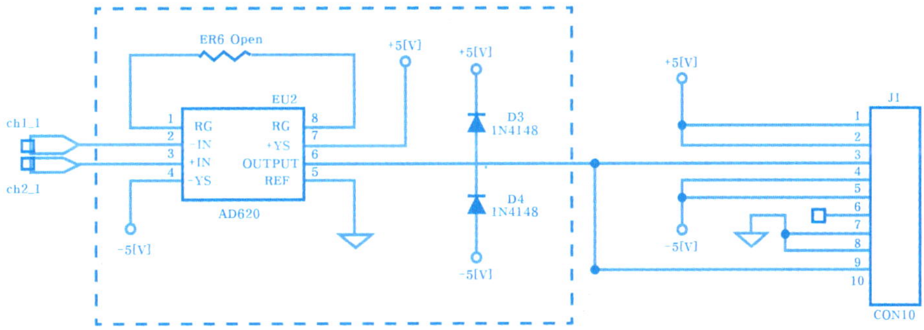

[그림 2-30] 초단증폭기-5

3. HPF

HPF(High Pass Filter : 고역통과 여파기)는 차단주파수(cut-off frequency)가 높은 주파수의 신호는 통과시켜 출력에 나타나게 하고, 그보다 낮은 주파수 신호는 통과시키지 않아 출력에 나타나지 않는다.

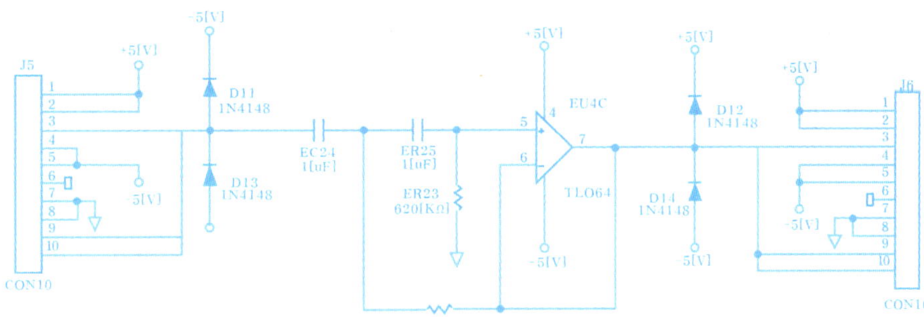

[그림 2-31] High Pass Filter

그러므로 차동증폭에서 나온 신호가 [그림 2-31]의 High Pass Filter(고역통과 여파기)에서 0.05[Hz] **이하의 신호가 제거된다.**

4. LPF

LPF(Low Pass Filter : 저역통과 여파기)는 모든 필터의 기본형이라 할 수 있는 필터로 가장 간단한 형태로 구현되어, 이것을 기반으로 여러 가지 형태로 변환하여 다른 종류의 필터를 만들게 된다. 주로 고주파 잡신호를 걸러내어 **저주파의 필요한 신호만을 골라낼 때 많이 사용되는 필터 구조**이다. 그러므로 [그림 2-32]의 HPS에서 통과된 신호들 중 40[Hz]까지만 통과시키고 그 이상은 제거한다.

전원단에서 저주파 Ripple을 제거하기 위한 용도 및 고주파 Spurious 제거, 고주파 억제와 각종 검파 등 전 분야에 걸쳐 고루 사용되는 필터 형태이다.

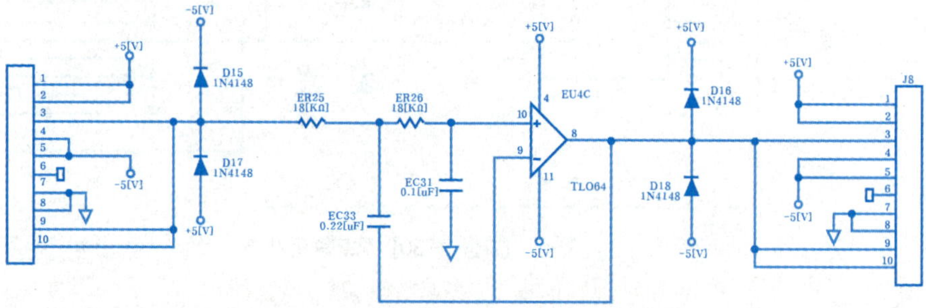

[그림 2-32] Low Pass Filter

5. Notch Filter

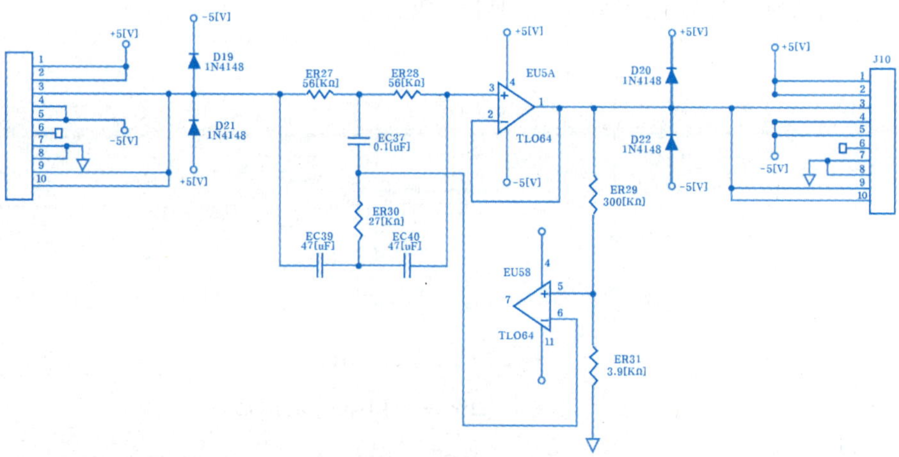

[그림 2-33] Notch Filter

특정의 주파수에서 급격한 감쇠 특성을 가지고 있는 필터이다(그림 2-33). 원래 전송선에서 분기시켜 동조 반사소자에 의해 동조주파수 성분을 반사시켜 줌으로써 텔레비전 송신기에서 출력되는 고주파 신호를 이용하여 불필요한 주파수 성분을 제거할 목적으로 쓰인다. 여기서는 보통 일상생활에서 전원전압이 220[V], 60[Hz]인데 전원단에서 나오는 60[Hz] 같은 전원 노이즈가 심전도 신호에 실리는 것을 방지하기 위하여 노치 필터(notch filter)를 사용한다.

6. 증폭기의 기본구성

OP-AMP를 능동장치로 사용하는 회로구성에는 여러 가지 종류가 있으나, 전압증폭기로는 인버팅 플로어, 이득을 갖는 논인버팅 플로어 2가지로 구분된다.

1) 인버팅 플로어

기본적인 인버팅 플로어 회로는 [그림 2-34]와 같다. 인버팅 플로어는 한 개의 OP-AMP, 입력저항 R_1과 귀환저항 R_2로 구성된다. 이 회로에서 논인버팅 입력은 접지되므로 이상적 OP-AMP의 특성에 의하여 인버팅 입력도 접지되는 것으로 간주된다.

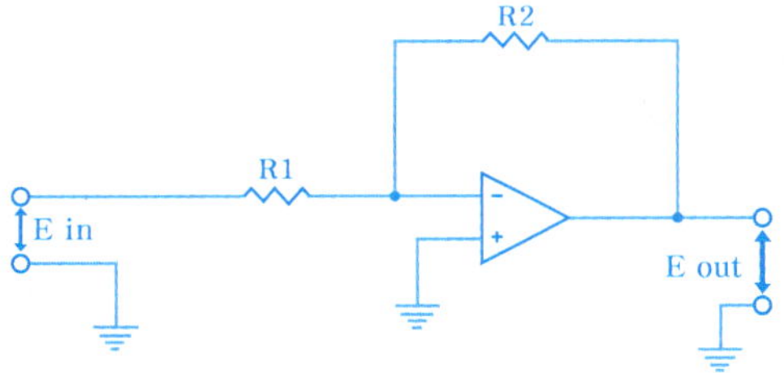

[그림 2-34] 인버팅 플로어

입력전압 E_{in}이 인가될 때 R_1의 끝점 A가 접지단위가 되기 때문에 전류 I_1이 흐르게 되며 그 값은 $\frac{E_{in}}{R_1}$이 된다. 키르히호프의 전류법칙에 의하면 접점으로 흘러들어오는 모든 전류와 접점으로부터 흘러나가는 모든 전류의 합은 0이 됨을 알 수 있다. 또한 이상적 OP-AMP의 특성으로 인버팅 압력으로는 어떠한 전류도 흘러들어오거나 나갈 수 없다는 것을 알 수 있다. 그러므로 입력전류 I_1과 귀환전류 I_2만이 접합점에 영향을 미치게 된다. 인버팅 플로어의 전압이득은 다음 식과 같다.

$$\frac{E_{out}}{E_{in}} = -\frac{R_2}{R_1} = A_v$$

2) 논인버팅 플로어

논인버팅 플로어 회로는 [그림 2-35]와 같다. 입력전압은 OP-AMP의 논인버팅 입력단자에 직접 인가된다. 귀환저항 R_2와 입력저항 R_1은 R_1의 한쪽 끝이 접지되어 있는 것 이외에는 인버팅 플로어의 경우와 마찬가지의 상태이다. 이 회로에 대한 전달 방정식은 다음 식과 같다.

$$\frac{R_2}{R_1}+1=\frac{E_{out}}{E_{in}}=A_v$$

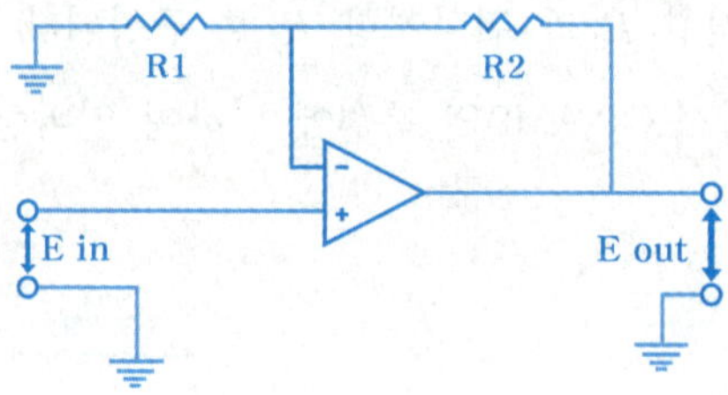

[그림 2-35] 논인버팅 플로어

3) 증폭기(2배, 5배, 10배, 50배)

2배 증폭회로는 [그림 2-36]과 같다. 논인버팅 방식을 쓰고 있으며 빨간색 원의 저항값을 $\frac{R_2}{R_1}+1$에 따라 계산하면 값이 2로 나온다. 증폭률은 R_1, R_2값의 변화에 따라 나오며 $\frac{R_2}{R_1}+1=\frac{E_{out}}{E_{in}}=A_v$ 방식에 의해 값이 구해지나, 값이 두 자릿수 이상으로 올라가면 10배는 11배, 50배는 51배로 방정식에 의해 +1이 더해지게 된다(그림 2-37~2-39).

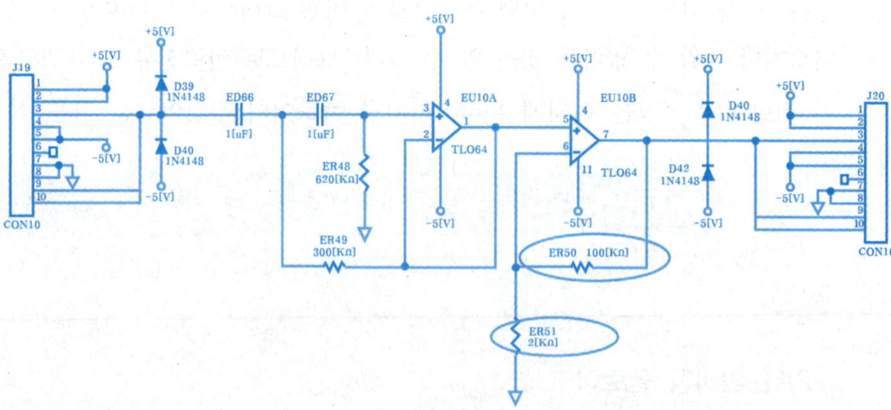

[그림 2-36] 증폭기(2배)

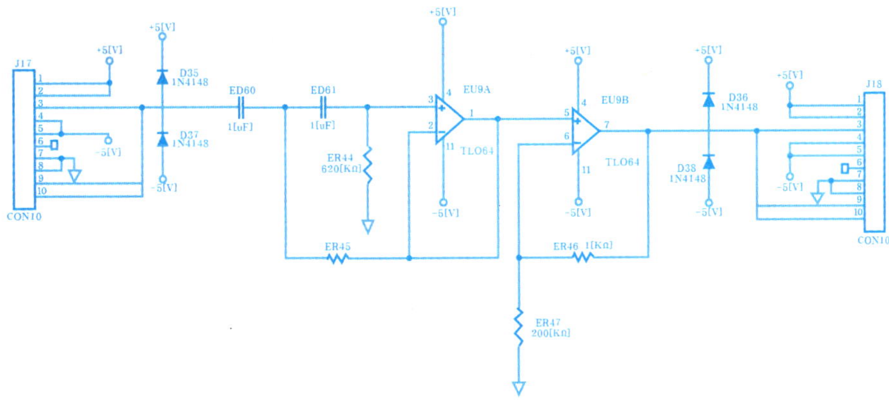

[그림 2-37] 증폭기(5배)

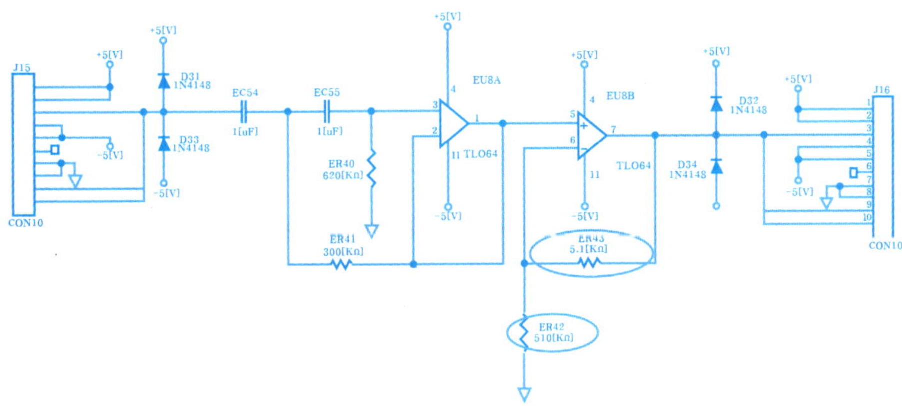

[그림 2-38] 증폭기(10배)

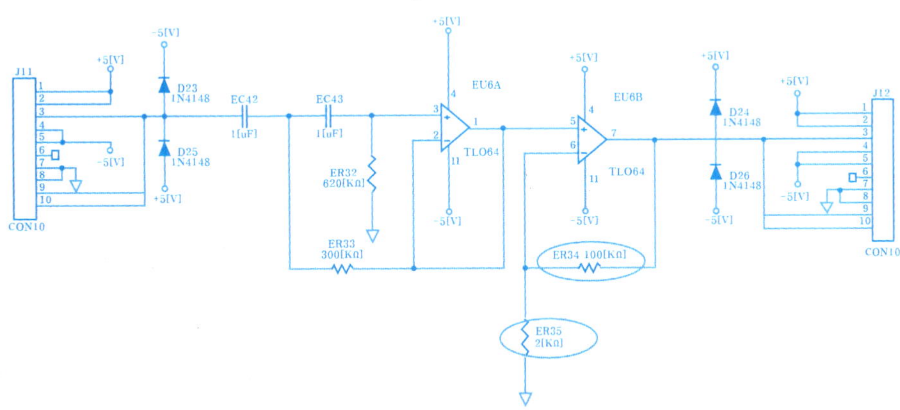

[그림 2-39] 증폭기(50배)

14 증폭기 파형(증폭기 및 파형변화 관찰)

1. 실습기기와 실습 키트의 연결

〈사진 2-208〉

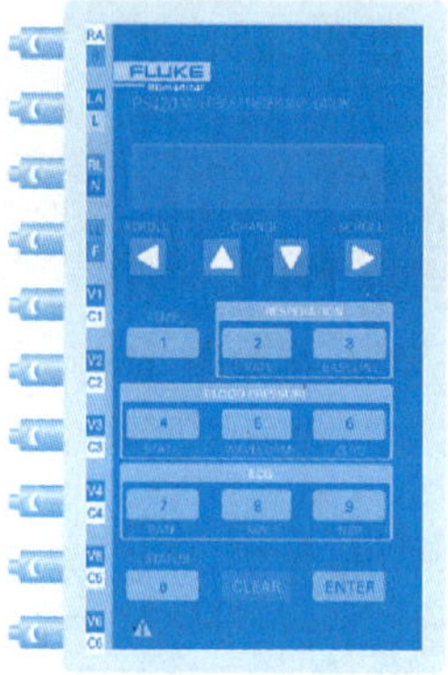

〈사진 2-209〉

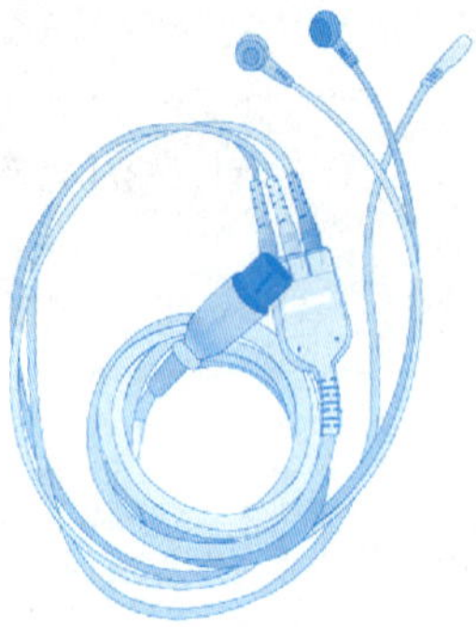

〈사진 2-210〉

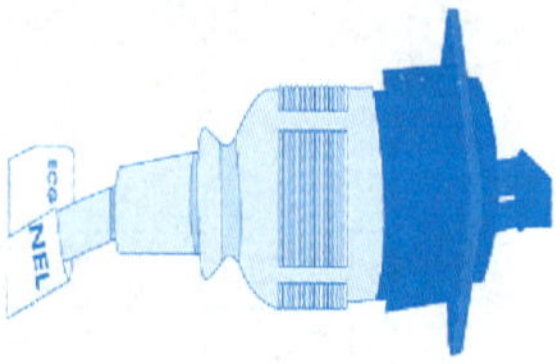

① PS-420을 〈사진 2-208~2-210〉과 같이 연결하여 실습 키트의 케이블과 같이 연결한다.

〈사진 2-211〉

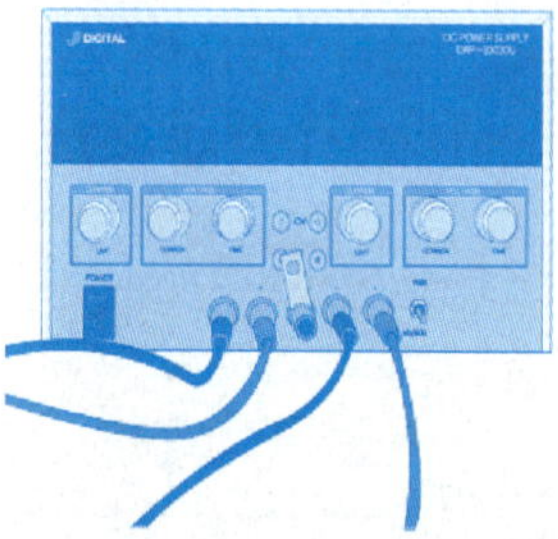

〈사진 2-212〉

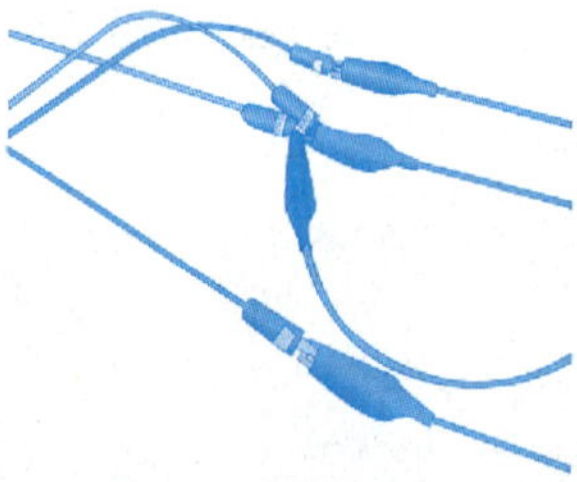

〈사진 2-213〉

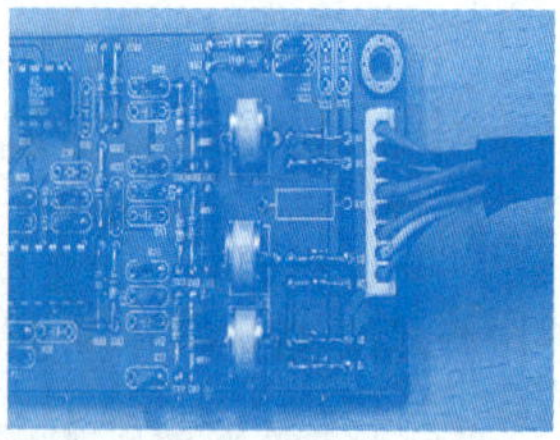

② 실습 키트의 케이블을 〈사진 2-211~2-213〉과 같이 파워 서플라이의 좌측 (−)부분에 −5[V], 좌측 (+)부분과 우측 부분을 실습 키트 케이블의 GND 부분에 연결하고 파워 서플라이 우측 (+)부분을 실습 키트 케이블의 +5[V] 부분에 연결하여 ±5[V]로 파워 서플라이를 설정한다.

2. 각각의 파형측정

〈사진 2-214〉

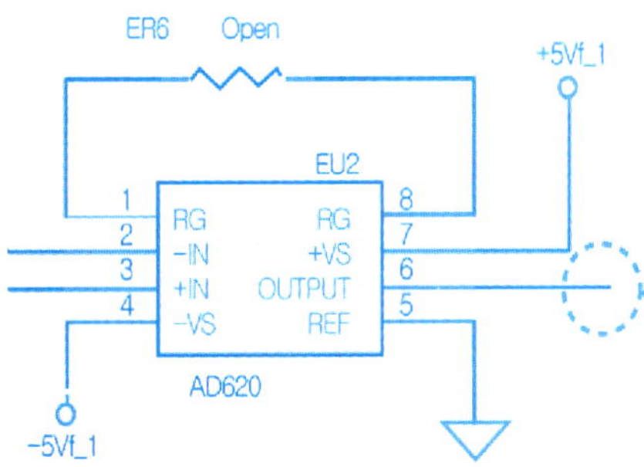

〈사진 2-215〉

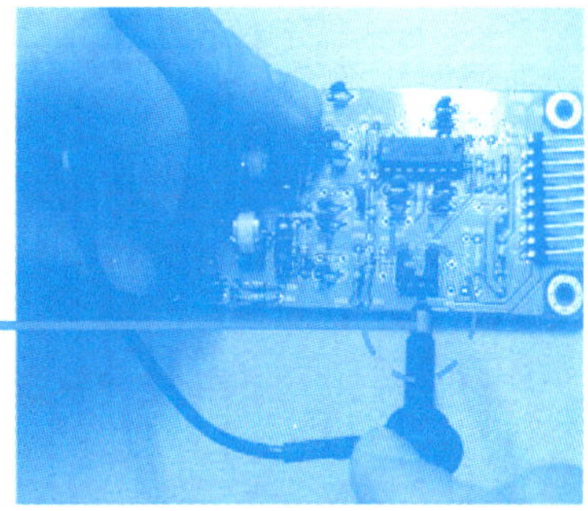

① 증폭기 : 실습 키트에 PS-420 시뮬레이터를 연결하여 ±5[V]로 파워 서플라이를 설정한다. 그리고 오실로스코프를 AC 10[mV], 200[m / sec]로 설정하여 초단 증폭기 출력부분(AD620의 출력부분으로 〈사진 2-214, 2-215〉의 표시부분이다)의 파형을 측정해 보면 〈사진 2-216〉과 같은 파형이 나온다. **초단증폭기이기 때문에 잡음이 많이 생기고 심전도 신호가 약한 것을** 알 수 있으며 오실로스코프로 육안 식별이 거의 불가능하다.

〈사진 2-216〉

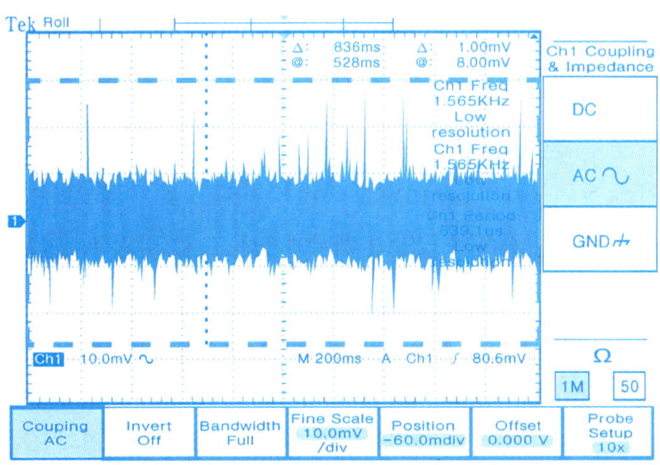

〈사진 2-217〉

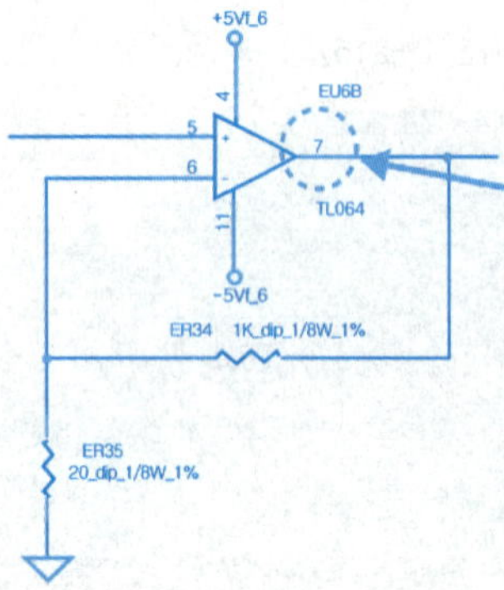

〈사진 2-218〉

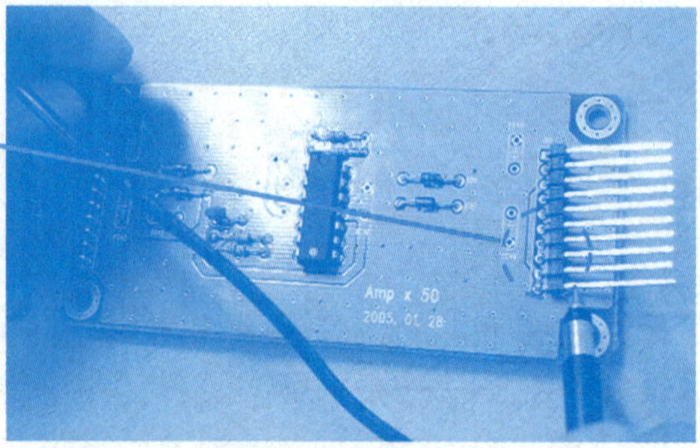

〈사진 2-219〉

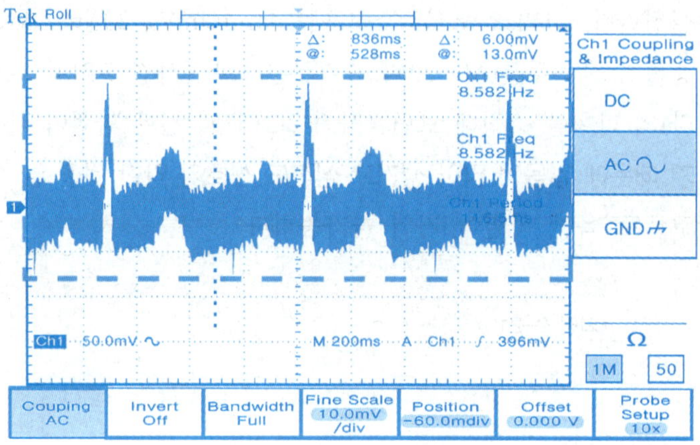

② 초단증폭기 : 〈사진 2-217, 2-218〉과 같이 50배 증폭기를 연결하여 파형을 측정해 보면 〈사진 2-219〉와 같이 심전도 신호가 증폭되었음을 알 수 있다. 그리고 필터링을 하지 않았기 때문에 잡음도 같이 증폭되었음을 알 수 있다. 하지만 〈사진 2-216〉과 〈사진 2-219〉를 비교하였을 때 〈사진 2-219〉가 심전도 신호와 흡사하게 나타나는 이유는 증폭기 앞부분에서 고대역 통과 여파기가 있어서 약간의 필터링을 해주기 때문이다(초단증폭기의 파형이 매우 미약하여 심전도 파형의 측정이 불가능하기 때문에 50배 증폭기와 같은 증폭률이 큰 증폭기를 사용한다).

〈사진 2-220〉

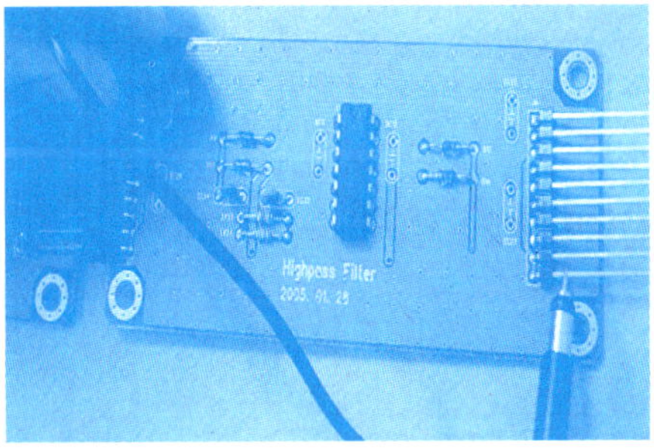

〈사진 2-221〉

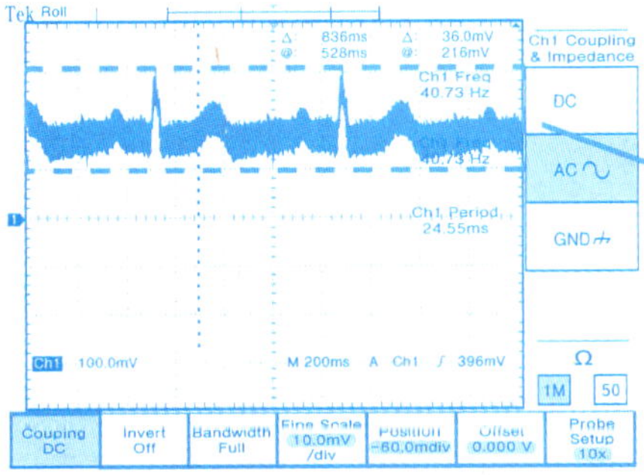

〈사진 2-222〉

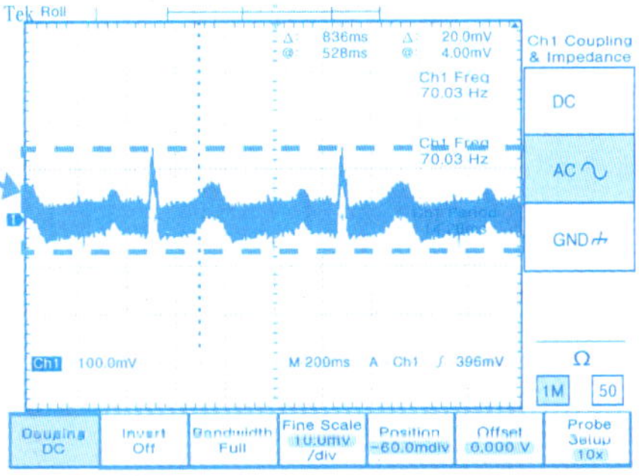

③ 50배 증폭기 : 고대역 통과 여파기(high pass filter)를 〈사진 2-220〉과 같이 연결하여 오실로스코프를 DC, 100[mV]로 맞추어 설정하여 고대역 통과 여파기를 지나기 전과 지난 후를 비교해 보면, 〈사진 2-221, 2-222〉와 같이 DC Offset(심전도 신호에 DC 성분이 걸리는 것) **전류의 잡음이 제거되어 DC 성분이 사라진다**(파워 서플라이의 전원은 매우 깨끗하고 안정적이어서 잡음이 없기 때문에 DC Offset 이외의 다른 필터의 역할은 확인 불가능하다).

〈사진 2-223〉

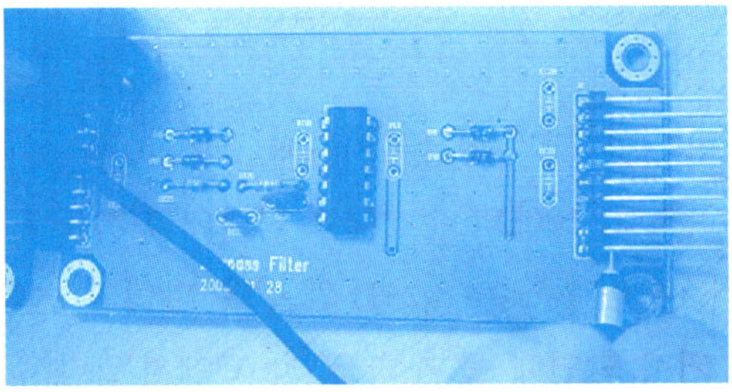

〈사진 2-224〉

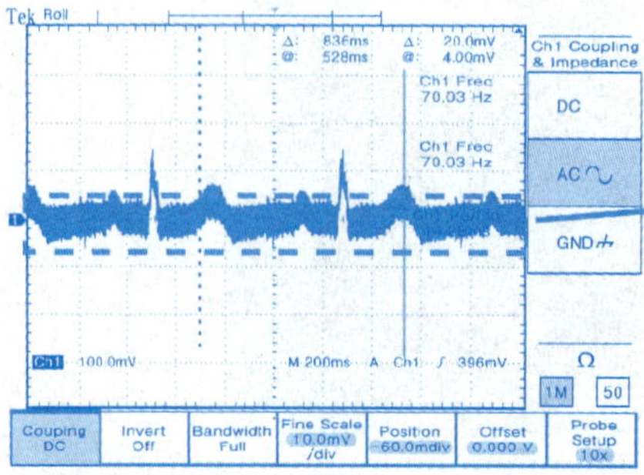

〈사진 2-225〉

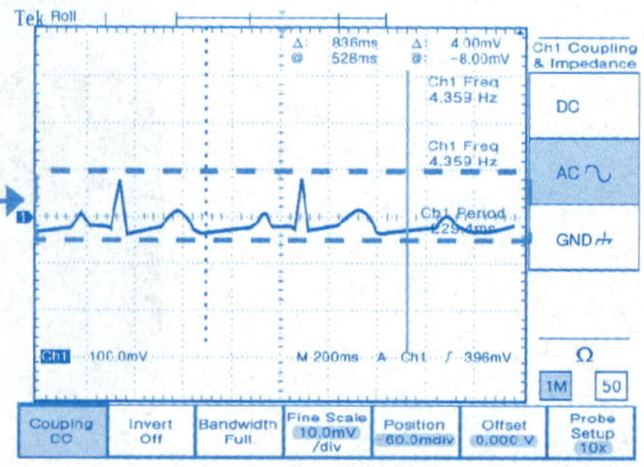

④ 고대역 통과 여파기 : 다음 저대역 통과 여파기(low pass filter)를 〈사진 2-223, 2-224〉와 같이 연결하여 오실로스코프로 파형을 측정하면 〈사진 2-225〉와 같이 심전도 신호의 잡음이 제거되면서 본래의 크기로 나타난다(초단증폭기에 생기는 잡음이 제거가 가능하다).

〈사진 2-226〉

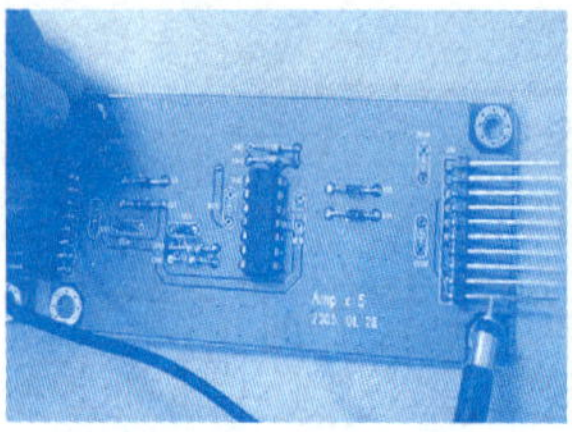

〈사진 2-227〉

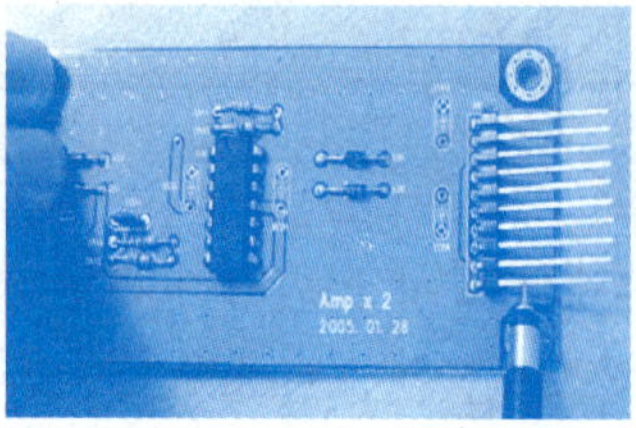

〈사진 2-228〉

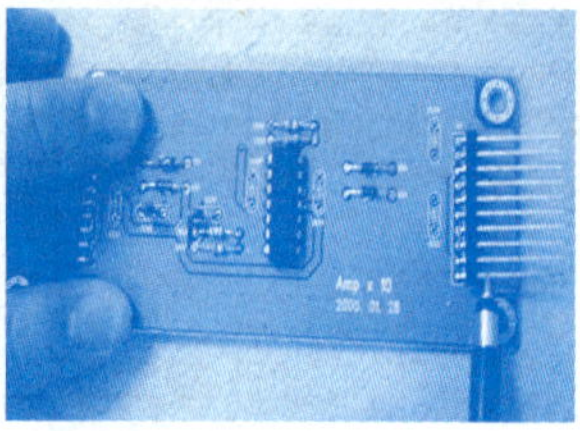

〈사진 2-229〉

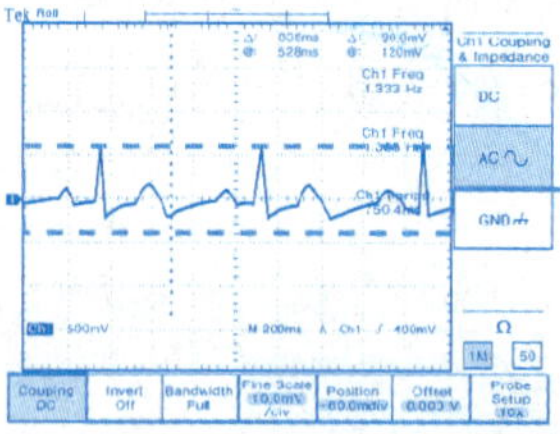

〈사진 2-230〉

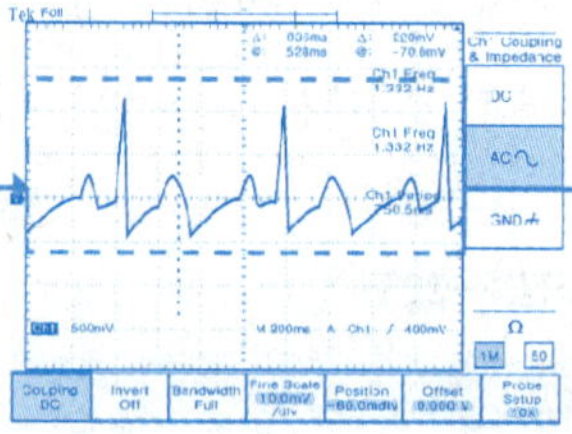

〈사진 2-231〉

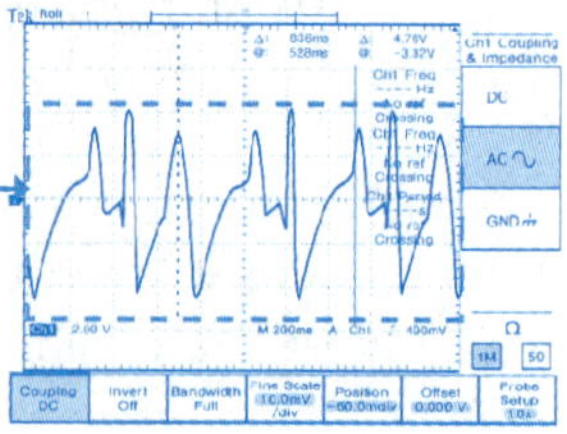

⑤ 저대역 여파기 : 각각의 증폭기(5배, 2배, 10배 : 순서는 상관없으나 위의 사진과 그림은 5, 2, 10배의 순서대로 나타내었다)를 〈사진 2-226~2-228〉과 같이 연결하면 〈사진 2-229~2-231〉과 같은 파형의 변화가 나타난다. 파형의 크기가 너무 커서 화면에 꽉 차면 500[mV]에서 2[V] 정도로 오실로스코프를 설정하면 파형의 변화를 잘 관찰할 수 있다.

〈사진 2-232〉

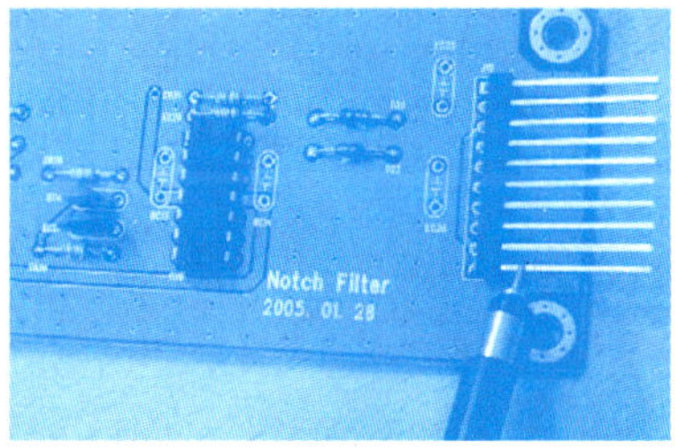

〈사진 2-233〉

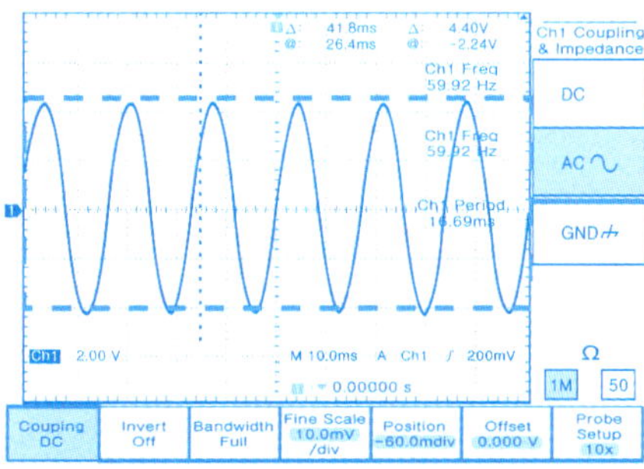

〈사진 2-234〉

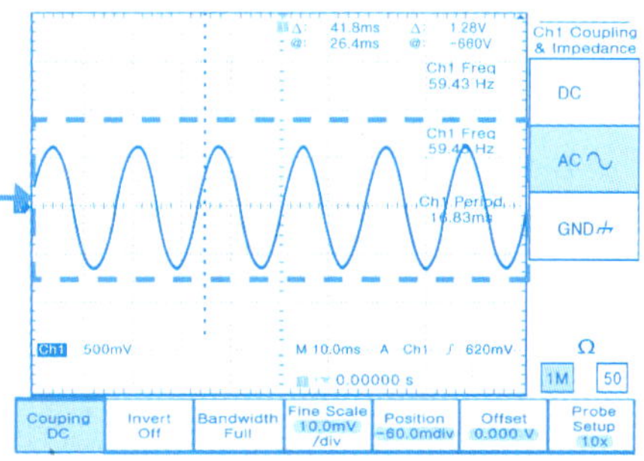

⑥ 증폭기를 연결한 〈사진 2-232〉와 같이 특정 주파수 여파기(notch filter)를 연결하여 〈사진 2-233〉과 같이 PS-420시뮬레이터를 140번을 눌러 SINE 60[Hz]를 입력하여 오실로스코프로 측정하면 〈사진 2-234〉와 같이 사인파가 나타난다. 특정 주파수 여파기의 출력부분을 측정하면 〈사진 2-235〉와 같이 파형의 크기가 줄어든 것을 알 수 있다(파워 서플라이의 전원은 매우 깨끗하고 안정적이어서 60[Hz]의 잡음이 없기 때문에 인위적으로 시뮬레이터에서 60[Hz] 사인파를 입력하여 노치 필터의 기능을 확인할 수 있다).

〈사진 2-235〉

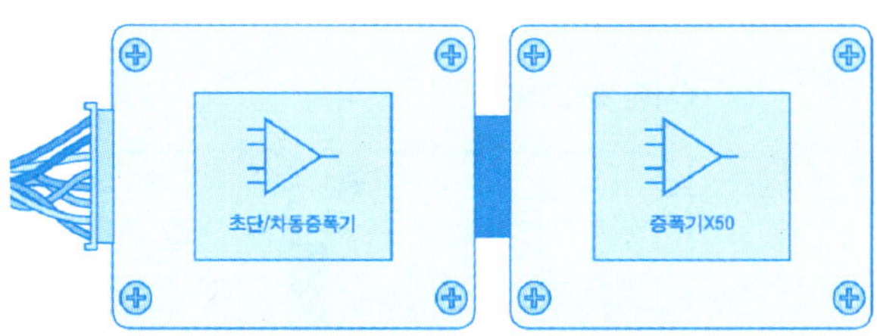

초단 차동 증폭기와 50배 증폭기의 연결

〈사진 2-236〉

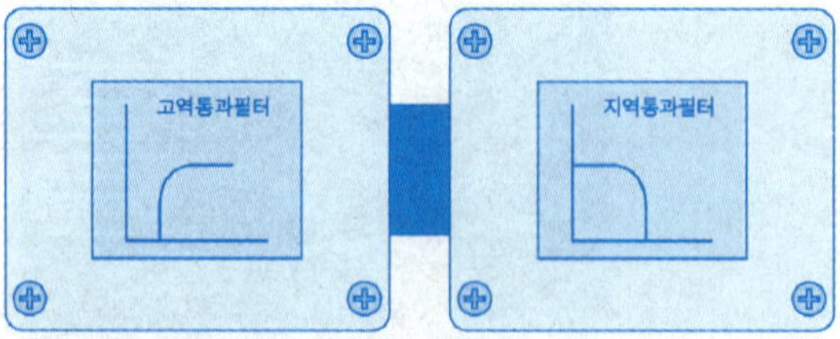

고역 통과필터와 저역 통과필터의 연결

〈사진 2-237〉

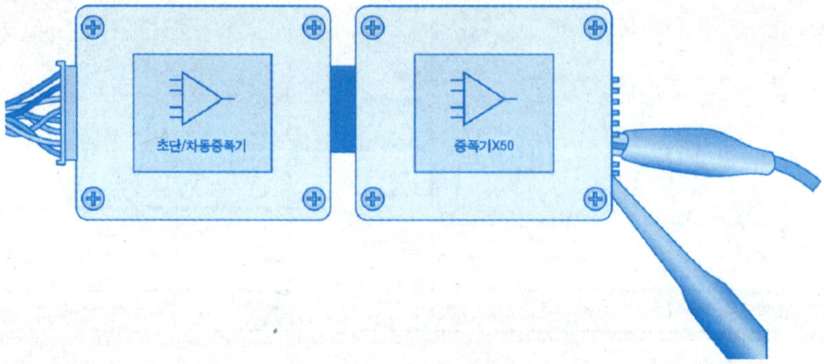

〈사진 2-238〉

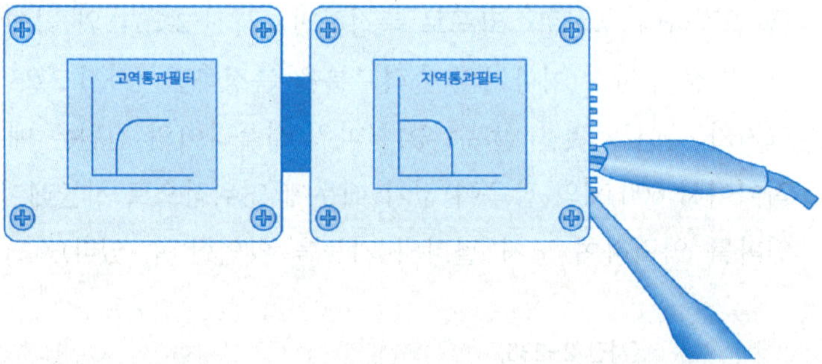

〈사진 2-239〉

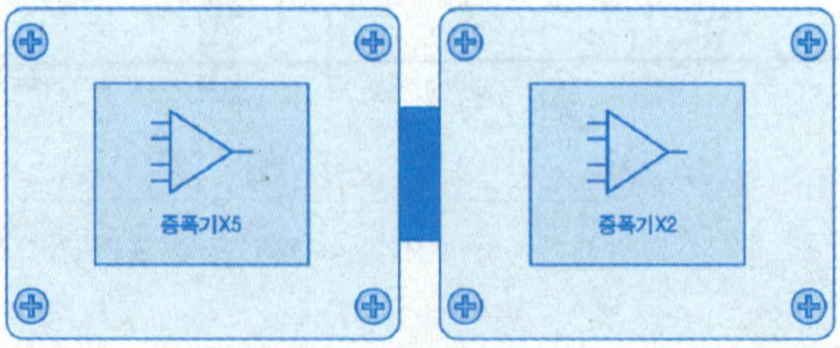

5배 증폭기와 두배 증폭기의 연결

〈사진 2-240〉

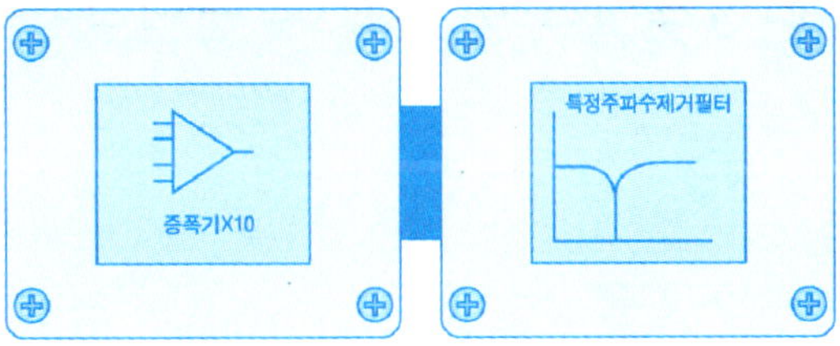

10배 증폭기와 특정 주파수 제거 필터의 연결

〈사진 2-241〉

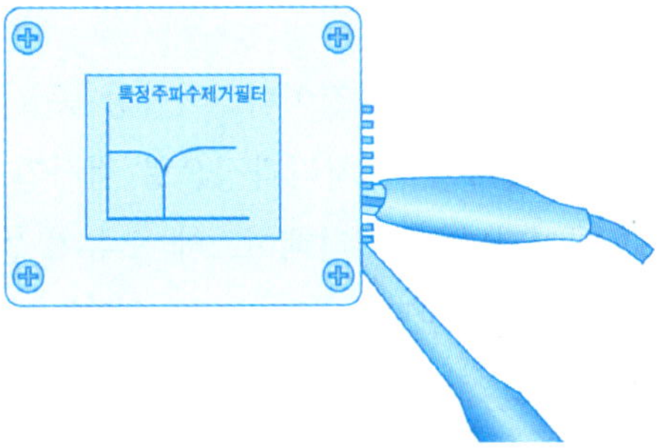

⑦ 전자회로실습 시뮬레이터에서의 실습방법은 〈사진 2-236~2-242〉와 같이 각각의 블록을 설명 1에서 8까지와 같이 연결하여 측정하면 같은 파형이 측정된다. 다만 오실로스코프의 프로브는 회로에서 3, 9, 10은 출력단으로, 7, 8은 GND로 연결하여 측정한다. 〈사진 2-238, 2-239〉와 같이 중간 중간에 오실로스코프로도 측정 가능하다.

15 환자감시장치 중앙 모니터링 시스템

1. 개 요

CMS(Central Monitoring System)은 한 대의 컴퓨터 모니터에 여러 대의 환자감시장치의 모니터가 나타나도록 하는 중앙 모니터링 시스템이다.

2. 셀프 테스트

YM 9000 자체검사(self test)과정이다. 비정상 종료 등으로 일어난 데이터베이스 오류를 감지하여 복구시켜 주는 처리과정으로 검사가 완료된 후 Next 버튼을 누르면 초기 화면으로 넘어간다. 데이터베이스에 오류가 발생하였으면 복구과정을 거치고 복구가 완료되면 마찬가지로 Next(다음) 버튼을 눌러 초기 화면 [그림 2-40]으로 넘어간다.

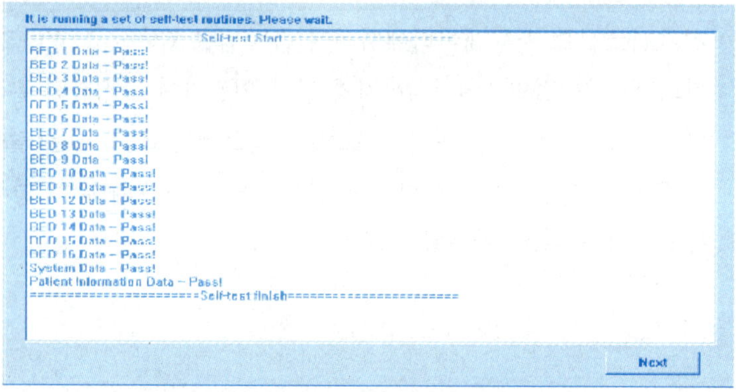

[그림 2-40] 셀프 테스트

3. 초기화면

YM9000 CMS(Central Monitoring System : 중앙 모니터링 시스템) 프로그램을 실행하면 [그림 2-41]과 같은 초기화면이 모니터상에 나타난다.

설치되어 있는 CMS option에 따라 Bed(침대)를 선택한다. 8Bed용 프로그램인 경우에는 16Bed를 선택할 수 없다.

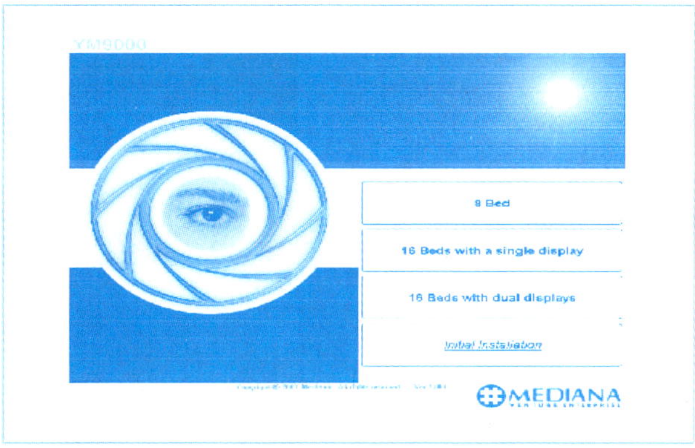

[그림 2-41] 초기화면

주의 PC를 재부팅한 후 CMS 프로그램 실행 시 Bed와 CMS 간의 접속에 수분이 소요될 수 있으며 Connect(접속)와 Disconnect(단절)가 1, 2회 반복될 수 있다. DB(데이터베이스)를 읽는 과정에서 발생하는 정상적인 현상이다.

① 실습장치에서의 번호 세팅 방법은 set up으로 들어간 다음 service menu에 들어간다. 그러면 코드 번호가 나오는데 위에서부터 7, 7, 7, x, x가 나오면 사용자에 알맞게 설정한다(x는 실습장치의 번호이다).

예 '09'라고 입력하면 실습장치의 화면 아래쪽에 9라는 번호가 나타나면서 컴퓨터에 CMS Bed 번호가 설정된다.

② 실습장치에 LAN선을 컴퓨터에 연결한 뒤, 위의 설명과 같이 설정값을 매긴 다음 CMS를 실행시키면 하나의 컴퓨터 화면에 실습장치의 파형이 나타난다. 그리고 컴퓨터에 나타난 파형들은 프레젠테이션으로 출력이 가능하다.

4. 최초 설치

모니터 초기설치 시나 장비교체, 또는 장비 추가설치 시에 사용하는 메뉴이다. Initial Installation(최초 설치) 버튼을 누르면 [그림 2-42]와 같이 암호(mn1018) 확인창이 뜨며 암호 확인을 하면 설정창이 뜨게 된다. 설정창이 뜨면 화면에 표시되는 연결된 모니터의 수와 실제 설치한 모니터의 수를 비교하여 이상이 없으면 OK 키를 누르면 수초 후에 작업이 끝나게 된다. 작업이 끝나면 자동으로 초기화면으로 넘어간다.

만약 화면상의 수와 실제 설치한 수가 틀리면 Refresh(다시 시작) 버튼을 눌러 재검색을 해보고 그래도 일치하지 않는다면 네트워크 라인이나 모니터를 점검한다.

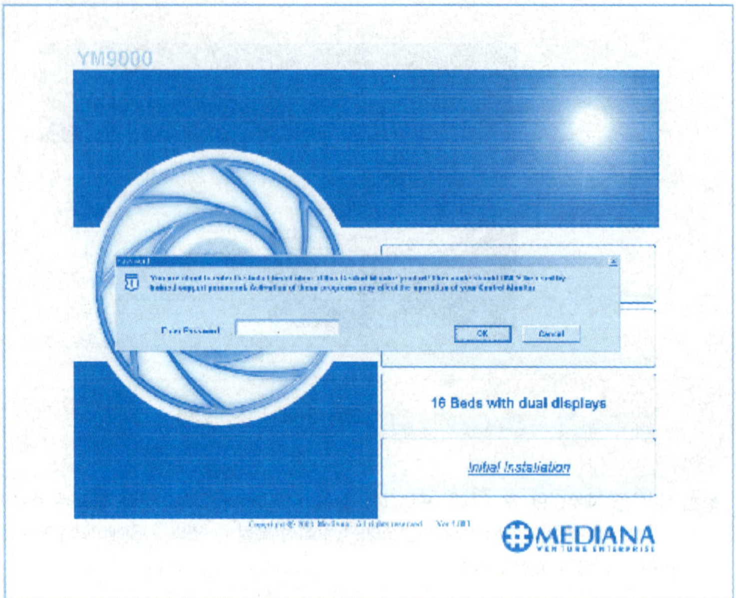

[그림 2-42] 암호확인 화면

5. 메인 화면

환자감시장치를 의료진이 확인한다. [그림 2-43]과 같이 환자 16명까지 감시가 가능하다.

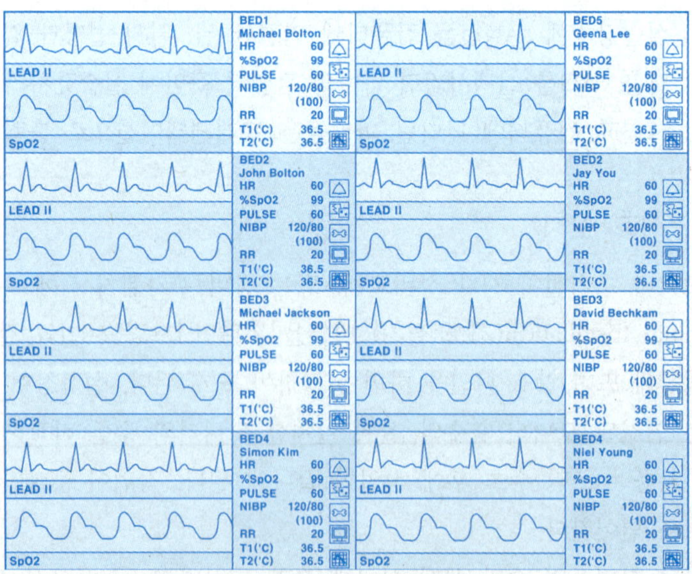

[그림 2-43] 메인 화면(16측정기 감시)

① 알람 버튼 : 장비의 알람 상태를 보여준다.
알람 버튼을 선택함으로써 장비의 알람 사일런스 기능을 켜거나 끌 수 있다.
: Silence : Suspend

② 레코더 버튼 : 선택한 환자의 측정값들과 파형을 레코더로 프린팅한다. 프린팅되는 시간은 셋업 메뉴의 선택에 따라 조정 가능하다(10초, 20초, 30초).

③ 셋업 메뉴 버튼 : 파형 및 레코더 관련 기능을 조절할 수 있는 메뉴이다. 그 외에 환자관리와 시스템 관리 메뉴를 포함한다.

④ 환자 윈도우 버튼 : 선택한 환자의 측정파형을 4개까지 선택하여 볼 수 있는 메뉴이다.

⑤ 환자 데이터리뷰 버튼 : 선택한 환자의 저장된 트렌드 데이터를 볼 수 있는 메뉴이다.

6. 셋업 윈도우 화면

1) Silence(침묵), Suspend(일시중지)

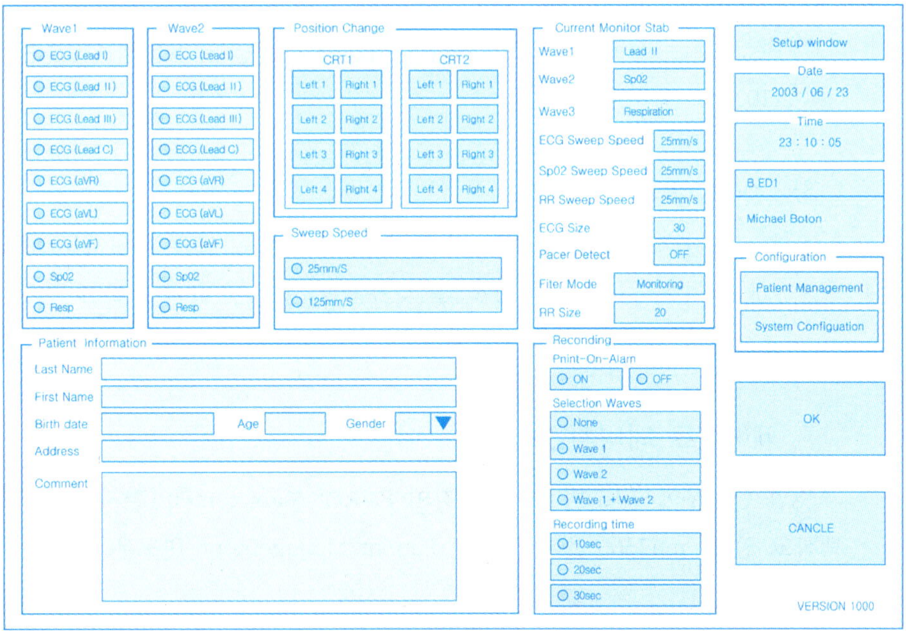

[그림 2-44] 셋업 윈도우 화면

메인 화면에서 [그림 2-44]와 같이 셋업 버튼을 선택하면 셋업 윈도우가 화면상에 나타난다.

① Wave(파형)1, Wave2 : 선택한 Bed(침대)에 표시되는 파형을 선택할 수 있는 기능이다. 장비가 3 LEAD ECG로 세팅된 경우에는 ECG(Lead C, aVR, aVL, aVF)을 볼 수 없다.

② Position Change(위치변경) : 화면상의 Bed 위치를 다른 위치로 바꿀 수 있는 메뉴이다.

③ Sweep Speed(파형속도) : 화면상에 표시되는 파형의 속도를 조절할 수 있는 메뉴이다.

④ Current Monitor Status(현재 모니터 상태) : 현재 연결되어 있는 기기의 세팅 상태를 볼 수 있는 메뉴이다.

⑤ Patient Information(환자정보) : 등록되어 있는 환자의 정보를 보여주는 메뉴이다.

2) Recording(기록)

① Print-On-Alarm : 알람이 발생할 때 자동으로 30초 간의 측정 데이터를 프린팅하는 기능이다.

② Selection Waves : 레코더로 프린팅되는 파형을 선택할 수 있는 기능이다.

③ Recording Time : 레코더로 프린팅되는 시간분량을 조절할 수 있는 메뉴이다(10, 20, 30초).

3) Configuration(설정)

① Patient Management : 환자의 등록정보 수정, 퇴원을 세팅하는 메뉴이다.

② System Configuration : 날짜 및 시간조정, 알람 스피커의 볼륨 조정, CMS 프로그램을 끄는 기능을 선택하는 메뉴이다.

7. 페이션트 매니지먼트

셋업 윈도우에서 [그림 2-45]와 같이 Patient Management(환자관리) 버튼을 선택하고 암호 "mn7306"을 입력하면 Patient Management 윈도우가 화면상에 나타난다.

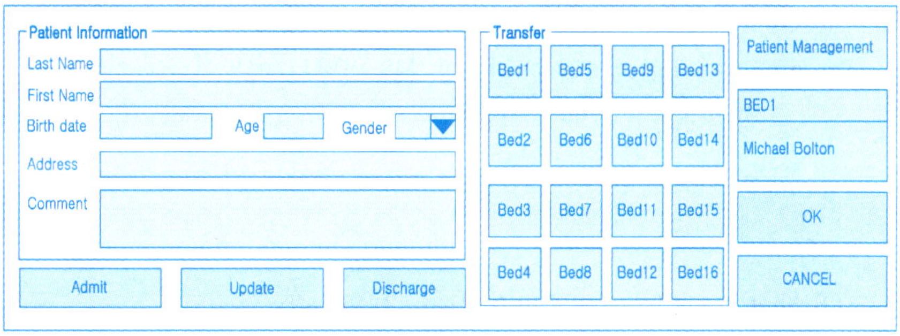

[그림 2-45] 페이션트 매니지먼트

① Patient Information : 환자의 정보를 입력하는 영역이다.

② Admit : 입력한 환자의 정보를 등록하는 메뉴이다.

③ Update : 등록된 환자의 정보를 변경하는 메뉴이다.

④ Discharge : 등록된 환자의 정보를 말소하는 메뉴로 이 메뉴를 실행하면 해당 환자의 정보와 저장된 트렌드 데이터도 함께 지워진다.

⑤ Transfer : 환자가 다른 Bed로 이동할 경우, 이동할 Bed를 선택하면 이전 Bed의 정보가 선택한 Bed로 이관된다.

8. 시스템 설정

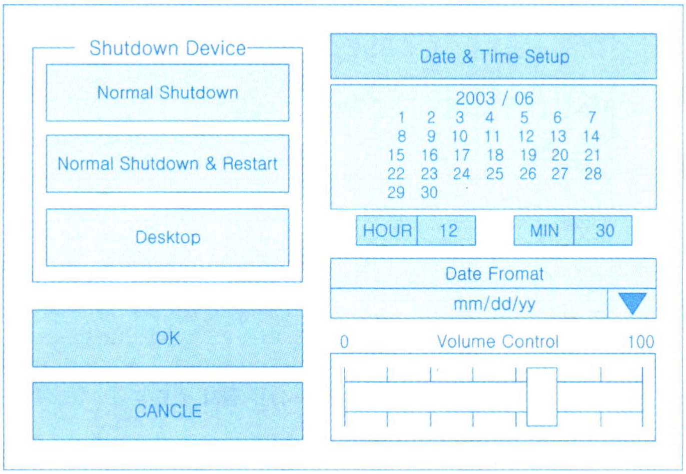

[그림 2-46] 시스템 설정

① 셋업 윈도우에서 [그림 2-46]과 같이 System Configuration(시스템 설정) 버튼을 선택하고 암호 “mn1123”을 입력하면 System Configuration 윈도우가 화면상에 나타난다.

㉠ Date & Time setup : 날짜와 시간을 수정할 수 있는 메뉴이다.

㉡ Date Format : 날짜표시 방식을 바꾸는 메뉴이다(yy / mm / dd : 년 / 월 / 일, mm / dd / yy : 월 / 일 / 년, dd / mm / yy : 일 / 월 / 년).

㉢ Volume Control : 알람 사운드를 출력하는 외부 스피커의 볼륨을 조절하는 메뉴이다.

② Shutdown Device(중단장치)는 다음과 같다.

㉠ Normal Shutdown : CMS 프로그램을 닫고 PC를 끄는 메뉴이다.

㉡ Normal Shutdown & Restart : CMS 프로그램을 닫고 PC를 껐다가 다시 켜는 메뉴이다.

㉢ Desktop : CMS 프로그램을 닫고 데스크톱 화면으로 이동하는 메뉴이다.

9. 환자 윈도우

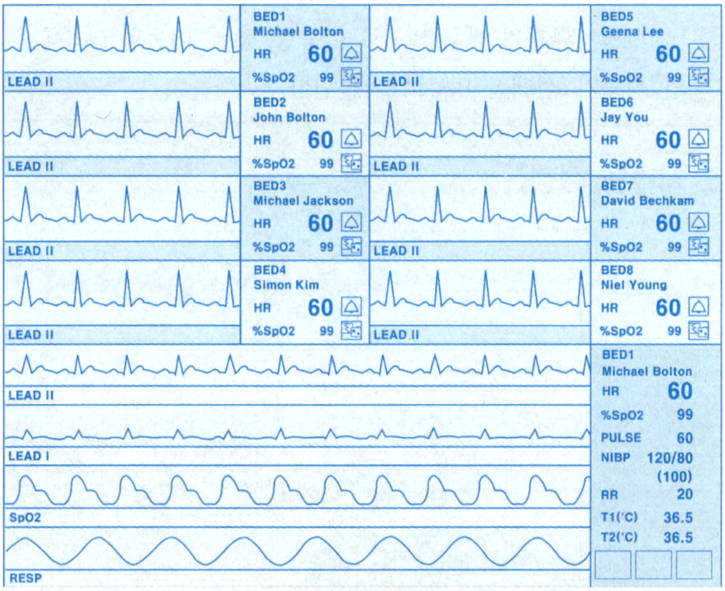

[그림 2-47] 환자 윈도우

메인 화면에서 [그림 2-47]과 같이 [환자 윈도우 아이콘] 환자 윈도우 버튼을 선택하면 환자 윈도우가 화면상에 나타난다.

① Main screen : 환자 윈도우를 닫고 메인 화면으로 돌아가는 메뉴이다.

② Select Waves : 환자 윈도우에 표시되는 파형의 선택과 파형의 속도를 조절하는 메뉴이다.

③ Trend Review : 저장되어 있는 환자의 트렌드 데이터를 보는 메뉴이다.

10. 트렌드 리뷰

메인 화면에서 환자 데이터 리뷰 버튼을 선택하면 트렌드 리뷰로 이동한다.

그래픽 트렌드 영역에서 [그림 2-48]과 같이 원하는 시간영역을 선택하면 해당 시간 동안의 이벤트 리스트와 10초 간격의 타뷸러 트렌드 데이터를 볼 수 있다.

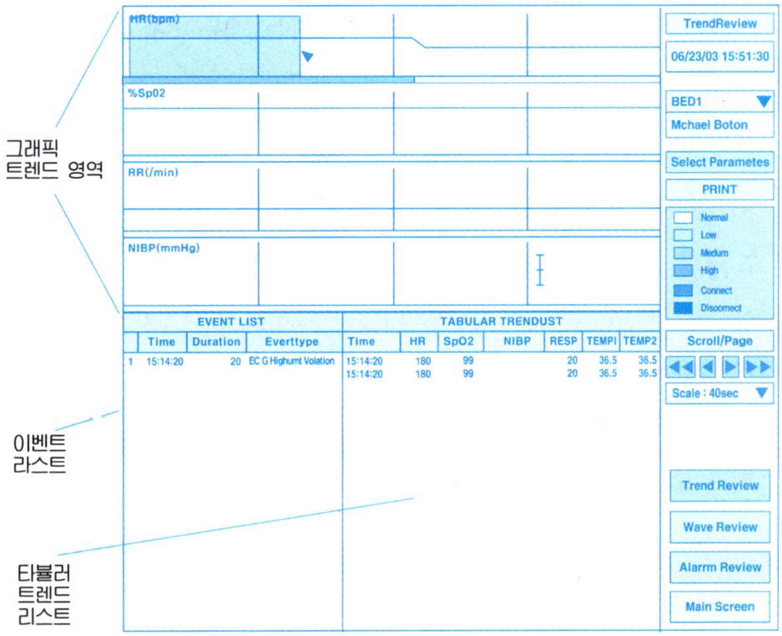

[그림 2-48] 트렌드 리뷰

1) 시간영역의 선택

마우스 포인터를 그래픽 트렌드 영역의 원하는 파라미터에 위치 → 원하는 시간영역의 시작시간에 마우스 포인터를 위치시키고 마우스 좌측 버튼을 누름 → 마우스 버튼을 누른 채로 원하는 시간영역의 마지막 시간까지 마우스 포인터를 끌고 감 → 마우스 버튼에서 손을 떼면 마우스 포인터가 드래그된 만큼의 시간영역이 선택된다.

① Bed Selection : 우측 상단의 Bed 버튼을 누르면 전체 Bed가 나타나고 Bed를 선택하면 해당 Bed의 트렌드 리뷰 화면으로 이동한다.

② Select Parameters : 그래픽 트렌드 영역에 표시되는 파라미터를 선택할 수 있

는 메뉴이다.

③ Print : 현재 화면상의 트렌드 데이터들을 PC에 연결된 프린터로 출력한다.

④ Scroll / Page : 한 개의 화살표는 현재 선택된 Time Scale의 1 / 4만큼 데이터 영역을 이동시키고 두 개의 화살표는 현재 선택된 Time Scale만큼 데이터 영역을 이동시킨다.

⑤ Scale : 그래픽 트렌드 영역에 표시되는 Time Scale을 선택할 수 있는 메뉴이다(Default : 1시간).

⑥ Wave Review : 웨이브 리뷰로 이동하는 메뉴이다.

⑦ Alarm Review : 알람 리뷰로 이동하는 메뉴이다.

⑧ Main screen : 메인 화면으로 이동하는 메뉴이다.

2) 웨이브 리뷰

트렌드 리뷰 화면에서 Wave Review 버튼을 선택하면 웨이브 리뷰로 이동한다.

웨이브 리뷰(wave review) 화면 [그림 2-49]와 같이 1시간 영역을 나타내는 Time Bar와 48시간 영역에서 원하는 시간을 마우스 포인터로 선택하면 해당 시간의 웨이브 데이터로 이동한다.

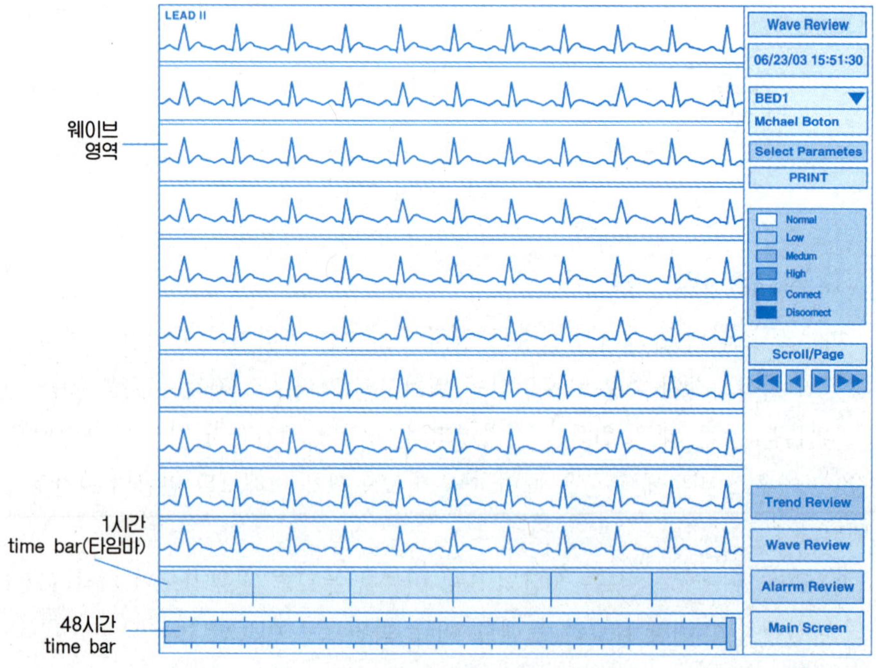

[그림 2-49] 웨이브 리뷰

① Bed selection : 우측 상단의 Bed 버튼을 누르면 전체 Bed가 나타나고 Bed를 선택하면 해당 Bed의 웨이브 리뷰 화면으로 이동한다.

② Select Parameters : 웨이브 영역에 표시되는 파라미터를 선택할 수 있는 메뉴이다.

③ Print : 현재 화면상의 웨이브 데이터들을 PC에 연결된 프린터로 출력한다.

④ Scroll / Page : 한 개의 화살표는 1분만큼 데이터 영역을 이동시키고 두 개의 화살표는 10분만큼 데이터 영역을 이동시킨다.

⑤ Trend Review : 트렌드 리뷰로 이동하는 메뉴이다.

⑥ Alarm Review : 알람 리뷰로 이동하는 메뉴이다.

⑦ Main screen : 메인 화면으로 이동하는 메뉴이다.

11. 알람 리뷰

트렌드 리뷰 화면이나 웨이브 리뷰 화면에서 [그림 2-50]과 같이 Aarm Review 버튼을 선택하면 알람 리뷰로 이동한다. 이벤트 리스트에서 원하는 알람의 번호(No.)를 선택하면 해당 알람의 웨이브와 타뷸러 트렌드가 화면에 표시된다.

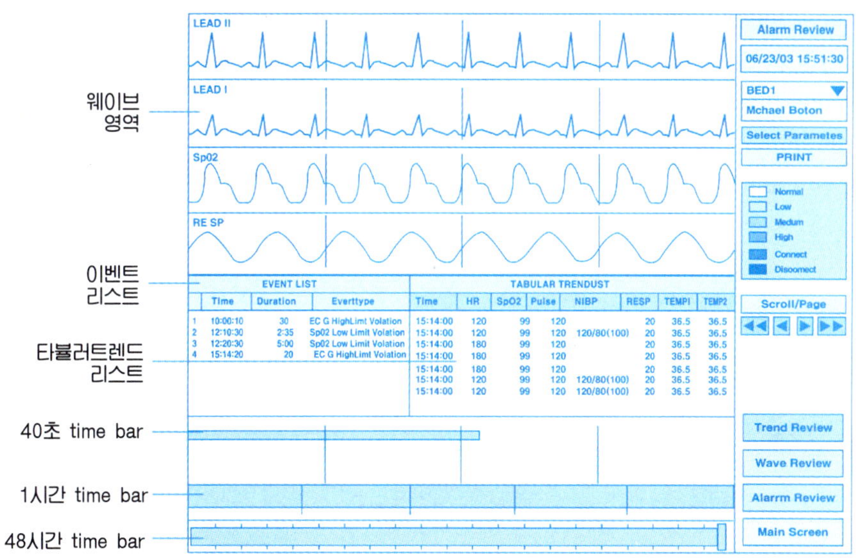

[그림 2-50] 알람 리뷰

알람 리뷰 화면 아래쪽의 1시간 영역을 나타내는 Time bar와 48시간 영역에서 원하는 시간을 마우스 포인터로 선택하면 해당 시간의 알람 데이터로 이동한다.

① Bed Selection : 우측 상단의 Bed 버튼을 누르면 전체 Bed가 나타나고 Bed를 선택하면 해당 Bed의 웨이브 리뷰 화면으로 이동한다.

② Select Parameters : 웨이브 영역에 표시되는 파라미터를 선택할 수 있는 메뉴이다.

③ Print : 현재 화면상의 알람 데이터들을 PC에 연결된 프린터로 출력한다.

④ Scroll / Page : 한 개의 화살표는 10초만큼 데이터 영역을 이동시키고 두 개의 화살표는 40초만큼 데이터 영역을 이동시킨다.

⑤ Trend Review : 트렌드 리뷰로 이동하는 메뉴이다.

⑥ Wave Review : 웨이브 리뷰로 이동하는 메뉴이다.

⑦ Main screen : 메인 화면으로 이동하는 메뉴이다.

16 환자감시장치 제작 및 실험하기

<table>
<tr><td>작 업
과 제 명</td><td>ECG 모니터(환자감시장치) 제작 및 실험하기</td><td>소요시간
8</td></tr>
<tr><td>목 표</td><td colspan="2">① ECG 모니터를 제작하여 우리의 생체에서 만들어지는 작은 전기신호를 측정하여 표시하는지에 관한 동작원리 등을 좀더 쉽게 이해할 수 있다.
② ECG 모니터를 제작하고 시뮬레이터, 오실로스코프 등 여러 의료기기들의 장비 조작법을 익힐 수 있다.
③ 회로도에 관한 이해 및 실습숙지를 좀 더 쉽게 할 수 있다.
④ 여러 가지 전자부품을 사용해 부품값을 읽고 사용하는 능력을 배양한다.</td></tr>
</table>

<table>
<tr><th>기계 및 공구</th><th>재 료 명</th><th>규 격</th><th>수량</th><th>안전 및 유의사항</th></tr>
<tr><td rowspan="31">· 오실로스코프
· 회로시험기
· 실험 셋
· 전압계
· 전류계
· PATIENT SIMULATOR</td><td>IC</td><td>78L05</td><td>1개</td><td rowspan="31">① IC 핀의 번호를 확인한다.
② IC를 사용할 때 핀 번호를 올바르게 이해하고, 정격전압, 정격전류, 정격온도 범위에서 사용해야 한다.
③ IC 이름에 유의하면서 제작한다 (U1A~D는 동일 IC 1개에 내장됨).
④ 제작 후 IC에 바로 연결하여 동작시키는 것이 아니라 정격전압, 정격전류가 출력되는지 전압계 혹은 오실로스코프로 확인 후 IC에 연결한다(±5[V] 출력부, +3.3[V] 출력부).
⑤ 전해 콘덴서 사용 시 극성을 확인 후 연결하여 사용한다.
⑥ GND는 9[V]와 같은 GND를 사용하고 초반 전원부 이후의 전원부를 연결할 시에는 ±5[V]를 확인한다. 배선 시 쇼트에 유의한다.
⑦ 오실로스코프 측정 시 극성과 공통접지에 유의한다.
⑧ 전원을 Off 상태에서 연결하고 On시켜 파형을 측정한다.
⑨ 인두사용 시 고온에 주의한다.</td></tr>
<tr><td></td><td>AD620</td><td>1개</td></tr>
<tr><td></td><td>ICL7660 / SO</td><td>1개</td></tr>
<tr><td></td><td>LM385</td><td>1개</td></tr>
<tr><td></td><td>LP2950</td><td>1개</td></tr>
<tr><td></td><td>PIC18F252</td><td>1개</td></tr>
<tr><td></td><td>TL064</td><td>2개</td></tr>
<tr><td>HEADER</td><td>8 / SM</td><td>1개</td></tr>
<tr><td>수정발진기</td><td>20[MHz]</td><td>1개</td></tr>
<tr><td>LAMP NEON</td><td></td><td>3개</td></tr>
<tr><td>SW</td><td>KEY-SPST</td><td>1개</td></tr>
<tr><td>SW</td><td>PUSH / B</td><td>3개</td></tr>
<tr><td>저항</td><td>1[M]</td><td>3개</td></tr>
<tr><td></td><td>680[K]</td><td>1개</td></tr>
<tr><td></td><td>200[K]</td><td>2개</td></tr>
<tr><td></td><td>100[K]</td><td>3개</td></tr>
<tr><td></td><td>39[K]</td><td>1개</td></tr>
<tr><td></td><td>36[K]</td><td>1개</td></tr>
<tr><td></td><td>24.9[K]</td><td>2개</td></tr>
<tr><td></td><td>10[K]</td><td>10개</td></tr>
<tr><td></td><td>8.25[K]</td><td>1개</td></tr>
<tr><td>콘덴서</td><td>0.1[μF]</td><td>3개</td></tr>
<tr><td></td><td>0.01[μF]</td><td>1개</td></tr>
<tr><td></td><td>1[μF]</td><td>2개</td></tr>
<tr><td></td><td>2.2[μF]</td><td>1개</td></tr>
<tr><td></td><td>10[nF]</td><td>2개</td></tr>
<tr><td></td><td>20[pF]</td><td>2개</td></tr>
<tr><td></td><td>56[pF]</td><td>3개</td></tr>
<tr><td>전해 콘덴서</td><td>1[μF]</td><td>2개</td></tr>
<tr><td></td><td>10[nF]</td><td>2개</td></tr>
<tr><td>점퍼선</td><td>0.3[mm]</td><td>약간</td></tr>
</table>

1. 전원부 도면

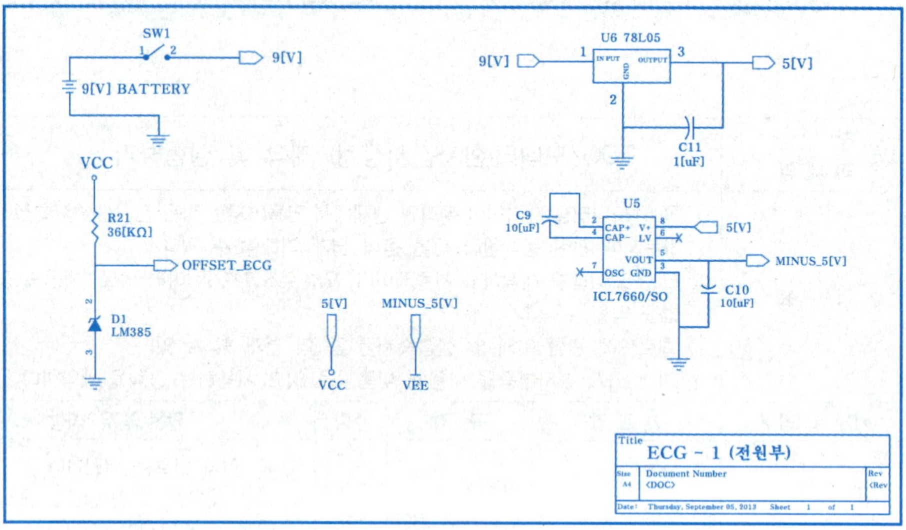

[그림 2-51] 전원부

2. 신호처리부 도면

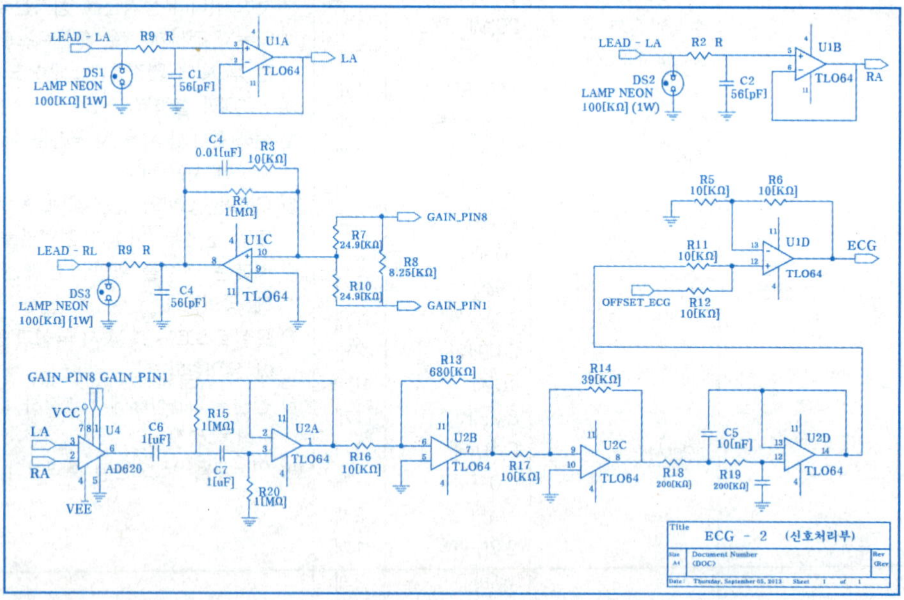

[그림 2-52] 신호처리부

3. LCD 표시부 도면

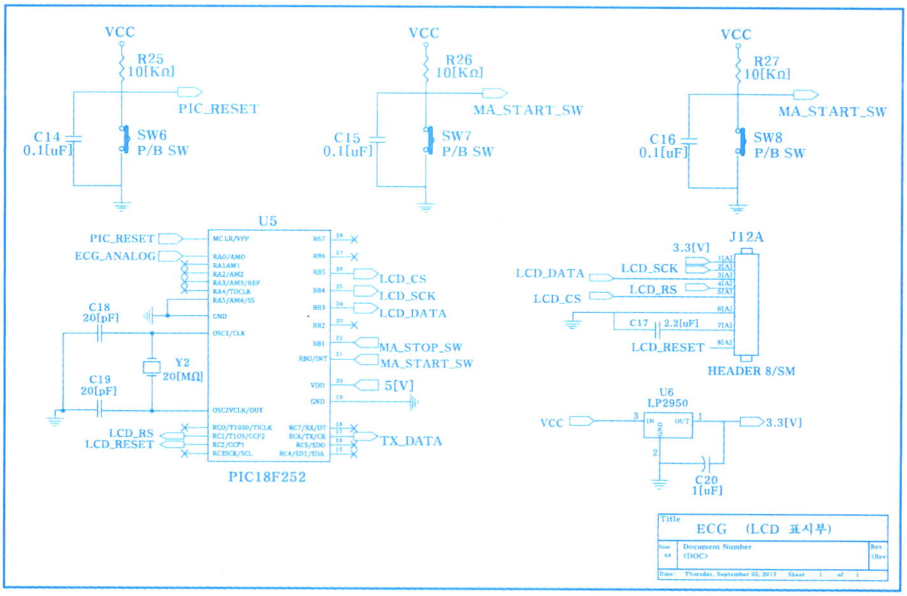

[그림 2-53] LCD 표시부

4. 전체 연결도면

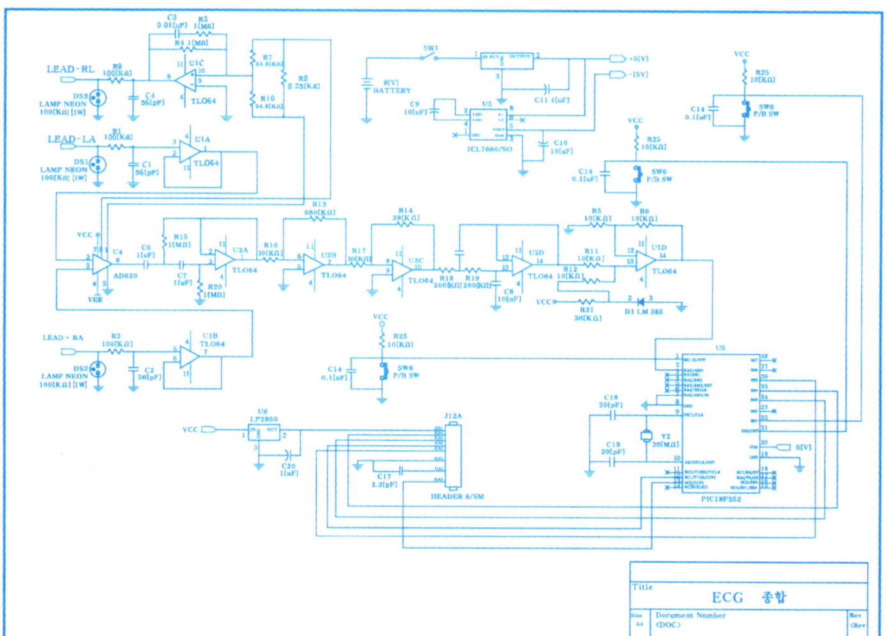

[그림 2-54] 전체 연결도면

5. 제 작

1) IC 핀 설명

① 부품 핀 번호를 확인 후 실습에 들어간다.

② 부품을 위에서 본 [그림 2-55]이며 번호는 핀 번호이다.

③ 핀 번호가 부여되는 순서는 IC 회로의 경우 홈이 파인 부분부터 반시계 방향으로 순서대로 부여된다.

※ LM 385의 경우 1번과 2번 핀 사이가 제너다이오드 역할을 한다.

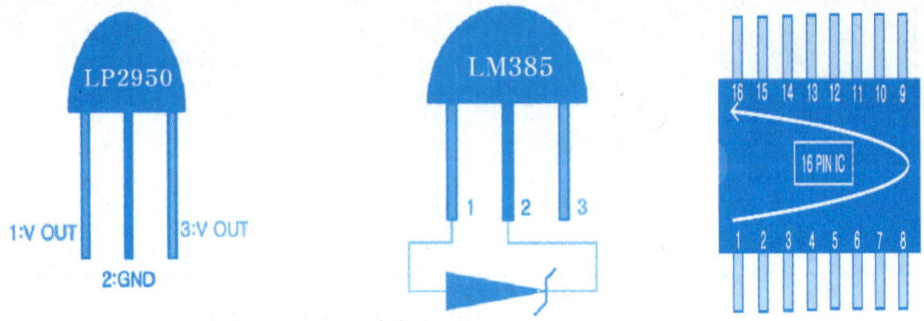

[그림 2-55] IC 핀 번호

2) 배선 및 부품 설명

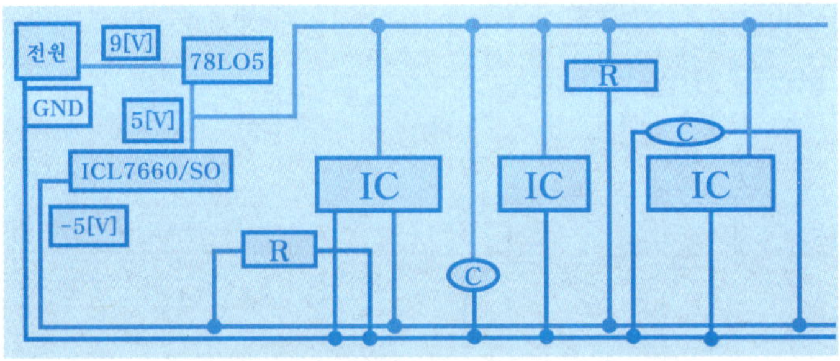

[그림 2-56] 전원연결의 예

① 실습 시 복잡한 배선을 요구하므로 배선을 먼저 그려보고 다른 부품들의 배선 작업에 지장을 주지 않도록 최대한 짧고 간략한 배선을 한다.

② 동판이 붙어 있는 기판의 밑 부분에는 쇼트의 위험성이 있으므로 배선은 윗면으로 점퍼를 시켜서 사용한다.

③ ±5[V]와 GND의 경우 회로 전체적으로 연결되므로 미리 기판 상·하로 분리하여 실습한다. [그림 2-56]과 같이 연결시키는 것이 배선의 복잡함을 좀 더

줄일 수 있다. 전원부는 [그림 2-51] 및 [그림 2-52]를 참고하여 설치한다.

④ 콘덴서의 경우 핀의 길이를 길게 할수록 잡음이 많이 섞이기 때문에 최대한 기판에 밀착시켜 납땜한다.

⑤ 콘덴서는 직렬연결 시 부품값이 낮아지고 이와 반대로 병렬연결 시 부품값은 높아진다.

⑥ 저항은 직렬연결 시 부품값이 높아지고 이와 반대로 병렬연결 시 부품값은 낮아진다.

⑦ IC를 연결할 시에는 인두의 고열로 인하여 파손의 위험이 있으므로 소켓을 먼저 납땜을 하고 납땜 후 IC를 연결하여 사용한다.

⑧ 전해 콘덴서의 경우 극성을 확인 후 연결하여 납땜한다.

⑨ 각 부품을 납땜을 할 때는 분산하여 납땜하는 것이 아니라 같은 부분들은 최대한 밀착시켜 납땜한다.

3) ECG 모니터 완성 사진

(1) 완성품 부품 설명(Ⅰ)

2층 기판으로 [그림 2-57]과 같이 제작하였다.

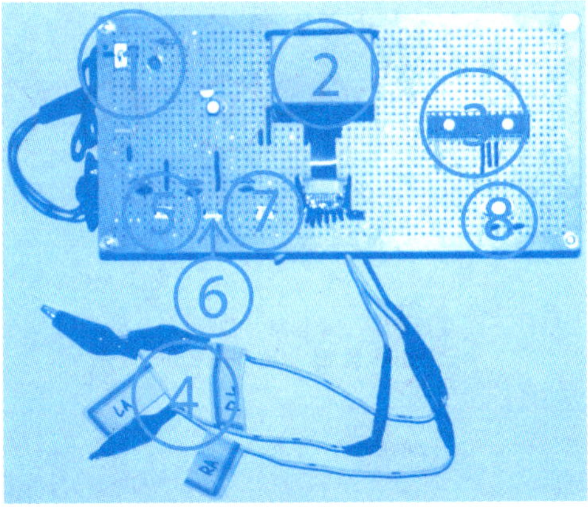

[그림 2-57] 1층 기판 부품나열도(전원 스위치 및 LCD 표시부)

① 전원 스위치 및 동작확인 LED(적)(그림 2-51 참고)

도면에는 나와 있지 않지만 동작상태를 확인하기 위하여 LED를 연결하였다. LED를 저항 없이 연결할 시에는 전류가 무한대로 흐르게 되어 LED가 동작하지 않을 수 있으므로 저항을 반드시 연결시킨다.

② LCD 표시부(그림 2-53 참고)

③ PIC18F252(그림 2-53 참고)

④ RA, RL, LA 연결부(그림 2-52 참고)

리드선 끝부분에 집개를 달아 측정이 용이하게 하였다.

⑤ PIC-RESET SW PUSHBUTTON(그림 2-53 참고)

⑥ MA-STOP SW PUSHBUTTON(그림 2-53 참고)

⑦ MA-START SW PUSHBUTTON(그림 2-53 참고)

⑥, ⑦ SW PUSHBUTTON은 ECG를 측정할 경우 나타나는 잡음을 없애기 위해 디지털 필터를 동작시키는 SW PUSH BUTTON이다.

⑧ 수정발진기(그림 2-53 참고)

(2) 완성품 부품 설명(II)

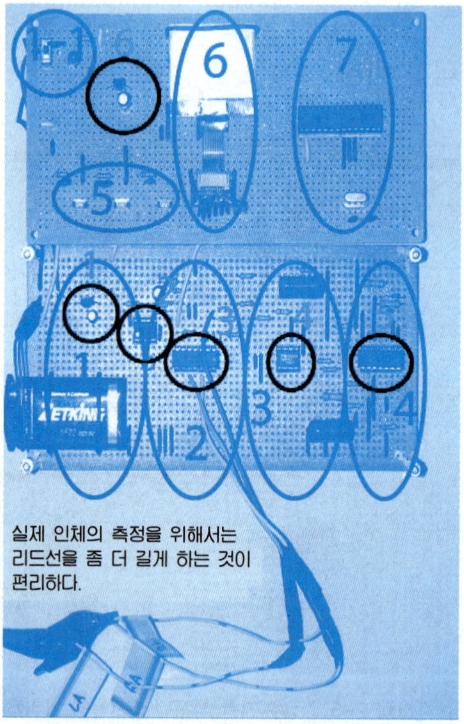

[그림 2-58] 1층, 2층 기판 부품나열도

① 검은색 표시부(그림 2-58)

㉠ 78L05(그림 2-51 참고)

+5[V]가 출력되는 부분이다. 설치 후 +5[V]가 출력되는지 오실로스코프

로 확인 후 다음 부품을 설치한다.

㉡ ICL7660 / SO(그림 2-51 참고)

+5[V]의 입력을 받아 −5[V]를 출력하는 부분이다. 78L05와 마찬가지로 −5[V]가 출력되는지 확인 후 다음 부품을 설치한다.

㉢ TLO64(RA, RL, LA 입력신호 처리부)(그림 2-52 참고)

㉣ AD620(그림 2-52 참고)

입력신호 처리부에서 받은 신호를 출력신호 처리부로 연결한다.

㉤ TLO64(출력신호 처리부)(그림 2-52 참고)

㉥ LCD 전원공급을 위하여 +5[V]를 +3.3[V]로 낮춰주는 전원공급부(그림 2-53 참고)

+3.3[V]가 출력되는 부분이다. 설치 후 +3.3[V]가 출력되는지 오실로스코프로 확인 후 다음 부품을 설치한다. [그림 2-57]과 [그림 2-58]에서도 언급했지만 실제 인체의 생체신호를 측정하기 위해서는 리드선을 충분한 여유를 두고 설치하는 것이 유리하다. 위 ECG 모니터는 사진상 복잡함을 없애기 위하여 짧게 실습하였다.

② 청색 표시부

부품을 배열할 때는 불규칙하게 배열하는 것이 아니라 같은 기능을 하는 부품들은 최대한 밀착시켜 설치한다.

㉠ 전원부(그림 2-51 참고)

각종 전원을 만드는 부분과 제어하는 부분은 한 곳으로 배열한다.

㉡ 입력신호 처리부(그림 2-52 참고)

RA, RL, LA 입력신호를 처리하는 부분을 한 곳으로 배열한다.

㉢ 입력신호 처리부와 출력신호 처리부의 연결부(그림 2-52 참고)

입력신호 처리부와 출력신호 처리부의 연결부를 한 곳으로 배열한다.

㉣ 출력신호 처리부(그림 2-52 참고)

㉤ SW PUSH BUTTON 부(그림 2-53 참고)

㉥ LCD 표시부(그림 2-53 참고)

㉦ SW PUSH BUTTON부와 LCD 표시부 연결 및 디지털 필터부(그림 2-53 참고)

6. 실험방법

1) 실험순서

① 전원을 [그림 2-59]와 같이 연결한다.

② 오실로스코프의 프로브 GND는 전원부 (−)에 연결시키고 한 곳은 ECG 신호가 나오는 TL064 14번 핀에 연결시킨다.

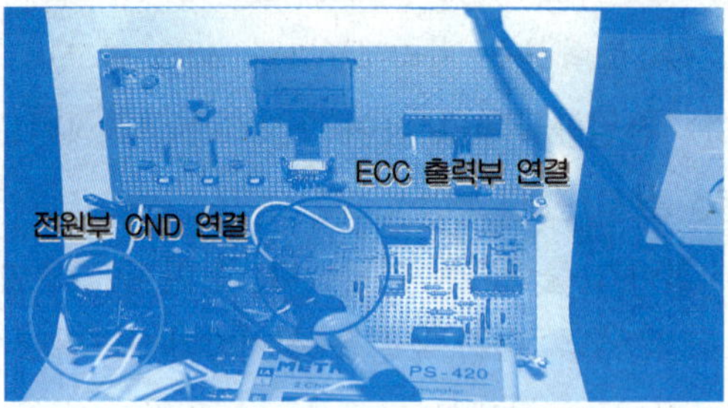

[그림 2-59] ECG 측정부 연결도

③ ECG 모니터의 [그림 2-60]과 같이 RA, RL, LA를 PATIENT SIMULATOR에 연결시킨다.

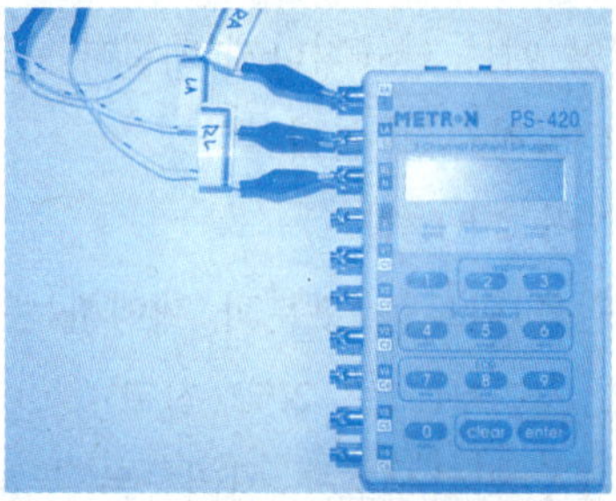

[그림 2-60] RA, RL, LA 신호출력부 연결도

④ ECG 모니터와 오실로스코프, PATIENT SIMULATOR에 전원을 인가시킨다.

⑤ 오실로스코프의 전압과 시간을 조정하여 ECG 신호를 측정한다.

⑥ 유의사항

㉠ 측정을 하기 전 오실로스코프의 사용법을 숙지한다.

㉡ 전원을 인가한 상태에서 장비를 연결하지 않는다.

㉢ 오실로스코프 프로브의 GND는 반드시 전원부 (−)에 연결시키고 측정한다.

㉣ 사용하지 않는 오실로스코프의 2번 채널은 동작을 중지시키고 사용한다.

※ 간단한 기기 조작법은 뒷부분에서 다루도록 하겠다.

2) 실험전경 사진

[그림 2-61]은 실험전경 사진이다.

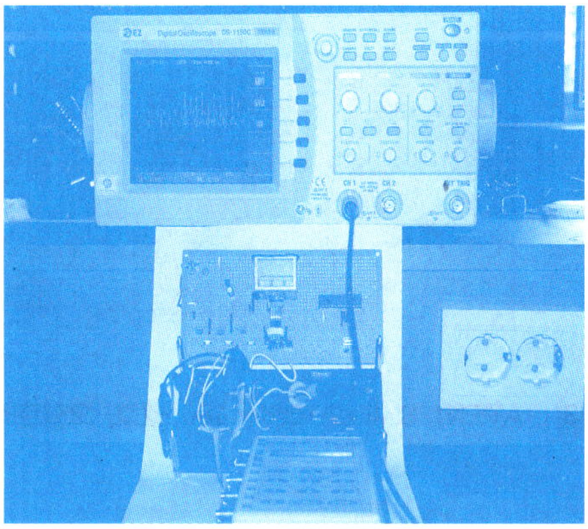

[그림 2-61] 실험전경

7. ECG 출력 사진

1) 측정값에 따른 ECG 변화값

① 오실로스코프 및 PATIENT SIMULATOR를 연결하고 전원을 인가한다.

② PATIENT SIMULATOR 에 원하는 측정값을 누르고 ENTER를 눌러 값을 입력한다.

③ 오실로스코프 1번 채널의 전압과 시간축을 조정하여 PATIENT SIMULATOR에서 나오는 ECG 신호를 확인한다. [그림 2-62]는 PATIENT SIMULATOR에 170을 입력한 결과이다.

※ 간단한 기기 조작법은 뒷부분에서 다루도록 하겠다.

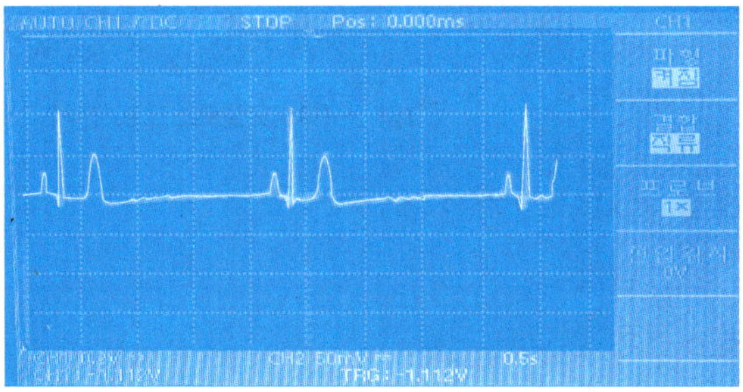

[그림 2-62] PATIENT SIMULATOR에 170 입력, 오실로스코프 0.2[V], 0.5[s]에서 측정

④ [그림 2-63]은 PATIENT SIMULATOR에 180을 입력한 결과이다.

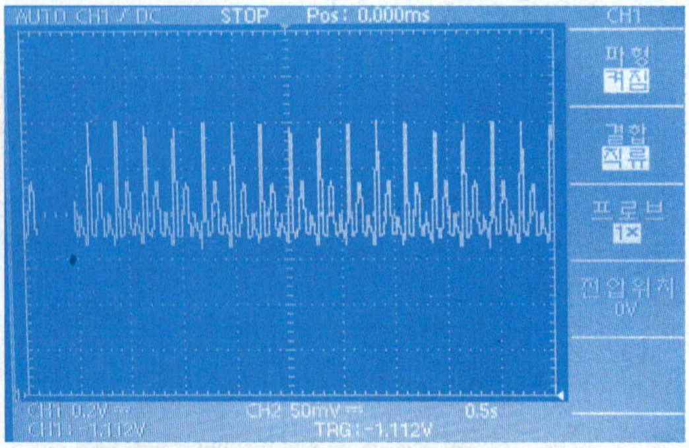

[그림 2-63] PATIENT SIMULATOR에 180 입력, 오실로스코프 0.2[V], 0.5[s]에서 측정

8. 간단한 실험기기의 사용법

1) 오실로스코프

(1) 오실로스코프 전체 사진

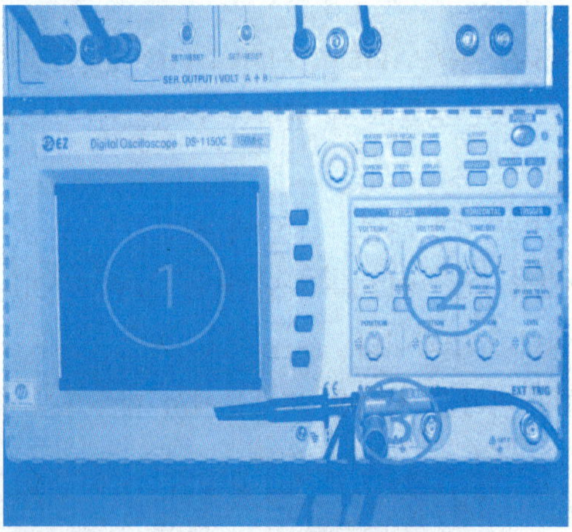

[그림 2-64] 오실로스코프 전체

① 출력파형 표시부(그림 2-64)

② 각종 조절 단자

③ 오실로스코프 프로브

(2) 오실로스코프 조절 단자 사진

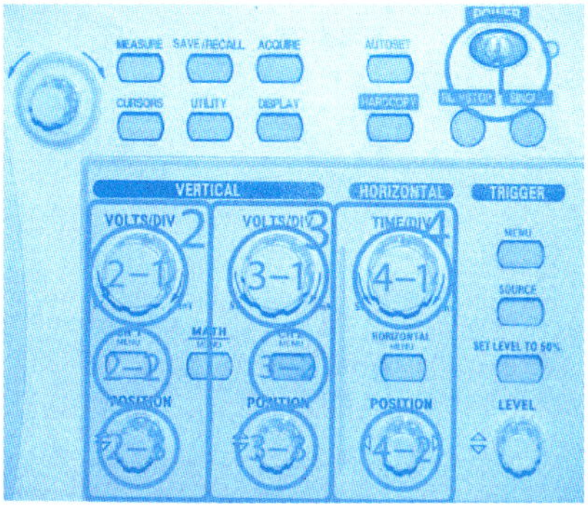

[그림 2-65] 오실로스코프 조절 단자

① 오실로스코프 전원 스위치(그림 2-65)

② 오실로스코프 1번 채널 전압 및 위치조절 단자

㉠ (2-1) : 좌측으로 돌리면 전압이 높아지고 우측으로 돌리면 전압이 낮아진다.

㉡ (2-2) : 1번 채널을 꼈다 켤 수 있다.

㉢ (2-3) : 전압 포지션 높낮이를 조절할 수 있다.

③ 오실로스코프 2번 채널 전압 및 위치조절 단자

㉠ (3-1) : 좌측으로 돌리면 전압이 높아지고 우측으로 돌리면 전압이 낮아진다.

㉡ (3-2) : 2번 채널을 꼈다 켤 수 있다.

㉢ (3-3) : 전압 포지션 높낮이를 조절할 수 있다.

④ 오실로스코프 시간조절 단자

㉠ (4-1) : 좌측으로 돌리면 시간이 커지고, 우측으로 돌리면 시간이 줄어든다.

㉡ (4-2) : 시간 포지션 폭을 조절할 수 있다.

2) PATIENT SIMULATOR

(1) PATIENT SIMULATOR 전체 사진

① PATIENT SIMULATOR 전원 스위치(그림 2-66)이다.

② 측정값 표시 LCD : 입력값이 LCD에 표시된다.

③ PATIENT SIMULATOR에서 사용 가능한 각종 입력값 매뉴얼이다.

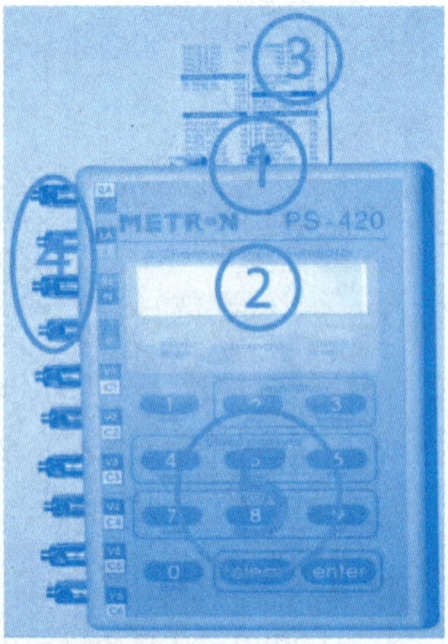

[그림 2-66] PATIENT SIMULATOR 전체

④ RA, RL, LA 연결부 : 입력값과 동일한 전기적 신호가 나온다.

(2) PATIENT SIMULATOR 측정값 입력방법

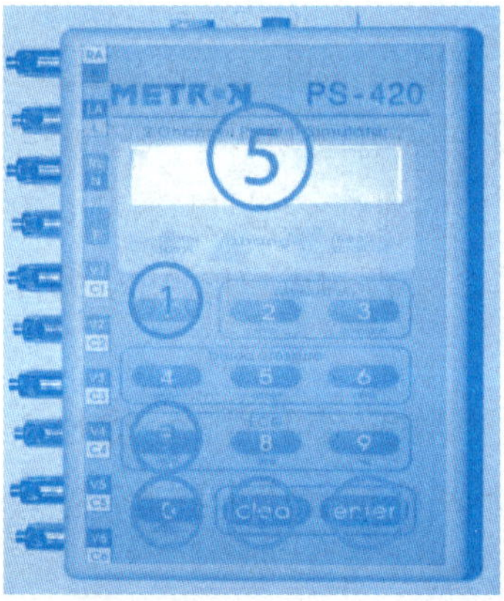

[그림 2-67] PATIENT SIMULATOR 측정값 입력방법

입력값 170을 [그림 2-67]과 같이 예를 들어 간단히 설명한다.

PATIENT SIMULATOR의 전원을 켠 후 ①~④의 순서대로 측정값을 입력한다. 입력 후 ⑤의 LCD를 통해 입력값이 정확하게 입력되었는지 확인한다. 다른 신호를 입력하기 위해서는 ⑥을 누른 후 새로운 입력값을 위와 같은 방법으로 입력하면 된다. 여러 가지 신호를 입력하기 위해서는 '2) PATIENT SIMULATOR'에서 언급한 매뉴얼을 확인 후 입력한다.

제3장

제세동기

01 휴대용 환지감시장치 이론

02 휴대용 환자감시장치 장비

03 Part I : 휴대용 환자감시장치 실습

04 Part II : 휴대용 환자감시장치 설정실습

01 휴대용 환자감시장치 이론

1. 심전도 관련 지식

심장은 신경의 전기적인 신호자극에 의하여 박동한다. 1903년에 체표면의 심전도가 기록되었으며, 네덜란드의 아인트호벤(W. Einthoven)에 의해 처음으로 만들어진 심전도기(EKG, ECG)는 지금도 라이덴시 국립박물관에 보관 중이다. 측정방법은 양손과 좌측 다리를 전선이 연결된 물통에 넣고 검류계(galvanometer)로 측정하였으며, 기록은 두 전극의 전압차를 측정하여 기록하는 것으로 한 전극은 (−)극으로 하고 다른 전극은 (+)극으로 심전도기록용 전극으로 사용되었다. 우측 팔과 좌측 팔, 좌측 팔과 좌측 다리, 우측 팔과 좌측 다리 사이의 전위차를 기록하였는데 앞쪽은 (−)극 뒤쪽은 (+)극 사용을 하여 이것을 표준사지유도(standard leads) I, II, III으로 지정하였다(그림 3-1).

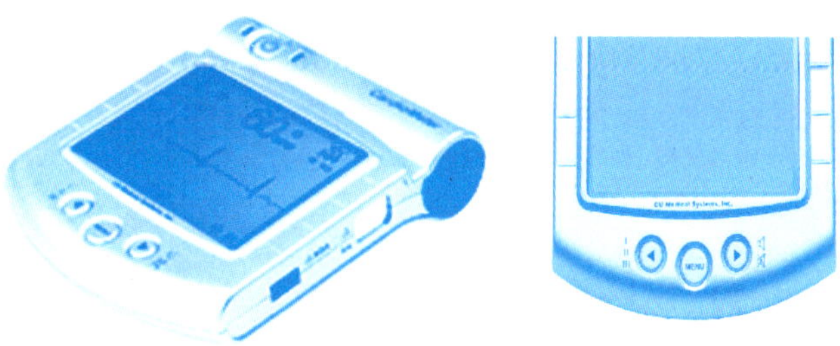

[그림 3-1] 휴대용 환자감시장치

심장은 수축할 때마다 미량의 활동전류를 내보낸다. 이러한 활동전류를 감지하기 위해서 인체에 전극을 두고 전류를 유도하여 그 변화를 파형도로 나타낸 것을 심전도(electrocardiogram)라고 한다.

심장의 수축·이완 동작은 여러 단계로 나누어지며 각 단계별로 특유의 활동전류를 발생하게 되는데, 각 단계별로 발생되는 활동전류는 [그림 3-2]와 같이 P-Q-R-S-T-U로 특성을 확인할 수 있다. 따라서 심장상태를 진단할 때는 진단목적에 따라 심전도를 분석한다.

사람마다 화면에 표시되는 심전도의 모양은 다르지만 기본적으로 [그림 3-2]와 같은 구조의 파형을 보여준다. 이러한 파형의 구조를 분석하여 심장의 상태나 질병을 확인할 수 있으며 주로 환자 심전도 감시장치로 사용된다.

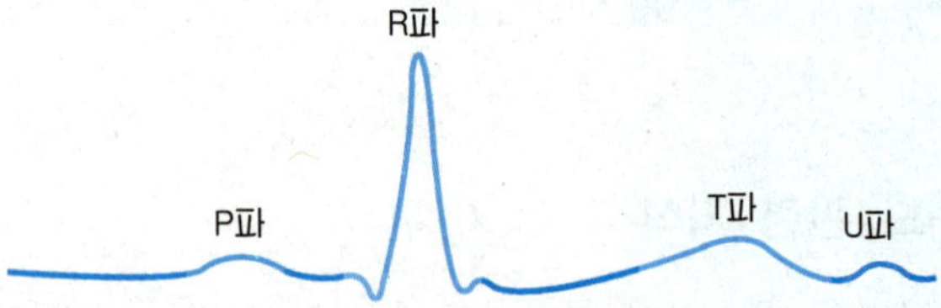

[그림 3-2] 심전도 파형

2. 심전도기의 필요성

심전도 측정에서 얻어진 정보는 심장과 관련된 각종 질병의 진단에 이용된다.

예 심장에 이상이 있어 협심증이나 심근경색의 진단이 필요한 경우에는 진단도구로 사용되며 위급한 심장질환으로 알려져 있는 부정맥의 경우 장시간 기록한 심전도 데이터를 분석해야 하기 때문에 기록기능이 추가된 심전도 감시장치가 필요하다. 또한 환자를 마취시킨 상태에서 행하는 수술에서도 수술 중의 환자상태를 감시하기 위해 심전도 측정을 한다.

02 휴대용 환자감시장치 장비

1. 전면부분 설명

휴대용 환자감시장치의 전면에는 사용자에게 장비상태를 알리는 전원/알람 표시 램프, LCD 스크린이 있으며, 윗면 중간에는 전극 케이블 연결구가 있다. 아래 중간부분에는 휴대용 환자감시장치의 환경설정 및 데이터 확인 시에 사용한다. 상단 좌측에는 전원 스위치이다(그림 3-3).

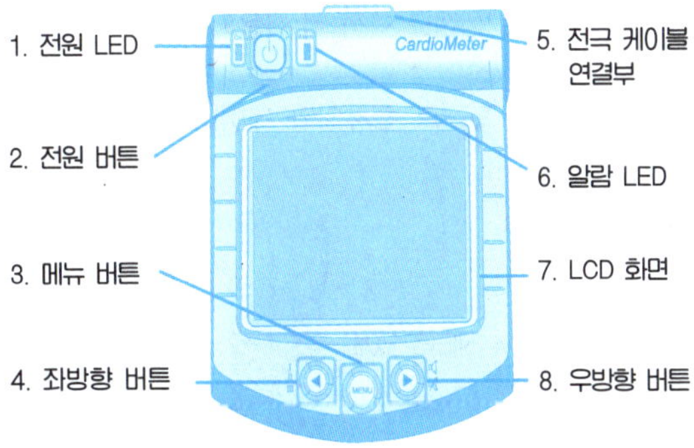

[그림 3-3] 휴대용 환자감시장치의 전면 각 부분 명칭

1. 전원 LED : 전원이 켜지면 녹색으로 점등된다.
2. 전원 버튼 : 전원을 켜거나 끌 때 사용한다.
3. 메뉴 버튼 : 메뉴 모드로 변경하거나 메뉴 내에서의 선택기능을 수행한다.
4. 좌방향 버튼 : 채널 변경 혹은 메뉴 모드에서의 이동을 수행한다.
5. 전극 케이블 연결부 : 심전도 케이블을 연결한다.
6. 알람 LED : 환자 심박이상 시 점멸되며 기기이상 시 점등된다.
7. LCD 화면 : 휴대용 환자감시장치의 설정상태 및 심전도 내용이 표시된다.
8. 우방향 버튼 : R-wave 비프음의 On / Off 혹은 메뉴 모드에서의 이동을 수행한다.

2. 좌우측면 및 후면부분 설명

휴대용 환자감시장치의 측면에는 심전도 데이터를 손쉽게 측정하기 위하여 손으로 전극을 접촉하여 심전도를 측정할 수 있다. 컴퓨터와 데이터 통신을 하기 위해 적외선 통신 포트가 있다(그림 3-4). 좌측면에는 좌측 손전극이 있으며, 우측면에는 우측 손전극 및 적외선 통신포트(IrDA)가 있다. 휴대용 환자감시장치의 전원공급으로는 AA건전지를 2개 사용한다. 후면에는 배터리 덮개 및 후면 손전극이 있다.

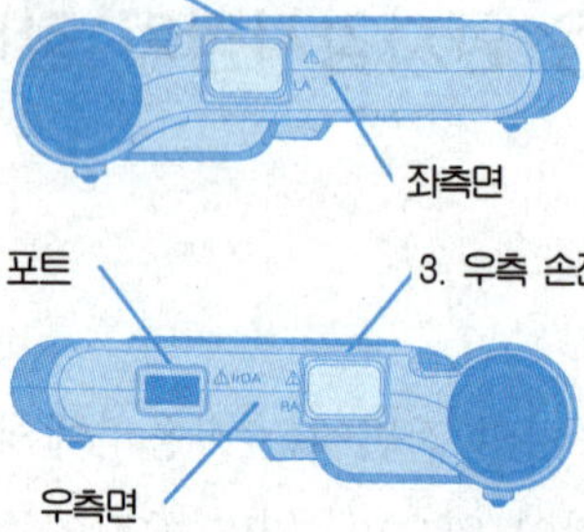

[그림 3-4] 휴대용 심전도기 좌우측면 각 부분 명칭

1. **좌측 손전극** : 손으로 심전도 측정 시 사용되며 측정 시에는 왼손의 검지 손가락을 접촉하면 된다.
2. **우측 손전극** : 손으로 심전도 측정 시 사용되며 측정 시에는 오른손의 검지 손가락을 접촉하면 된다.
3. **IrDA 포트** : 적외선 포트로 컴퓨터와 데이터 통신 시 사용된다.

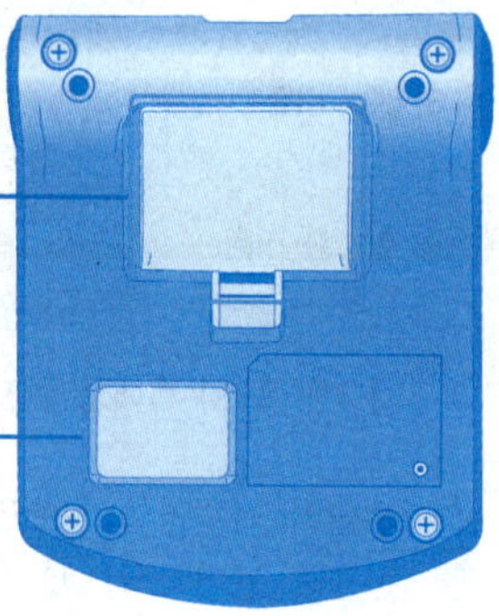

[그림 3-5] 휴대용 심전도기 후면 각 부분 명칭

4. **배터리 덮개** : 배터리(1.5[V]×2개)를 교환하기 위한 덮개 부분이다(그림 3-5).
5. **후면 손전극** : 손으로 심전도 측정 시 사용되며 측정 시에는 오른손의 중지나 약지 손가락을 접촉하면 된다.

3. LCD 화면표출 화면구성 설명

심전도 측정 시 화면구성은 [그림 3-6]과 같이 표시가 되며 우측 상단을 보면 사용날짜가 표시되며 중앙 아래에는 사용시간이 표시된다. 좌측 하단에는 전원상태가 표시되고 화면표시 중앙에는 심전도 사용 시 처음에 해야 할 사항인 패드를 붙이라는 문구와 동시에 패드 부착위치 그림이 표시되어 있다.

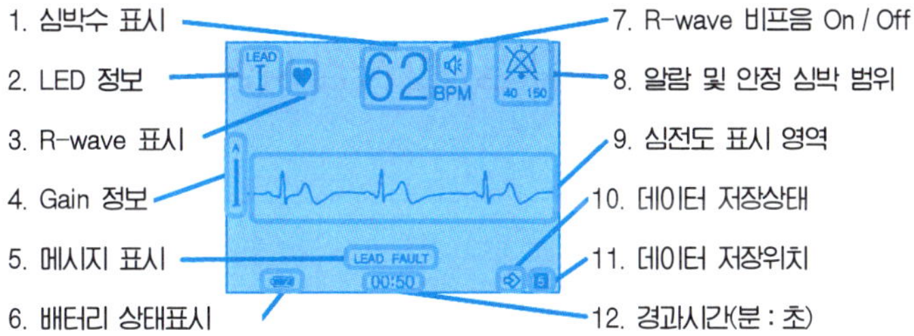

[그림 3-6] 심전도 측정 시 화면구성

1. 심박수 표시 : 환자에게서 측정된 심박수를 표시한다.
2. LEAD 표시 : 휴대용 심전도기의 표준유도 측정 방식 중 어떤 방식을 사용하였는지를 표시한다. LEAD I, LEAD II, LEAD III이 있으며 심전도기의 이상을 판단하기 위한 파형을 출력하여 보여주는 c가 있다. ◀(좌방향) 버튼으로 사용 중에 전환할 수 있다.
3. R-wave 표시 : 심전도 파형에서 R-wave에 따라서 하트 모양의 그림이 커졌다 작아졌다 한다.
4. Gain 정보 : 심전도 파형의 Gain을 표시하는 것으로 A는 자동으로 표시되는 것이고 5, 10, 20[mm / mV]로 환경설정에서 설정할 수 있다.
5. 메시지 표시 : 손전극 혹은 심전도 전극이 연결되지 않았을 때 화면에 "LEAD FAULT"를 표시한다.
6. 배터리 상태 표시 : 배터리 잔량을 그림으로 표시한다.
7. R-wave 비프음 On / Off : '🔊' 표시는 On 표시로 환자의 심박 시 비프음을 소리를 내며 '🔇' 표시 시에는 비프음이 Off된다. ▶(우방향) 버튼으로 사용 중에 설정할 수 있다.
8. 알람 및 안정 심박 범위 : '🔔' 표시는 환자의 심박수가 기호 하단에 표시된 안정 심박범위를 벗어날 경우 알람(alarm)이 울린다. '🔕' 표시는 알람음이 울리지 않는다.
9. 심전도 표시 영역 : 환자의 심전도를 표시한다.
10. 데이터 저장 상태 : 데이터가 저장되고 있음을 표시한다.
11. 데이터 저장위치 : 데이터의 저장위치를 표시하는 것으로 '5'는 5번에 저장되는 것을 의미한다.
12. 경과시간(분 : 초) : 경과시간을 표시한다. 99 : 59 이후 00 : 00으로 리셋된다.

03 Part Ⅰ : 휴대용 환자감시장치 실험

실험과제	실험1. 전원공급 및 손전극 심전도 측정 실습 실험2. 심전도 전극을 사용한 심전도 측정 실습
제한시간	실험과제별 1시간
개 요 도	실험 1. 전원공급 및 손전극 심전도 측정 실습 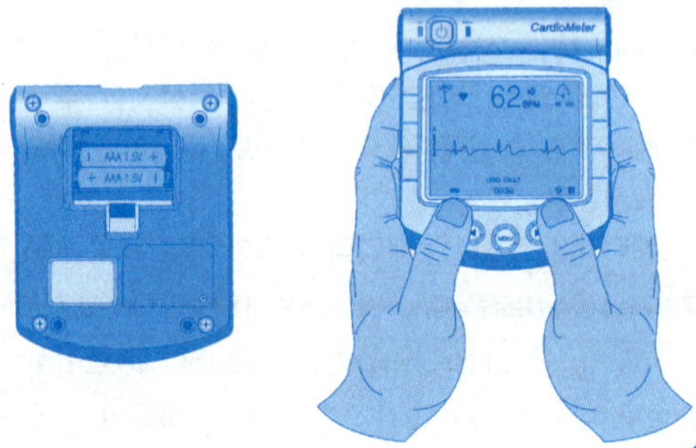 실험 2. 심전도 전극을 사용한 심전도 측정 실습 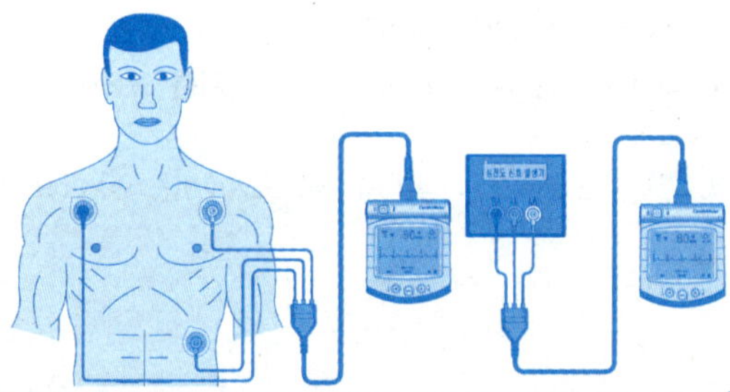
특기사항	여기에 소개된 실습은 한 업체의 휴대용 환자감시장치를 활용한 것이므로 다른 업체의 휴대용 환자감시장치를 사용할 경우 사용법이 다를 수 있다.

1. 실험 1-1 : 전원공급 및 손전극 심전도 측정 실습

1) 실험목적

휴대용 환자감시장치에 전원을 공급하지 못하면 실험을 못하므로 실험 1-1에서는 장비에 전원을 공급하는 방법을 실습한 후 간단하게 심전도 측정을 할 수 있는 손전극을 이용한 심전도 측정방법을 숙지한다.

2) 실험순서

① 배터리 덮개를 빼낸다.
② 배터리를 배터리 수용공간에 넣는다.
③ 배터리 덮개를 덮는다.
④ 휴대용 환자감시장치에 전원 스위치를 누른다.
⑤ 각 손전극에 정확하게 손가락을 접촉한다(손전극의 경우 LEAD I 로만 측정이 가능하다).
⑥ 심전도 확인한다.
⑦ 진원 스위치를 눌러 전원을 끈다.

3) 실험과정

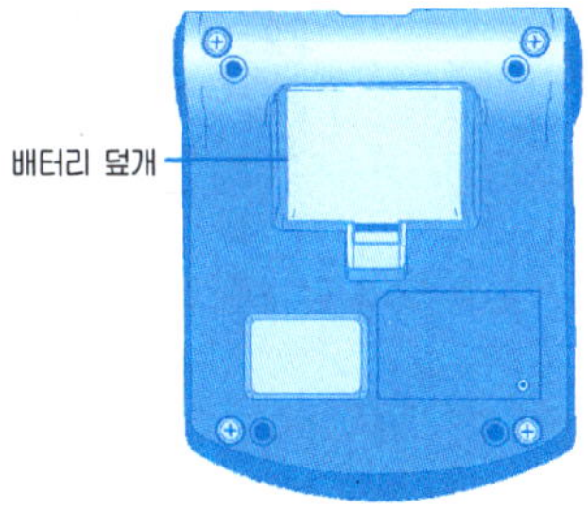

1. 본체를 뒤집어 준비한다.

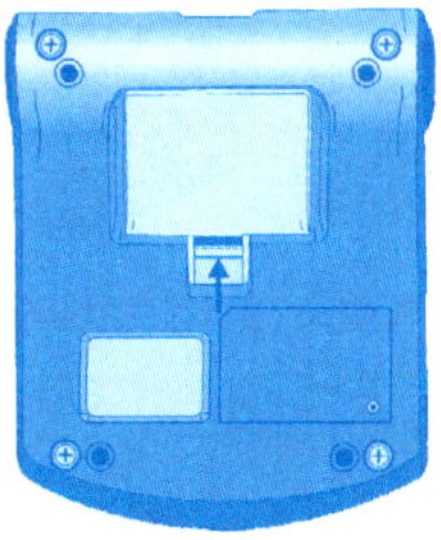
2. 배터리 덮개를 점선부분까지 밀어 넣는다.

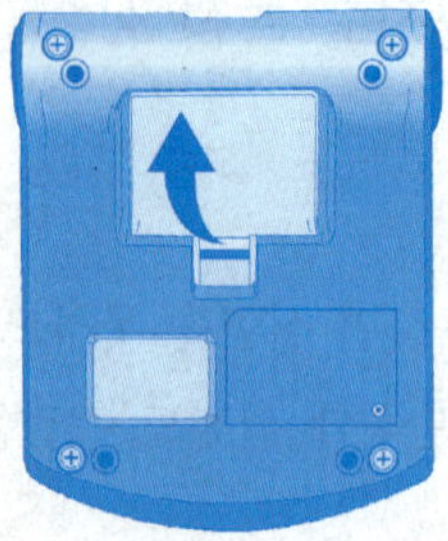

3. 덮개를 화살표 방향으로 들어 올려 빼낸다.

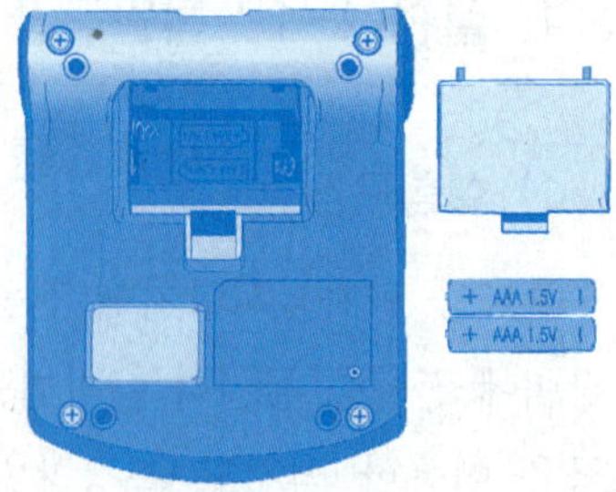

4. 배터리를 준비한다.

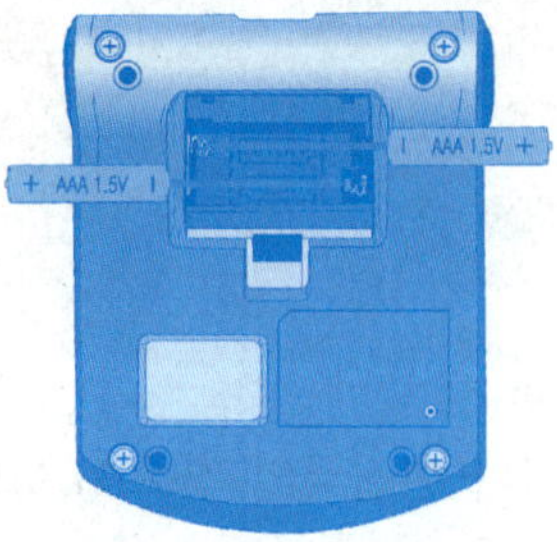

5. 배터리를 극성에 맞게 그림과 같이 넣는다.

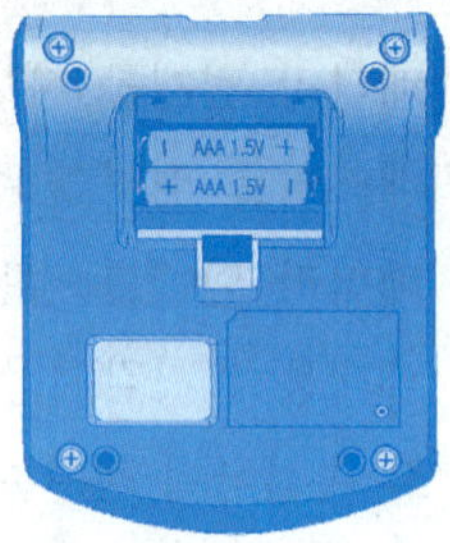

6. 배터리를 제대로 넣는지 확인한다.

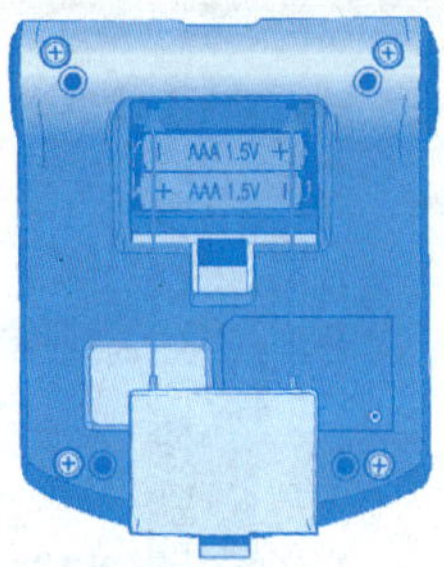

7. 화살표 방향대로 배터리 덮개를 끼운 후 닫는다.

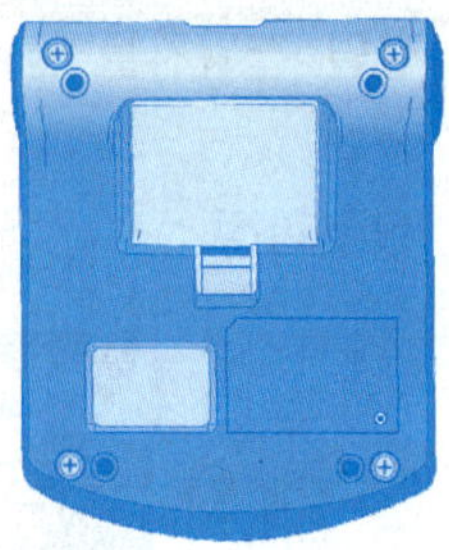

8. 배터리 덮개를 잘 끼웠는지 확인한다.

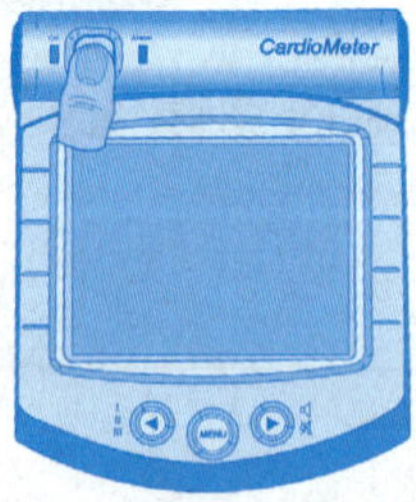

9. 전원 스위치를 누른다.

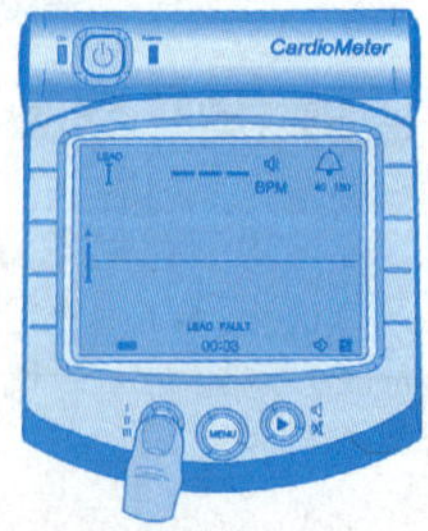

10. 손전극을 측정하기 위해 좌방향 버튼을 눌러 LEAD Ⅰ로 수정한다.

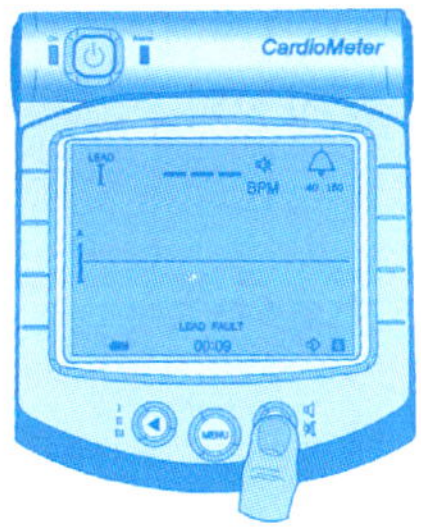

11. R-wave 비프음을 들을 수 있게 우방향 버튼을 누른다.

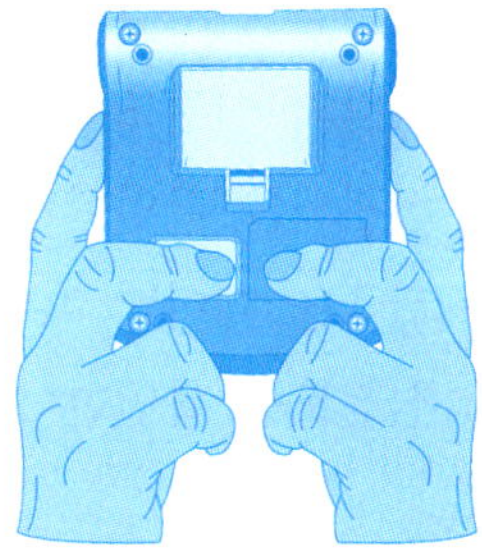

12. 후면 손전극에 오른손의 중지나 약지 손가락을 접촉한다.

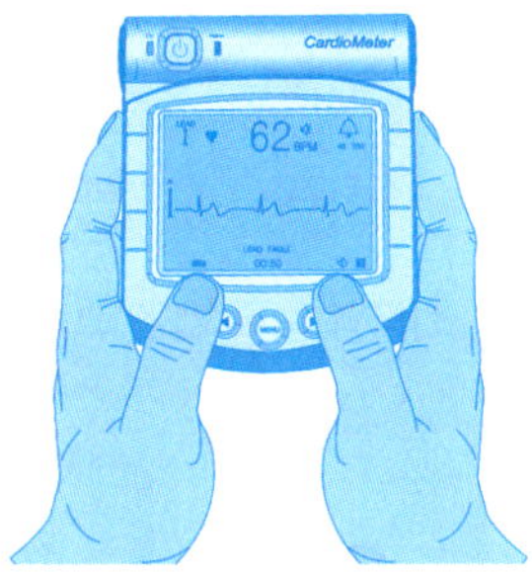

13. 좌측 손전극은 왼손의 검지 손가락을 접촉하고 우측 손전극에는 오른손의 검지 손가락을 접촉하면 심전도 파형이 나온다.

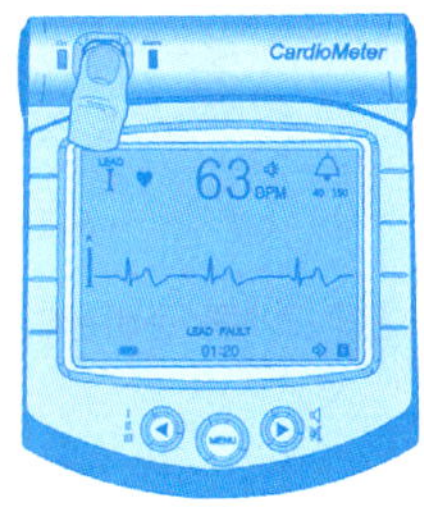

14. 전원 스위치를 눌러서 전원을 끈다.

2. 실험 1-2 : 심전도 전극을 사용한 심전도 측정 실습

1) 실험목적

심전도기의 일반적인 심전도 측정으로 환자에게 심전도 케이블의 전극을 부착한 후 심전도를 측정하지만 전극이나 심전도를 측정할 사람이 없을 시에는 심전도 신호발생기를 사용하여 심전도 측정을 한다.

실험 1-2에서는 환자에게 전극을 부착하여 심전도를 측정하는 실습을 하여 심전도 측정방법을 숙지한다.

2) 실험순서

① 전극을 준비한다.

② 전극의 보호 캡을 제거한다.

③ 전극을 정확한 부위에 부착한다.

④ 휴대용 환자감시장치에 심전도 케이블을 연결한다.

⑤ 각각의 심전도 케이블 전극을 정확하게 부착한다.

⑥ 심전도를 확인한다.

⑦ 전극을 떼어낸 후 심전도 신호발생기에 연결한다.

⑧ 심전도를 확인한다.

3) 실험과정

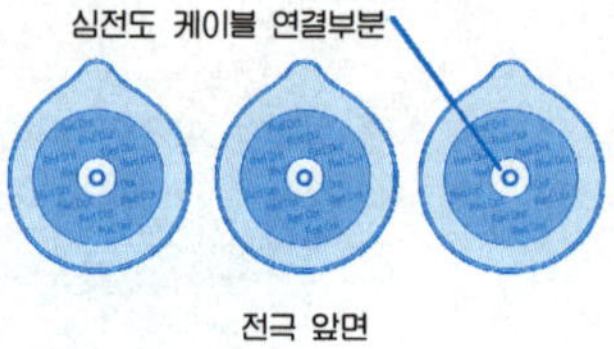

1. 전극 3개를 준비한다.

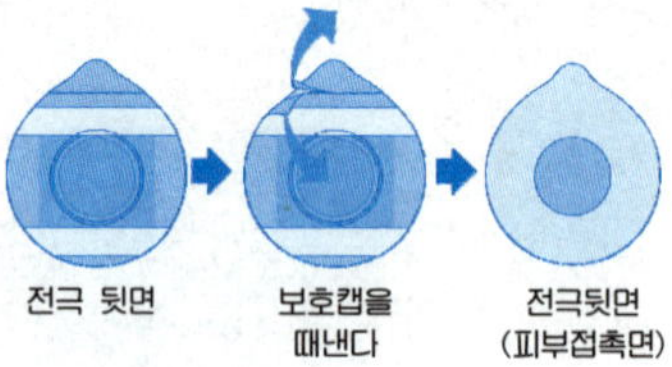

2. 전극의 보호 캡을 그림과 같이 제거한다.

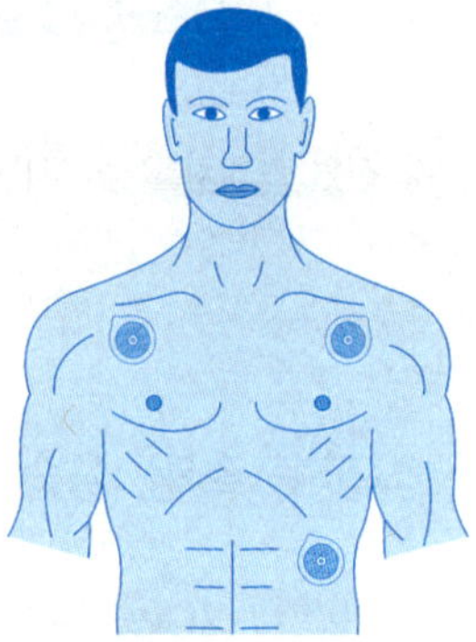

3. 전극을 환자에게 부착한다.

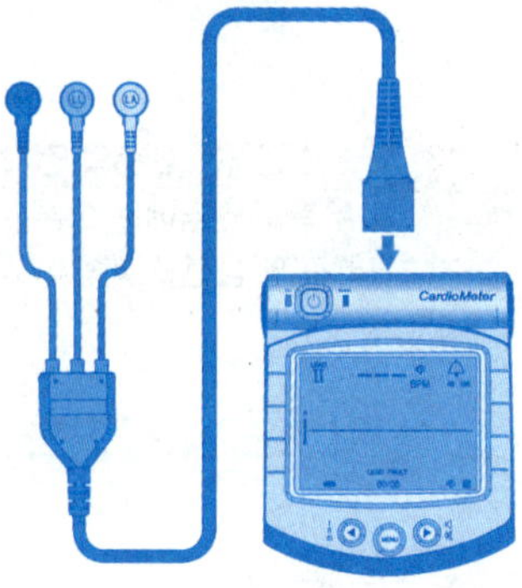

4. 심전도 케이블을 휴대용 환자감시장치에 연결한다.

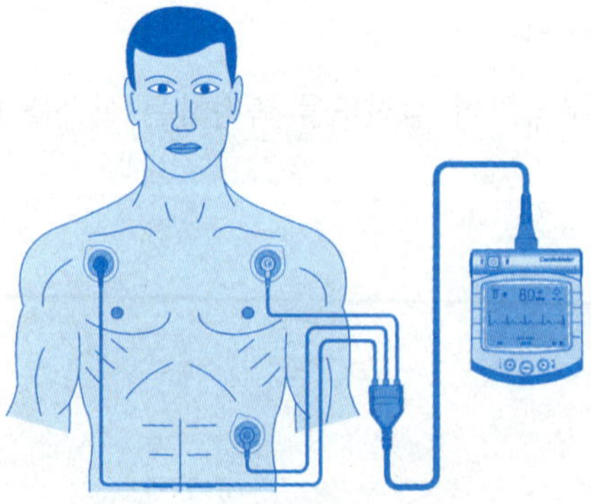

5. RA 전극은 우측 쇄골 하단, LA 전극은 좌측 쇄골 하단, LL 전극은 좌측 갈비뼈 하단에 연결한다. 전극을 전부 연결했으면 심전도를 확인한다. 확인 후 환자에게 부착된 전극을 떼어낸다.

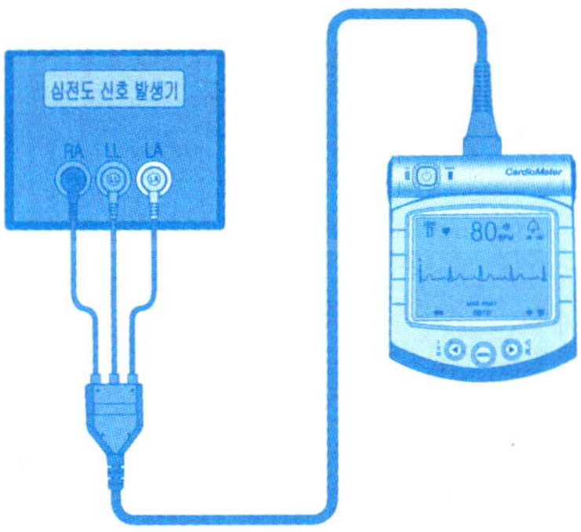

6. 전극을 심전도 신호발생기의 전극에 맞게 연결한 후 심전도 신호발생기를 동작시킨 후 심전도를 확인한다.

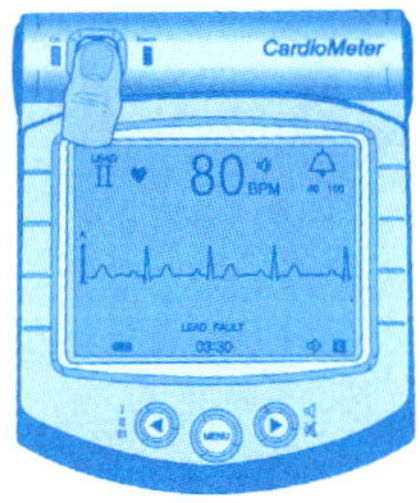

7. 전원 버튼을 눌러 심전도를 확인한다.

04 Part Ⅱ : 휴대용 환자감시장치 설정실습

실험과제	실험1. 기기설정 실습 실험2. 환경설정 실습 실험3. 환자 심전도 데이터 확인 실습
제한시간	실험과제별 1시간
개 요 도	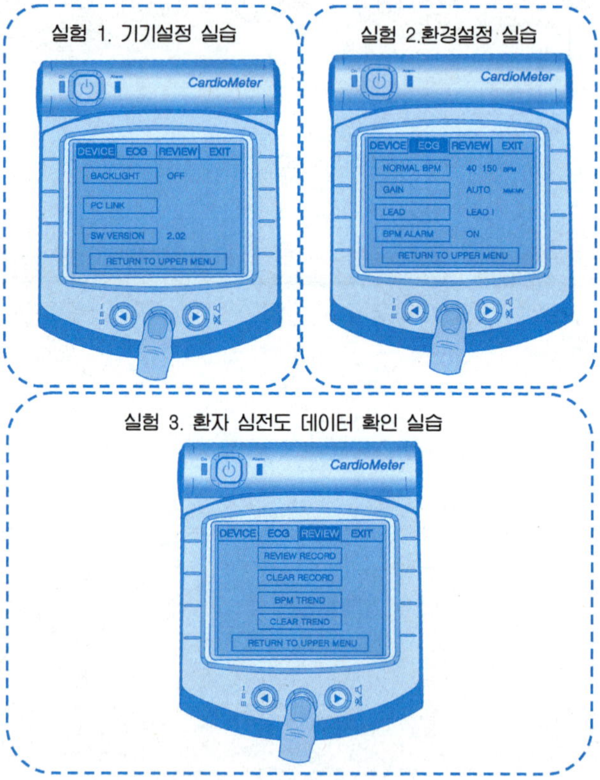
특기사항	휴대용 환자감시장치는 여러 가지 설정사항들이 있으며 심전도 기록 데이터 및 장비관리를 위해 장비설정상태를 알 필요가 있다. 이번 실습에서는 휴대용 환자감시장치의 기기설정과 환경설정 및 심전도 데이터를 확인하는 실습을 한다.

1. 메뉴 조작방법

1) 메뉴버튼 조작방법

① 기본화면에서 (MENU) 버튼을 누르면 메뉴 모드로 전환된다. ◀(좌방향), ▶(우방향) 버튼으로 메뉴 내에서의 이동을 하며 메뉴 선택 및 설정변경 시 (MENU) 버튼을 누른다.

② 최상위 메뉴에서 ◀(좌방향)과 ▶(우방향)을 통해 좌 · 우로 이동할 수 있고, (MENU) 버튼을 누르면 하위 메뉴에 접근할 수 있다.

③ 하위 메뉴에서 상위 메뉴로 이동할 때는 선택 바를 상위 메뉴 이전 메뉴로 위치시킨 후 (MENU) 버튼을 누른다.

2) 기본 메뉴 정보

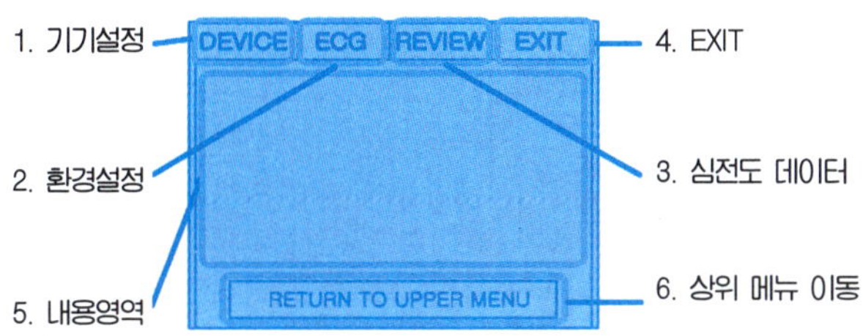

1. **기기설정** : 조명설정 및 PC로의 데이터 전송을 할 수 있다.
2. **환경설정** : 환자 심전도 감시에 요구되는 설정을 변경할 수 있다.
3. **심전도 데이터** : 저장된 환자 심전도 데이터를 확인 및 삭제할 수 있다.
4. **EXIT** : 기본화면으로 복귀한다.
5. **내용영역** : 메뉴 내용을 표시한다.
6. **상위 메뉴 이동** : 상위 메뉴로 이동한다.
   ㉠ 메뉴 이동 : 화살표 버튼[◀(좌방향), ▶(우방향)]
   ㉡ 메뉴 선택 : 메뉴 버튼[(MENU)]

2. 실험 2-1 : 기기설정 실습

1) 실험목적

"기기설정" 메뉴는 휴대용 환자감시장치의 설정 메뉴의 기기설정에서는 조명설정, 데이터 전송, 소프트웨어 버전을 확인할 수 있다. 조명설정에서는 LCD의 조명이 항상 켜져 있거나 꺼져 있거나 5초 후에 꺼지는 것을 설정할 수 있으며, 데이터 전송에서는 심전도 데이터를 컴퓨터에 전송할 때 사용하고 소프트웨어 버전에서는 현재 장비의 버전을 알 수 있다. 이번 실험은 LCD 조명설정 및 데이터 통신 방법을 숙지한다.

2) 실험순서

① 메뉴로 들어간다.
② 기기설정 메뉴로 들어간다.
③ LCD 조명을 설정한다.
④ 데이터 전송을 한다.
⑤ 소프트웨어 버전을 확인한다.
⑥ 메뉴를 빠져나온다.

3) 실험과정

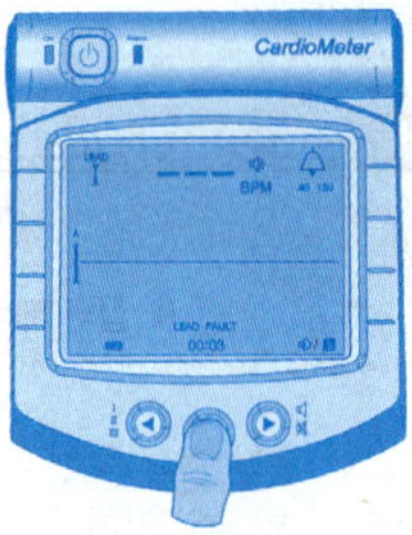

1. 메뉴에 들어가기 위해 "MENU" 버튼을 누른다.

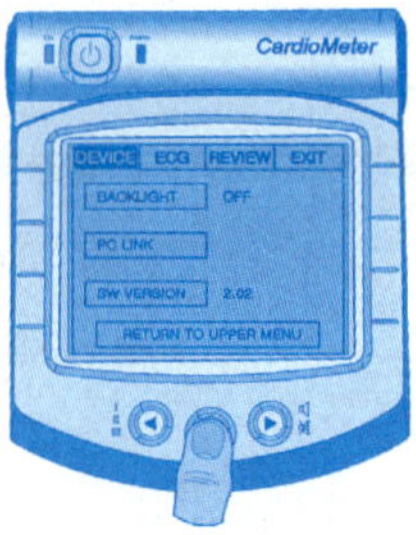

2. "MENU" 버튼을 눌러 "DEVICE"(기기설정)을 선택한다.

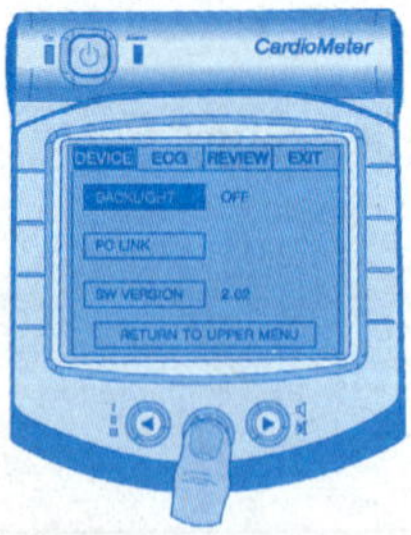

3. "MENU" 버튼을 눌러 "BACK-LIGHT"(조명설정)를 "ON"을 선택한다.

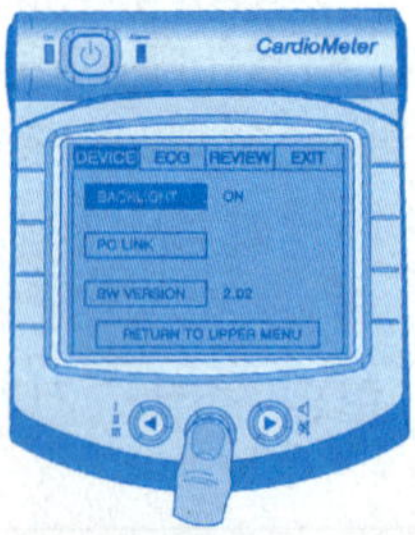

4. "MENU" 버튼을 눌러 "BACK-LIGHT"(조명설정)를 "OFF"를 선택한다.

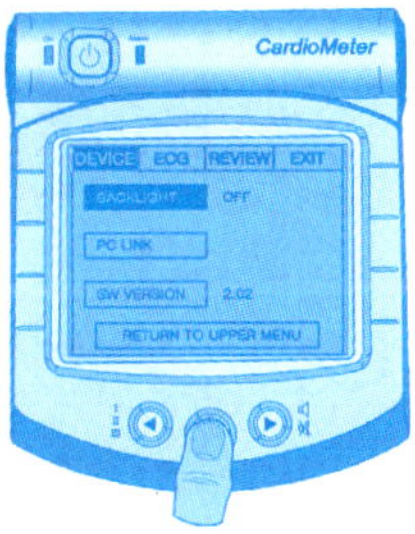

5. "MENU" 버튼을 눌러 "BACK-LIGHT"(조명설정)를 "5[SEC]"로 선택한다.

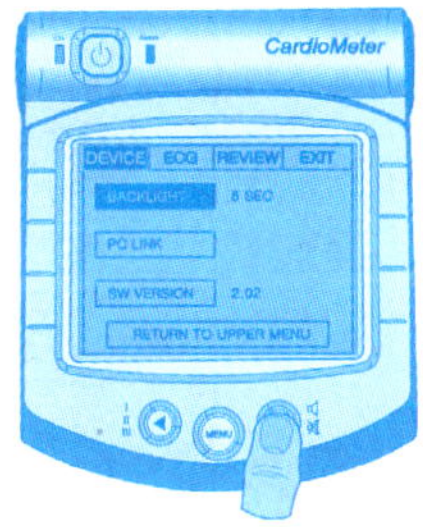

6. "PC LINK"(데이터 통신) 메뉴 선택을 위해 우방향 버튼을 누른다.

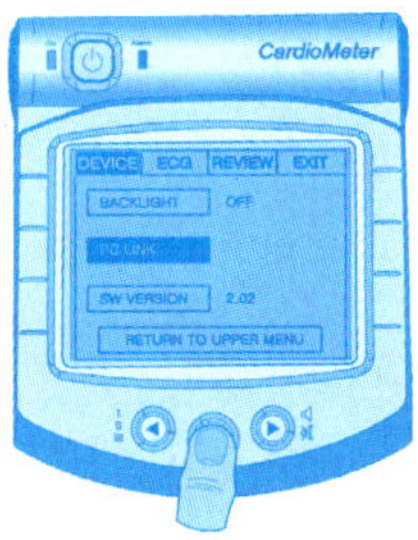

7. "MENU" 버튼을 눌러 "PC LINK"(데이터 통신)을 선택한다.

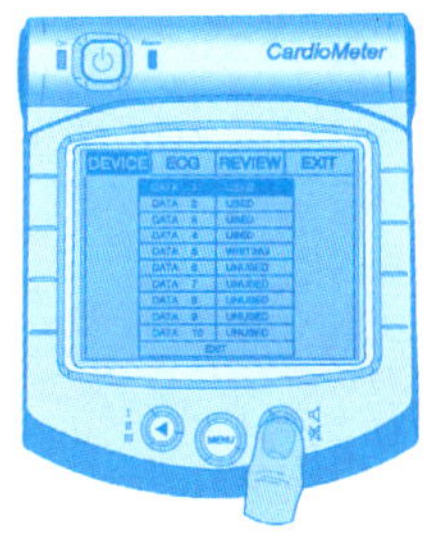

8. 우방향 버튼을 눌러 전송하고 싶은 데이터를 선택한다.

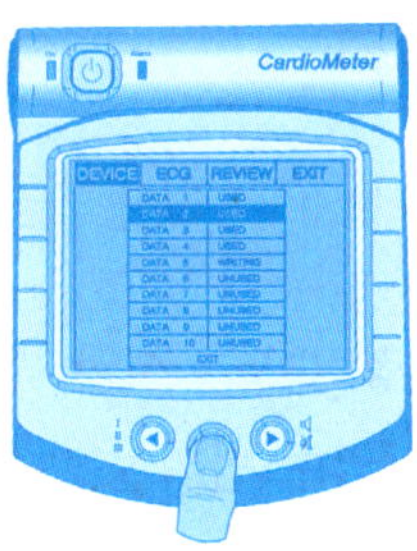

9. "MENU" 버튼을 눌러 선택된 데이터를 전송한다.

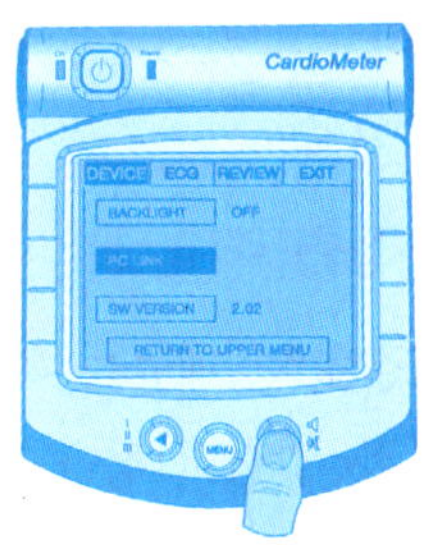

10. "SW VERSION" 메뉴 선택을 위해 우방향 버튼을 누른다.

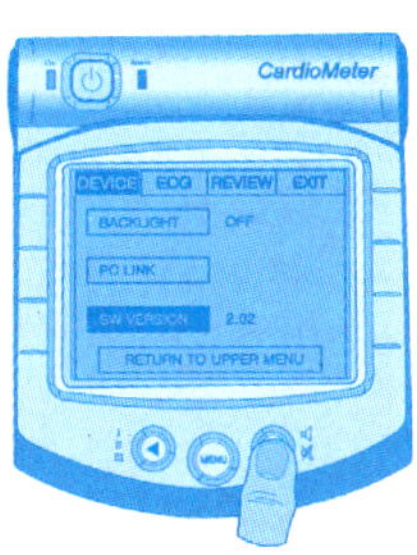

11. 버전을 확인한 후 우방향 버튼을 누른다.

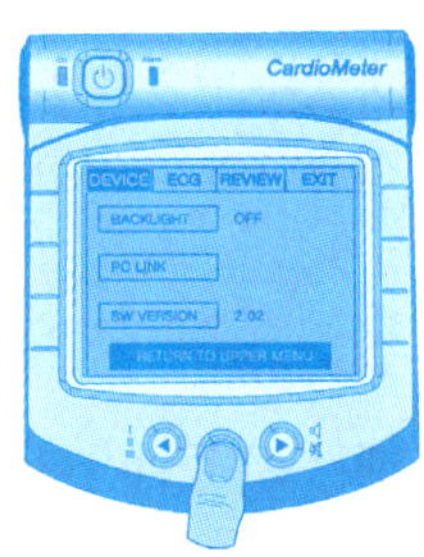

12. "MENU" 버튼을 눌러 상위 메뉴로 돌아간다.

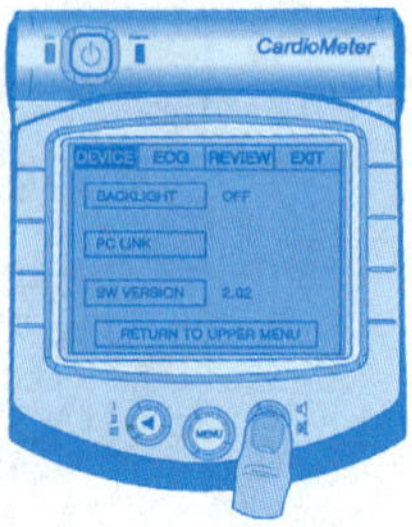

13. 우방향 버튼을 세 번 누른다.

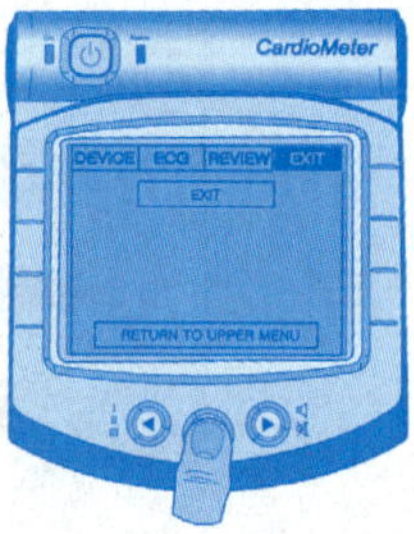

14. "MENU" 버튼을 눌러 "EXIT"(종료) 메뉴로 들어간다.

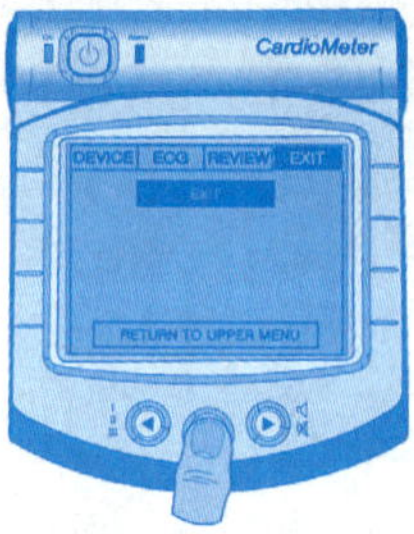

15. "MENU" 버튼을 눌러 메뉴를 종료한다.

3. 실험 2-2 : 환경설정 실습

1) 실험목적

"환경설정" 메뉴는 환자 안정심박수 범위설정, GAIN 설정, 환자 심전도 감시 채널 설정, 알람 설정을 할 수 있다. 환자 안정심박수 범위설정에서는 정상심박의 최소와 최대값을 설정하는 것이며 GAIN 설정은 심전도를 신호의 1[mV]를 몇 [mm]로 화면에 표시할 것인지 설정하는 것이다. 환자 심전도 감시 채널 설정에서는 심전도 측정 LEAD를 선택할 수 있으며 알람 설정은 환자 안정 심전도를 벗어났을 때의 알람 동작을 설정한다. 이번 실험에서는 환자 심전도 감시에 요구되는 설정변경 방법을 실습하여 숙지한다.

2) 실험순서

① 메뉴로 들어간다.

② 환자 안정심박수 범위를 설정한다.

③ LCD 조명을 설정한다.

④ GAIN 설정을 한다.

⑤ 환자 심전도 감시 채널 설정을 한다.

⑥ 알람 설정을 한다.

⑦ 메뉴를 빠져나온다.

3) 실험과정

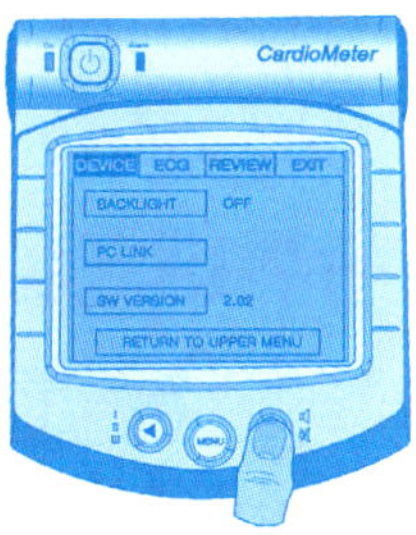

1. "환경설정" 선택을 위해 우방향 버튼을 누른다.

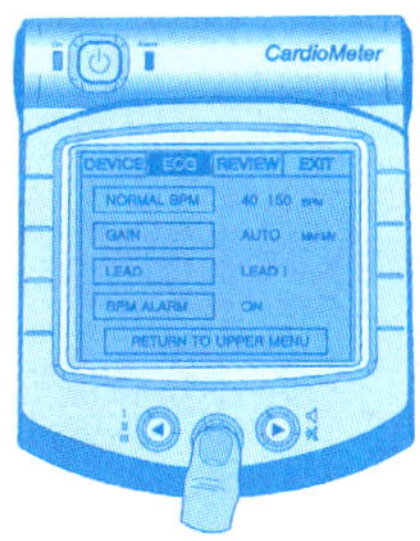

2. "MENU" 버튼을 눌러 "ECG"(환경설정)을 선택한다.

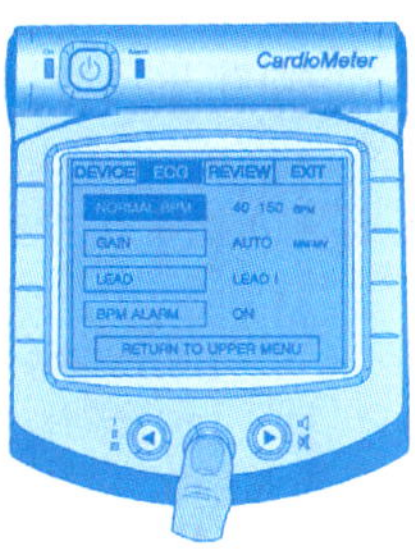

3. "MENU" 버튼을 눌러 "NORMAL BPM"(환자 안정심박수 범위설정)을 선택한다.

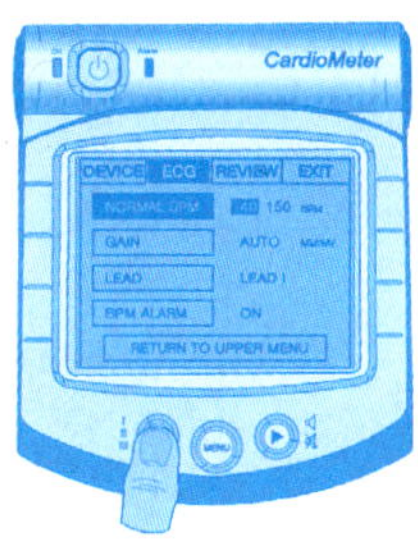

4. 우방향 버튼 및 좌방향 버튼을 눌러 최저 심박수를 선택한다.

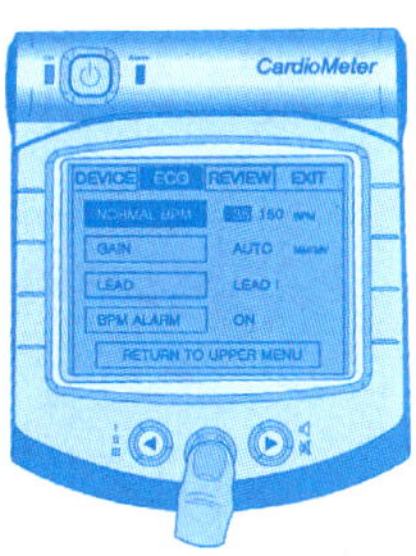

5. "MENU" 버튼을 눌러 최고 심박수를 선택한다.

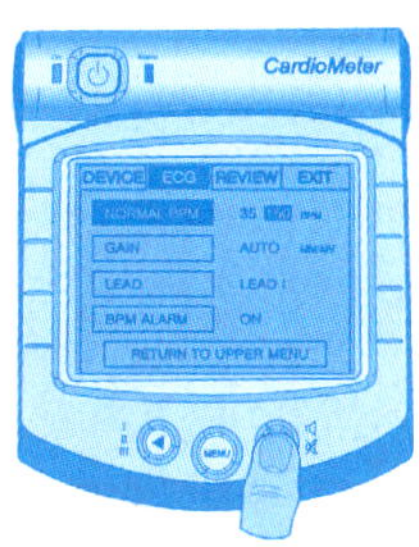

6. 우방향 버튼 및 좌방향 버튼을 눌러 최고 심박수를 선택한다.

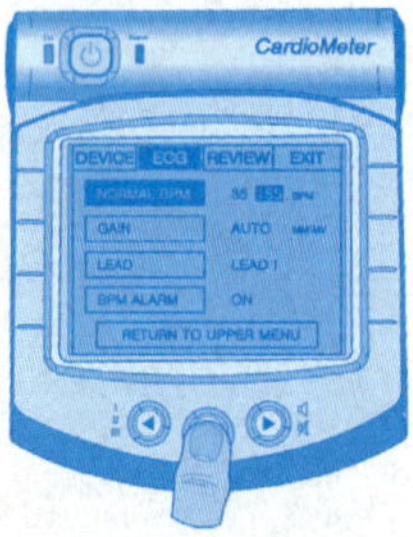

7. "MENU" 버튼을 눌러 "NORMAL BPM"를 빠져나온다.

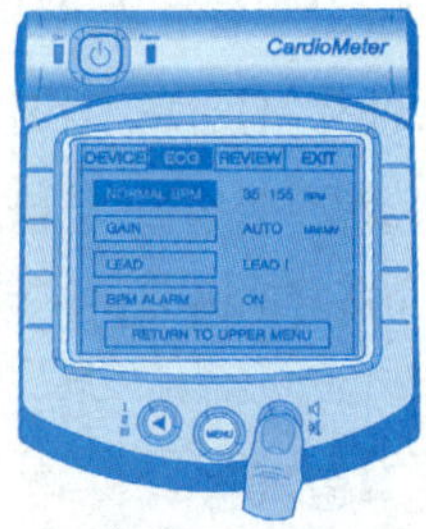

8. "GAIN" 설정을 선택하기 위해 우방향 버튼을 누른다.

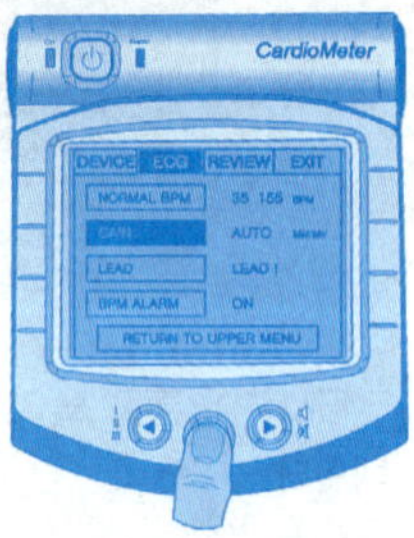

9. "MENU" 버튼을 눌러 원하는 GAIN을 설정한다.

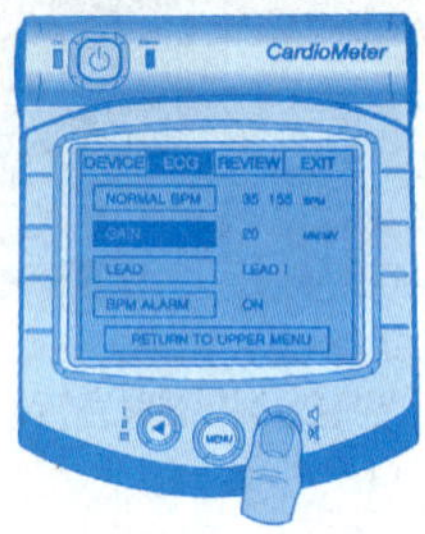

10. "LEAD" 설정(환자 심전도 감시 채널 설정)을 선택하기 위해 우방향 버튼을 누른다.

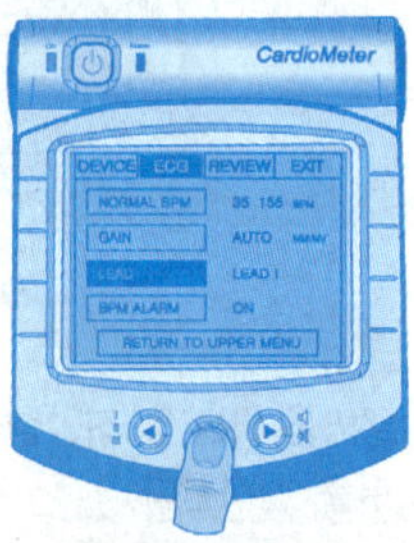

11. "MENU" 버튼을 눌러 원하는 LEAD를 설정한다.

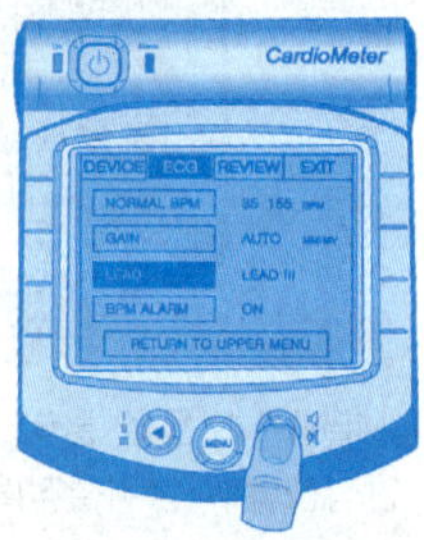

12. "BPM ALARM" 설정을 선택하기 위해 우방향 버튼을 누른다.

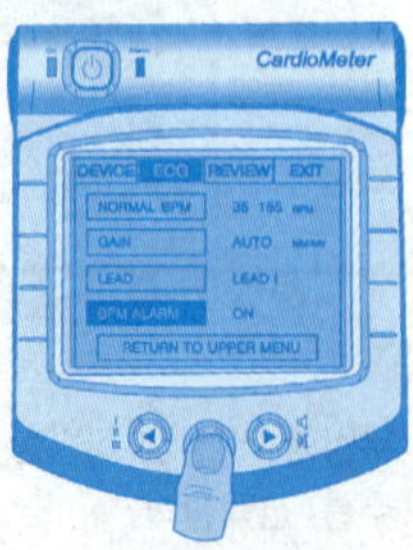

13. "MENU" 버튼을 눌러 원하는 알람을 설정한다.

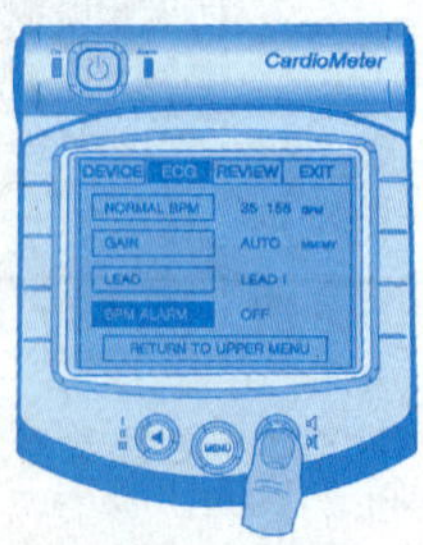

14. 우방향 버튼을 누른다.

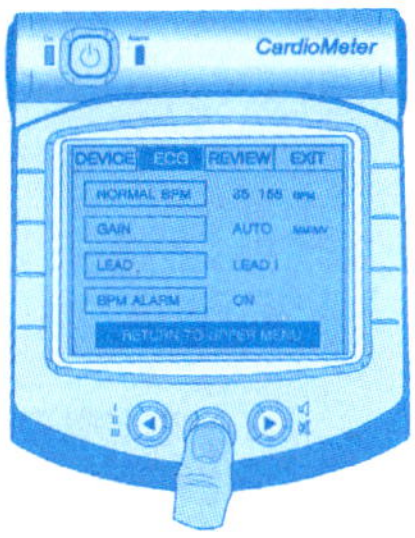

15. "MENU" 버튼을 눌러 상위 메뉴로 돌아간다.

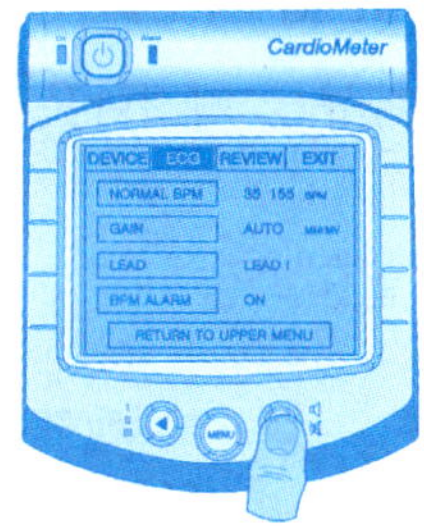

16. 우방향 버튼을 두 번 누른다.

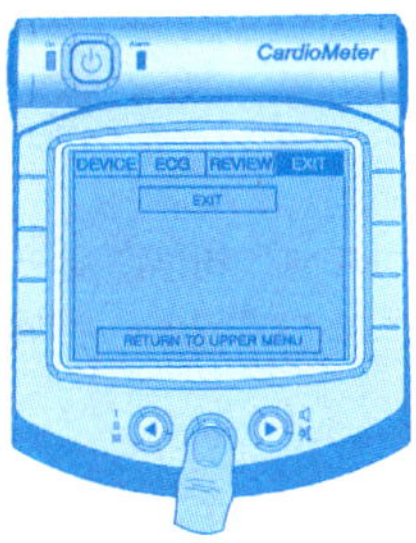

17. "MENU" 버튼을 눌러 "EXIT"(종료) 메뉴로 들어간다.

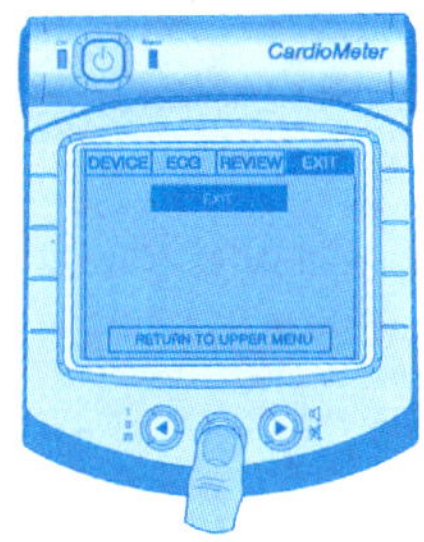

18. "MENU" 버튼을 눌러 메뉴를 종료한다.

4. 실험 2-3 : 환자 심전도 데이터 확인 실습

1) 실험목적

"환자 심전도 데이터 확인" 메뉴는 심전도 기록 정보확인 및 삭제, Trend 정보확인 및 삭제를 할 수 있다. 심전도 기록 정보확인에서는 기록된 심전도 파형을 확인할 수 있으며 Trend 정보확인은 심전도를 심박수 데이터를 평균심박수와 실시간 심박수를 비교하거나 측정한 심박 데이터를 그래프로 확인할 수 있다. 이번 실험에서는 환자의 저장된 심전도 데이터 확인방법을 실습하여 숙지한다.

2) 실험순서

① 메뉴로 들어간다.

② 심전도 기록 정보를 확인한다.

③ 심전도 기록 정보를 삭제한다.

④ Trend 정보에서 AVERAGE(평균)와 CURRENT(현재) BPM을 확인한다.

⑤ Trend 정보를 삭제한다.

⑥ 메뉴를 빠져나온다.

3) 실험과정

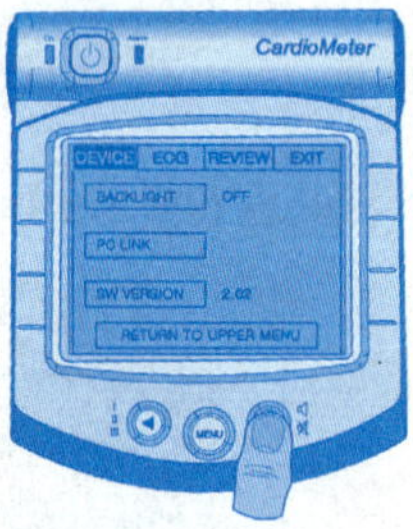

1. "REVIEW"를 선택하기 위해 우방향 버튼을 두 번 누른다.

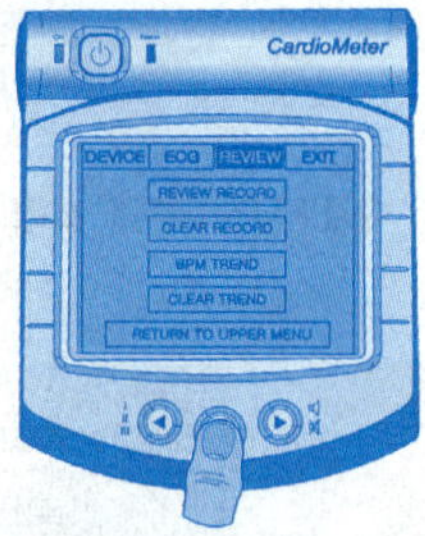

2. "MENU" 버튼을 눌러 "REVIEW"(환자 심전도 데이터 확인)을 선택한다.

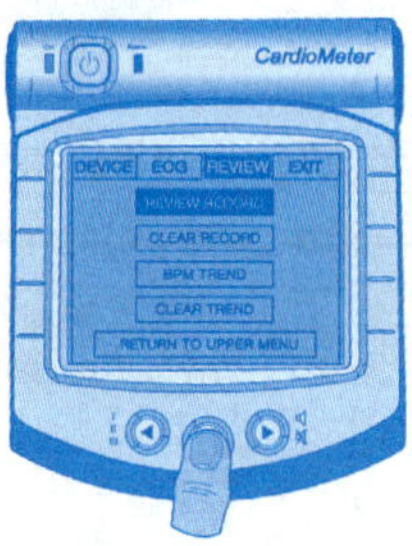

3. "REVIEW RECORD"(심전도 기록 정보확인)를 선택하기 위해 "MENU" 버튼을 누른다.

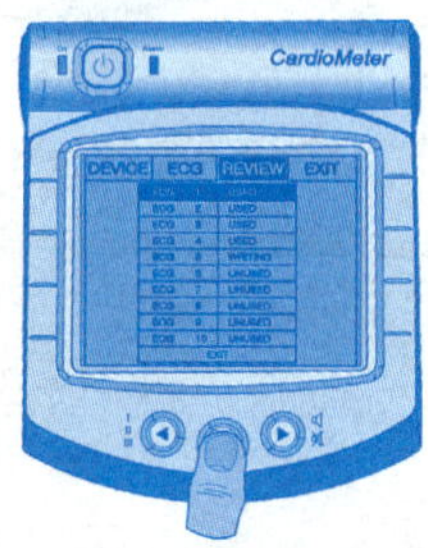

4. 좌방향 버튼 또는 우방향 버튼을 눌러 원하는 데이터를 고른 후 "MENU" 버튼을 눌러 데이터를 연다.

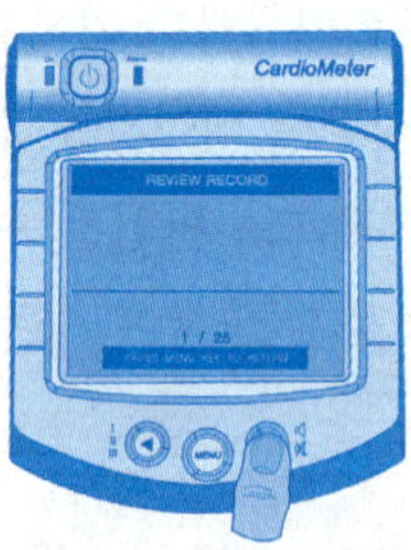

5. 좌방향 버튼 또는 우방향 버튼을 눌러 심전도 데이터를 확인한다.

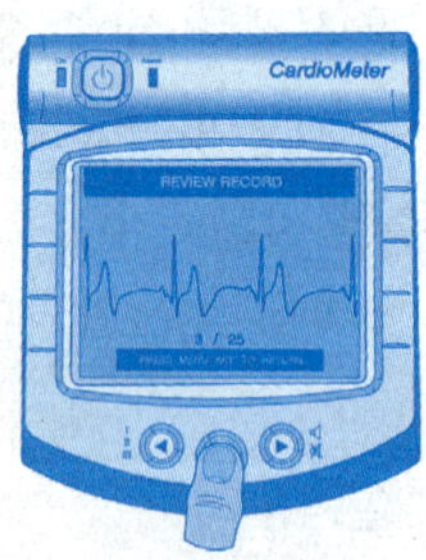

6. 심전도 데이터를 확인하였으며 "MENU" 버튼을 눌러 빠져나온다.

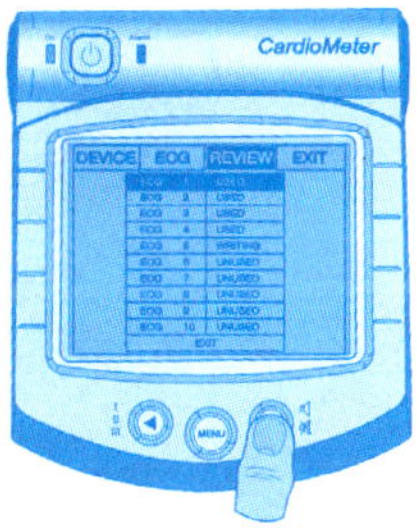

7. "EXIT" 메뉴를 선택하기 위해 우방향 버튼을 누른다.

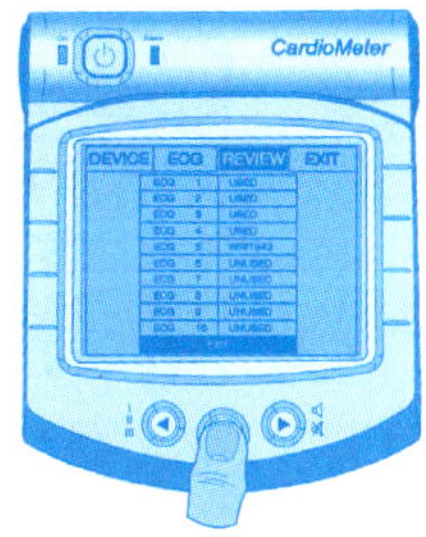

8. "EXIT" 메뉴가 선택되면 "MENU" 버튼을 눌러 메뉴를 빠져나온다.

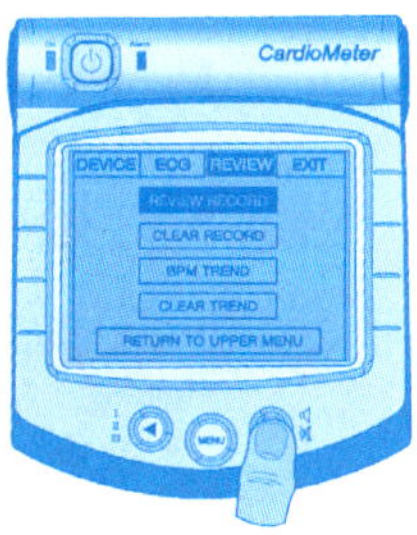

9. "CLEAR RECORD"(심전도 기록 정보 삭제)를 선택하기 위해 우방향 버튼을 누른다.

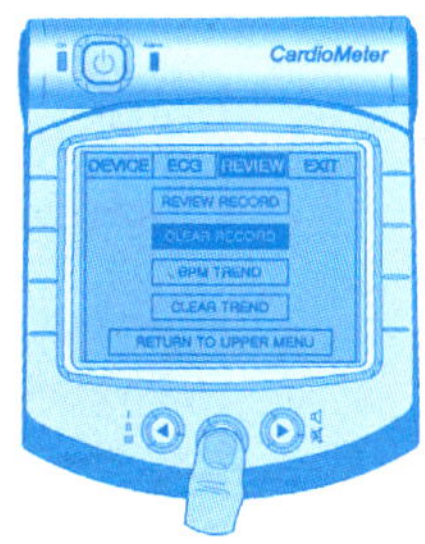

10. "MENU" 버튼을 눌러 "CLEAR RECORD" 메뉴로 들어간다.

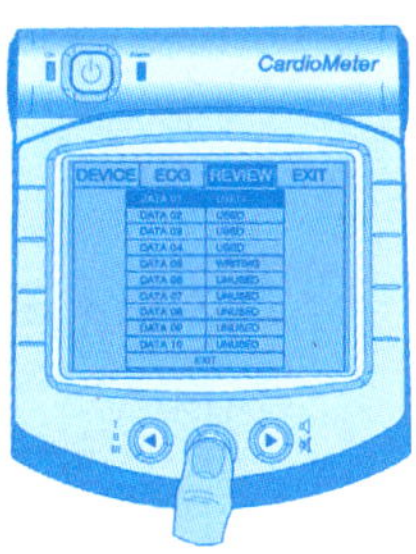

11. 좌방향 버튼 또는 우방향 버튼을 눌러 삭제할 심전도 데이터를 선택한 후 "MENU" 버튼을 누른다.

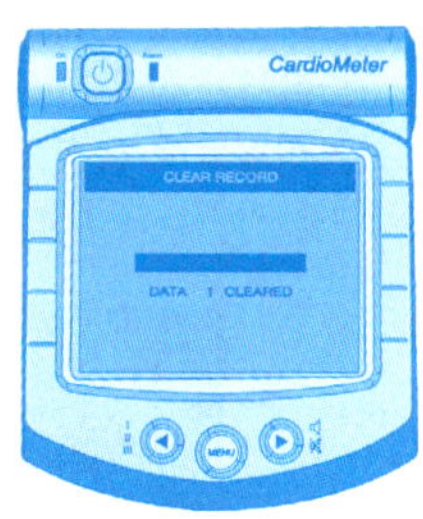

12. 심전도 데이터가 삭제될 때 나타나는 화면이다.

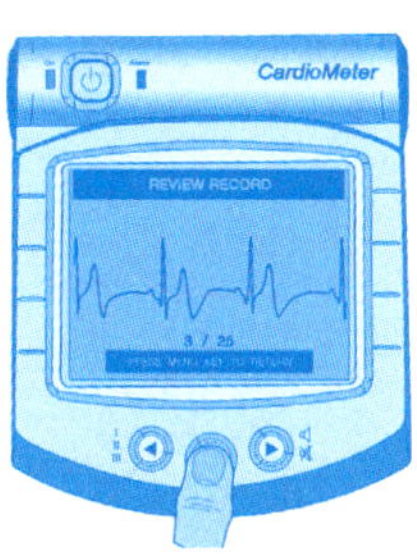

13. "EXIT" 메뉴를 선택하기 위해 우방향 버튼을 누른다.

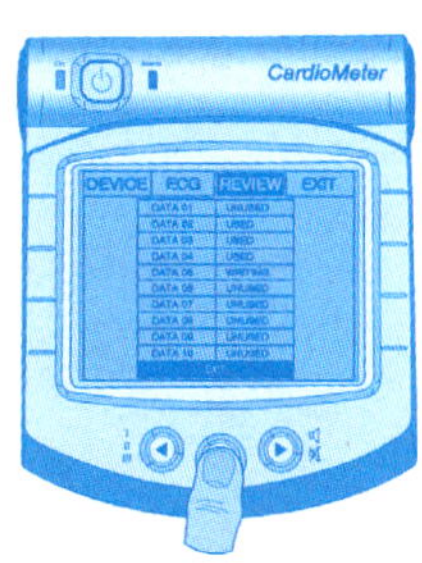

14. "EXIT" 메뉴가 선택되면 "MENU" 버튼을 눌러 메뉴를 빠져나온다.

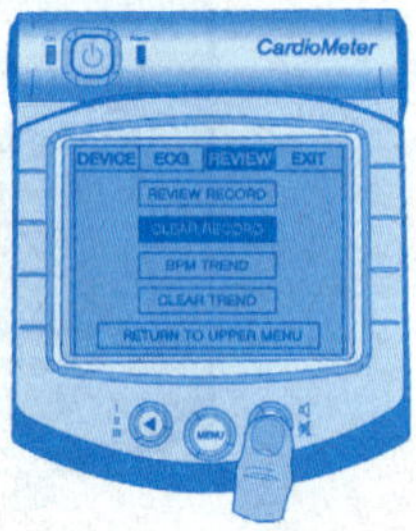

15. "BPM TREND"(심박 트렌드)를 선택하기 위해 우방향 버튼을 누른다.

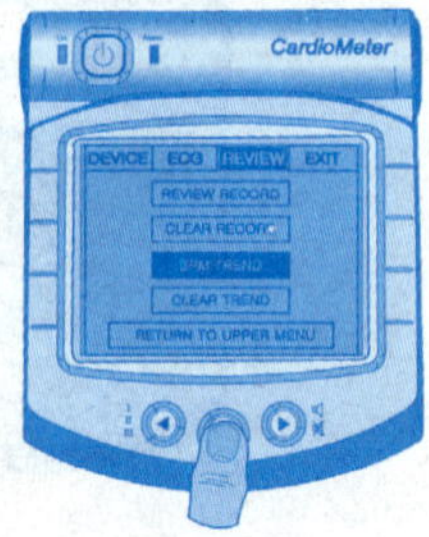

16. "MENU" 버튼을 눌러 "BPM TREND"(심박 트렌드) 메뉴로 들어간다.

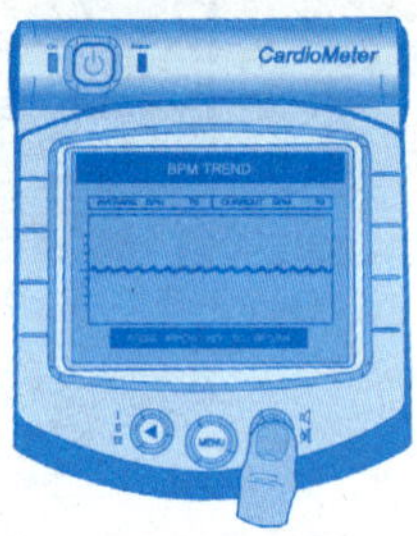

17. 중간의 그래프는 심박 데이터의 평균을 중심으로 그린 심박 데이터이며 "AVERAGE BPM"는 평균 심박수이며 "CURRENT BPM"는 실시간 심박수이다. 좌방향 버튼 및 우방향 버튼을 누르면 메뉴를 빠져나간다.

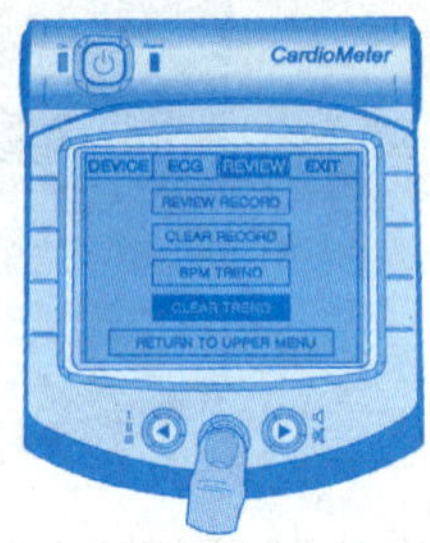

18. "MENU" 버튼을 눌러 TREND를 삭제한다.

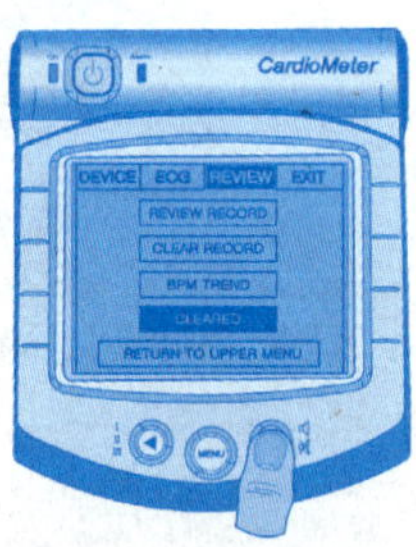

19. 우방향 버튼을 누른다.

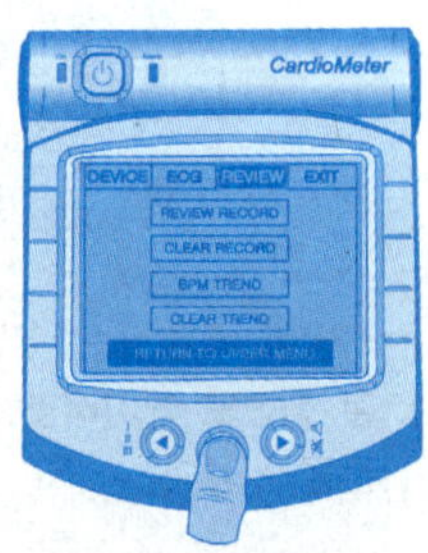

20. "MENU" 버튼을 눌러 상위 메뉴로 돌아간다.

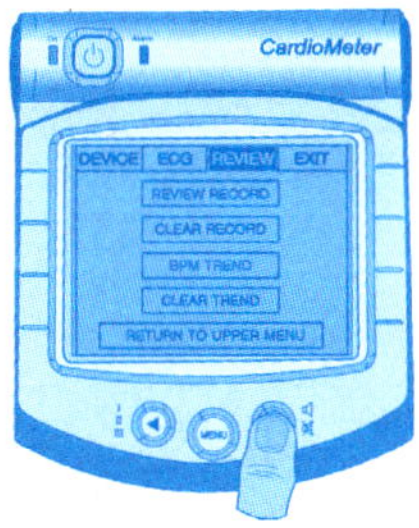

21. 우방향 버튼을 누른다.

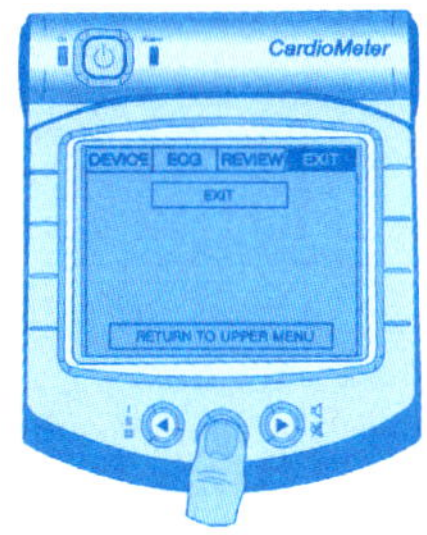

22. "MENU" 버튼을 눌러 "EXIT"(종료) 메뉴로 들어간다.

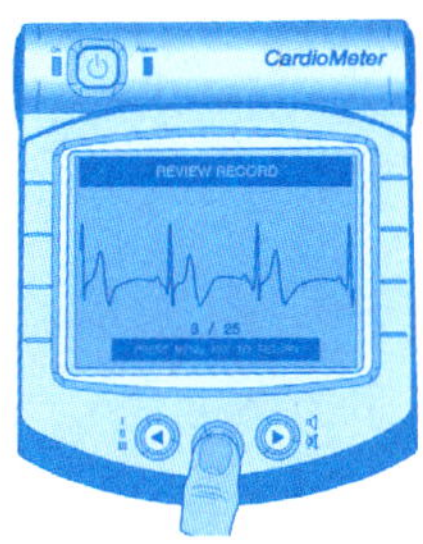

23. "MENU" 버튼을 눌러 메뉴를 종료한다.

제4장

휴대용 환자감시장치

01 제세동기 이론

02 교육용 체외형 자동 제세동기 실습

03 Part I : 자동 제세동기 준비 실습

04 Part II : 응급상황 시나리오 실험하기

05 Part III : 제세동기의 환경설정 및 사용내역 확인

01 제세동기 이론

1. 제세동기의 개요

제세동의 메커니즘은 1899년 프레보(Prevost)와 바테리(Batelli)에 의해 처음으로 시도되었으며 이는 심장이 **동방결절***(Sino-Atrial node)이나 이소성 맥박조절기로부터의 고유한 전기적 임펄스에 반응하는 것처럼 부유한 전기적 임펄스에서도 반응하므로, 충분한 전류를 **심실세동**(Ventricular Fibrillation : VF)이 발생하는 동안 흉곽에 인가하여 심실 세포들의 대부분은 탈분극하여 심장활동의 자활을 유도하는 것이다. 이러한 제세동의 정확한 메커니즘은 알려져 있지 않지만, 연구에 따르면 제세동이 이루어지기 위해서는 심실세포의 임계량이 동시에 탈분극 되어야 한다.

전형적으로 DC(직류)형 제세동기는 3~9[ms]의 짧은 시간 동안 인체에 DC 펄스를 인가하며, 인가되는 전기적 에너지의 양은 줄[J]로 표현한다. 1줄[J]은 1[Ω]의 저항을 통해 1초 동안 흐르는 1[A]의 전류가 소모하는 전기 에너지의 양이다. 심실세동과 심실빈맥 현상을 제거하기 위해 흉곽을 개방하여 직접 심근에 전류를 인가하거나 비간접적으로 흉곽 외부에 전류를 인가하여 심근에 전기적 역충격을 가하는 의료기기이며 기본 **심폐소생술****(CPR)보다 효과가 뛰어난다. 심실빈맥과 세동은 심장마비의 원인이 되기 때문에 이런 제세동기를 사용한 시술방법은 소생술의 하나로 행해지고 있다.

1) 역쇼크법

심실세동, 무맥성 심실빈맥일 때 심장에 강한 충격(전기자극)을 주면 심근 전체는 동시에 흥분하고 다시 통일된 심박동을 재개하는 경우가 있다. 이것이 전기적 세동제거법 중에서 역쇼크법(countershock)이라고 한다. 역쇼크 방법에는 직류(Direct Current : DC)를 이용하는 방법과 교류(Alternating Current : AC)를 이용하는 방법이 있는데, 현재에는 직류 세동제거법을 이용하고 있다.

---

* 동방결절(Sinoatrial node : S-A node) : 심장박동의 리듬을 결정하는 것으로써 심장의 한 부분으로 전기자극을 생성하여 심장이 수축되게 한다.

** 심폐소생술(Cardio Pulmonary Resuscitation : CPR) : 심장이 마비가 된 상태일 때 인위적으로 혈액을 순환시키는 응급처치이다.

2) 심폐소생술 종류

현재 사용되고 있는 심폐소생술(cardiopulmonary resuscitation) 중에는 직류 세동제거법, 인공호흡(artificial respiration) 및 심장박동 조절장치(pacemaker), 심장마사지(cardiac massage) 등이 있다.

3) 자동 세동제거기

자동 세동제거기(Automated External Defibrillato : AED)는 환자의 심전도 검사결과를 자율적으로 판독하여 세동제거가 필요할 때 이용자에게 세동제거를 시행하라는 경보로 알려주며, 세동제거의 에너지 등을 자동적으로 판단하는 기능을 가졌다(그림 4-1).

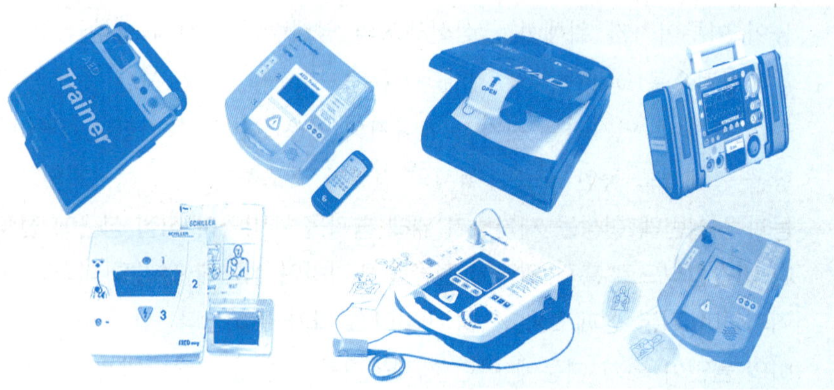

[그림 4-1] 세동제거기 종류

2. 제세동기의 필요성

미국심장학회(American Heart Asociation : AHA)에 따르면 연간 약 460,000명 정도가 급심정지*(Sudden Cardiac Arrest : SCA)로 인해 미국에서 사망하고 있으며, 급심정지 환자 중 95[%]가 병원에 도달하기 전에 사망한다는 통계가 나왔다. 부정맥으로 인한 심장마비는 발생한지 1분이 지날 때마다 환자의 생존율이 7~10[%] 정도씩 감소하므로 신속한 응급조치가 무엇보다도 중요하다. 즉 10분 이내에 심장마비 환자에게 전기충격의 치료를 통한 치료가 없이는 살아날 확률이 1~2[%]에 불과하게 된다. 그래서 심장마비 환자가 발생할 수 있는 공공장소 및 비행기, 여객선, 철도 등의 교통수단 그리고 119구조대, 소방서, 경찰 등의 응급조치가 필요한 기관 등

* 급성심정지(Sudden Cardiac Arrest : SCA) : 심장의 기능이 갑작스럽게 정지해 사망에 이르는 질환이다.

병원 외의 장소에 체외형 자동 제세동기 설치를 권고하고 있는 것이 세계적인 추세이다.

1) 심전도 측정방법

심전도(electrocardiogram)는 심장의 활동에 따라 변화하는 생체전류를 측정한 것을 사람이 인지할 수 있도록 그래프로 표시하는 것을 심전도라고 한다. 측정방법에는 표준사지유도와 증폭사지유도, 흉부유도가 있다.

① 표준사지유도 : 쌍극유도로 각각 (−)극과 (+)극으로 정하여 두 곳의 전위차를 측정하는 것이다. [그림 4-2]와 같이 LEAD Ⅰ은 오른손은 (−)극, 왼손을 (+)극, LEAD Ⅱ는 오른손은 (−)극, 왼발을 (+)극, LEAD Ⅲ은 왼손은 (−)극, 왼발은 (+)극 전극을 부착하여 측정한다.

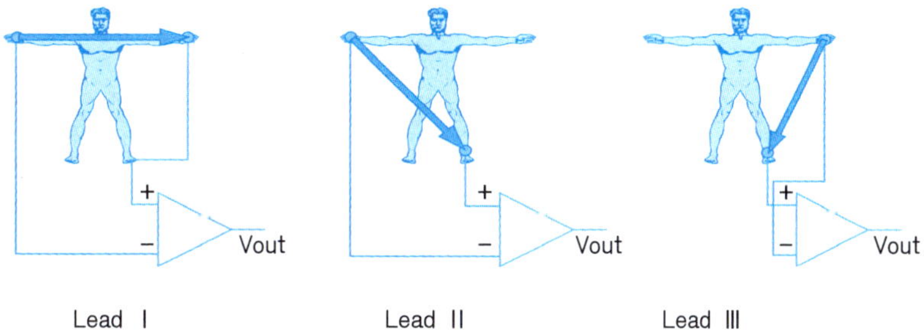

[그림 4-2] 표준사지유도

② 증폭단극사지유도 : 인체의 양손과 왼발에서 한 곳을 선택한 후 남은 두 곳을 기준으로 하여 측정하는 것으로 전위가 낮아 증폭회로를 사용하여 신호를 증폭한다. [그림 4-3]과 같이 각 증폭사지유도 명칭을 오른손, 왼손, 왼발의 순으로 각각 aVR, aVL, aVF라고 한다.

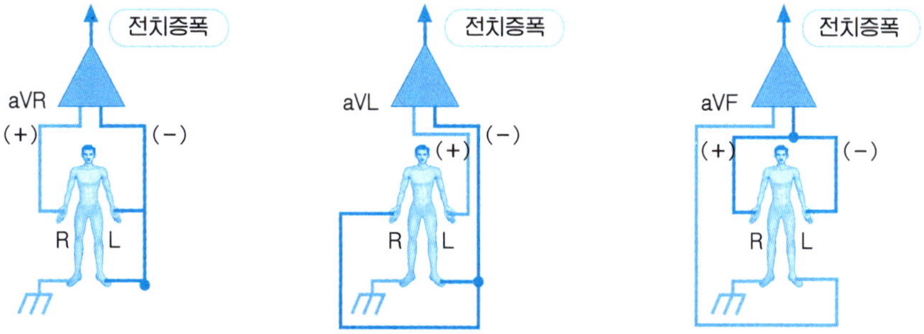

[그림 4-3] 증폭단극사지유도

③ 흉부유도 : 단극유도로 심장을 수평단면에 따라서 기록한 것이다. 교육용 제세동기는 표준사지유도의 LEAD II 방식을 사용하여 심전도를 측정한다(그림 4-4).

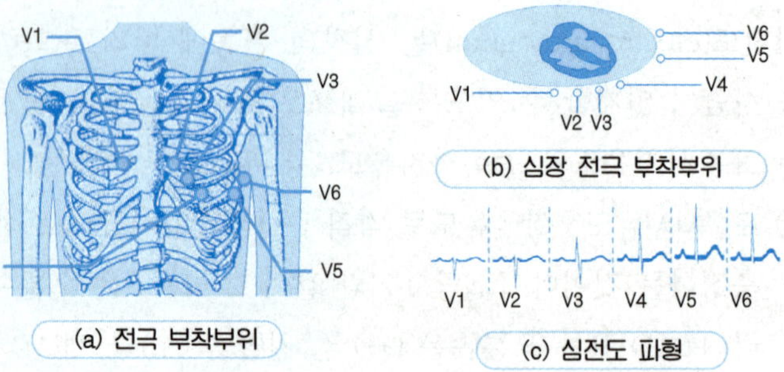

[그림 4-4] 흉부유도와 흉부유도에서의 QRS파의 변화

2) 부정맥

정상적인 심전도가 관찰되지 않는 상태로 부정맥은 심방과 심실이 과민해지거나 전도장애로 인해 심방과 심실수축을 위한 전기적 활동이 다른 부위에서 시작이 되는 경우 발생한다. 이러한 부정맥은 심박출량 감소를 초래한다. 불충분한 심방과 심실의 충만과 기계적인 수축력 감소로 인해 1회 박출량이 심각하게 감소된다.

(1) 심실빈맥

3개 또는 그 이상의 심실성기외수축*(Ventricular Premature Beat : VPB, Ventricular Premature Contraction : VPC)**이 연속적으로 나타나는 것**으로 심실이 연이어 빠른 속도로 흥분하여 심박수 100~250회 정도로 빠르고 규칙적이며, P파와 PR 간격이 없으며 넓은 모양의 QRS 파형을 만든다. **심실빈맥은 심실세동으로 변하기도 한다.** 심실빈맥이 30초 미만 지속되는 경우는 비지속성(nonsustained) 심실빈맥(Ventricular Tachycardia : VT), 30초 이상 지속시에는 지속성(sustained) 심실빈맥이라고 한다.

(2) 심실세동

심실세동(Ventricular Fibrillation : VF)은 심근이 각각 탈분극과 재분극을 하여

---

* 심실성기외수축(Ventricular Premature Beat : VPB, Ventricular Premature Contration : VPC) : 심실 내에서 자극이 발생한 비정상적인 수축(기외수축)을 심실성기외수축이라고 한다.

심근이 불규칙적으로 움직여서 무수축 상태가 되어 심박출이 안 되는 상태이다. 심전도 파형은 P파와 PR간격이 없고 심방수축 및 QRS 파형이 나타나지 않으며 심박수는 불규칙하다. 그리고 150~500회의 심박수를 가진다. 심실세동은 일반적으로는 **심실빈맥에서 심실세동으로 전환되거나 심실조기수축을 통해 발생**한다. 심실세동이 관찰되면 즉시 제세동을 시행해야 한다.

① 세 동

심장의 전기적 증세가 혼돈상태로서 심근 근이 불규칙적으로 제각기 이완과 수축을 반복하는 현상을 세동이라 한다. 심방의 세동을 심방세동(Atrial Fibrillation : AF)이라하고 심실의 세동을 심실세동(Ventricular Fibrillation : VF)이라고 한다.

② 심실세동의 현상

심실세동의 현상은 **혈액을 보내는 펌프로서의 기능을 할 수 없게 하고**, 심실벽은 잔물결이 일어난 것처럼 **간소하게 불규칙적이고 빠르며**, 심실파형을 구별하기 힘들고, 무질서하고 비협조적인 진동이 형성되어 심실 전체로서 기능적인 수축이 볼 수 없게 된다. 그 결과 심장이 무질서하게 박동하며 떨리게 되고 환자의 혈압은 0(zero)까지 떨어지게 된다.

심장으로부터 혈액이 거의 분출되지 않으며 체내 산소는 급속히 소모되어 보통 수초 내에 임상적으로 사망단계에 이른다. **빠른 시간 안에 즉각적이고 효과적인 치료로 심실수축이 일어나지 않으면 뇌와 심장 등에 비정상적인 상태로 변화하여 사망**하게 된다. 이때의 심전도는 상당히 독특한 정현파 파형을 나타낸다. 이 상태로 몇 분간 유지되는데 그 사이에 정현파 모양의 심전도는 진폭이 차차 감소하여 마침내 작아져서 죽음에 이른다(그림 4-5).

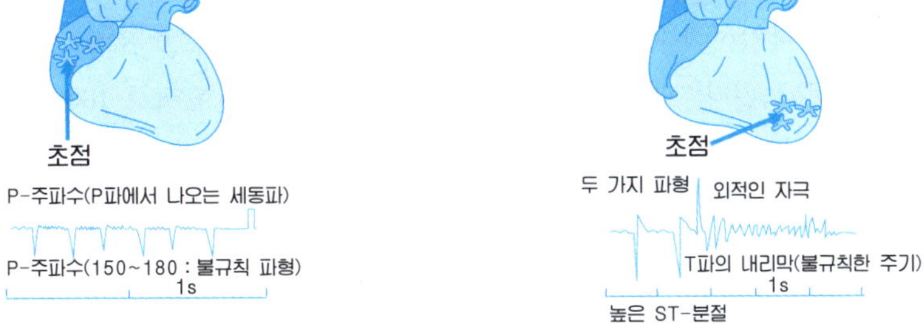

(a) 심방세동(400 : circus motion theory)　　(b) 심실세동(sawtooth with 300p)

[그림 4-5] 심방세동 및 심실세동

③ 심실 무수축

무수축은 심실의 탈분극이 없으므로 심근수축이 없다. 즉 심실의 전기활동이 없는 상태로 심전도에는 전기활동이 나타나지 않는다. 완전 방실차단의 경우는 QRS파는 나타나지 않지만 P파는 관찰될 수 있다. 심 정지 환자에는 처음부터 무수축인 경우도 있으나, 일반적으로 심실세동이 지속되다가 무수축으로 전환된다. 심실 무수축(asystole)은 시간이 경과할수록 심폐정지가 될 수 있기 때문에 높은 사망률을 보인다.

3. 제세동기의 에너지

제세동기는 심장에 강한 전기충격을 가해 세동을 종료시키는 기기이다. 심실세동이나 심실성 빈맥은 모두 심실의 수축이 비정상적이고 불규칙하게 일어나는 상태이다.

(1) 탈분극에 필요한 에너지량

제세동기는 강한 전기 에너지를 이용해 불규칙적으로 움직이는 심근의 세포들을 동시에 탈분극시켜 절대적 불응기로 만든다. 그 이후에 페이스메이커*(pacemaker)인 동방결절(S-A node)이 회복되어 정상적인 리듬으로 되돌아오게 유도한다. 이때 심근의 80[%] 이상이 탈분극되어야 심장전체가 전기적으로 균일한 상태가 될 수 있고, 제세동의 성공률도 높아진다. 그래서 제세동기는 심장 전체를 탈분극시킬 만큼 강한 전기충격을 가해야 한다. 형태에 따라 조금씩 차이가 있지만 심실세동 제거의 경우 체외에서는 보통 100~400[J] 사이의 에너지를 이용한다.

(2) 에너지 주입량

심장에 직접 이용하는 경우 100[J] 이하로 한다. 심방세동일 경우 필요한 에너지는 좀 더 적어서 150[J] 정도이다. 심실성 빈맥은 심장율동의 형태나 빈맥의 빠르기에 따라 결정된다. 맥박이 있든 없든 보통 단상 사인형태로 100[J] 정도면 된다. 심실성 빈맥이 빠르거나 형태에 있어서 보다 불규칙해지면 심실세동과 비슷해지므로 200[J]정도가 필요하다.

---

* 페이스메이커(pacemaker) : 심박(심장박동) 조율기이다.

(3) 세동제거기 에너지 주입원리

현재는 직류 세동제거기를 많이 사용하고 있는데, 콘덴서 방전 방식이다. 콘덴서에 수천 볼트[V]의 고전압을 저장하고 짧은 시간에 인체에 높은 전류를 흐르게 하여 세동을 제거한다. 장비의 구성은 전류를 흐르게 하는 전원부, 인체와 접촉하는 전극, 심전도, 모니터부, 레코더 등이 있다. [그림 4-6]과 같이 미리 2~7[kV]로 끌어올린 고전압을 스위치를 ①번을 닫아서 콘덴서 C를 충전한다. 세동제거를 할 때는 전극을 환자의 흉부에 부착하고 스위치를 ②를 닫으면 콘덴서 C에 충전되었던 전하가 빠르게 방전된다. 이 세동제거기 장치의 전류는 5~20[A], 전류를 통하게 하는 전압은 2~7[kV], 자극시간은 2~5[ms]이다.

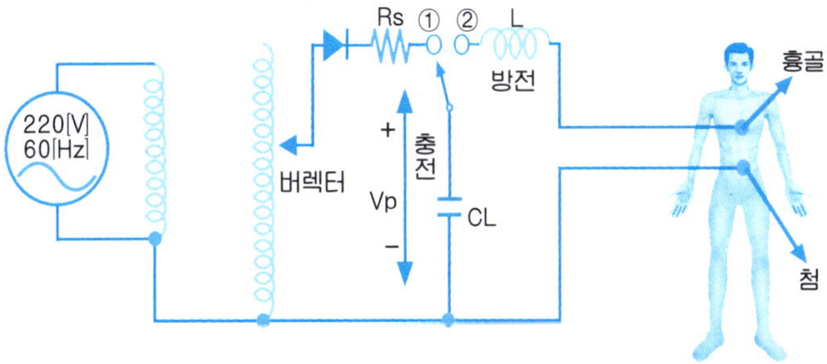

[그림 4-6] 세동제거기 회로(콘덴서 방전 방식)

(4) 전기충격 치료원리

환자의 가슴에 부착된 전극을 통해 얻어진 심전도 신호를 엔트로 부정맥 분석 알고리즘을 이용하여 심실세동(VF) 및 심실빈맥(VT) 여부를 판독한다. 이러한 심장마비증상의 부정맥현상이 발견될 경우 환자에게 이상성(biphasic) 파형의 고압 고전류의 전기충격 치료를 통해 심근 전체를 동시에 수축시켜 강제적으로 심근활동의 초기조건을 만들어 줌으로써 심장 리듬이 정상적으로 회복될 수 있도록 한다.

(5) 유효에너지

제세동기의 에너지는 심장전체를 탈분극시킬 수 있는 최저 유효에너지로 설정된다. 만약 제세동기의 에너지가 너무 낮아 전류가 약하면 제세동에 실패하게 되고, 너무 높아 지나치게 강한 전류가 발생하면 심근이 손상되어 심장기능에 장애가 생길 수도 있다. 또 에너지가 너무 높거나 낮을 경우 심장의 비정상적인 현상을 가속화시킬 가능성도 있다.

성인의 기준에서 체격과 요구에너지는 크게 관계가 없다. 하지만 소아(1~8세)의 경우 성인보다 적은 에너지를 이용해야 한다(1세 미만의 영아에게는 제세동을 실시하지 않는다). 하지만 사정이 급할 경우 성인 기준의 에너지를 이용해도 상관없다.

(6) 제세동역치

제세동을 성공시키기 위한 최소한의 에너지를 제세동역치라 한다. 제세동역치는 크게 해부학적 인자와 전기적 인자에 의해 결정된다.

① 해부학적 인자 : 심장의 크기, 폐의 용적 등 자극을 주는 부위의 해부학적 정보이다.

② 전기적 인자 : 심전도 파형, 인체의 대사상태, 체온, 산소분압, 조직의 산성도, 세포외 칼슘농도, 심장의 허혈 등 심장의 움직임에 관련된 인자이다.

이러한 두 가지 인자 외에도 제세동역치는 심실세동의 지속시간과 관계가 있다. 지속시간이 길어질수록 역치는 최대 5배 정도까지 높아질 수 있다.

(7) 경흉저항

제세동의 성공에 관여하는 요인 중 다른 하나는 경흉저항(transthoracic impedence)이다. 경흉저항은 전류의 효과적인 전달에 관여한다. 경흉저항이 크면 전류가 잘 전달되지 못해서 치료효과에 영향을 준다. 성인의 평균 경흉저항은 70~80[Ω] 정도이다. 경흉저항에 관여하는 인자들은 [그림 4-7]과 같다.

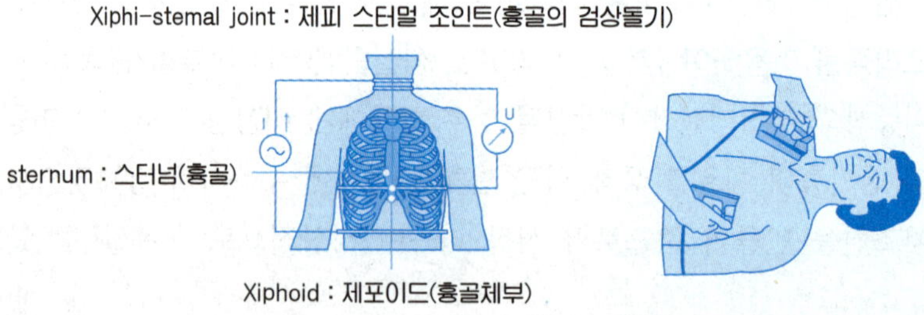

[그림 4-7] 경흉저항 측정법 및 시술

① 전극크기 : 전극크기가 작을수록 경흉저항이 크다. 하지만 너무 크면 전류가 효과적으로 전달되지 못한다. 성인의 경우 직경이 최소 13[cm], 소아의 경우 최소 8~10[cm] 정도가 적당하다.

② 전극과 피부접촉면 : 전극과 피부 사이에 공기가 있을 때보다 식염수나 전도 젤

리를 이용하면 경흉저항이 낮아진다. 가슴에 털이 많을 때는 털을 깎고 전극을 붙이면 경흉저항을 낮출 수 있다.

③ 호흡주기 : 환자의 흡기시가 호기시보다 저항이 크다.

④ 두 전극 사이의 거리 : 전극 간의 거리는 가까울수록 저항이 작다. 즉 흉곽이 작으면 저항이 작다.

⑤ 전극 압력 : 전극을 강하게 눌러 붙일 때 저항이 작다.

4. 제세동기의 에너지 형태

제세동기는 크게 **단상파형**(monophasic)과 **이중파형**(biphasic)의 두 가지로 분류된다. 두 가지 형태는 제세동기에 전류를 흘려보내는 방식에 차이점이 있다. 이중파형을 이용했을 때 단상파형을 이용했을 경우에 비해 낮은 에너지로 큰 효과를 볼 수 있다.

(1) 단상파형 제세동기

전류를 한 방향으로만 흐르게 한다. 파형은 **시간에 따라 증가했다가 0으로 급격히 감소하는 모양**을 갖는다. **단상사인**(MDS), **단상 순간형 지수**(MTE) **등의 형태로 에너지가 전달된다.** 2005년 개정이전에는 단계적으로 200[J]에서 300[J]로 해서 360[J]의 에너지로 증가시키며 충격을 가하는 것이 일반적이며, 전기충격 성공률을 높이고 안전성을 높이기 위함이었다. 2005년 개정 이후로 처음부터 360[J]로 강하게 시행해서 한 번에 심장을 소생시키는 것을 목표로 한다.

(2) 이중파형 제세동기

전류가 한극에서만 흐르지 않고 한 극에서 흐른 전류가 다른 극으로 이동해 파형의 모양은 위아래로 흔들리는 모양이 된다. 이중 **순간형 지수**(BTE) **이중직선**(RLB) 등의 형태가 있다. 이중파형을 이용할 때는 **에너지의 크기를 증가시키지 않는다.** 이때 에너지는 단상파형보다 훨씬 낮은 150~175[J] 사이의 에너지를 연속적으로 사용한다. 하지만 둘의 치료효과는 거의 비슷하거나 이중파형 쪽이 더 좋다. 또한 낮은 에너지를 이용하는 이중파형 전기충격이 더 안전해서 심근의 손상이 적다. 그리고 이중파형 제세동기는 단상파형에 비해 크기와 무게를 줄일 수 있어 더 다양한 곳에서 사용이 가능하다는 장점이 있다(그림 4-8).

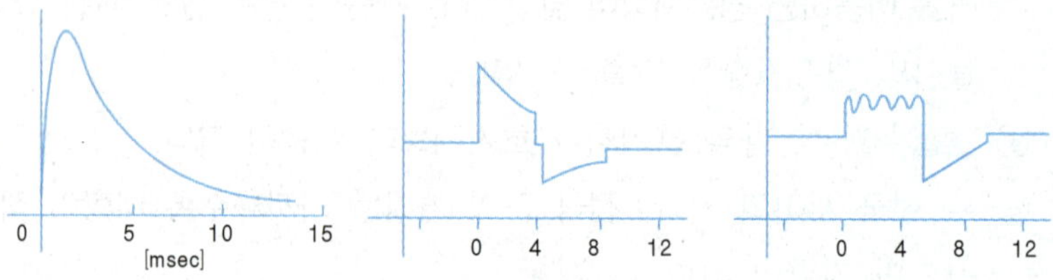

(a) 단상 사인[MDS] (b) 이중 순간형 지수[BTE] (c) 이중 직선[RLB]

[그림 4-8] 제세동기의 에너지 파형의 형태

5. 체외형 자동 제세동기의 용도

심실빈맥(VT)이나 심실세동(VF)의 부정맥이 나타나는 심장마비(sudden cardiac arrest) 환자나 응급상황의 심장질환환자에게 전기충격을 주어 심장을 정상 리듬으로 회복시키는 데 이용되는 기기이다. 체외형 자동 제세동기(Automatic External Defibrillator : AED)에서는 심전도를 분석할 때 사람이 직접 할 필요가 없고 자동으로 상태를 진단해서 알려준다. 뿐만 아니라 현재 환자의 상태에서 제세동이 필요한지를 결정해주고 일반인들도 지시에 따라 응급처치를 할 수 있도록 모든 치료순서를 안내해주는 시스템을 갖고 있다. 필요한 에너지양에 대한 정보도 프로그래밍 되어 있다. 단 최종적인 제세동 실행은 사람이 직접 버튼을 눌러야 가능하다. 소아의 경우 소아용 변환 시스템을 가지고 있는 체외형 자동 제세동기(AED)가 있으나 변환 시스템이 없다 하더라도 성인 기준의 에너지를 이용해도 상관없다. 단 성인에게 소아기준의 에너지를 이용해서는 안된다(그림 4-9).

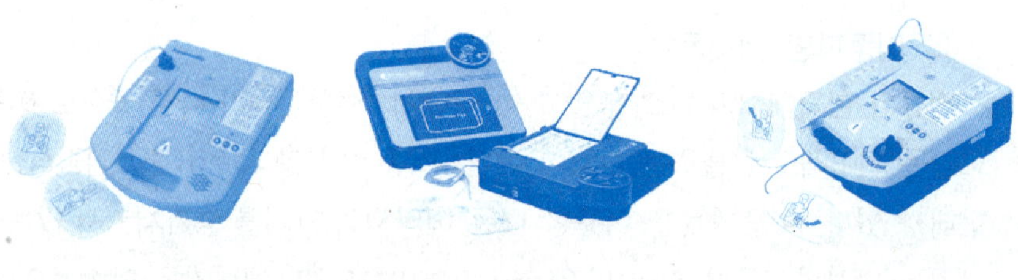

[그림 4-9] 자동 제세동기 장비

6. 제세동제거에 동반되는 사고와 위험성

제세동제거기는 환자에게 2~7[kV] 전압을 주는 상당히 위험한 치료법이므로, 제세동제거기를 이용한 치료에선 상당한 주의와 전기안전에 대한 숙지가 되어 있어야 한다.

(1) 화 상

전극을 부착했던 부위에 붉은 점이 나타날 수 있으며 때론 화상이 되기도 한다. 화상을 예방하는 방법으로는 저항이 가장 큰 피부에 페이스트를 칠하고, 전극이 접촉하는 면적을 넓게 하고, 전극을 피부에 밀착시키는 것 등이 있다.

(2) 감 전

고전압 펄스가 환자의 몸을 통해 흐르면서 환자와 접촉한 사람에게도 전류가 흐를 수 있다. 감전사고를 예방하는 방법은 전극을 갖고 있는 이용자는 항상 고무장갑을 착용하여야 하고, 또한 전극을 잡는 부분을 혈액이나 식염수 등 액체에 닿지 않도록 주의하여야 한다. 감전은 전극전류뿐만이 아니라 제세동제거 장치로부터의 누설전류에 의해서도 발생된다. 감전은 이용자나 보조자에 위험을 줄 뿐만 아니라 치료한 환자가 다시 심실세동을 유발시켜 위험한 상태까지 갈 수 있게 한다. 그러므로 감전사고를 방지하기 위해서는 제세동제거기 이용 시 항상 접지를 하고, 환자는 접지로부터 분리시킨다.

(3) 폭 발

땀, 인모 등으로 인해 인체와 전극의 접촉이 좋지 않으면 전극과 흉벽 사이에 불꽃이 튈 수 있다. 전극과 흉벽 사이에 불꽃이 인화성 마취가스나 산소 등에 인화할 경우 폭발을 일으킬 수 있다.

7. 제세동기의 종류

환자의 심전도(Electrocardiogram : ECG, Electrokardiogram : EKG)에 T파가 발생했을 때 직류 제세동제거기를 이용하여 전기충격을 주면, 심실세동을 초래할 가능성이 높다. 그러나 일반적인 심실세동이 발생했을 때 심실세동을 없애기 위하여 제세동제거기를 이용한다. 즉 심실세동이 발생하면 T파가 발생되지 않는다.

(1) 전기 제세동기

심방조동 또는 심방빈맥과 같은 심방부정맥(심방세동) 현상이 생기면, 심실이 급속하게 수축하기 때문에 직류 세동제거기를 이용하여 정상적인 박동률을 되찾을 수 있다. 이런 경우 R파가 발생되는 도중에 실수로 제세동제거기를 이용하여 펄스가 입사되면 심실세동을 유발할 수 있다. 이러한 사고의 위험성을 예방하기 위해 T파가 생기기 전, 즉 R파 발생 바로 다음에 펄스를 만들어 내는 동기회로를 갖춘 특수한 제세동제거기가 필요하다(그림 4-10).

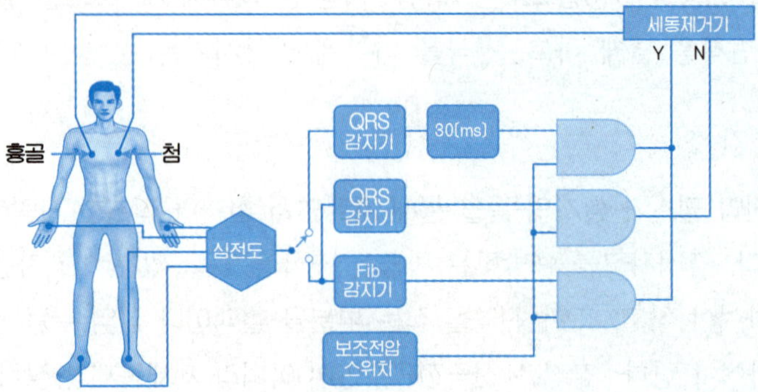

[그림 4-10] 전기 제세동제거기의 구조

(2) 이식형 제세동기

환자의 인체 내에 삽입되어 심실빈맥과 심실세동 같은 빠르고 불안정한 심장의 심파형이 발생되면 자동으로 감지하고 치료가 된다.

① 이식형 제세동기 치료

악성 부정맥이 있는 환자의 체내에 직접 삽입하여 낮은 에너지로 전기충격을 심근에 직접 가하는데 횟수가 한정되어 있는 기기이다.

이식형 제세동기(Implantable Cardioverter Defibrillator : ICD)는 심장의 박동을 계속 감지하고 있다가 악성 부정맥이 발생하면 이를 감지하고 충격을 가해 부정맥을 즉각 중지시킨다. 이때 비정상적으로 빠른 부정맥뿐만 아니라 비정상적으로 느린 부정맥도 치료할 수 있다(그림 4-11).

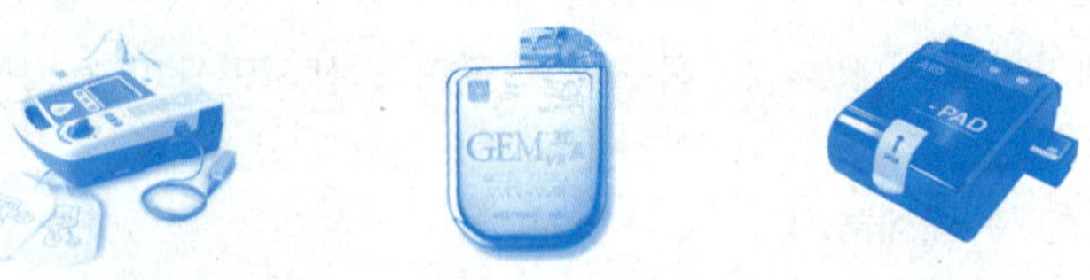

[그림 4-11] 이식형 제세동기 및 전기 제세동기

② 이식형 제세동기 구성

체내형 제세동기는 전극선, 본체, 프로그래머 등으로 구성된다. 전극선과 본체는 시술 시 직접 몸에 이식되는 것이고 시술 후 이동형 제세동기(ICD)를 검사하는 소형 컴퓨터인 프로그래머는 치료정보를 관리하는 역할을 한다.

좌측 쇄골 아래를 절개해 전극선을 심장 안으로 이식하고 본체에 연결 후 피부 밑에 이식한다. 전극선은 실제로 심장에 전기충격을 주는 부분이다. 전기충격을 주기 위한 배터리와 회로로 구성되어 있으며 배터리가 모두 소모되는 경우 본체 자체를 바꾸어야 한다. 수명은 2~5년 정도이다. 심한 부정맥이 생길 경우 큰 도움이 되며 부정맥제를 복용할 필요가 없어지거나 복용량을 줄이는 장점이 있다.

참고 부정맥 치료

이식 후 정기적으로 관리를 받을 필요가 있는데 이때 병원에서는 프로그램를 이용한다. 프로그램에서는 ICD가 부정맥 발생시 잘 치료했는지 확인하고 그 치료정보를 보여준다. 그래서 이식후 환자의 관리 및 치료방향에 대해 도움을 줄 수 있다. 이동형 제세동기(ICD) 이식환자의 경우 MRI 촬영이 불가능 하고, 각종 의료행위에 있어 제약이 따를 수 있으므로 진료시 항상 ICD 이식환자라는 것을 밝혀야 한다.

8. 제세동기의 동작원리

환자의 가슴에 부착된 전극을 통해 얻어진 심전도 신호를 엔트로피 부정맥 분석 알고리즘을 이용하여 심실세동(VF) 및 심실빈맥(VT) 여부를 판독한다. 이러한 심장마비 증상의 부정맥 현상이 발견될 경우 환자에게 이상성(biphasic) 파형의 고압 고전류의 전기충격 치료를 통해 심근 전체를 동시에 수축시켜 강제적으로 심근활동의 초기조건을 만들어 줌으로써 심장 리듬이 정상적으로 회복될 수 있도록 한다(그림 4-12).

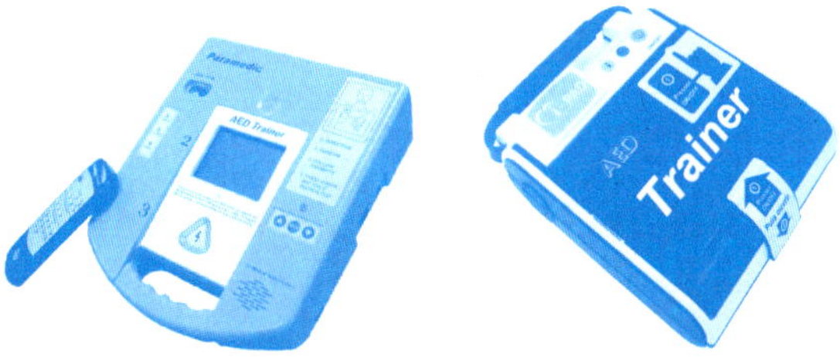

[그림 4-12] 교육용 체외형 자동 제세동기 장비

9. 체외형 자동 제세동기의 용도

체외형 자동 제세동기(Automatic External Defibrillator : AED)는 심실빈맥(VT)이나 심실세동(VF)의 부정맥이 나타나는 심장마비(sudden cardiac arrest) 환자나 응급상황의 심장질환환자에게 전기충격을 주어 심장을 정상 리듬으로 회복시키는

데 사용되는 기기이다. 심장마비 환자는 발병 후 1분마다 7～10[%]씩 생존율이 떨어지므로 전기충격의 심장충격기를 통한 심폐소생술의 응급처치를 위해 비행기나 구급차, 공공장소에 설치되어 응급구조사가 환자를 병원으로 이송하는 과정 중에 응급치료를 위해 사용된다.

10. 제세동기 사용 시 주의사항

환자의 심장이 완전히 정지했을 때 환자의 움직임이 전혀 없을 때에만 제세동기로 분석 및 전기충격을 가해야 한다. 그리고 환자가 호흡을 한다면 기계가 리듬을 부정확하게 분석할 가능성이 있기 때문에 호흡을 잠깐 멈춰야 한다. 또한 제세동기를 사용할 때에는 휴대폰, 무선 송수신기 등을 근처에서 사용하지 않아야 하며, 이식형 제세동기를 사용하는 환자나 인공심박조율기를 이식한 환자의 경우 체외형 제세동기를 사용할 때 주의해야 한다. 그리고 전극을 부착할 때 내부의 기기와 2.5[cm] 정도 떨어진 곳에 붙여야 한다. 기기를 이식할 때 절개한 흉터가 남으므로 흉터에서 적당히 떨어진 곳에 붙이면 된다. 또 한 이식형 제세동기와 체외형 제세동기가 충돌해 전기충격에 실패할 가능성이 있으므로 주의한다.

이식형 제세동기가 환자에게 전기충격을 시행할 때는 환자의 근육이 어느 정도 수축하게 된다. 이때 이식형 제세동기가 치료주기를 끝낼 수 있게 30～60초 정도 시간을 두고 제외 제세동기를 작동시킨다. 그리고 피부에 부착해 이용하는 약물이 있을 때는 제거하고 제세동을 실시한다.

02 교육용 체외형 자동 제세동기 실습

1. 전면부분 설명

교육용 체외형 자동 제세동기의 전면에는 사용자에게 지시 및 장비상태를 전원 / 에러 표시 램프, LCD 스크린, 스피커가 있으며, 전면 좌측 상단에는 패드 연결구가 있다. 우측 중간에는 제세동기의 환경설정 및 데이터 확인 시에 사용한다. 중앙 하단에 있는 스위치는 쇼크 버튼 스위치이며 중앙상단에 있는 스위치는 전원 스위치이다.

현재 개발 중인 체외형 자동 제세동기는 LCD 스크린 화면에 모든 동작이 영상화되어 따라서 하면 사용이 되도록 하였다(그림 4-13).

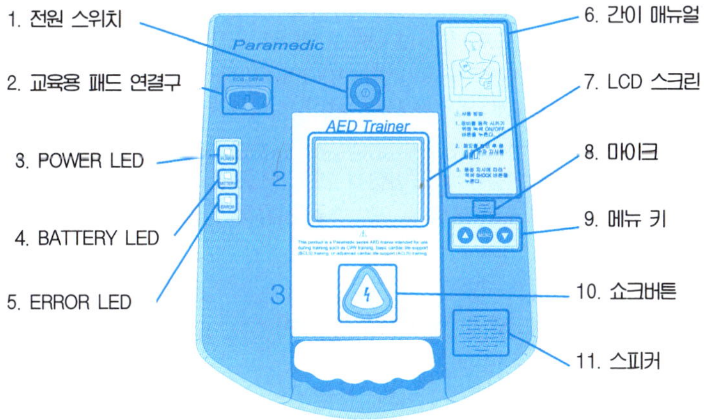

[그림 4-13] 자동 제세동기의 전면 각 부분 명칭

1. **전원 스위치** : 제세동기가 꺼진 상태에서 누르면 켜지고, 켜진 상태에서 누르면 꺼진다.
2. **교육용 연결 패드 연결구** : 패드를 연결 시 연결 커넥터 모양을 보고 연결하면 된다.
3. **POWER LED** : 전원상태 표시를 하는 램프로 전원 코드를 연결하면 램프가 점등된다.
4. **BATTERY LED** : 전원상태 표시를 하는 램프로 전원 코드를 연결 안하고 배터리가 충분할 때 램프가 점등되어 있다(교육용 제세동기에는 사용 안함).
5. **ERROR LED** : 제세동기에 이상이 생기면 점등된다.
6. **간이 매뉴얼** : 제세동기의 사용방법을 간단히 적은 매뉴얼이다.
7. **LCD 스크린** : 제세동기의 상태 및 지시사항이 표시된다.
8. **마이크** : 사용 시에 음성 및 주변소리를 녹음하는 부분이다.
9. **메뉴 키** : 메뉴 모드에서 메뉴 이동 및 선택기능을 한다.
10. **쇼크 버튼** : 심전도 분석을 통해 제세동 쇼크가 필요하게 되면 쇼크 버튼에 빨간색 램프가 들어온다. 이때 쇼크 버튼을 누르면 전기충격 쇼크가 환자에게 가해지는 것처럼 동작한다.

11. **스피커** : 음성 및 비트 음으로 지시내용을 지시한다. [그림 4-13]과 같이 패드를 환자에게 부착하지 않으면 "패드를 부착하십시오."라고 지시를 한다.

2. 측면부분 설명

제세동기의 측면에는 데이터 저장을 위해 스마트미디어 카드 포드가 있으며 컴퓨터와 데이터 통신을 하기 위해 적외선 통신 포트 및 시리얼 통신 포드가 있다. 전원공급을 위해 AC 어댑터 연결구와 배터리 수납공간이 있다. 실습에 사용하는 장비는 배터리를 사용하지 않으며 AC 어댑터만 사용할 수 있다(그림 4-14).

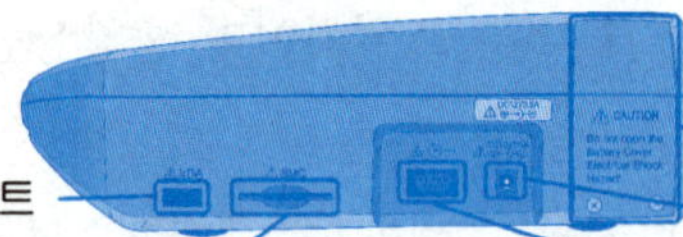

[그림 4-14] 자동 제세동기 측면 각 부분 명칭

1. **적외선 통신 포트** : 적외선 포트로 컴퓨터와 데이터 통신 시 사용된다.
2. **스마트 미디어 카드 포트** : 스마트미디어 카드에 심전도, 음성, 이벤트를 저장 시 사용된다.
3. **배터리 보호덮개** : 충전용 배터리를 장착하는 부분이지만 교육용 제세동기는 배터리를 사용하지 않는다.
4. **AC 어댑터 연결구** : AC 어댑터 연결 잭을 연결하는 부분으로 전원연결 부분이다.
5. **시리얼 통신 포트** : 시리얼 케이블을 사용하여 컴퓨터와 데이터를 송신 및 수신 시 사용된다.

3. LCD 스크린 표출화면 구성설명

1) 초기화면 구성설명

초기화면 구성은 [그림 4-15]와 같이 표시가 된다. 그림의 우측 상단을 보면 사용날짜가 표시되며 중앙 아래에는 사용시간이 표시된다. 좌측 하단에는 전원상태가 표시되고 화면표시 중앙에는 제세동기 사용 시 처음에 해야 할 사항인 패드를 붙이라는 문구와 동시에 패드 부착위치 그림이 표시되어 있다.

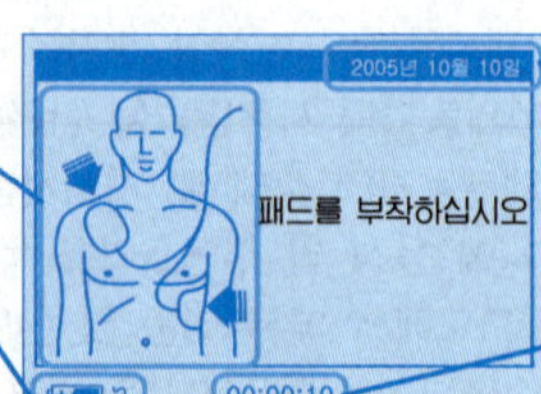

[그림 4-15] 초기화면 구성

1. **전극부착 표시** : 전극을 부착하는 신체부분을 그림으로 표시한다.
2. **배터리 용량 표시** : 전원을 배터리로 사용할 때에는 ''으로 표시하고 AC 전원을 사용하면 ''으로 표시한다.
3. **사용날짜 정보** : 사용할 때의 연도, 월, 일을 표시한다.
4. **사용시간 표시** : 전원을 켠 후 사용한 시간을 표시한다.

2) 전극연결 후 표시화면 구성

전극을 연결하게 되면 환자에게 연결된 패드를 통해 환자의 심전도 신호가 제세동기에 전달이 되게 된다. 그 심전도 신호는 [그림 4-16]의 표시화면 그림의 중앙에 위치해 있다. 화면의 좌측 상단에 전기 쇼크 인가 에너지가 표시되고 중앙 상단에는 전기 쇼크 횟수가 표시된다. 우측 상단에는 분당 심박수가 표시된다. 화면 아래는 좌측에는 전원상태, 중앙은 사용시간, 우측에는 사용기록 전송표시가 되어 있다.

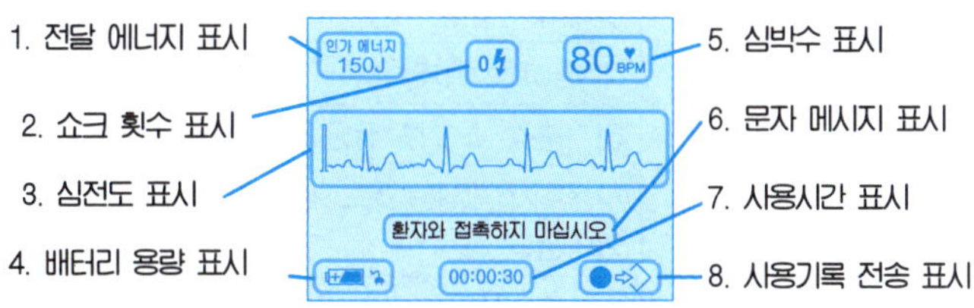

[그림 4-16] 전극연결 후 표시화면

1. **전달 에너지 표시** : 환자에게 전달되는 출력 에너지 표시로 단위는 줄(J)을 사용한다.
2. **쇼크 횟수 표시** : 환자에게 전달된 쇼크 횟수를 표시한다.
3. **심전도 표시** : 심전도 파형을 화면에 출력한다.
4. **배터리 용량 표시** : 전원을 배터리로 사용할 때에는 ''으로 배터리 잔량을 표시하고 AC 전원을 사용하면 ''으로 표시한다.
5. **심박수 표시** : 분당 심장박동 횟수(BPM)로 1분간 심장이 몇 번 뛰었는지를 표시한다.
6. **문자 메시지 표시** : 사용자에게 다음에 해야 할 행동을 문자로 지시해 준다.
7. **사용시간 표시** : 전원을 켠 후 사용한 시간을 표시한다.
8. **사용기록 전송 표시** : 음성 및 심전도 저장 시 표시가 되며 '●' 표시는 스마트미디어 카드가 삽입되어 있을 때에만 표시가 된다.

4. 음성 및 문자 메시지

제세동기로 환자를 치료할 시에는 여러 가지 지시사항이 필요하게 된다. 이러한 지시사항을 체외형 자동 제세동기에서는 문자 메시지나 음성으로 출력한다. 〈표 4-1〉은 응급상황 시에 사용자에게 지시하는 문자나 음성 메시지의 뜻을 적어놓은 것이다. 한 번 읽어 보고 실습을 시작한다.

〈표 4-1〉 음성 및 문자 지시정보 설명

음성 및 문자 지시정보	음성 및 문자 지시정보 의미
환자와 접촉하지 마십시오.	환자의 신체가 움직이지 않도록 환자를 건드리지 않는다.
환자를 분석 중입니다.	환자의 심전도 신호를 분석하고 있는 중이라는 것을 의미한다. 환자의 신체가 움직이지 않도록 환자를 건드리지 않는다. 심전도 신호를 분석할 때 환자의 몸이 움직이면 분석이 제대로 되지 않는다.
분석을 중단합니다.	환자의 심전도 분석이 중단되었다는 것을 의미한다. 중단의 원인은 환자의 신체가 움직였거나, 일회용 제세동 전극이 환자의 맨 가슴에 제대로 부착되지 않았거나, 심전도 신호에 잡음이 너무 많기 때문이다.
제세동해야 합니다.	환자가 쇼크를 받을 수 있는 심전도 리듬을 보이고 있음을 의미한다.
제세동을 해서는 안 됩니다.	환자가 쇼크를 받을 수 있는 심전도 리듬을 보이지 않고 있음을 의미한다.
환자로부터 떨어지십시오.	환자 주변에 있는 모든 사람이 환자와 떨어져 있고 환자와 접촉하지 말아야 한다는 것을 의미한다.
충전 중입니다.	내부 고압 커패시터에 고압을 충전하는 것을 의미한다.
충전이 완료되었습니다.	전기충격 쇼크를 위한 충전완료 상태를 의미한다.
쇼크 버튼을 눌러 주십시오.	사용자가 제세동 쇼크 전달을 위해서 쇼크 버튼을 눌러야 한다는 것을 의미한다.
쇼크 버튼이 눌리지 않았습니다.	쇼크를 받을 수 있는 심전도 리듬이 감지되어 쇼크 버튼을 누르라는 지시가 내려졌지만 15초 안에 그 버튼을 누르지 않았다는 것을 의미한다. 15초가 경과되면 자가 방전된다.
쇼크가 인가되었습니다.	환자에게 제세동 쇼크가 전달되었다는 것을 의미한다.
쇼크가 인가되지 않았습니다.	환자에게 쇼크가 전달되지 않았다는 것을 의미한다.
패드를 부착하십시오.	일회용 제세동 전극을 환자의 맨 가슴에 부착하라는 것 또는 전극을 제품의 제세동 전극 연결구에 제대로 연결하라는 것을 의미한다.
패드 부착을 확인하십시오.	일회용 제세동 전극을 환자의 가슴에 제대로 부착했는지 확인하라는 것 또는 일회용 제세동 전극이 서로 접촉되지 않았는지 확인하라는 것을 의미한다. 반드시 전극부착 전에 환자의 가슴부착 부위의 물기, 털, 이물질(기름, 그리스, 먼지 등)을 제거한다.
맥박을 확인하십시오 / 맥박이 없다면 CPR을 시행하십시오.	환자의 상태를 살펴보고, 맥박이 없으면 심폐소생술을 실시하라는 것을 의미한다.
CPR 동안 분석을 중단합니다.	심폐소생술을 실시하는 CPR 동안 신체의 움직임으로 인해 분석을 중단함을 의미한다.
CPR을 중단하십시오.	심폐소생술을 중지하라는 것을 의미한다.
배터리를 충전하십시오.	내부 배터리를 충전하여야 한다는 것을 의미한다.

03 Part Ⅰ : 자동 제세동기 준비 실습

실험과제	실험1. 전원공급 및 전원 켜기 실험2. 제세동기와 환자에 패드 연결 실험3. 패드 미부착 제세동기 실습
제한시간	실험과제별 1시간
개 요 도	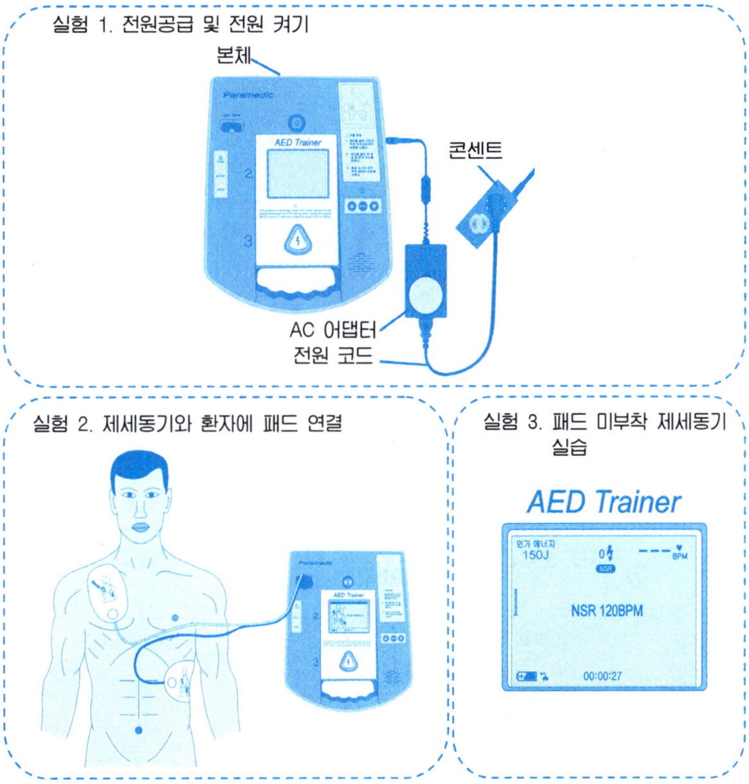
특기사항	여기에 소개된 실습은 한 업체의 교육용 자동 제세동기를 활용한 것이므로 다른 업체의 자동 제세동기를 사용할 경우 사용법이 다를 수 있다.

1. 실험 1-1 : 전원공급 및 전원 켜기

1) 실험목적

체외형 자동 제세동기는 AC 어댑터를 사용하거나 내장된 배터리를 사용할 수 있지만 교육용 장비는 AC 어댑터만을 사용하도록 되어 있다. 장비사용의 준비사항인 전원을 공급하는 방법을 실습하여 전원 공급방법 및 전원 켜기를 익힌다(실험 1-1).

2) 실험순서

① 전원 코드를 AC 어댑터에 연결한다.

② 어댑터 잭을 제세동기의 어댑터 연결구에 연결한다.

③ 전원 코드를 콘센트에 연결한다.

④ 제세동기의 전원 스위치를 누른다.

3) 실험과정

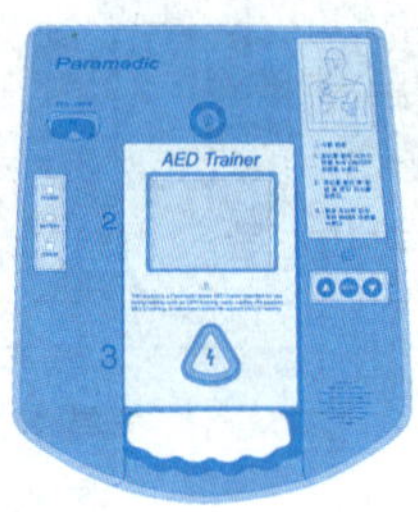

1. 본체를 준비한다.

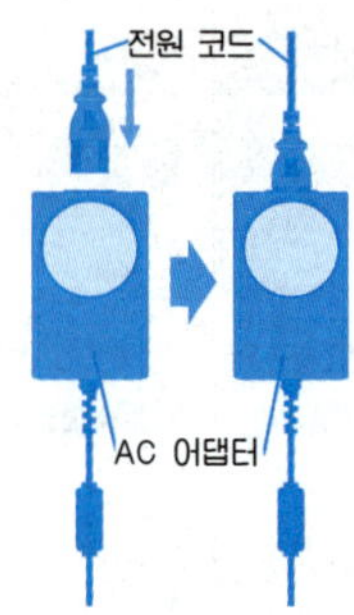

2. 전원 코드를 AC 어댑터에 연결한다.

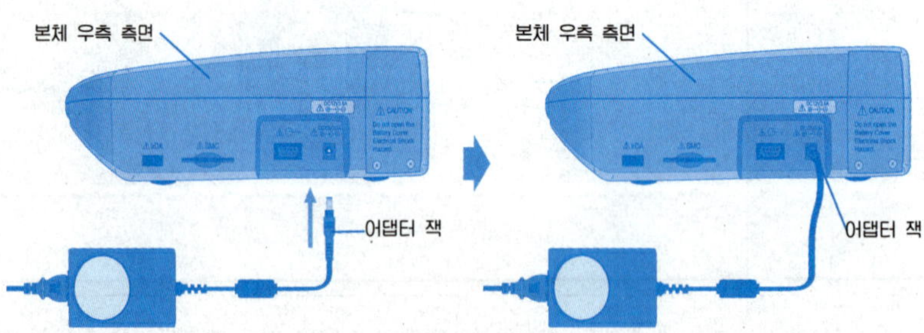

3. AC 어댑터를 본체에 연결한다.

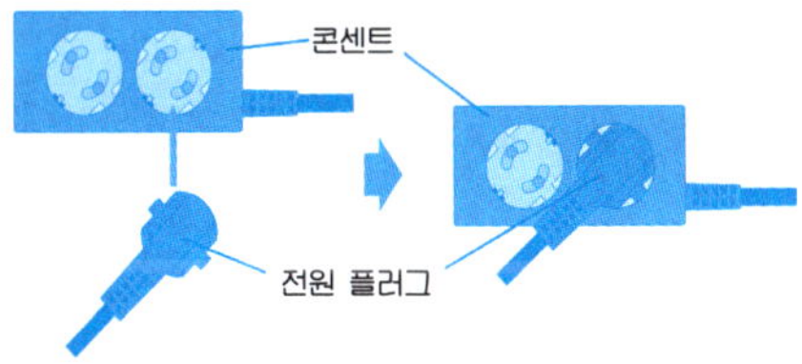

4. 전원 코드를 콘센트에 연결한다.

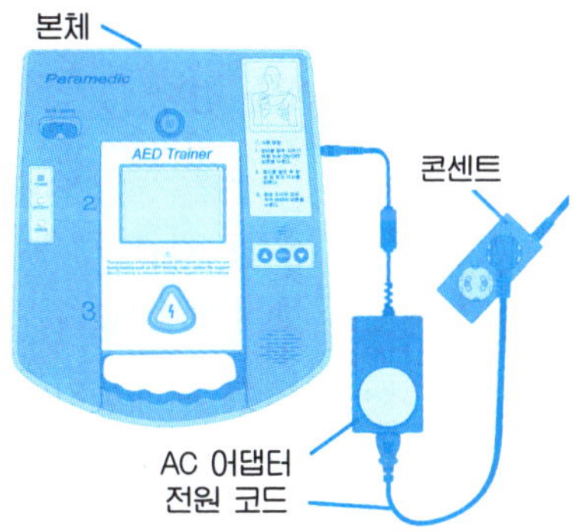

5. 위 그림과 같이 연결하면 POWER LED 램프가 켜진다.

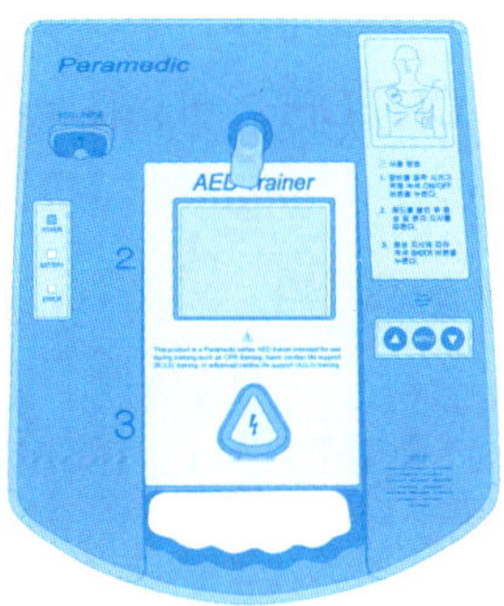

6. 전원 스위치를 눌러서 전원을 켠다.

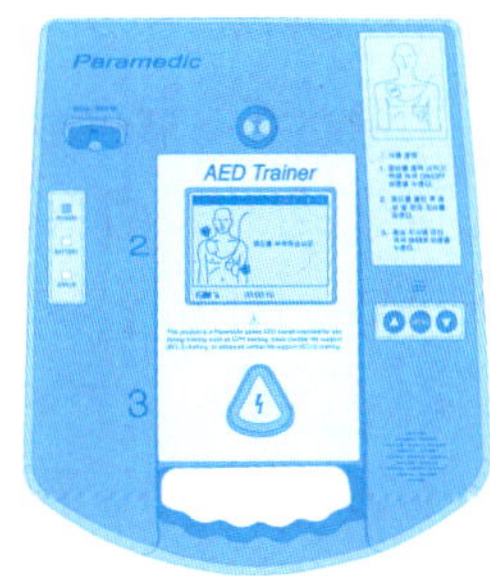

7. 전원 스위치에 램프가 켜지며 패드 부착 부위 그림과 "패드를 부착하십시오"라는 문자가 화면에 출력되면서 음성출력부에도 소리로 나온다.

2. 실험 1-2 : 제세동기와 환자에 패드 연결

1) 실험목적

환자에게 제세동을 하기 위해서는 제세동기에 패드를 연결한 후 환자에게 패드의 전극을 올바른 위치에 부착을 하여야만 환자에게 안정된 전기 쇼크를 가해 줄 수 있다. 실험 1-2에서는 환자에게 패드를 붙인 후 심전도 파형을 확인하는 실험을 하여 패드를 정확히 붙이는 방법 및 제세동기를 사용한 심전도 데이터 확인하는 것을 숙지한다(교육용 제세동기는 패드로 환자의 심전도를 인식할 수 없으므로 임시적으로 리모컨을 사용하여 심전도를 확인한다).

2) 실험순서

① 제세동기를 켠다.

② 미사용 패드를 준비한다.

③ 패드가 들어 있는 팩의 절단 부위를 제거한다.

④ 패드를 팩에서 꺼낸다.

⑤ 꺼낸 패드를 제세동기에 연결한다.

⑥ 패드의 접착면의 보호 커버를 떼어낸다.

⑦ 패드의 RA(Right Arm : 오른팔) 전극을 환자의 우측 가슴의 상단 쇄골 바로 아래에 부착하고, LL(Left Leg : 왼다리) 전극을 환자의 겨드랑이와 일직선이고 좌측 가슴 아래에 있는 갈비뼈 위에 부착한다(환자의 부착부분에 털이 있으면 제거한다).

⑧ Paramedic Trainer 리모컨으로 "PAD ON / OFF" 버튼을 누른다.

⑨ 정상 심전도 파형이 나오는지 확인한다.

⑩ 아무 이상이 없는지 확인되면 상황을 종료한다.

3) 실험과정

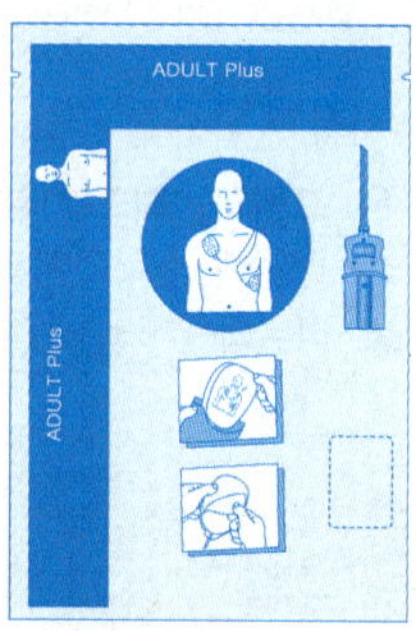

1. 사용 안한 밀봉된 패드를 준비한다.

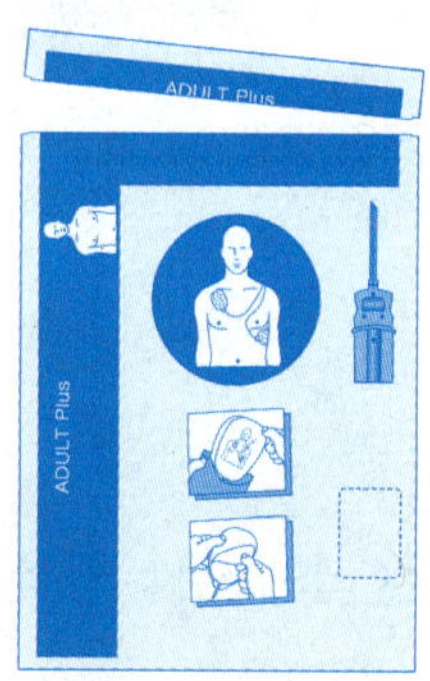

2. 팩을 그림과 같이 홈이 파여진 부분을 당겨서 자른다.

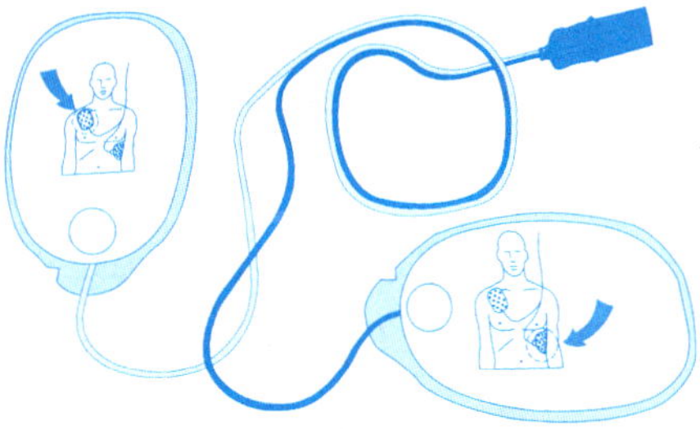

3. 팩에서 패드를 꺼낸다.

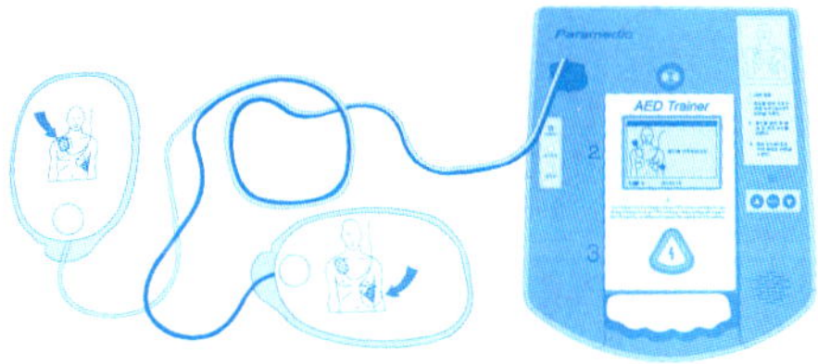

4. 패드의 본체 연결부를 본체의 제세동 전극연결구에 연결한다.

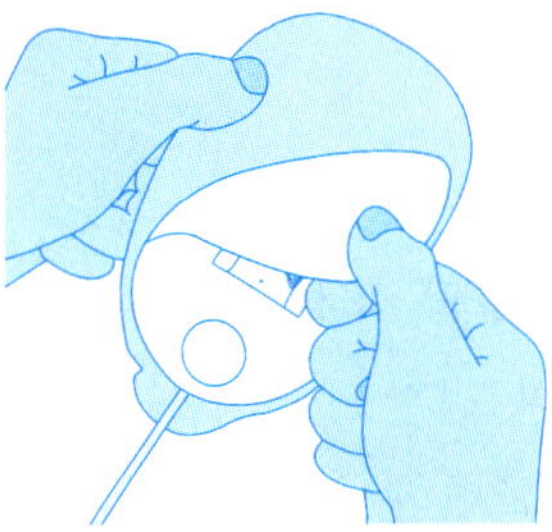

5. 패드에서 접착면 보호 커버를 떼어낸다.

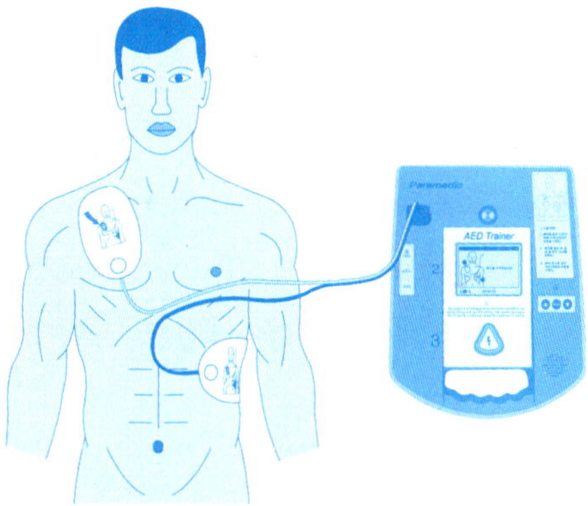

6. 그림과 같이 RA 전극은 우측 가슴의 상단 쇄골 바로 아래에 부착하고 LL 전극은 좌측 겨드랑이와 일직선이고 좌측 가슴 아래에 있는 갈비뼈 위에 부착한다.

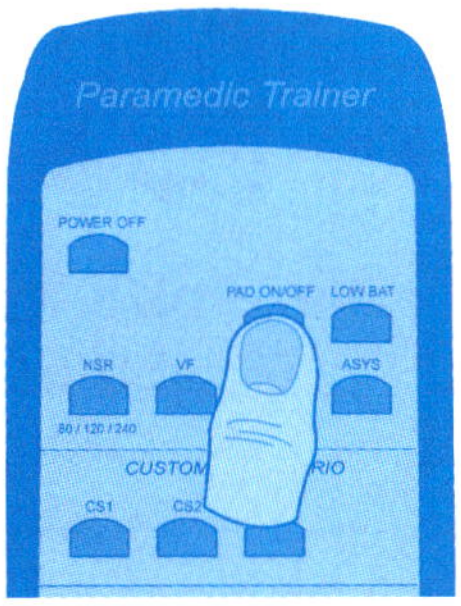

7. Paramedic Trainer 리모컨으로 "PAD ON / OFF" 버튼을 누른다.

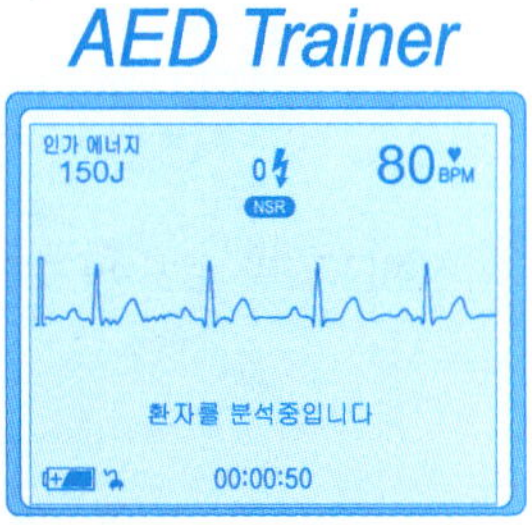

8. 심전도 파형을 확인한다.

3. 실험 1-3 : 패드 미부착 제세동기 실험

1) 실험목적

교육용 제세동기는 패드로 심전도를 측정할 수 없으므로 Paramedic Trainer 리모컨을 사용하여 메모리에 있는 심전도 파형을 가지고 실습을 한다. 여러 가지 시나리오를 실습할 수 있는데 리모컨에서 Customer Scenario는 **사용자 지정 시나리오이며** Training Scenario는 **교육 제세동기에 내장되어 있는 시나리오를** 시뮬레이션한다. 실험 1-3을 통하여 교육용 제세동기의 리모컨 조작방법을 숙지한다.

2) 실험순서

① 제세동기의 전원을 켠다.
② Paramedic Trainer 리모컨으로 "PAD ON / OFF" 버튼을 누른다.
③ Paramedic Trainer 리모컨으로 원하는 재현 심전도 파형을 선택한다.
④ 제세동기에 심전도 파형이 나오는지 확인을 한다.

3) 실험과정

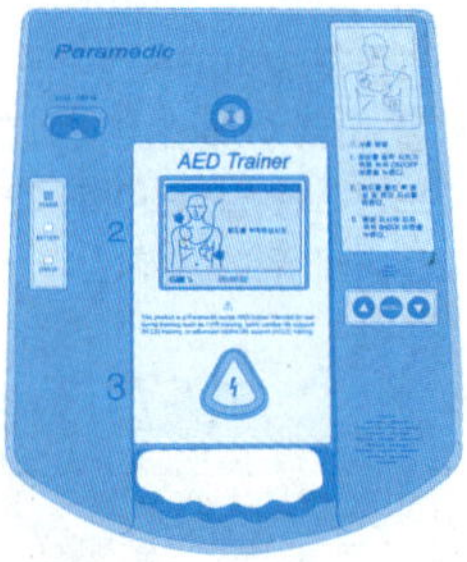

1. 전원공급 및 전원 켜기를 한다.

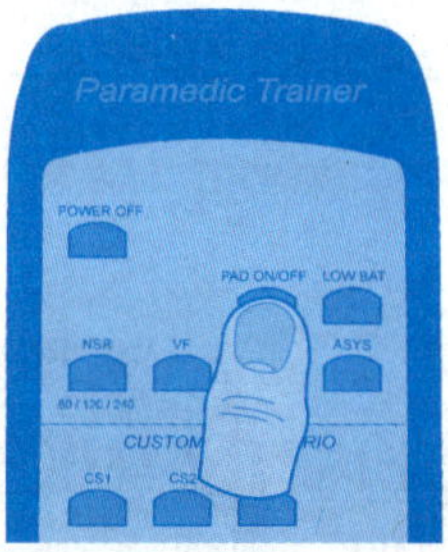

2. Paramedic Trainer 리모컨으로 "PAD ON / OFF" 버튼을 누른다.

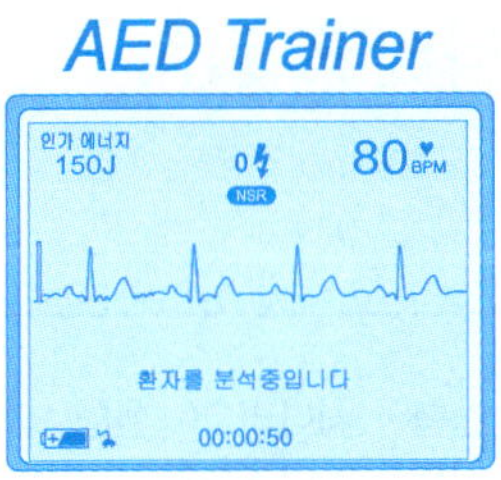

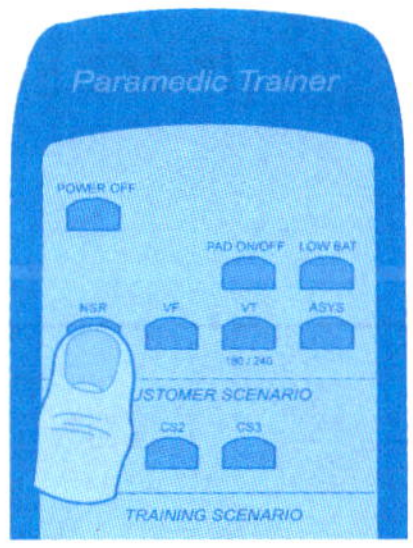

3. 그림과 같이 "환자를 분석 중입니다"가 화면에 출력되고 소리로도 출력한다.

4. 리모컨의 "NSR" 버튼을 누른다. NSR은 정상 심전도 파형으로 번호를 누를 때마다 심박수 80 / 120 / 240순으로 심전도 출력파형이 전환된다.

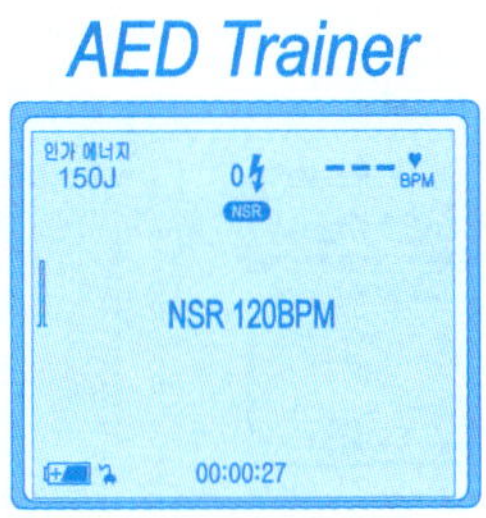

5. 옆의 그림과 같이 "NSR 120BPM"이 화면에 출력되고 잠시 후 분당심박수가 120인 정상파형이 재현된다. 다른 심전도 파형을 재현하고자 한다면 리모컨에서 심전도 재현을 원하고자 하는 버튼을 누르면 된다.

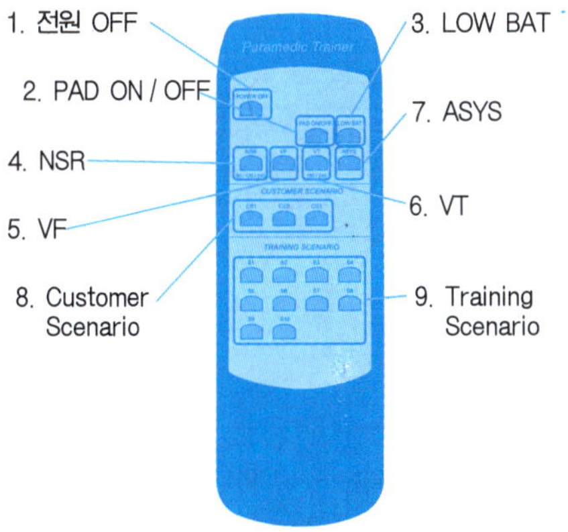

1. 전원 OFF : 제세동기의 전원을 끈다.
2. PAD ON / OFF : 패드 연결하지 않고 실습에 사용하는 버튼이다.
3. LOW BAT : "배터리가 부족" 에러를 재현한다.
4. NSR : 분당심박수 80 / 120 / 240의 정상 심전도를 재현한다.
5. VF : 분당심박수 180 / 240의 심실세동을 재현한다.
6. VT : 심실빈맥을 재현한다.
7. ASYS : 심실무수축을 재현한다.
8. Customer Scenario : "CS1~CS3" 버튼은 사용자지정 시나리오를 재현한다.
9. Training Scenario : "S1~S10" 버튼은 장비에 내장된 응급상황 시나리오를 재현한다.

04 Part Ⅱ : 응급상황 시나리오 실험

실험과제	실험1. 시나리오1 실습 실험2. 시나리오2 실습 실험3. 시나리오3 실습 실험4. 시나리오4 실습 실험5. 시나리오5 실습 실험6. 시나리오6 실습 실험7. 시나리오7 실습 실험8. 시나리오8 실습 실험9. 시나리오9 실습 실험10. 시나리오10 실습
제한시간	실험과제별 30분
개 요 도	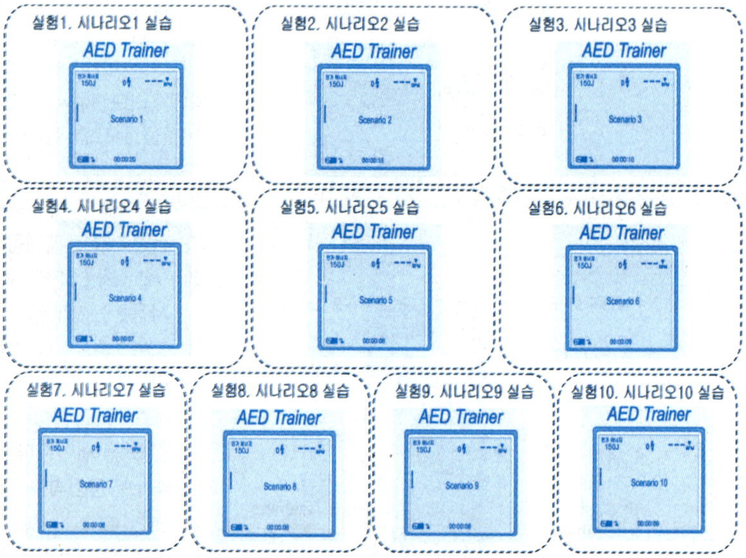
특기사항	제세동이 필요한 환자를 항상 마주하게 되는 것이 아니다. 제세동이 필요한 환자를 만나기 전에 비슷한 응급상황 시나리오를 실험하게 된다면 큰 도움이 될 것이다. 교육용 제세동기 실습장치에는 10개의 응급 시나리오를 내장하고 있는데 이 실험을 하게 된다.

1. 실험 2-1 : 응급상황 재현 "시나리오1" 실습

1) 실험목적

응급상황의 첫 번째 시나리오로 심실세동 환자가 발생하여 전기 쇼크를 가하였는데 상황이 진전되지 않아서 CPR(심폐소생술)을 시행한 후 전기 쇼크를 가하여 환자의 심폐소생을 성공하는 시나리오이다. 실험 2-1은 응급상황에 대처하는 법을 숙지한다.

2) 실험순서

① 제세동기의 전원공급 및 전원 스위치를 누른다.
② 제세동기 리모컨으로 PAD OFF를 한 다음 시나리오1 버튼을 누른다.
③ 제세동기에서 심실세동 파형이 나오는지 확인한다.
④ 제세동기의 지시에 따라 전기 쇼크를 가한다(3번 반복).
⑤ 심폐소생신호가 나오면 심폐소생술을 실행한다(1분 동안 실행).
⑥ 제세동기의 지시에 따라 전기 쇼크를 가한다.
⑦ 정상 심전도 파형이 나오는지 확인한다.
⑧ 아무 이상이 없는지 확인되면 상황을 종료한다.

3) 실험과정

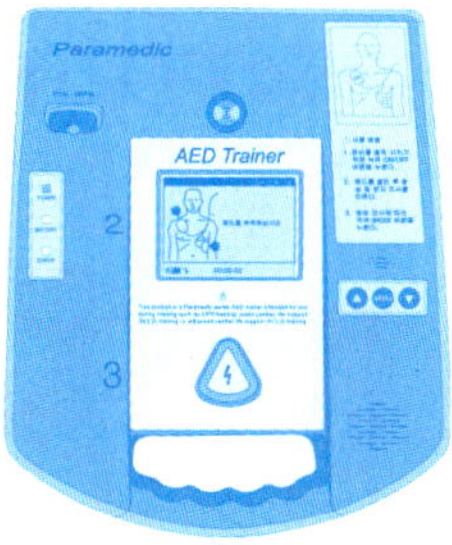

1. 전원공급 및 전원켜기를 한다.

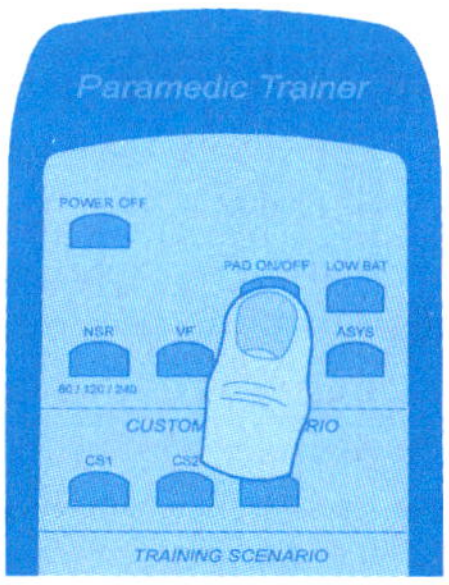

2. Paramedic Trainer 리모컨으로 "PAD ON / OFF" 버튼을 누른다.

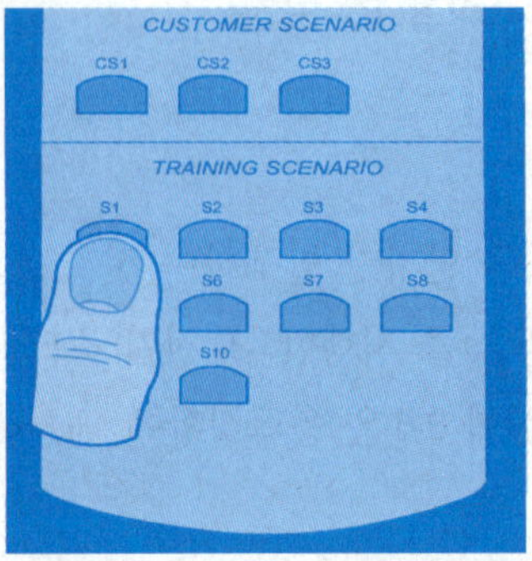

3. 시나리오1 버튼인 "S1" 버튼을 누른다.

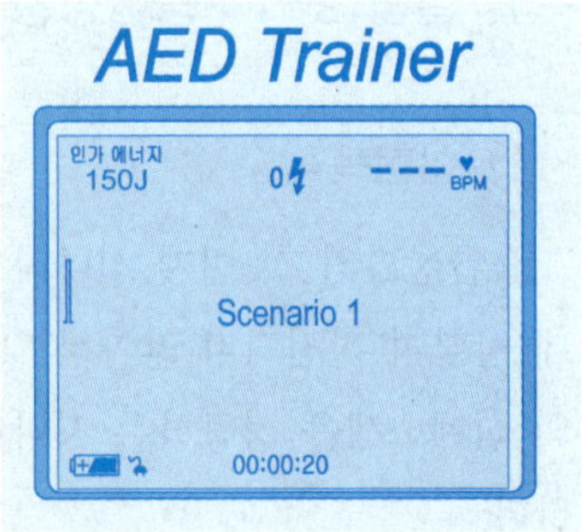

4. 시나리오1이 시작되면 위 그림의 화면으로 시작한다.

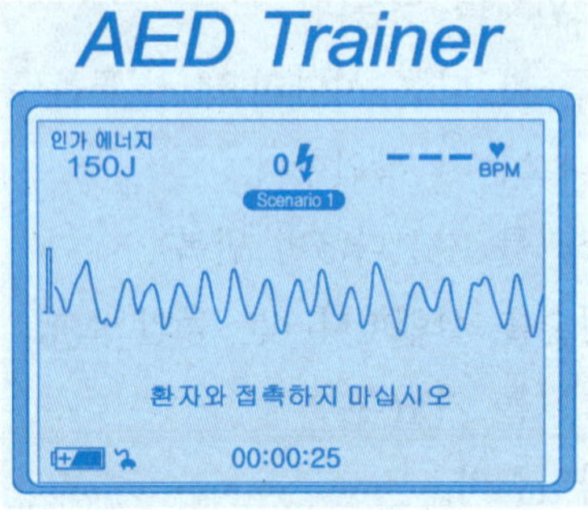

5. 화면에 부정맥(심실세동) 파형이 출력되면서 "환자와 접촉하지 마십시오." 메시지가 화면에 표시 및 음성으로 출력된다.

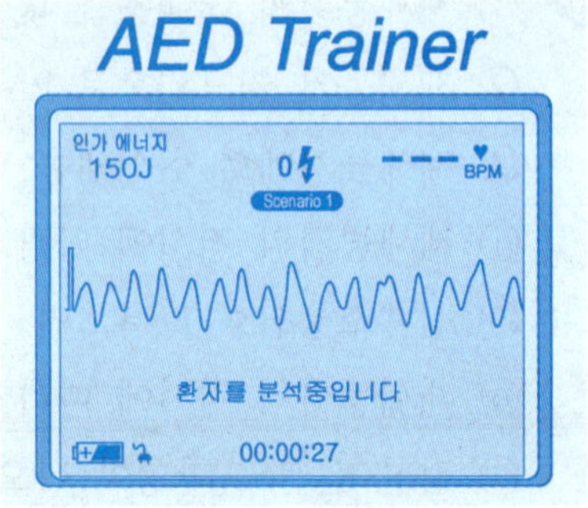

6. "환자를 분석 중입니다." 메시지가 화면에 표시 및 음성으로 출력된다.

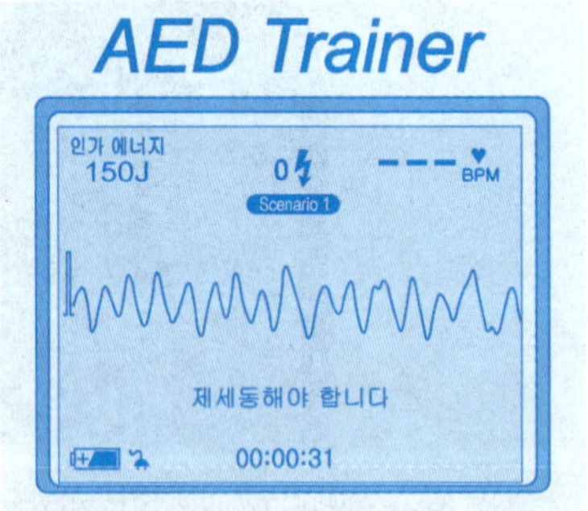

7. "제세동해야 합니다." 메시지가 화면에 표시 및 음성으로 출력된다.

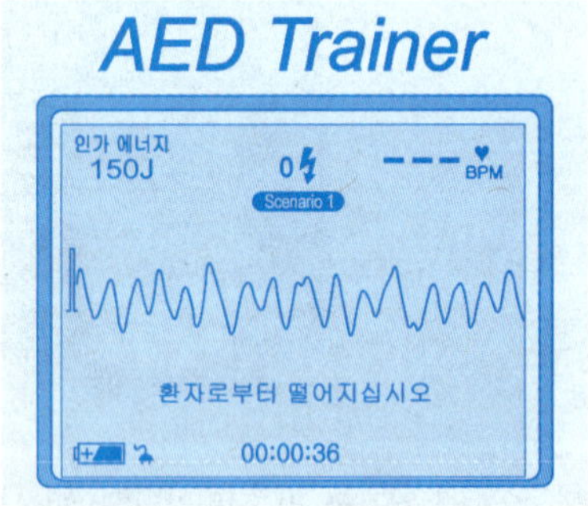

8. "환자로부터 떨어지십시오." 메시지가 화면에 표시 및 음성으로 출력된다.

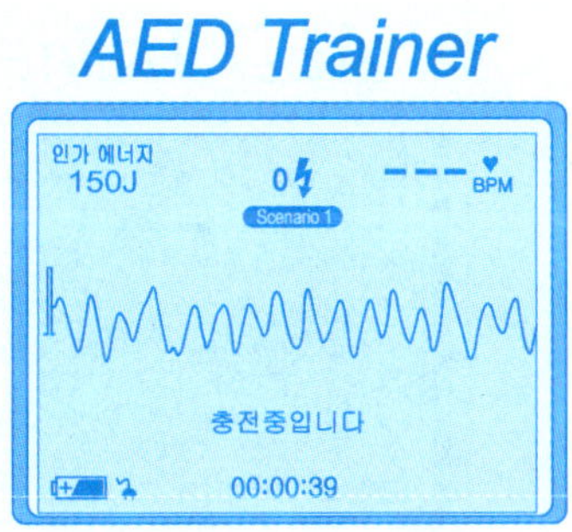

9. "충전 중입니다." 메시지가 화면에 표시되고 "부우웅" 하는 소리가 난다.

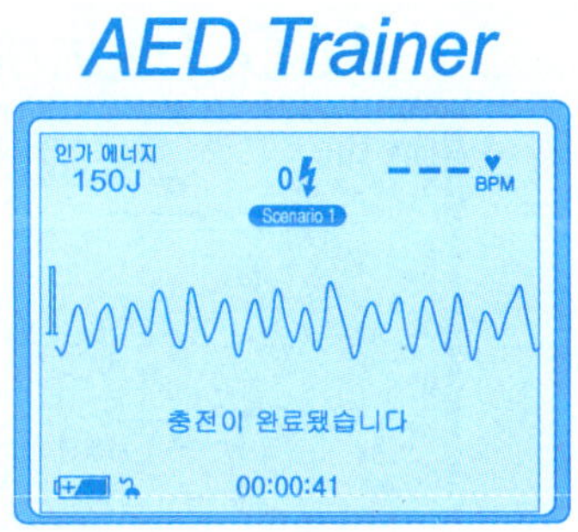

10. "충전이 완료됐습니다." 메시지가 화면에 출력되면서 "틱"소리가 두 번 난다.

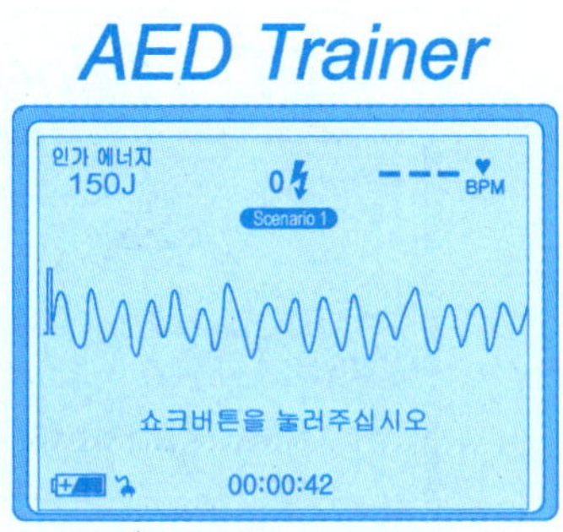

11. "쇼크 버튼을 눌러 주십시오." 메시지가 화면에 표시 및 음성으로 출력된다.

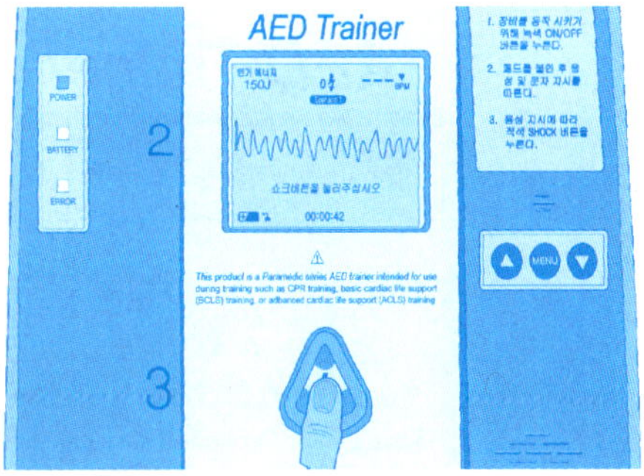

12. 쇼크 버튼이 깜박거리면 그림과 같이 눌러 준다.

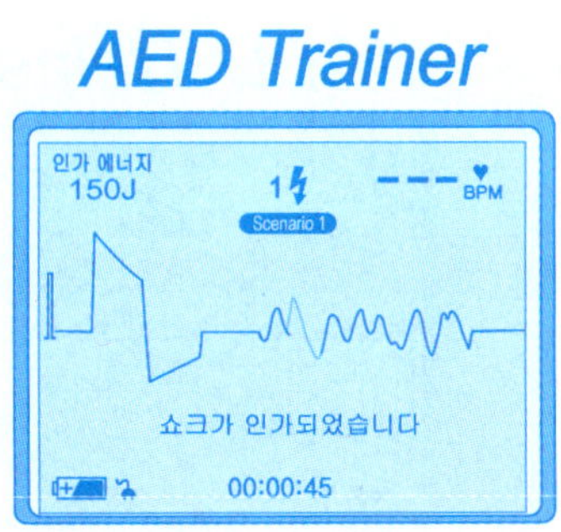

13. "쇼크가 인가되었습니다." 메시지가 화면에 표시 및 음성으로 출력된다.

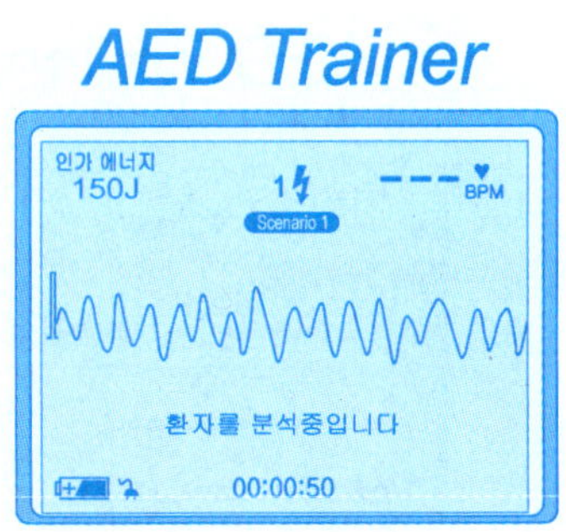

14. 6~13번이 2번 더 반복된다.

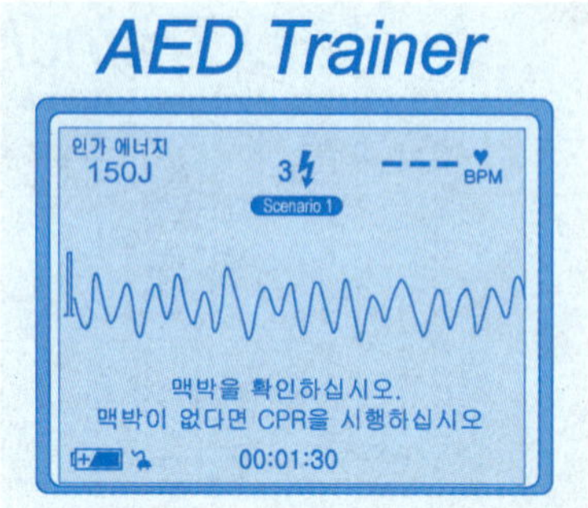

15. 그림과 같은 문자 메시지가 화면에 표시된다.

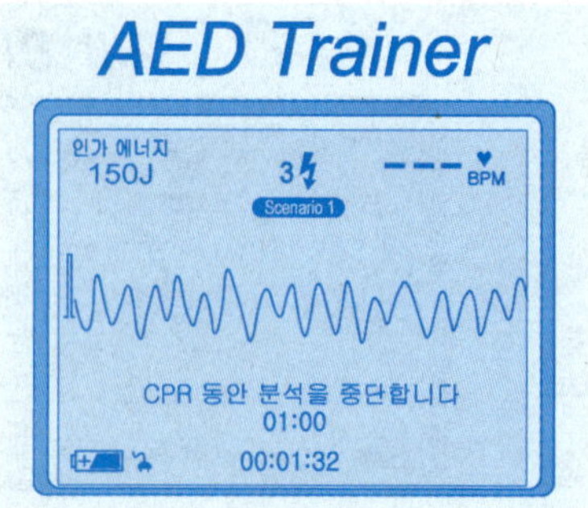

16. "CPR 동안 분석을 중단합니다." 메시지가 화면에 표시 및 음성으로 출력된다.

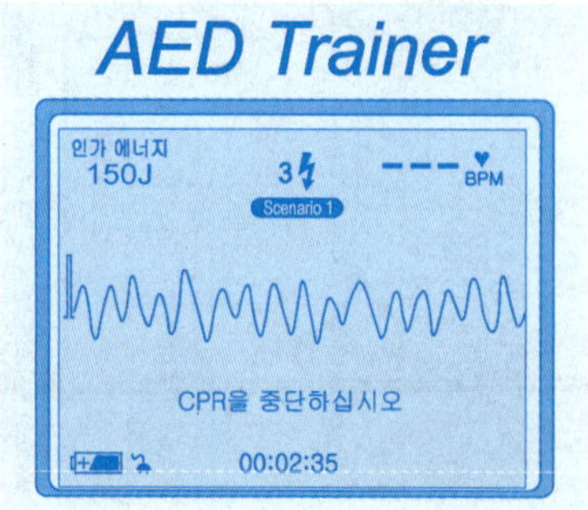

17. "CPR을 중단하십시오." 메시지가 화면에 표시 및 음성으로 출력된다.

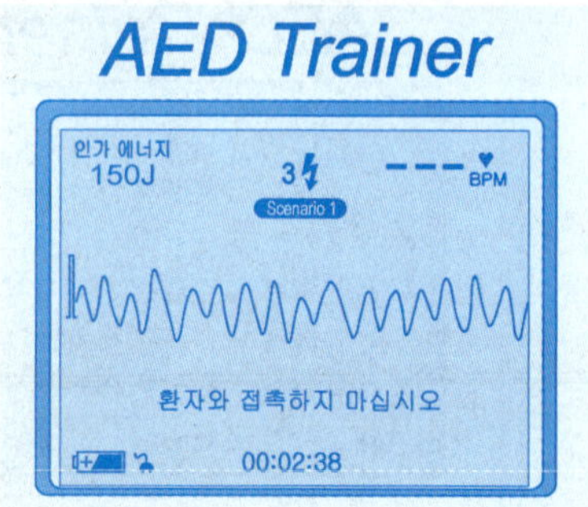

18. 6~12번이 1번 더 반복된다.

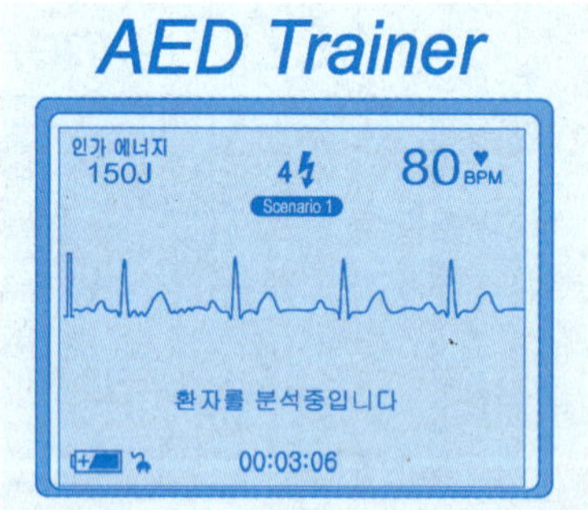

19. 정상 ECG 파형이 나오면서 "환자를 분석 중입니다." 메시지가 화면에 표시 및 음성으로 출력된다.

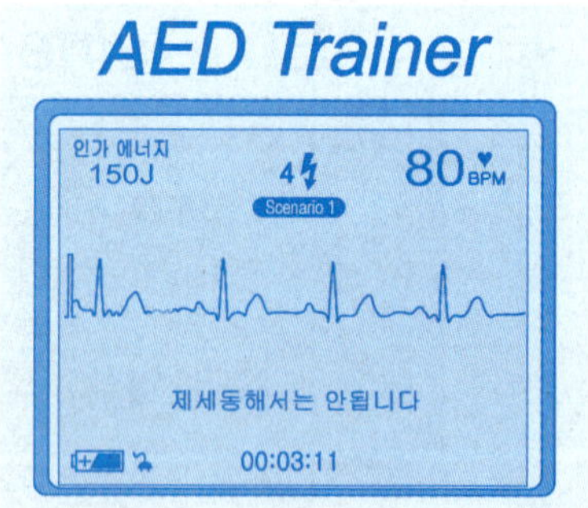

20. "제세동해서는 안 됩니다." 메시지가 화면에 표시 및 음성으로 출력된다.

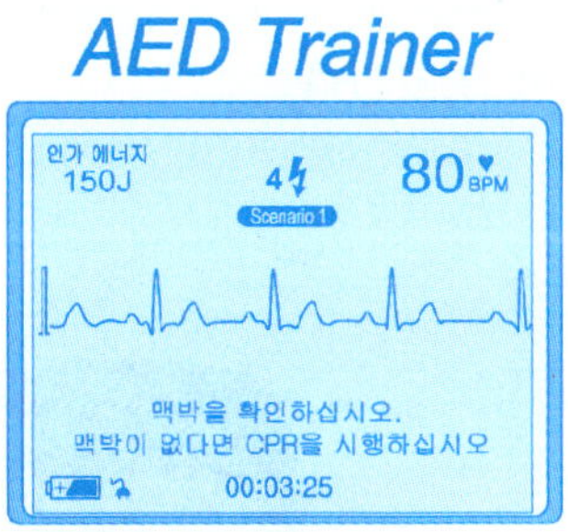

21. "맥박을 확인하십시오. 맥박이 없다면 CPR을 시행하십시오." 메시지가 화면에 표시 및 음성으로 출력된다.

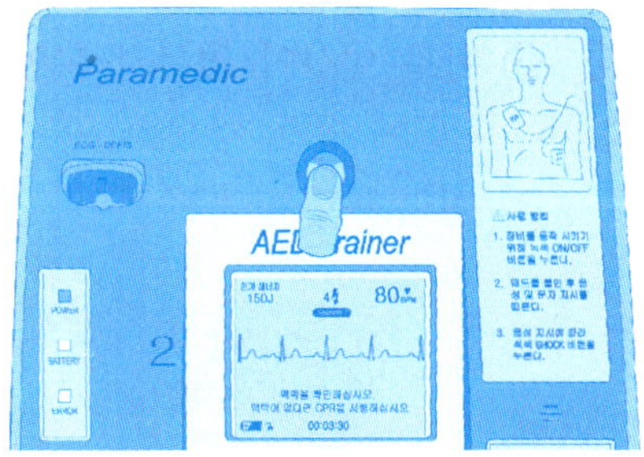

22.1 본체의 전원 스위치를 눌러서 전원을 끈다.

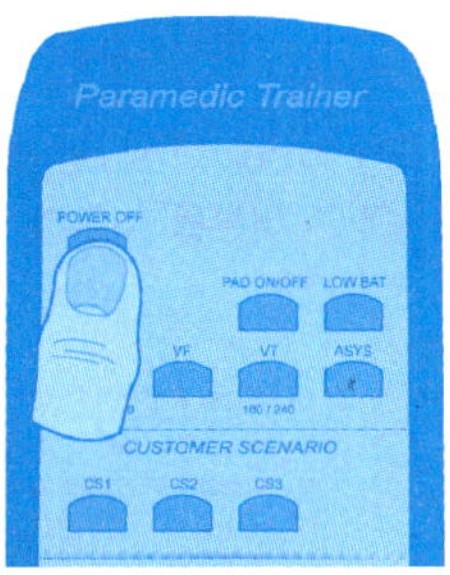

22.2 리모컨 전원 스위치를 눌러서 전원을 끈다.

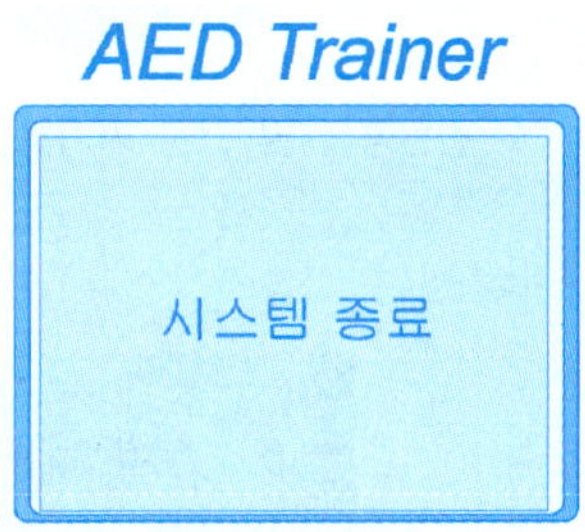

23. 리모컨 또는 본체의 전원 스위치를 누르면 시스템 종료 메시지가 표시되면서 전원이 꺼진다.

2. 실험 2-2 : 응급상황 재현 "시나리오2" 실습

1) 실험목적

응급상황의 두 번째 시나리오로 심실세동 환자가 발생하여 첫 번째 전기 쇼크를 가하였는데 진전이 없어서 다시 한 번 전기 쇼크를 가하여 환자의 심폐소생을 성공하는 시나리오이다. 실험 2-2는 응급상황에 대처하는 법을 숙지한다.

2) 실험순서

① 제세동기의 전원공급 및 전원 스위치를 누른다.

② 제세동기 리모컨으로 PAD OFF를 한 다음 시나리오2 버튼을 누른다.

③ 제세동기에서 심실세동 파형이 나오는지 확인한다.

④ 제세동기의 지시에 따라 전기 쇼크를 가한다(2번 반복).

⑤ 정상 심전도 파형이 나오는지 확인한다.

⑥ 아무 이상이 없는지 확인되면 상황을 종료한다.

3) 실험과정

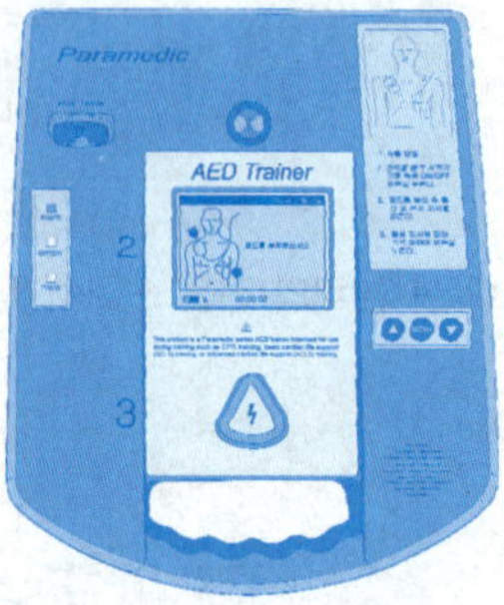

1. 전원공급 및 전원 켜기를 한다.

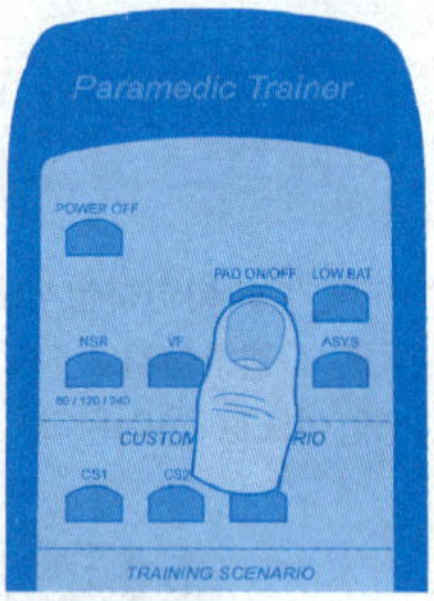

2. Paramedic Trainer 리모컨으로 "PAD ON / OFF" 버튼을 누른다.

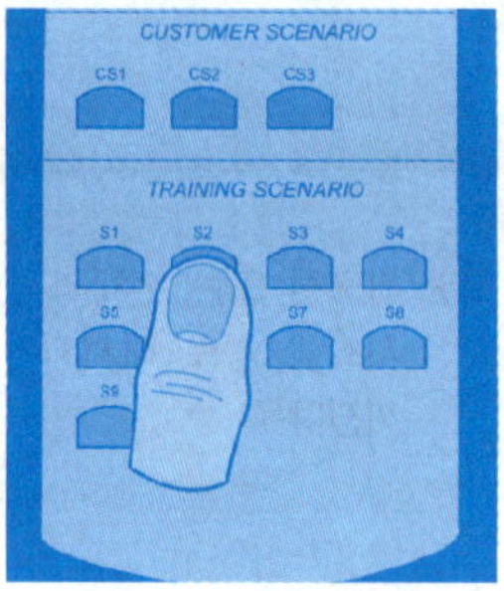

3. 시나리오2 버튼인 "S2" 버튼을 누른다.

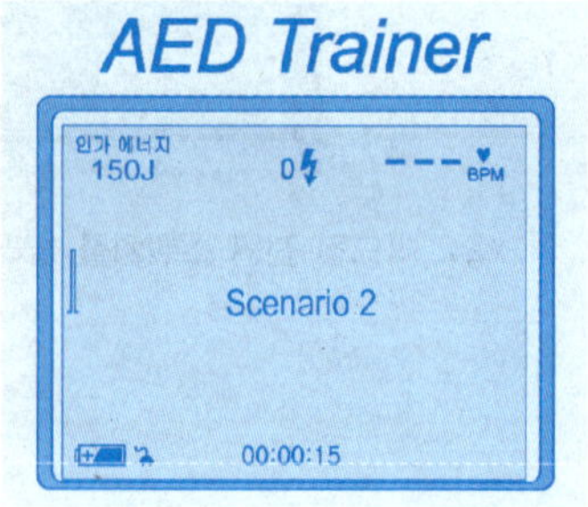

4. 시나리오2가 시작되면 위 그림의 화면으로 시작된다.

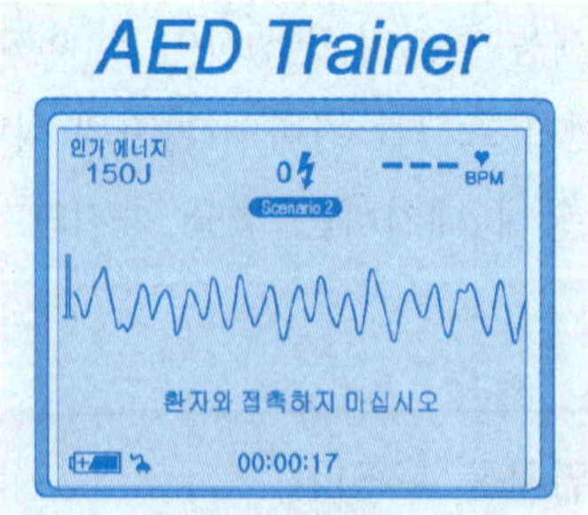

5. 화면에 부정맥(심실세동) 파형이 출력되면서 "환자와 접촉하지 마십시오." 메시지가 화면에 표시 및 음성으로 출력된다.

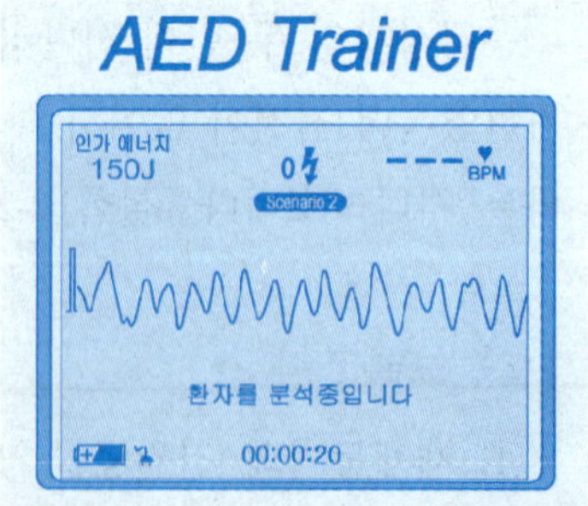

6. "환자를 분석 중입니다." 메시지가 화면에 표시 및 음성으로 출력된다.

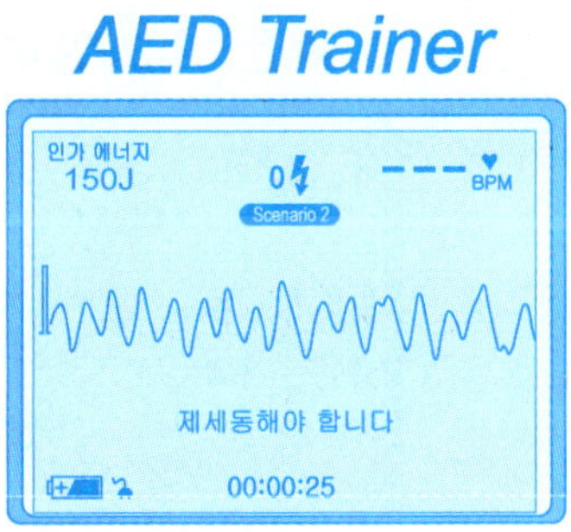

7. “제세동해야 합니다.” 메시지가 화면에 표시 및 음성으로 출력된다.

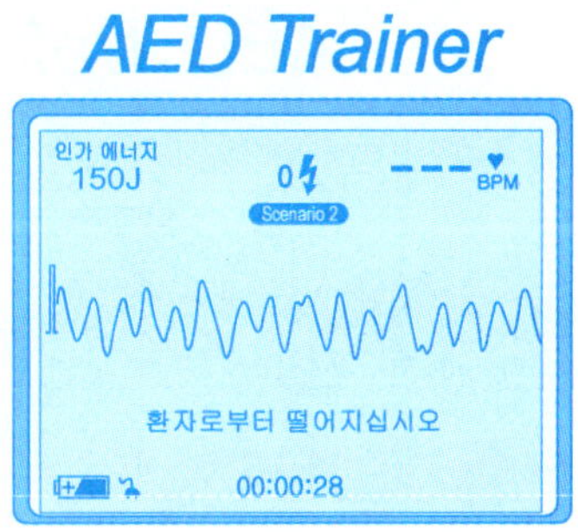

8. “환자로부터 떨어지십시오.” 메시지가 화면에 표시 및 음성으로 출력된다.

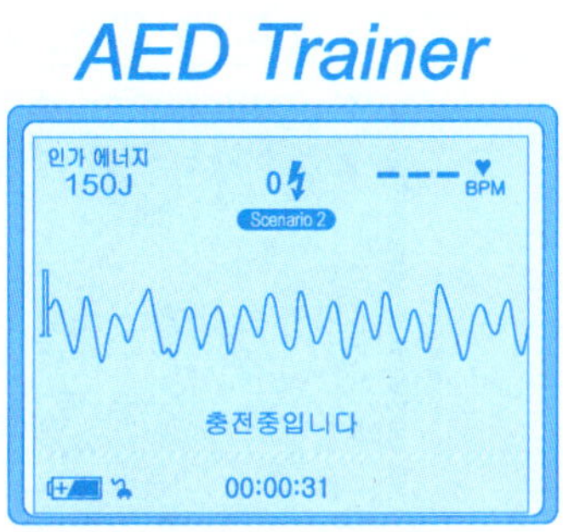

9. “충전 중입니다.” 메시지가 화면에 표시되고 “부우웅” 하는 소리가 난다.

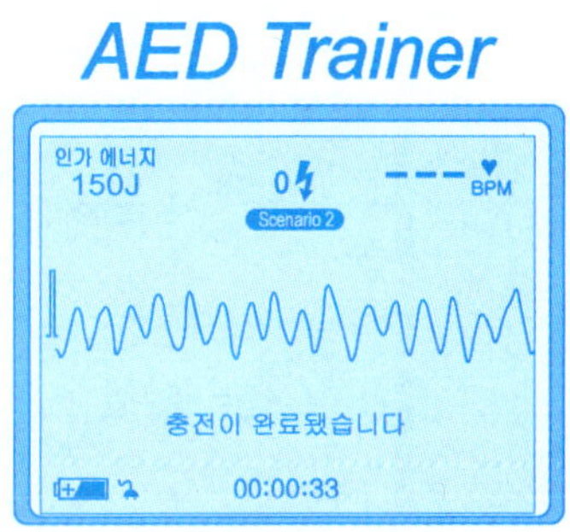

10. “충전이 완료됐습니다.” 메시지가 화면에 출력되면서 “틱” 소리가 두 번 난다.

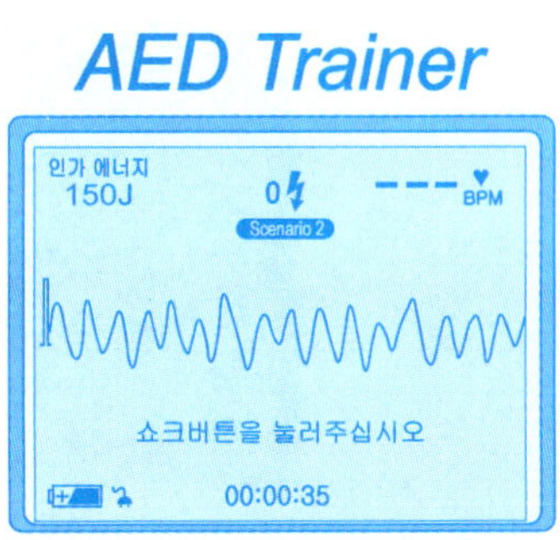

11. “쇼크 버튼을 눌러 주십시오.” 메시지가 화면에 표시 및 음성으로 출력된다.

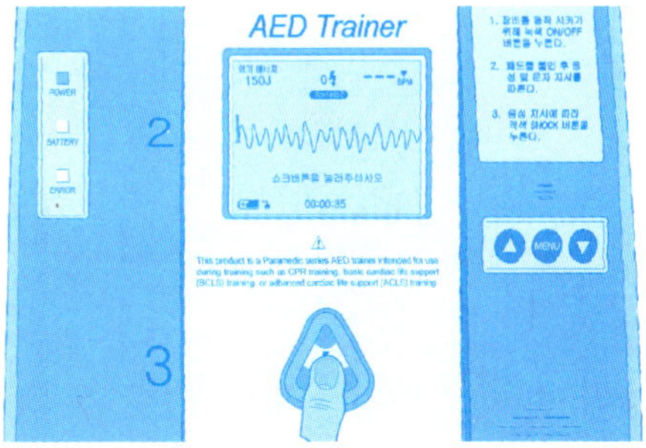

12. 쇼크 버튼이 깜박거리면 그림과 같이 눌러 준다.

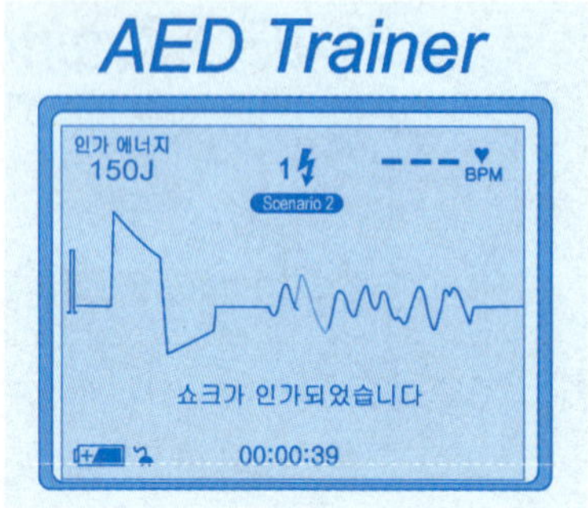

13. "쇼크가 인가되었습니다." 메시지가 화면에 표시 및 음성으로 출력된다.

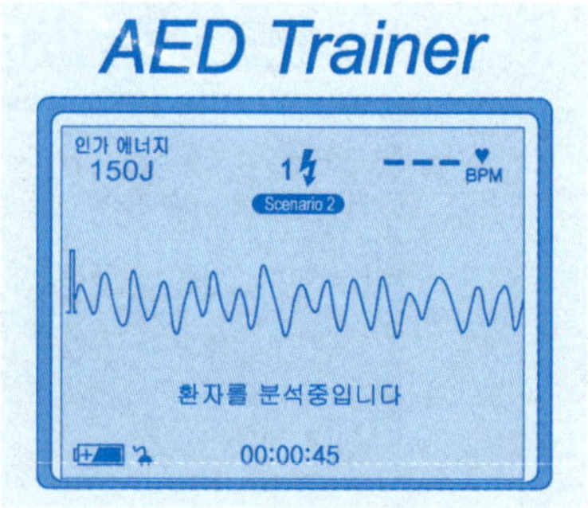

14. 6~13번이 1번 더 반복된다.

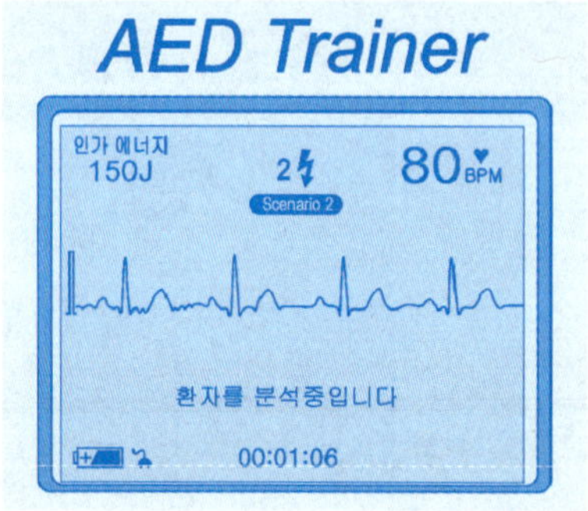

15. "환자를 분석 중입니다." 메시지가 화면에 표시 및 음성으로 출력된다.

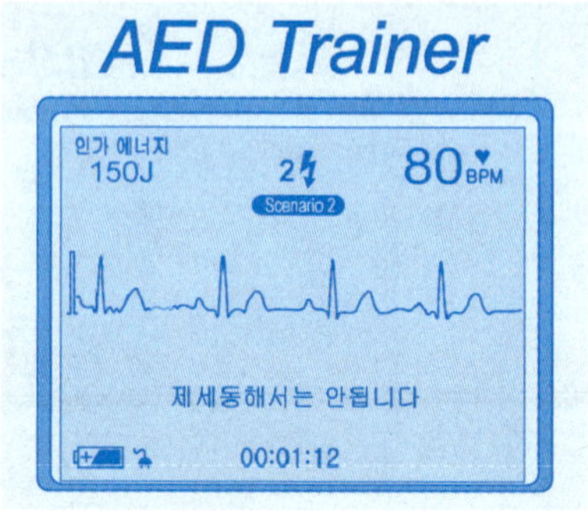

16. "제세동해서는 안 됩니다." 메시지가 화면에 표시 및 음성으로 출력된다.

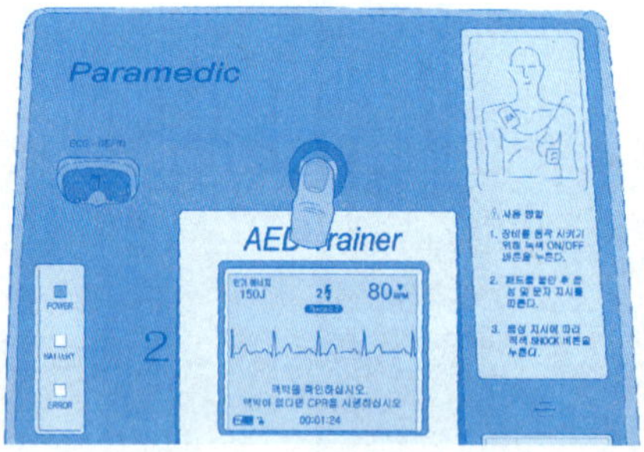

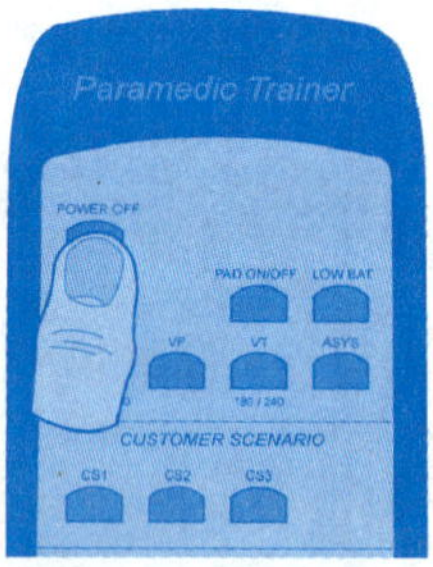

17. 본체 및 리모컨 전원 스위치를 눌러서 전원을 끈다.

3. 실험 2-3 : 응급상황 재현 "시나리오3" 실습

1) 실험목적

응급상황의 세 번째 시나리오로 환자가 발생하여 제세동기를 연결하였는데 심장 기능에는 이상은 없지만 만일을 대비해 환자가 이상 없는지 확인하는 시나리오이다. 실험 2-3은 응급상황에 대처하는 법을 숙지한다.

2) 실험순서

① 제세동기의 전원공급 및 전원 스위치를 누른다.
② 제세동기 리모컨으로 PAD OFF를 한 다음 시나리오3 버튼을 누른다.
③ 제세동기에서 심전도 파형이 나오는지 확인한다.
④ 제세동기의 지시를 보면서 환자에게 이상이 없는지 확인한다.
⑤ 아무 이상이 없는지 확인되면 상황을 종료한다.

3) 실험과정

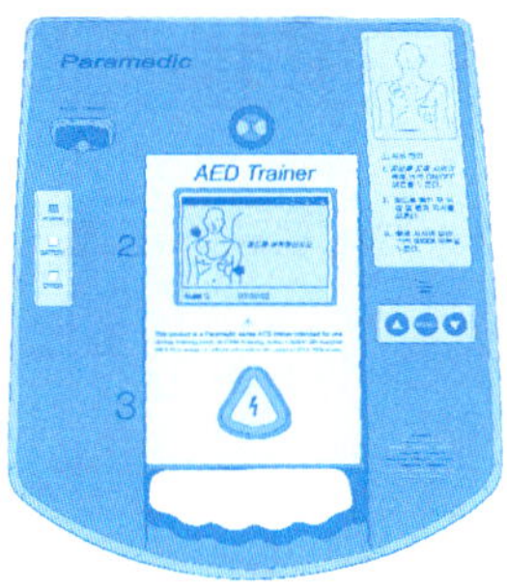

1. 전원공급 및 전원 켜기를 한다.

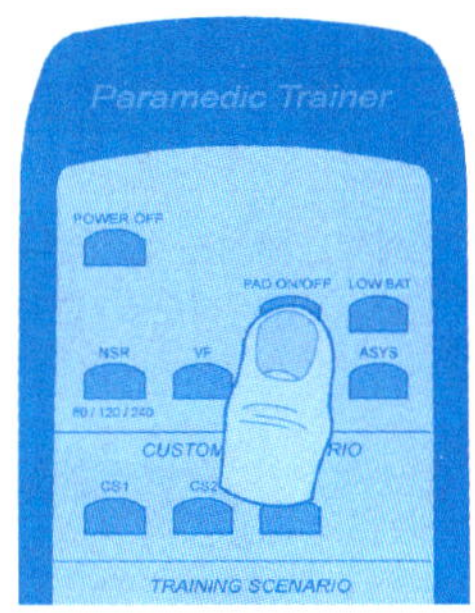

2. Paramedic Trainer 리모컨으로 "PAD ON / OFF" 버튼을 누른다.

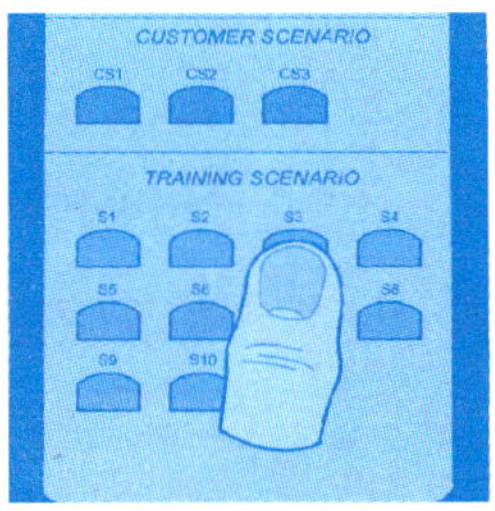

3. 시나리오3 버튼인 "S3" 버튼을 누른다.

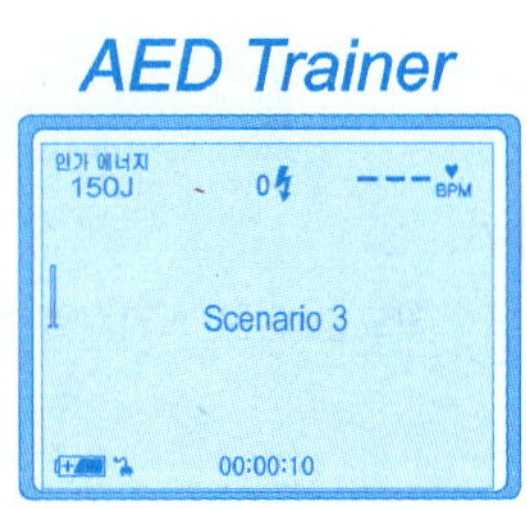

4. 시나리오3이 시작되면 위 그림의 화면으로 시작한다.

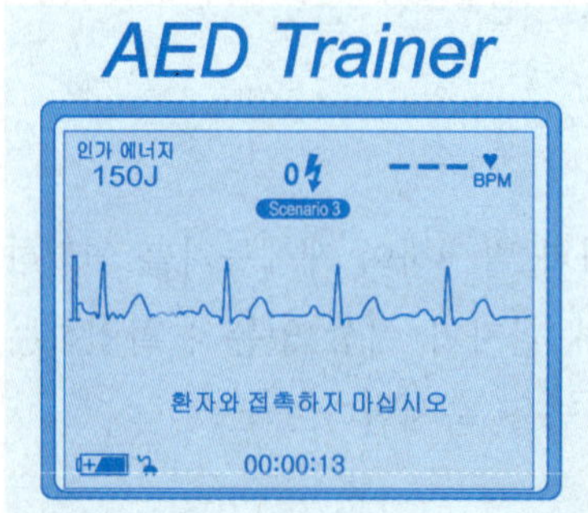

5. 화면에 정상 심전도 파형이 출력되면서 "환자와 접촉하지 마십시오." 메시지가 화면에 표시 및 음성으로 출력된다.

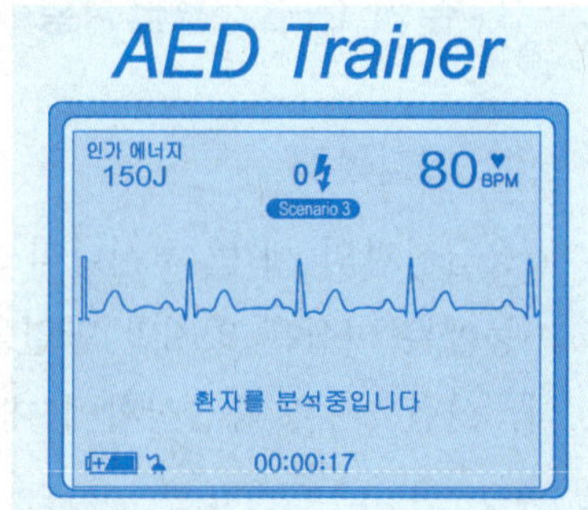

6. "환자를 분석 중입니다." 메시지가 화면에 표시 및 음성으로 출력된다.

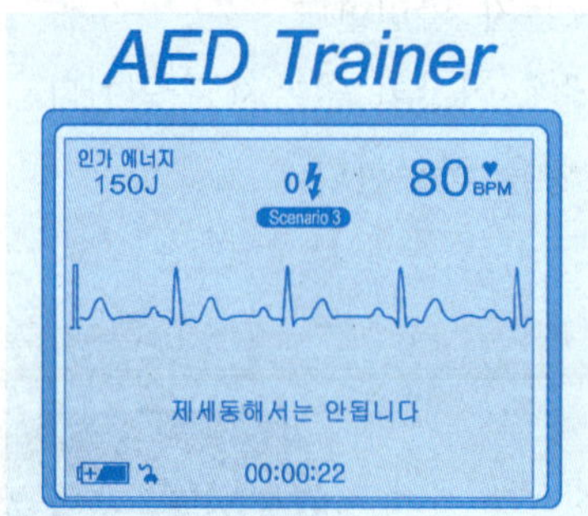

7. "제세동해서는 안 됩니다." 메시지가 화면에 표시 및 음성으로 출력된다.

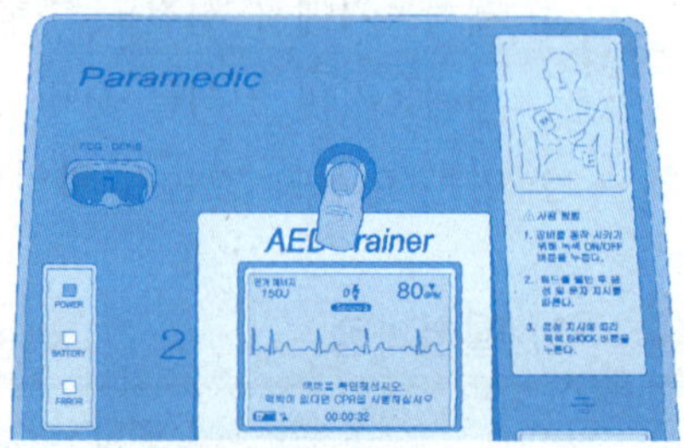

8.1 본체 전원 스위치를 눌러서 전원을 끈다.

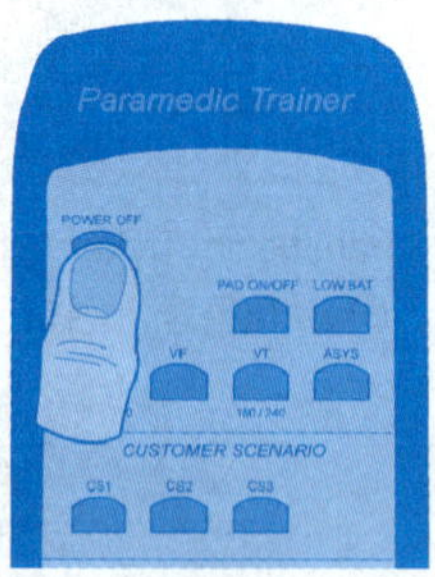

8.2 리모컨 전원 스위치를 눌러서 전원을 끈다.

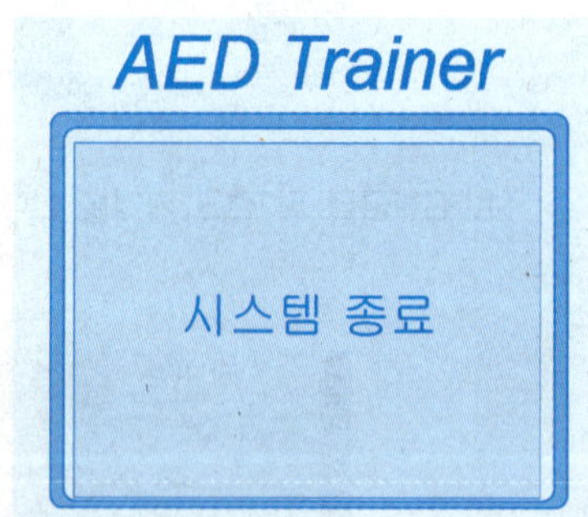

9. "시스템 종료" 메시지가 표시되면서 전원이 꺼진다.

4. 실험 2-4. 응급상황 재현 “시나리오4” 실습

1) 실험목적

응급상황의 네 번째 시나리오로 심실세동 환자가 발생하여 첫 번째 전기 쇼크를 가하였는데 진전이 없어서 다시 한 번 전기 쇼크를 가하여 심폐소생이 되었는데 환자의 이상이 없는지 확인하는 도중 다시 심실세동이 발생한다. 환자에게 전기 쇼크를 다시 가한 후 환자의 이상 유무를 확인 후 이상이 없어서 심폐소생을 성공하는 시나리오이다. 실험 2-4는 응급상황에 대처하는 법을 숙지한다.

2) 실험순서

① 제세동기의 전원공급 및 전원 스위치를 누른다.
② 제세동기 리모컨으로 PAD OFF를 한 다음 시나리오4 버튼을 누른다.
③ 제세동기에서 심실세동 파형이 나오는지 확인한다.
④ 제세동기의 지시에 따라 전기 쇼크를 가한다(2번 반복).
⑤ 정상 심전도 파형이 나오는지 확인한다.
⑥ 환자에게 이상이 없는지 제세동기의 지시를 따른다.
⑦ 심실세동이 재발하면 제세동기의 지시에 따라 전기 쇼크를 가한다.
⑧ 정상 심전도 파형이 나오는지 확인한다.
⑨ 아무 이상이 없는지 확인되면 상황을 종료한다.

3) 실험과정

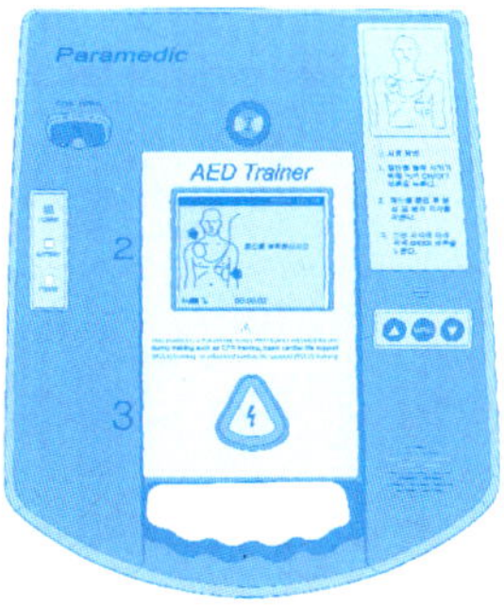

1. 전원공급 및 전원켜기를 한다.

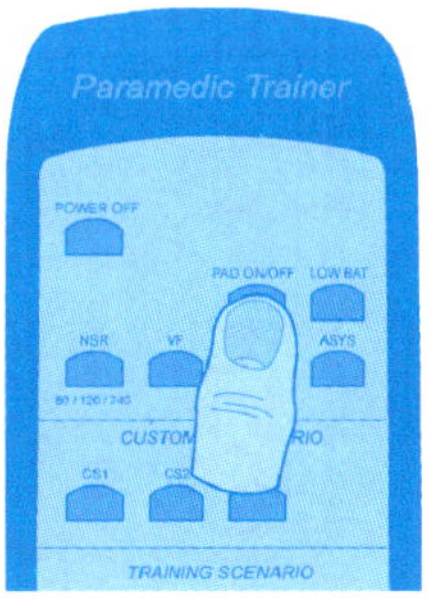

2. Paramedic Trainer 리모컨으로 “PAD ON / OFF” 버튼을 누른다.

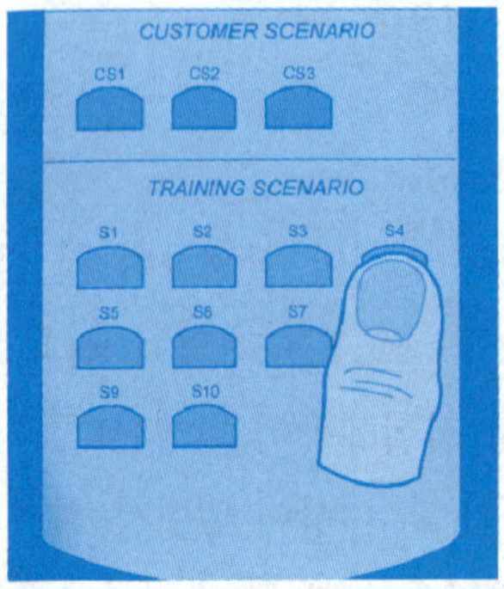

3. 시나리오4 버튼인 "S4" 버튼을 누른다.

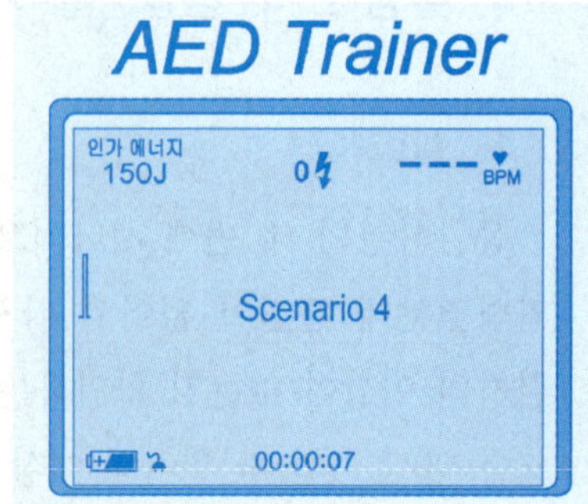

4. 시나리오4가 시작되면 위 그림의 화면으로 시작한다.

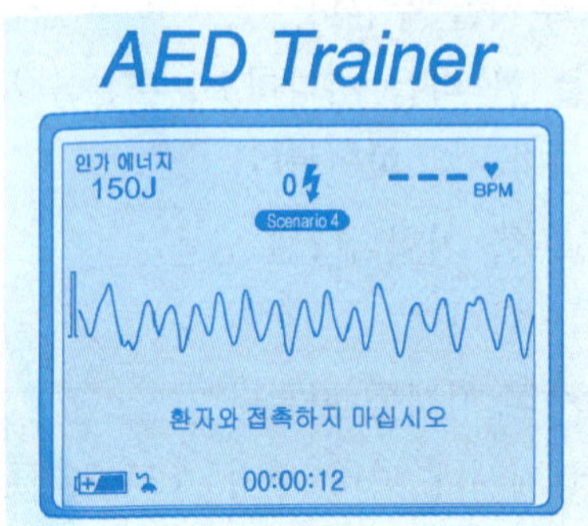

5. 화면에 부정맥(심실세동) 파형이 출력되면서 "환자와 접촉하지 마십시오." 메시지가 화면에 표시 및 음성으로 출력된다.

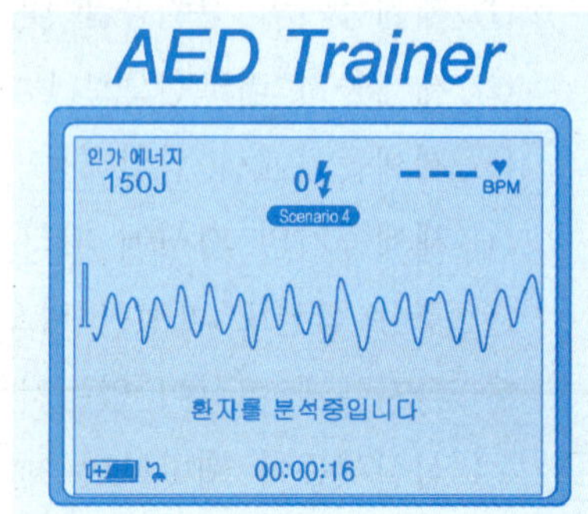

6. "환자를 분석 중입니다." 메시지가 화면에 표시 및 음성으로 출력된다.

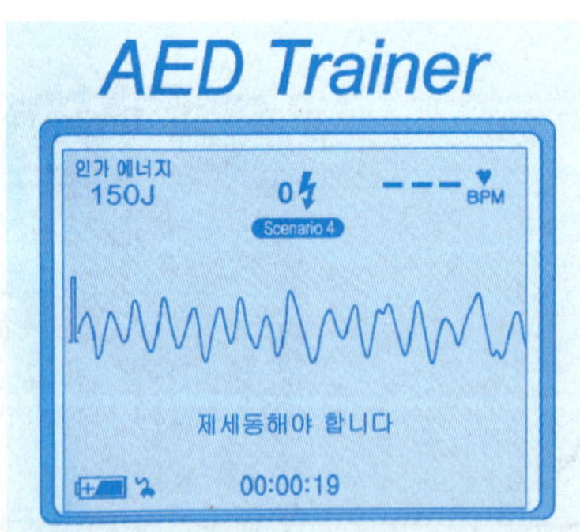

7. "제세동해야 합니다." 메시지가 화면에 표시 및 음성으로 출력된다.

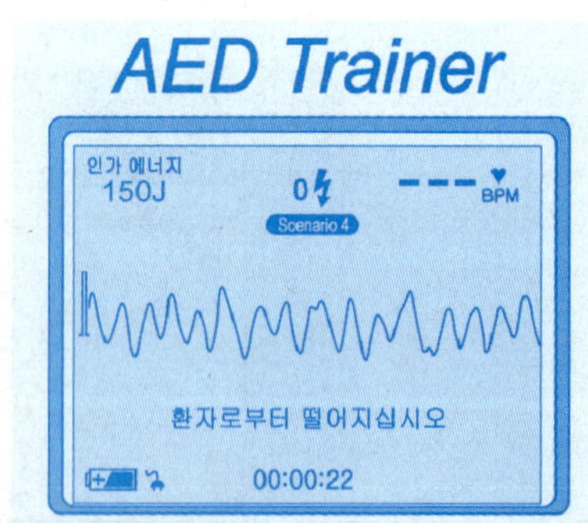

8. "환자로부터 떨어지십시오." 메시지가 화면에 표시 및 음성으로 출력된다.

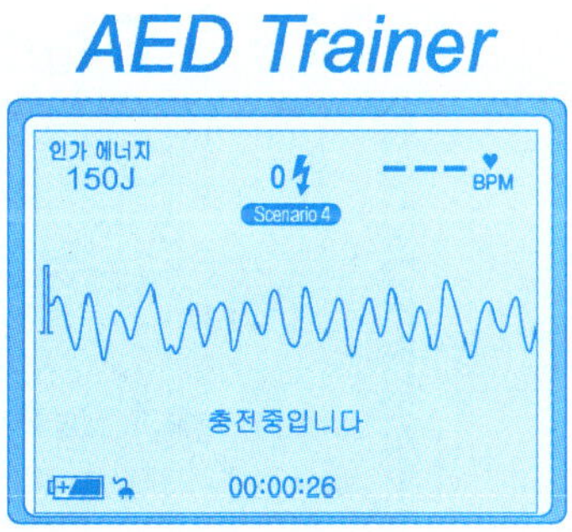

9. "충전 중입니다." 메시지가 화면에 표시되고 "부우웅" 하는 소리가 난다.

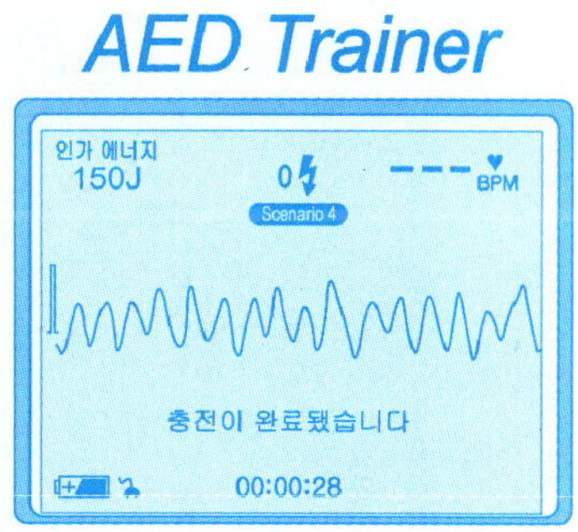

10. "충전이 완료됐습니다." 메시지가 화면에 출력되면서 "틱" 소리가 두 번 난다.

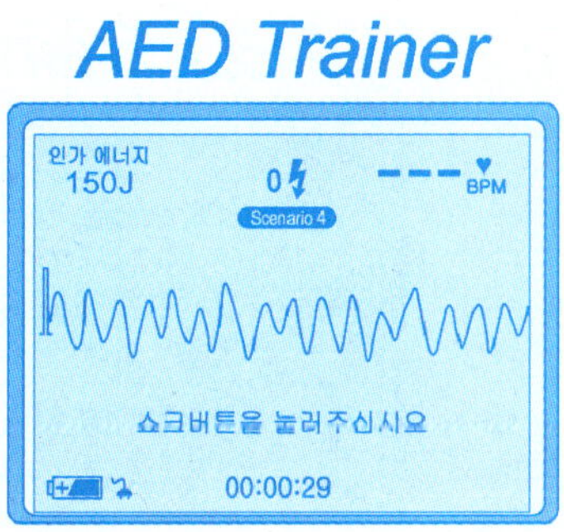

11. "쇼크 버튼을 눌러 주십시오." 메시지가 화면에 표시 및 음성으로 출력된다.

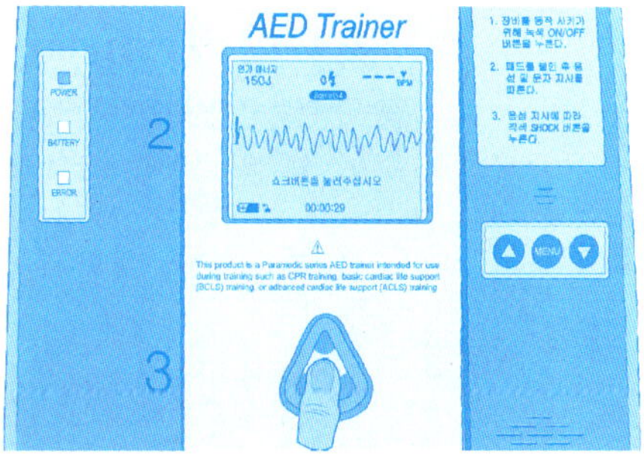

12. 쇼크 버튼이 깜박거리면 그림과 같이 눌러 준다.

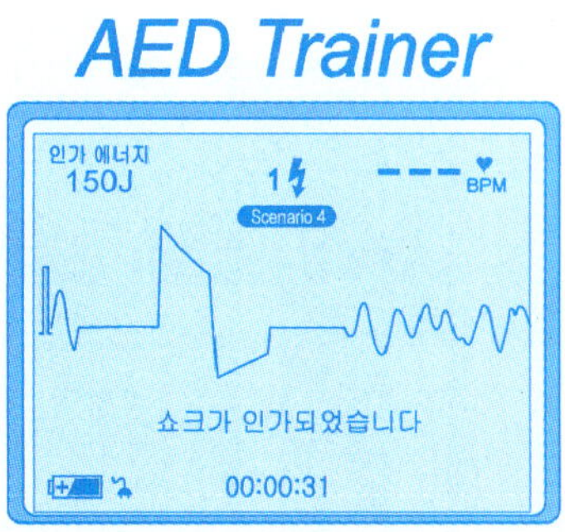

13. "쇼크가 인가되었습니다." 메시지가 화면에 표시 및 음성으로 출력된다.

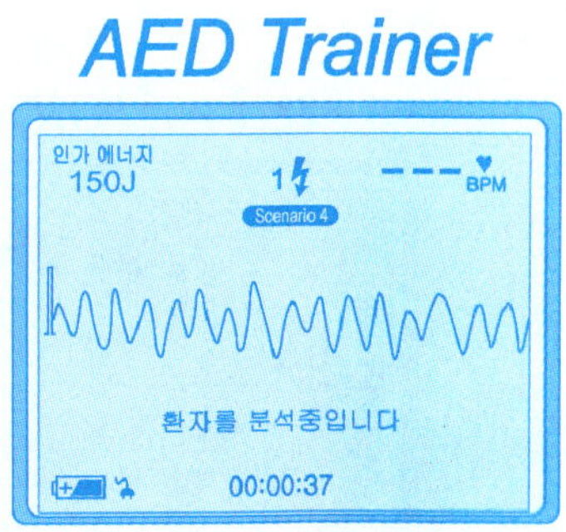

14. 6~13번이 1번 더 반복된다.

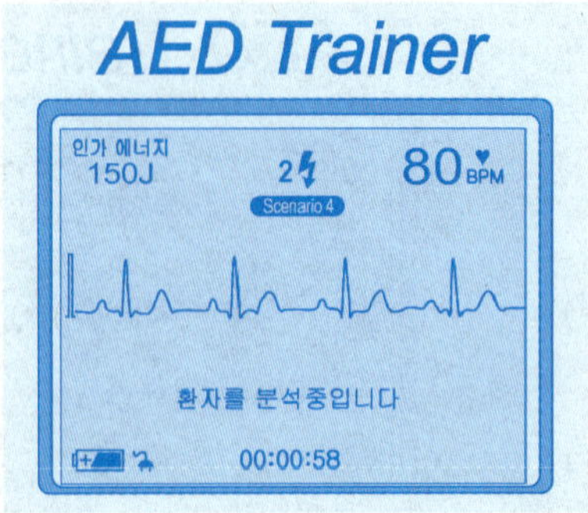

15. "환자를 분석 중입니다." 메시지가 화면에 표시 및 음성으로 출력된다.

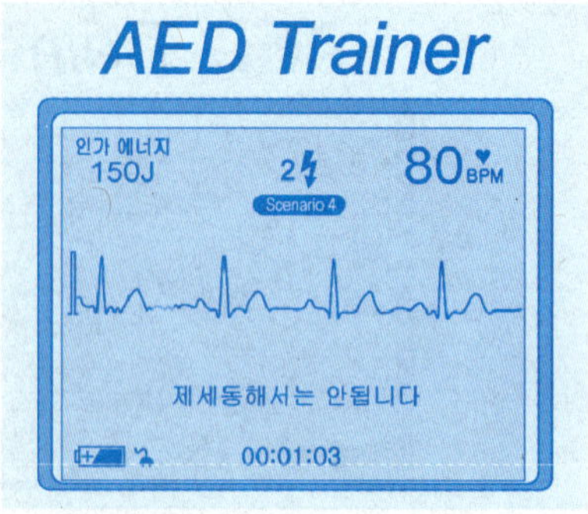

16. "제세동해서는 안 됩니다." 메시지가 화면에 표시 및 음성으로 출력된다.

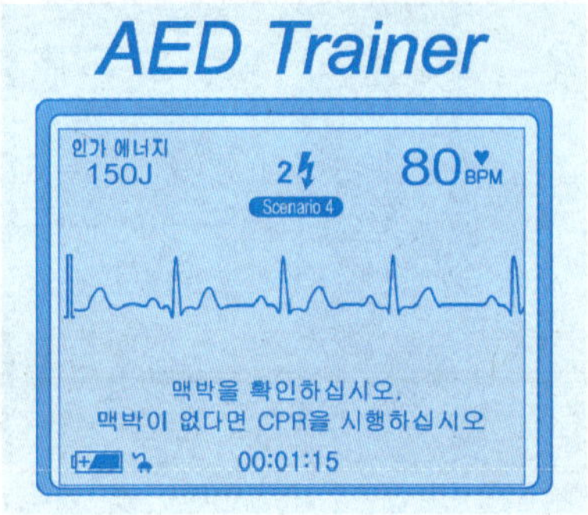

17. "맥박을 확인하십시오. 맥박이 없다면 CPR을 시행하십시오." 메시지가 화면에 표시 및 음성으로 출력된다.

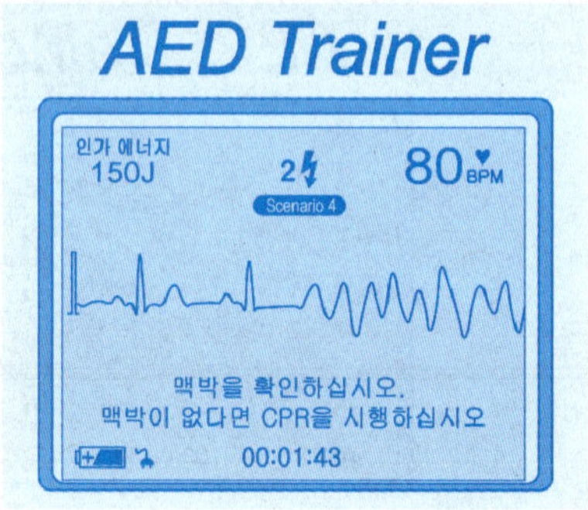

18. 정상 심전도에서 부정맥(심실세동)이 발생한다. 6~13번이 1번 반복된다.

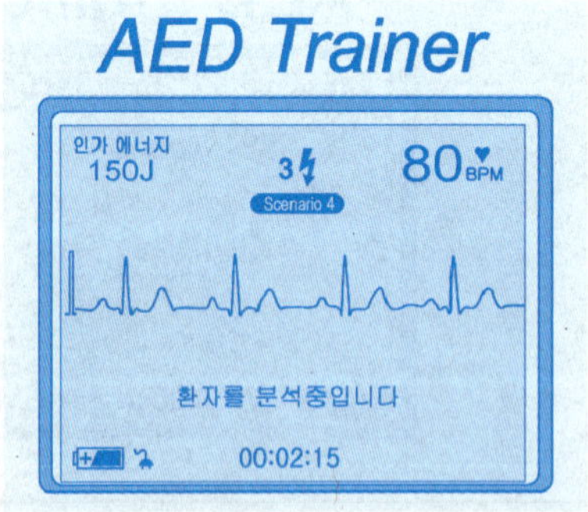

19. 정상 심전도가 계속 유지된다.

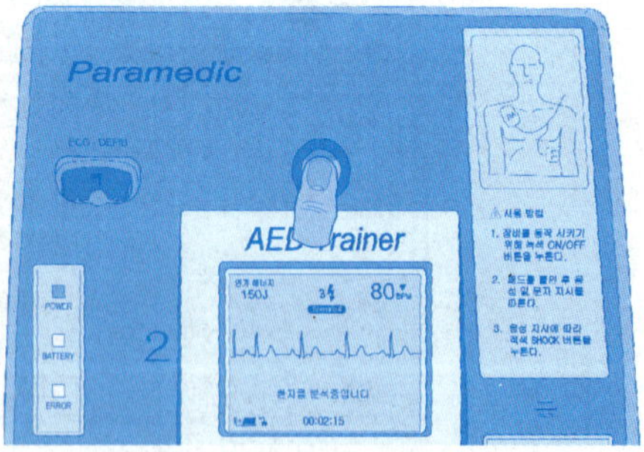

20.1 본체 전원 스위치를 눌러서 전원을 끈다.

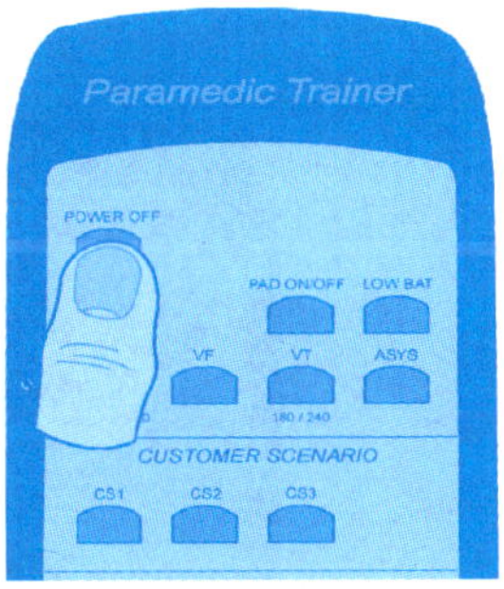

20.2 리모컨 전원 스위치를 눌러서 전원을 끈다.

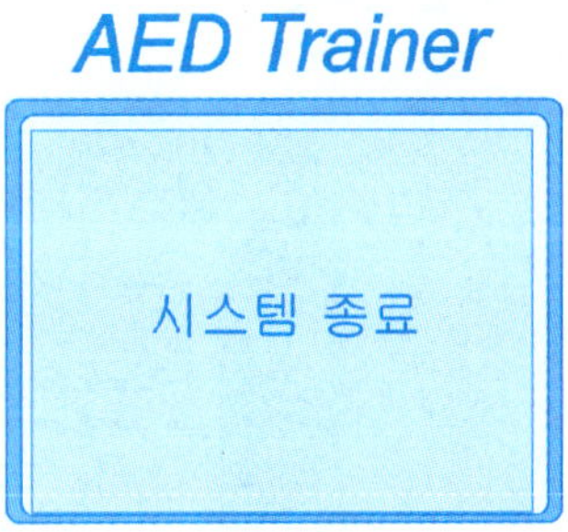

21. "시스템 종료" 메시지가 표시되면서 전원이 꺼진다.

5. 실험 2-5 : 응급상황 재현 "시나리오5" 실습

1) 실험목적

응급상황의 다섯 번째 시나리오로 심실세동 환자가 발생하여 첫 번째 전기 쇼크를 가하였는데 심폐소생이 되었는데 환자의 이상이 없는지 확인하는 도중 다시 심실세동이 빌생한다. 환자에게 전기 쇼그를 디시 기한 후 환자의 이상 유무를 확인 후 이상이 없어서 심폐소생을 성공하는 시나리오이다. 실험 2-5는 응급상황에 대처하는 법을 숙지한다.

2) 실험순서

① 제세동기의 전원공급 및 전원 스위치를 누른다.
② 제세동기 리모컨으로 PAD OFF를 한 다음 시나리오5 버튼을 누른다.
③ 제세동기에서 심실세동 파형이 나오는지 확인한다.
④ 제세동기의 지시에 따라 전기 쇼크를 가한다.
⑤ 정상 심전도 파형이 나오는지 확인한다.
⑥ 환자에게 이상이 없는지 제세동기의 지시를 따른다.
⑦ 심실세동이 재발하면 제세동기의 지시에 따라 전기 쇼크를 가한다.
⑧ 정상 심전도 파형이 나오는지 확인한다.
⑨ 아무 이상이 없는지 확인되면 상황을 종료한다.

3) 실험과정

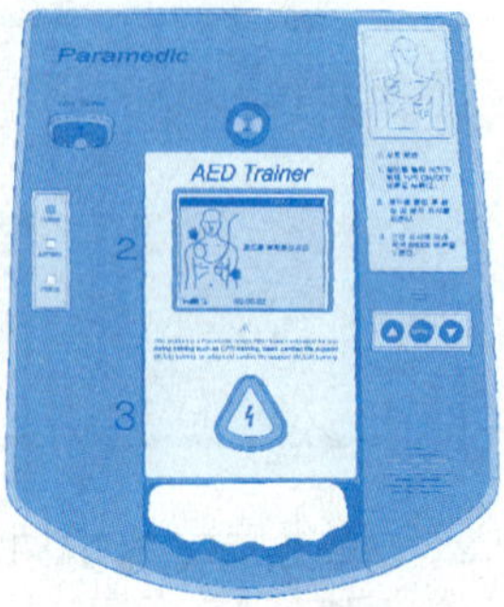

1. 전원공급 및 전원 켜기를 한다.

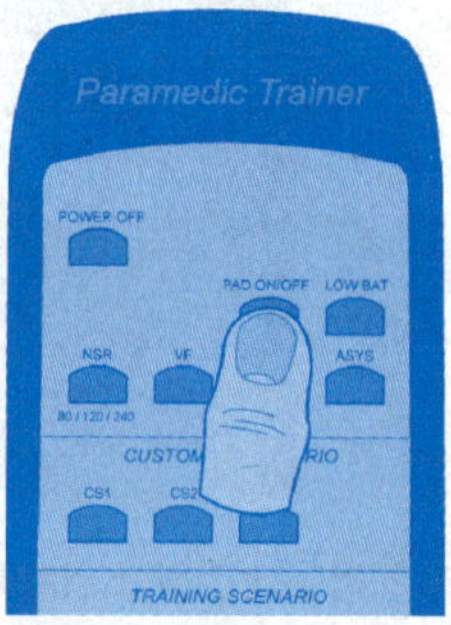

2. Paramedic Trainer 리모컨으로 "PAD ON / OFF" 버튼을 누른다.

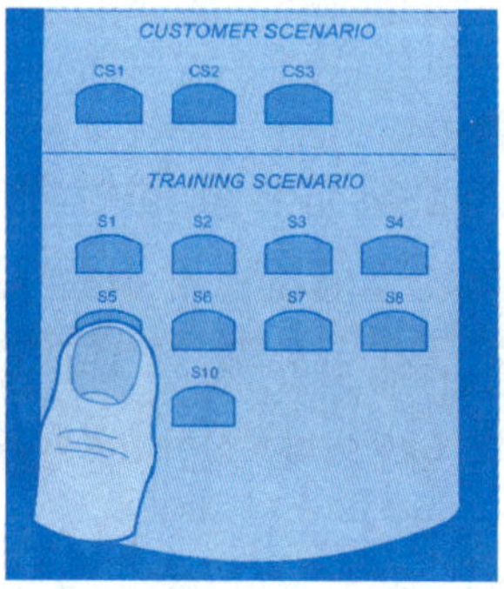

3. 시나리오5 버튼인 "S5" 버튼을 누른다.

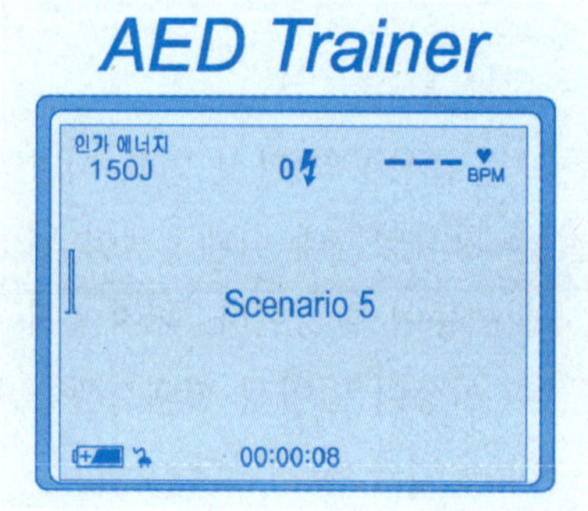

4. 시나리오5가 시작되면 위 그림의 화면으로 시작한다.

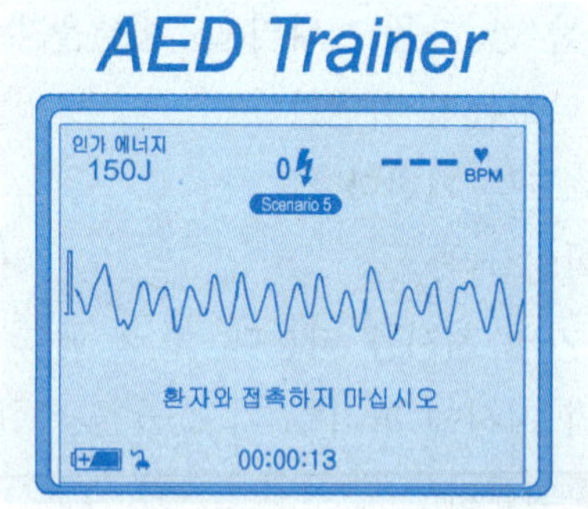

5. 화면에 부정맥(심실세동) 파형이 출력되면서 "환자와 접촉하지 마십시오." 메시지가 화면에 표시 및 음성으로 출력된다.

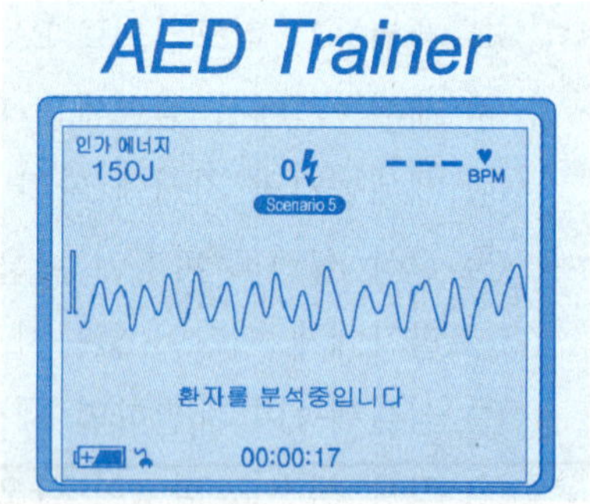

6. "환자를 분석 중입니다." 메시지가 화면에 표시 및 음성으로 출력된다.

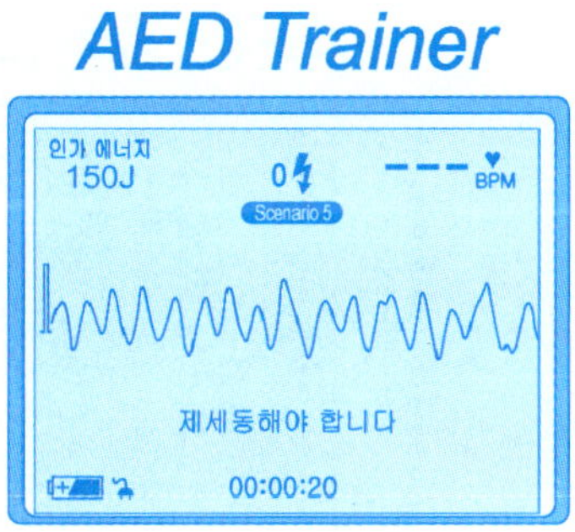

7. "제세동해야 합니다." 메시지가 화면에 표시 및 음성으로 출력된다.

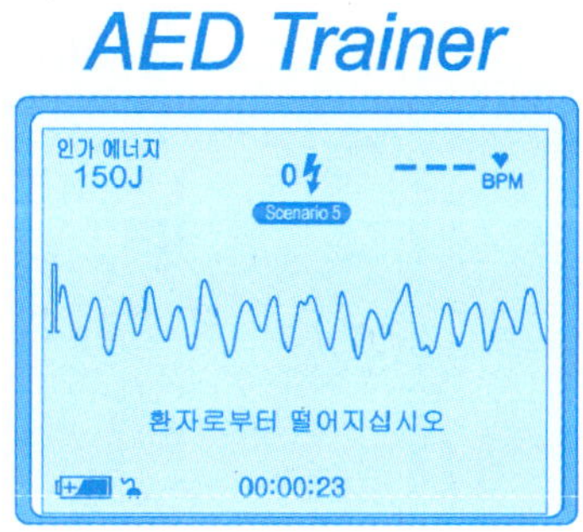

8. "환자로부터 떨어지십시오." 메시지가 화면에 표시 및 음성으로 출력된다.

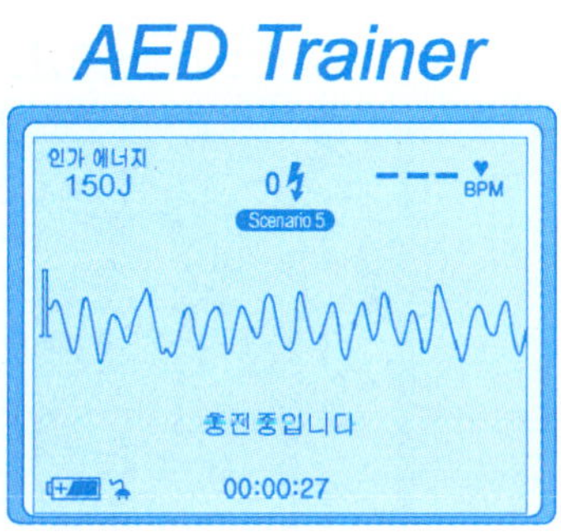

9. "충전 중입니다." 메시지가 화면에 표시되고 "부우웅"하는 소리가 난다.

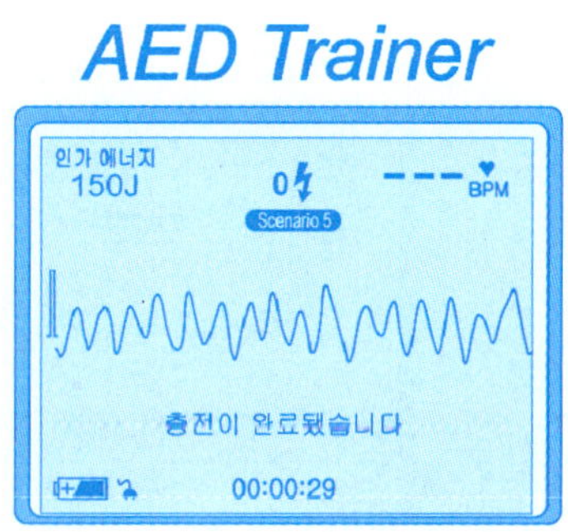

10. "충전이 완료됐습니다." 메시지가 화면에 출력되면서 "틱" 소리가 두 번난다.

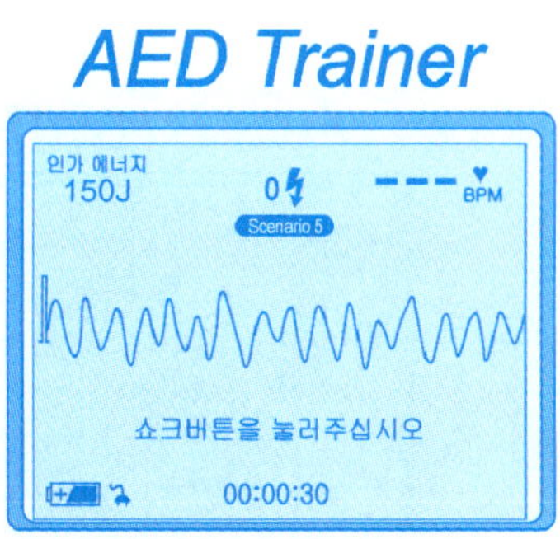

11. "쇼크 버튼을 눌러 주십시오." 메시지가 화면에 표시 및 음성으로 출력된다.

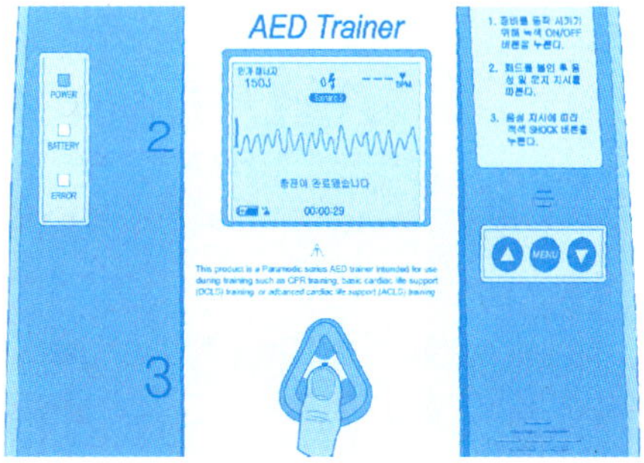

12. 쇼크 버튼이 깜박거리면 그림과 같이 눌러 준다.

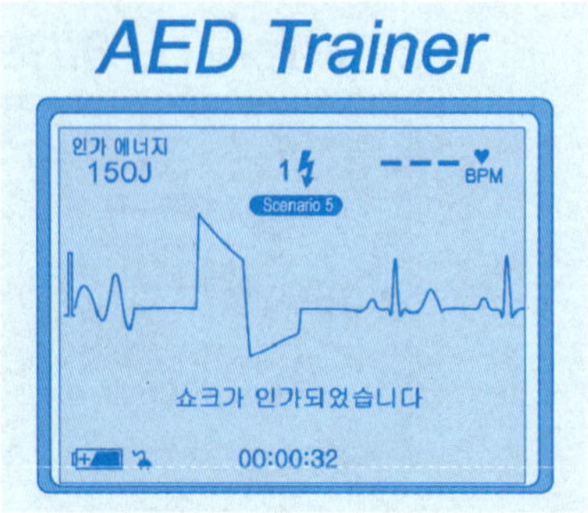

13. "쇼크가 인가되었습니다." 메시지가 화면에 표시 및 음성으로 출력된다.

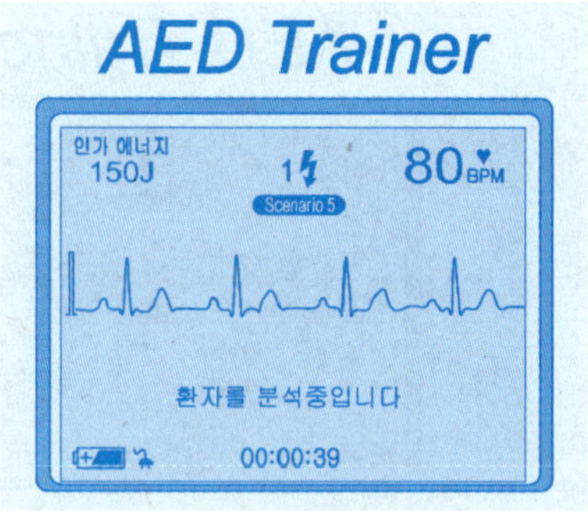

14. 6~13번이 1번 더 반복된다.

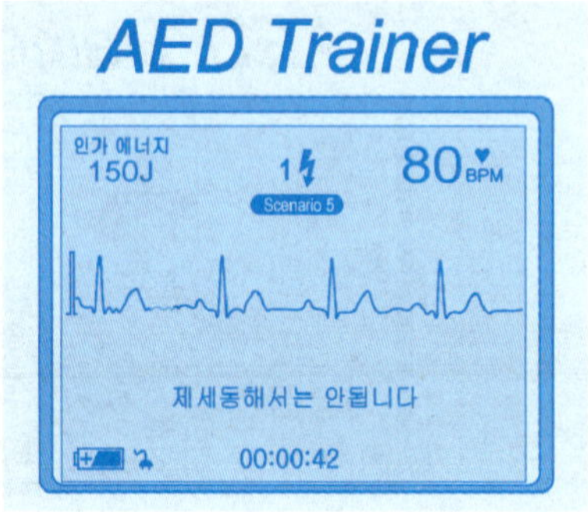

15. "환자를 분석 중입니다." 메시지가 화면에 표시 및 음성으로 출력된다.

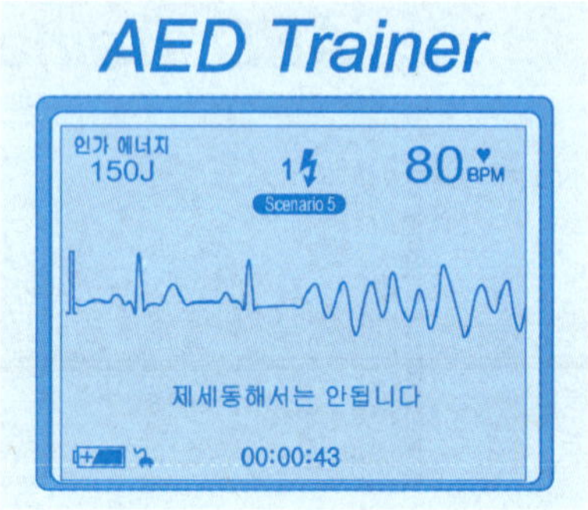

16. "제세동해서는 안 됩니다." 메시지가 화면에 표시 및 음성으로 출력된다. 정상 심전도에서 부정맥(심실세동)이 발생한다.

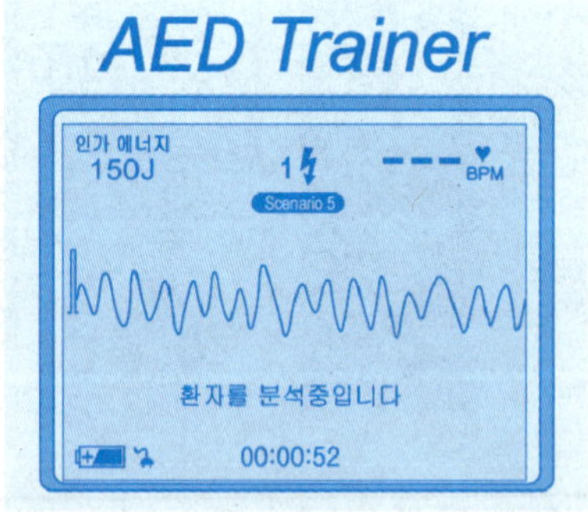

17. 6~13번이 1번 반복된다.

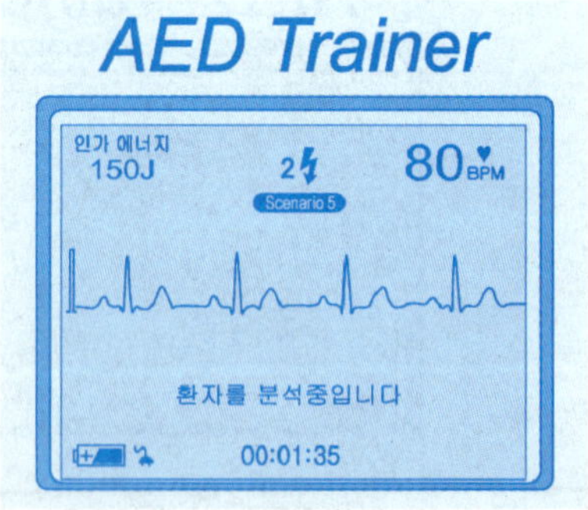

18. 정상 심전도가 계속 유지된다.

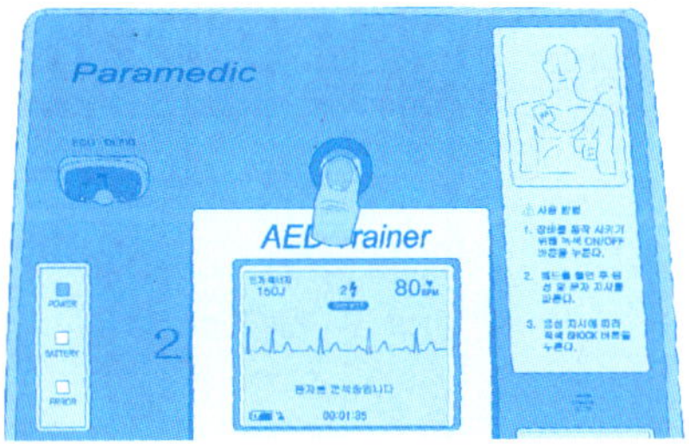

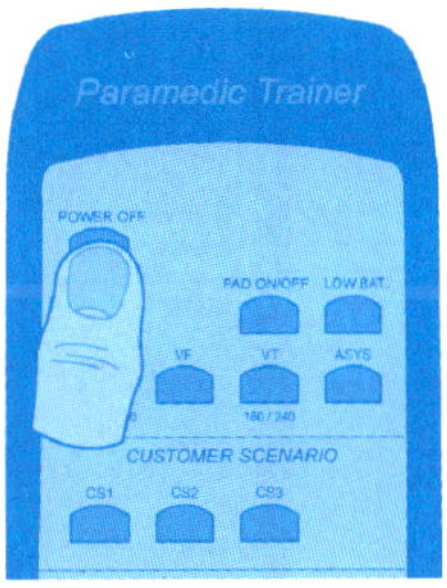

19. 본체 및 리모컨 전원 스위치를 눌러서 전원을 끈다.

6. 실험 2–6 : 응급상황 재현 "시나리오6" 실습

1) 실험목적

응급상황의 여섯 번째 시나리오로 심실세동 환자가 발생하여 첫 번째 전기 쇼크를 가하였는데 심폐소생이 되었는데 환자의 이상 유무를 확인 후 이상이 없어서 심폐소생을 성공하는 시나리오이다. 실험 2-6은 응급상황에 대처하는 법을 숙지한다.

2) 실험순서

① 제세동기의 전원공급 및 전원 스위치를 누른다.
② 제세동기 리모컨으로 PAD OFF를 한 다음 시나리오6 버튼을 누른다.
③ 제세동기에서 심실세동 파형이 나오는지 확인한다.
④ 제세동기의 지시에 따라 전기 쇼크를 가한다.
⑤ 정상 심전도 파형이 나오는지 확인한다.
⑥ 아무 이상이 없는지 확인되면 상황을 종료한다.

3) 실험과정

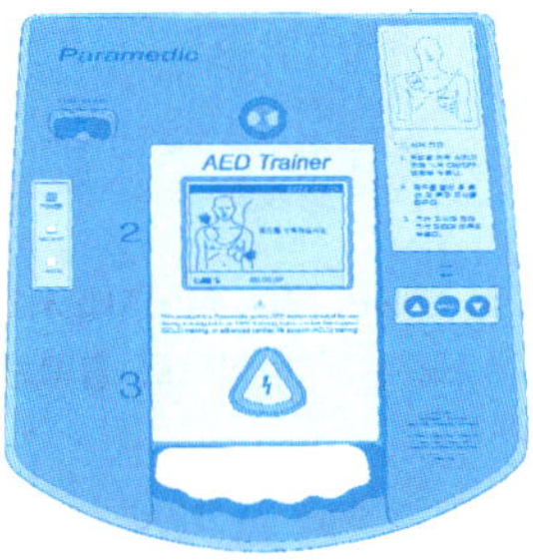

1. 전원공급 및 전원 켜기를 한다.

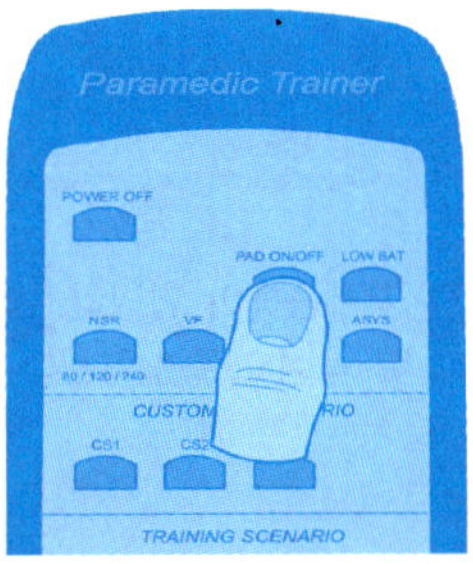

2. Paramedic Trainer 리모컨으로 "PAD ON / OFF" 버튼을 누른다.

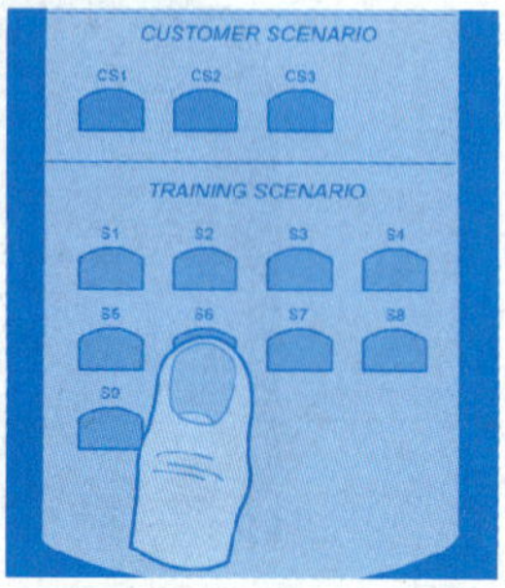

3. 시나리오6 버튼인 "S6" 버튼을 누른다.

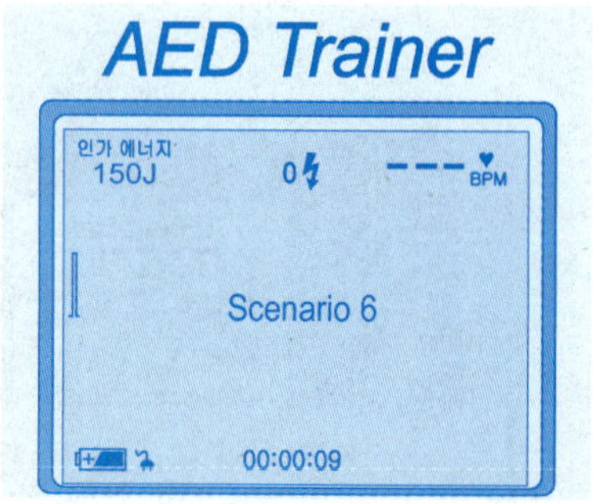

4. 시나리오6이 시작되면 위 그림의 화면으로 시작한다.

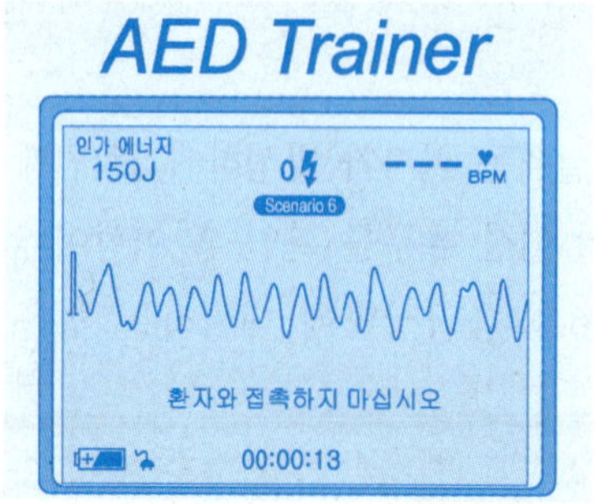

5. 화면에 부정맥(심실세동) 파형이 출력되면서 "환자와 접촉하지 마십시오." 메시지가 화면에 표시 및 음성으로 출력된다.

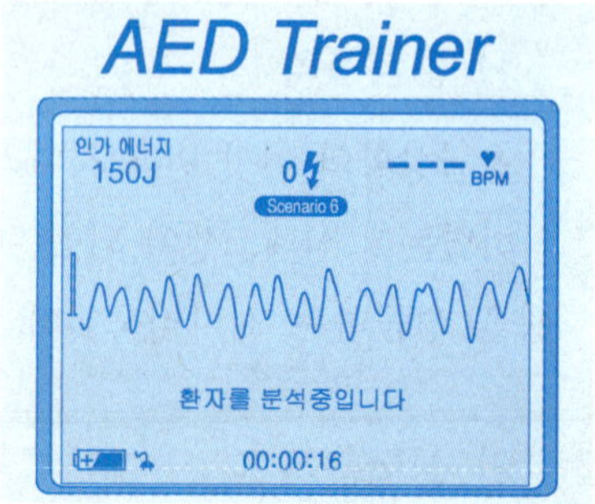

6. "환자를 분석 중입니다." 메시지가 화면에 표시 및 음성으로 출력된다.

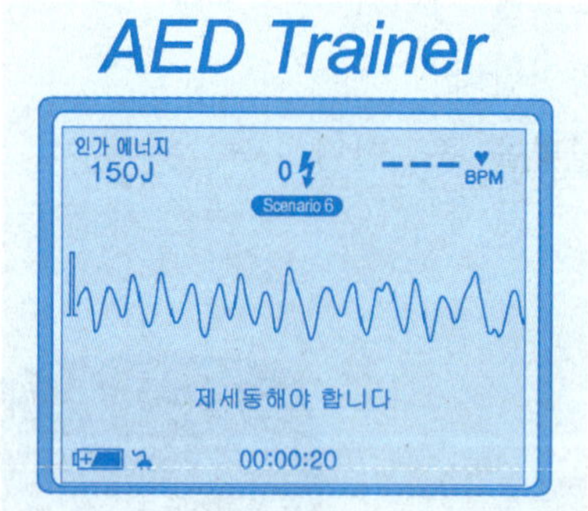

7. "제세동해야 합니다." 메시지가 화면에 표시 및 음성으로 출력된다.

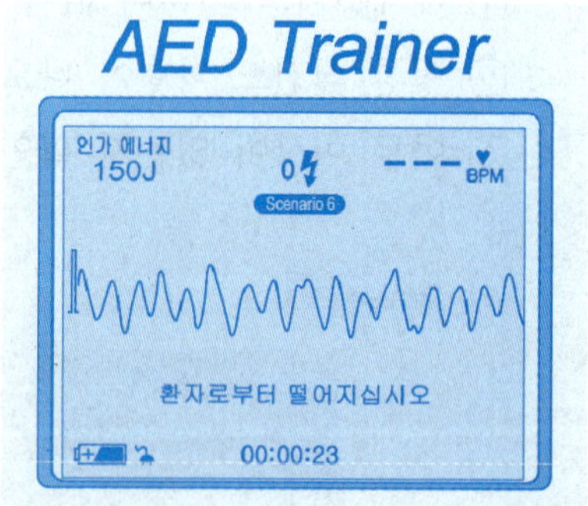

8. "환자로부터 떨어지십시오." 메시지가 화면에 표시 및 음성으로 출력된다.

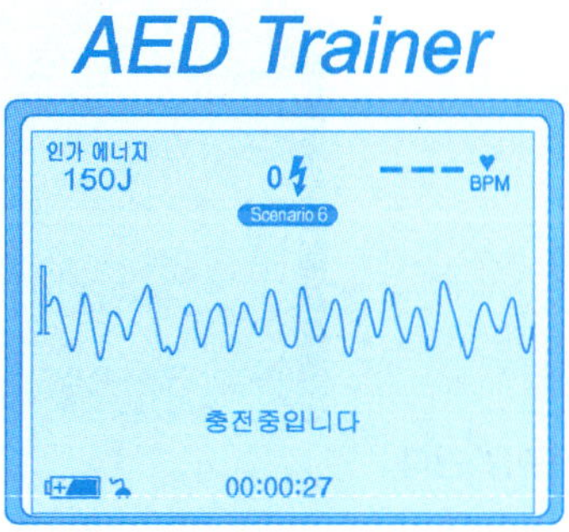

9. "충전 중입니다." 메시지가 화면에 표시되고 "부우웅"하는 소리가 난다.

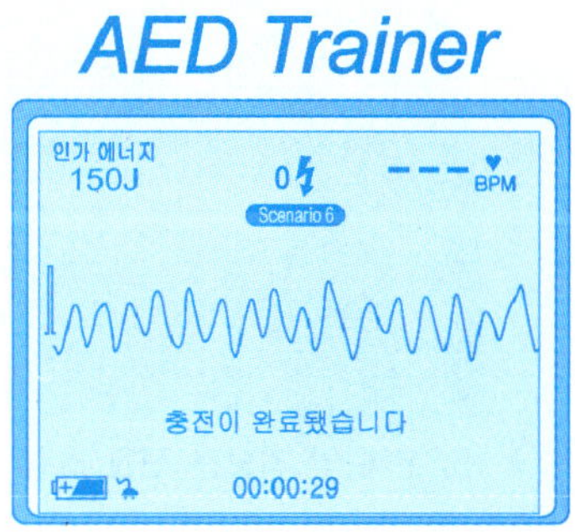

10. "충전이 완료됐습니다." 메시지가 화면에 출력되면서 "틱" 소리가 두 번 난다.

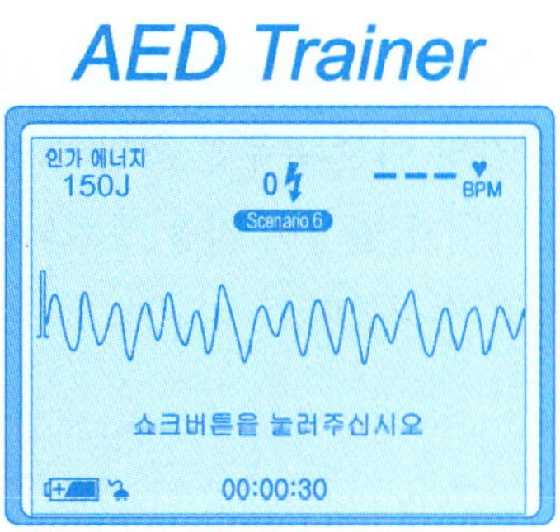

11. "쇼크 버튼을 눌러 주십시오." 메시지가 화면에 표시 및 음성으로 출력된다.

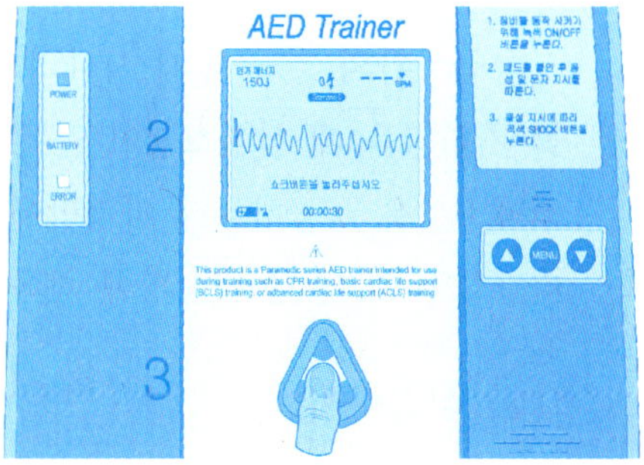

12. 쇼크 버튼이 깜박거리면 그림과 같이 눌러 준다.

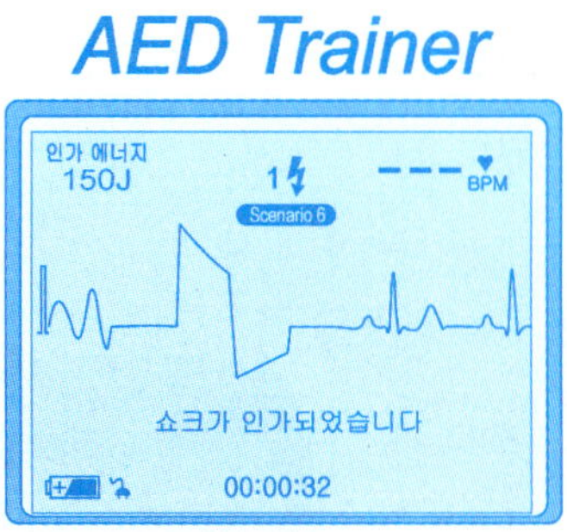

13. "쇼크가 인가되었습니다." 메시지가 화면에 표시 및 음성으로 출력된다.

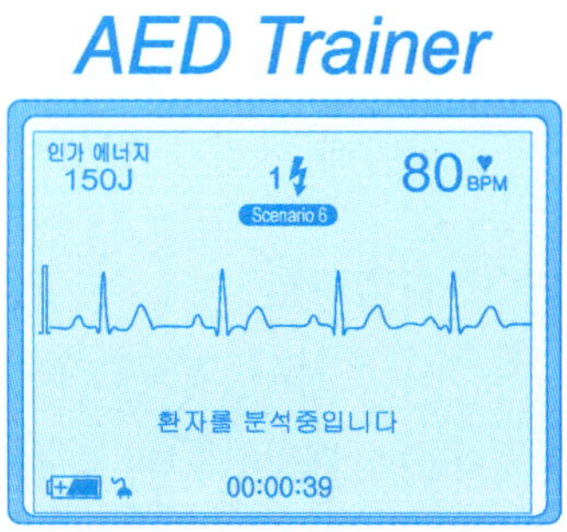

14. 정상 심전도가 계속 유지된다.

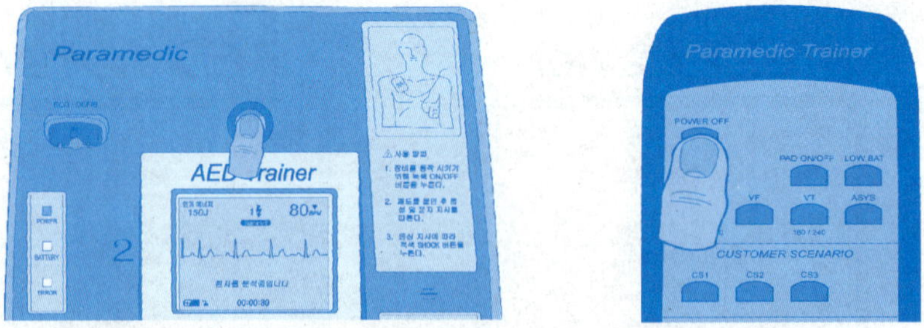

15. 본체 및 리모컨 전원 스위치를 눌러서 전원을 끈다.

7. 실험 2-7 : 응급상황 재현 "시나리오7" 실습

1) 실험목적

응급상황의 일곱 번째 시나리오로 심실세동 환자가 발생하여 첫 번째 전기 쇼크를 가하였을 때 심폐소생이 일어나는데 환자의 이상 유무를 확인 후 이상이 없어서 심폐소생은 성공하는데 마지막에 장비에 에러가 발생해 자동 종료되는 시나리오이다. 실험 2-7은 응급상황에 대처하는 법을 숙지한다.

2) 실험순서

① 제세동기의 전원공급 및 전원 스위치를 누른다.
② 제세동기 리모컨으로 PAD OFF를 한 다음 시나리오7 버튼을 누른다.
③ 제세동기에서 심실세동 파형이 나오는지 확인한다.
④ 제세동기의 지시에 따라 전기 쇼크를 가한다.
⑤ 정상 심전도 파형이 나오는지 확인한다.
⑥ 장비에 에러가 발생하여 자동 종료된다.

3) 실험과정

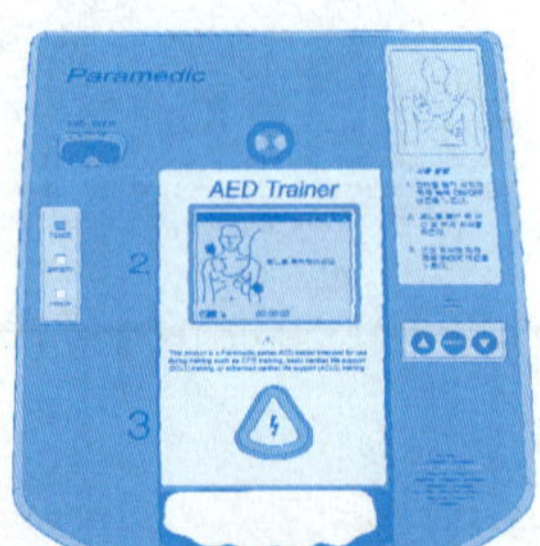

1. 전원공급 및 전원 켜기를 한다.

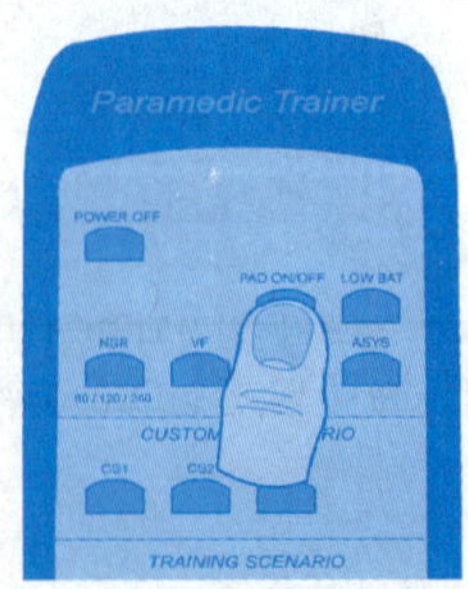

2. Paramedic Trainer 리모컨으로 "PAD ON / OFF" 버튼을 누른다.

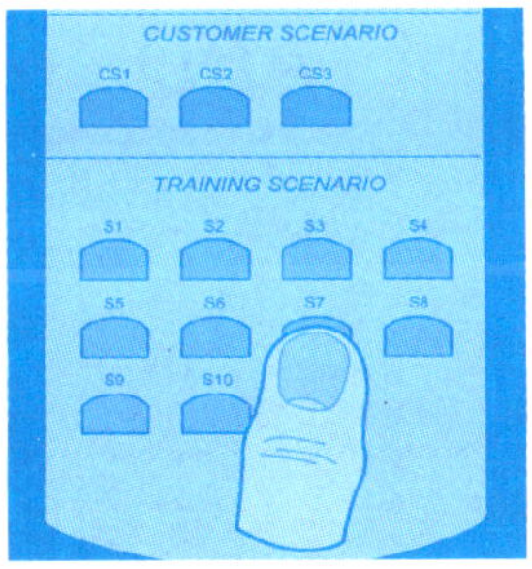

3. 시나리오7 버튼인 "S7" 버튼을 누른다.

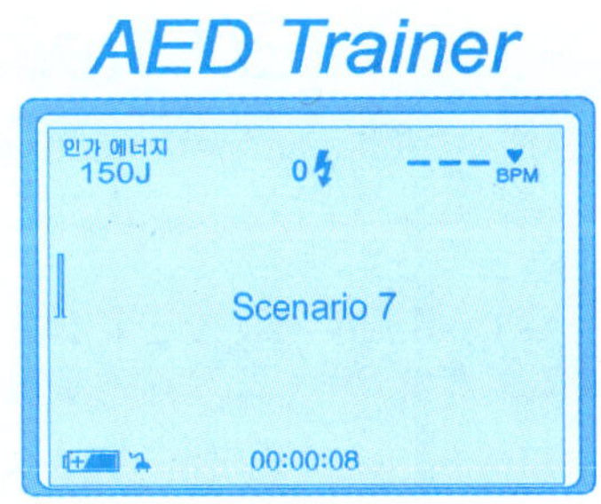

4. 시나리오7이 시작되면 위 그림의 화면으로 시작한다.

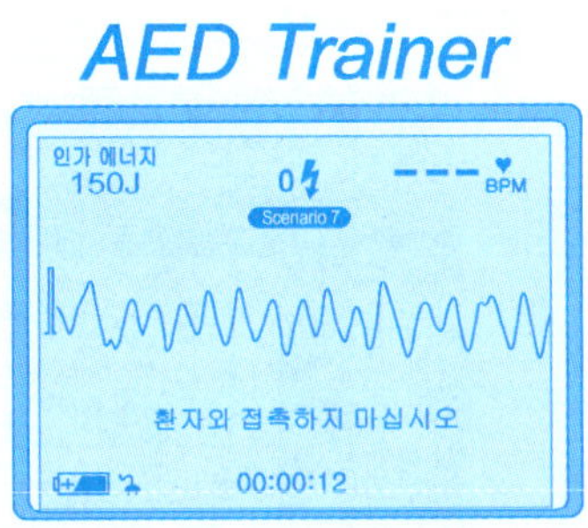

5. 화면에 부정맥(심실세동) 파형이 출력되면서 "환자와 접촉하지 마십시오." 메시지가 화면에 표시 및 음성으로 출력된다.

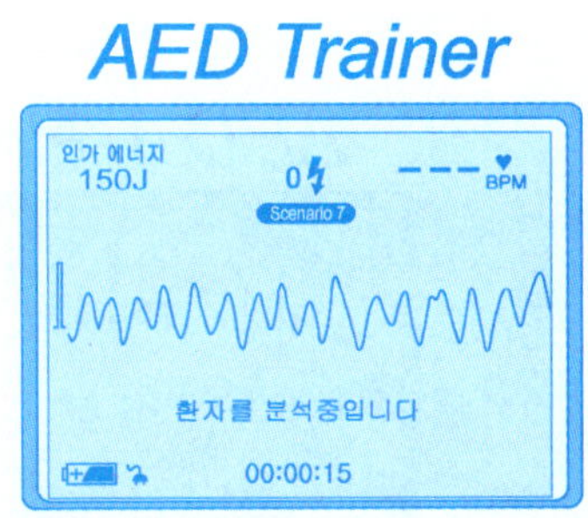

6. "환자를 분석 중입니다." 메시지가 화면에 표시 및 음성으로 출력된다.

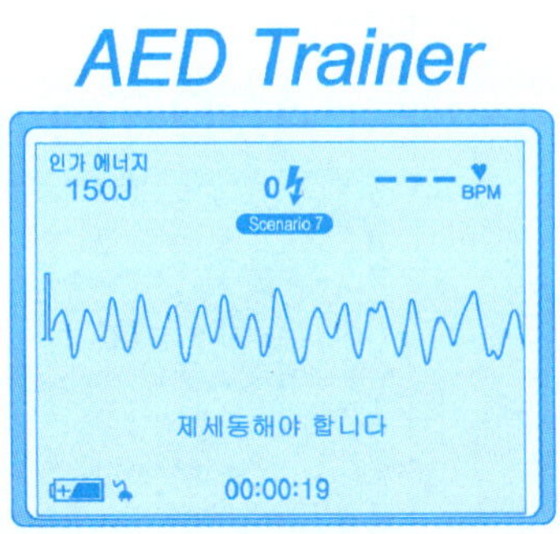

7. "제세동해야 합니다." 메시지가 화면에 표시 및 음성으로 출력된다.

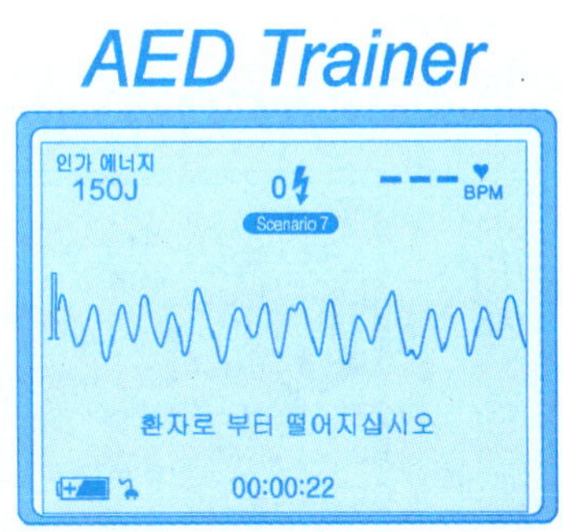

8. "환자로부터 떨어지십시오." 메시지가 화면에 표시 및 음성으로 출력된다.

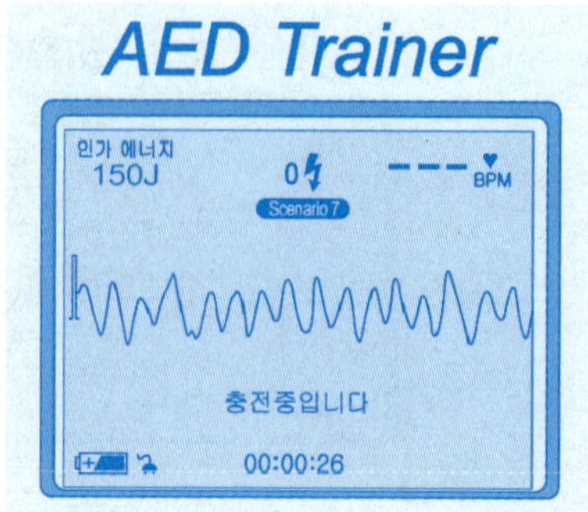

9. "충전 중입니다." 메시지가 화면에 표시되고 "부우웅"하는 소리가 난다.

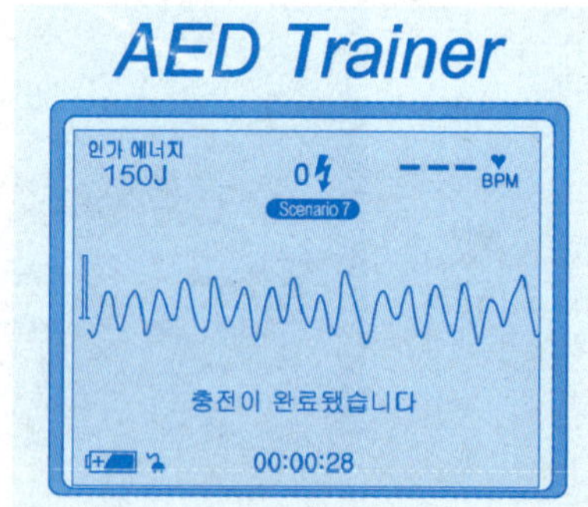

10. "충전이 완료됐습니다." 메시지가 화면에 출력되면서 "틱" 소리가 두 번 난다.

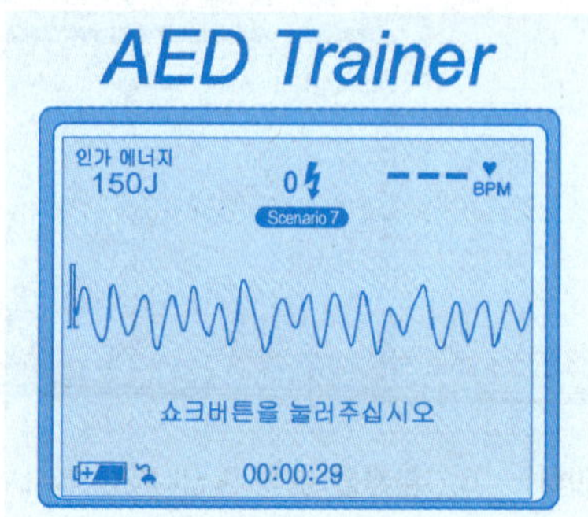

11. "쇼크 버튼을 눌러 주십시오." 메시지가 화면에 표시 및 음성으로 출력된다.

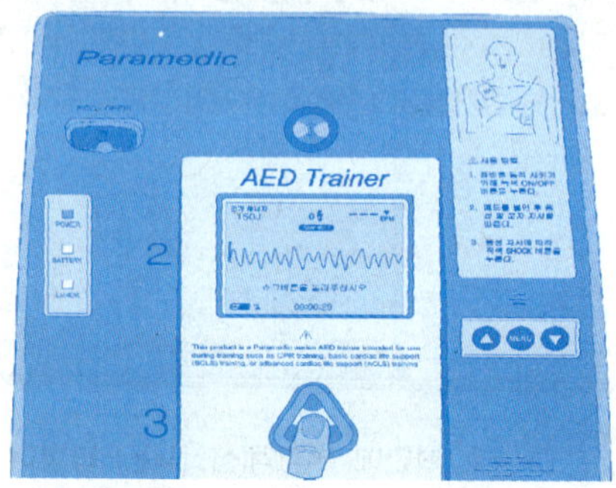

12. 쇼크 버튼이 깜박거리면 그림과 같이 눌러 준다.

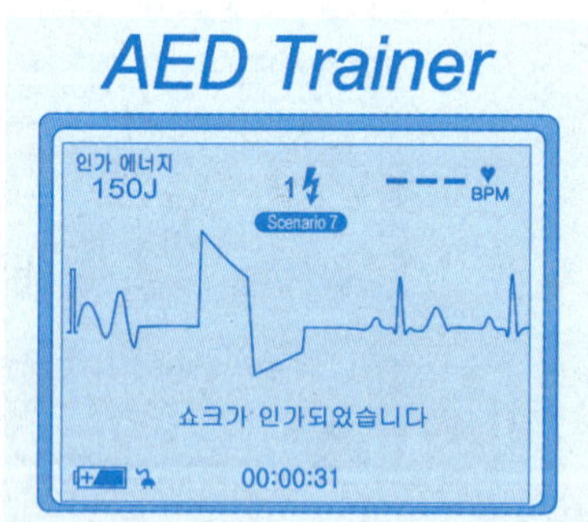

13. "쇼크가 인가되었습니다." 메시지가 화면에 표시 및 음성으로 출력된다.

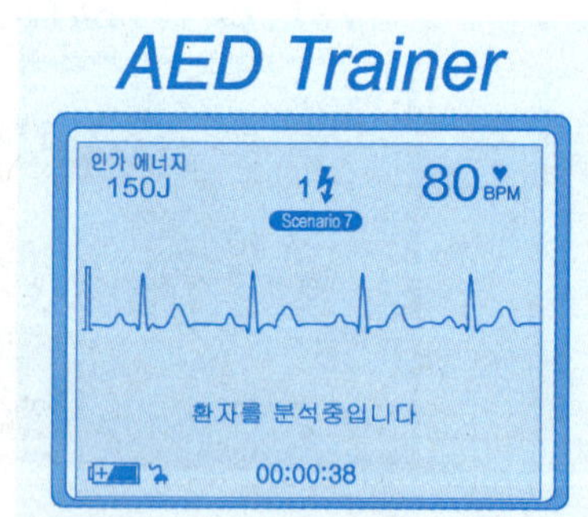

14. "환자를 분석 중입니다." 메시지가 화면에 표시 및 음성으로 출력된다.

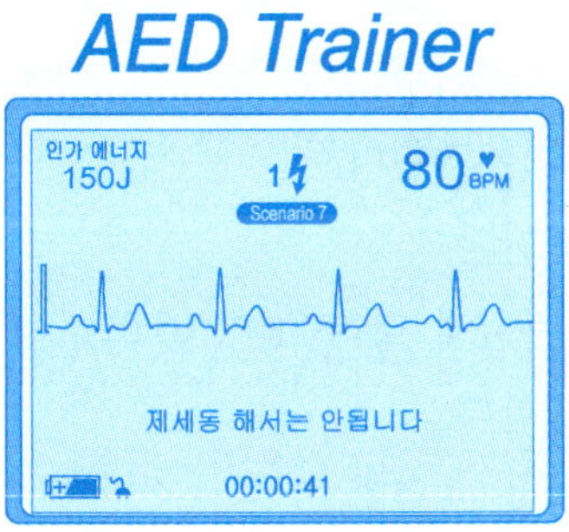

15. "제세동해서는 안 됩니다." 메시지가 화면에 표시 및 음성으로 출력된다.

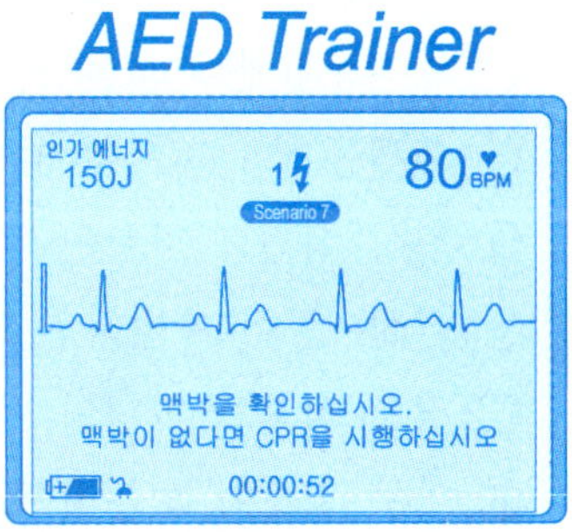

16. 그림과 같은 메시지가 화면에 출력된다.

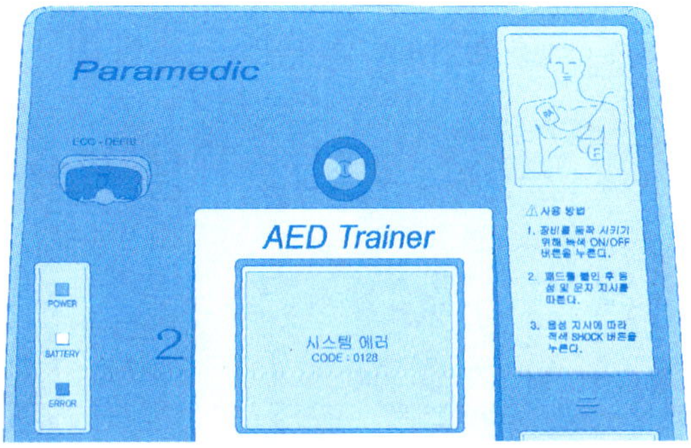

17. "시스템 에러" 메시지가 화면에 표시되고 ERROR LED 램프가 점멸된다. 잠시 후 시스템이 종료된다.

8. 실험 2-8 : 응급상황 재현 "시나리오8" 실습

1) 실험목적

응급상황의 여덟 번째 시나리오로 심실세동 환자가 발생하여 첫 번째 전기 쇼크를 가했을 때 심폐소생이 되었는데 잠시 동안 유지되다가 다시 심실세동이 발생한다. 환자에게 전기 쇼크를 다시 가한 후 환자의 이상 유무를 확인 후 이상이 없어서 심폐소생을 성공하는 시나리오이다. 실험 2-8은 응급상황에 대처하는 법을 숙지한다.

2) 실험순서

① 제세동기의 전원공급 및 전원 스위치를 누른다.

② 제세동기 리모컨으로 PAD OFF를 한 다음 시나리오8 버튼을 누른다.

③ 제세동기에서 심실세동 파형이 나오는지 확인한다.

④ 제세동기의 지시에 따라 전기 쇼크를 가한다.

⑤ 정상 심전도 파형이 나오는지 확인한다.

⑥ 심실세동이 재발하면 제세동기의 지시에 따라 전기 쇼크를 가한다.

⑦ 정상 심전도 파형이 나오는지 확인한다.

⑧ 아무 이상이 없는지 확인되면 상황을 종료한다.

3) 실험과정

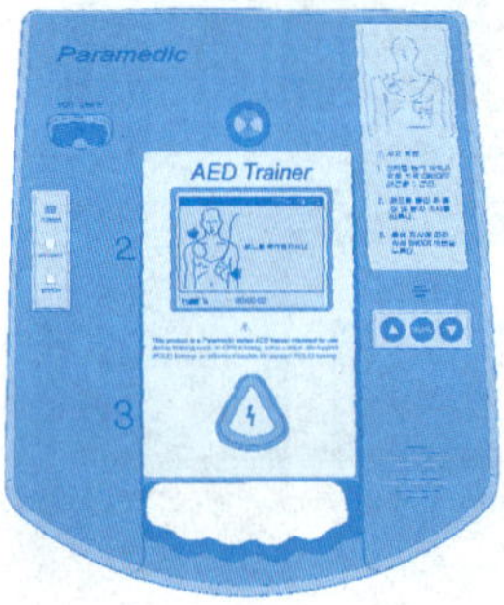

1. 전원공급 및 전원 켜기를 한다.

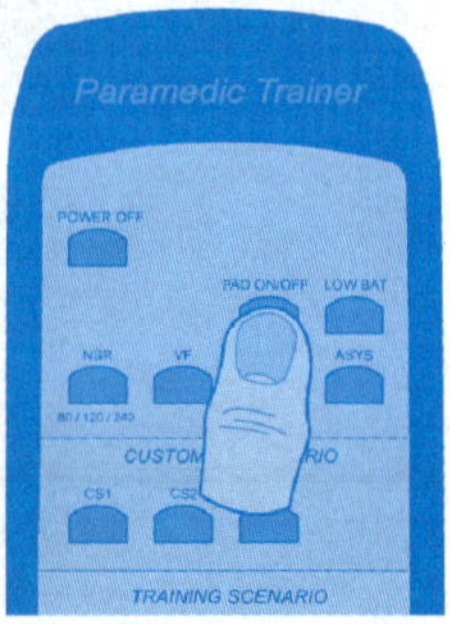

2. Paramedic Trainer 리모컨으로 "PAD ON / OFF" 버튼을 누른다.

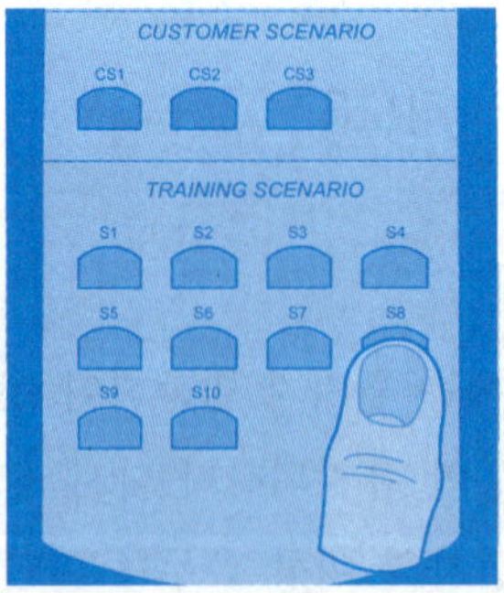

3. 시나리오8 버튼인 "S8" 버튼을 누른다.

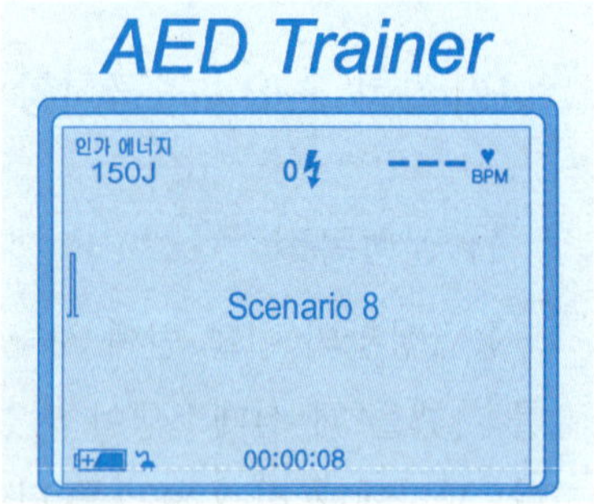

4. 시나리오8이 시작되면 위 그림의 화면으로 시작한다.

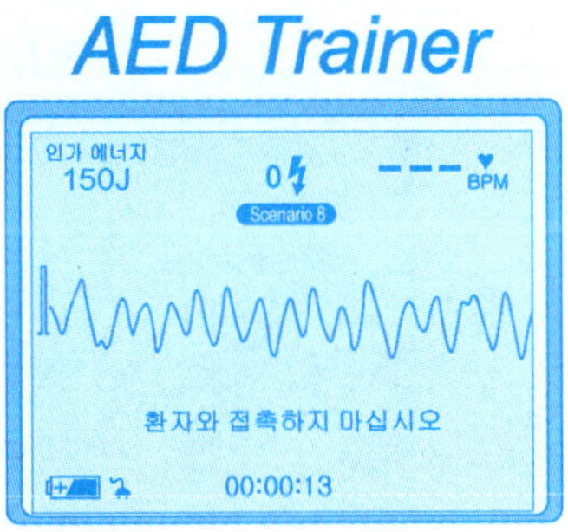

5. 화면에 부정맥(심실세동) 파형이 출력되면서 "환자와 접촉하지 마십시오." 메시지가 화면에 표시 및 음성으로 출력된다.

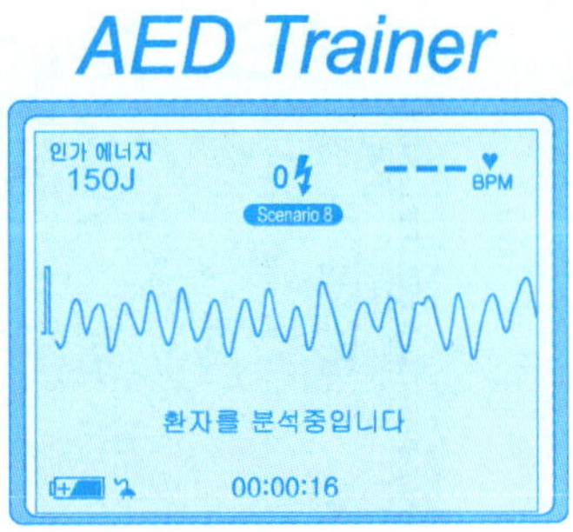

6. "환자를 분석 중입니다." 메시지가 화면에 표시 및 음성으로 출력된다.

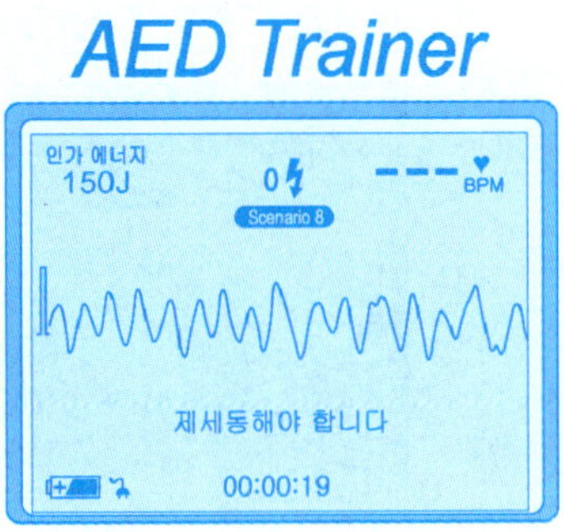

7. "제세동해야 합니다." 메시지가 화면에 표시 및 음성으로 출력된다.

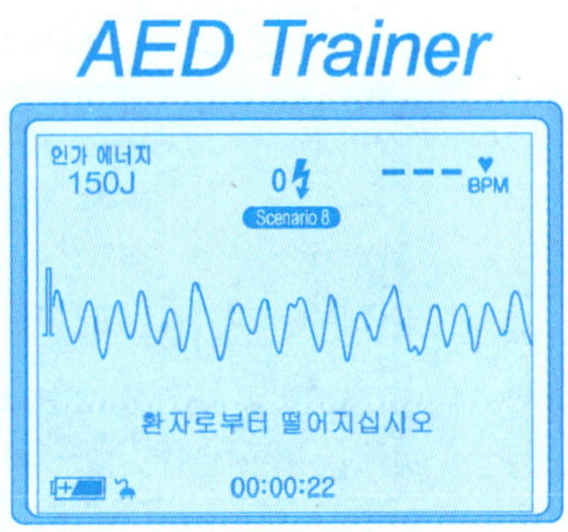

8. "환자로부터 떨어지십시오." 메시지가 화면에 표시 및 음성으로 출력된다.

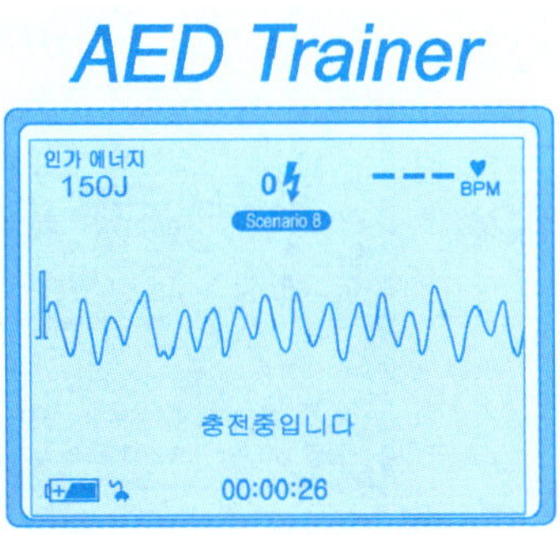

9. "충전 중입니다." 메시지가 화면에 표시되고 "부우웅"하는 소리가 난다.

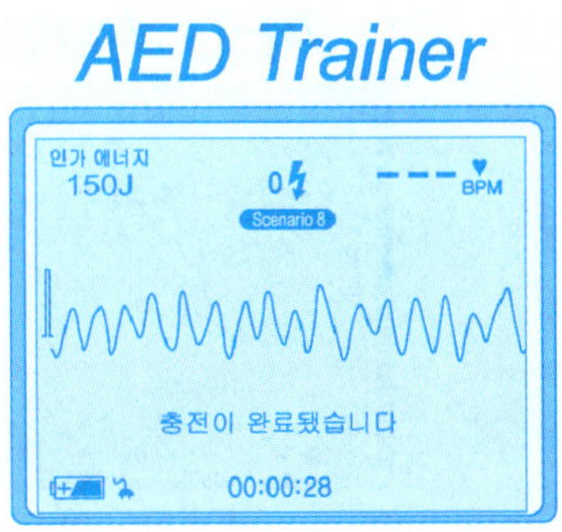

10. "충전이 완료됐습니다." 메시지가 화면에 출력되면서 "틱" 소리가 두 번 난다.

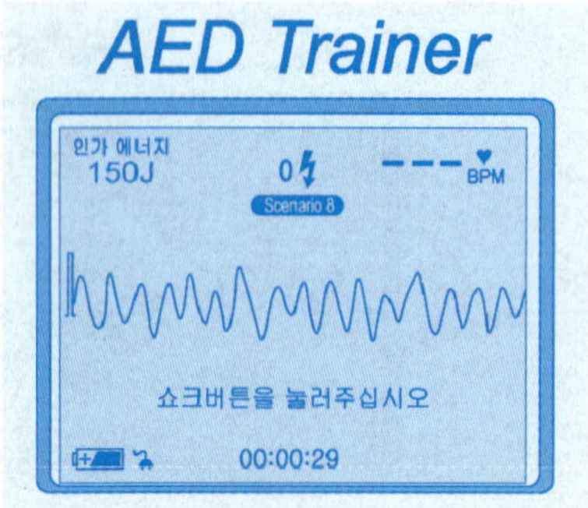

11. "쇼크 버튼을 눌러 주십시오." 메시지가 화면에 표시 및 음성으로 출력된다.

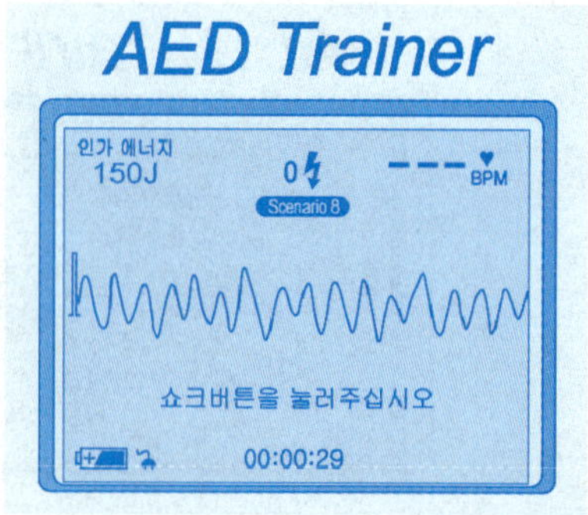

12. 쇼크 버튼이 깜박거리면 그림과 같이 눌러 준다.

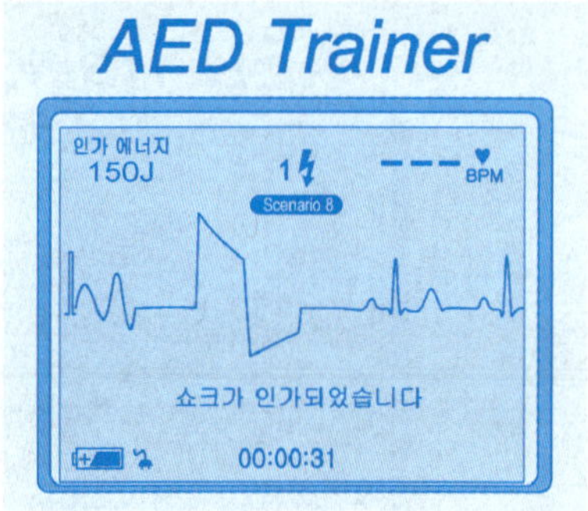

13. "쇼크가 인가되었습니다." 메시지가 화면에 표시 및 음성으로 출력된다.

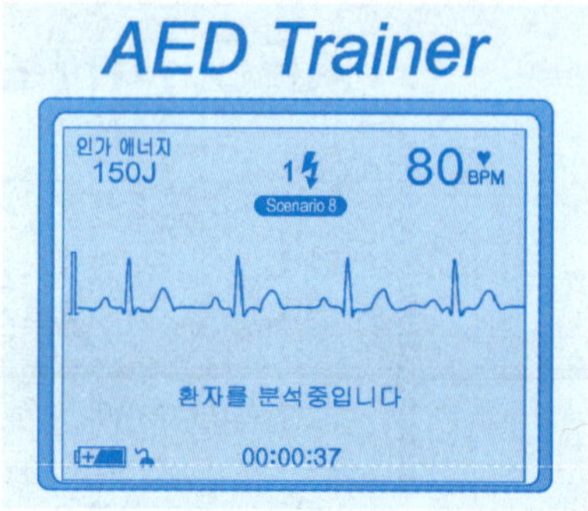

14. "환자를 분석 중입니다." 메시지가 화면에 표시 및 음성으로 출력된다.

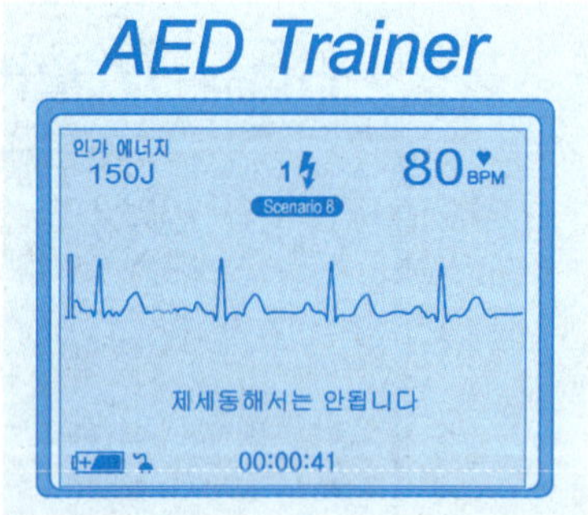

15. "제세동해서는 안 됩니다." 메시지가 화면에 표시 및 음성으로 출력된다.

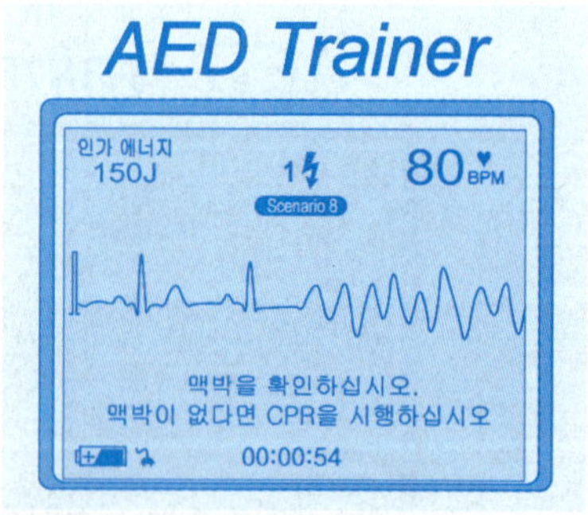

16. 정상 심전도에서 부정맥(심실세동)이 발생한다.

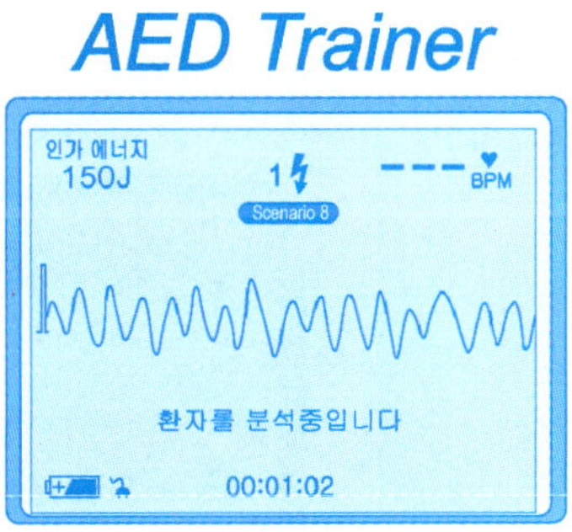

17. 6~13번이 1번 반복된다.

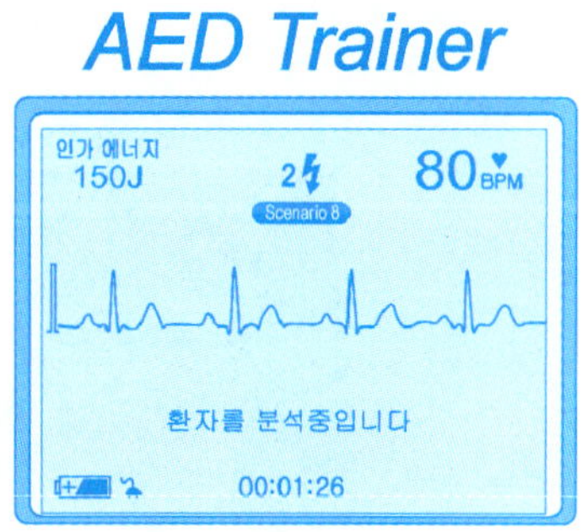

18. 정상 심전도가 계속 유지된다.

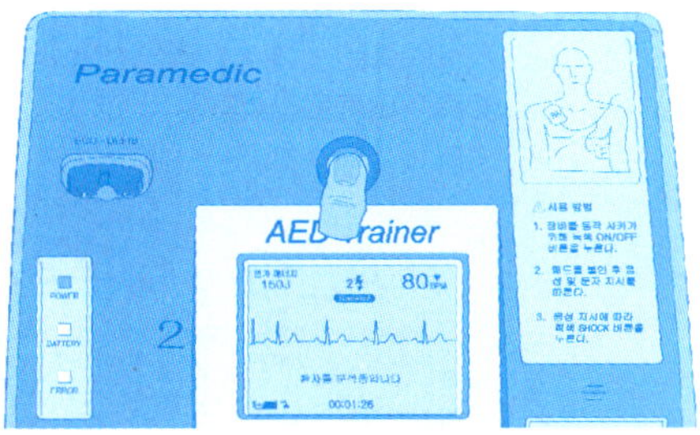

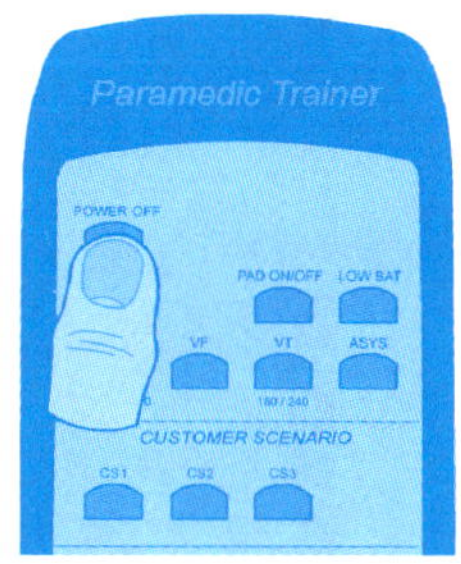

19. 본체 및 리모컨의 전원 스위치를 눌러서 전원을 끈다.

9. 실험 2-9 : 응급상황 재현 "시나리오9" 실습

1) 실험목적

응급상황의 아홉 번째 시나리오로 심실세동 환자가 발생하여 전기 쇼크를 가하였는데 상황이 진전이 안 되어서 전기 쇼크를 제세동기의 지시에 따라 계속 가하여도 환자에게 반응이 없어 심폐소생을 실패하는 시나리오이다. 실험 2-9는 응급상황에 대처하는 법을 숙지한다.

2) 실험순서

① 제세동기의 전원공급 및 전원 스위치를 누른다.

② 제세동기 리모컨으로 PAD OFF를 한 다음 시나리오9 버튼을 누른다.

③ 제세동기에서 심실세동 파형이 나오는지 확인한다.

④ 제세동기의 지시에 따라 전기 쇼크를 가한다.

⑤ 제세동기의 지시에 따라 전기 쇼크 및 심폐소생술을 시행한다.

⑥ 전기 쇼크를 충분히 가하였는데 부정맥 상황이 계속되면 상황을 종료한다.

3) 실험과정

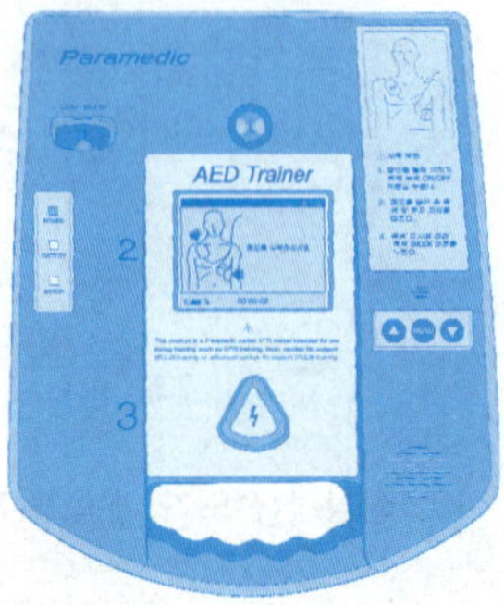

1. 전원공급 및 전원 켜기를 한다.

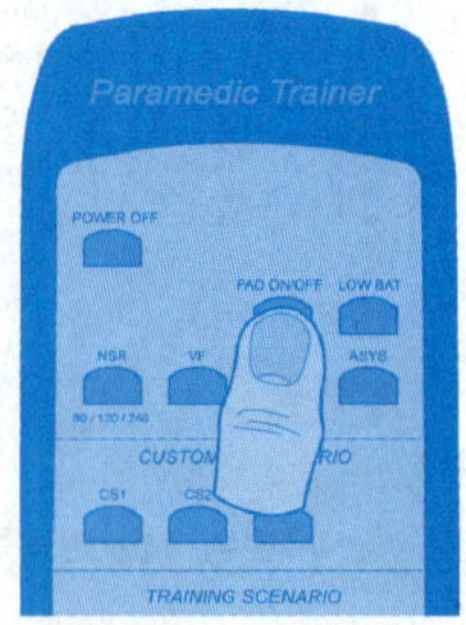

2. Paramedic Trainer 리모컨으로 "PAD ON/OFF" 버튼을 누른다.

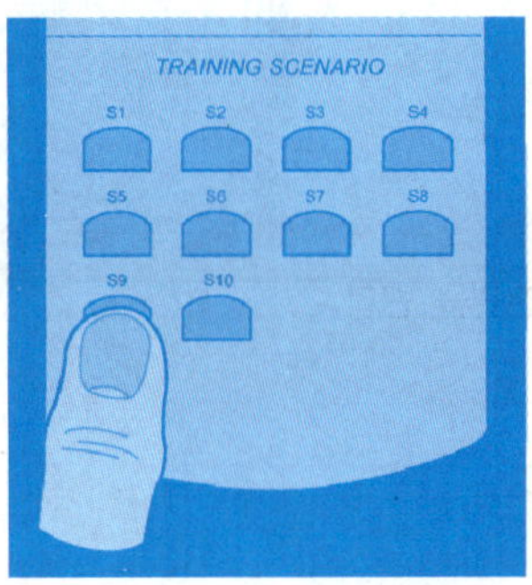

3. 시나리오9 버튼인 "S9" 버튼을 누른다.

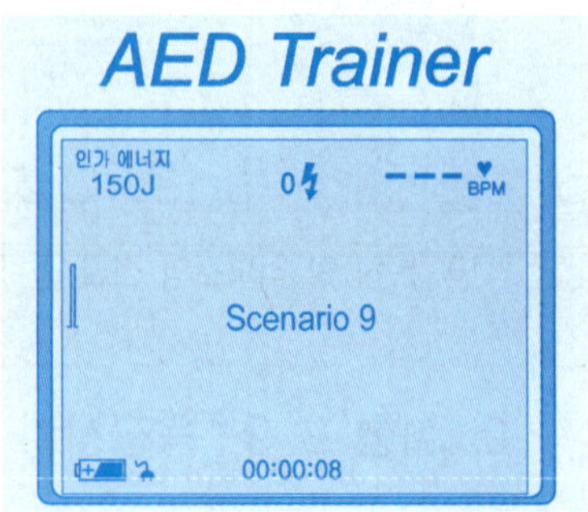

4. 시나리오9가 시작되면 위 그림의 화면으로 시작한다.

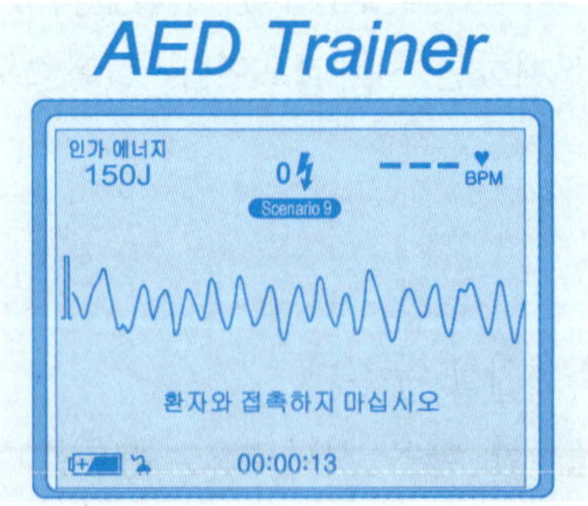

5. 화면에 부정맥(심실세동) 파형이 출력되면서 "환자와 접촉하지 마십시오." 메시지가 화면에 표시 및 음성으로 출력된다.

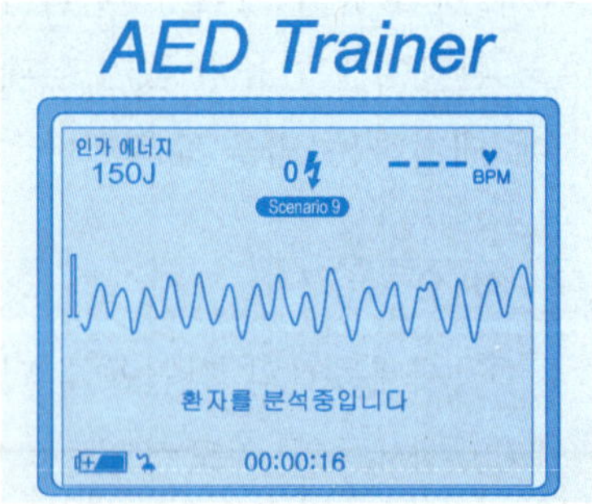

6. "환자를 분석 중입니다." 메시지가 화면에 표시 및 음성으로 출력된다.

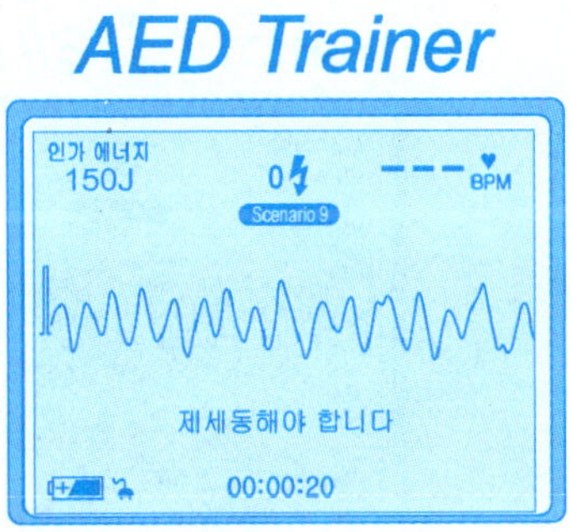

7. "제세동해야 합니다." 메시지가 화면에 표시 및 음성으로 출력된다.

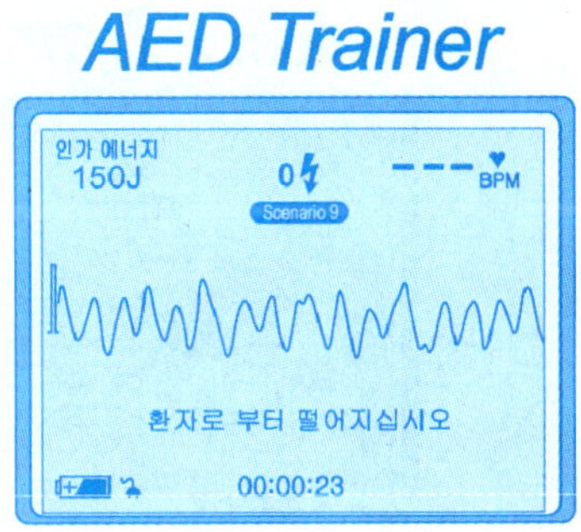

8. "환자로부터 떨어지십시오." 메시지가 화면에 표시 및 음성으로 출력된다.

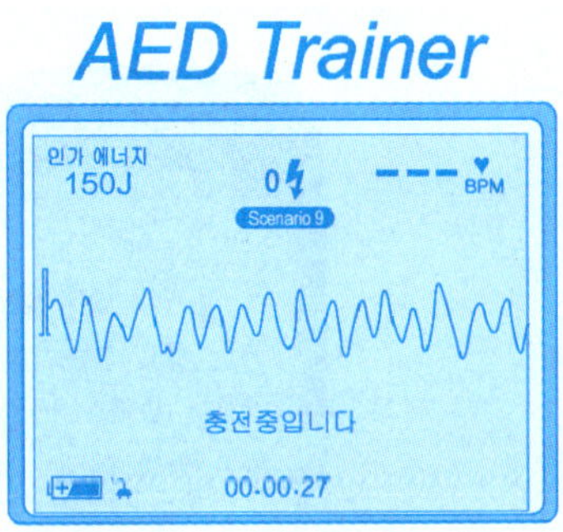

9. "충전 중입니다." 메시지가 화면에 표시되고 "부우웅"하는 소리가 난다

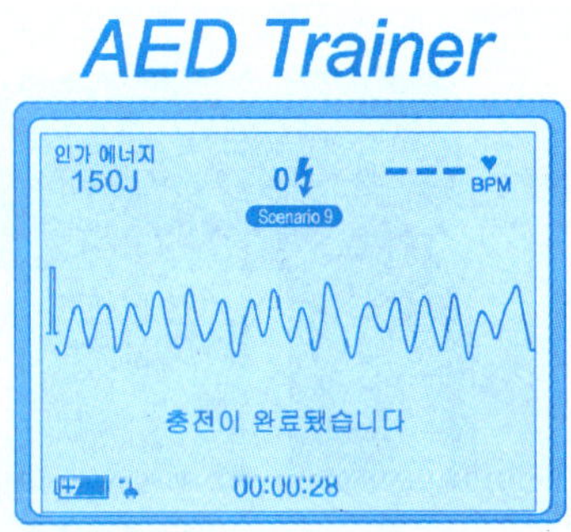

10. "충전이 완료됐습니다." 메시지가 화면에 출력되면서 "틱" 소리가 두 번 난다.

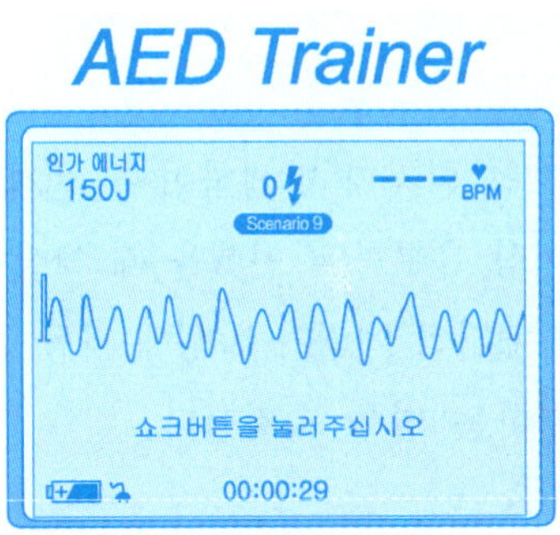

11. "쇼크 버튼을 눌러 주십시오." 메시지가 화면에 표시 및 음성으로 출력된다.

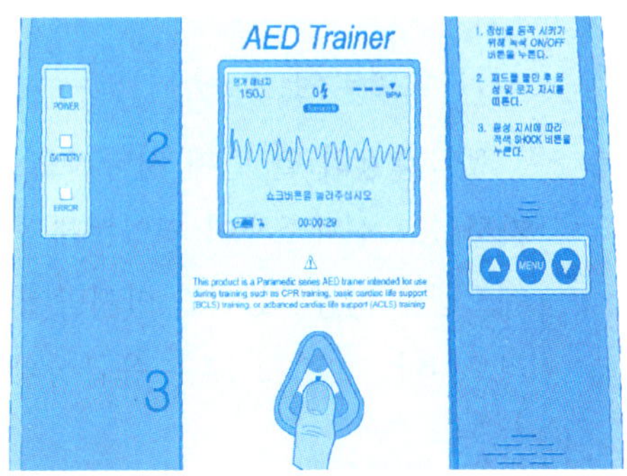

12. 쇼크 버튼이 깜박거리면 그림과 같이 눌러 준다.

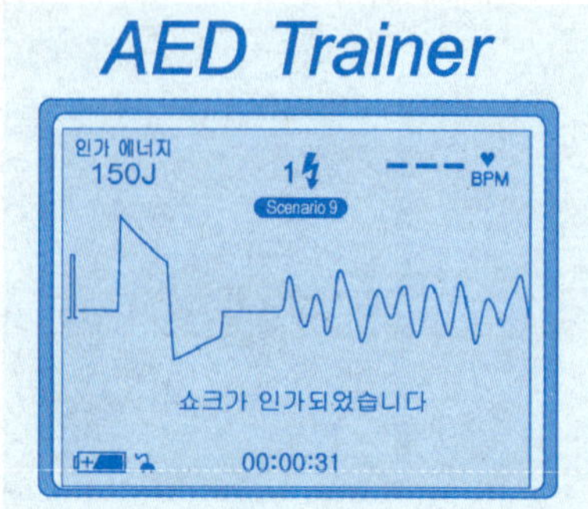

13. "쇼크가 인가되었습니다." 메시지가 화면에 표시 및 음성으로 출력된다.

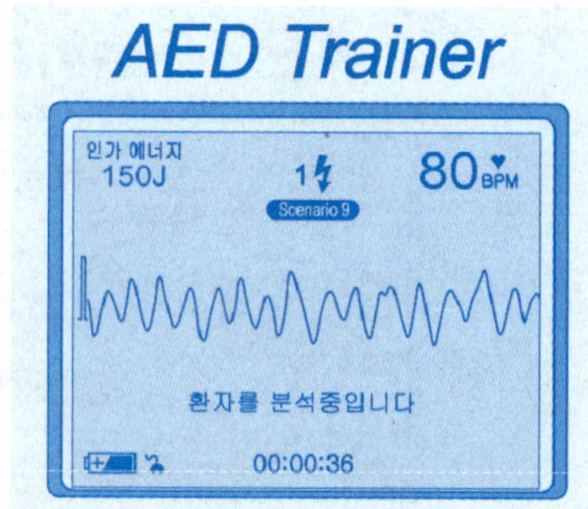

14. 계속 부정맥(심실세동)이 재현된다.

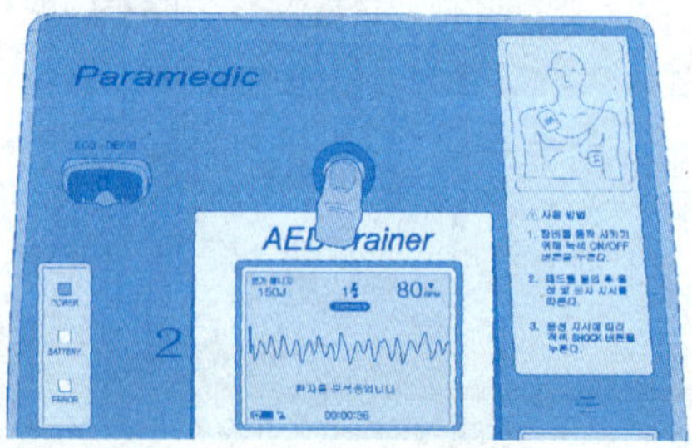

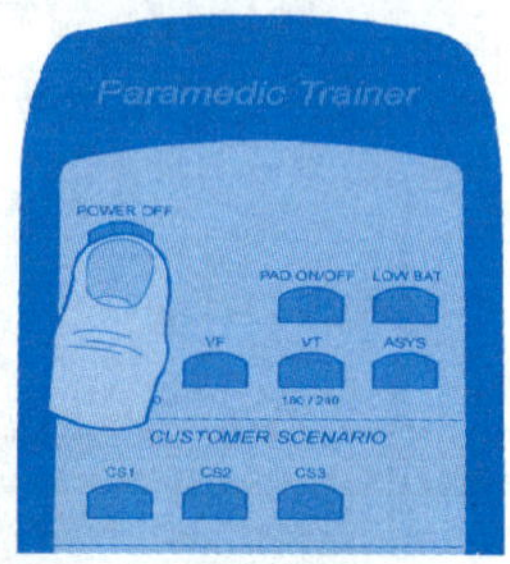

15. 본체 및 리모컨의 전원 스위치를 눌러서 전원을 끈다.

10. 실험 2-10 : 응급상황 재현 "시나리오10" 실습

1) 실험목적

응급상황의 열 번째 시나리오로 심실세동 환자가 발생하여 첫 번째 전기 쇼크를 가하였고 심폐소생이 되었는데 환자의 이상 유무를 확인했을 때 이상이 없었고, 심폐소생을 성공하였지만 마지막에 장비의 배터리 에러가 발생해 자동 종료되는 시나리오이다. 실험 2-10은 응급상황에 대처하는 법을 숙지한다.

2) 실험순서

① 제세동기의 전원공급 및 전원 스위치를 누른다.

② 제세동기 리모컨으로 PAD OFF를 한 다음 시나리오10 버튼을 누른다.

③ 제세동기에서 심실세동 파형이 나오는지 확인한다.

④ 제세동기의 지시에 따라 전기 쇼크를 가한다.

⑤ 정상 심전도 파형이 나오는지 확인한다.

⑥ 장비에 배터리 에러가 발생하여 자동 종료된다.

3) 실험과정

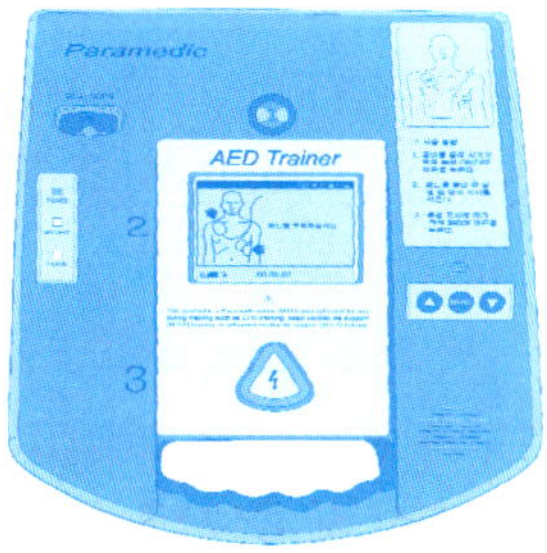

1. 전원공급 및 전원 켜기를 한다.

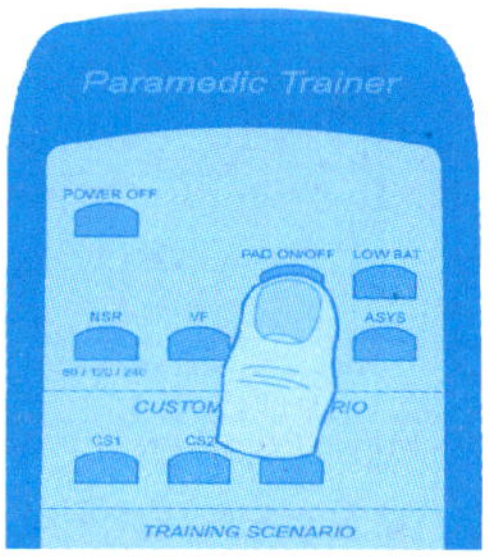

2. Paramedic Trainer 리모컨으로 "PAD ON / OFF" 버튼을 누른다.

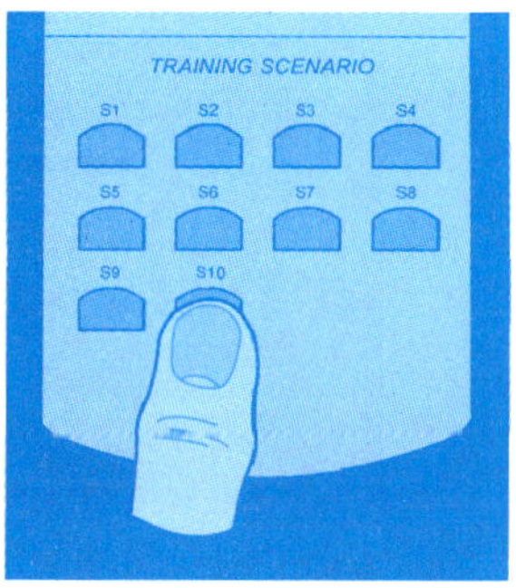

3. 시나리오10 버튼인 "S10" 버튼을 누른다.

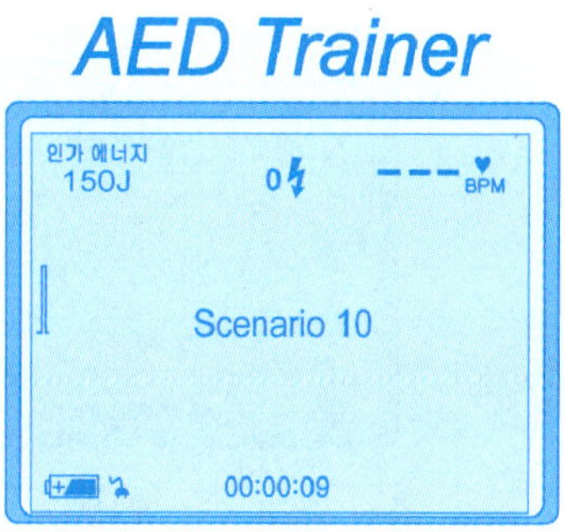

4. 시나리오10이 시작되면 위 그림의 화면으로 시작한다.

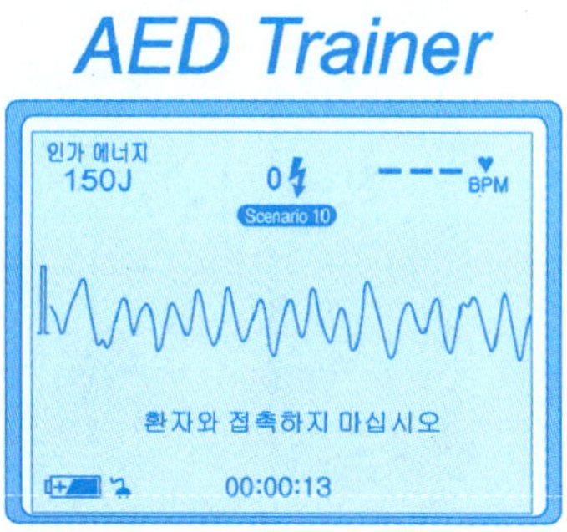

5. 화면에 부정맥(심실세동) 파형이 출력되면서 "환자와 접촉하지 마십시오." 메시지가 화면에 표시 및 음성으로 출력된다.

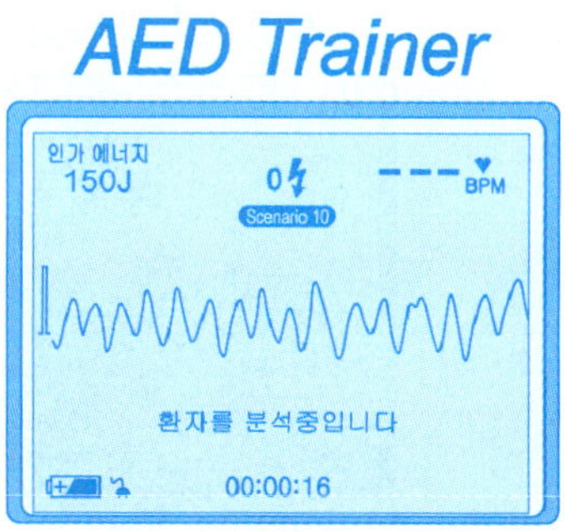

6. "환자를 분석 중입니다." 메시지가 화면에 표시 및 음성으로 출력된다.

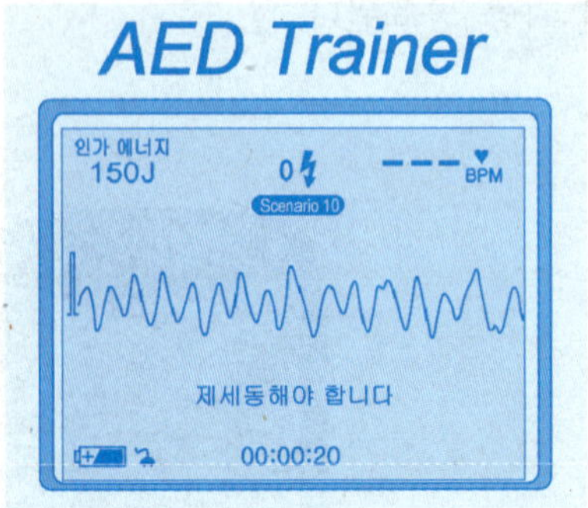

7. "제세동해야 합니다." 메시지가 화면에 표시 및 음성으로 출력된다.

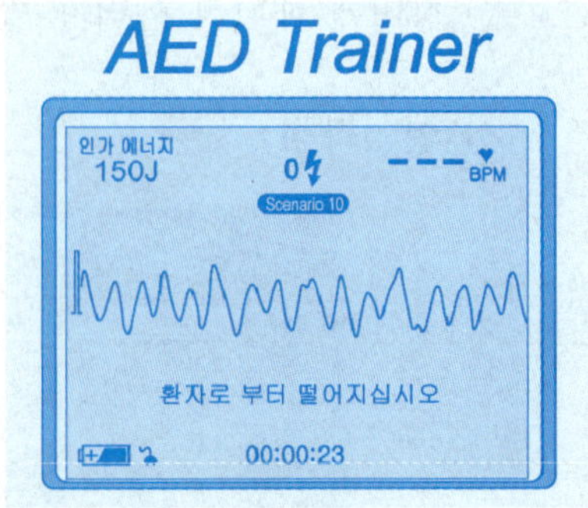

8. "환자로부터 떨어지십시오." 메시지가 화면에 표시 및 음성으로 출력된다.

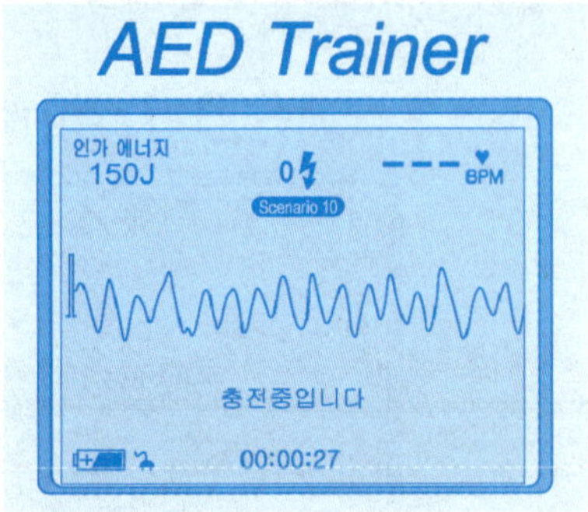

9. "충전 중입니다." 메시지가 화면에 표시되고 "부우웅"하는 소리가 난다.

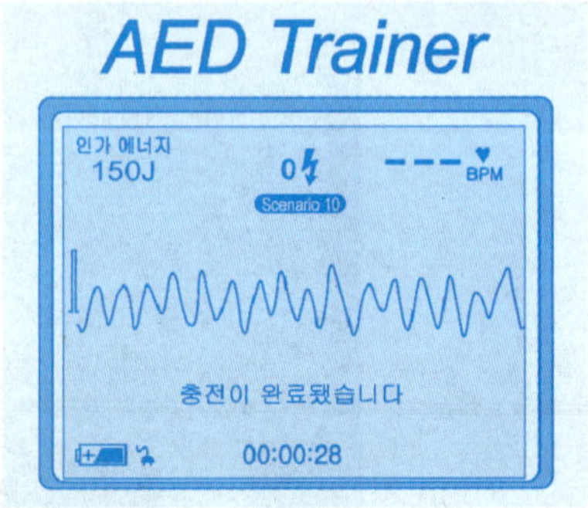

10. "충전이 완료됐습니다." 메시지가 화면에 출력되면서 "틱" 소리가 두 번 난다.

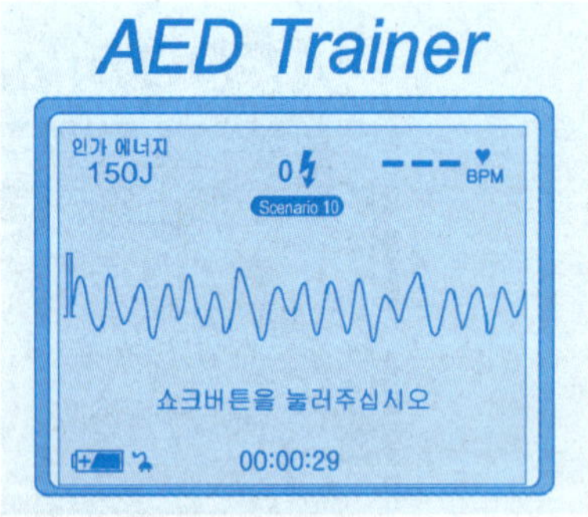

11. "쇼크 버튼을 눌러 주십시오." 메시지가 화면에 표시 및 음성으로 출력된다.

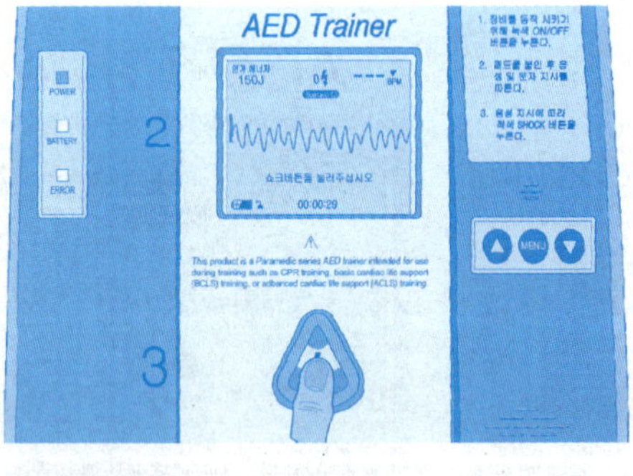

12. 쇼크 버튼이 깜박거리면 그림과 같이 눌러 준다.

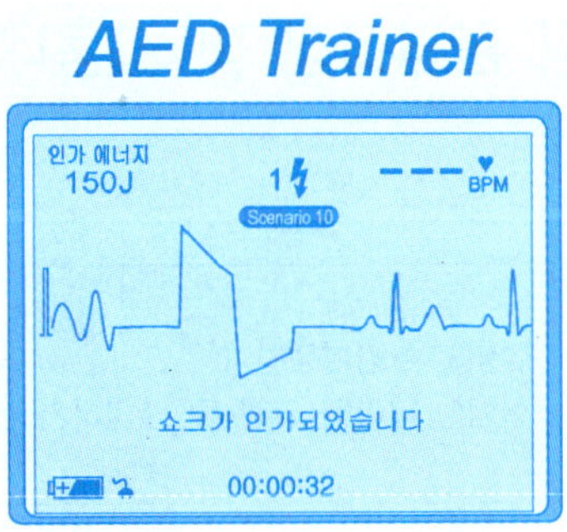

13. "쇼크가 인가되었습니다." 메시지가 화면에 표시 및 음성으로 출력된다.

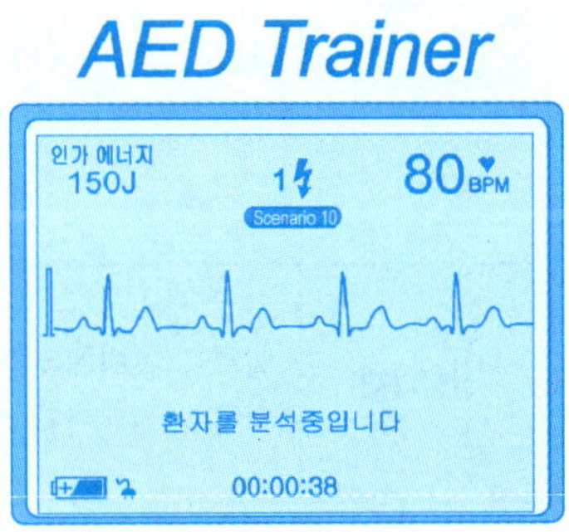

14. "환자를 분석 중입니다." 메시지가 화면에 표시 및 음성으로 출력된다.

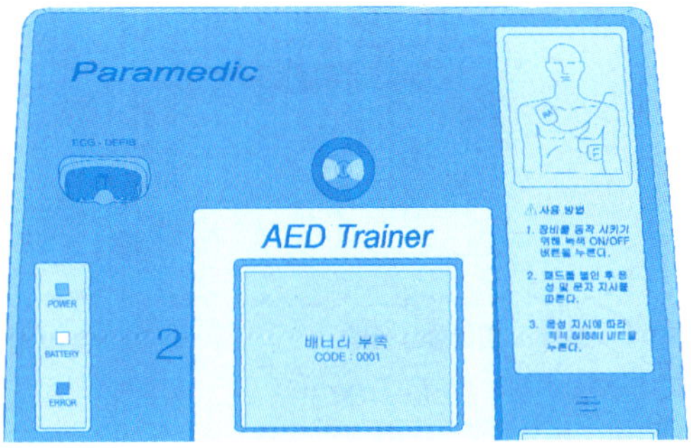

15. "배터리 부족" 메시지가 화면에 표시되고 ERROR LED 램프가 점멸된다. 잠시 후 시스템이 종료된다.

05 PartⅢ : 제세동기의 환경설정 및 사용내역 확인

실험과제	실험1. 장비정보 확인하기 실험3. 환경설정하기 실험2. 치료과정 확인하기 실험4. 데이터 교환 및 출력하기
제한시간	실험과제별 1시간
개 요 도	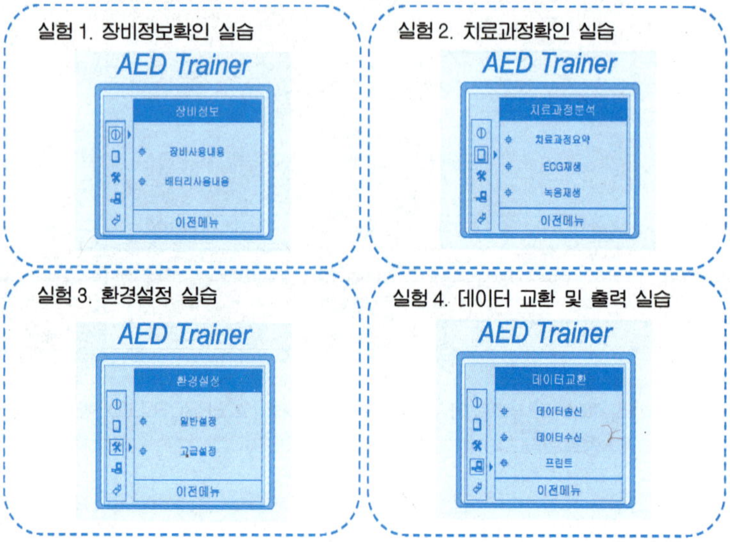
특기사항	제세동기에는 여러 가지 설정사항들이 있으며 응급상황 기록 데이터 및 제세동기의 사용내역을 장비관리를 위해 장비상태를 알 필요가 있다. 이번 실습에서는 제세동기의 설정방법과 장비상태정보 확인하기 그리고 응급상황 데이터 출력 및 확인하는 실습을 한다.

1. 메뉴 조작방법

1) 메뉴 버튼 조작방법

① 기본화면에서 (MENU) 버튼을 누르면 메뉴 모드로 전환된다. (위 방향), (아래 방향) 버튼으로 메뉴 내에서의 이동을 하며 메뉴 선택 및 설정변경 시 (MENU) 버튼을 누른다.

② 최상위 메뉴에서 (위 방향)과 (아래 방향)을 통해 좌 · 우로 이동할 수 있고, (MENU) 버튼을 누르면 하위 메뉴에 접근할 수 있다.

③ 하위 메뉴에서 상위 메뉴로 이동할 때는 선택 바를 이전 메뉴로 위치한 후 (MENU) 버튼을 누른다.

2) 기본 메뉴 정보

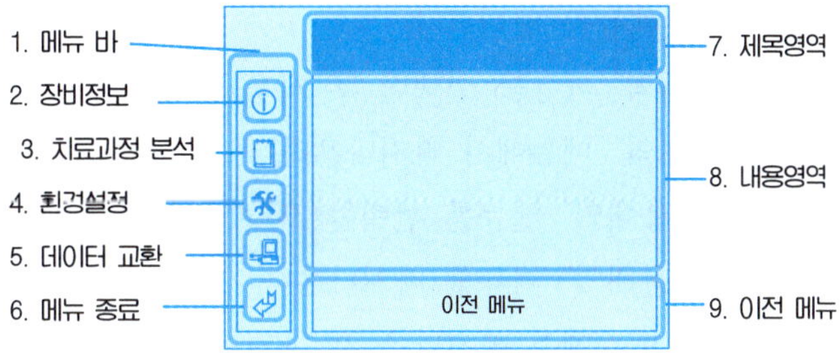

1. 메뉴 바 : 현재 위치한 메뉴를 표시한다.
2. 장비정보 : 장비의 상태를 확인할 수 있다.
3. 치료과정 분석 : 가장 최근에 사용된 장비의 치료과정, 심전도, 음성녹음 정보를 확인할 수 있다.
4. 환경설정 : 장비의 시간, 음성녹음, 통신 포트, 쇼크 레벨을 설정할 수 있다.
5. 데이터 교환 : 환자치료 정보 데이터를 외부 프린트를 이용하여 프린트할 수 있으며, 시리얼 통신을 통해 환자치료 정보 데이터를 송신할 수 있다.
6. 메뉴 종료 : 초기화면으로 복귀한다.
7. 제목영역 : 메뉴 제목을 표시한다.
8. 내용영역 : 메뉴 내용을 표시한다.
9. 이전 메뉴 : 상위 메뉴로 이동한다.
   ㉠ 메뉴 이동 : 화살표 버튼[(위 방향), (아래 방향)]
   ㉡ 메뉴 선택 : 메뉴 버튼[(MENU)]

2. 실험 3-1 : 장비정보 확인

1) 실험목적

"장비정보" 메뉴는 장비의 상태를 확인할 수 있는 메뉴로 장비사용내역, 배터리 사용내역으로 구성되어 있다. 장비사용내역에는 제세동기 사용횟수, 사용시간, 전기 쇼크인가 횟수들을 알 수 있으며, 배터리 사용내역에서는 총 사용시간 및 배터리 충전상태를 알 수 있다. 실험 3-1을 통해 제세동기의 사용현황 및 전원공급 상태를 확인하는 방법을 숙지한다.

2) 실험순서

① 제세동기의 전원공급 및 전원 스위치를 누른다.
② 제세동기 "MENU" 버튼을 누른다.
③ "장비정보" 메뉴를 선택한다.
④ "장비사용내역" 메뉴를 선택한 후 사용내역을 확인한다.
⑤ "장비사용내역" 메뉴에서 빠져나온다.
⑥ "배터리 사용내역" 메뉴를 선택한 후 사용내역을 확인한다.
⑦ "배터리 사용내역" 메뉴를 빠져나온다.
⑧ "장비정보" 메뉴에서 빠져나온 후 초기화면으로 이동한다.
⑨ 실습을 종료한다.

3) 실험과정

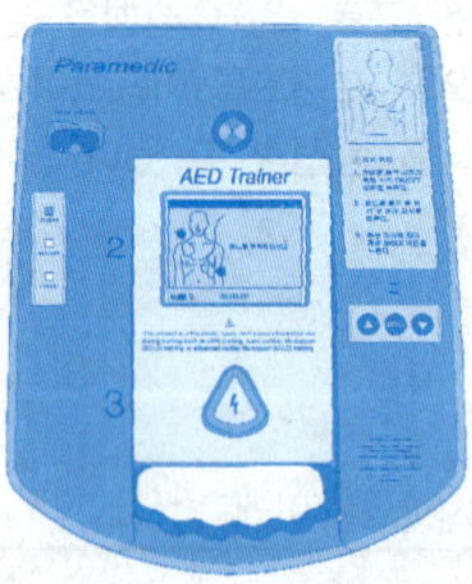

1. 전원공급 및 전원 켜기를 한다.

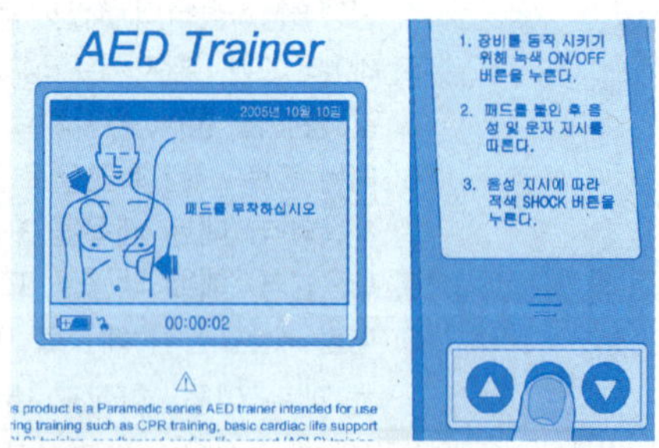

2. 메뉴에 들어가기 위해 "MENU" 버튼을 누른다.

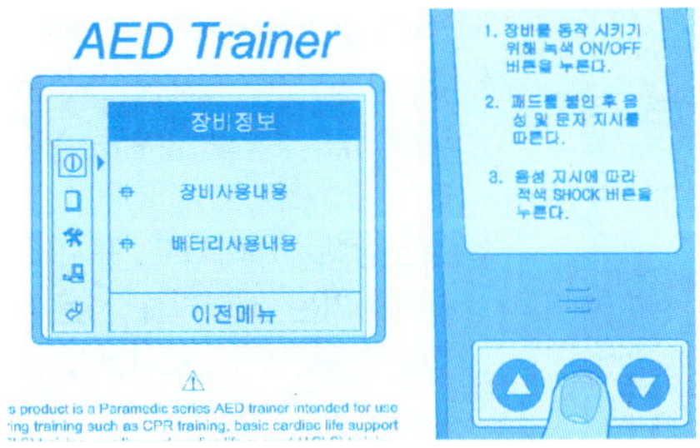

3. "MENU" 버튼을 눌러 "장비정보"를 선택한다.

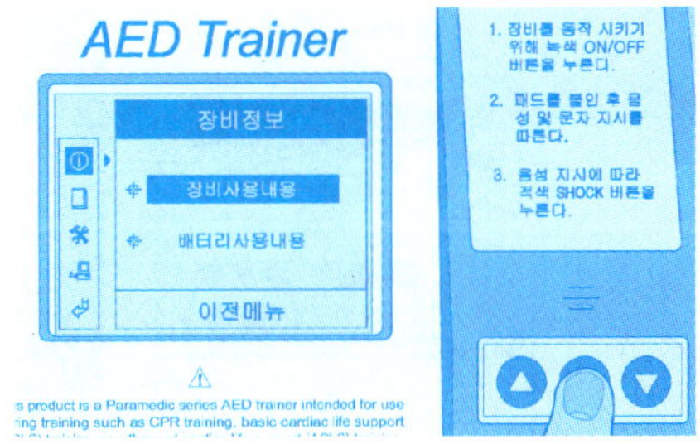

4. "MENU" 버튼을 눌러 "장비사용내역"을 선택한다.

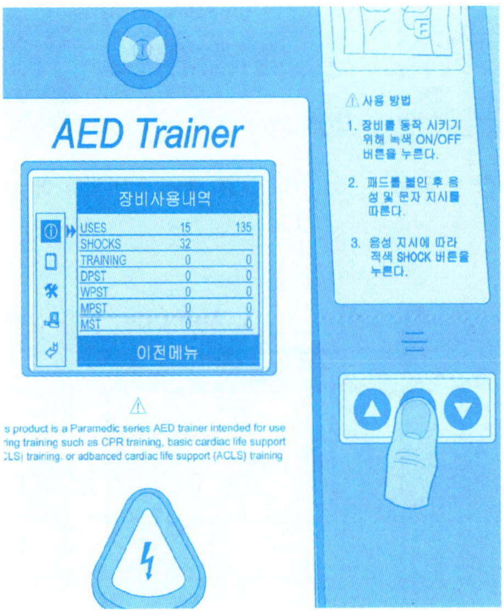

5. "MENU" 버튼을 눌러 이전 메뉴로 돌아간다.
   ① USES : 사용횟수 및 총 사용시간
   ② SHOCKS : 전기 쇼크가 인가된 횟수
   ③ TRAINING : 교육용 제세동기에서는 "TRAINING"을 사용하지 않는다.
   ④ DPST : 매일 정기적으로 수행되는 자동 자가진단 횟수 및 소요시간
   ⑤ WPST : 매주 정기적으로 수행되는 사동 사가진단 횟수 및 소요시간
   ⑥ MPST : 매월 정기적으로 수행되는 자동 자가진단 횟수 및 소요시간
   ⑦ MST : 사용자 임의로 수행한 수동 자가진단 횟수 및 소요시간(교육용 제세동기는 자가진단을 하지 않으므로 DPST, WPST, MPST, MST는 초기상태이다)

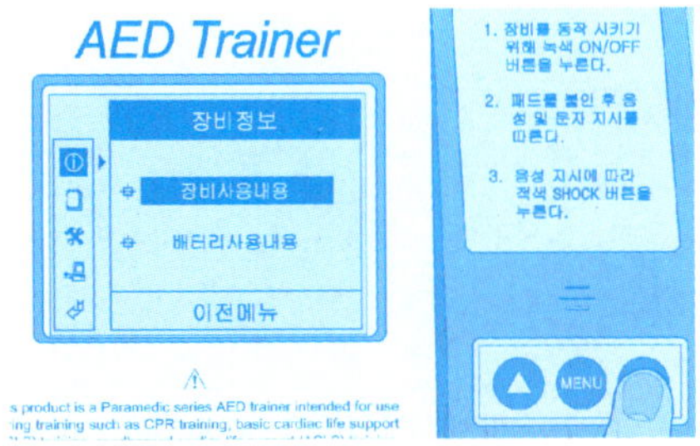

6. "배터리 사용내역" 메뉴 선택을 위해 "아래 방향" 버튼을 누른다.

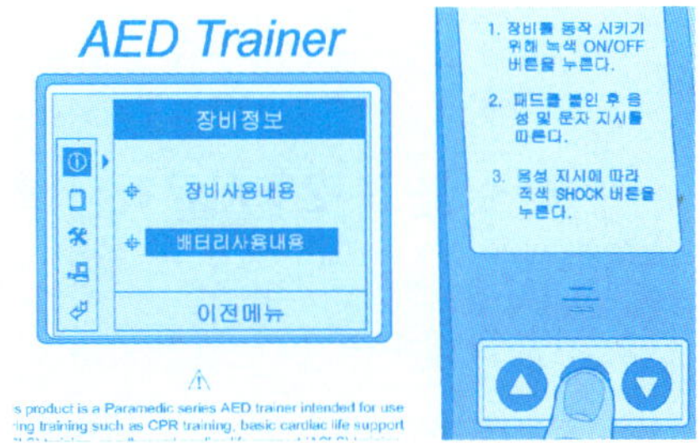

7. "MENU" 버튼을 눌러 "배터리 사용내역"을 선택한다.

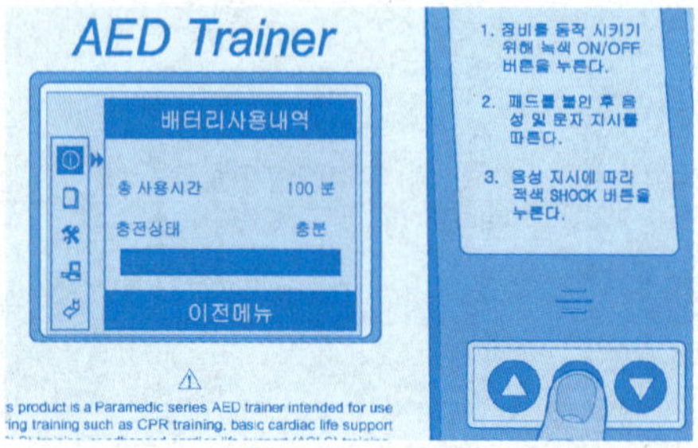

8. "MENU" 버튼을 눌러 이전 메뉴로 돌아간다.
   ① 총 사용시간 : 제세동기의 총 사용시간을 나타내는 것으로 단위는 "분"으로 표시한다.
   ② 충전상태 : 게이지로 표시되는데 교육용 제세동기는 배터리를 사용하지 않으므로 항상 "충분"으로 표시된다.

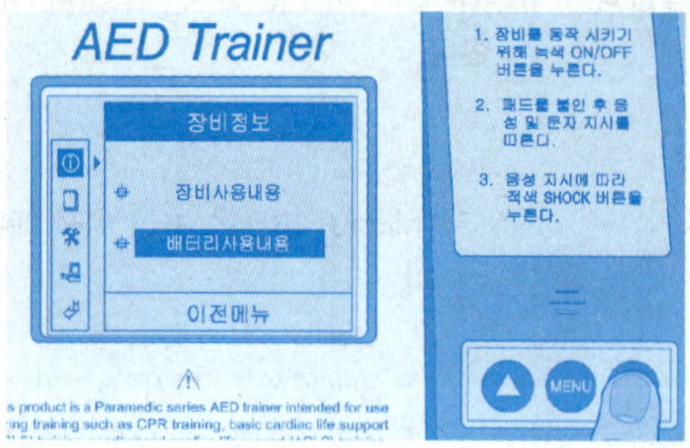

9. "이전 메뉴" 선택을 위해 "아래 방향" 버튼을 누른다.

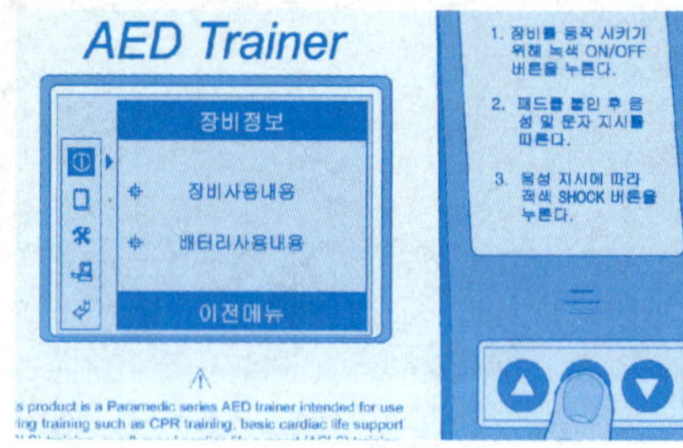

10. "MENU"를 눌러 장비정보 메뉴에서 빠져나간다.

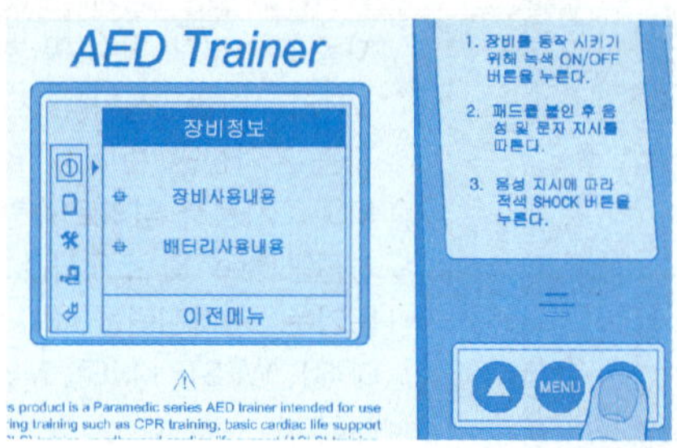

11. "메뉴 종료" 선택을 위해 "아래 방향" 버튼을 4번 누른다.

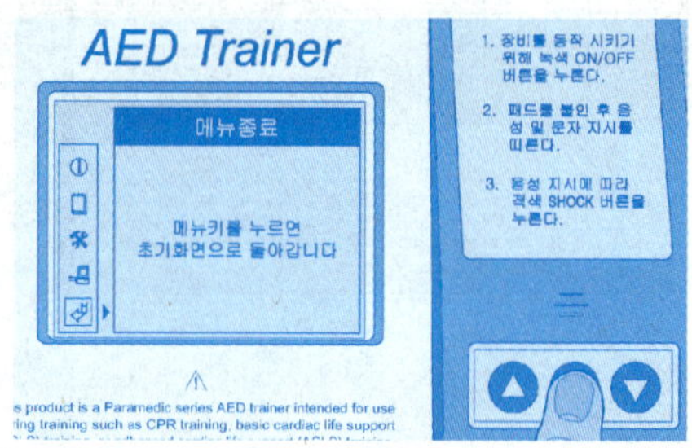

12. "MENU"를 눌러 초기화면으로 돌아간다.

3. 실험 3-2 : 치료과정 확인

1) 실험목적

"**치료과정분석**" 메뉴는 치료과정요약, ECG 재생 및 녹음재생으로 구성되어 있다. 최근의 사용한 데이터를 볼 수 있다. 치료과정요약에서는 최근 치료 데이터의 치료과정 이벤트를 볼 수 있으며, ECG 재생은 ECG 파형을 볼 수 있고 녹음재생을 통해 사용 시에 녹음된 소리를 들을 수 있다. 실험 3-2에서는 이전에 치료실습한 내용을 확인하는 과정을 숙지한다.

2) 실험순서

① 제세동기의 전원공급 및 전원 스위치를 누른다.

② 제세동기 "MENU" 버튼을 누른다.

③ "치료과정분석" 메뉴를 선택한다.

④ "치료과정요약" 메뉴를 선택한 후 치료과정 요약내용을 확인한다.

⑤ "치료과정요약" 메뉴에서 빠져나온다.

⑥ "ECG 재생" 메뉴를 선택한 후 심전도 파형을 확인한다.

⑦ "ECG 재생" 메뉴를 빠져나온다.

⑧ "녹음재생" 메뉴를 선택한 후 치료과정 중에 녹음한 소리를 들어 본다.

⑨ "녹음재생" 메뉴를 빠져나온다.

⑩ "치료과정분석" 메뉴에서 빠져나온 후 초기화면으로 이동한다.

⑪ 실습을 종료한다.

3) 실험과정

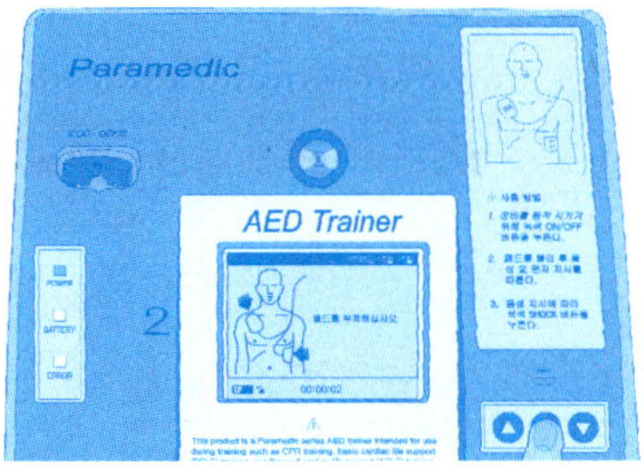

1. 메뉴에 들어가기 위해 "MENU" 버튼을 누른다.

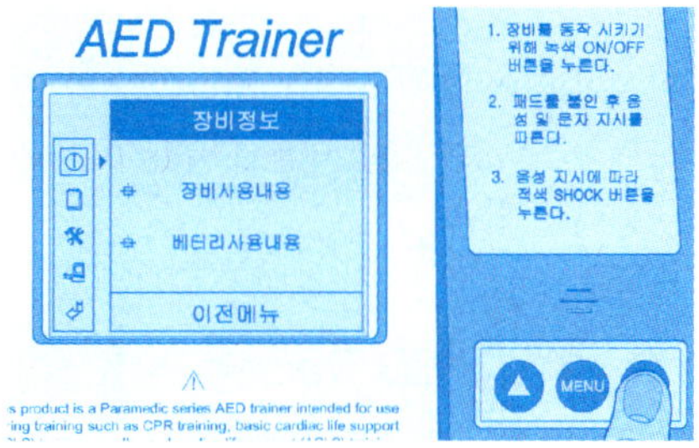

2. "아래 방향" 버튼을 눌러 "치료과정분석"으로 이동한다.

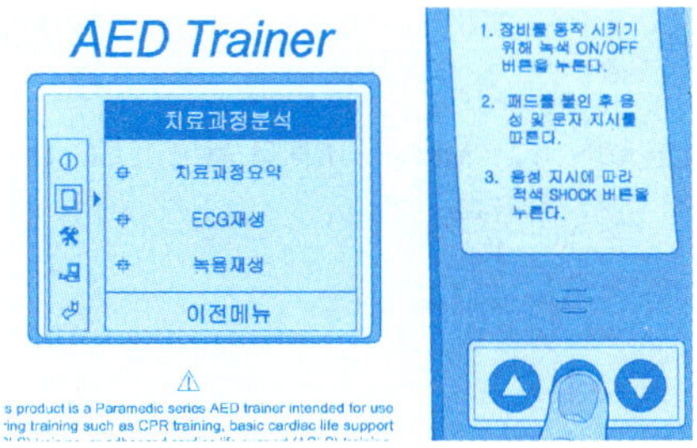

3. "MENU" 버튼을 눌러 "치료과정분석"을 선택한다.

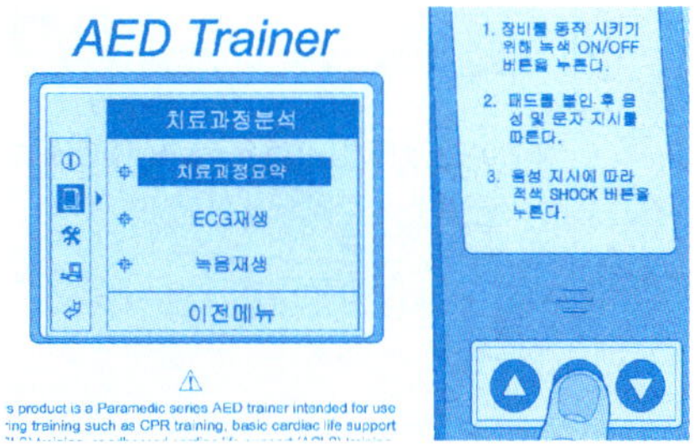

4. "MENU" 버튼을 눌러 "치료과정요약"을 선택한다.

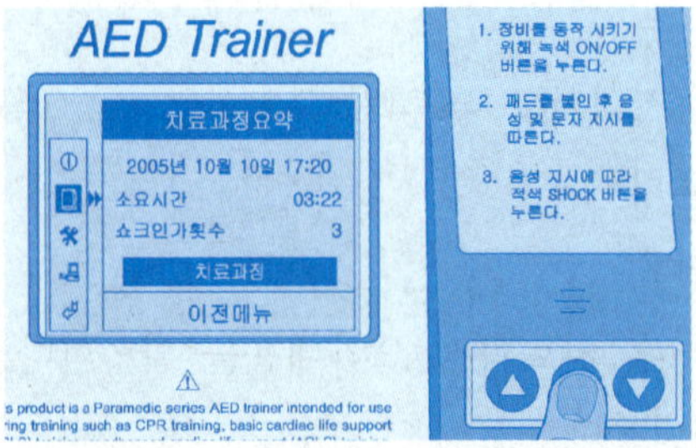

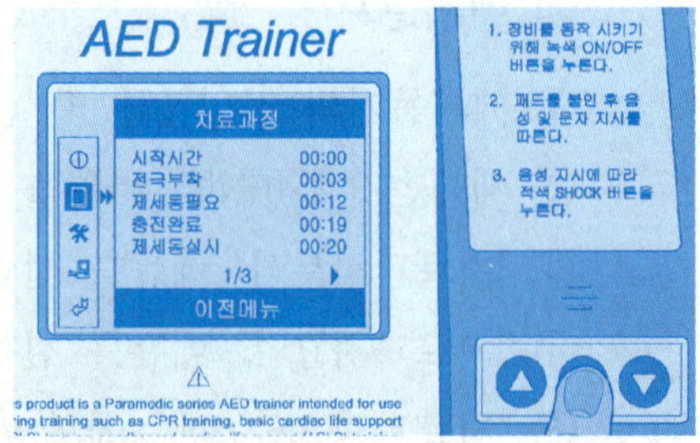

5. 최근 치료과정만 볼 수 있다. 치료날짜, 소요시간, 쇼크 인가 횟수를 표시한다. 좀 더 상세한 내용을 보기 위해 "MENU" 버튼을 눌러 "치료과정"을 선택한다.

6. "위 방향" 버튼과 "아래 방향" 버튼을 눌러 페이지를 이동할 수 있다. 화면표시는 이벤트와 시간으로 표시된다. "MENU" 버튼을 눌러 이전 메뉴로 돌아간다.

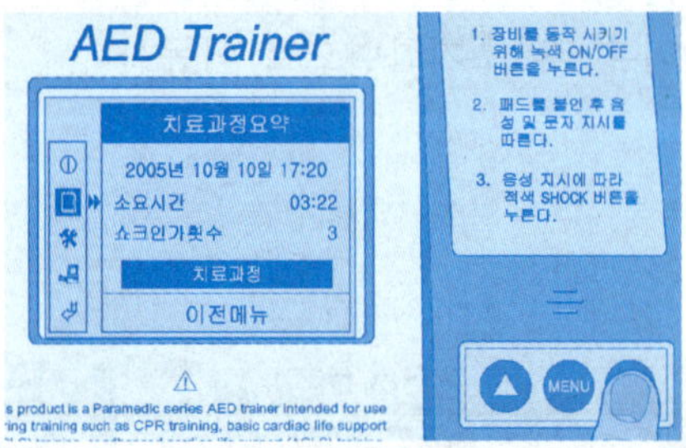

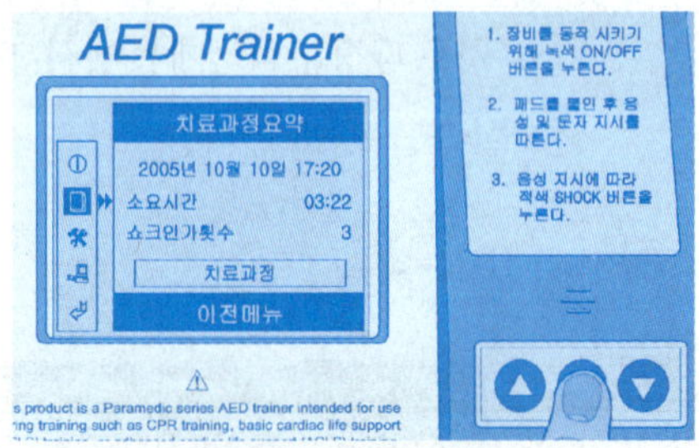

7. "아래 방향" 버튼을 눌러 "이전 메뉴"로 이동한다.

8. "MENU" 버튼을 눌러 이전 메뉴로 돌아간다.

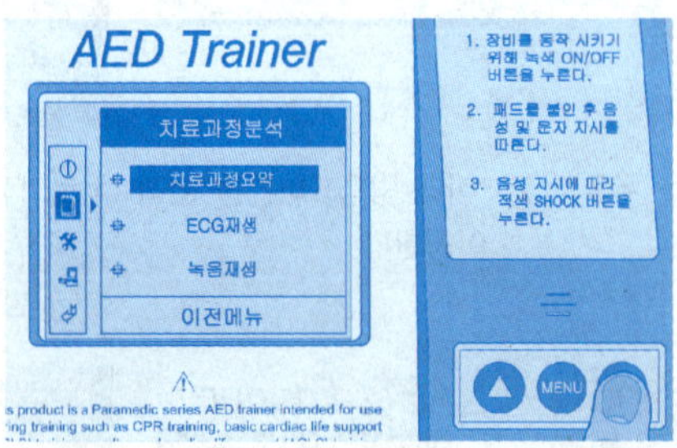

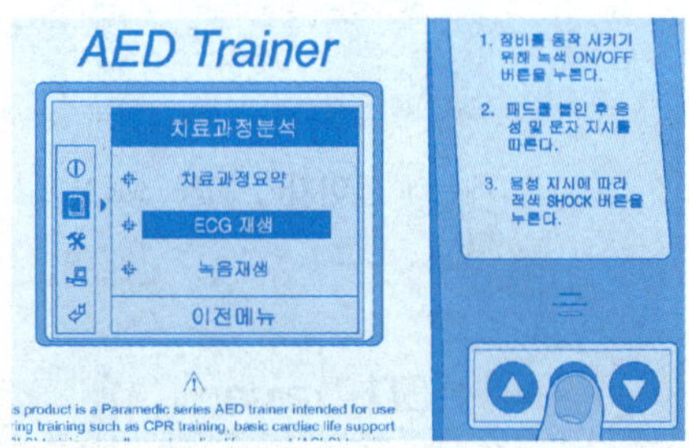

9. "아래 방향" 버튼을 눌러 "ECG 재생"으로 이동한다.

10. "MENU" 버튼을 눌러 "ECG 재생"을 선택한다.

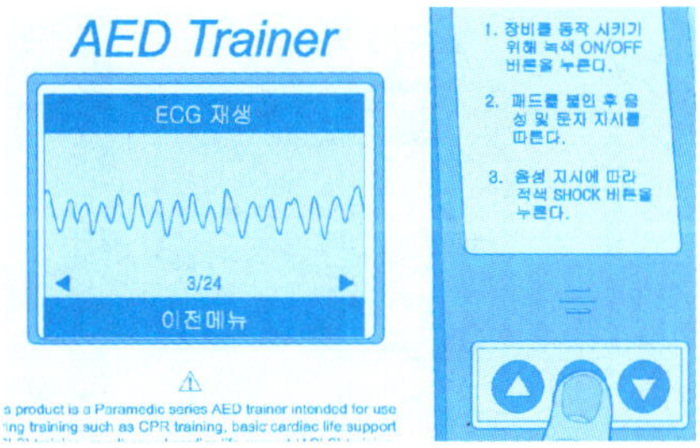

11. 최근 ECG 파형이 재생되며 "위 방향" 버튼과 "아래 방향" 버튼을 눌러 페이지를 이동할 수 있다. "MENU" 버튼을 눌러 이전 메뉴로 돌아간다.

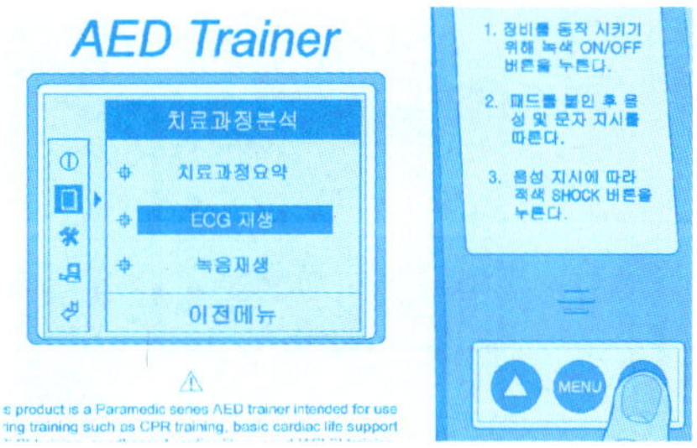

12. "아래 방향" 버튼을 눌러 "녹음재생"으로 이동한다.

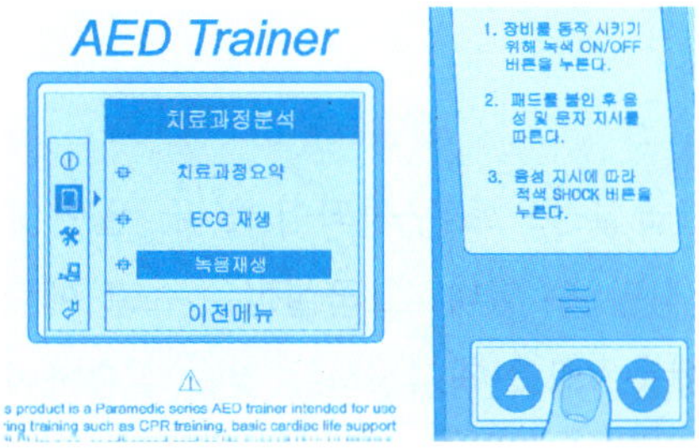

13. "MENU" 버튼을 눌러 "녹음재생"을 선택한다. *스마트미디어를 제세동기에 연결 후 일반설정에서 음성녹음을 ON설정해야지만 녹음재생에서 음성을 들을 수 있다.

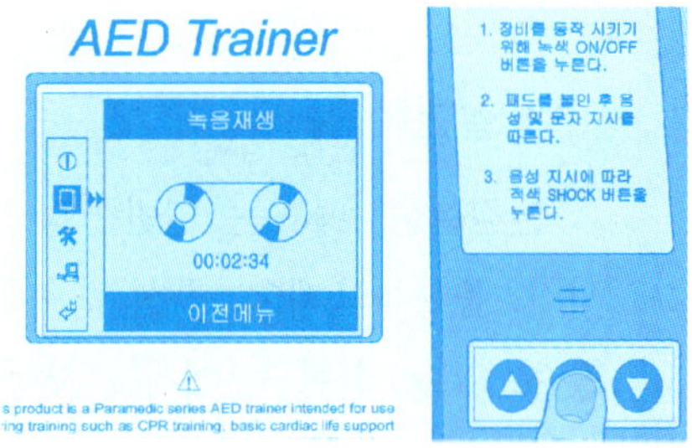

14. "녹음재생" 녹음된 소리가 출력되면서 시간이 표시된다. "MENU" 버튼을 눌러 이전 메뉴로 돌아간다.

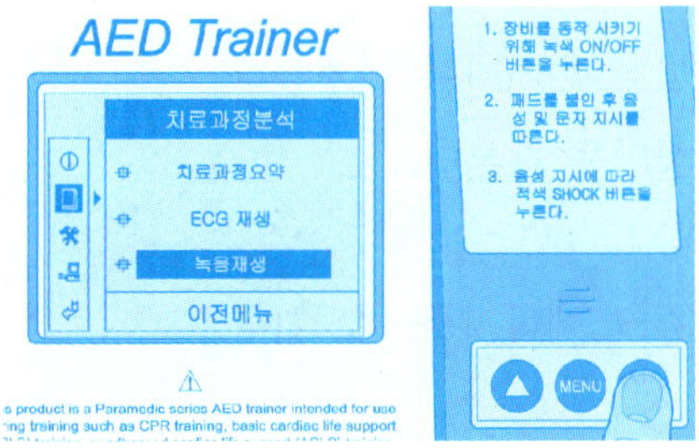

15. "아래 방향" 버튼을 눌러 "이전 메뉴"로 이동한다.

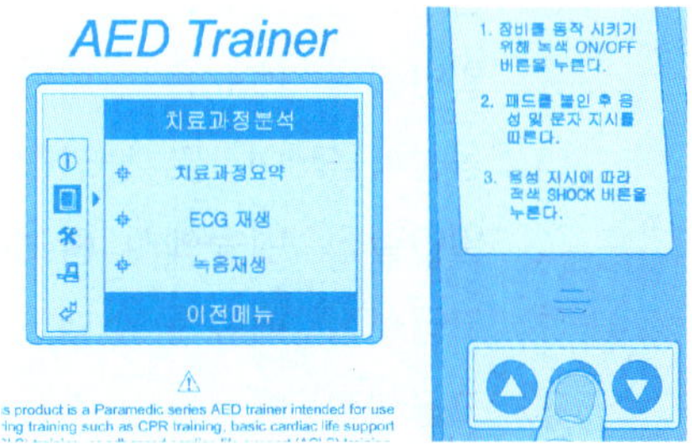

16. "MENU"를 눌러 "치료과정분석" 메뉴에서 빠져나간다.

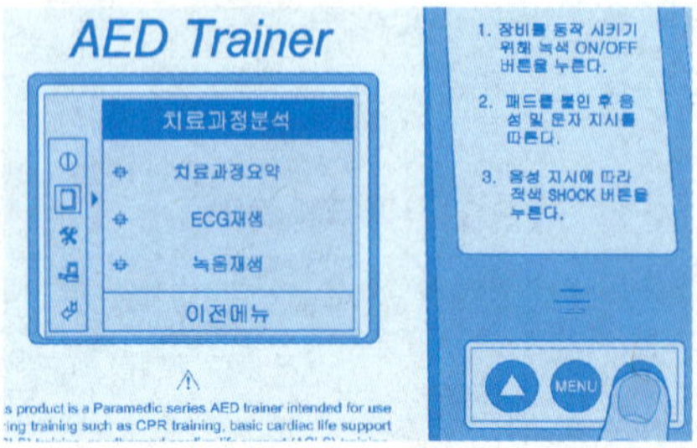

17. "메뉴 종료" 선택을 위해 "아래 방향" 버튼을 3번 누른다.

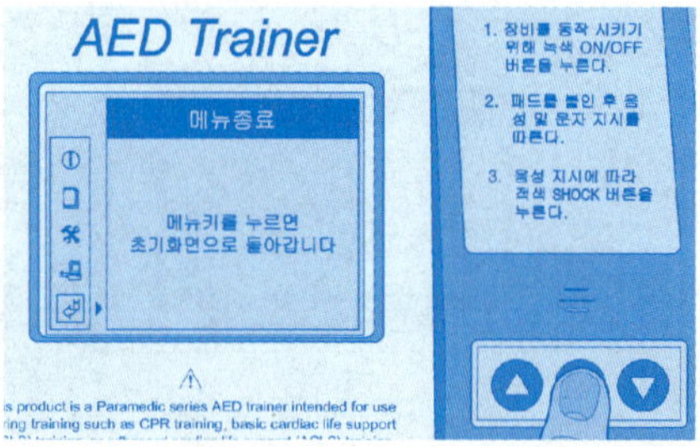

18. "MENU" 버튼을 눌러 초기화면으로 돌아간다.

4. 실험 3-3 : 환경설정

1) 실험목적

"환경설정" 메뉴는 일반설정 및 고급설정으로 구성되어 있다. **일반설정**은 날짜, 시간, 음성녹음제어, 통신 포트를 설정할 수 있다. **고급설정**은 쇼크 에너지 설정을 할 수 있다. 실험 3-3에서는 자동 제세동기의 환경설정하는 것을 실습하여 숙지한다.

2) 실험순서

① 제세동기의 전원공급 및 전원 스위치를 누른다.
② 제세동기 "MENU" 버튼을 누른다.
③ **"환경설정"** 메뉴를 선택한다.
④ **"일반설정"** 메뉴를 선택한 후 날짜와 시간을 변경한다.
⑤ **"음성녹음제어"** 및 통신 포트 설정을 해본다.
⑥ **"일반설정"** 메뉴에서 빠져나온다.
⑦ **"고급설정"** 메뉴를 선택한 후 쇼크 에너지를 변경한다.
⑧ **"고급설정"** 메뉴를 빠져나온다.
⑨ **"환경설정"** 메뉴에서 빠져나온 후 초기화면으로 이동한다.
⑩ 실습을 종료한다.

3) 실험과정

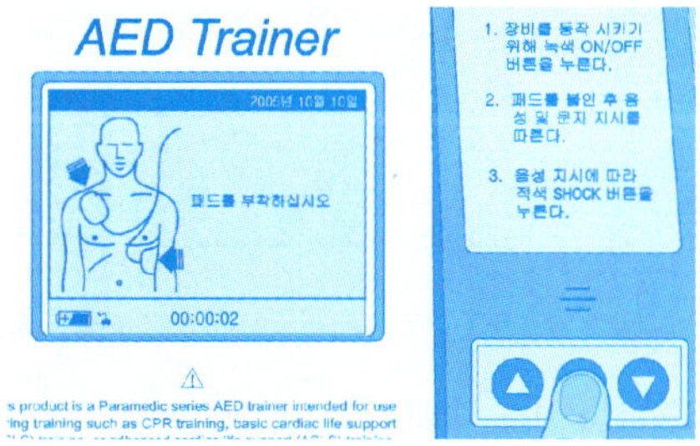

1. 메뉴에 들어가기 위해 "MENU" 버튼을 누른다.

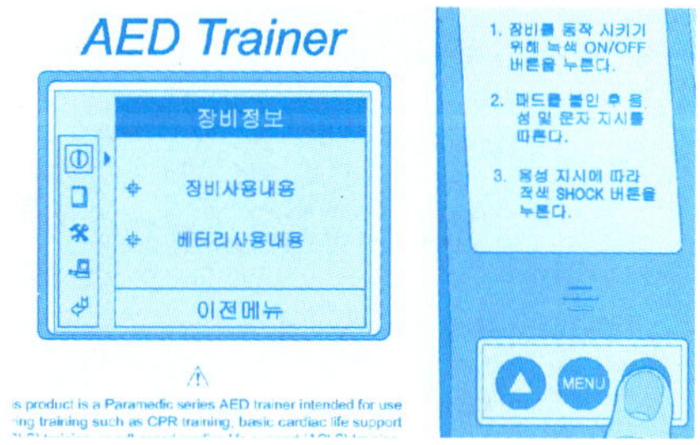

2. "아래 방향" 버튼을 두 번 눌러 "환경설정"으로 이동한다.

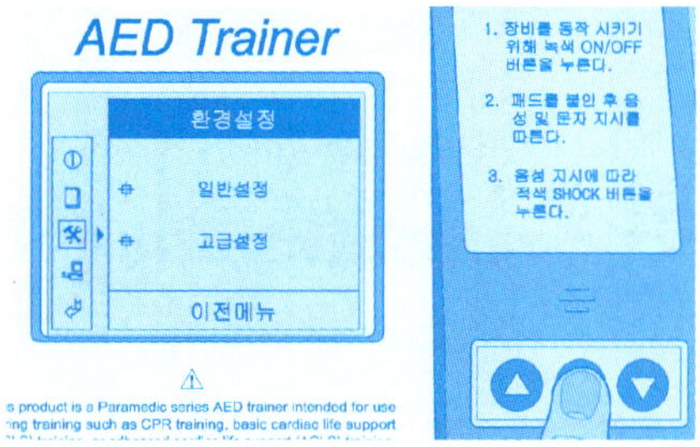

3. "MENU" 버튼을 눌러 "환경설정"을 선택한다.

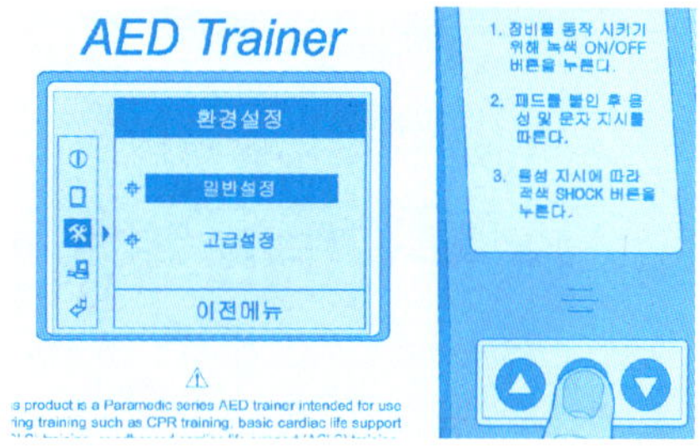

4. "MENU" 버튼을 눌러 "일반설정"을 선택한다.

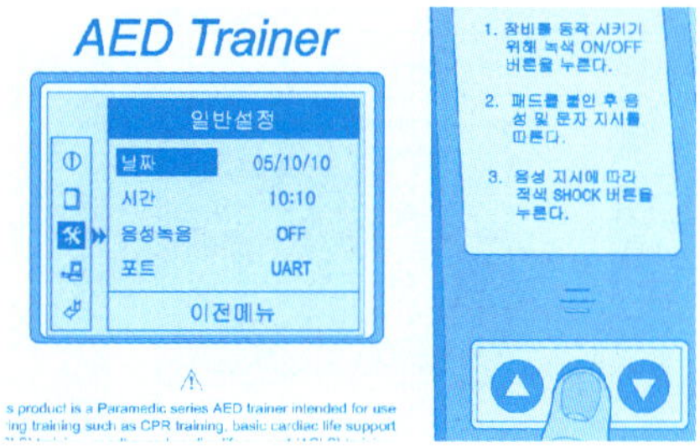

5. 날짜, 시간, 음성녹음, 포트를 설정할 수 있다. "MENU" 버튼을 눌러 "날짜"를 선택한다.

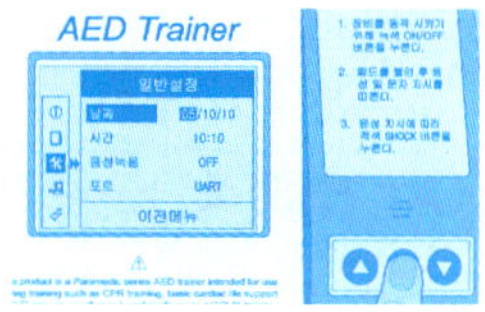

6. "년"이 선택된 상태이며 "위 방향" 버튼과 "아래 방향" 버튼을 사용하여 수정한 후 "월"을 수정하기 위해 "MENU" 버튼을 눌러 "월"로 이동한다.

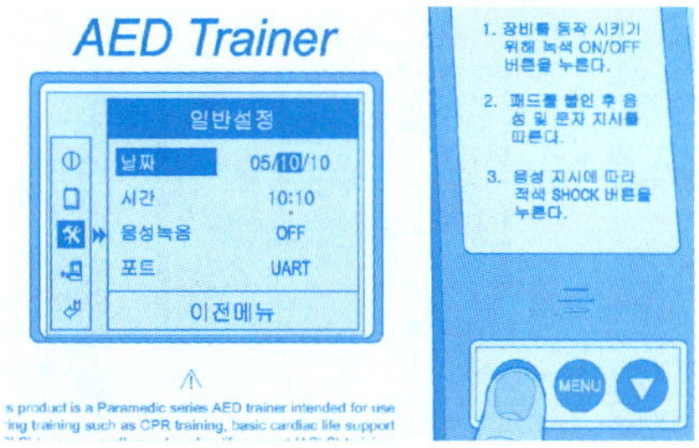

7. "위 방향" 버튼을 눌러 "월"을 1 증가시킨다.

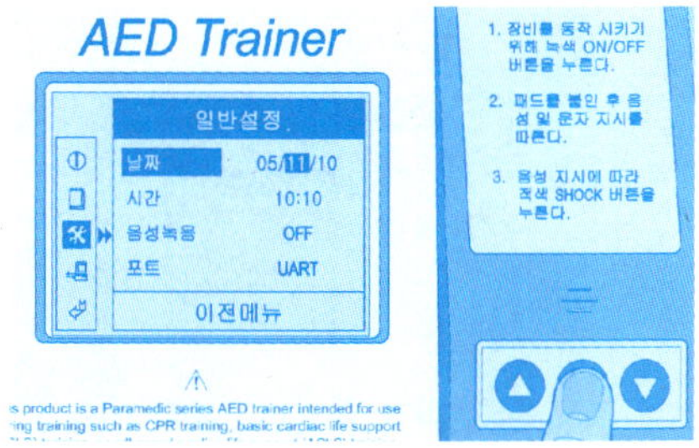

8. "MENU" 버튼을 눌러 "일"로 이동한다.

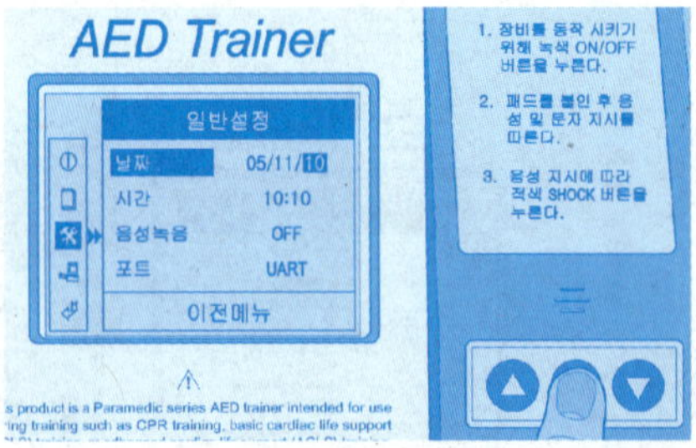

9. "MENU" 버튼을 눌러 "날짜"를 빠져나온다.

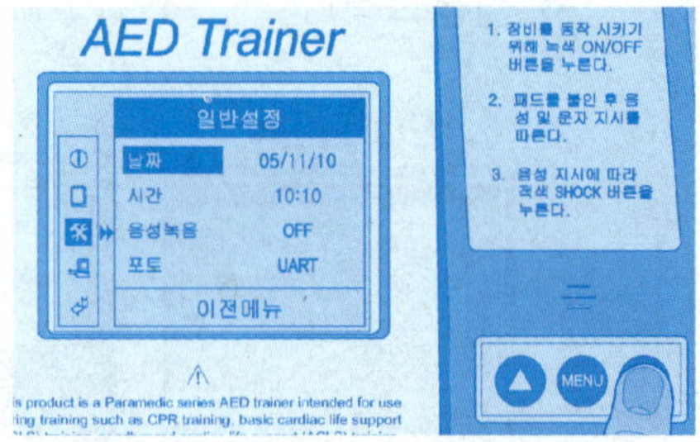

10. "아래 방향" 버튼을 눌러 "시간"을 선택한다.

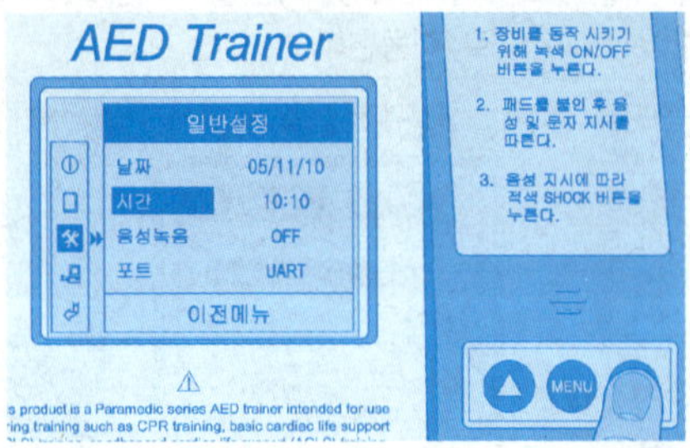

11. 날짜 수정과 동일한 방법으로 시간을 수정한 후 "아래 방향" 버튼을 눌러 "음성녹음"으로 이동한다.

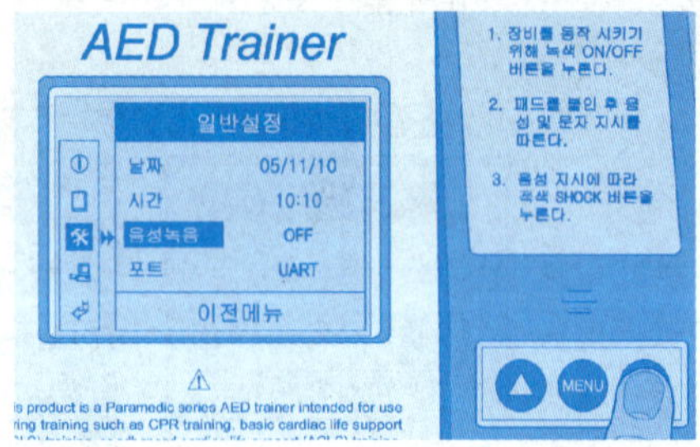

12. 날짜 수정과 동일한 방법으로 수정하며 음성녹음의 ON, OFF를 설정할 수 있다. "아래 방향" 버튼을 눌러 "포트"로 이동한다.

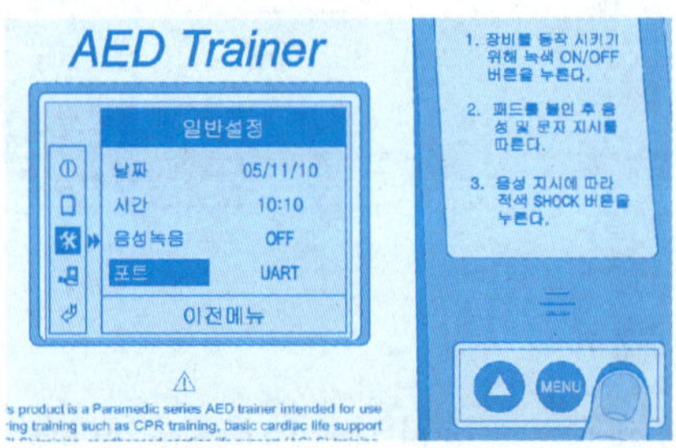

13. 포트는 UART, IrDA(적외선 포트) 중 원하는 통신 포트를 선택한 후 "아래 방향" 버튼을 눌러 "이전 메뉴"로 이동한다.

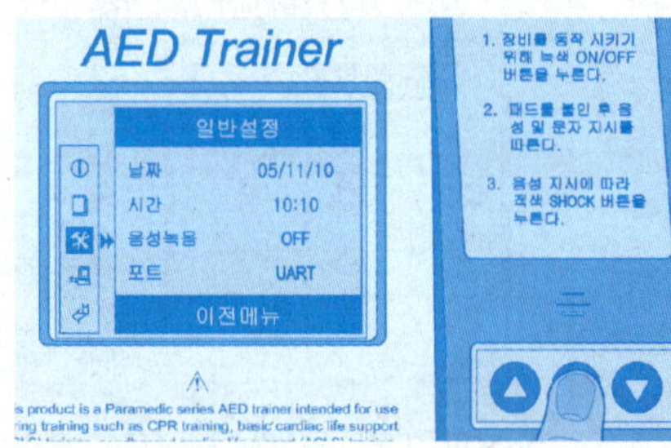

14. "MENU" 버튼을 눌러 이전 메뉴로 돌아간다.

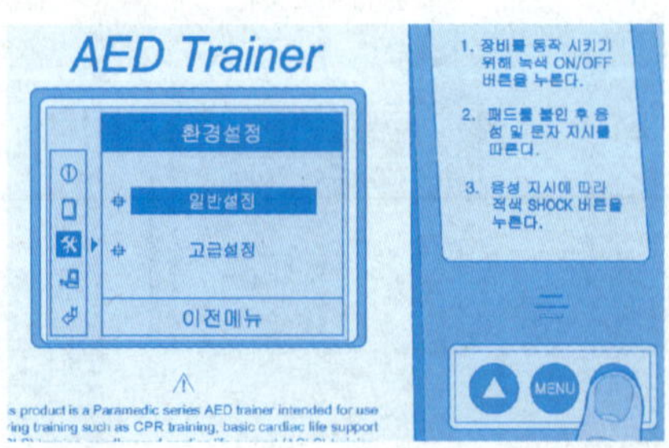

15. "아래 방향" 버튼을 눌러 "고급 설정"으로 이동한다.

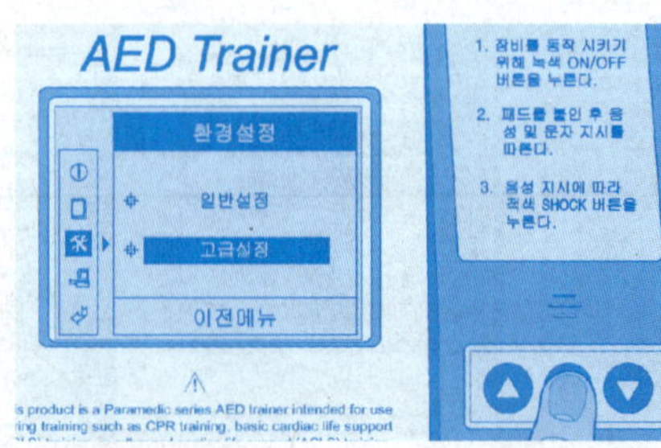

16. "MENU" 버튼을 눌러 "고급 설정"을 선택한다.

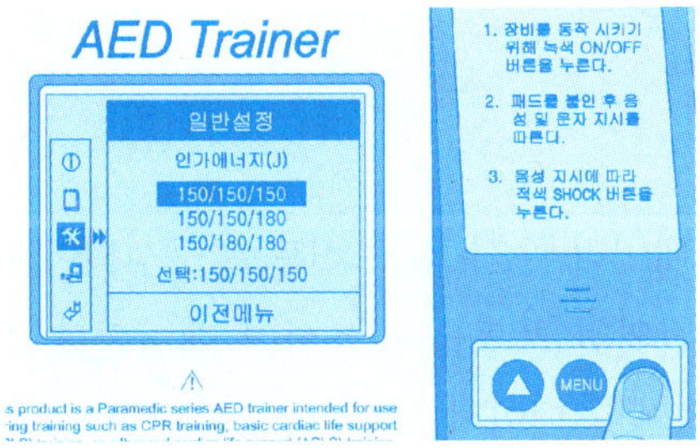

17. "아래 방향" 버튼을 눌러 인가 에너지로 선택 바를 이동시킨다.

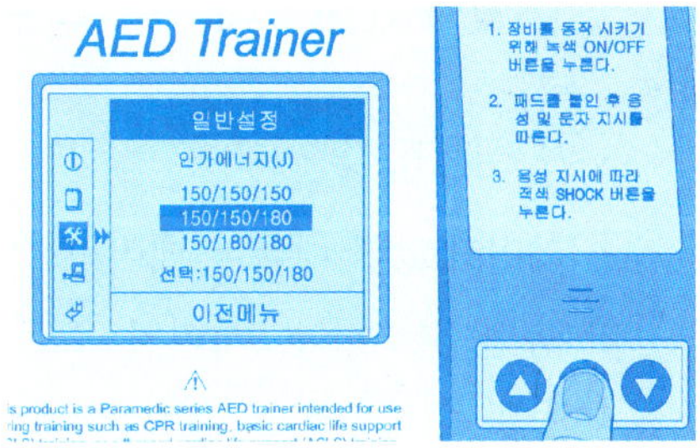

18. "MENU" 버튼을 눌러 인가 에너지를 선택한다.

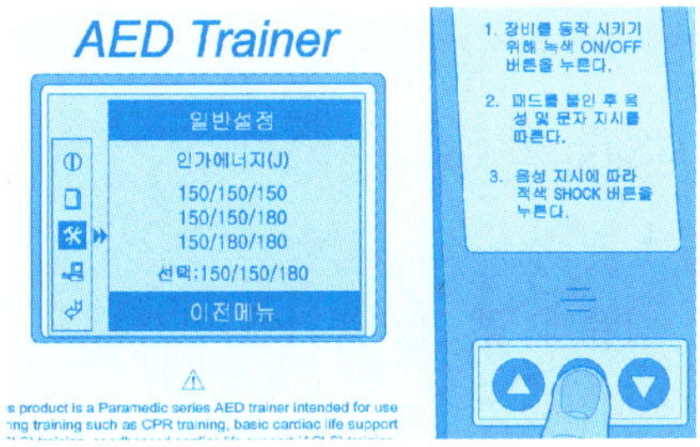

19. "MENU" 버튼을 눌러 이전 메뉴로 돌아간다.

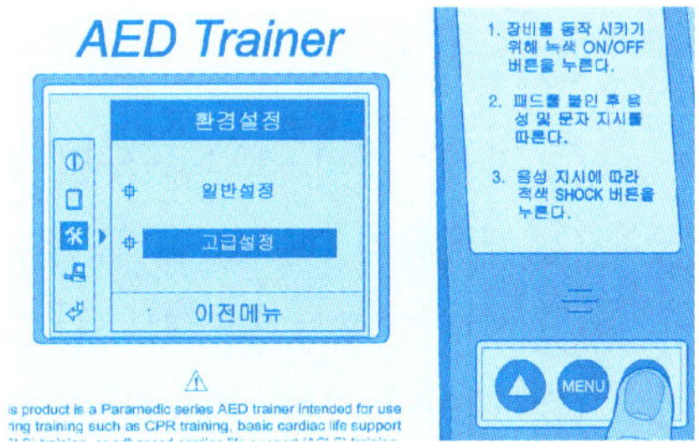

20. "아래 방향" 버튼을 눌러 "이전 메뉴"로 이동한다.

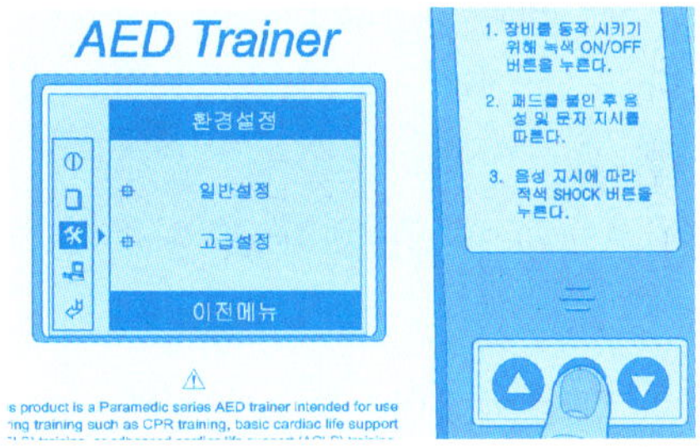

21. "MENU" 버튼을 눌러 "환경설정"을 빠져나간다.

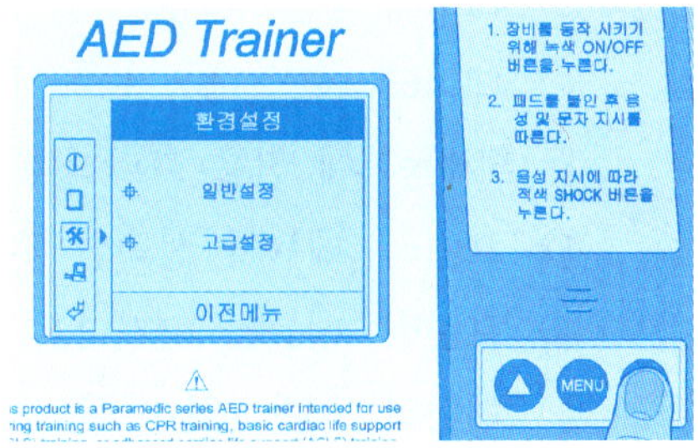

22. "아래 방향" 버튼을 2번 눌러 "메뉴 종료"로 이동한다.

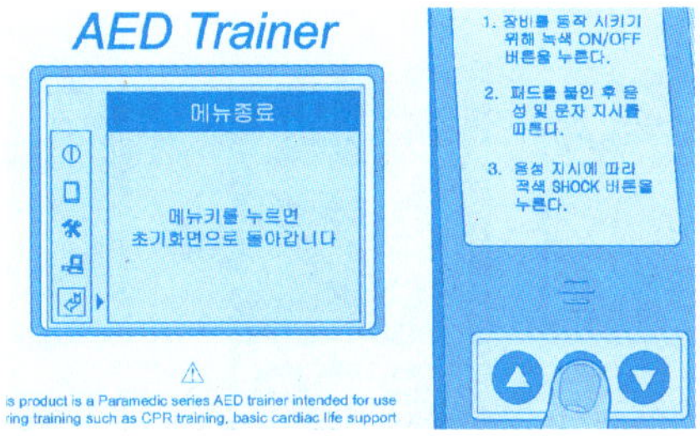

23. "MENU" 버튼을 눌러 "초기화면"으로 돌아간다.

5. 실험 3-4 : 데이터 교환 및 출력

1) 실험목적

"데이터교환" 메뉴는 데이터 송신, 데이터 수신 및 프린트로 구성되어 있다. 데이터 송신 및 수신은 시리얼 포트 및 적외선 포트를 사용하여 데이터를 컴퓨터하고 송신 및 수신을 하는 것이다. 좀 더 자세한 데이터 통신은 다음 단원에 있는 심전도 데이터 통신 프로그램 실험에서 더 자세하게 설명한다. 프린트는 심전도 파형을 출력할 시에 사용한다. 실험 3-4에서는 데이터 교환 및 프린터 실험을 하여 숙지한다.

2) 실험순서

① 제세동기의 전원공급 및 전원 스위치를 누른다.
② 제세동기 "MENU" 버튼을 누른다.
③ 시리얼 포트 및 적외선 포트를 컴퓨터 및 제세동기에 연결한다.
④ "데이터 교환" 메뉴를 선택한다.
⑤ "데이터 송신" 메뉴를 선택한 후 데이터를 전송한다.
⑥ "데이터 송신" 메뉴에서 빠져나온다.
⑦ "데이터 수신" 메뉴를 선택한 후 데이터를 수신한다.
⑧ "데이터 수신" 메뉴를 빠져나온다.
⑨ 제세동기에 전용 프린터를 연결한다.
⑩ "프린터" 메뉴를 선택한 후 심전도 파형을 출력해 본다.
⑪ "프린터" 메뉴를 빠져나온다.
⑫ "데이터 교환" 메뉴에서 빠져나온 후 초기화면으로 이동한다.
⑬ 실습을 종료한다.

3) 실험과정

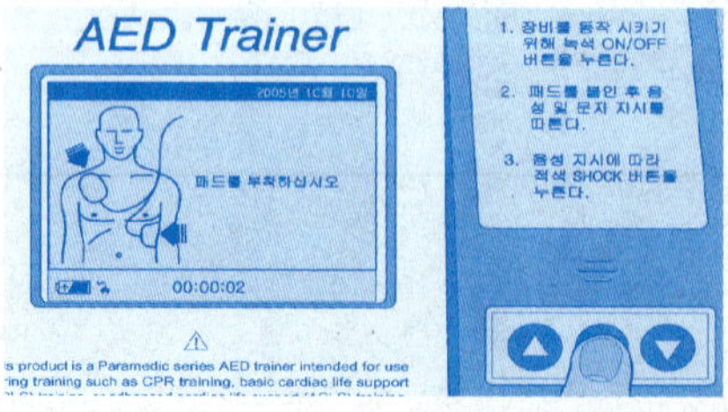

1. 메뉴에 들어가기 위해 "MENU" 버튼을 누른다.

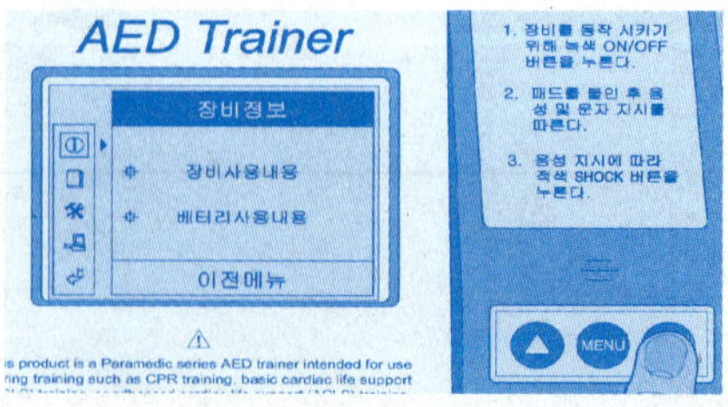

2. "아래 방향" 버튼을 3번 눌러 "데이터 교환"으로 이동한다.

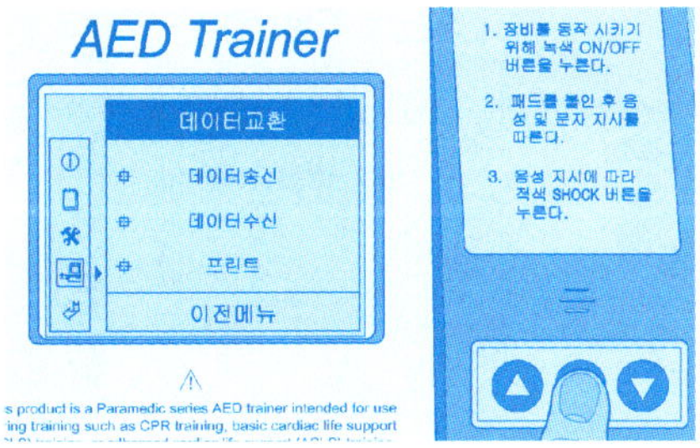

3. "MENU" 버튼을 눌러 "데이터 교환" 메뉴를 선택한다.

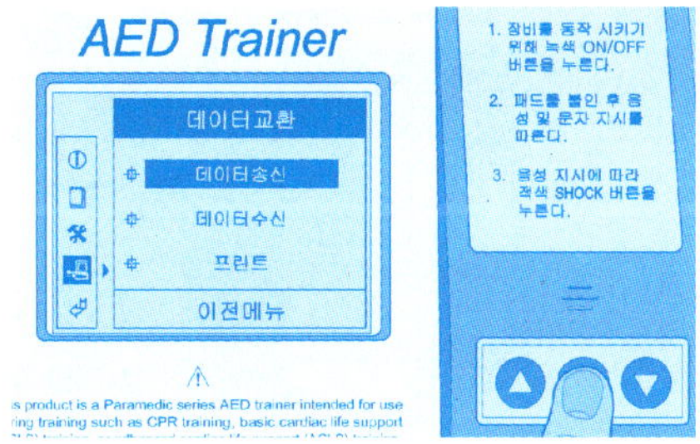

4. "MENU" 버튼을 눌러 "데이터 송신"을 선택한다.

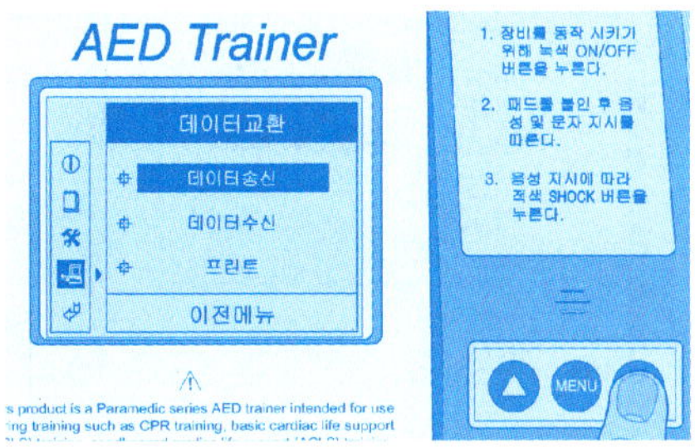

5. 데이터 송신이 끝난 후 이전 메뉴로 돌아온다. 데이터 수신을 하기 위해 "아래 방향" 버튼을 누른다.

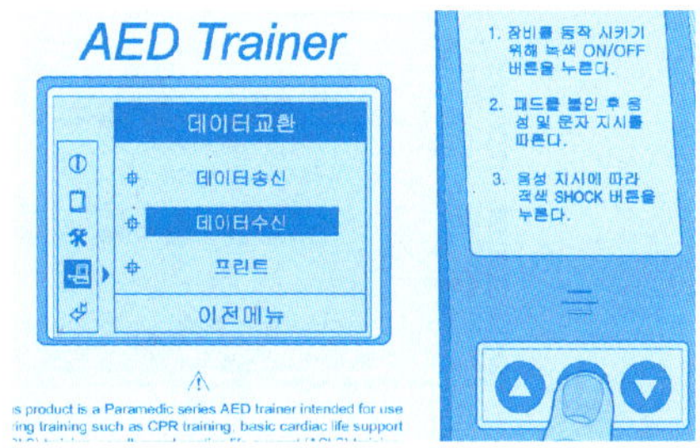

6. "MENU" 버튼을 눌러 "데이터 수신"을 선택한다.

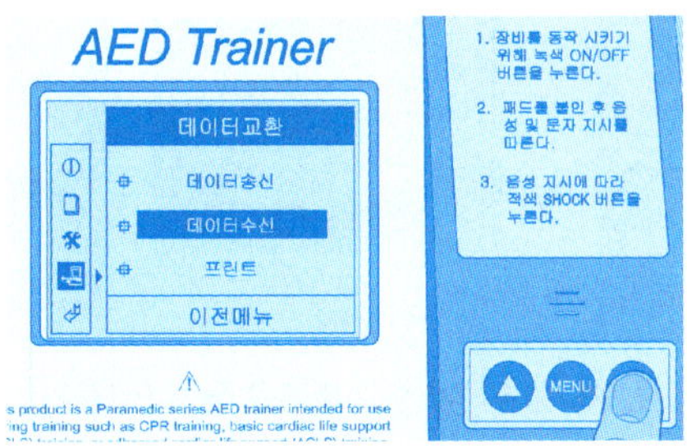

7. 데이터 수신이 끝난 후 이전 메뉴로 돌아온다. 프린트하기 위해 "아래 방향" 버튼을 누른다.

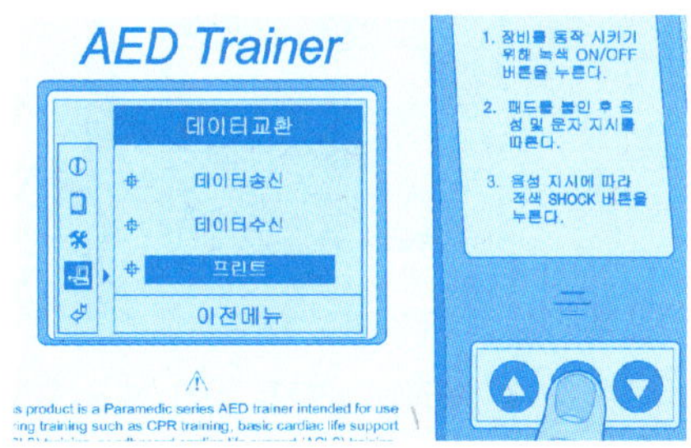

8. "MENU" 버튼을 눌러 "프린터"를 선택한다.

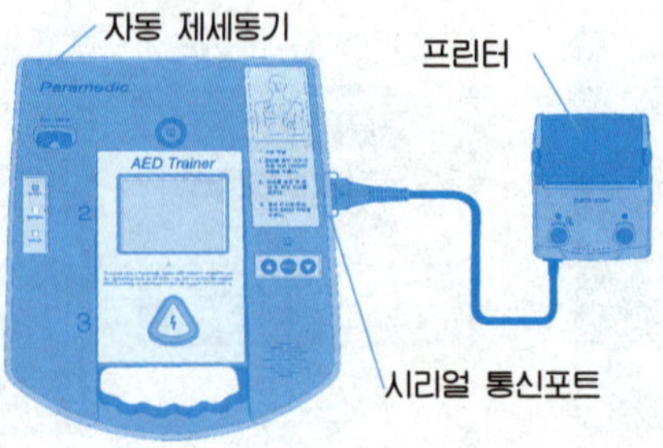

9. 프린터의 연결 커넥터를 교육용 제세동기의 시리얼 통신 포트에 연결한다.

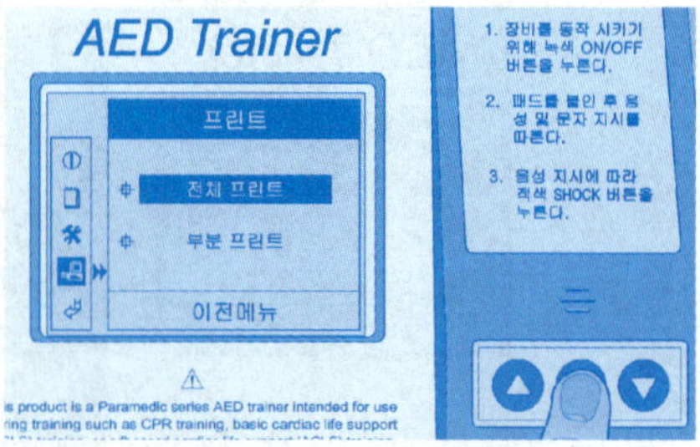

10. "MENU" 버튼을 눌러 "전체 프린트"를 선택한다.

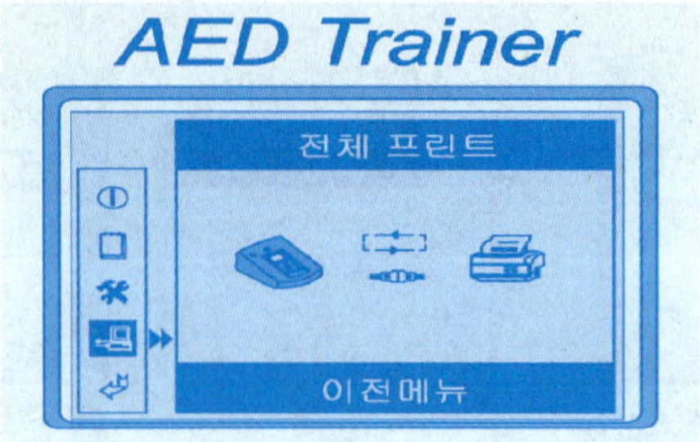

11. 프린트 출력되면서 표시되는 화면이다.

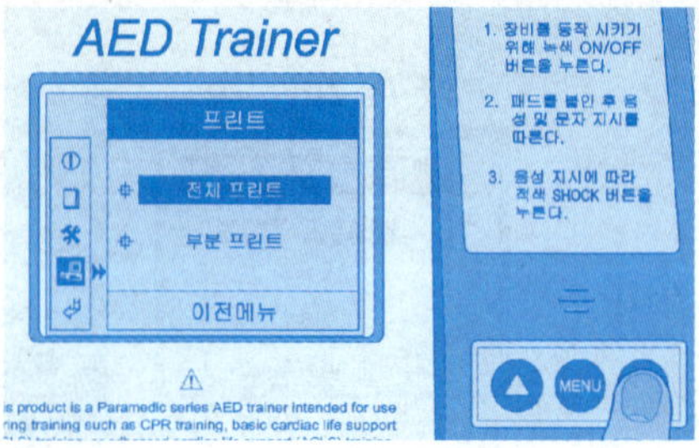

12. 전체 프린트가 끝난 후 이전 메뉴로 돌아온 다음 부분 프린트를 하기 위해 "아래 방향" 버튼을 누른다.

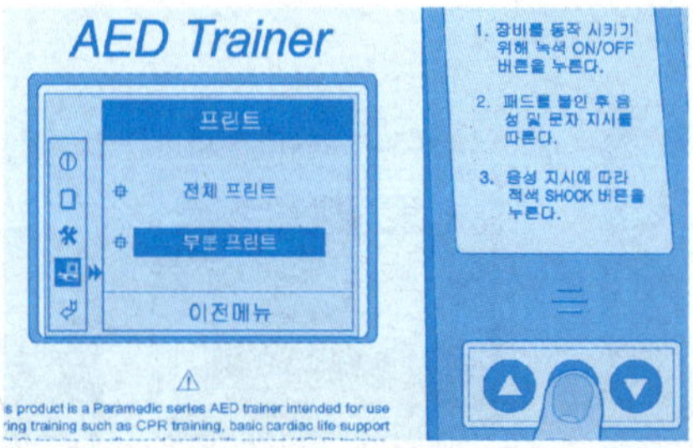

13. "MENU" 버튼을 눌러 "부분 프린트"를 선택한다.

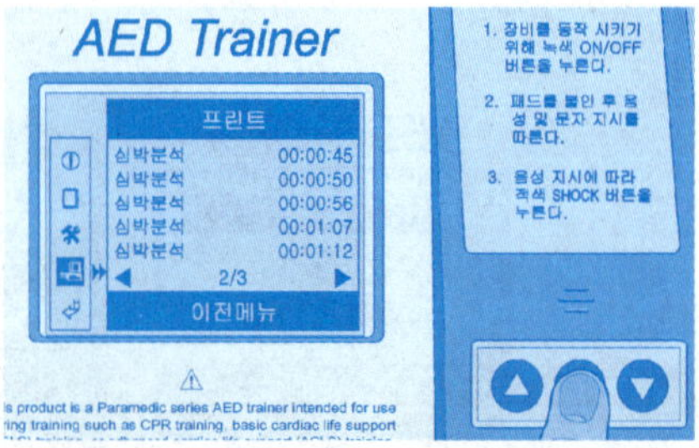

14. "MENU" 버튼을 눌러 인쇄하고자 하는 심전도 파형의 시작점을 선택한다.

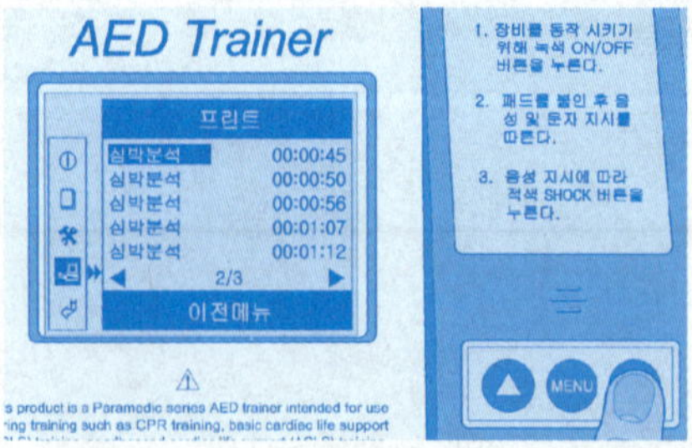

15. "아래 방향" 버튼을 2번 눌러 선택영역을 지정한다.

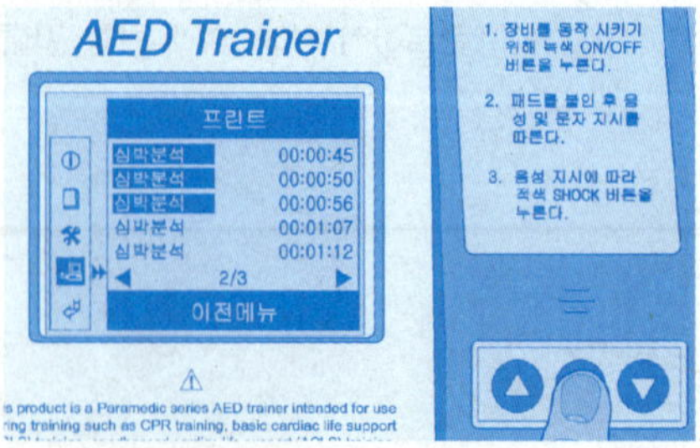

16. "MENU" 버튼을 눌러 부분인쇄를 한 후 이전 메뉴로 돌아간다.

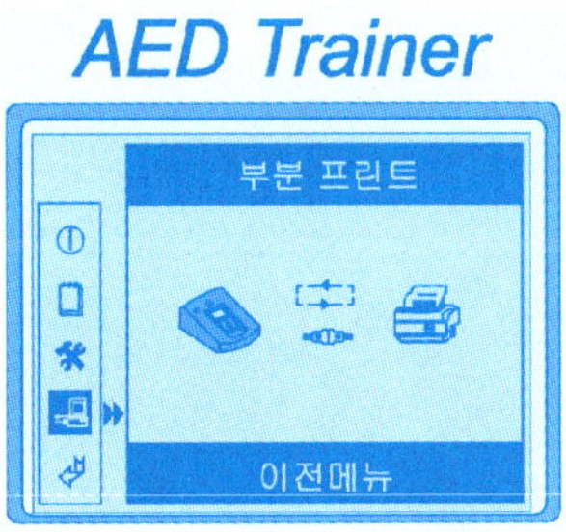

17. 프린트 출력되면서 표시되는 화면이다.

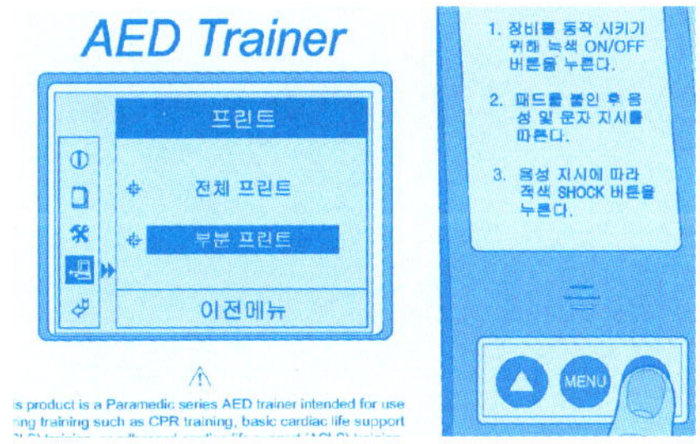

18. “아래 방향” 버튼을 눌러 “이전 메뉴”로 이동한다.

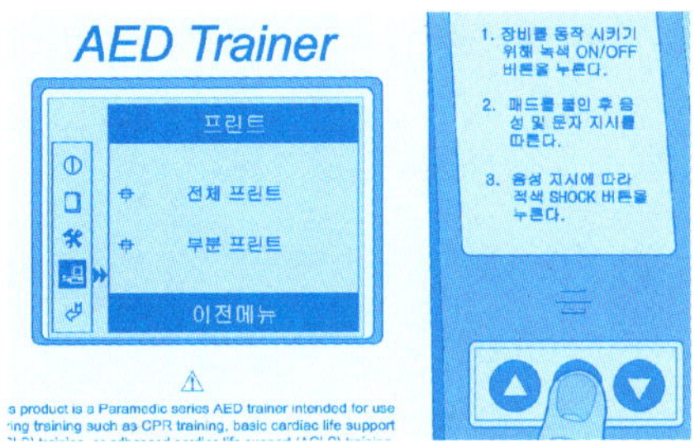

19. “MENU” 버튼을 눌러 이전 메뉴로 이동한다.

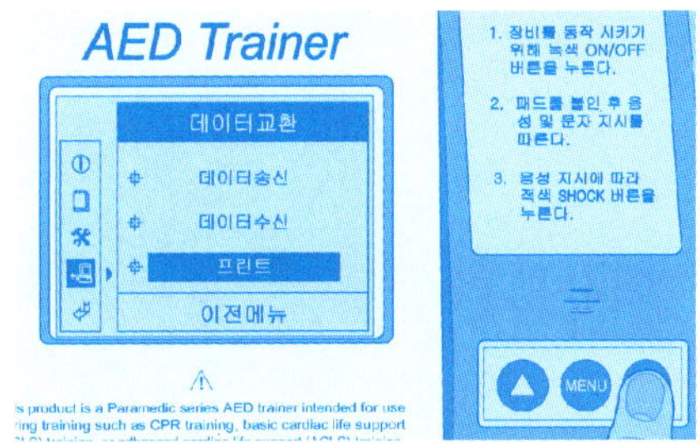

20. “아래 방향” 버튼을 눌러 “이전 메뉴”로 이동한다.

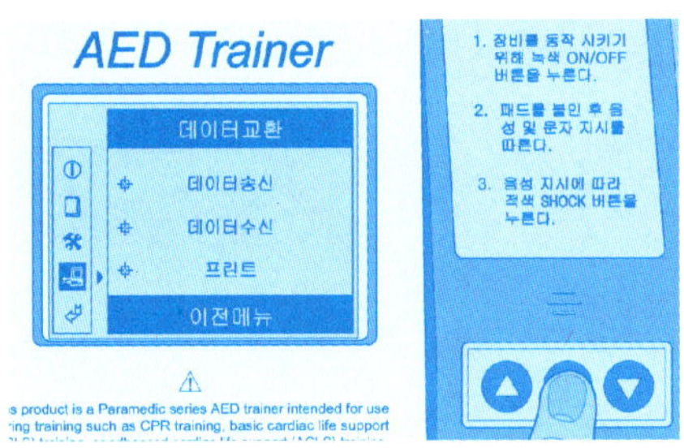

21. “MENU” 버튼을 눌러 “데이터 교환” 메뉴를 빠져나간다.

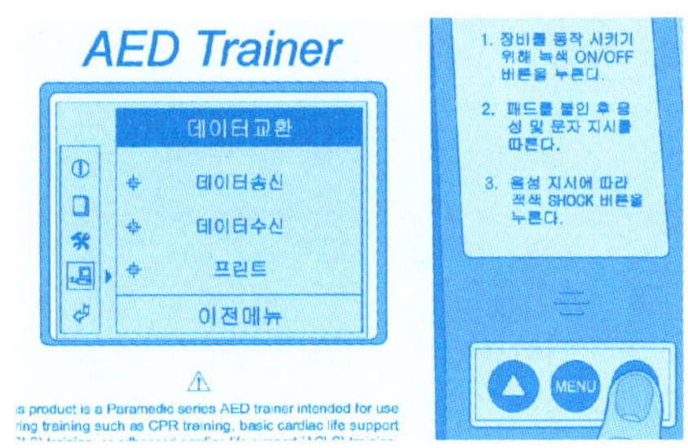

22. “아래 방향” 버튼을 1번 눌러 “메뉴 종료”로 이동한다.

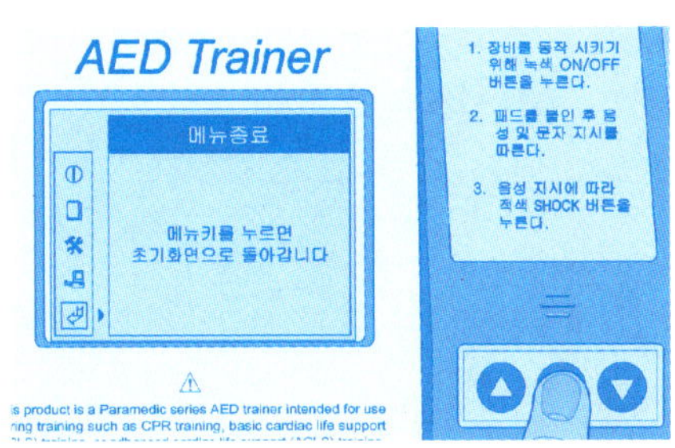

23. “MENU” 버튼을 눌러 “초기화면”으로 돌아간다.

제5장

자동 심폐소생기

01 심폐소생기

02 이중혈류유발 자동 심폐소생기

03 장비사용방법

01 심폐소생기

심폐소생술(Cardiopulmonary Resuscitation : CPR)은 [그림 5-1]과 같이 병원 이외의 장소에서 갑작스러운 심장마비 또는 사고로 인해 심폐기능이 정지되어 생명이 위급한 병원 밖의 급성심정지(Out-of-Hospital Sudden Cardiac Arrest : OHSCA) 환자에게 심장압박과 인공 호흡을 통하여 정지된 호흡기능과 심장기능을 대신하고 체내의 순환 및 호흡을 유지시켜 뇌와 주요 장기로 산소를 공급함으로써 환자의 생명을 구하고 뇌손상을 지연시킬 수 있는 인명구조 방법이다. 자동 심폐소생기는 구조자가 수동으로 하는 심폐소생술을 대체하여 적절한 동력으로 구동되는 자동기기로, 응급의료 기관이나 조직에서 필수적으로 갖추어야 할 장비이다.

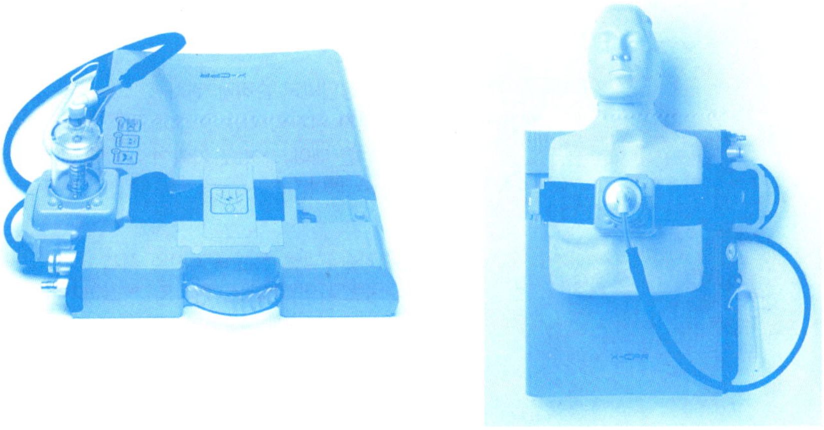

[그림 5-1] 자동 심폐소생기

1. 심폐소생술의 중요성

심폐소생술은 환자의 심폐기능이 정지된 지 4분 이내에 시작하여야 한다. 4~6분 이상이 경과되면 뇌손상이 진행되기 시작하며, 6~10분이 경과되면 뇌손상이 확실시되고, 10분 이상 경과될 시 심한 뇌손상으로 사망에 이르거나 응급조치에 의해 소생이 되더라도 뇌사 또는 장애상태로 이어질 수 있기 때문이다.

심폐소생술 방법은 [그림 5-2]와 같이 양팔을 쭉 편 상태에서 체중을 실어 환자의 몸과 수직이 되도록 가슴을 압박하여 분당 100~120회의 속도로 강하고 빠르게 압박한다. 그리고 입을 크게 벌려 환자의 입을 막은 뒤에 가슴이 올라올 정도로 1초 동안 숨을 불어 넣는다. 가슴압박 30회, 인공호흡 2회를 계속 반복한다.

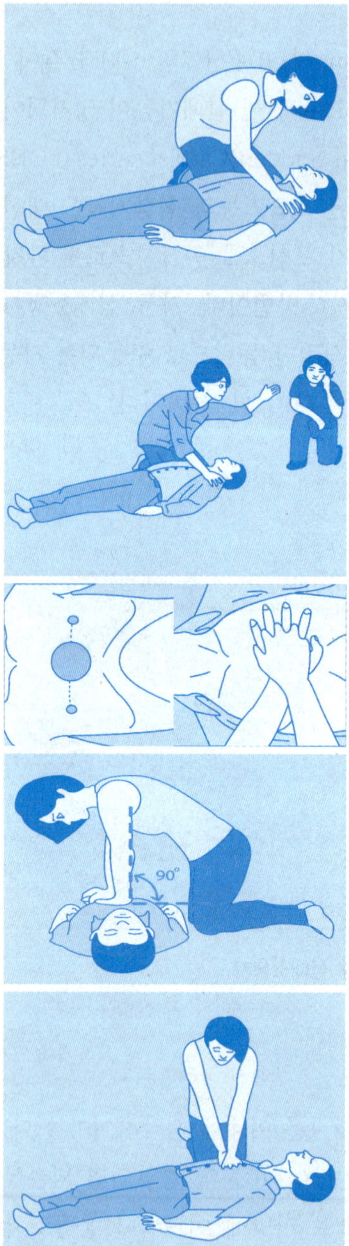

1. **심정지 확인**

   먼저 환자의 양쪽 어깨를 가볍게 두드리며, 큰 목소리로 " 보세요, 괜찮으세요? 눈 떠 보세요."라고 소리친다. 환자의 몸 움직임, 눈 깜박임, 대답 등으로 반응을 확인하고(심정지-무반응), 동시에 숨을 쉬는지 또는 비정상 호흡을 보이는지 관찰한다(심정지-무호흡 또는 비정상호흡), 반응이 없더라도 움직임이 있거나 호흡을 하는 경우는 심정지가 아니다.

2. **도움 및 119 신고 요청**

   환자의 반응이 없으면 즉시 큰소리로 주변 사람에게 도움을 요청한다. 주변에 아무도 없는 경우에는 즉시 스스로 119에 신고한다. 만약 주위에 자동 제세동기가 비치되어 있다면 자동 제세동기를 함께 요청한다.

3. **가슴압박의 손바닥 위치**

   먼저 환자의 가슴 중앙에 깍지 낀 두 손의 손바닥 뒤꿈치를 대야 하며, 손가락이 가슴에 닿지 않도록 주의하여야 한다.

4. **가슴압박을 하는 구조자의 자세**

   구조자의 어깨는 환자의 흉골이 맞닿는 부위와 수직(90°)이 되게 위치한다.

5. **가슴압박**

   가슴압박은 성인에서 분당 100~120회 속도와 가슴이 5~6[cm] 깊이로 눌릴 정도로 강하고, 빠르게 압박한다. 또한 "하나", "둘", "셋",---, "서른"하고 세어가면서 시행하며, 압박된 가슴은 완전히 이완되도록 한다.

[그림 5-2] 심폐소생술(1)

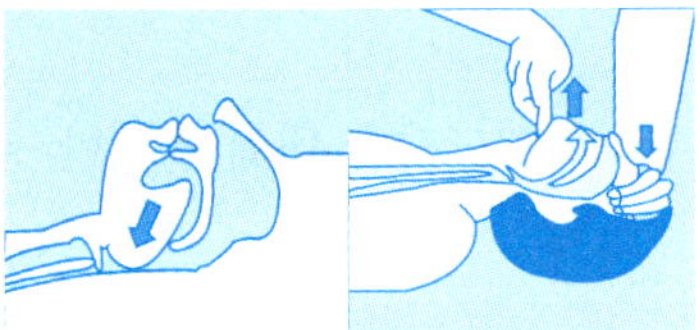

6. 기도개방

가슴압박 후 인공호흡을 시행하기 위해서는 먼저 환자의 머리를 젖히고, 턱을 들어 올려서 환자의 기도를 개방시킨다.

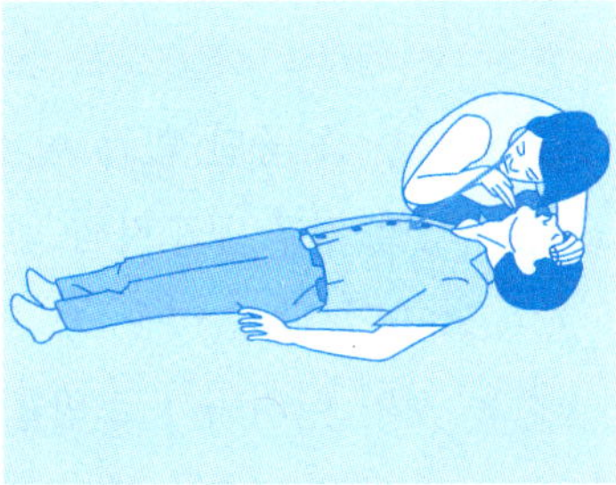

7. 인공호흡

머리를 젖혔던 손의 엄지와 검지로 환자의 코를 잡아서 막고, 입을 크게 벌려 환자의 입을 완전히 막은 뒤에 가슴이 올라올 정도로 1초 동안 숨을 불어넣는다. 숨을 불어넣을 때에는 환자의 가슴이 부풀어 오르는지 눈으로 확인한다. 숨을 불어넣은 후에는 입을 떼고 코도 놓아주어서 공기가 배출되도록 한다. 인공호흡 방법을 모르거나, 꺼려지는 경우에는 인공호흡을 제외하고 지속적으로 가슴압박만을 시행한다(가슴압박 소생술).

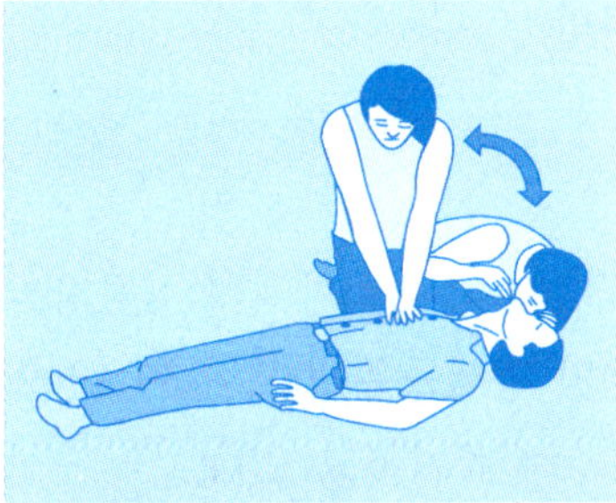

8. 가슴압박과 인공호흡의 반복

이후에는 30회의 가슴압박과 2회의 인공호흡을 119 구급대원이 현장에 도착할 때까지 반복해서 시행한다. 다른 구조자가 있는 경우에는 한 구조자는 가슴압박을 다른 구조자는 인공호흡을 맡아서 시행하며, 심폐소생술 5주L(30 : 2 가슴압박과 인공호흡 5회)를 시행한 뒤에 서로 역할을 교대한다.

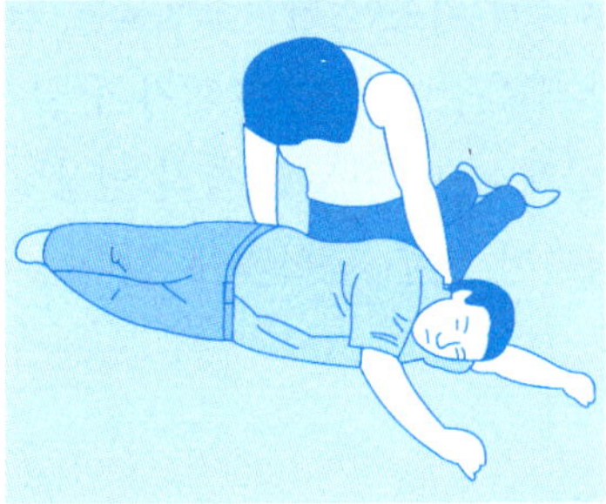

9. 회복자세 1

가슴압박과 인공호흡을 계속 반복하던 중에 환자가 소리를 내거나 움직이면 호흡도 회복되었는지 확인한다. 호흡이 회복되었으면 환자를 옆으로 돌려 눕혀 기도(숨길)가 막히는 것을 예방한다.

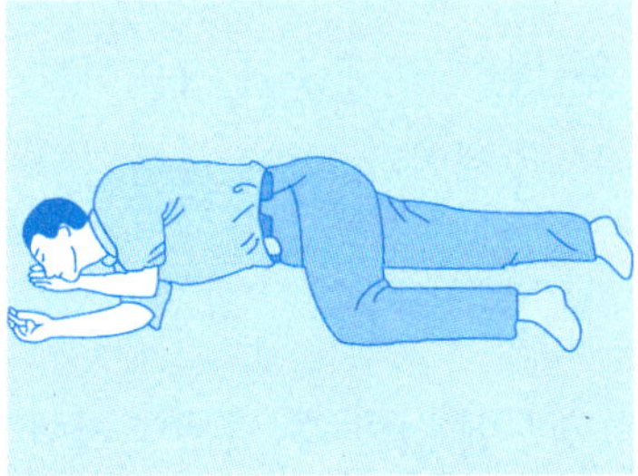

10. 회복자세 2

환자가 옆으로 돌려 눕힌 자세가 유지될 수 있도록 다리를 벌려주고 계속 호흡을 하는지 관찰하며, 환자의 반응과 정상적인 호흡이 없어지면 심정지가 재발한 것이므로 가슴압박과 인공호흡을 즉시 다시 시작한다.

[그림 5-2] 심폐소생술(2)

2. 심폐소생기의 필요성

예측되지 않은 상황에서의 급심정지 환자발생 시 최단시간 내의 정확한 심폐소생술의 시술은 매우 중요하다.

1) 기술적 필요성

심정지 시 응급처치 시작시간의 중요성과 더불어 이송 중 중단 없는 심폐소생술 처치가 중요하다. 이송 중 수동으로 심폐소생술을 시행할 경우 구조자의 육체적 피로로 인하여 흉부압박을 중단하는 시간(hands-off time)이 많고 이송 중 흔들리는 차안에서 정확한 심장위치에 심폐소생술을 시술하는 것이 어려워서 소생률이 급격히 저하된다. 이에 자동 심폐소생기는 환자이송장치에 결합이 가능하여 환자이동 중에도 중단 없는 심폐소생술 시술이 가능하다.

2) 의학적 필요성

질병관리본부의 2006년에서 2010년까지의 '병원 외 장소에서의 심정지 의무기록 조사 주요 결과'에 따르면 연도별 인구 10만명당 발생률은 2006년 39.3명으로 집계된 후 2010년 이후에는 50여명 이상으로 꾸준히 증가하고 있다.

현재 일반적으로 시술 중인 인공적 심폐소생술에 의존한 환자소생률은 현저히 낮은 상황이므로 소생하더라도 뇌손상으로 인한 후유장애가 남아 환자의 실직 및 재활치료 등의 후유증이 남게 된다. 이에 자동 심폐소생장치는 의학적 임상실험에 의한 정확한 기계적 시술로 심정지환자의 소생률이 매우 높아지게 된다.

3. 응급의료현황

응급환자발생 시 응급구조차량, 응급구조사 등의 활동으로 응급구조가 실시된다. 이에 적절한 응급구조장비를 사용하게 되면 응급환자의 구조가 용이하다. 따라서 많은 응급구조장비들이 개발되고 보급되어지는 추세이다.

1) 예방 가능 사망률

환자가 사망했지만 만약 적절한 치료를 했을 경우에 살릴 수 있는 환자이다. 선진국에 비해 우리나라의 경우는 적절한 치료시기에 해당하는 장비를 사용하지 못함으로서 환자의 사망률이 높다. 이에 보건복지가족부는 〈표 5-1〉과 같이 선진국 수준인 15[%]의 심정지 환자사망률을 2015년 목표로 하고 있다.

〈표 5-1〉 심정지 환자의 사망률(보건복지가족부 통계자료)

한국	1999년	2003년	2006년	2015년(목표)
	50.4[%]	39.6[%]	32.6[%]	15[%]

2) 심정지 환자의 생존사슬

복잡해진 교통수단, 편리해진 식습관, 레저 등 운동문화의 확산으로 인하여 3대 중증 응급환자(심정지, 뇌졸증, 중증외상)는 지속적으로 늘어나는 상황이다. 이에 따라 2010년도 심폐소생술 표준지침에서는 〈표 5-2〉와 같이 5단계의 '심정지 환자의 생존사슬'을 규정하여 급작스런 심정지 환자의 생존율을 높이려는 노력을 하고 있다.

〈표 5-2〉 심정지 환자의 생존사슬

단계	조 치
1단계	즉각적인 심정지 인지 및 응급의료체계 활성화
2단계	빠른 심폐소생술
3단계	신속한 제세동
4단계	효과적인 고급 생명유지술
5단계	통합된 심정지 후 처치

3) 심정지

심장의 갑작스런 정지는 누구도 예측하기 어렵다.

① 60~80[%]는 가정, 직장, 길거리 등 병원 이외의 장소에서 발생한다.

② 현대화된 생활과 과학화 된 치료 등으로 초고령화 사회에서의 급성심정지 환자는 증가한다.

4) 생명의 시계

급성심정지 환자는 [그림 5-3]과 같이 0~4분을 **임상적 사망**, 4~6분을 **가역적 뇌손상**, 6~10분을 **비가역적 뇌손상**, 10분 이상을 **뇌사 즉 생물학적 사망**상태로 간주한다. 그래서 4분 이내에 인공심폐술 또는 제세동을 실시하면 정상적으로 돌아올 확률이 매우 높다.

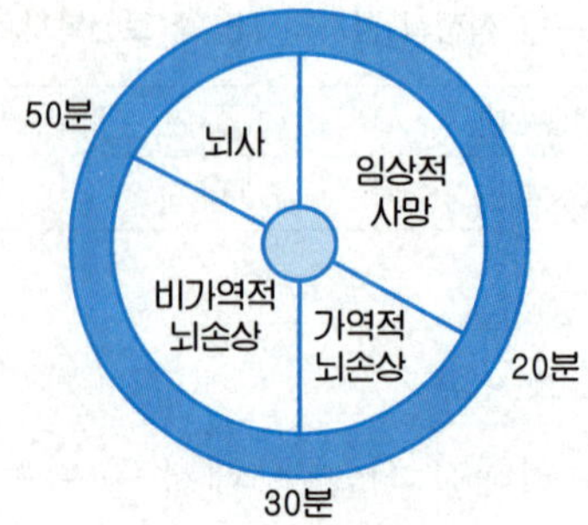

[그림 5-3] 생명의 시계

5) CPR의 중요성

병원에서의 전문심혈관소생술(ACLS) 치료가 시작되기 전까지의 응급상황하에 심정지 환자에게 시행할 수 있는 최선의 치료방법이다.

① 심장의 압박과 호흡의 강제적 시술로 뇌와 주요 장기로 산소를 공급하여 신체의 기능을 유지하게 한다.

② 심실세동(VF)이 무수축으로 악화되는 상황, 즉 심장마비 상태를 없애준다.

③ 제세동은 전기적 에너지 충격으로 심장의 소생성공률을 높여준다.

02 이중혈류유발 자동 심폐소생기

1. 이중혈류유발 자동 심폐소생기

수동 심폐소생술 및 기존 자동 심폐소생기가 실시하는 표준 심폐소생술은 흉부가 압박될 때 흉골과 척추 사이에 놓여있는 심장의 눌림으로 혈류가 발생된다는 '심장 펌프'와 흉강 내 압력의 증강에 의한 '흉강 펌프' 이론에 기초한 방법이다. 이러한 심폐소생술로는 정상 심박출량의 15~25[%] 정도의 혈류만 유발되기 때문에 심박동이 회복된 환자 중 50[%]에 이르는 환자가 뇌손상 또는 순환장애에 의해 사망하게 된다. 미국의 경우는 연간 5,000만 달러 이상을 표준 심폐소생술 교육에 투자하고 있으나 생존율이 개선되지 않고 있어서 새로운 심폐소생술 개발이 필요하다. 그래서 환자소생률을 높일 수 있는 이중혈류유발 자동 심폐소생기(SST-CPR)가 개발되었고, 종합병원 및 소방 119구급차 등에서 널리 사용되고 있다.

2. 이중혈류유발 자동 심폐소생기의 이론

표준 심폐소생술(S-CPR)과 이중혈류유발 방식의 심폐소생술(SST-CPR)의 이론과 차이는 다음과 같다.

1) 이중혈류유발 심폐소생술(SST-CPR)

이중혈류유발 심폐소생술*은 [그림 5-4]와 같이 심장 펌프 이론과 흉강 펌프 이론을 결합한 이중혈류유발원리 적용으로 혈류유발량이 커서 환자소생률이 표준 심폐소생술(S-CPR)에 비해 대폭 향상되었다.

① 심장 펌프 이론 : 심장자체만의 압박을 통한 혈류를 유발시키는 이론이다.

② 흉강 펌프 이론 : 심장을 감싸고 있는 흉곽 전체를 압박하여 심장의 간접적 압박을 주는 것이다.

이 두 가지 방법을 병행하게 되면 혈류량이 증가하여 인공심폐소생술의 효과가 높아진다.

---

* 이중혈류유발 심폐소생술(Simultaneous Sterno-Thoracic Cardiopulmonary Resuscitator : SST-CPR)

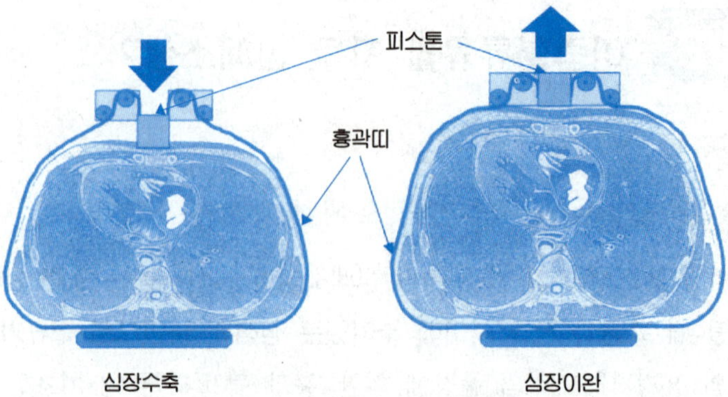

[그림 5-4] 이중혈류유발 심폐소생술의 원리

2) 혈역학적 우수성

SST-CPR은 **표준 심폐소생술**(S-CPR)에 비해 높은 **대동맥압**(aortic pressure), **관상동맥관류압**(coronary perfusion pressure)을 유지하여 생존율 비교에서도 앞선 결과로 [그림 5-5]와 같다.

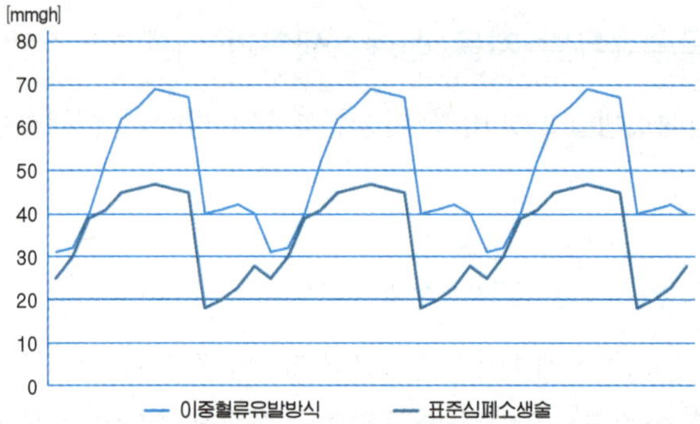

[그림 5-5] 표준 심폐소생술과 이중혈류유발방식의 대동맥압 비교

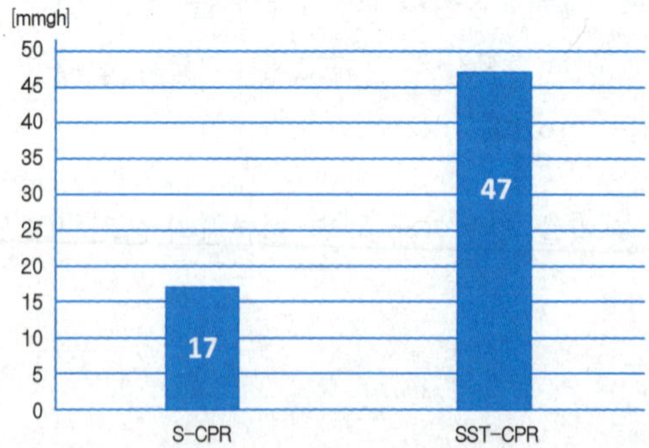

[그림 5-6] 표준 심폐소생술과 이중혈류유발방식의 관상동맥관류압 비교

SST-CPR은 **표준 심폐소생술**(S-CPR)에 비해 높은 **관상동맥관류압**(coronary perfusion pressure)을 유지하여 생존율 비교에서도 앞선 결과로 [그림 5-6]과 같다.

3. 이중혈류유발 자동 심폐소생기의 특징

이중혈류유발 심폐소생술(SST-CPR) 방식의 자동 심폐소생기이며, 심정지 환자의 신속한 회복을 위하여 실시하는 **심폐소생술**(CPR)을 기계장치를 통하여 자동으로 실시한다.

① 흉골부위를 압박하는 장치와 흉곽을 조이는 흉곽띠로 구성되어 있으며, 인공호흡을 함께 할 수 있는 산소압으로 작동하고, 조작방법이 간단하여 누구든지 쉽게 사용하여 심폐소생술을 할 수 있도록 제작되어 있다.

② 리모트 컨트롤 조작으로 사용이 간편하며, 환자의 체형에 따라 흉부 압박 깊이와 호흡량을 조절할 수 있다.

③ 환자운반기(스트레쳐)와 결합 또는 단독으로 사용할 수 있어 응급현장으로부터 병원 도착까지 중단 없는 심폐소생술이 가능하다.

④ 이중혈류유발 자동 심폐소생기는 [2010 AHA guide line]* 에 적합한 장치이다.

4. 이중혈류유발 자동 심폐소생기의 외관

이중혈류유발 자동 심폐소생기의 제원 및 전기적 성능, 기계적 성능, 제품구성, 각 부 명칭은 다음과 같다.

1) 이중혈류유발 자동 심폐소생기 외관

① 응급상황에 생명과 직결되는 장비이므로 [그림 5-7]과 같이 주요 부품 및 외관 등에 이상이 없는지 확인한다.

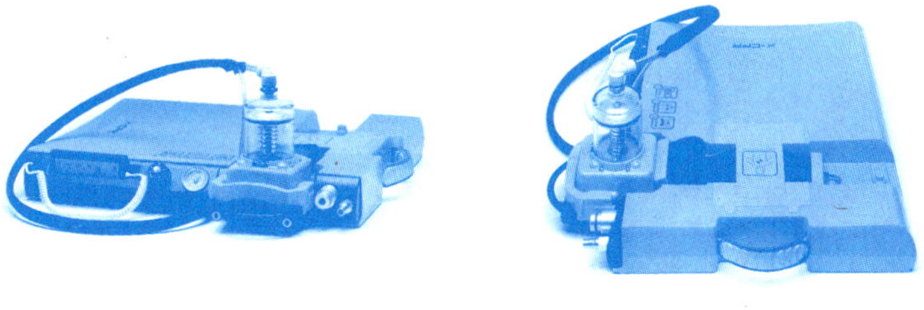

[그림 5-7] 이중혈류유발 자동 심폐소생기의 본체

* 미국심장학회(AHA : American Heart Association)

② 흉부를 감싸는 띠를 [그림 5-8]과 같이 환자에게 착용시키고 압박 실린더를 심장부위에 고정 후 심폐소생술을 시작한다.

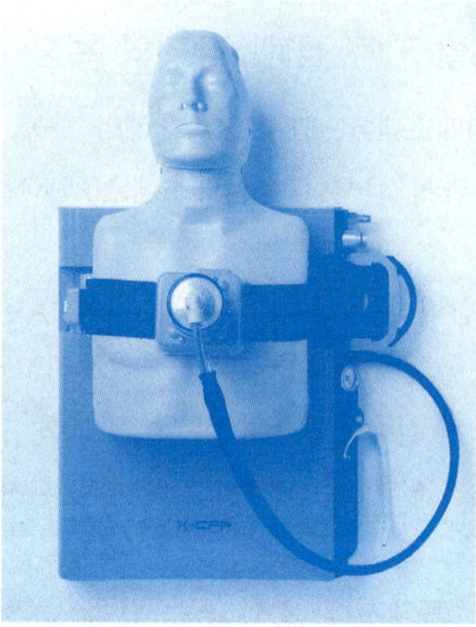

[그림 5-8] 이중혈류유발 자동 심폐소생기를 마네킹에 장착

③ 환자운반기(스트레쳐)와 결합하여 사용할 수 있으므로 [그림 5-9]와 같이 응급현장으로부터 병원 도착까지 중단 없는 심폐소생술이 가능하다.

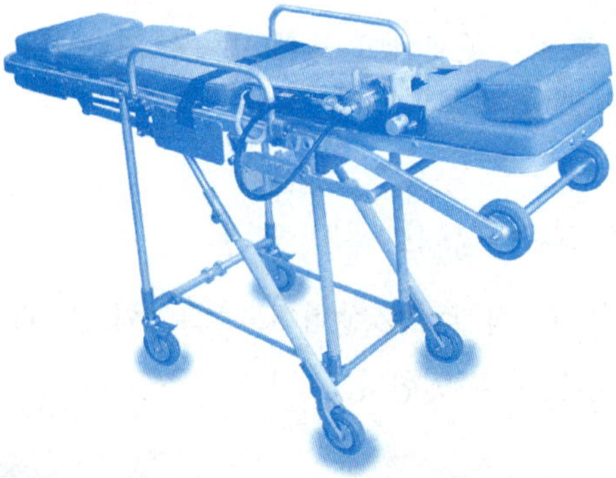

[그림 5-9] 이중혈류유발 자동 심폐소생기를 환자운반기에 장착

2) 이중혈류유발 자동 심폐소생기의 제원

기본적인 사용에 필요한 이중혈류유발 자동 심폐소생기의 제원은 〈표 5-3〉과 같다.

〈표 5-3〉 이중혈류유발 자동 심폐소생기의 제원

이중혈류유발방식 자동 심폐소생기	L520×W450 × H75[mm]
환자운반기 장착 사이즈	L1910 × W600 × H900[mm]
제품중량	11.5[kg]
전체중량	46.5[kg]

3) 전기적 성능

전기적 성능에 대하여 숙지한 후 〈표 5-4〉와 같이 전기적인 문제가 발생하지 않도록 주의한다.

〈표 5-4〉 이중혈류유발 자동 심폐소생기의 전기적 성능

	전원입력형태	내부 전원형 기기
전기적 성능	축전지 형태 / 정격 및 용량	축전지 / DC12[V], 1.2[AH]
	정격전압	DC 12[V]
	소비전력	1.0[W]
	축전지 사이즈	(W)47.5 × (L)97 × (H)50.5 [mm]
	안전장치	전류퓨즈 : 1[A], 250[V]

4) 기계적 성능

기계적 성능에 대하여 숙지한 후 〈표 5-5〉와 같이 기계적 문제가 발생되지 않도록 주의한다.

〈표 5-5〉 이중혈류유발 자동 심폐소생기의 기계적 성능

입력산소	입력산소 압력	5.5~6.3[kgf / cm^2] (0.54~0.62 [MPa])
	안전 압력 밸브 작동압력	9[kg f / cm^2]
	최대 산소소모량(5.5[kf f / cm^2] 인가 시)	100[Liter / 분]
인공호흡	사용 산소 종류	의료용 산소
흉부압박	인공호흡량 조절범위	240~700[ml / 회]
	인공호흡시간	1.0[sec](fixed)
	안전 밸브 작동압력	55C[mH_2O]
	압박빈도	100[회 / 분]
	압박 피스톤 행정범위	0~5[cm]
	압박 대 호흡비	30 : 2(fixed)
	압박비율	50[%](fixed)

5. 이중혈류유발 자동 심폐소생기의 구성

제품의 최초 출하 시 제공되는 보관·이송용 상자에는 〈표 5-6〉과 같다. 제품 인수 시 다음 내용물의 누락여부를 확인해야 한다.

〈표 5-6〉 이중혈류유발 자동 심폐소생기의 구성품

번호	구 성	사 진	설 명
①	본체	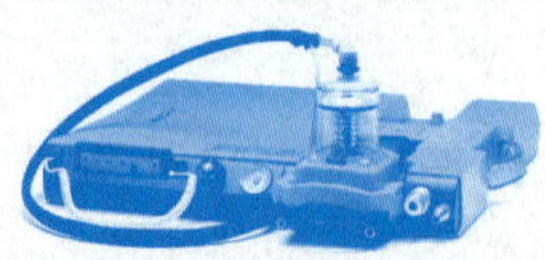	이중혈류유발 자동심폐소생술을 위한 기본적인 장치이다.
②	인공호흡용 마스크세트	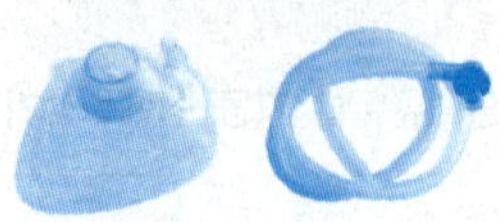	CPR 또는 인공호흡 모드 중 환자에게 누설없이 산소를 공급하는 장치이다.
③	산소입력 호스	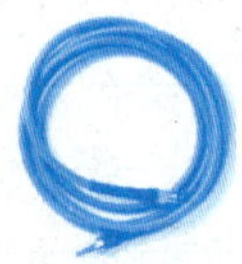	산소통 또는 외부 산소공급장치에서 장비로 산소를 전달하기 위한 호스이다.
④	본체 충전기	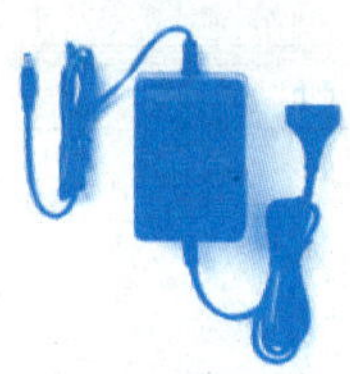	장비에 연결하여 내부의 축전지를 충전하기 위한 기기로 반드시 정품 충전기를 사용하여야 한다.
⑤	환자운반기	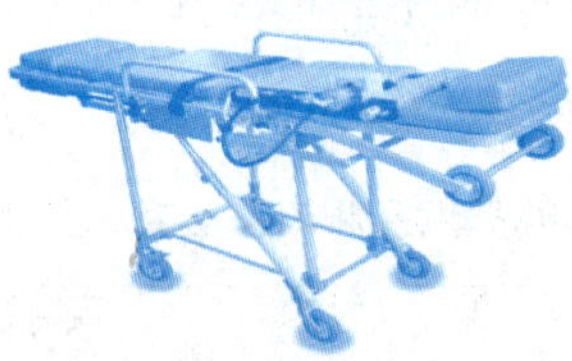	환자를 침대상태 또는 의자상태에서 눕힌 후 바퀴를 사용하여 이송하거나 혹은 앰블런스 내부로 환자를 충격 없이 수평상태를 유지하여 이송하는 경우에 사용한다.
⑥	산소 탱크		응급현장 등 지속적인 산소공급이 어려운 곳에서 휴대용으로 연결하여 사용하기 위한 용기이다.

각 부의 명칭과 기능은 [그림 5-10]과 같이 충분히 숙지한 후 실습에 들어가도록 한다.

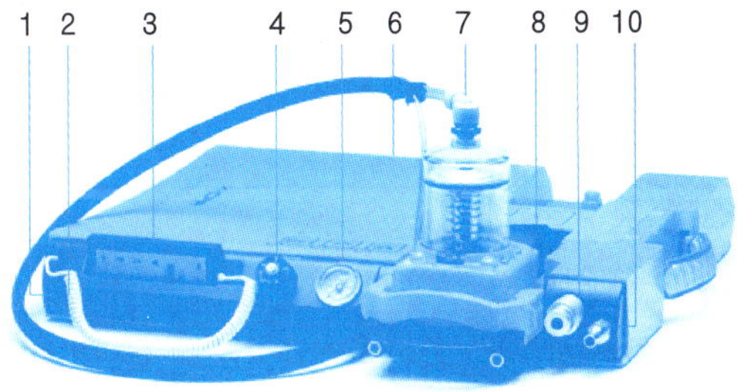

[그림 5-10] 각 부의 명칭

1. 구급차량용 파워잭 : 구급차량에서 전원을 공급받기 위한 충전부이다.
2. 충전용 파워잭 : 구급차량에서 전원을 공급받기 위한 충전부이다.
3. 리모트 컨트롤 : 장비의 각 기능을 조작하기 위한 리모컨이다.
4. 호흡량 조절기 : 환자에게 제공되는 인공호흡량 조절기이다.
5. 압력계 : 장비에 입력 산소압을 표시하는 게이지이다.
6. 등받침 : 환자의 몸에 직접적으로 닿는 부분이다.
7. 압박부 : 환자흉부에 위치하여 심장을 압박하는 장치이다.
8. 흉곽띠 : 환자의 가슴을 전 둘레로 압박하는 띠이다.
9. 호흡 호스 연결구 : 인공호흡 호스 연결 및 호흡용 산소공급이다.
10. 입력산소 연결구 : 산소입력 호스를 연결하는 연결부이다.

03 장비사용방법

1. 응급처치 준비

급성 심정지 환자에게 시술되어질 자동 심폐소생기의 설치와 작동방법을 알아본 후, 환자를 대신하는 의료용 마네킹에 가슴을 감싸는 흉곽띠와 가슴을 누르는 압박 실린더를 장착하여 자동 심폐소생기의 기계적 시술원리를 이해한다.

① 보관함에서 [그림 5-11]과 같이 산소 호스를 꺼내어 산소공급기 또는 의료용 산소 탱크(레귤레이터)에 연결한다.

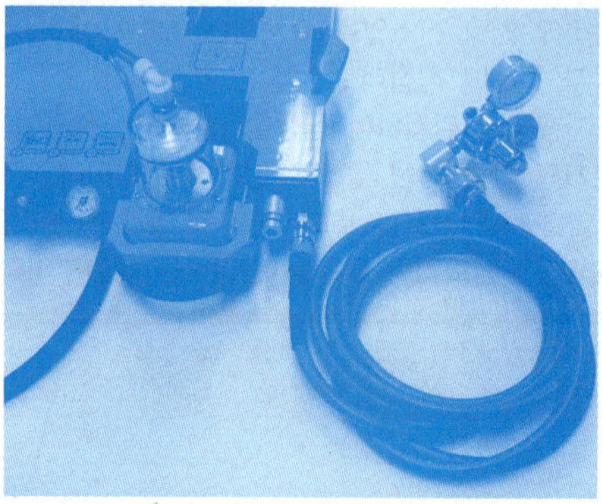

[그림 5-11] 레귤레이터 연결

② 산소호흡 마스크와 장비를 [그림 5-12]와 같이 산소 호스로 연결한다.

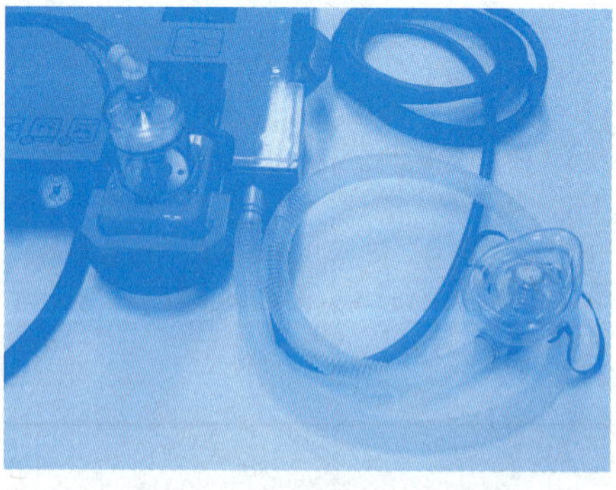

[그림 5-12] 산소호흡 마스크 결합

③ 압력이 5.5~6.3[kgf / cm²] 범위 사이인지를 확인해야 한다. 만약 9[kgf / cm²] 이상의 산소 압력 인가 시에는 등받침 내부에 설치된 RELIEF 밸브가 열려서

배기되므로 정상작동이 되지 않을 수 있다. [그림 5-13]과 같이 산소 탱크를 사용할 때에는 내부 충전전압이 100[kgf / cm^2] 98[bar]) 이상의 고압으로 충전되어 있으므로 반드시 레귤레이터로 규정압력에 맞게 조절한 후 사용해야 한다. 레귤레이터는 제조사의 규격품을 사용하여야 한다.

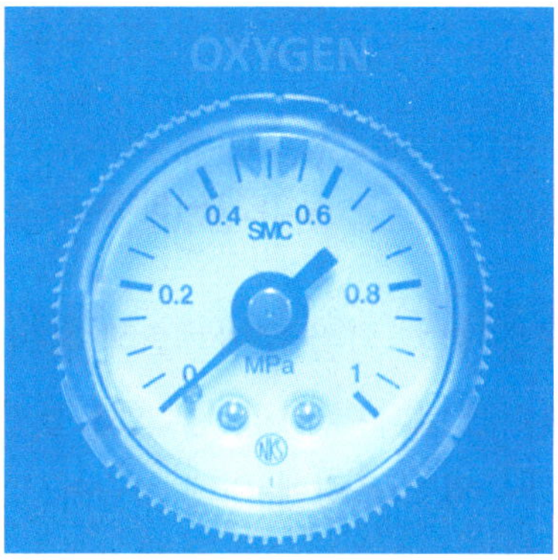

[그림 5-13] 산소압력 게이지

④ 압박부 수납대 손잡이를 잡고 [그림 5-14]와 같이 등받침 밖으로 당기어 빼낸다.

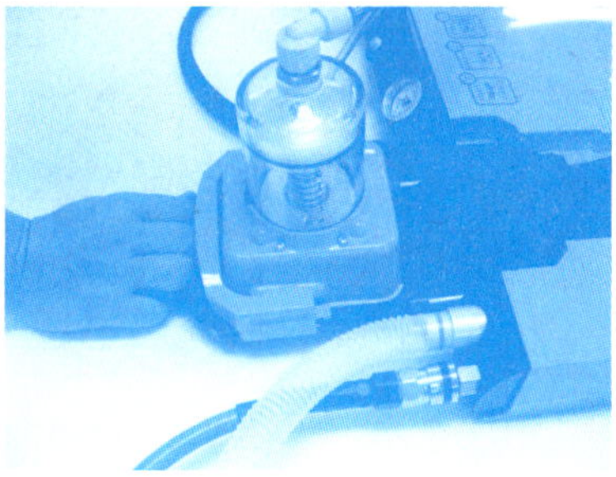

[그림 5-14] 압박부 분리

⑤ 장비가 준비되었으면 [그림 5-15]와 같이 등받침에 부착된 흉곽띠와 동일한 선상에 환자의 가슴을 맞추어 바른 자세로 눕힌다. 경추골절 등 머리나 목부위의 부상이 의심되는 환자를 옮기기 전에는 목과 머리가 잘 고정되도록 주의한다.

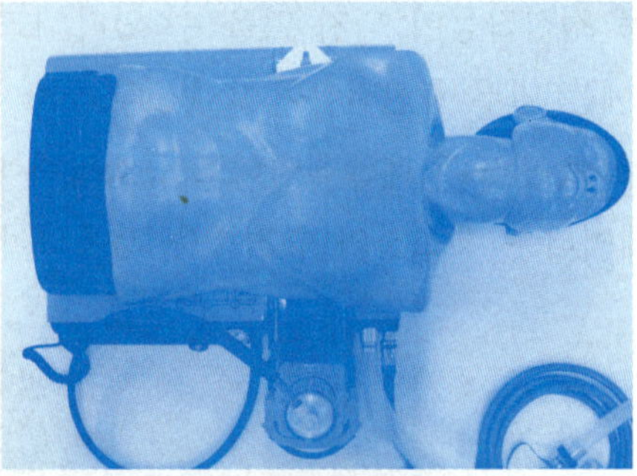

[그림 5-15] 올바른 환자위치

⑥ 흉부 압박부를 환자 가슴 중앙부위에 올려놓고 [그림 5-16]과 같이 등받침에 고정된 흉곽띠를 빼내어 압박부의 벨트클립과 연결한다. 이때 늘어난 흉곽띠는 등받침 내부의 스프링에 의해 가슴에 밀착된다. 압박부를 환자 가슴에 위치시킬 때 너무 길게 흉곽띠를 빼지 않는다. 기기가 정상 작동되지 않거나 상해의 위험이 있다.

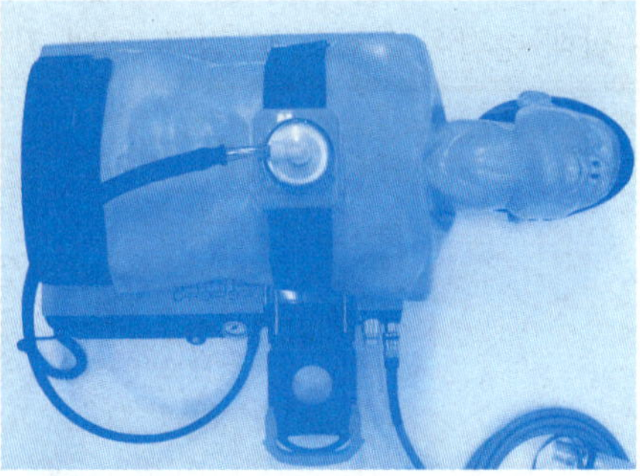

[그림 5-16] 흉곽띠 연결

⑦ 리모트 컨트롤을 거치대에서 빼내어 [그림 5-17]과 같이 필요한 자동 심폐소생술 장치를 작동한다.

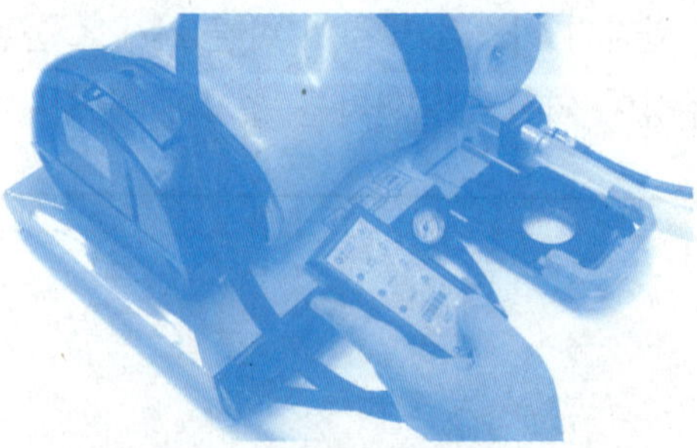

[그림 5-17] 리모트 컨트롤 준비

⑧ 본체 전면에 있는 [그림 5-18]과 같이 호흡량 조절 스위치를 환자에게 알맞도록 설정한다.

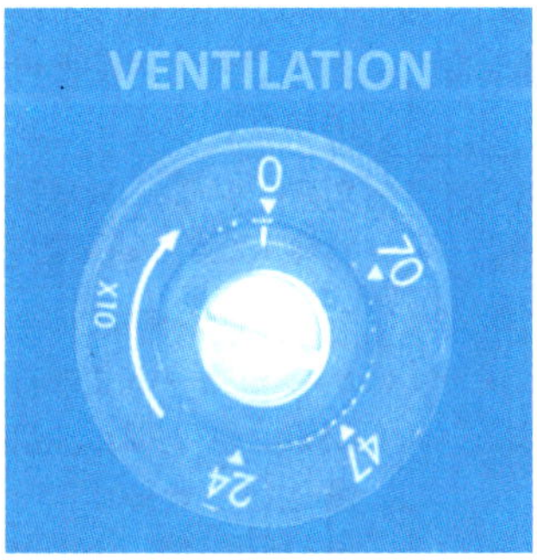

[그림 5-18] 호흡량 조절 스위치

2. 리모트 컨트롤 사용방법

실습에 필요한 〈표 5-7〉과 같이 리모트 컨트롤의 명칭과 기능들을 숙지한 후 세부 설명을 이해한다.

〈표 5-7〉 리모트 컨트롤 기능

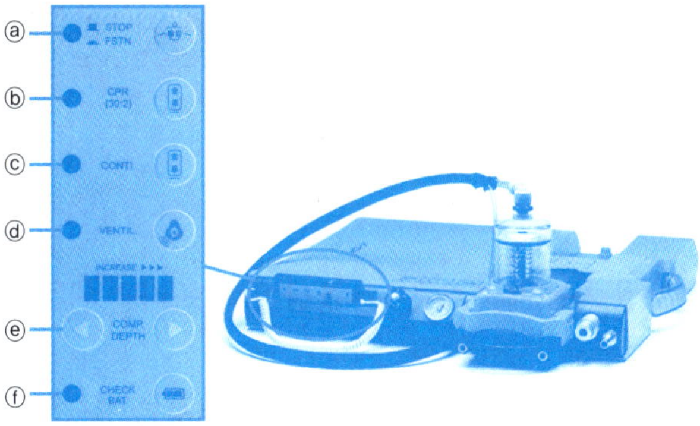

기준	버튼 명칭	기 능
ⓐ	STOP / FASTEN (정지 / 흉곽띠조임)	• 흉곽띠를 조이거나 정지시킬 수 있다. • 전원이 켜짐과 동시에 환자의 체형에 맞추어 흉곽띠가 조여져 심폐소생술을 시술하기 위한 준비단계이다. • 환자에게 흉곽띠를 체결하지 않은 상태로 FSTN 버튼을 누르면 장비의 파손이나 상해의 위험이 있다. • 버튼을 누르면 흉곽띠 조임 모드가 되어 흉곽띠가 느슨한 상태에서 환자의 가슴체형에 맞게 조여진다. 이때 조여진 상태가 느슨하면 다시 버튼을 눌러 해제한 후 흉곽띠 조임을 실시한다. • 기능 b / c / d의 사용 중 버튼을 누르면 해당 기능의 동작만 멈춘다. 이때 버튼을 한 번 더 누르면 흉곽띠 조임이 해제된다.

기준	버튼 명칭	기 능
ⓑ	CPR (기본 심폐소생술)	• 심폐소생술의 흉부압박과 인공호흡을 수행한다. • 2010 AHA Guide line에 따른 표준 심폐소생술의 흉부압박과 인공호흡을 정해진 비율에 따라 기계적으로 일정하고 지속적으로 수행한다. (흉부압박 30회 : 인공호흡 2회)
ⓒ	CONTINUOUS (연속흉부압박)	• 인공호흡 없이 흉부압박만을 연속하여 실시한다. • 분당 100회의 속도로 인공호흡 없이 흉부압박만을 연속하여 실시한다.
ⓓ	VENTILATION (인공호흡)	• 기본 심폐소생술(CPR) 모드에서 흉부압박을 위한 압박 피스톤은 작동하지 않고 인공호흡기능만 작동한다. • CPR(표준 심폐소생술) 모드, 즉 심폐소생술의 흉부압박과 인공호흡을 정해진 비율에 따라 기계적으로 일정하고 지속적으로 수행하되 흉부압박을 위한 압박 피스톤은 작동하지 않고 인공호흡 기능만이 작동한다.
ⓔ	COMPRESSION DEPTH (압박깊이조절)	• 흉부압박의 깊이를 조절한다. • 압박 피스톤의 움직임을 실린더에 부착된 눈금으로 판단하여 환자의 체형에 적합한 흉부압박의 깊이를 조절한다. • 작동 시작상태에서는 5단계의 중간단계에서 시작하며 구조자의 판단에 따라 증가 또는 감소시킬 수 있다. • 최대 5단계에 진입하면 LED 램프의 색상이 주황색(orange)으로 바뀌며 최대단계에 근접하였음을 부저음으로 알린다.
ⓕ	CHECK BATTERY (축전지 점검)	• 장비 내부의 축전지 충전 시점을 지시하는 모드이다. • 자동 심폐소생기 내부 축전지의 충전 시점을 지시하는 기능으로 장비 점검 시 주황색일 경우에는 즉시 충전을 실시하여 녹색(green) 상태가 되도록 충분히 충전시켜야 한다.

3. 응급처치 후

이중혈류유발 자동 심폐소생기는 응급처치 후 사용가능한 상태로 두어야 다음 응급상황에서 적절히 사용될 수 있다.

① 환자에게 시술한 응급처치가 종료되면 리모트 컨트롤의 STOP 버튼을 누른다. 이때 장비는 정지기능으로 전환되어 시술기능이 정지되고, 버튼을 다시 한 번 누르면 조여진 흉곽띠가 자동으로 풀린다. 흉곽띠 연결부(버클)를 해제하면 흉곽띠는 등받침 내부 스프링에 의해 자동으로 감겨들어가게 된다. 심폐소생술 기능 중 STOP 버튼을 한 번 누르게 되면 해당 기능만 종료되며, 이때 CPR / CONTI. / VENTIL. 버튼을 누르면 다시 해당 기능을 수행할 수 있다.

② 흉곽띠가 다 감기면 장비 흉곽띠 연결부 끝부분의 홈을 등받침의 수납고리에 걸어 둔 다음 흉부압박부를 밀어넣어 제자리에 수납한다.

4. 보관 및 관리방법

자동 심폐소생기는 예정되지 않은 응급상황에 사용되는 장비이므로 항시 사용가능한 상태로 보관되어져야 한다.

1) 보관방법

제품보관 시에는 정해진 규격과 보관방법에 따라 보관하여야 한다. 보관장소가 오염되어 있거나 먼지 · 이물질이 있는 곳, 또는 습한 장소에 장시간 보관할 경우 제품이나 부속품의 성능 또는 안전성에 영향을 미칠 수 있으므로 다음의 보관방법에 따라 보관한다.

① 응급상황 시 즉시 사용 가능하도록 제품의 부품은 분리하지 말고 작동 스위치는 반드시 STOP 위치에 두어야 한다. 전원이 켜진 상태로 방치하면 내부 전원용 축전지가 방전될 수 있다(표시등 소등상태).

② 정해진 규격의 보관 · 이송용 케이스(제품출하 시 포장상태)에 보관하여야 하며 이물질 등을 제거하고 청소, 소독 등 청결한 상태로 보관한다.

③ 화기를 피하여 서늘하고 건조한 곳에 보관한다.

④ 먼지 등의 오염물질, 약품 및 유해 가스의 영향을 받지 않는 장소에 청결하게 보관한다.

2) 유지관리

제품의 정상적인 작동과 안정된 장비상태를 유지하기 위하여 다음의 주기별 점검을 실시한다.

(1) 매 사용 후

① 호흡 호스, 마스크는 일회용이므로 기기에서 분리하여 새 것으로 교체한 후 사용한다.

② 부득이 호흡 호스, 마스크 등을 재사용하게 될 경우, 분리하여 중성세제를 사용하여 이물질을 제거하고 소독제나 살균용액 또는 살균기에서 소독 / 살균 후 건조하여 보관한다.

③ 심폐소생기표면 또는 피스톤 외부에 혈액, 약품 또는 이물질이 묻어 있을 경우 중성세제를 묻힌 부드러운 천을 사용하여 닦아내고 다시 깨끗한 물로 닦아낸다. 이때 심폐소생기 본체나 리모컨에 직접 물을 뿌리면 고장의 원인이 된다.

④ 입력산소 연결구, 호흡 호스 연결구 등 개방된 연결구의 오염은 소독용 알코올을 천이나 거즈에 묻혀 깨끗이 닦아낸다.

⑤ 산소 호스 표면과 연결부(피팅)에 오염이 있을 경우, 소독용 알코올을 사용하여 깨끗이 제거한다.

⑥ 흉곽띠와 피스톤은 소모품이다. 사용 후에 부품의 닳음, 파손, 누락 등을 확인하여 이상이 있을 시 즉시 조치를 취한다.

⑦ 산소 호스를 연결하지 않은 상태에서 리모컨의 전원(FSTN) 버튼을 누른 후 심폐소생술의 각 시술 모드가 정상 작동하는지 여부를 점검한다.

(2) 월간 점검

① 사용 유무에 관계없이 1개월에 1회 이상 주기적으로 점검한다.

② 축전지 점검(리모트 컨트롤의 CHECK BAT. 기능)을 실시하여 충전여부를 판단하고 필요하면 즉시 완충전을 해야 한다. 장비를 사용하지 않고 장기간 보관할 때에는 반드시 3개월 주기로 충전을 실시하여야 하며 충전을 하지 않을 시 자가 방전으로 인하여 사용이 불가능할 수도 있다.

③ 심폐소생기에 사용상의 산소압(5.5~6.3[kgf / cm^2] 또는 0.54~0.62[MPa])을 인가하여 본체와 압박 피스톤, 호스부분의 누설, 파손, 부속품 손실여부를 확인한다.

④ CPR 시험용 마네킹을 소유하고 있다면 본체에 착용하여 산소를 연결한 상태에서 작동상태와 이상여부를 확인한다. 만약 마네킹이 없다면 리모컨 동작시험방법을 참고하여 회로의 작동여부를 점검한다.

⑤ 장기간 보관 시 오염이 유입되지 않도록 보관하며 특히 개방된 연결구는 캡을 닫아 보관한다.

⑥ 오염된 부분이 있다면 세척해 보관한다. 심폐소생기의 내부회로는 세균 및 곰팡이 등의 오염이 발생할 수 있으므로 산소입력부와 호흡 호스 연결부를 깨끗이 관리해야 하며 장비 내부로 이물질 유입이 의심될 경우 즉시 점검을 실시해야 한다.

3) 리모트 컨트롤 동작 점검방법(산소공급 없이 점검)

정상적인 작동과 안정된 장비상태를 유지하기 위하여 리모트 컨트롤이 이상 없이 작동하는지를 확인해야 한다.

① 최초 전원 버튼을 눌렀을 때 리모컨의 전원(FSTN) 버튼에 녹색등이 점등되고 내부에서 '띡– 띠딕 띡–'하는 짧은 비프음이 울리면 정상 작동하는 것이다.

② 전원 버튼을 누른 상태에서 CPR 버튼을 눌렀을 때 '똑딱'하는 짧은 음이 30번 반복적으로 울리고 '똑– 딱–'하는 비프음이 1초 간격으로 두 번 울리면 정상 작동하는 것이다(FSTN, CPR 램프가 동시에 점등됨).

③ 전원 버튼을 누른 상태에서 CONTI. 버튼을 눌렀을 때 '똑 딱'하는 짧은 음이 1분에 100회(±10회) 반복하여 울리면 정상 작동하는 것이다(FSTN, CONTI. 램프 동시에 점등됨).

④ CPR 또는 CONTI. 모드에서 COMP. DEPTH의 ◁ ▷버튼을 각각 끝까지 눌러 5단계의 압박깊이 표시등이 모두 표시되는지 여부를 확인한다.

⑤ 전원이 켜진 상태에서 VENT. 버튼을 눌렀을 때 약 1초 간격으로 '똑딱'하는 음이 6초 간격으로 반복되어 들리면 정상 작동하는 것이다(FSTN, VENT. 동시 점등).

⑥ 위의 단계별 점검이 끝나면 리모컨 전원(FSTN) 버튼을 한 번 더 눌러 모든 기능이 종료되고 표시등이 소등되는지 확인한다.

4) 증상에 따른 조치사항

이중혈류유발 자동 심폐소생기 사용 시 비정상적인 증상이 발생할 시 〈표 5-8〉과 같은 조치를 취한다.

〈표 5-8〉 증상에 따른 조치사항

증 상	확인	조 치
리모트 컨트롤이 작동하지 않는다.	축전지의 방전여부	• 제공된 충전기로 즉시 6시간 이상 충전한다. • 예비의 축전지를 등받침 바닥에 있는 커버를 열고 교체한다. • 주 1회 주기적으로 충전상태를 체크하여 반드시 완충 전 상태를 유지한다.
FSTN 버튼을 눌러도 흉곽띠가 느슨하거나 조여지지 않는다.	입력산소 연결	• 입력산소가 제대로 연결되었는지 확인한다. • 입력산소 압력이 적당한지 확인한다. (5.5～6.3[kgf / cm^2] 또는 0.54～0.62[MPa])
	흉곽띠의 조임상태	흉곽띠 연결부를 해제한 후 흉곽띠의 인출 길이가 최소화되도록 재결합한 후 재작동시킨다.
	축전지의 방전여부	축전지 점검(CHECK BAT.) 버튼을 눌러 충전량을 확인하여 위 축전지 방전증상의 조치를 따른다.
CPR 작동 시 압박부가 심하게 흔들린다.	흉곽띠의 조임상태	흉곽띠의 조임이 불충분하므로 기기를 정지시킨 후 손으로 흉곽띠를 쓸어 환자에게 밀착시킨 다음 FSTN 키를 눌러 조인 후 재작동시킨다.
내부에서 누설이 발생한다.	입력산소압	입력산소압이 9[kg / cm^2]를 초과하여 인가되면 내부 릴리프 밸브가 작동하므로 입력산소압을 5.5～6.3[kgf / cm^2](0.54～0.62[MPa])로 줄인 후 사용한다.
		누설이 과다하지 않을 경우에는 정상 작동하므로 긴급상황 시 사용한 후 서비스를 받도록 한다.

제6장

수액 약물주입기

01 인퓨전 펌프 이론
02 일반적인 MP-1000 인퓨전 펌프 사용법
03 일반적인 DI-2000 인퓨전 펌프 사용법
04 인퓨전 펌프 애널라이저 작동법
05 인퓨전 펌프 테스팅

01 인퓨전 펌프 이론

수액 펌프(infusion pump)는 수액을 지속적으로 투입하거나 미세한 수액량까지도 조절하여 투여할 수 있게 해주는 장비이다. [그림 6-1]과 같이 의약품 주입 펌프(volumetric infusion pump)는 중환자실, 응급실 및 신생아실 등에서 쓰이는 환자 보호 필수장비로써, 환자에게 미세한 또는 다량의 약품을 주입시킬 필요가 있는 경우뿐만 아니라 시간당 정확한 양의 약물을 주입시키고자 할 때 쓰이는 장비이다.

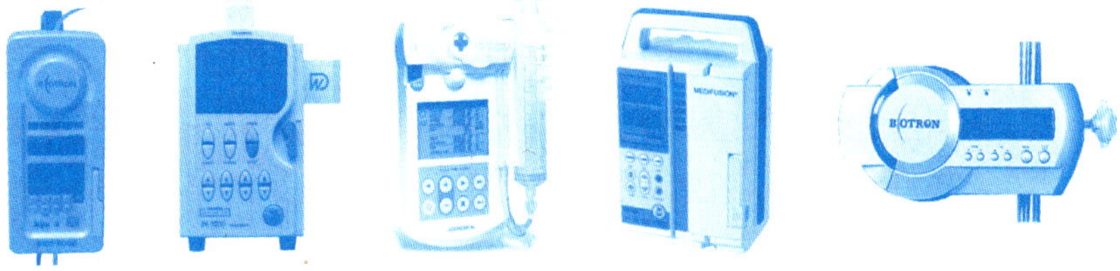

[그림 6-1] 수액 펌프

1. 수액 약물주입기의 사용목적

환자의 상태에 따라 정맥으로의 약물 및 혼합물 주입을 위해 정확하고도 정량 주입을 위한 제어가 필요하다. 약물주입 펌프는 환자에게 정해진 수액량을 일정하게 주입시켜 주는 기기이다.

일반적으로 **약물주입 펌프는 피스톤 펌프***(piston pump)나 **연동 펌프****(peristaltic pump) 작용에 의해 주입량을 가변할 수 있다. **부피측정형 수액 펌프들**은 주입 약물의 부피로 제어되며 약물의 주입을 안전하고 정확하게 할 수 있어야 한다.

* 피스톤 펌프

① 교환형 피스톤 펌프 : 유체의 고정 볼륨을 갖는 원통 속을 선택된 비율로 움직이는 피스톤이 유체의 흐름을 밀어내는 방식이다.

② 횡격막형 피스톤 펌프 : 유연성 있는 고무 횡격막과 밸브들로 이루어져 있다.

** 연동 펌프

① 선형 연동 펌프 : 순차적으로 동작하는 핑거타입의 선형 펌프를 이용하여 I.V관 재료를 압축하여 유체의 흐름을 앞으로 밀어내는 방식이다.

② 회전형 연동 펌프 : 회전형 롤러가 장착되어 I.V관 재료를 환자방향으로 회전하면서 압축하여 유체의 흐름을 밀어내는 방식이다. 롤러의 속도를 변화시킴으로써 주입량을 변화시키게 된다.

인퓨전 펌프(infusion pump)는 병원 및 가정의 일반적인 환경에서 사용할 수 있다. 또 내부 충전기가 장착되어 병원 내에서 환자의 이동 및 구급차에 의한 이동 중에도 사용할 수 있다.

2. 수액 약물주입기의 동작원리

프레세니우스(Fresenius)에 의해 최초로 제조된 약물주입 펌프는 환자의 순환계로 치료약물 또는 영양소 등을 인체로 주입하는데, 일반적으로 피하, 정맥, 동맥, 그리고 경막으로 약물을 정확하게 투입하기 위해 사용된다.

약물주입 펌프는 마이크로컨트롤러(micro controller)에 의해 작동되므로 의료진이 원하는 정확한 수액량을 환자에게 주입할 수 있다.

① 약물주입 펌프는 시간당 0.1[mL] 정도의 작은 양의 약물도 투입할 수 있다. 인젝션 형태의 약물주입 펌프는 무통증을 위해 환자가 제어하는 시간마다 약물주입이 가능하기도 하고, 일정시간 동안 정량의 약물주입을 위해 볼륨 제어가 가능하기도 하다.

② 약물주입 펌프는 주입의 유형에 따른 기능설정은 사용자 인터페이스로서 임상관리자 또는 간호사에 의해 설정할 수 있으며, 연속주입은 프로그램에 의해 작은 펄스 형태로 한 번 주입량이 20[nL]에서 100[μL] 사이에서 정할 수 있다.

③ 간헐적 주입의 경우 연속 주입 시보다 많은 양을 주입할 수 있는데 간헐적인 주입을 위한 주입 타이밍은 프로그램에 의해 설정이 가능하다.

④ 약물주입 펌프 중 볼륨 펌프는 환자들에게 영양분 공급, 인슐린과 같은 호르몬 공급, 또는 통증제어를 위한 약들을 주입하게 되며, 이식형 또는 병원 등에서 사용되도록 제품화되어 있다. 이들 볼륨 펌프들은 연동 펌프의 변형으로 약물주입 통로인 실리콘형 고무관을 압축한 롤러가 이용되기도 하며, 손가락으로 누르는 형태의 롤러가 사용되기도 한다.

⑤ 수액 펌프에 사용되는 소형 펌프들은 컴퓨터에 의해 제어되고 있다. 혈관의 압력은 81[bf / in_2](55[kPa])보다 작고 피하압력은 181[bf / in^2](125[kPa]) 정도이기에 약물투입 백의 높은 압력은 약물주입 시 혈관을 압박하므로 주의를 해야 한다.

⑥ 흐름제한장치는 압력 백, 혈관 등의 압력 차이에 따른 약물주입 조절을 위해 주입 시스템의 기압을 일정하게 유지하기 위한 기능을 담당한다.

㉠ 공기정화 필터 : 환자의 정맥 속으로 유입되는 공기를 제거하기 위한 안전장

치이다. 통상 인체 무게에서 1[kg]당 0.55[cm^3] 정도의 공기는 인체에 해가 되기에 충분한 양으로 추정된다. 이들 작은 공기입자들은 동맥에서 해를 끼칠 수 있으며, 통상 이들 공기입자들은 정맥에서 심장을 통해 폐에서 체외로 분리 배출되기도 한다.

㉡ 공기정화 필터 장치 : 얇은 막으로 구성되어 있어 공기입자를 발산한다. 혈액 내에 큰 기포가 있으면 출혈이 발생하기도 하며, 소형의 주입 펌프들은 삼투압을 사용하여 제거하기도 한다.

⑦ 일반적으로 표준 I.V set*(15~16[drops / mL])에서부터 미세 약품방울 I.V set (60[drops / mL])까지 구동 가능, 주입량 세팅 범위는 1~999.9[mL / h] 정도이며, 정확성은 ±5[%] 이내, 일반적인 사용온도 조건은 5~40[℃] 정도이며, 상대습도는 ≤90[%] 유지가 일반적이다.

⑧ 폐쇄 압력은 40~140[kPa]이며, 8가지 폐쇄 감성경보, 전원장치로는 100~240[V], 50[Hz] / 60[Hz]이며, 내부전지는 재충전된 Ni-H 전지, DC 12[V], 2000[mAh](이때 부하시간 ≥ 5[h])이다.

⑨ 약물주입 펌프는 차단(isolation) 시스템을 갖추고 있어 전원이 차단되거나, 예상외의 고장으로 장비 본체에서 누전이 있을 경우에는 위험하니 사용을 중단한다.

3. 수액 약물주입기의 구성

1) 기계적 펌프

약물투입 속도를 정확하게 조절하기 위해 스텝모터를 사용한 피스톤 펌프, 롤러 펌프와 같은 연동 펌프, 이전의 정맥투입장치를 그대로 사용할 수 있는 피아노 건반형의 펌프 등을 사용한다.

이와 같이 기계적으로 약물투입 속도를 제어하는 것을 기계적 펌프라고 하며 [그림 6-2]와 같다.

---

* 미세약품방울 I.V set : 일반적으로 I.V set은 15, 16, 20drops 3종류로 나누어지며 더 자세히 나누면 10, 15, 16, 20, 60drops로 나눌 수도 있다. 여기서 Drops란 [mL]당 떨어지는 방울의 수를 의미한다. 보통 수액 세트의 포장지에 명시되어 있으며, 일반적으로 성인은 20drops(1[mL]=20[drops]), 유아는 60drops(1[mL]=60[drops])를 사용한다.

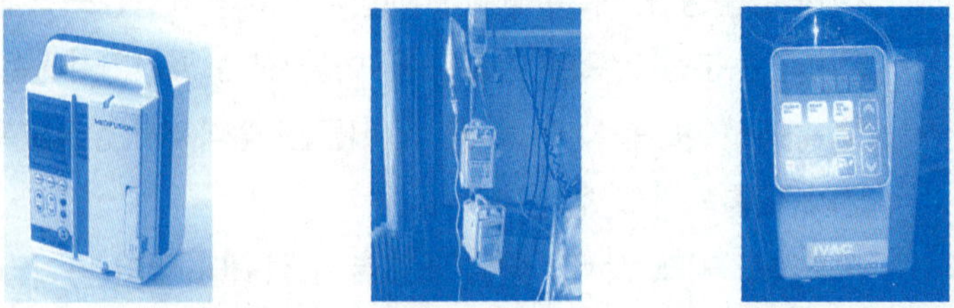

[그림 6-2] 약물주입 펌프(기계적 펌프, 이동형 펌프)

2) 이동형 약물투입장치와 이식형 약물투입장치

체외에 부착하고 다닐 수 있을 정도로 작은 **이동형 투입장치**와 체내에 이식되어 고농도의 약물을 정해진 속도로 투입하게 하는 **이식형 투입장치**도 있다. 이식형은 정기적으로 약물을 충전시켜 주어야 하는 단점이 있다.

3) 부피제어기

중력에 의하여 투입되는 약물의 양을 정확하게 항상 제어하는 장치이다. **부피제어기는** 정맥 투입기에 **단위시간당 떨어지는 약물의 방울수를 제어하는 점적실**이 있어 투입되는 약물의 부피를 조절한다. 간단한 제어기로서 **발광 다이오드(LED)와 광검출기를** 통하여 방울수를 검출하여 **약물병과 점적실 사이의 밸브를 제어한다.**

02 일반적인 MP-1000 인퓨전 펌프 사용법

약물주입 펌프(infusion pump)는 환자에게 정해진 수액량을 일정하게 주입시켜 주는 기기이다. 또한 각종 알람 기능에 공기가 있음(air-in-line), 막힘(occlusion), 완료(complete), 배터리 부족(low battery), 문열림(door open) 경고 알람 등을 갖추고 있어서 쉽게 수액주입의 상태를 알 수 있다.

약물주입 펌프는 병원 및 가정의 일반적인 환경에서 사용할 수 있다. 또 내부 충전기가 장착되어 병원 내에서 환자의 이동 및 구급차에 의한 이동 중에도 사용할 수 있다.

1. 일반적인 MP-1000 모델의 동작원리 및 조건

약물주입 펌프는 마이크로컨트롤러에 의해 작동되므로 사용자가 원하는 수액량을 주입할 수 있으며 정맥주사를 주입하는 환자에게 사용한다. 약물주입 펌프는 차단(isolation) 시스템을 갖추고 있어 전원이 차단되어 있으나, 예상 외의 고장으로 장비 본체에서 누전이 있을 경우에는 위험하니 사용을 중단한다.

Micro Stepping Motor 적용으로 소음발생 감소효과가 있고 Drop Sensor 적용으로 안전성이 강화되었으며 빈 용기로 검출이 가능하며 초음파 센서 적용으로 보다 신속하고 정확한 공기검출이 가능하고 CE 마크를 획득하고 IEC(국제전기표준회의)

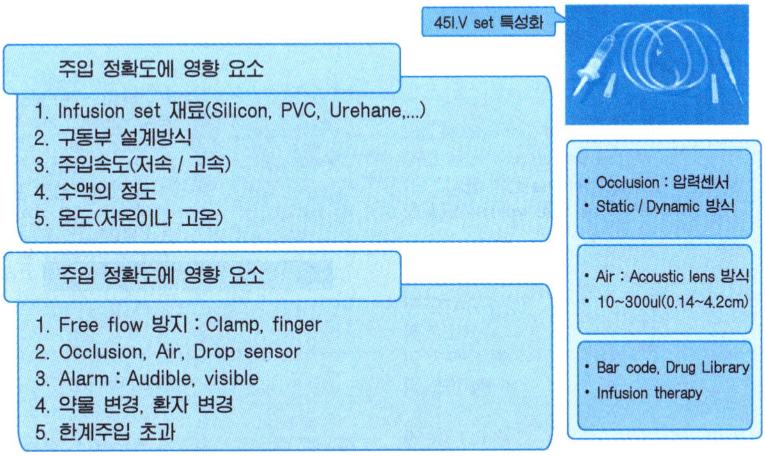

[그림 6-3] 수액 약물주입기 핵심요소

표준 규격 및 EMC 규격을 만족한다.

K.V.O(Keep-Vein-Open : 정맥 개방 유지)는 주입완료 후 사전 세팅된 K.V.O값을 유지하며 연동부 구동감시 및 Motor 속도감시, CPU 감시 중요 내부소자 정상동작 여부감시, Drop 여부감시 등이며 Free drop 방지(누수방지)로 새로운 개념으로 고안된 Pumping module로 순간적인 자연누수를 방지한다.

Occlusion 검출(I.V set 막힘검출)하여 UP / DOWN Stream Occlusion의 개별적인 검출로 각기 다른 압력으로 폐쇄여부 및 검출이 가능하다(그림 6-3).

> **주의**
> 1. Infusion pump(인퓨전 펌프)는 장비 자체가 열을 발생하므로 직사광선과 기타 방열장비를 피하여 설치한다.
> 2. 혈액 등과 같이 불투명하고 점성이 강한 약물은 장비의 성능에 영향을 줄 수 있으므로 사용을 금지한다.

2. 기기의 명칭 및 기능

인퓨전 펌프 기기는 [그림 6-4]와 같이 외관 앞면에 키 버튼과 디스플레이가 집중적으로 있으며, 동작 하나 하나 누구나 쉽게 사용할 수 있도록 설계가 되어 있다.

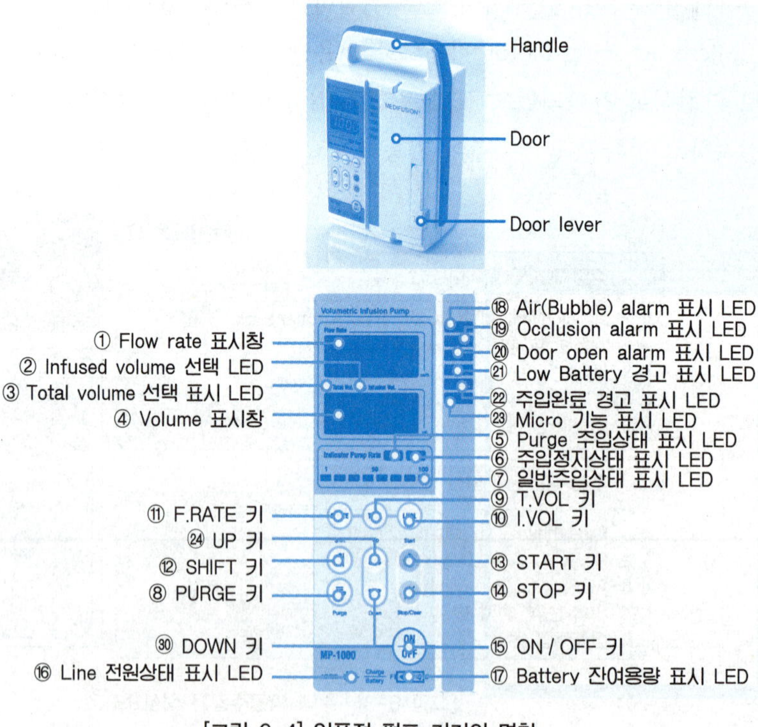

[그림 6-4] 인퓨전 펌프 기기의 명칭

1) Display

인퓨전 펌프 기기는 LED로 상태표시를 하며, <표 6-1>과 같이 환자에게 투입될 약물의 주입속도를 보여주는 Flow rate 표시창 등이 디스플레이(display)한 화면에 동작상태를 보여준다.

<표 6-1> 인퓨전 펌프 기기의 Display

번호	명 칭	설 명
①	Flow rate 표시창	환자에게 투입될 약물의 주입속도를 보여준다. Flow rate 설정기능 선택 시(F.RATE key ⑪ 사용) 표시부는 깜박인다.
②	Infused volume(주입된 양) 선택 표시 LED	Infused volume 선택 시(I.VOL key ⑩ 사용) 불이 들어오며, 동시에 Volume 표시창 ④에 Infused volume 값이 표시된다.
③	Total volume(주입예정량) 선택 표시 LED	Total volume 선택 시(T.VOL key ⑨ 사용) 불이 들어오며, 동시에 Volume 표시창 ④에 Total volume 값이 표시된다.
④	Volume 표시창	환자에게 투입될 약물의 양이나 투입된 양을 보여준다. Total volume 설정기능 선택 시(T.VOL key ⑨ 사용) 표시부는 깜박이며, Total volume 선택 표시 LED ③에 불이 들어온다. Infused volume 표시가 될 때(I.VOL key ⑩ 사용)에는 깜박이지 않으며, Infused volume 선택 표시 LED ②에 불이 들어온다.
⑤	Purge 주입상태 표시 LED	Purge 동작 시(PURGE key ⑧ 사용) 불이 들어오며, Purge 동작이 멈추면 꺼진다
⑥	주입정지상태 표시 LED(STOP 표시 LED)	주입정지상태일 경우 불이 들어오며, 주입 시에 꺼진다.
⑦	일반 주입상태 표시 LED bar	약물주입 시 의도한 주입량(total volume)에 대해 현재의 주입된 량(infused volume)을 비율[%]로 표시한다.
⑯	Line 전원(AC / DC) 상태 표시 LED	Line 전원(AC / DC)이 공급될 때 켜지며, 배터리로 동작 시 꺼진다.
⑰	Battery 잔여용량 표시 LED	배터리 용량상태를 3단계(고 · 중 · 저)로 표시한다. 외부전원이 연결되었을 때는 배터리의 용량과 관계없이 3개 모두 켜진다.
⑱	Air(Bubble) alarm 표시 LED	주입 중 Air(bubble) 센서가 Bubble 검출 시 경고음과 함께 깜박인다.
⑲	Occlusion alarm 표시 LED	주입 중 Occlusion 센서가 I.V set의 막힘검출 시 경고음과 함께 깜박인다.
⑳	Door Open alarm 표시 LED	주입시작 시 Door가 열려있거나 주입 중 강제적으로 Door를 열었을 경우 경고음과 함께 깜박이며, 주입정지상태에서 Door가 열려있을 경우 깜박이지 않고 불만 켜지며 경고음은 울리지 않는다.
㉑	Low Battery 경고 표시 LED	배터리 용량이 부족할 때 경고음과 함께 깜박인다.
㉒	주입완료 경고 표시 LED (Complete) 경고	주입완료 시 경고음과 함께 깜박인다.
㉓	Micro 기능 표시 LED	Micro 모드(Flow rate 0.1~99.9[ml / h])로 동작된다.

2) 키

인퓨전 펌프는 버튼 하나면 동작이 되도록 설계가 되어 있다. 〈표 6-2〉와 같이 약물주입량이나 주입속도를 조절할 수 있는 SHIFT 키, 약물을 주입할 수 있는 START key 등이 있다.

〈표 6-2〉 인퓨전 펌프 기기의 Key

번호	키 명칭	설 명
⑧	PURGE 키	Purge 사용 시에 사용되며, 한 번 누르면 설정된 Purge rate로 설정된 Purge 주입량이 자동으로 주입된다(주의 : air 및 occlusion을 감지하지 않음).
⑨	T.VOL 키	주입 예정량(total volume)을 설정하거나 보기 위해서 사용한다. 키를 누르면 Total volume 선택 표시 LED ③이 켜지며, Volume 표시창 ④에 주입량이 표시된다.
⑩	I.VOL 키	주입된 양(Infused volume)을 보기 위해서 사용한다. 키를 누르면 Infused volume 선택 표시 LED ②가 켜지며, Volume 표시창 ④에 주입된 양이 표시된다.
⑪	F.RATE 키	주입속도(Flow rate)를 설정하기 위해서 사용한다.
⑫	SHIFT 키	주입예정량이나 주입속도를 설정할 때 자릿수를 이동할 때 사용하며, 한 번씩 누르면 차례로 좌측으로 자릿수가 이동한다.
⑬	START 키	약물의 주입을 시작한다.
⑭	STOP 키	• 약물주입의 정지 및 Purge 주입을 정지할 때 사용한다. • 1~2초 동안 누르면 선택된 주입량, 주입속도 및 주입된 양이 Clear 된다.
⑮	ON / OFF 키	2~3초 가량 누르면 기기의 전원이 On / Off 된다. 외부 전원이 공급되고 있으면 Display가 Off되더라도 배터리 충전은 계속된다.
㉔	UP 키	주입예정량이나 주입속도를 설정할 때 사용하며, 한 번 누르면 숫자가 1씩 증가하고 2초 이상 계속 누르고 있으면 숫자는 급격히 증가한다.
㉚	DOWN 키	주입예정량이나 주입속도를 설정할 때 사용하며, 한 번 누르면 숫자가 1씩 감소하고 2초 이상 계속 누르고 있으면 숫자는 급격히 감소한다.

인퓨전 펌프 내부에는 [그림 6-5]와 같이 각종 센서와 튜브가 장착되어 있다. 센서는 튜브가 막히는 것을 막거나 환자에게 공기가 주입되지 않도록 방지하는 역할을 한다. 〈표 6-3〉과 같이 인퓨전 펌프 Door 내부를 나타내었다.

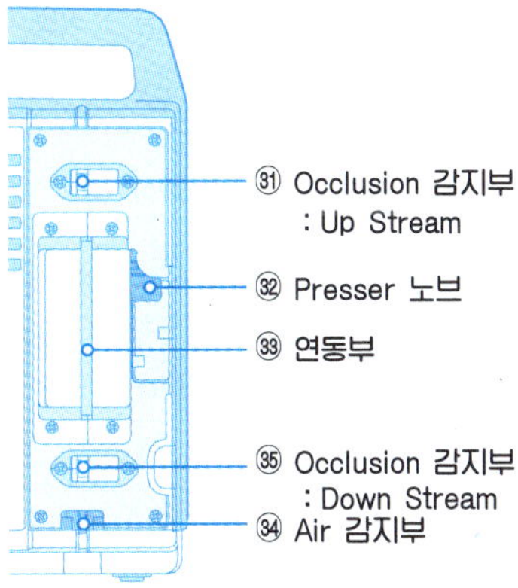

[그림 6-5] 인퓨전 펌프 Door 내부 기기의 명칭

〈표 6-3〉 인퓨전 펌프 Door 내부 설명

번호	명 칭	설 명
㉛	Occlusion 감지부 : Up Stream	기기의 윗 부분에서 튜브가 막히는 것을 감지한다.
㉜	Presser 노브	Presser 노브를 아래로 당기면 연동부 ㉝이 개방되고, 위로 올리면 연동부 ㉝은 닫힌다. Presser 노브를 올리지 않고 문을 닫으면 Presser 노브는 자동으로 올라간다.
㉝	연동부	I.V set의 tube를 눌러주어 약물을 주입시킨다.
㉞	Air 감지부	I.V set 내의 공기를 검출하여 환자에게 공기가 주입되는 것을 방지한다.
㉟	Occlusion 감지부 : Down Stream	장비의 아래 부분에서 튜브가 막히는 것을 감지한다.

3) 후면 장착부

후면에는 [그림 6-6]과 같이 전원 port, Nurse call port, Drop sensor port 등이 장착되어 있다. 〈표 6-4〉와 같이 인퓨전 펌프 후면을 나타내었다.

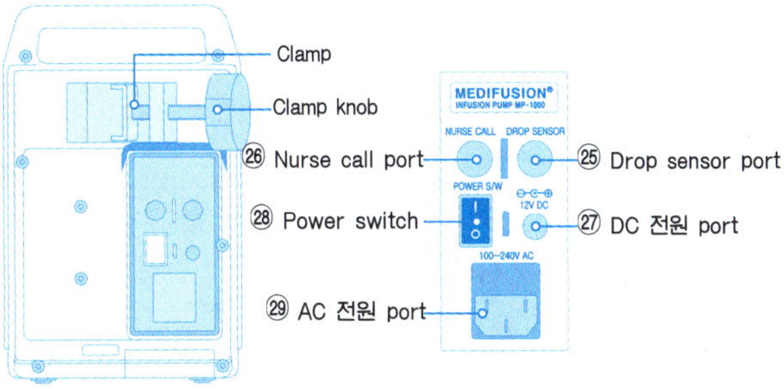

[그림 6-6] 인퓨전 펌프 후면 장착부 기기의 명칭

〈표 6-4〉 인퓨전 펌프 후면 장착부

번호	명 칭	설 명
㉕ (OPTION)	Drop sensor port	Drop sensor와 연결하는 port이다.
㉖ (OPTION)	Nurse call port	Nurse call cable을 통해 Nurse call 장비와 연결되며 주입 중 경고를 Nurse call 장비에 전달한다.
㉗	DC 전원 port	12~15[VDC] 전원의 공급이 가능하다.
㉘	Power switch	전원을 연결(On) 또는 차단(Off)한다.
㉙	AC 전원 port	100~240[VAC], 50 / 60[Hz] 전원의 공급이 가능하다.

3. 사용방법

본문에 있는 내용을 순서대로 실행하게 되면 문제없이 작동할 수 있다.

1) Infusion stand에 기기의 부착

뒷면의 Clamp 손잡이를 돌려 Infusion stand에 장비를 고정한 후 Infusion stand의 안정성을 점검한다.

2) 전원 연결

전원을 연결시키고 〈표 6-5〉와 같이 작동을 시킨다.

〈표 6-5〉 전원 연결

번호	설 명	그 림
1	전원 코드를 장비 뒷면의 AC 전원 port ㉙에 꽂아 전원과 연결한다.	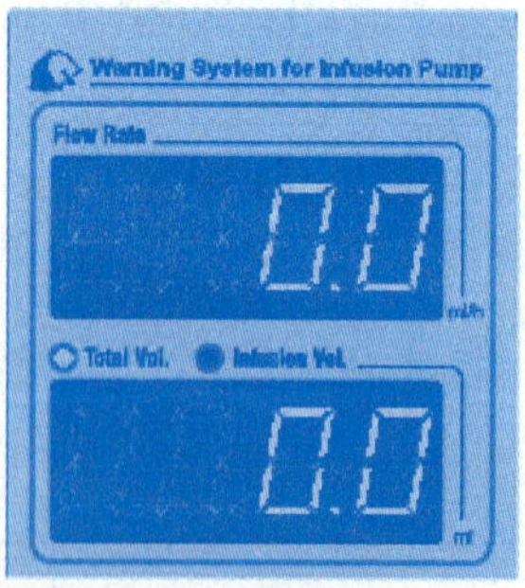 설정 전의 표시부
2	후면에 위치한 Power switch ㉘을 켜면 Line 전원(AC / DC) 상태 표시 LED ⑯에 불이 들어온다.	
3	전면의 ON / OFF 키 ⑮를 6~3초 가량 누른다.	
4	전면의 표시부에 전원이 들어오고, 자체적으로 기능을 점검하게 된다.	
5	점검이 끝나면 Flow rate 표시창 ①이 깜박이며, Flow rate 설정 상태가 표시된다.	

3) I.V set 장착

I.V set의 Roller clamp를 기기의 하단에 위치하도록 한다.

[1] Roller clamp를 하단에 장착 후 Roller clamp를 잠근다.

[2] 수액 Container에 Set의 도입침을 꽂고 수액을 Set의 Chamber의 1 / 3~1 / 2 정도를 채운다.

[3] Roller clamp를 개방하여 튜브 내의 공기를 모두 제거 후 Roller clamp를 잠근다.

[4] 수액 Container를 Pole에 장착한다. 이 때, 수액 Container는 환자의 심장으로부터 1[m] 이상 높은 곳에 놓지 않는다.

[5] 전면의 문에 달려있는 손잡이를 올려 문을 연다.

[6] 연동부의 Finger를 열고, I.V set의 튜브를 궤도에서 이탈하지 않도록 잘 설치한다.

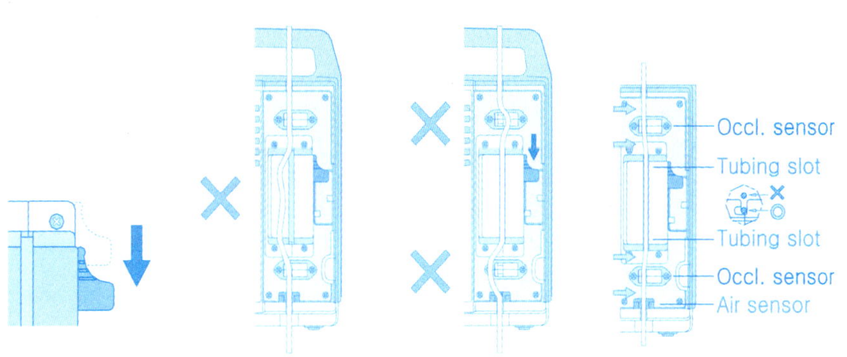

(a) 연동부 개방하기 (b) Set의 장착의 나쁜 예 (c) I.V set 장착 기기의 명칭

[그림 6-7] 인퓨전 펌프 I.V set 장착 기기의 명칭

[7] [그림 6-7](a)와 같이 Presser 노브 ㉜를 아래로 내려 연동부 ㉝을 개방한다.

[8] [그림 6-7](b)와 같이 I.V set의 튜브를 궤도에서 이탈하지 않도록 잘 설치한다. 특히, Occlusion 감지부 ㉛, ㉟와 Air 감지부 ㉞부분을 잘 눌러 설치한다.

[9] I.V set이 제대로 장착이 되지 않으면, Air alarm이나 Occlusion alarm이 작동될 수 있다.

[10] Presser 노브 ㉜를 올려 닫고 I.V set이 잘 장착되었는지 확인한다.

[11] 문손잡이를 내려 문을 잠근다.

[12] I.V set의 Roller clamp를 개방한다.

[13] 튜브 내의 공기를 제거하고, 누수가 있는지 확인 후에 환자의 정맥에 바늘을 삽입한다.

주의

1. 사용 가능한 I.V set인지 확인한다. 부적당한 I.V set을 사용하면 Occlusion 또는 Air alarm이 울리거나, 의도한 주입속도에 미치지 못할 수 있다.
2. I.V set이 구부러지거나 뒤틀리지 않게 장착한다. 곧바르지 않으면 의도한 주입속도에 미치지 못할 수 있다.
3. 문을 열거나 I.V set을 제거하기 전에는 반드시 I.V set의 clamp 등을 이용하여 잠근다. 만약 완전히 닫지 않으면 누수가 발생할 수 있다.
4 수액 container 또는 I.V set의 교체 시 상기의 지침에 따라 교체한다.

4) Drop sensor(option) 설치

기기의 후면에 위치한 Drop sensor port ㉕에 drop sensor를 연결한다.

[1] I.V set의 drops / ml 설정 항목에서 설명한 내용에 따라 Drop sensor를 설정한다.

[2] Drop sensor를 I.V set의 Chamber의 Nozzle과 Chamber 내의 수액 면 사이에 위치시킨다.

주의

1. Drop sensor를 설치할 때 Sensor가 chamber에 수직이 되도록 부착한다. 또한, 직사광선에 Drop sensor가 노출되지 않도록 한다. 만약, 기울여 부착하거나 직사광선에 노출이 되면 적절하게 동작이 되지 않을 수 있다.
2. Drop sensor를 NURSE CALL port ㉖에 연결하지 않는다.

5) Flow rate(주입속도) 설정하기

F.RATE 키 ⑪를 누르면 전면 표시부의 Flow rate 표시창 ①이 깜박인다.

[1] Flow rate 표시창 ①이 깜박이고 있을 경우에는 F.RATE 키 ⑪를 누를 필요가 없다.

[2] 원하는 Flow rate를 SHIFT 키 ⑫와 UP / DOWN 키 ㉔, ㉚을 이용하여 설정한다. UP / DOWN 키 ㉔, ㉚을 1~2초 이상 계속 누르고 있으면 숫자는 급격히 변한다.

[3] STOP 키 ⑭를 1~2초 동안 계속 누르고 있으면 설정값은 0이 된다.

6) Total volume(주입예정량) 설정하기

T.VOL 키 ⑨를 누르면 전면 표시부의 Volume 표시창 ④가 깜박이며 Total volume 선택 표시 LED ③이 점등된다. Volume 표시창 ④가 깜박이고 있을 경우에는 T.VOL 키 ⑨를 누를 필요가 없다.

[1] 원하는 Total volume을 SHIFT 키 ⑫와 UP / DOWN 키 ㉔, ㉚을 이용하여 설정한다. UP / DOWN 키 ㉔, ㉚을 1~2초 이상 계속 누르고 있으면 숫자는 급격히 변한다.

[2] STOP 키 ⑭를 1~2초 동안 계속 누르고 있으면 설정값은 0이 된다.

[3] 주입량의 무한값을 위한 설정방법은 Total volume 1[ml]에서 DOWN 키 ㉚을 누르거나 Total volume 9999[ml]에서 UP 키 ㉔를 누르면 Volume 표시창 ④에 "- - - -"가 표시됨으로서 설정되며, 주입 중에 Air 또는 Occlusion alarm이 울릴 때까지 주입 동작을 계속한다.

7) 작동 개시(주입시작)

전면에 있는 START 키 ⑬을 눌러 장비를 작동시킨다.

[1] 주입예정량(total volume)이 0 [ml]이거나, 주입된 양(infused volume)이 주입예정량보다 클 경우 Total volume 표시 부위가 깜박이게 된다. 이때는 주입예정량을 다시 설정해주거나 Infused volume을 Clear시킨다.

[2] 작동하게 되면 STOP 표시 LED ⑥은 꺼지고, 일반 주입상태 표시 LED bar ⑦은 깜박이면서 주입량에 비례하는 주입된 양을 비율[%]로 표시한다. 이때 Micro Mode(Flow rate 0.1~99.9[ml / h])일 경우에는 Micro 기능 표시 LED ㉓이 켜져 Micro Mode로의 작동을 알린다.

[3] 작동됨에 따라 주입된 양만큼 Infused volume이 증가한다.

[4] 기억기능으로 설정되어 있으면 주입예정량과 주입속도가 저장이 되어 전원이 꺼졌다가 전원이 다시 공급되면 전에 동작했던 데이터가 다시 표시된다.

주의

1. 주입을 하기 전에 주입속도와 주입예정량을 확인한다.
2. START 키 ⑬을 누르고 일정시간 동안 주입이 잘 이루어지는지 확인한다.
3. 전원을 끄면 주입된 양(infused volume)의 기록은 지워진다.

8) 작동 중지 및 재개

정상가동하고 있을 때(일반주입 또는 PURGE 주입 중) 강제적으로 주입을 중지시키기 위하여 전면의 STOP 키 ⑭를 누르면 주입을 멈추면서 일반 주입 상태 표시 LED bar ⑦은 꺼지며, STOP 표시 LED ⑥이 켜지게 된다. 주입을 계속하기 위해서는 전면의 START 키 ⑬을 누른다.

9) 주입된 양 보기

Total Volume 및 Flow rate 설정 중 또는 주입 중에 I.VOL 키 ⑩을 눌러서 Infused volume 선택 표시 LED ②가 켜지면 주입된 양(infused volume)을 볼 수 있다. 이때 Volume 표시창 ④는 깜박이지 않는다. STOP 키 ⑭를 1~2초 동안 누르면 설정값은 0이 된다.

10) 주입완료

설정된 값(total volume, flow rate)에 따라 주입이 완료되면 경고음과 함께 Complete 경고 표시 LED ㉒가 깜박이게 된다.

[1] LED ㉒가 깜박이게 되면 이때 주입은 멈추지 않고, K.V.O(Keep-Vein-Open : 정맥 개방 유지) 기능으로 전환되어 설정된 K.V.O rate 속도로 주입이 계속 된다.

[2] K.V.O의 진행은 알람이 발생하거나 STOP 키 ⑭를 누를 때까지 진행된다.

[3] STOP 키 ⑭를 누르면 주입은 멈추게 되고, 경고음과 Complete 경고 표시 LED ㉒는 꺼지고, 일반 주입상태 표시 LED bar ⑦은 꺼지며, Stop 표시 LED ⑥에 불이 들어오게 된다.

11) Purge 기능

Purge(퍼지)를 실행할 수 있으며 〈표 6-6〉과 같이 Purge 주입 시에는 Air와 Occlusion은 검출하지 않으므로 사용에 주의한다.

〈표 6-6〉 Purge 사용방법

번호	설 명	그 림
1	Purge의 실행은 주입을 하지 않을 때에 전면의 PURGE 키 ⑧을 누르면 작동한다.	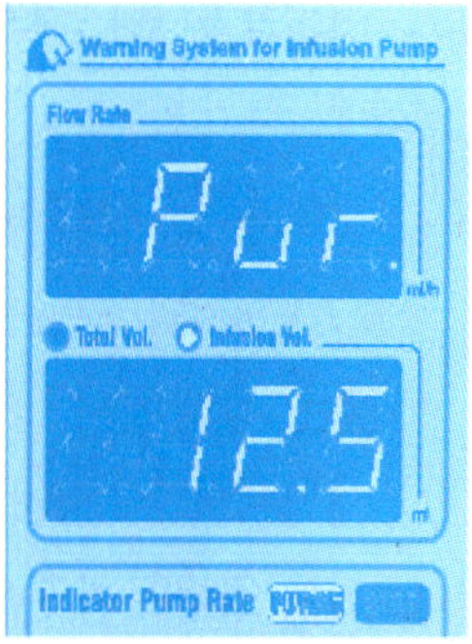
2	설정된 Purge 주입속도에 의해 설정된 Purge 주입량만큼을 자동적으로 주입한 후 주입을 멈춘다.	
3	Purge 주입상태 표시 LED ⑤가 켜지고, Air와 Occlusion은 검출하지 않는다.	
4	Purge 동작 중에 STOP 키 ⑭를 누르면 Purge는 멈추게 된다.	Purge 동작상태

4. 경고기능

장비의 작동상태가 정상이 아닌 때에 나타나는 경고(alarm)와 그 경고에 대한 조치방법이다. 환자의 안전을 위하여 여러 종류의 경고장치가 있으며 [그림 6-8]과 같이 경고장치가 작동되면, 경고 LED가 점멸하면서 경고음이 울리게 된다.

또한, 경고음의 구별을 두어 경고음만으로도 경고내용을 알 수 있도록 되어 있다. STOP 키를 누르면 경고음은 멈추게 된다. 경고내용에 따라 경고원인을 해결한 후 START 키를 눌러 기기를 정상 가동한다.

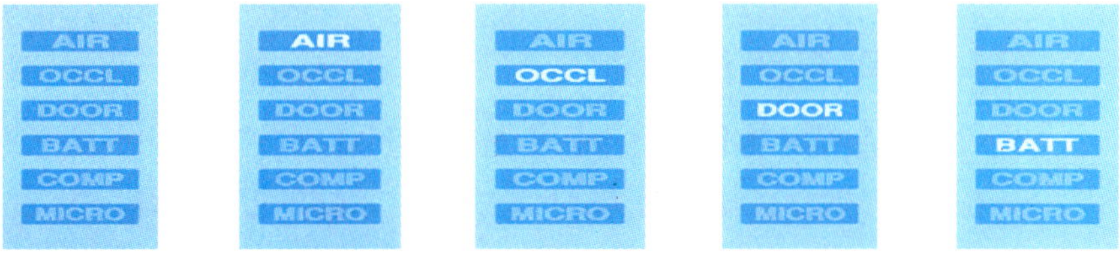

정상상태 AIR alarm OCCLUSION alarm DOOR open alarm LOW BATT alarm

[그림 6-8] 경고기능

1) AIR(bubble) alarm

Air sensor에 의해 튜브 내부에 있는 공기를 감지한다.

[1] 장비는 주입을 멈추고 Air alarm 표시 LED ⑱은 깜박이며 점멸하고 경고음이 울린다.

[2] STOP 키 ⑭를 누르면 Air alarm 표시 LED ⑱은 켜진 상태로 깜박임을 멈추며 경고음은 사라진다.

[3] I.V set 내부의 공기를 제거한 후 START 키 ⑬을 눌러 재가동시킨다.

2) OCCLUSION alarm

I.V set의 꼬임이나 잘못된 장착, 또는 I.V set의 바늘 등이 막혀 약물이 주입되지 않는 상태에서 장비가 계속 작동될 경우 발생된다.

[1] 주입은 정지되고 Occlusion alarm 표시 LED ⑲가 점멸하며 경고음이 울린다.

[2] STOP 키 ⑭를 누르면 Occlusion alarm 표시 LED⑲는 켜진 상태로 깜박임을 멈추며 경고음은 사라지게 된다.

[3] Tube를 다시 장착하거나, I.V set의 꺾임이나 막힘을 제거한 후 START 키 ⑬를 눌러 재가동시킨다.

3) DOOR OPEN alarm

기기의 door가 열려있거나 제대로 닫혀있지 않은 상태에서 발생한다.

[1] 주입 중에는 주입이 중지되고 Door open alarm 표시 LED ⑳이 점멸하며 경고음이 울린다. 정지 시에는 Door open alarm 표시 LED ⑳만 점등된다.

[2] STOP 키 ⑭를 누르면 경고음은 사라진다(door를 닫으면 LED는 꺼진다).

[3] Door를 완전히 닫은 후 START 키 ⑬을 눌러 재가동시킨다.

4) LOW BATTERY alarm

장비가 내부 배터리에 의한 작동이 불가능할 때 배터리 충전이 낮을 때 발생되며, Low battery 경고 표시 LED ㉑이 점멸하고 경고음이 울린다.

[1] 경보는 약 30분 정도 계속되며 배터리 완전 소모 약 3분 전에 주입을 정지하고, display가 off된다.

[2] 외부 전원을 연결하면 경고음은 사라진다.

5) Free flow & No drop alarm(Drop sensor 사용 시)

Drop sensor를 사용 시 〈표 6-7〉과 같이 갑작스런 Free flow나 누수, 수액 용기의 고갈 등이 발생했을 때 알람이 울리고 주입을 멈추게 한다.

〈표 6-7〉 Free flow & No drop alarm

번호	설 명	그 림
1	Alarm은 Flow rate 표시창 ①에 F.Err이 표시되며 경고음이 발생한다.	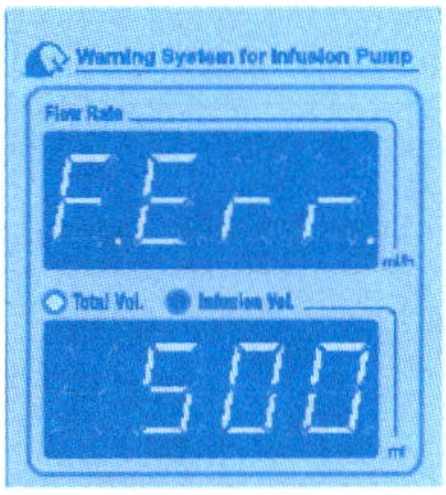Flow error 표시 예
2	STOP 키 ⑭를 누르면 경고표시 및 경고음은 사라지게 된다.	

6) Tubing misloading alarm

연동부 ㉝에 〈표 6-8〉과 같이 I.V set의 튜브를 잘못 설치하였거나, 장시간의 사용으로 튜브가 제 위치에서 벗어날 경우에 알람이 울리며 주입을 멈추게 한다.

〈표 6-8〉 Tubing misloading alarm

번호	설 명	그 림
1	Alarm은 Flow rate 표시창 ①과 Volume 표시창 ④에 SET Err가 표시되며 경고음이 발생한다.	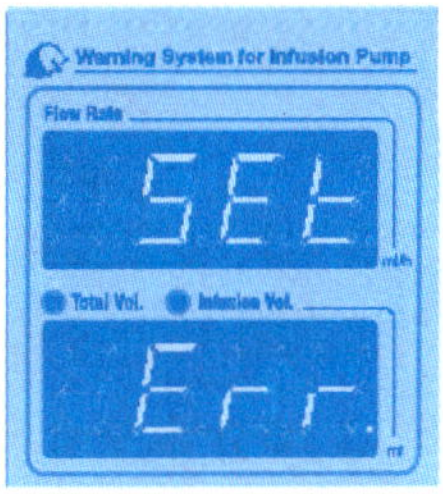Set error 표시 예
2	STOP 키 ⑭를 누르면 경고표시 및 경고음은 사라지게 된다.	

7) 기 타

경고음이 울릴 경우 〈표 6-9〉와 같이 STOP 키 ⑭를 눌러 경고음을 멈추게 한 후 〈표 6-10〉을 보고 에러의 원인을 찾아야 한다.

〈표 6-9〉 비정상 동작 표시 예

번호	설 명	그 림
1	장비가 비정상적으로 작동될 때에는 주입이 정지되고, Flow rate 표시창 ①에 Error 표시가 점멸하며 경고음이 울린다.	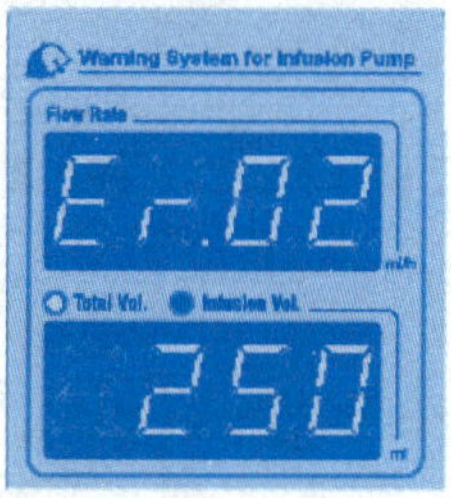
2	경고 메시지를 확인한 후 STOP 키 ⑭를 누르면 경고음은 멈춘다.	

〈표 6-10〉 Error 표시와 원인

Error 표시	원 인	Error 표시	원 인
Er.01	키 입력 불량	Er.05	연동부 동작 불량
Er.02	내부 IC 불량	Er.06	연동부 동작 불량
Er.03	내부 IC 불량	Er.07	연동부 동작 불량
Er.04	연동부 동작 불량		

03 일반적인 DI-2000 인퓨전 펌프 사용법

Micro Stepping Motor 적용으로 소음발생 감소효과가 있고 Air 감지로 초음파 센서를 적용하므로 정확성이 높으며 Compact한 디자인에 사용 편리성을 실현하고 연동부의 개선효과로 주입량 정확성이 높다. CE 마크 획득 IEC(국제전기표준회의) 표준 규격 / EMC 규격 만족으로 사용이 용이하다.

1. 수액 약물주입기의 명칭 및 기능

〈표 6-11〉

주입정확도의 영향요소	안전의 영향요소	비 고
Infusion set 재료(silicon, PVC, urethane)	Free flow 방지 : Clamp, Finger	Occlusion : 압력 센서 Static / Dynamic 방식
구동부 설계 방식	Occlusion, Air, Drop sensor	Air : Acoustic 방식 10~300[ul](0.14~4.2 [cm])
주입속도(저속 / 고속)	Alarm : Audible, Visible	
수액의 점도	약물변경, 환자변경	Bar code, Drug library Infusion therapy
온도(저온이나 고온)	한계주입 초과	

1) Key

수액 약물주입기의 〈표 6-11〉과 같이 키버튼이 있다.

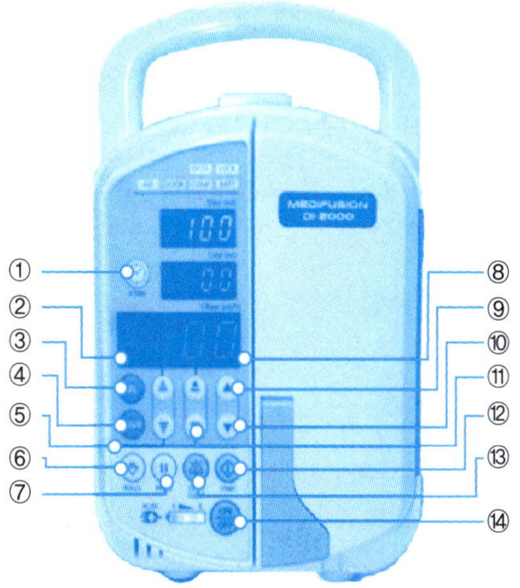

[그림 6-9] 수액 약물주입기의 키

① R.TIME(R.TIME) 키 : 주입이 시작되면 주입량을 표시하다가 R.Time 키를 누르면 주입이 완료까지 남은 시간을 표시한다(remain time).

② 100단위 UP(▲) 키 : 총 주입예정량, 주입속도, Set Mode를 설정할 때 사용하며 누를 때마다 표시부의 100자릿수가 1씩 증가한다.

③ SEL(SEL) 키 : 주입 모드1에서 주입예정량, 주입속도 및 주입시간을 선택할 때 사용한다. 이때 설정하고자 하는 Display가 점멸한다. SEL 키와 STOP 키를 길게 누르면 세팅 모드1로 진입하며 세팅 모드1 상태에서 다시 길게 누르면 세팅 모드2로 진입하며 이때 설정하고자 하는 Display가 점멸한다.

④ MODE(MODE) 키 : MODE 키를 길게 눌러 주입 모드2에 TIME-GTT-DOSAGE 간에 모드 전환을 한다.

⑤ 100단위 DOWN(▼) 키 : 총 주입예정량, 주입속도, Set mode를 설정할 때 사용하며 누를 때마다 표시부의 100자릿수가 1씩 감소한다.

⑥ BOLUS(BOLUS) 키 : 주입정지나 주입 중에 BOLUS 키를 누르면 Set mode(bolus량 및 속도)에서 설정한 속도와 양을 주입하며, 계속 누르고 있으면 누르고 있는 동안 Set mode(bolus 속도)에서 설정한 속도로 계속 주입이 된다. 또한, 주입 모드2, 세팅 모드1, 세팅 모드2에서 짧게 누르면 대기상태가 된다(주입정지 중 또는 주입 중 Boluse 동작 시에는 Occlusion sensor만 감지하며, Air sensor는 감지하지 않는다).

⑦ PAUSE(PAUSE) 키 : 주입을 하고 있는 동안에 PAUSE 키를 누르면 Set mode에서 설정한 시간동안 주입이 정지되었다가 설정한 시간이 지나면 다시 주입을 시작한다(설정시간이 완료되기 전에 다시 주입을 시작할 경우에는 STOP / CLEAR 키를 누르면 시간설정이 자동으로 완료되어 정상상태로 이동한다.)

⑧ 10단위 UP(▲) 키 : 총 주입예정량, 주입속도, Set mode를 설정할 때 사용하며 누를 때마다 표시부의 10자릿수가 1씩 증가한다.

⑨ 1단위 UP(▲) 키 : 총 주입예정량, 주입속도, Set mode를 설정할 때 사용하며 누를 때마다 표시부의 1자릿수가 1씩 증가한다.

⑩ 1단위 DOWN(▼) 키 : 총 주입예정량, 주입속도, Set mode를 설정할 때 사용하며 누를 때마다 표시부의 1자릿수가 1씩 감소한다.

⑪ 10단위 DOWN(▼) 키 : 총 주입예정량, 주입속도, Set mode를 설정할 때 사용하며 누를 때마다 표시부의 10자릿수가 1씩 감소한다.

⑫ START(START) 키 : 주입설정을 마치고 주입을 시작할 때 사용한다. 단, 총 주입량이 주입된 양보다 클 때만 주입된다.

⑬ STOP / CLEAR(STOP/CLEAR) 키 : 약물주입의 정지, BOLUS, K.V.O(Keep-Vein-Open) 주입을 정지할 때 사용한다. 주입대기상태에서 길게 누르고 있으면 점멸하는 Display 정보(총 주입예정량, 주입속도 및 누적주입량)가 초기화된다.

⑭ ON / OFF(ON OFF) 키 : ON 키 동작은 누르면 기기의 전원이 즉시 켜지며, OFF 키 동작은 길게 누르면 전원이 Off된다(주입 중에는 동작을 하지 않으며 주입대기상태에서만 동작을 한다).

2) 표시부

수액 약물주입기에 표시부가 있으며, 표시부를 통해 주입기의 동작상태는 [그림 6-10]과 같이 확인할 수 있다.

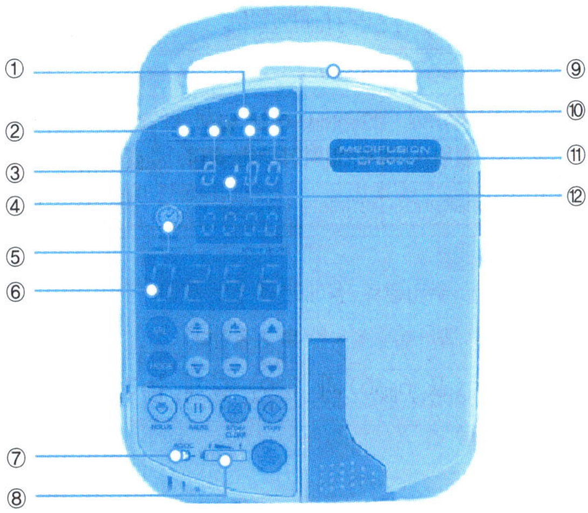

[그림 6-10] 수액 약물주입기의 표시부

① **OCCL LED** : IV.set이 막히게 되면 점등된다.
② **AIR LED** : I.V set 본체 내부에 공기가 유입되면 점등된다.
③ **DOOR LED** : Door가 열려있을 경우 점등된다.
④ **T.Vol[ml] 표시부** : 주입예정량이 표시된다.
⑤ **I.Vol[ml] 표시부, R.TIME 표시부** : 환자에게 투입된 양 또는 주입량이 남아 있는 시간이 표시된다.
⑥ **F.Rate[ml / h] 표시부** : 주입속도 또는 알람메시지 및 에러 코드(error code)값 등이 표시된다.

Green 및 Red LED OFF	주입대기상태
Green LED 점멸	주입 중 또는 통신 중
Green LED 점등	K.V.O(Keep Vein Open) 주입 중
Red LED 점멸	경고 알람 발생 시
Red LED 점등	에러 발생 시
Green 및 Red LED 교차점멸	Pause 상태

⑦ **AC / DC LED** : Line 전원(AC / DC)이 공급될 때 점등된다.
⑧ **BATT STATUS LED** : 배터리 용량상태를 3단계(고, 중, 저)로 표시된다.
⑨ **상황 표시 LED** : 동작 상태를 표시한다.
⑩ **LOCK LED** : 키 Lock 상태가 되어 있을 경우 점등된다.
⑪ **BATT LED** : 배터리로 동작할 경우 배터리 잔량이 동작정지 전 30분 남았을 경우 점등되며 배터리 잔량이 동작정지 전 3분 남아 있을 때 점멸된다.

Battery Level Meter 표시에 따른 배터리 용량

No.	배터리 상태	배터리 용량 표시바	배터리 상태
1	70 [%]~100[%]	Full	Off
2	15 [%]~70[%]	Middle	Off
3	Battery Low 상태	Low	Blink
4	Battery Empty 상태	Empty	Blink
5	Battery Removed	Empty	On
6	Charging	현재 상태를 표시	해당 상태를 표시
7	Charging Complete	Full	Off

⑫ COMP LED : 주입완료 상태에서 점등된다.

주의 DC 전원을 연결하였을 때는 충전이 되지 않는다.

3) 후면 장착부

후면 장착부에는 [그림 6-11]과 같이 C전원 Port, USB port, Drop sensor port 등이 구성이 되어 있다.

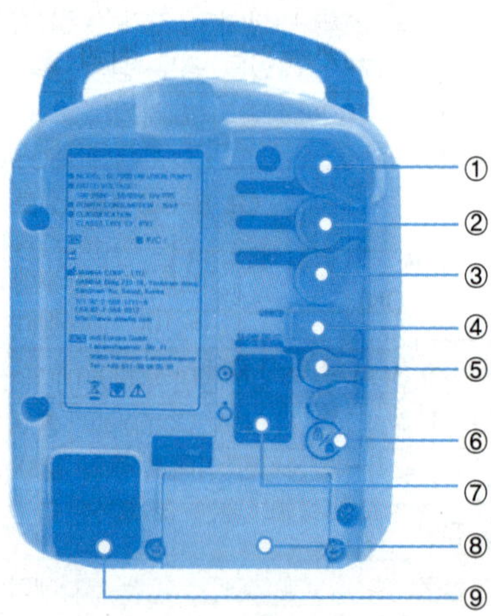

[그림 6-11] 수액 약물주입기의 후면 장착부

① RS485 Port : History log down load, RS485 통신을 할 때 사용한다.
② Drop sensor port : Drop sensor와 연결하는 Port이다.
③ Nurse call port : Nurse call cable을 통해 Nurse call 장비와 연결되며 주입 중 경고를 Nurse call 장비에 전달한다.
④ USB port : History log dwon load, USB 통신(firmware upgrade)을 할 때 사용한다.

⑤ **DC 전원 Port** : 12~15[V] DC 전원의 공급이 가능하다.

⑥ **Key lock** : START(START) 키, STOP / CLEAR(STOP/CLEAR) 키, ON / OFF(ON/OFF) 키를 제외한 모든 키가 동작하지 않는다.

⑦ **Power switch** : 전원을 연결(on) 또는 차단(off)한다.

⑧ **배터리** : 내장용 배터리가 있다.

⑨ **Power Inlet** : 전원 코드를 연결한다.

4) Door 내부

내부에는 [그림 6-12]와 같이 Air 감지부, Door locker, Sub door locke 등으로 구성되어 있다.

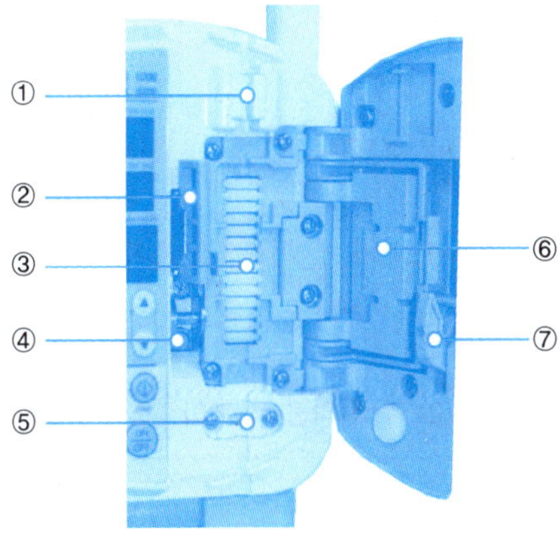

[그림 6-12] 수액 약물주입기의 Door 내부

① **Air 감지부** : I.V set 내의 공기를 검출하여 환자에게 공기가 주입되는 것을 방지한다.

② **Sub door locker** : 서브 도어를 열 때 사용한다.

③ **연동부** : I.V set의 튜브를 눌러주어 약물을 주입한다.

④ **Door locker** : 도어의 열림을 방지한다.

⑤ **Occlusion 감지부** : 기기의 아랫부분에서 튜브가 막히는 것을 감지한다.

⑥ **Sub door** : I.V set의 이탈을 방지하여 안전하게 약액을 주입한다.

⑦ **Door 장금 레버** : 도어를 열고 닫을 때 사용한다.

5) 부속품

수액 약물주입기의 부속품으로는 [그림 6-13]과 같이 AC 전원 케이블, 폴 클램프(pole clamp), Drop sensor로 구성되어 있다.

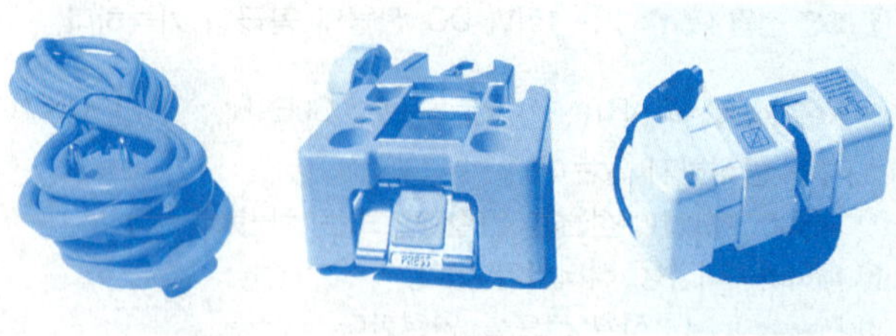

(a) AC 전원 케이블　(b) 폴 클램프　(c) Drop sensor

[그림 6-13] 수액 약물주입기의 부속품

2. 수액 약물주입기의 사용방법

수액 약물주입기를 사용하기 전 매뉴얼을 숙지하고 안전검사를 한 후에 작동시킨다.

1) 장비부착 및 전원연결

장비부착과 전원을 〈표 6-12〉와 같이 연결해야 하며, 배터리를 사용하기 위해서는 〈표 6-13〉을 참고한다.

〈표 6-12〉 수액 약물주입기의 장비부착 및 전원연결

<table>
<tr><td rowspan="3">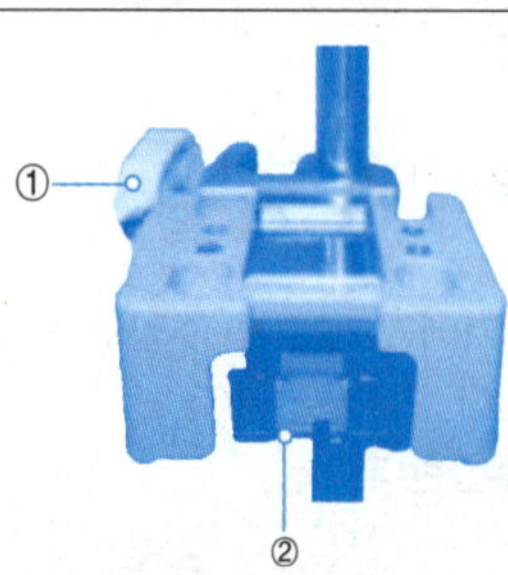
</td><td>Infusion stand 연결</td></tr>
<tr><td>폴 클램프(pole clamp)의 폴 손잡이(②)를 돌려 Infusion Stand에 고정한다.</td></tr>
<tr><td>장비를 폴 클램프(Pole clamp) 홀에 맞게 고정하고 폴 클램프 레버(①)를 당기면 고정이 된다. 장비를 분해할 때는 폴 클램프 레버를 내리면 장비가 분해된다.</td></tr>
<tr><td>조립 전</td><td>조립 후</td></tr>
<tr><td>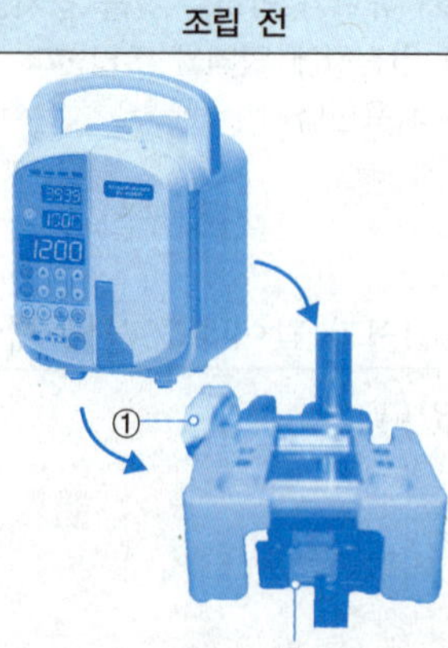
</td><td>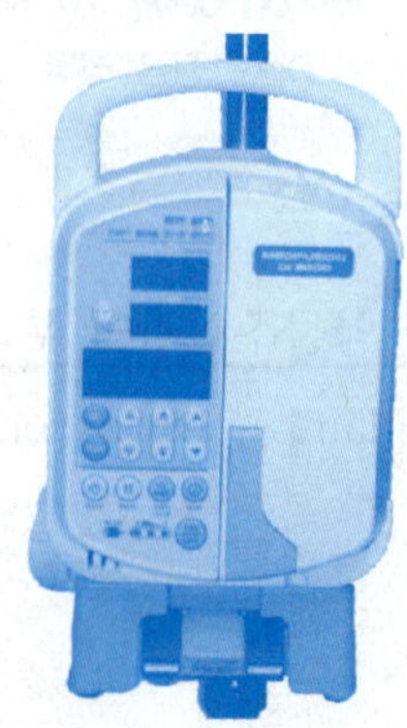</td></tr>
</table>

> **주의** 약물주입 펌프 사용 시 수평상태에서 사용한다.

〈표 6-13〉 수액 약물주입기의 외부 전원 및 배터리 연결법

외부 전원연결	
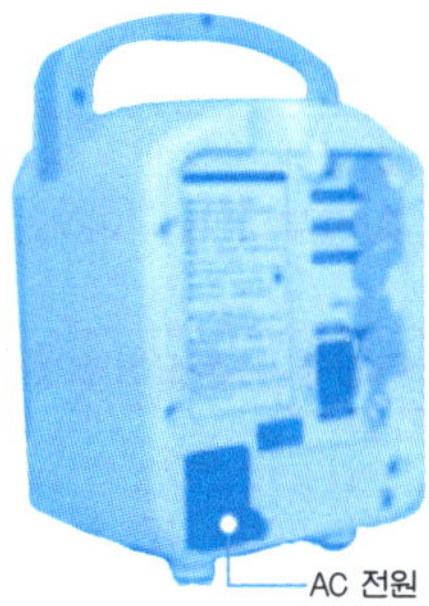	• 전원 코드를 장비 뒷면의 AC 전원에 연결한다. • 후면에 위치한 Power Switch을 켜면 AC / DC 주황색 LED가 동작된다. • 전면의 ON / OFF 키를 누른다. • 전면의 표시부에 전원이 들어오고, 자체적으로 기능을 점검하게 된다.
배터리 전원사용	
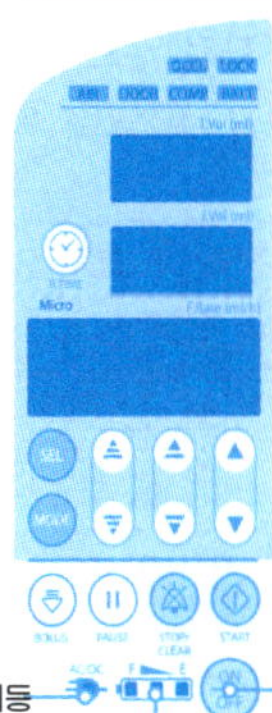	• 후면에 위치한 Power switch를 켜면 AC / DC 주황색 LED에 불이 꺼진다. • 전면의 ON / OFF 키를 누른다. • 전면의 표시부에 전원이 들어오고, 자체적으로 기능을 점검하게 된다. • 점검이 끝나면 F.Rate 표시창이 점멸하며, Flow rate 설정상태가 표시된다.

2) 올바른 I.V set 장착법

I.V set을 올바르게 장착하려면 〈표 6-14〉를 보고 장착한다.

[표 6-14] 수액 약물주입기의 I.V set 장착법

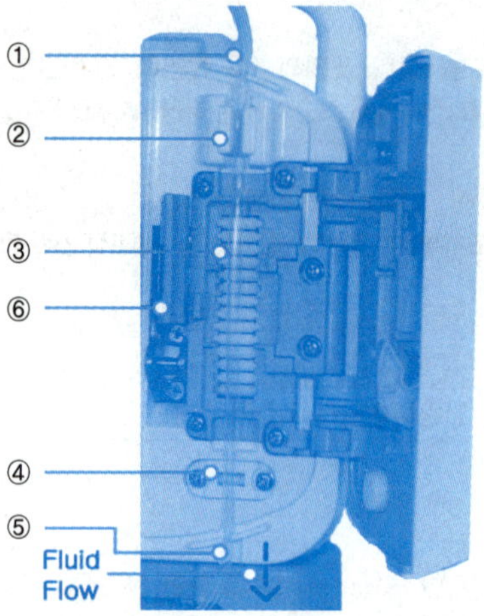

I.V set 장착 순서
• I.V set의 롤러 클램프(roller clamp)를 기기의 하단에 위치하도록 한 후 롤러 클램프를 잠근다.
• 수액 컨테이너(container)에 Set의 도입 침을 꽂고 수액을 Set의 챔버(chamber)의 1 / 3~1 / 2 정도를 채운다.
• 롤러 클램프를 개방하여 튜브 내의 공기를 모두 제거 후 롤러 클램프를 잠근다.
• 수액 컨테이너를 폴에 장착한다. 이때, 수액 컨테이너는 환자의 심장으로부터 1[m] 이상 높은 곳에 위치시키지 않는다.
• 전면의 문에 달려있는 손잡이를 올려 문을 연다.
• ⑥ Sub Door Locker를 눌러 ③ 연동부를 개방한다.
• ①을 손으로 잡고 ⑤를 약간 늘려 잡는다.
• ② Air 감지부에 I.V set를 꼭 눌러 튜브가 고정이 되도록 한다.
• ③ 연동부가 늘어지지 않도록 ⑤를 손으로 잡고 ④ Occlusion 감지부를 꼭 눌러 튜브가 고정이 되도록 한다.
• I.V set이 제대로 장착이 되지 않으면, Air alarm이나 Occlusion alarm이 작동될 수 있다.
• 문손잡이를 내려 문을 잠근다.
• I.V set의 Roller clamp를 개방한다.
• Tube 내의 공기를 제거하고, 누수가 있는지 확인 후에 환자의 정맥에 바늘을 삽입한다.

주의

1. 사용 가능한 I.V set인지 확인한다. 부적당한 I.V set을 사용하면 Occlusion 또는 Air alarm이 울리거나, 의도한 주입속도에 미치지 못할 수 있다.
2. I.V set가 구부러지거나 뒤틀리지 않게 장착한다. 곧바르지 않으면 의도한 주입속도에 미치지 못할 수 있다.
3. 문을 열거나 I.V set을 제거하기 전에는 반드시 I.V set의 Clamp 등을 이용하여 잠가준다. 만약 완전히 닫지 않으면 누수가 발생할 수 있다.
4. 수액 Container 또는 I.V set의 교체 시 상기의 지침에 따라 교체한다.
5. 수액설치는 환자 심장보다 50[cm] 이상 높게 설치를 권장한다.
6. 24시간 이상 같은 위치에서 I.V set을 사용하지 않는다. 오래동안 계속 사용할 시, 튜빙이 변형되고 주입 에러를 야기할 수 있다. 매 24시간마다 15[cm]씩 옮겨 사용하거나 새로운 수액 세트로 교환한다.

3) Drop sensor 설치

Drop sensor를 올바르게 설치(option)하기 위해서 〈표 6-15〉를 참고한다.

〈표 6-15〉 수액 약물주입기의 Drop 센서 설치법

제품 장착	설 명
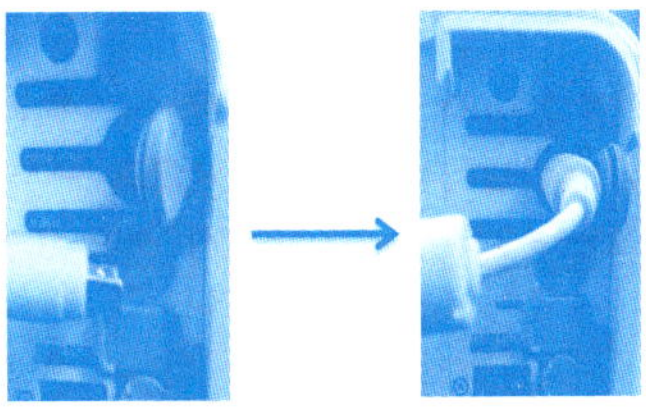	기기의 후면에 위치한 Drop sensor port에 Drop sensor를 연결한다. Drop sensor를 Nurse call port 또는 RS485 Port에 연결하지 않는다.
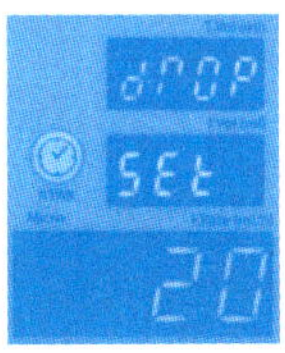	사용자 설정내용 중 I.V set의 Drops / ml 설정 항목에서 설명한 내용에 따라 드롭 센서를 설정한다.
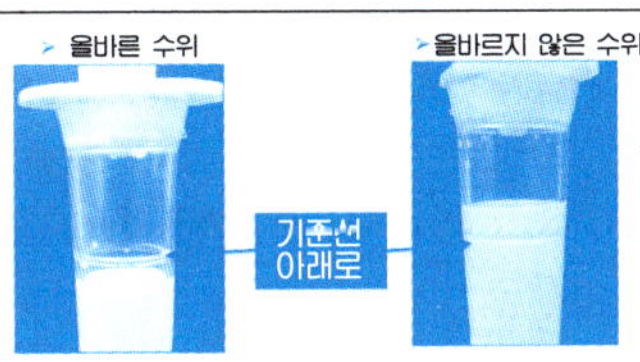	Drop sensor를 I.V set의 챔버의 노즐(nozzle)과 챔버 내의 수액 면 사이에 위치시킨다.
올바른 장착 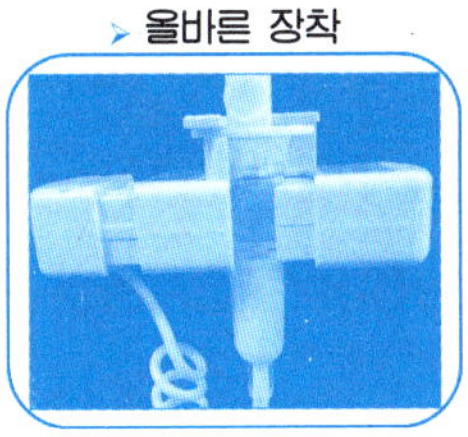	드롭 센서는 챔버에 수직이 되도록 부착하여 준다. 다음과 같은 경우 적절하게 동작이 되지 않을 수 있다. • 약액 표면에 가까이 부착된 경우 약액이 튀는 것을 감지할 수 있다. • 노즐에 너무 가까이 부착된 경우, 아직 형성되지 않은 드롭을 감지할 수 있다. • 챔버가 기울어진 경우, 챔버의 안쪽 벽에 떨어지는 드롭으로 인해 감지를 방해할 수 있다. • 약액 표면 아래에 부착된 경우 드롭을 카운트할 수 없다.
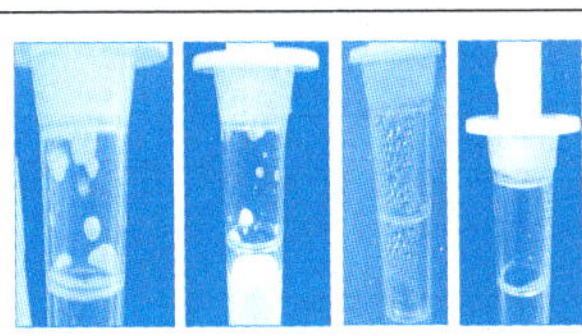	드롭 센서를 사용 시에는 드롭 센서 사이에 위치한 I.V set의 챔버 표면을 항상 깨끗이 유지시킨다. • 챔버에 오물이 묻지 않도록 한다. 오물로 인해 드롭을 카운트할 수 없다.

주의

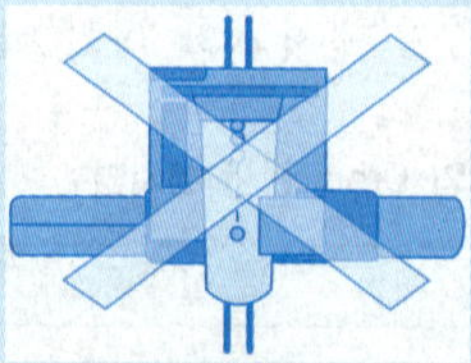

약액 표면에 너무 가깝게 설치 시 약액이 튀는 것이 센서에 감지되어 경보가 울릴 수 있다.

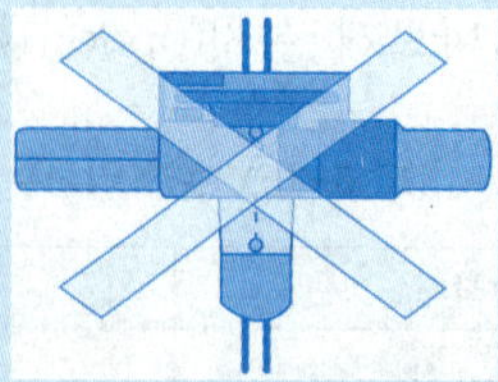

노즐이 너무 가깝게 설치 시 떨어지지 않는 수액방울이 센서에 감지되어 경보가 울릴 수 있다.

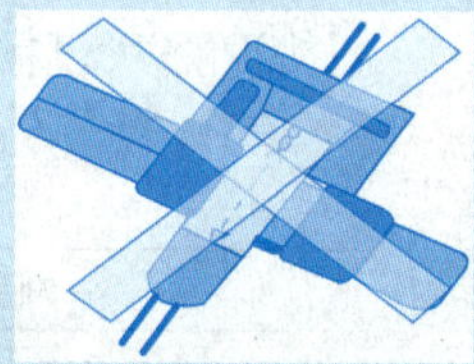

수액 챔버가 수평이 아닌 경우 챔버 벽으로 수액방울을 센서가 감지 못해 경보가 발생 할 수 있다.

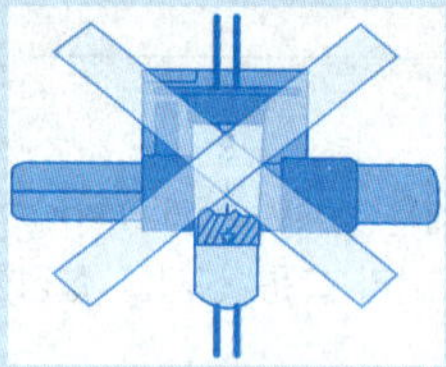

약액 표면이 기준선 위까지 채워서 사용 시 센서가 감지를 못해 경보가 울릴 수 있다.

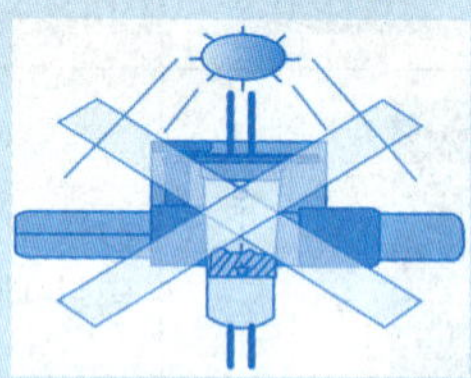

직사광선 때문에 영향을 받아 센서 감지를 못해 경보가 울릴 수 있다.

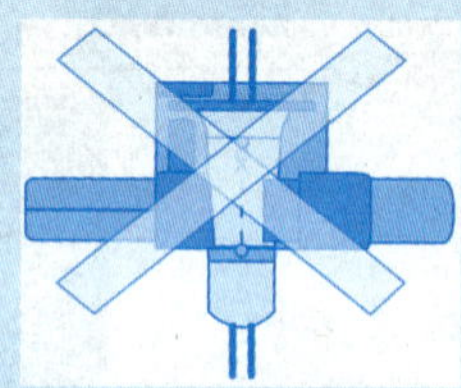

수액 챔버 벽면에 물방울, 기포, 안개등이 발생한 경우 센서가 감지를 못해 경보가 울릴 수 있다.

4) 주입 모드 선택

주입 모드는 〈표 6-16〉과 같이 주입 모드1(일반), 주입 모드2(time, gtt, dosage)로 설정할 수 있으며 해당 설정은 {SEL(SEL)} 키나 {MODE(MODE)} 키를 눌러 진입한다.

〈표 6-16〉 주입 모드 변경

구분 / 모드	버튼	동 작	설 명
주입 모드1 (일반)	SEL	SEL(SEL) 키를 짧게 누르면 진입 및 변경된다.	주입 모드1 진입 및 변경
주입 모드2 (Time, Gtt, Dosage)	MODE	MODE(MODE) 키를 길게 누르면 진입한다. 진입 이후 짧게 누르면 Time, Gtt, Dosage 간 변경된다.	주입 모드2 진입
	SEL	주입 모드2일 경우 SEL(SEL) 키를 짧게 누르면 하위 메뉴로 변경된다.	주입 모드2 변경

① 각 주입설정 모드에 따라 〈표 6-17〉과 같이 해당 설정값을 입력하여 설정해야 한다.

〈표 6-17〉 주입 모드 설정

모드 \ 구분		표 시 부	설 명
주입 모드1 (일반)		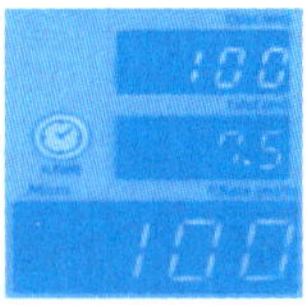	주입속도[ml / h], 총 주입예정량[ml]으로 정하는 모드
주입 모드 2	Time	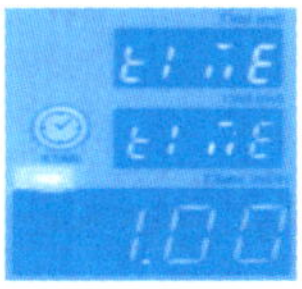	주입시간[ml / min], 총 주입예정량[ml]으로 설정하는 모드
	Gtt	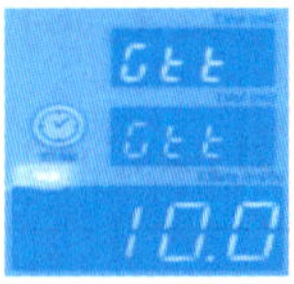	주입 Gtt 양[gtt / min], I.V set Drop 수[Drops / ml], 총 주입예정량[ml]로 설정하는 모드
	Dosage	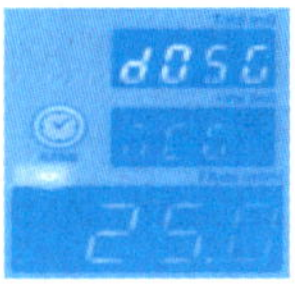	Dosagc[mcg / kg / min], 몸무게[kg], Dosage양[mg], 총 주입예정량[ml]로 설정하는 모드

② 주입설정값은 〈표 6-18〉과 같이 Micro 모드에 따라 변경될 수 있다.

〈표 6-18〉 Micro 모드(소수점 단위 Flow rate 사용 시)

모드 \ 구분	표시부	설정범위	
Micro ON	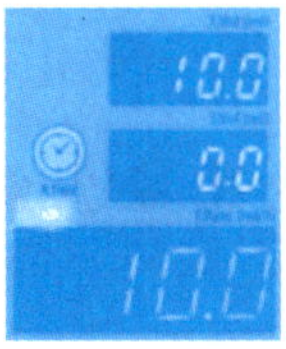	총 주입예정량	• 0.1～99.9[ml](0.1[ml] 스텝) • 100～9999[ml](1[ml] 스텝)
		주입속도	• 0.1～99.9[ml / h](0.1[ml] 스텝) • 100～1200[ml / h](1[ml] 스텝)
		누적주입량	• 0.1～99.9[ml](0.1[ml] 스텝) • 100～9999[ml](1[ml] 스텝)
Micro OFF	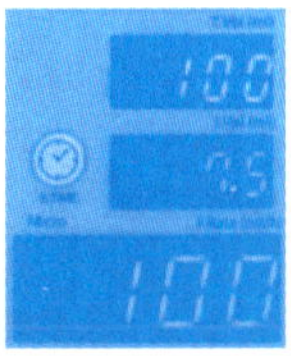	총 주입예정량	1～9999[ml](1[inml] 스텝)
		주입속도	1～1200[ml / h](1[ml] 스텝)
		누적주입량	• 0.1～99.9[ml](0.1[ml] 스텝) • 100～9999[ml](1[ml] 스텝)

③ 설정값은 〈표 6-19〉와 같이 각각의 UP, DOWN (▲ ▲ ▲, ▼ ▼ ▼) 키를 이용하여 설정한다.

〈표 6-19〉 주입 모드 설정값 변경

모드 \ 구분	버 튼	동 작
주입량 설정 모드	▲, ▼	100의 자리 수치 및 설정값 변경
	▲, ▼	10의 자리 수치 및 설정값 변경
	▲, ▼	1의 자리 수치 및 설정값 변경

(1) 주입 모드1(일반)

주입 모드1(일반)은 〈표 6-20〉과 같이 주입속도, 총 주입예정량, 누적주입량 순으로 설정 가능하다.

〈표 6-20〉 주입속도 세팅 메뉴

1	SEL(SEL) 키를 누르면 F.Rate[ml / h] → T.Vol[ml] → I.Vol[ml] 순으로 해당 표시부가 깜빡인다.	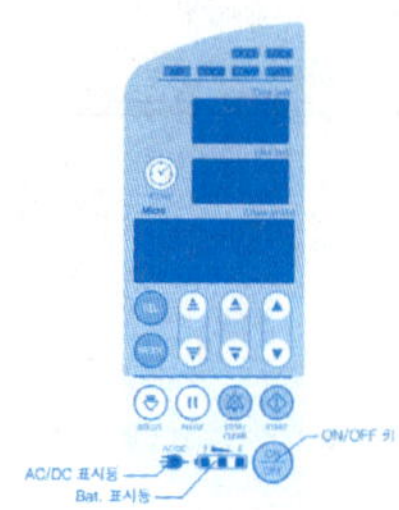 주입속도 세팅 메뉴
2	해당 설정값 범위 내에서 입력이 가능하다.	

(2) 주입속도 세팅–주입 모드1(일반)

주입 모드1(일반)에서 〈표 6-21〉과 같이 {SEL(SEL)} 키를 눌러 F.Rate[ml / h] 표시부가 깜빡일 때까지 누른다.

Titration일 때 주입속도만 변경할 수 있으며, 주입 중 장비를 정지시키지 않고 주입속도를 변경하는 기능이다.

〈표 6-21〉 주입속도 세팅-주입 모드1(일반)

1	원하는 주입속도[ml / h]를 각각의 UP, DOWN (,) 키를 이용하여 설정한다.	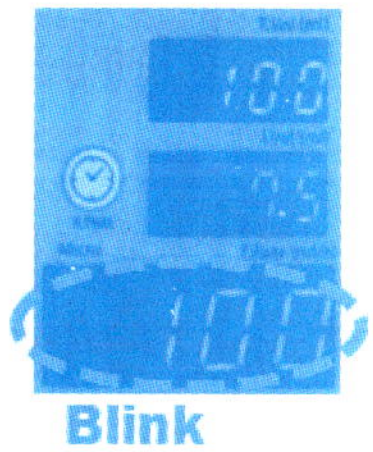 (a) 주입속도 설정값
2	Micro 램프가 켜져 있을 때는 소수점 첫째 자리까지 표기가 되며 Micro LED가 꺼져 있을 때에는 소수점 없이 표기된다. (Micro 모드는 〈표 6-22〉 세팅 모드를 참고한다.)	
3	설정값 초기화는 {STOP / CLEAR( )} 키를 길게 누르고 있으면 F.Rate[ml / h]표시부에 설정값이 초기화된다.	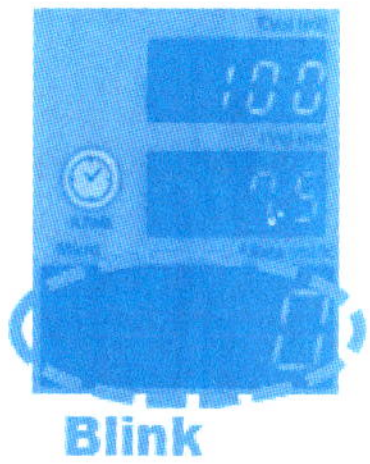 (b) 주입속도 초기화
4	주입속도[ml / h]를 설정 후 {R.TIME( )} 키를 누르면 주입이 완료될 때까지의 남은 시간 (Remain Time)이 표시된다.	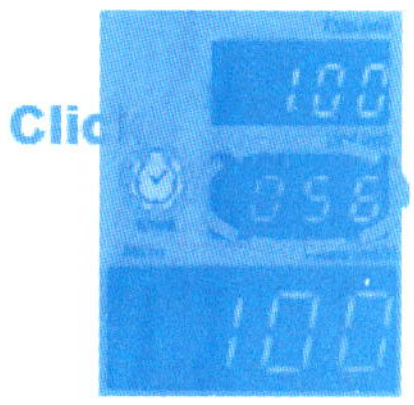 (c) 남은 시간 확인
5	{BOLUS( )} 키를 짧게 누르면 대기상태가 된다.	
6	{START( )} 키를 누르면 주입상태로 진입한다.	

〈표 6-22〉 Micro 모드

Micro 램프 점등(ON)	• 0.1 ~ 99.9[ml / h](0.1[ml / h] 스텝) • 100 ~ 1200[ml / h](1[ml / h] 스텝)
Micro 램프 소등(OFF)	1 ~ 1200[ml / h](1[ml / h]스텝)

(3) 총 주입예정량 세팅 – 주입 모드1(일반)

주입 모드1(일반)에서 〈표 6-23〉과 같이 {SEL( )} 키를 눌러 T.Vol[ml] 표시부가 깜빡일 때까지 누른다. 무한 주입 모드 설정은 {STOP / CLEAR( )} 키를 길게 눌러 T.Vol[ml] 표시부에 설정값이 초기화한 후 DOWN( ) 키를 이용하여 설정한다. 표시부에 "----"가 표시된다.

〈표 6-23〉 총 주입예정량 세팅[ml]-주입 모드1

<table>
<tr><td>1</td><td>원하는 총 주입예정량 [ml]를 각각의 UP, DOWN (▲ ▲ ▲, ▼ ▼ ▼) 키를 이용하여 설정한다.</td><td rowspan="2">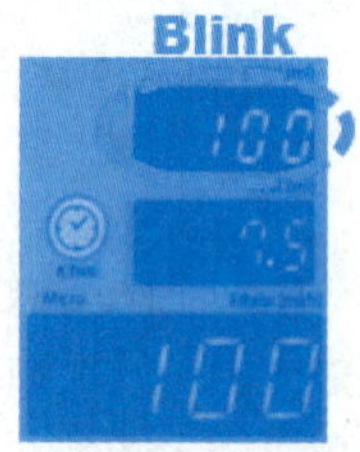

(a) 총 주입예정량 설정값</td></tr>
<tr><td>2</td><td>Micro 램프가 켜져 있을 때는 소숫점 첫째 자리까지 표기가 되며 Micro LED가 꺼져 있을 때에는 소숫점 없이 표기된다. (Micro 모드는 〈표 6-24〉를 참고한다.)</td></tr>
<tr><td>3</td><td>설정값 초기화는 {STOP / CLEAR(STOP/CLEAR)} 키를 길게 누르고 있으면 T.Vol(ml) 표시부에 설정값이 초기화된다.</td><td rowspan="2">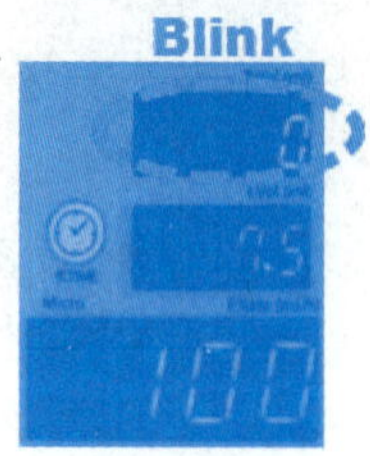

(b) 총 주입예정량 초기화</td></tr>
<tr><td>4</td><td>총 주입예정량을 설정 후 {R.TIME(R.TIME)} 키를 누르면 주입이 완료될 때까지의 남은 시간(remain time)이 표시된다.</td></tr>
<tr><td>5</td><td>{BOLUS(BOLUS)} 키를 짧게 누르면 대기상태가 된다.</td><td rowspan="2">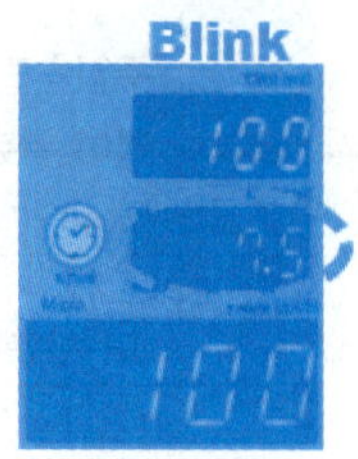

(c) 총 주입까지 남은 시간 확인</td></tr>
<tr><td>6</td><td>{START(START)} 키를 누르면 주입상태로 진입한다.</td></tr>
</table>

〈표 6-24〉 Micro 모드

Micro 램프 점등(ON)	• 0.1～99.9[ml / h](0.1[ml / h] 스텝) • 100～9999[ml / h](1[ml / h] 스텝)
Micro 램프 소등(OFF)	1～9999[ml / h](1[ml / h] 스텝)

(4) 누적주입량 초기화-주입 모드1(일반)

주입 모드1(일반)에서 〈표 6-25〉와 같이 SEL(SEL) 키를 눌러 I.Vol [ml] 표시부가 깜빡일 때까지 누른다.

〈표 6-25〉 누적주입량 초기화 - 주입 모드1(일반)

<table>
<tr><td>1</td><td>누적주입량 표시는 Micro 모드와 관계 없이 0.1～99.9[ml](0.1[ml]스텝), 100～9999[ml](1[ml]스텝)로 표시 된다.</td><td rowspan="2">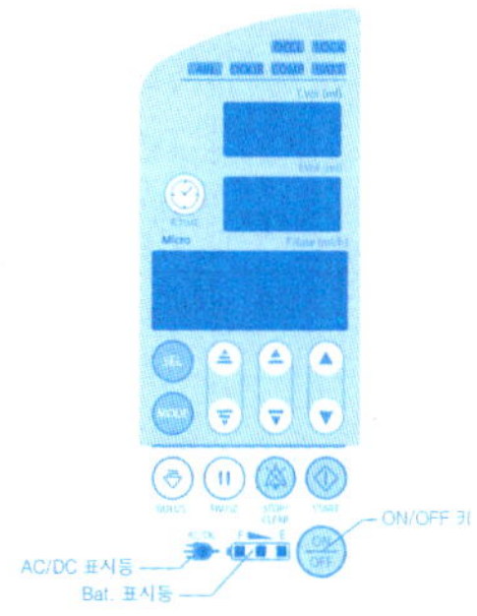

(a) 누적주입량 세팅 메뉴</td></tr>
<tr><td>2</td><td>설정값 초기화는 STOP / CLEAR(STOP/CLEAR) 키를 길게 누르고 있으면 I.Vol[ml] 표시부에 설정값이 초기화된다.</td></tr>
<tr><td>3</td><td>주입속도[ml / h]를 설정 후 R.TIME(R.TIME) 키를 누르면 주입이 완료될 때까지의 남은 시간(remain time)이 표시된다.</td><td rowspan="3">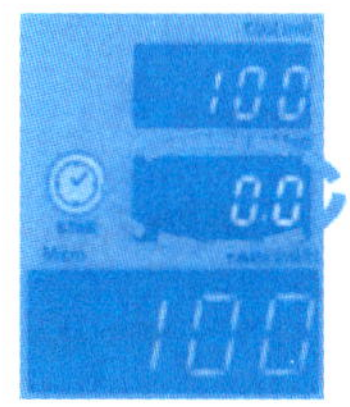

(b) 완료 시까지 남은 시간</td></tr>
<tr><td>4</td><td>BOLUS(BOLUS) 키를 짧게 누르면 대기상태가 된다.</td></tr>
<tr><td>5</td><td>START(START) 키를 누르면 주입상태로 진입한다.</td></tr>
</table>

(5) Titration 기능 – 주입 모드1(일반)

주입 중에 SEL(SEL) 키를 눌러 F.Rate[ml / h] 표시부가 깜빡이면 주입속도를 설정할 수 있다.

① START(START) 키를 누르면 변경된 주입속도를 적용하여 계속 주입이 된다.

② STOP / CLEAR(STOP/CLEAR) 키를 누르면 기존 설정값으로 주입상태가 된다.

5) 주입 모드2

주입 모드2(time)는 〈표 6-26〉과 같이 MODE(MODE) 키를 길게 눌러 T.Vol [ml] 표시부에 Time 표시되면 설정한다.

〈표 6-26〉 주입 모드2

1	SEL(SEL) 키를 누르면 I.Vol[ml] 표시부에 Time[ml / min] → TVOL[ml]순으로 변경되며 해당 F.Rate[ml / h] 표시부가 깜빡인다.	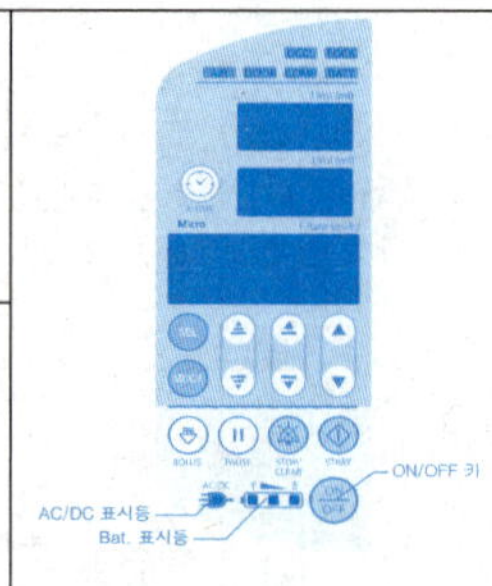 주입시간(Time) 메뉴
2	해당 설정값 범위 내에서 입력이 가능하다.	

(1) 주입시간 세팅 – 주입 모드2(Time)

MODE(MODE) 키를 〈표 6-27〉과 같이 길게 눌러 T.Vol[ml] 표시부에 Time 표시가 나올 때까지 누른다.

〈표 6-27〉 주입시간 세팅–주입 모드2

1	Time 설정 모드에서 SEL(SEL) 키를 눌러 I.Vol[ml] 표시부가 Time 이 표시되고 F.Rate[ml / h] 표시부가 깜빡이면 주입시간[ml / min]을 설정한다.	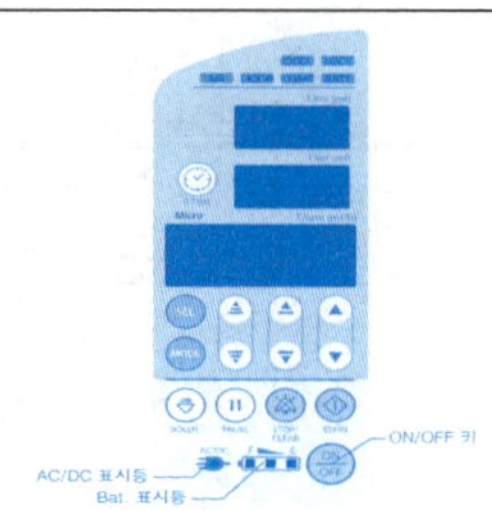 (a) 주입시간 세팅 메뉴
2	원하는 총 주입예정량을 각각의 UP, DOWN (▲ ▲ ▲, ▼ ▼ ▼) 키를 이용하여 설정값을 입력한다{설정시간 0.00∼24.00{0.01(1[min] step)}.	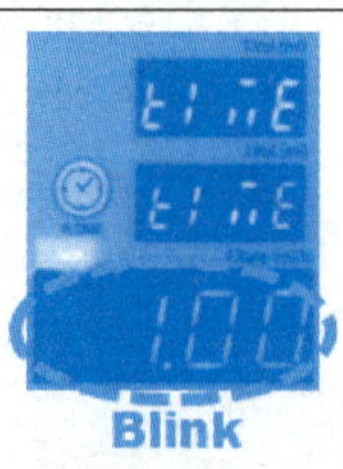 (b) 주입시간
3	BOLUS(BOLUS) 키를 짧게 누르면 대기상태가 된다.	

(2) 총 주입예정량 세팅 – 주입 모드2(Time)

MODE(MODE) 키를 〈표 6-28〉과 같이 길게 눌러 T.Vol[ml] 표시부에 Time 표시 나올 때까지 누른다.

〈표 6-28〉 총 주입예정량 세팅-주입 모드2

1	Time 설정 모드에서 SEL( ) 키를 눌러 I.Vol[ml] 표시부가 TVOL이 표시되고 F.Rate[ml / h] 표시부가 깜빡이면 총 주입량[ml]을 설정한다.	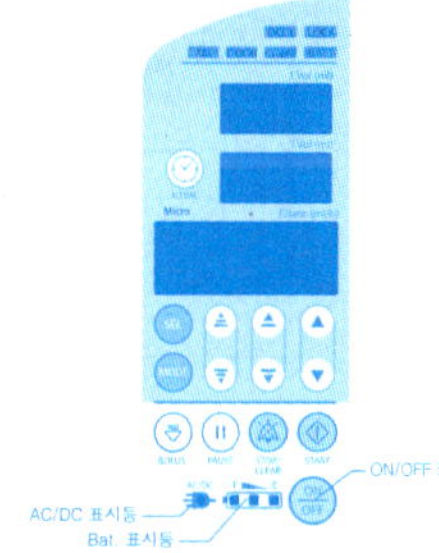 (a) 총 주입예정량(Time) 메뉴
2	원하는 주입시간을 각각의 UP, DOWN(▲ ▲ ▲, ▼ ▼ ▼) 키를 이용하여 설정값을 입력한다.	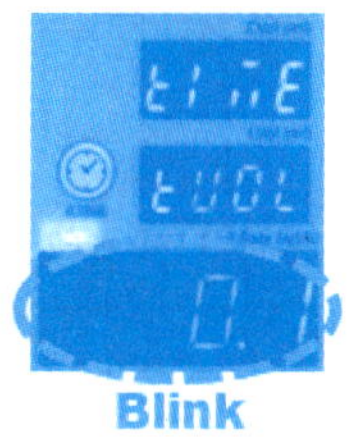 (b) 총 주입예정량
3	Micro 램프가 켜져 있을 때는 소수점 첫째 자리까지 표기가 되며 Micro LED가 꺼져 있을 때에는 소수점 없이 표기된다(Micro 모드는 〈표 6-29〉를 참고한다).	
4	BOLUS( ) 키를 짧게 누르면 대기상태가 된다.	

〈표 6-29〉 Micro 모드

Micro 램프 점등(ON)	• 0.1~99.9[ml](0.1[ml] 스텝) • 100~9999[ml](1[ml] 스텝)
Micro 램프 소등(OFF)	1~9999[ml](1[ml] 스텝)

6) 주입 모드 2[Gtt]

Gtt 모드는 〈표 6-30〉과 같이 MODE( ) 키를 길게 눌러 T.Vol[ml] 표시부에 Gtt 표시되면 설정한다.

〈표 6-30〉 주입 모드2[Gtt]

1	SEL( ) 키를 누르면 I.Vol[ml] 표시부에 Gtt[gtt / min] → Drop[Drops / ml] → TVOL[ml] 순으로 변경되며 해당 F.Rate[ml / h] 표시부가 깜빡인다.	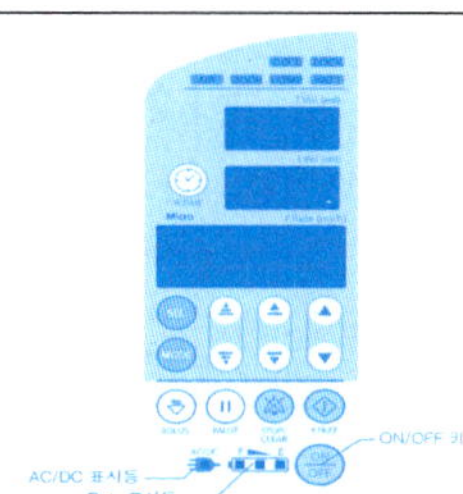 Gtt 세팅 메뉴-주입 모드
2	해당 설정값 범위 내에서 입력이 가능하다.	

(1) Gtt 세팅 – 주입 모드2[Gtt]

MODE( ) 키를 〈표 6-31〉과 같이 길게 눌러 T.Vol[ml] 표시부에 Gtt 표시 나올 때까지 누른다.

〈표 6-31〉 Gtt 세팅 – 주입 모드2[Gtt]

1	Gtt 설정 모드에서 SEL( ) 키를 눌러 I.Vol[ml] 표시부가 Gtt가 표시되고 F.Rate[ml / h] 표시부가 깜빡이면 Gtt량[gtt / min]을 설정한다.	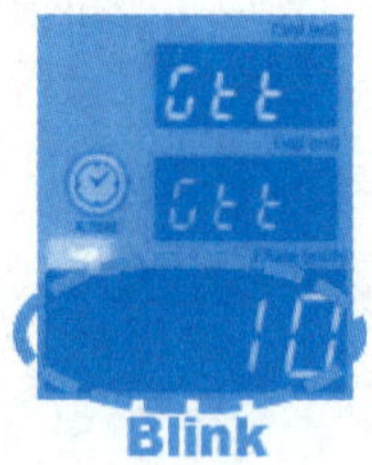
2	원하는 Gtt량[gtt / min]을 각각의 UP, DOWN (,) 키를 이용하여 설정값을 입력한다. Gtt 설정량(0~500[1gtt / min])	
3	BOLUS( ) 키를 짧게 누르면 대기상태가 된다.	Gtt 세팅 설정값

(2) I.V set Drop 세팅 – 주입 모드2[Gtt]

MODE( ) 키를 〈표 6-32〉와 같이 길게 눌러 T.Vol[ml] 표시부에 Gtt 표시 나올 때까지 누른다.

〈표 6-32〉 I.V set Drop 세팅 – 주입 모드2[Gtt]

1	Gtt 설정 모드에서 SEL( ) 키를 눌러 I.Vol[ml] 표시부가 Drop가 표시되고 F.Rate[ml / h] 표시부가 깜빡이면 I.V set Drop 수[Drops / ml]를 설정한다.	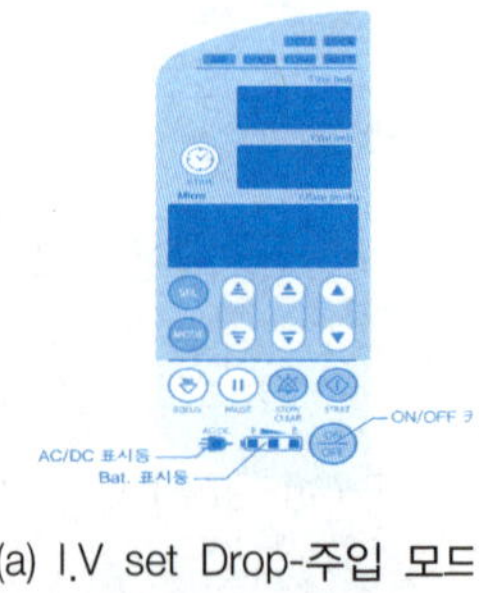 (a) I.V set Drop-주입 모드
2	원하는 주입시간을 각각의 UP, DOWN (,) 키를 이용하여 설정값을 입력한다. Drop수(1.~100[1.0 step]) I.V set Drop수 15[Drops / ml], 20[Drops / ml], 60[Drops / ml] 등을 설정한다.	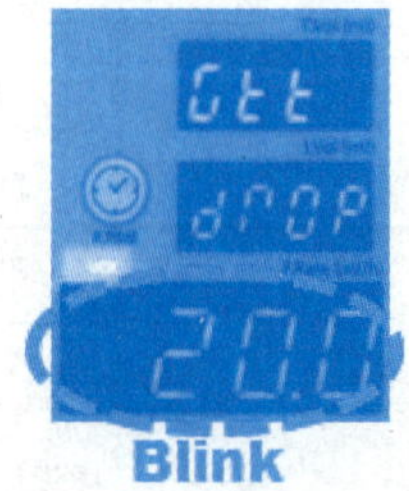
3	BOLUS( ) 키를 짧게 누르면 대기상태가 된다.	(b) I.V set Drop 설정값

(3) 총 주입량－주입 모드2[Gtt]

MODE( ) 키를 〈표 6-33〉과 같이 길게 눌러 T.Vol[ml] 표시부에 Gtt 표시 나올 때까지 누른다.

〈표 6-33〉 총 주입량－주입 모드2[Gtt]

①	Gtt 설정 모드에서 SEL( ) 키를 눌러 I.Vol[ml] 표시부가 TVOL가 표시되고 F.Rate[ml / h] 표시부가 깜빡이면 총 주입량[ml]을 설정한다.	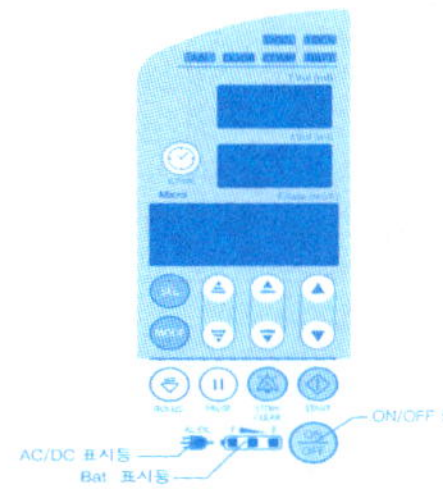 (a) 총 주입량-주입 모드 2
②	원하는 총 주입량[ml]을 각각의 UP, DOWN(▲ ▲ ▲, ▼ ▼ ▼) 키를 이용하여 설정값을 입력한다.	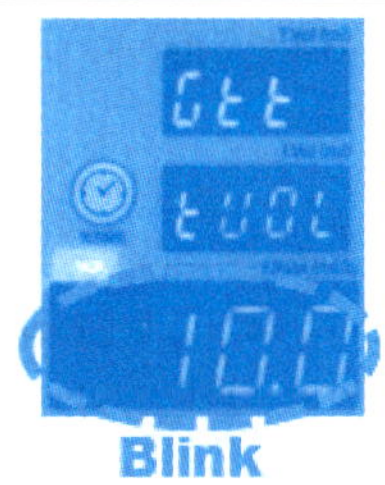 (b) 총 주입량 설정값
③	Micro 램프가 켜져 있을 때는 소수점 첫째 자리까지 표기가 되며 Micro LED가 꺼져 있을 때에는 소수점 없이 표기된다. (Micro 모드는 〈표 6-34〉를 참고한다.)	
④	BOLUS( ) 키를 짧게 누르면 대기상태가 된다.	

〈표 6-34〉 Micro 모드

Micro 램프 점등(ON)	• 0.1～99.9[ml](0.1[ml] 스텝) • 100～9999[ml](1[ml] 스텝)
Micro 램프 소등(OFF)	1～9999[ml](1[ml] 스텝)

7) 주입 모드2(Dosage)

Dosage 모드는 〈표 6-35〉와 같이 MODE( ) 키를 길게 눌러 T.Vol[ml] 표시부에 DOSG가 표시되면 설정한다.

〈표 6-35〉 주입 모드2(dosage)

1	SEL( ) 키를 누르면 I.Vol[ml]표시부에 MCG[mcg / kg / min] → KG[kg] → MG[mg] → TVOL[ml] 순으로 변경되며 해당 F.Rate[ml / h] 표시부가 깜빡인다.	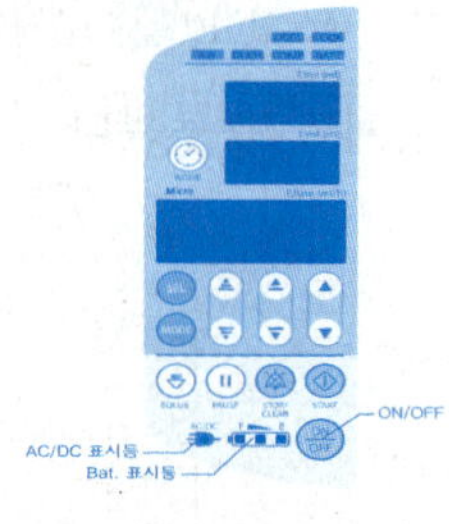Dosage mcg 세팅－주입 모드2
2	해당 설정값 범위 내에서 입력이 가능하다.	

(1) Dosage mcg 세팅－주입 모드2(Dosage)

MODE( ) 키를 〈표 6-36〉과 같이 길게 눌러 T.Vol[ml] 표시부에 DOSG 표시 나올 때까지 누른다.

〈표 6-36〉 Dosage mcg 세팅 － 주입 모드2(Dosage)

1	Dosage 설정 모드에서 SEL( ) 키를 눌러 I.Vol[ml] 표시부가 MCG가 표시되고 F.Rate[ml / h] 표시부가 깜빡이면 [mcg]량[mcg / kg / min]을 설정한다.	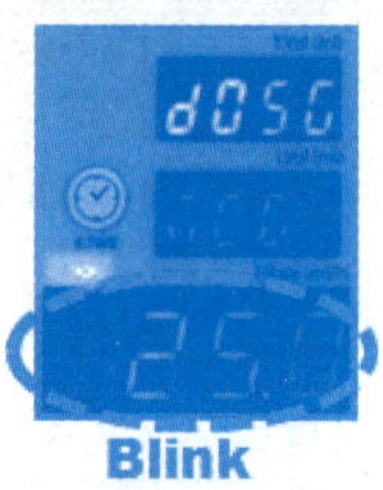Dosage mcg 설정값
2	원하는 주입시간을 각각의 UP, DOWN (▲ ▲ ▲, ▼ ▼ ▼) 키를 이용하여 설정값을 입력한다.	
3	Micro 램프가 켜져 있을 때는 소수점 첫째 자리까지 표기가 되며 Micro LED가 꺼져 있을 때에는 소수점 없이 표기된다 (Micro 모드는 〈표 6-37〉을 참고한다).	
4	BOLUS( ) 키를 짧게 누르면 대기상태가 된다.	

〈표 6-37〉 Micro 모드

Micro 램프 점등(ON)	• 0.1～99.9(0.1[mcg / kg / min] 스텝) • 100～200(1[mcg / kg / min] 스텝)
Micro 램프 소등(OFF)	1～200(1[mcg / kg / min] 스텝)

(2) 몸무게 세팅 – 주입 모드2(Dosage)

MODE( ) 키를 〈표 6-38〉과 같이 길게 눌러 T.Vol[ml] 표시부에 DOSG 표시가 나올 때까지 누른다.

〈표 6-38〉 몸무게 세팅 – 주입 모드2(Dosage)

①	Dosage 설정 모드에서 SEL( ) 키를 눌러 I.Vol[ml] 표시부에 [kg]가 표시되고 F.Rate[ml / h] 표시부가 깜빡이면 몸무게를 설정한다.	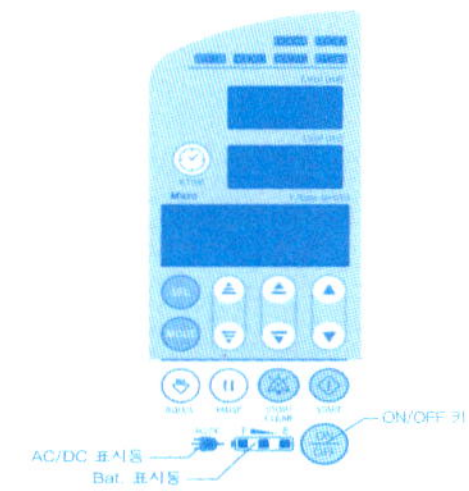 (a) 몸무게 세팅 – 주입 모드2
②	원하는 주입시간을 각각의 UP, DOWN (▲ ▲ ▲, ▼ ▼ ▼) 키를 이용하여 설정값을 입력한다.	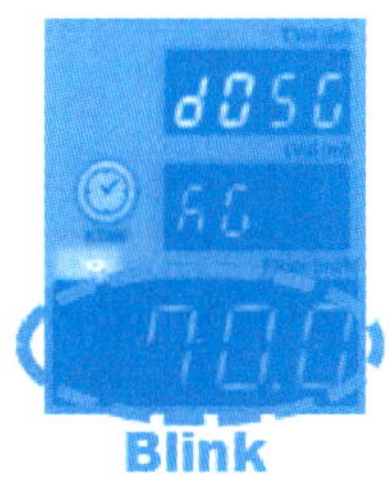 (b) 몸무게 설정값
③	Micro 램프가 켜져 있을 때는 소수점 첫째 자리까지 표기가 되며 Micro LED가 꺼져 있을 때에는 소수점 없이 표기된다 (Micro 모드는 〈표 6-39〉를 참고한다).	
④	BOLUS( ) 키를 짧게 누르면 대기상태가 된다.	

〈표 6-39〉 Micro 모드

Micro 램프 점등(ON)	• 0.1~99.9[kg](0.1[kg] 스텝) • 100~200[kg](1[kg] 스텝)
Micro 램프 소등(OFF)	1~200[kg](1[kg] 스텝)

(3) Dosage 약물량[mg] - 주입 모드2(Dosage)

MODE(MODE) 키를 〈표 6-40〉과 같이 길게 눌러 T.Vol[ml] 표시부에 DOSG 표시가 나올 때까지 누른다.

〈표 6-40〉 Dosage 약물량[mg] - 주입 모드2(Dosage)

1	Dosage 설정 모드에서 SEL(SEL) 키를 눌러 I.Vol[ml] 표시부가 [mg]가 표시되고 F.Rate[ml / h] 표시부가 깜빡이면 약물량 [mg]을 설정한다.	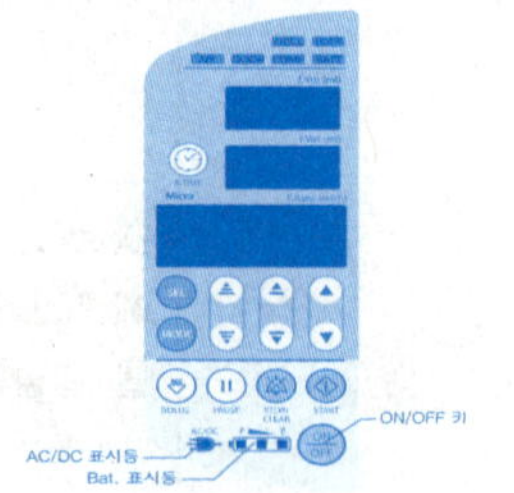 (a) Dosage 약물량-주입 모드2
2	원하는 약물량[mg]을 각각의 UP, DOWN (▲ ▲ ▲, ▼ ▼ ▼) 키를 이용하여 설정값을 입력한다.	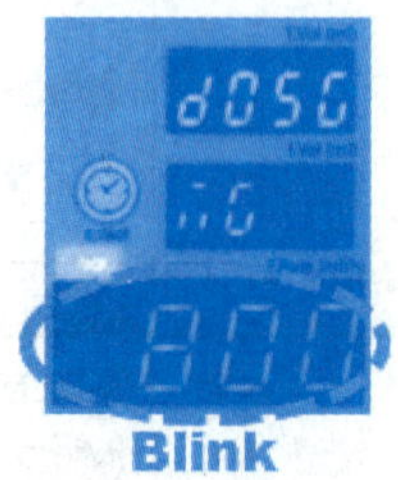
3	Micro 램프가 켜져 있을 때는 소수점 첫째 자리까지 표기가 되며 Micro LED가 꺼져 있을 때에는 소수점 없이 표기된다(Micro 모드는 〈표 6-41〉을 참고한다).	
4	BOLUS(BOLUS) 키를 짧게 누르면 대기상태가 된다.	(b) Dosage 약물량 설정값

〈표 6-41〉 Micro 모드

Micro 램프 소등(ON)	약물 설정량 : 0.1∼800[mg](0.1[mg] 스텝)
Micro 램프 소등(OFF)	약물 설정량 : 1∼800[mg](1[mg] 스텝)

(4) 총 주입량 세팅 – 주입 모드 2(Dosage)

MODE( ) 키를 〈표 6-42〉와 같이 길게 눌러 T.Vol[ml] 표시부에 DOSG 표시가 나올 때까지 누른다.

〈표 6-42〉 총 주입량 세팅 – 주입 모드2(Dosage)

1	Dosage 설정 모드에서 SEL( ) 키를 눌러 I.Vol[ml] 표시부가 TVOL가 표시되고 F.Rate[ml / h] 표시부가 깜빡이면 총 주입량[ml]을 설정한다.	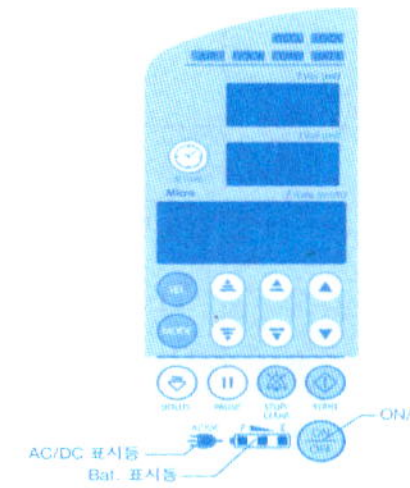 (a) 총 주입량 – 주입 모드2(dosage)
2	원하는 주입시간을 각각의 UP, DOWN(▲ ▲ ▲, ▼ ▼ ▼) 키를 이용하여 설정값을 입력한다.	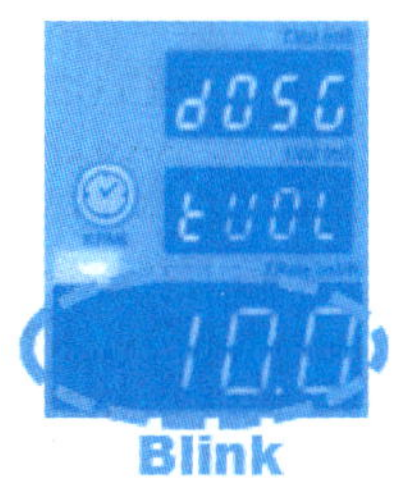
3	Micro 램프가 켜져 있을 때는 소수점 첫째 자리까지 표기가 되며 Micro LED가 꺼져 있을 때에는 소수점 없이 표기된다(Micro 모드는 〈표 6-43〉을 참고한다).	
4	BOLUS( ) 키를 짧게 누르면 대기상태가 된다.	(b) 총 주입량 설정값(dosage)

〈표 6-43〉 Micro 모드

Micro 램프 점등(ON)	• 0.1～99.9[ml](0.1[ml] 스텝) • 100～9999[ml](1[ml] 스텝)
Micro 램프 소등(OFF)	1～9999[ml](1[ml] 스텝)

주의 동작상태에서 BOLUS( ) 키를 누르면 Bolus 상태로 Occlusion Sensor는 감지하며 Air Sensor는 감지하지 않는다. 순간 많은 양이 주입될 수 있으니 주의하여야 한다.

(5) 주입시작(작동 개시)

전면에 있는 〈표 6-44〉와 같이 START( ) 키를 눌러 장비를 작동시킨다.

〈표 6-44〉 주입시작

1	작동됨에 따라 I.Vol 표시부에 주입량이 증가한다.	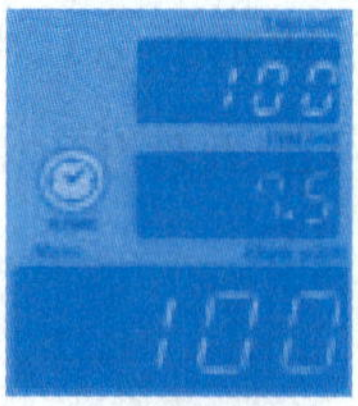 (a) 주입상태
2	R.TIME(R.TIME) 키를 누르면 I.Vol 표시부에 주입이 완료되기 전까지 남은 시간을 확인할 수 있다(주입량 ↔ 주입 남은 시간).	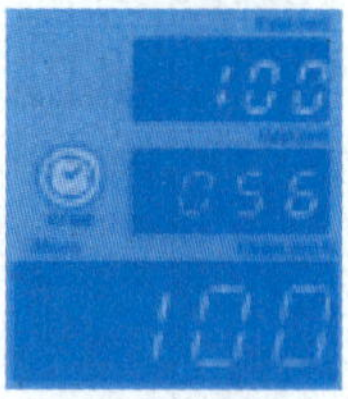 (b) Remain time
3	BOLUS(BOLUS) 키를 짧게 누르면 세팅 모드 2에 설정된 BOLUS 주입속도와 BOLUS 주입량에 맞게 주입된다.	
4	BOLUS(BOLUS) 키를 길게 누르는 동안, 세팅 모드2에 BOLUS 설정된 주입속도로 주입된다.	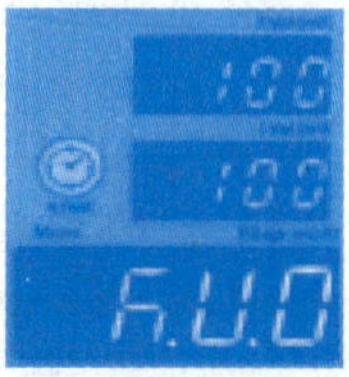 (c) BOLUS 주입상태
5	주입 중에 SEL(SEL) 키를 누르면 주입속도를 변경할 수 있다.	
6	작동 중에 PAUSE(PAUSE) 키를 누르면 '세팅 모드2 Pause Time 설정'에 설정된 시간 동안 작동이 중지되며 녹색, 빨간색 상황표시 램프가 깜빡이며 설정시간 이후 Start Reminder Alarm 발생 후 다시 정상 주입상태가 된다.	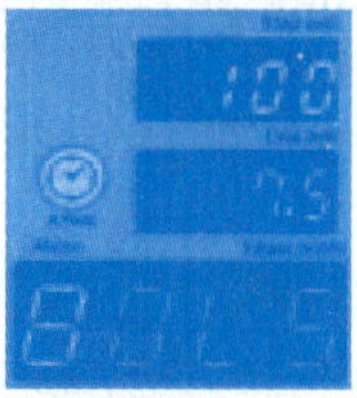 (d) 주입 모드1(일반)-Titration 기능
7	현재까지 주입량이 총 주입량에 5분 이내일 때 Near Complete Alarm과 F.Rate[ml / h] 표시부에 주기적으로 표시된다.	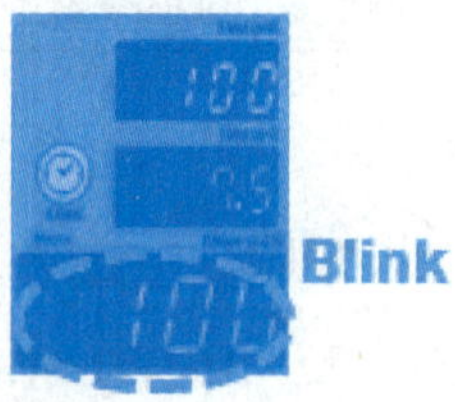 (e) Near complte alarm 상태

8	총 주입량까지 주입이 완료되면 K.V.O(Keep Vein Open) 주입상태로 전환되면서 Complete alarm과 녹색상황표시 램프 등이 켜진다.	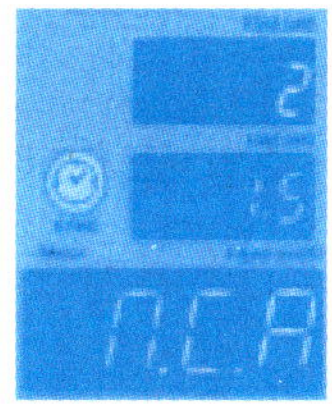 (f) 주입완료 알람
9	K.V.O 주입상태는 {STOP / CLEAR(STOP/CLEAR)} 키가 누르기 전까지 계속 유지된다.	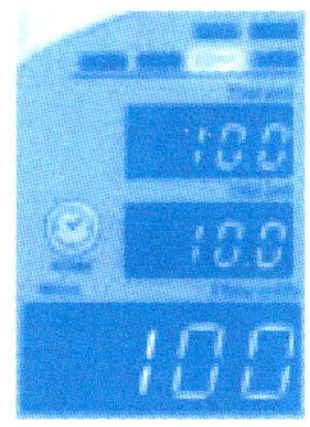 (g) K.V.O 주입상태
10	Save 기능이 설정된 상태에서는 주입예정량과 주입속도가 저장이 되어 전원이 꺼졌다가 전원이 다시 공급되면, 전에 동작했던 데이터를 표시한다. Save 기능이 설정되어 있지 않은 상태에서는 주입예정량과 주입속도가 저장이 되지 않아 전원이 꺼졌다가 전원이 다시 공급되면, 주입예정량과 주입속도가 모두 '0'으로 표시한다.	

주의

1. 주입을 하기 전에 I.V set 장착 및 주입속도와 주입예정량이 적절하게 설정되어 있는지 확인한다.
2. START(START) 키를 누르고 일정시간 동안 주입이 잘 이루어 지는지 확인한다.

(6) 작동중지 및 일시정지

정상 가동하고 있을 때(주입상태 또는 BOLUS 주입상태 중) 〈표 6-45〉와 같이 STOP / CLEAR(STOP/CLEAR) 키를 누르면 주입이 정지되고 녹색 상황표시 램프가 소등된다.

〈표 6-45〉 작동중지 및 일시정지

PAUSE(PAUSE) 키를 누르면 미리 설정된 'Pause 설정시간' 동안 주입이 정지되며, F.Rate 화면창 표시부에 "PAUS"와 남은 시간이 교차표시된다. 이때 상황 표시 램프는 녹색 및 빨간색으로 교차 점멸한다.	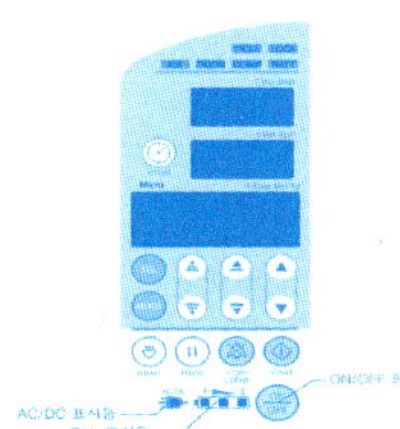 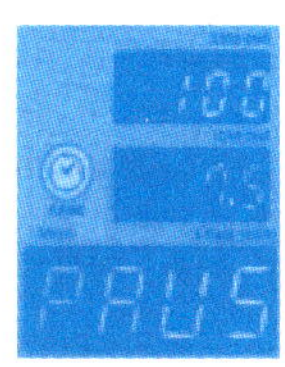 (a) 작동중지 메뉴 (b) 작동중지 설정값

(7) 누적주입량 및 남은 주입시간 보기

주입 중 [그림 6-14]와 같이 R.TIME(R.TIME) 키를 누르면 누적주입량 → 남은 주입시간이 표시된다.

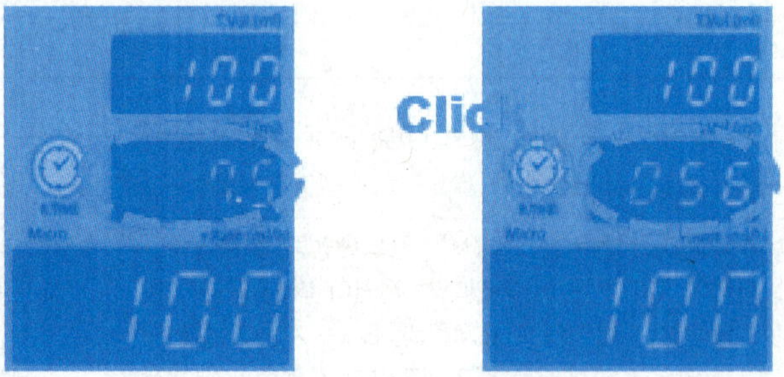

(a) 누적주입량 표시 상태　　(b) Remain time 표시 상태

[그림 6-14] 누적주입량 및 남은 주입시간

(8) Key Lock 기능

주입 중에 〈표 6-46〉과 같이 키의 오동작을 방지하기 위하여 사용한다.

〈표 6-46〉 Key Lock

후면에 위치한 Key lock 스위치를 누르면 - LOCK LED가 켜지며 START(START) 키, STOP / CLEAR(STOP/CLEAR) 키 및 ON / OFF(ON/OFF) 키를 제외한 모든 키가 동작하지 않는다.	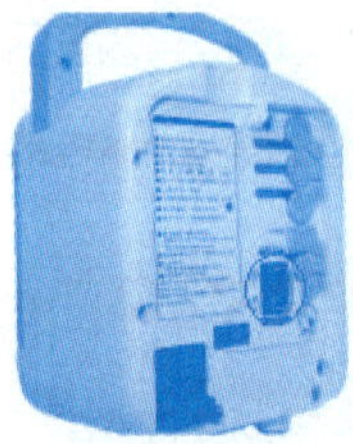 전원 스위치

(9) History log 기능

History log 기능은 장비의 이벤트 정보를 메모리에 저장하는 기능이다.

① 이벤트 발생정보는 최대 2,000회까지 저장되며 2,000회 이상 정보는 오래된 기록부터 덮어 쓰인다.

② 이벤트 정보는 주입시작, 주입완료, 주입정지 및 경고 알림 발생 시 저장된다.

③ 이벤트 정보는 Date & Time(이벤트 발생 일시), 동작 모드, 총 주입량, 주입속도, 주입된 양, 경고 알람 종류가 〈표 6-47〉과 같다.

〈표 6-47〉 History Log 설정

Date & Time	년, 월, 일, 시, 분, 초
동작 모드	Ready Mode, Normal mode, Bolus mode, Purge mode, K.V.O mode, Pause mode
Total Vol	0~9999.9
Flow Rate	0~1200.0
Infused Vol	0~9999.9
경고 알람 종류	

④ History log 데이터 해당 PC 프로그램을 통해 다운로드할 수 있다.

⑤ 알람 로그 이벤트는 최근 발생한 50개를 알람으로 기록하며 History log와 다른 메모리에 저장된다. 알람 로그는 펌프의 세팅 모드 1에서 디스플레이를 볼 수 있다.

8) 경 고

장비의 작동상태가 정상이 아닌 때에 나타나는 경고(alarm)와 그 경고에 대한 조치방법이다. 장비가 비정상적으로 작동하면 즉시 주입을 중지한다. 환자이 안전을 위하여 여러 종류의 경고장치가 있으며, 〈표 6-48〉과 같이 경고 알람 상태에 따라 경고음발생, 상황 표시 LED 표시, 전면 Indicator 표시 및 FND(Flexible Numeric Display) 화면창 표시 등으로 각각의 상태를 알린다. 표의 그림과 같이 조작자에게 장비상태를 알리는 기능은 상태표시등과 알람으로 장비상태를 1[m] 이내에서 확인할 수 있고 상황표시등과 알람은 3[m] 이내에서 확인이 가능하다.

〈표 6-48〉 상황 표시 LED

Green 및 Red LED OFF	주입대기상태
Green LED 점멸	주입 중 또는 통신 중
Green LED 점등	K.V.O 주입 중
Red LED 점멸	경고 Alarm 또는 Error 발생 시
Green 및 Red LED 교차점멸	Pause 상태

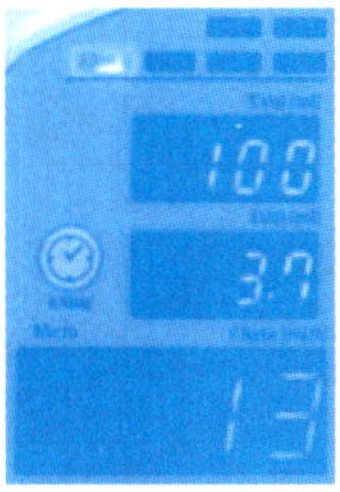

경고표시등

(1) Air Bubble 알람

주입 중에 〈표 6-49〉와 같이 Air Sensor에 의해 Tube 내부에 있는 공기를 감지하면 주입이 멈추고 "Air Bubble 알람" 상태가 된다.

〈표 6-49〉 Air Bubble 알람

1	"Air bubble 알람" 상태가 되면 〈표 6-50〉과 같은 경고음 및 경고등이 표시된다.	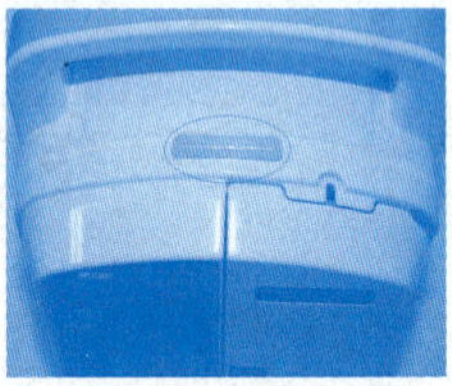 경고음 발생표시
2	STOP / CLEAR(STOP/CLEAR) 키를 누르면 'Air Bubble 알람' 상태가 해제된다(단, Air LED Indicator는 공기가 제거될 때까지 ON상태를 유지한다).	
3	Air 센서 세팅을 한다.	

'Air Bubble 경고 알람' 발생 시 I.V set 내부의 공기를 제거한 후 사용한다.

〈표 6-50〉 Air Bubble 알람

상황 표시 LED	Red 점멸
F.Rate 화면창 표시	'Air'
'Air' LED Indicator	ON

(2) Occlusion 알람

주입 중에 〈표 6-51〉과 같이 I.V set의 꼬임이나 잘못된 장착, 또는 I.V set의 바늘 등이 막혀 약물이 주입되지 않게 되면 주입이 멈추고 'Occlusion 알람' 상태가 된다.

〈표 6-51〉 Occlusion 알람

1	'Occlusion 알람' 상태가 되면 〈표 6-52〉와 같은 경고음 및 경고등이 표시된다.	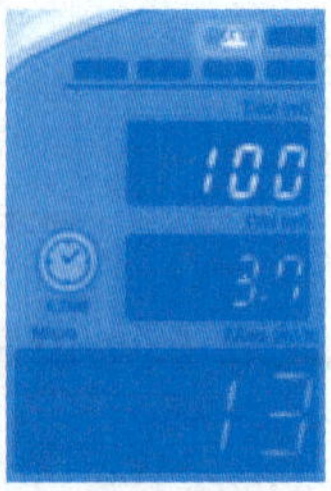 Occlusion 알람 표시
2	STOP / CLEAR(STOP/CLEAR) 키를 누르면 'Occlusion 알람 해제 대기' 상태가 된다(단, OCCL LED Indicator는 Occlusion 상태가 해제될 때까지 ON 상태를 유지한다).	
3	'Occlusion 알람 해제'하려면 수동 롤러 클램프를 닫은 후 장비에서 I.V set을 분리하여 상측으로 압력을 빼준 후 I.V set을 올바르게 장착하고 수동 롤러 클램프를 개방한 후 주입을 다시 시작한다.	

〈표 6-52〉 Occlusion 알람

상황 표시 LED	Red 점멸
F.Rate 화면창 표시	'Occl'
'OCCL' LED Indicator	ON

주의 ① 수동 롤러 클램프의 잠김으로 인한 Occlusion alarm이 발생 시, 롤러 클램프를 바로 열지 않는다. 환자에게로의 볼루스를 야기할 수 있다.
② 한꺼번에 유입되는 볼루스에 대한 조치방법
㉠ 수동 롤러 클램프가 닫혀 있는지 확인한다.
㉡ 튜빙을 펌프에서 분리하고 압력을 빼준다.
㉢ 튜빙에 압력이 빠짐을 확인한다.

(3) Door Open 알람

주입 중에 〈표 6-53〉과 같이 Door Open 시 DOOR LED가 동작되면 주입이 멈추고 'Door Open 알람' 상태가 된다.

〈표 6-53〉 Door Open 알람

1	'Door Open 알람' 상태가 되면 〈표 6-54〉와 같은 경고음 및 경고등이 표시된다.	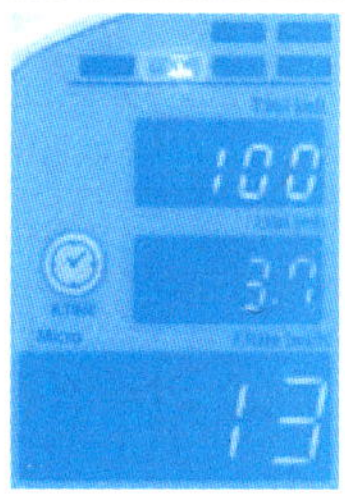 Door Open 알람 표시
2	STOP / CLEAR( ) 키를 누르면 'Door Open 알람' 상태가 해제된다(단, DOOR LED Indicator는 Door가 닫힐 때까지 ON상태를 유지한다).	

〈표 6-54〉 Door Open 발생

상황 표시 LED	Red 점멸
F.Rate 화면창 표시	'Door'
'DOOR' LED Indicator	ON

(4) Low Battery 알람

외부전원 없이 Battery 전원으로 동작 시 잔량이 동작정지 전 30분이 되면 'Low

Battery 경고 알람' 상태가 된다. 'Low Battery 알람' 상태가 되면 〈표 6-55〉와 같은 경고등이 표시된다.

〈표 6-55〉 Low Battery 알람

상황 표시 LED	Red 점멸
'BATT' LED Indicator	ON / OFF 점멸

외부전원이 인가되면 'Low Battery 알람' 상태가 해제된다(단, 외부전원이 인가되어 배터리 용량이 증가될 때까지 BATT Indicator는 ON 상태를 유지한다).

(5) Empty Battery 알람

외부전원 없이 Battery로 동작 시 잔량이 동작정지 전 3분이 될 때 주입이 멈추고 'Empty Battery 알람' 상태가 된다.

① 'Empty Battery 알람' 상태가 되면 〈표 6-56〉과 같은 경고음 및 경고등이 표시된다.

〈표 6-56〉 Empty Battery 알람

상황 표시 LED	Red 점멸
F.Rate 화면창 표시	'EMP.t'
'BATT' LED Indicator	ON / OFF 점멸

② 외부전원이 인가되면 'Empty Battery 경고 알람' 상태가 해제된다.

③ 'Empty Battery 경고 알람' 상태가 되면 STOP / CLEAR() 키로 해제할 수 없다.

④ 'Empty Battery 알람' 상태가 발생한 뒤 3분간 유지된 후 모든 작동을 멈추고 시스템 전체가 OFF된다(표시부 전원도 모두 OFF가 된다).

⑤ Empty Battery 상태일 때 전원을 켜면 〈표 6-57〉과 같은 경고음 및 경고등이 표시되고 자동으로 시스템이 전체가 OFF된다.

〈표 6-57〉 Empty Battery 알람

I.VOL 화면창 표시	'Batt'
F.Rate 화면창 표시	'EMP.t'
'BATT' LED Indicator	ON / OFF 점멸

(6) Drop 이상 알람

다음과 같은 경우에는 'Drop sensor 알람' 상태가 된다.

① 주입 중에 갑작스런 자유 흐름(free drop)이나 누수, 수액 용기의 고갈 등이 발생할 때

② 주입 중에 설정된 드롭보다 현격하게 많거나 적게 드롭이 검출되었을 경우

'Drop 이상 알람' 상태가 되면 〈표 6-58〉과 같은 경고음 및 경고등이 표시된다.

〈표 6-58〉 Drop 이상 알람

상황 표시 LED	Red 점멸
F.Rate LED Indicator	'Drop'

STOP / CLEAR( ) 키를 누르면 'Drop 이상 알람' 상태가 해제된다. 주입 중에 드롭 센서를 분리 또는 연결하였을 경우 경고음발생 및 F.Rate 표시부에 'Drop'이 표시된 후 사라진다.

(7) 주입완료 알람

설정한 주입량이 주입 완료되면 주입이 멈추지 않고, K.V.O(Keep-Vein-Open : 정맥 개방 유지) 기능으로 전환되어 Normal Setting Mode에서 설정된 Rate 속도로 주입이 계속되면서 '주입완료 알람' 상태가 된다. 이때도 Infused Volume 값은 증가한다.

① '주입완료 알람' 상태가 되면 〈표 6-59〉와 같은 경고음 및 경고등이 표시된다.

〈표 6-59〉 주입완료 알람

상황 표시 LED	Green 점등

② STOP / CLEAR( ) 키를 누르면 주입이 멈추게 되고 '주입완료 알람' 상태가 해제된다.

(8) AC Power 제거 알람

AC Power가 제거되면 〈표 6-60〉과 같이 'AC Power 제거 알람' 상태가 된다.

〈표 6-60〉 AC Power 제거 알람

AC / DC LED Indicator	OFF

① 'AC Power 제거 알람' 상태가 되면 5초 주기로 3분 간 경고음이 발생한다.

② 'AC Power 제거 알람' 상태에서 AC Power가 다시 연결되면 'AC Power 제거 경고알람' 상태가 해제되고 알람음이 울린다.

(9) DC Power 제거 알람

DC Power가 제거되면 〈표 6-61〉과 같이 'DC Power 제거 알람' 상태가 된다.

〈표 6-61〉 DC Power 제거 알람

AC / DC LED Indicator	OFF

① 'DC Power 제거 알람' 상태가 되면 5초 주기로 3분간 경고음이 발생한다.

② 'DC Power 제거 알람' 상태에서 DC Power가 다시 연결되면 'DC Power 제거 알람' 상태가 해제되고, 2초 간 알람음이 울린다.

(10) Stand by 알람

주입대기 중 2분 동안 어떠한 키 버튼도 눌리지 않았을 경우 〈표 6-62〉와 같이 'Stand by 알람' 상태가 된다.

〈표 6-62〉 Stand by 알람

'Stand by 경고 알람' 상태가 되면 〈표 6-63〉과 같은 경고음 및 경고등이 표시된다.	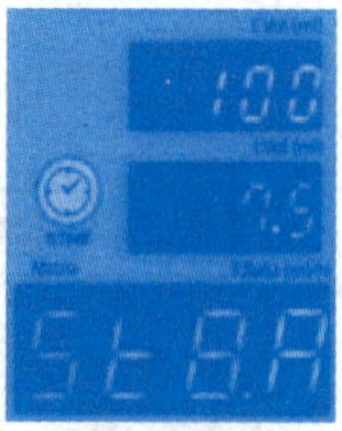 Stand by 알람 표시

〈표 6-63〉 Stand by 알람

상황 표시 LED	Red 점멸

① STOP / CLEAR( ) 키를 누르면 'Standby 알람' 상태가 일시 해제된다.

② 2분 동안 키 버튼 입력이 없는 경우 다시 'Stand by 알람' 상태가 된다.

(11) Start Reminder 알람(pause 상태)

Pause 키 버튼에 의해 주입이 멈춘 상태에서 미리 설정한 'Pause 설정시간'이 경과될 때까지 어떠한 키 버튼도 눌리지 않을 경우 주입이 다시 시작되며 'Start Reminder 알람'이 발생한 후 정상 동작한다. 'Start Reminder 경고 알람' 상태가 되면 〈표 6-64〉와 같은 경고음 및 경고등이 표시된다.

〈표 6-64〉 Start Reminder 알람

Pause 상태	Start Reminder 알람
• 경고음 발생 • 상황 표시 LED : RED / GREEN 점멸 • F.Rate 화면창 표시 : 'PAUS'	경고음 발생

(12) Tubing Mis-loading 알람

I.V set의 튜브를 잘못 설치하였거나 장시간의 사용으로 튜브가 제 위치에서 벗어날 경우에 'Air 알람', 'Occ 알람' 상태가 된다.

(13) Near Complete

주입동작 중에 설정된 총 주입량과 주입된 양에 따라 주입완료 시간이 5분 이내가 되면 〈표 6-65〉와 같이 'Near Complete 알람' 상태가 된다.

〈표 6-65〉 Near Complete 알람

상황 표시 LED	GREEN 점멸
F.Rate 화면창 표시	"N.C.A"

STOP / CLEAR( ) 키를 누르면 'Near Complete 알람' 상태가 해제되며 주입상태는 유지된다.

(14) Error Code

장비 구동 중 에러가 발생할 경우 에러 코드를 F.Rate[ml / h] 창에 표시한다. 에러가 발생할 경우 장비 뒷면 전원 OFF한 후 다시 켜도록 하며 계속적으로 해당 코드가 나올 때는 〈표 6-66〉과 같이 장비사용을 중단한다.

〈표 6-66〉 Error Code 알람

Err Code Display{F.Rate[ml / h]}	발생원인
E001	Motor Check Error
E002	System Error

(15) 알람에 따른 점검사항

알람(우선순위에 따라)이 발생할 경우 주입을 자동으로 중지한다.

① 표시부에 〈표 6-67〉과 같이 해당 알람 메시지 및 표시등 그리고 사운드에 따른 점검사항을 확인한다.

② 알람이 발생하면 STOP / CLEAR() 키로 중지시킬 수 있으며 해당 알람 점검사항을 만들고 다시 START(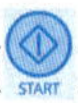) 키를 눌러 주입을 시작하면 알람을 확인할 수 있다.

③ 조작자는 장비동작 시 장비상태를 확인할 수 있는 위치에 있어야 한다.

〈표 6-67〉 점검사항

경보상태		발생원인	조치방법	점 검
Alarm LED AIR	F.Rate[ml / h] Ai r	주입 중에 Air가 유입된 경우 발생한다.	사용하는 I.V set 내에 있는 Air를 제거한다.	Air 센서 감지부에 공기가 유입된 I.V set을 장착한다.
Alarm LED OCCL	F.Rate[ml / h] OCCL	I.V set 내부가 막혔거나 설정한 감도에 이상의 압력이 발생한 경우 발생한다.	I.V set이 막혔는지 확인하여 압력을 제거한다.	I.V set 유량조절기를 잠근다.
Alarm LED DOOR	F.Rate[ml / h] dOOr	주입 중에 도어가 강제로 열린 경우 발생한다.	STOP / CLEAR 키를 누르면 알람이 해제된다.	주입 중에 도어가 열린 경우이다.
Alarm LED BATT	F.Rate[ml / h] (LOW 메시지 없음)	배터리 잔량이 30분 이내일 때이다.	AC 전원을 연결하여 충전 시킨다.	LOW 배터리 잔량이 될 때까지 동작시킨다.

경보상태		발생원인	조치방법	점 검
Alarm LED BATT	F.Rate[ml / h] EmPb	배터리 잔량이 5분 이내일 때이다.	AC 전원을 연결하여 충전시킨다.	EMPTY 배터리 잔량이 될 때까지 동작시킨다.
F.Rate[ml / h] droP		주입 중에 드롭 센서를 탈부착할 경우 발생한다.	STOP / CLEAR 키를 누르면 알람이 해제된다.	주입 중에 드롭 센서를 탈부착할 경우이다.
		드롭 에러 발생할 경우 발생한다.	드롭 센서를 올바르게 장착하거나 I.V set 챔버에 물방울을 제거한다.	No Drop, Free Drop인 경우이다.
Alarm LED COMP	F.Rate[ml / h] K.V.O	총 주입예정량이 주입되었을 때 발생한다.	STOP / CLEAR 키를 누르면 알람이 해제된다.	총 주입예정량 이 주입되면 K.V.O 설정량으로 주입을 시작한다.
AC / DC LED AC/DC	AC/DC	AC / DC 전원이 제거되었을 때이다.	STOP / CLEAR 키를 누르면 알람이 해제된다. 해제하지 않을 경우 5초 간격으로 3분간 알람을 울려준다.	전원을 확인한다.
F.Rate[ml / h] St.bA		Standby Alarm 설성시간동안 아무 키가 동작이 없을 때 발생한다.	STOP / CLEAR 키를 누르면 알람이 일시 해제된다.	Standby Alarm 설정을 켜놓을 경우이다.
F.Rate[ml / h] PAUS		Pause Key를 누르면 일시 정지한다.	STOP / CLEAR 키를 누르면 해제된다. Pause 설정시간 이후 자동으로 주입을 시작한다.	주입 중에 Pause Key를 누른 경우이다.
F.Rate[ml / h] n.C.A		총 주입예정량까지 주입 시 Near Complete 설정시간 이내로 주입시간이 남은 때 발생한다.	총 주입예정량까지 주입이 완료되면 해지된다.	Near Complete 설정시간 이내로 주입시간이 남은 경우이다.
Alarm LED AIR F.Rate[ml / h] AIr	Alarm LED OCCL F.Rate[ml / h] OCCL (Tubing Mis-loading알람)	Air 센서 감지부에 I.V set가 미장착일 경우에 주입을 시작할 때 발생한다.	Air 센서 감지부에 I.V set을 올바르게 장착하도록 한다.	Air 센서부에 I.V set가 빠지거나 잘못 장착한 경우이다.

경보상태		발생원인	조치방법	점 검
T.Vol[ml] Err I.Vol[ml] ----	F.Rate[ml / h] E001	Motor Check 에러 발생 시이다.	장비 전원 스위치를 다시 켠다. 반복적으로 발생 시 사용을 중단한다.	Motor Check Line 제거하여 주입한다.
T.Vol[ml] Err I.Vol[ml] ----	F.Rate[ml / h] E002	System 에러 발생 시이다.	장비 전원 스위치를 다시 켠다. 반복적으로 발생 시 사용을 중단한다.	System 에러 발생 시이다.

주의 수액 세트를 제품에 올바르게 장착한 후 사용한다.

04 인퓨전 펌프 애널라이저 작동법

1. 컨트롤 스위치와 연결부

전면부에 컨트롤 스위치가 있으며 후면부에는 연결단자들이 있다.

1) 전면부

Key Pad와 LCD, 펌프 선택 키, 기능 키 등이 [그림 6-15]와 같이 있다.

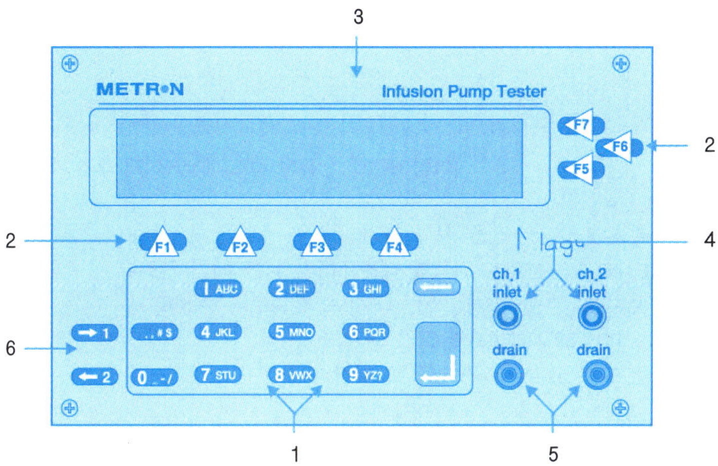

[그림 6-15] 인퓨전 펌프 애널라이저 전면

1. Key Pad : 11 문자 숫자식, 정보에 들어가기 위해 사용한다.
2. 기능 키 : F1에서 F4는 디스플레이의 바닥에 있어 메뉴 바에서 보인 기능들을 선택하는 데 사용한다. 기능 선택은 키 바로 위에 있다. F5에서 F7은 기능을 선택하는 데 사용되거나 같은 라인의 메시지 필드에서의 정보에 들어가는 데 사용한다.
3. LCD 디스플레이 : 메시지, 테스트 결과와 기능을 보여준다.
4. Inlet : 인퓨전 세트를 끼워 넣는 연결부
5. 배수부 : 배수 튜브 연결부
6. 펌프 선택 키 : 액티브 펌프를 선택하기 위한 특수기능 키(싱글 채널 장치에서는 작동하지 않는다)

2) 후면부

전원 스위치, AC 메인 전원부, 프린터 콘셉트 포트 등이 [그림 6-16]과 같이 있다.

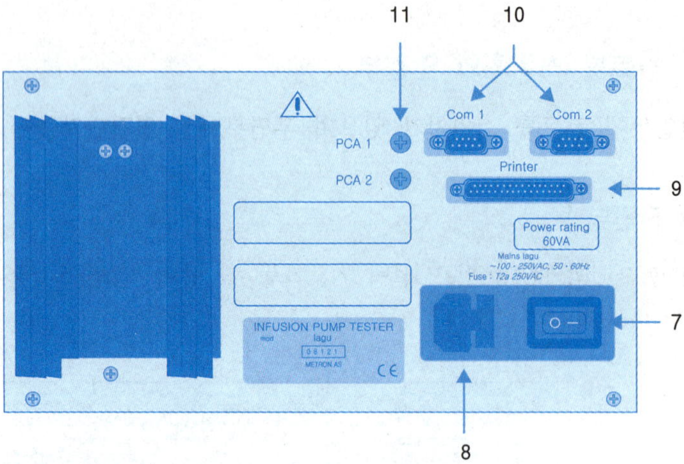

[그림 6-16] 인퓨전 펌프 애널라이저 후면

7. 전원 스위치 : 전원 켜고 끄기
8. AC 메인 전원부 : 기기를 테스트하기 위한 메인 연결부
9. 프린터 콘센트 포트 : 25핀 D-서브, 센트로닉 콘센트
10. RS-232 시리얼 포트 : 9핀 D-서브
11. PCA 연결부 : PCA 펌프 트리거의 조정

2. 인퓨전 펌프의 조정

인퓨전 펌프의 디스플레이, 문자 숫자식 입력 키, 조정 키와 프로그램 가능한 키를 [그림 6-17]과 같이 테스트에서 유동적인 조정으로 제공한다.

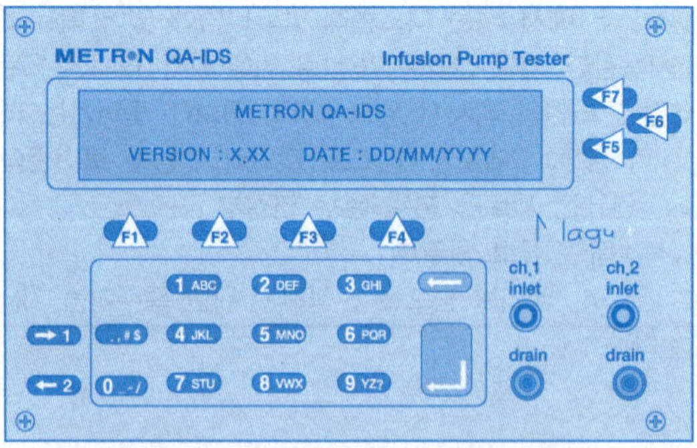

[그림 6-17] 인퓨전 펌프의 조정 앞면

① 인퓨전 펌프의 디스플레이는 각각의 스크린마다 4라인으로 표시된다. 위의 세 라인은 작동자와 메시지에 의해서 테스팅 파라미터를 입력하는 데 사용한다. 그리고 테스트 상태와 결과를 인퓨전 펌프에 의해 이용한다. 이것들은 F5, F6과 F7키로 조정되며, 디스플레이의 우측에 위치한다. 이 키들은 유도 화살 포인팅 키(". . .〉")가 나타날 경우에만 작동한다.

② 아래쪽 라인은 메뉴 바이며, 디스플레이 되는 바로 아래에 F1에서 F4까지의 기능키에 의해 조정된다. 이것은 프린트와 같은 시스템 기능에 사용되며, 그리고 MORE와 GO BACK과 같은 인터-스크린 내비게이션에 이용된다.

③ 11 문자 숫자조합 키 중 하나를 누르고 있으면 캐릭터에서 캐릭터까지 자동으로 움직인다.

예 "1 ABC" 키를 누르고 있으면 "1, A, B, C" 차례로 자동 스크린이 된다. 원하는 문자 숫자조합 캐릭터가 나타나면 키를 놓으면 된다. 문자나 예전에 입력했던 숫자를 지우려면 Delete 키를 사용한다. 모든 데이터가 개별적인 라인에 입력되었을 경우 엔터키를 누르면 라인에서 나가게 된다.

3. 디스플레이 메뉴와 메시지

디스플레이에서 보여주는 화면은 시작 스크린, Main Menu, PRIME, 설정 메뉴가 있다.

1) 시작 스크린

다음에 표시되는 일련의 스크린은 스위치를 켠 뒤 2초 이후에 [그림 6-18]과 같이 나타난다.

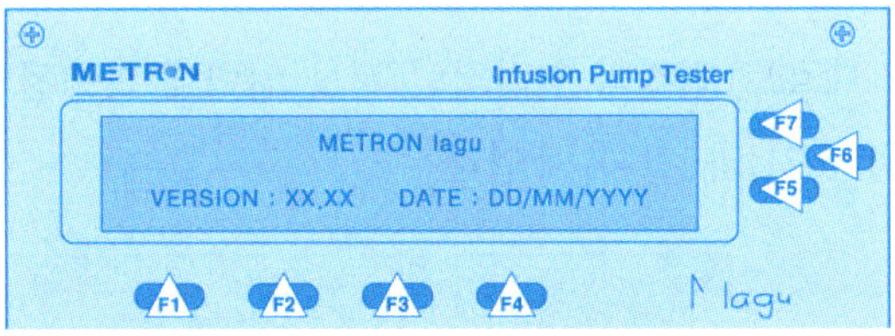

[그림 6-18] 시작 스크린

2) Main Menu

이 윈도우 제공은 [그림 6-19]와 같은 기능이다.

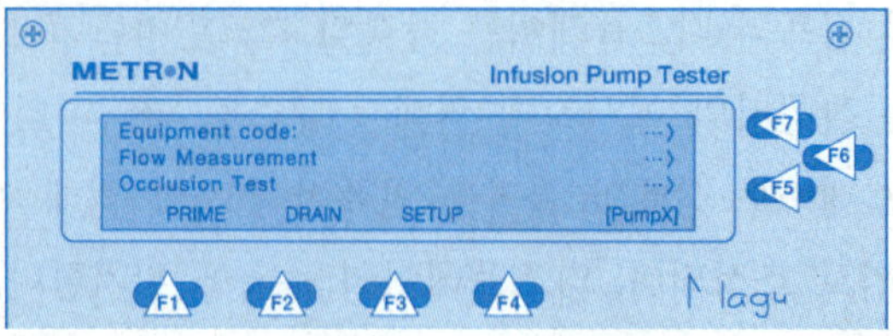

[그림 6-19] 메인 메뉴

① Occlusion Test(F5)를 누르면 Occlusion Test 설정 스크린으로 간다.

② Flow Measurement(F6)를 누르면 Flow Measurement Test 설정 스크린으로 간다.

③ Equipment Code(F7)를 누르면 코드나 테스트하에 있는 기기의 이름을 저장할 수 있다. Enter나 (.)를 누르면 저장된다.

3) PRIME

① PRIME(F1) 키를 누르면 [그림 6-20]과 같은 디스플레이가 표시된다.

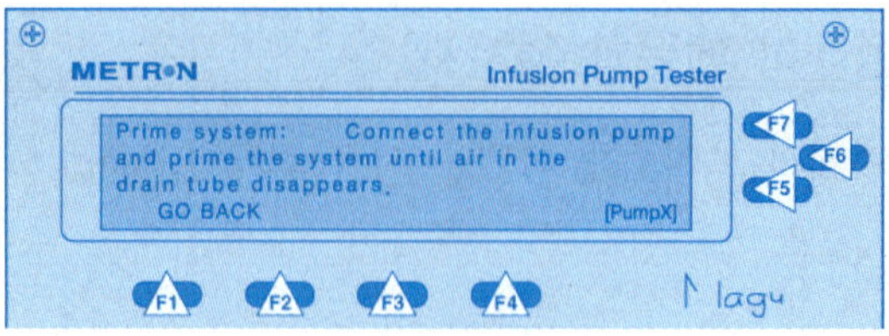

[그림 6-20] 프라임

② GO BACK(F2)을 누르면 메인 메뉴로 되돌아간다.

4) 설정(F3)

이 기능은 테스트 연결의 일반적인 정보 입력에 사용된다. 세 가지 메인 디스플레이들은 [그림 6-21]과 같이 보인다.

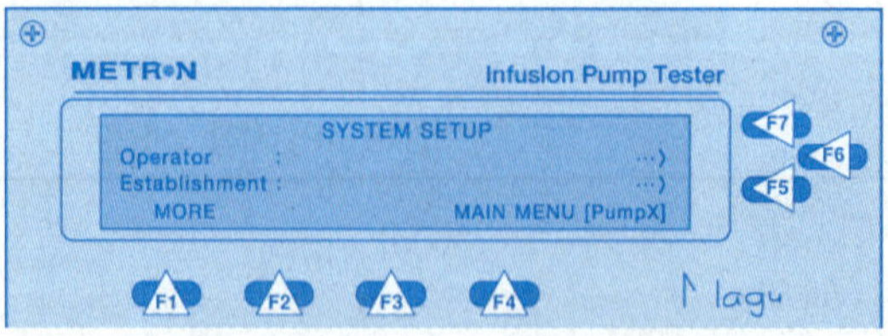

[그림 6-21] F3의 설정화면

① Operator(F6)를 누르면 작동자의 이름이나 이니셜이 저장된다.

② establishment(F5)를 누르면 법규가 저장된다.

③ MAIN MENU(F4)를 누르면 메인 메뉴로 되돌아간다.

④ MORE(F1)를 누르면 [그림 6-22]와 같은 화면이 나타난다.

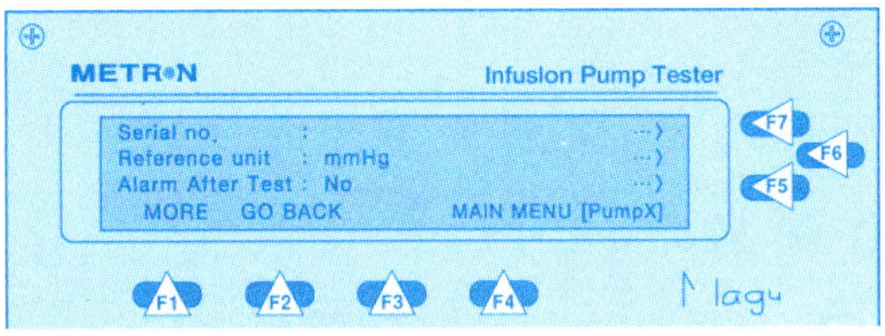

[그림 6-22] F1의 설정화면

⑤ Serial no(F7)를 누르면 시리얼 번호를 입력할 수 있다.

⑥ Reference Unit(F6)을 누르면 〈표 6-68〉과 같은 관련 단위를 선택할 수 있다.

〈표 6-68〉 인퓨전 펌프 애널라이저 단위

[mmHg]	[mBar]	[kg / cm^2]	[inH_2O]
[cmH_2O]	[kPa]	[InHg]	[PSI]

⑦ Alarm After Test(F5) 키를 누르고 Yes나 No를 선택한다.

⑧ GO BACK(F2) 키를 누르면 예전의 디스플레이로 되돌아간다.

⑨ MAIN MENU(F4)를 누르면 메인 메뉴로 되돌아간다.

⑩ MORE(F1)를 누르면 [그림 6-23]과 같은 화면이 나타난다.

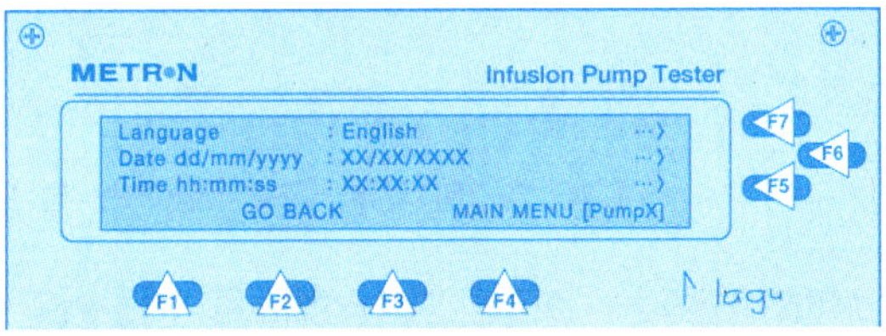

[그림 6-23] 언어선택

⑪ Language(F7)를 누르면 테스트에 사용되는 언어를 선택할 수 있다.

⑫ Date(F6)를 누르면 일 / 월 / 년을 설정할 수 있다.

⑬ Time(F5)을 누르면 시 / 분 / 초를 설정할 수 있다.

⑭ GO BACK(F2)를 누르면 이전의 디스플레이로 되돌아간다.

⑮ MAIN MENU(F4)를 누르면 메인 메뉴로 되돌아간다.

5) Occlusion Test(F5)

폐쇄 알람 테스트는 환자를 보호하기 위해 이용한다. 세 가지 메인 테스트 디스플레이는 다음과 같다.

① Flow Set(F7)를 누르면 [그림 6-24]와 같이 인퓨전 펌프의 자동 조정값을 설정한다.

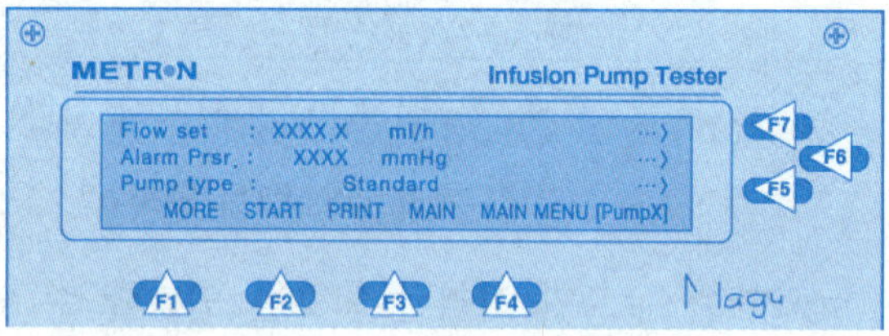

[그림 6-24] 인퓨전 펌프의 자동 조정값 설정

② Alarm Prsr(F6)를 누르면 펌프의 자동 조정값을 설정한다.

③ Pump type(F5)를 누르면 Standard와 Reversing 둘 중 하나를 선택한다.

④ MORE(F1)를 누르면 다음 메뉴로 이동한다.

⑤ Reverse dly.(F7)를 누르면 [그림 6-25]와 같이 역류 펌프를 연기하는 것을 설정할 수 있다.

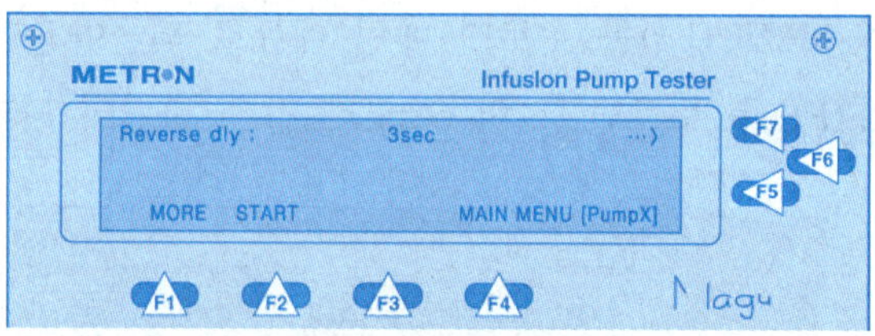

[그림 6-25] 역류 펌프를 연기하는 법 설정

⑥ MAIN MENU(F4)를 누르면 메인 메뉴로 되돌아간다.

⑦ START(F2)를 누르면 Occlusion Test가 시작되고, [그림 6-26]과 같은 디스플레이가 나타난다.

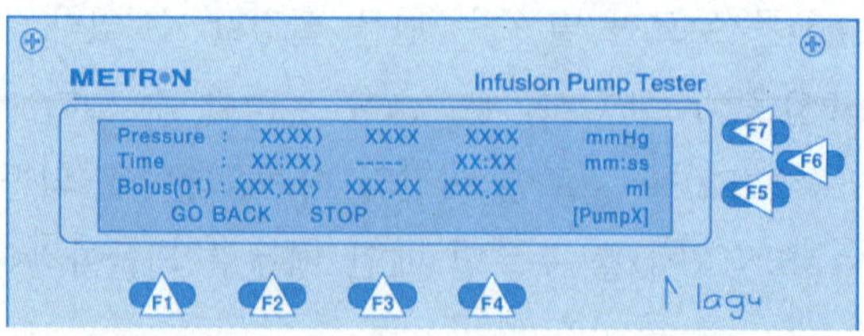

[그림 6-26] Occlusion Test 시작

⑧ 파라미터들이 〈표 6-69〉와 같이 표시된다.

〈표 6-69〉 인퓨전 펌프 애널라이저 파라미터 표시

Prsr	압력은 연결 튜브에 있다. 측정결과 표시 : 최고값 〉 순간측정값 〉 [mmHg]에서의 평균값
시간	시간은 테스트 시작부터 알람 작동까지이다. 측정결과 표시 : 최고시간 〉 경과시간 〉 분 / 초에서의 평균시간
Bolus	인퓨전 펌프 알람 작동 시에 튜브 내에서의 볼륨 확장이다. 측정결과 표시 : 최고 Bolus 〉 중지가 눌러졌을 때 이후 마지막 실행 계산 〉 밀리리터에서 평균 Bolus

⑨ GO BACK(F4)를 누르면 이전의 메뉴로 되돌아간다.

⑩ STOP(F2)을 누르면 [그림 6-27]과 같이 테스트를 중지한다.

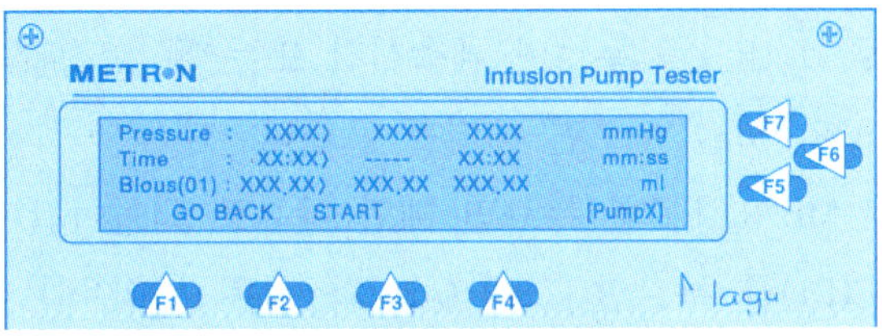

[그림 6-27] 이전 메뉴

⑪ START(F2)를 누르면 이전 메뉴로 되돌아간다.

⑫ GO BACK(F1)을 누르면 이전의 디스플레이로 되돌아간다.

6) Flow Measurement(측정법 순서 / F6)

Flow Measurement(측정법 순서)는 테스트의 연결에서 flow 정보를 입력하기 위해 사용된다. [그림 6-28]과 같이 4가지 메인 디스플레이가 나타난다.

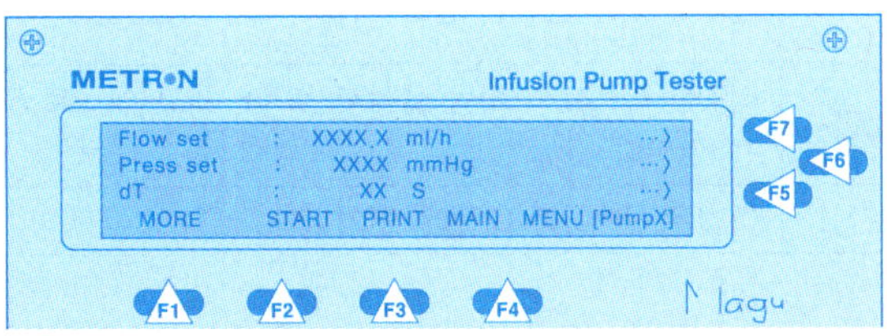

[그림 6-28] Flow Measurement Display(플로 메저먼트 디스플레이)

① 파라미터가 〈표 6-70〉과 같은 디스플레이된다.

② Flow Set(F7)을 누르면 인퓨전 펌프의 자동설정값을 설정한다.

③ Press Set(F6)을 누르면 관련된 (+)나 역압을 시스템에 넣는 것을 설정할 수 있다.

〈표 6-70〉 인퓨전 펌프 애널라이저 파라미터의 디스플레이

플로 설정	이 값은 인퓨전 펌프의 값을 자동 설정한다. 플로 측정의 모든 에러는 이 값과 관련된다. 만일 플로 설정값이 정확하게 입력되지 않으면 이것은 전반적으로 맞지 않는 에러와 함께 틀린 값을 표시한다.
설정 누름	이 기능은 +(positive)나 −(negative) 역압을 시스템에 넣는 것을 가능하게 한다. 작동 범위는 −200에서 +600[mmHg]까지이다.
dT	Interrogation time, or time between two measurements(계측시간 또는 두 측정값의 시간차). 테스트 간격 동안의 평균값은 표시된다. 추천된 dt에서 iec는 30초이고 이것은 라구에서 선택되는 최소값이다. 최고 dt는 600초이거나 10분이다. 디폴트값은 3초이다.

④ Press dT(F5) to set the interrogation time, or time between two measurements : dT(F5)를 누르면 계측시간 또는 두 측정값의 시간차를 설정한다.

⑤ PR HDR(F3)를 누르면 헤더를 프린터한다.

⑥ MAIN MENU(F4)를 누르면 메인 메뉴로 되돌아간다.

⑦ MORE(F1)를 누르면 [그림 6-29]와 같은 스크린이 나타난다.

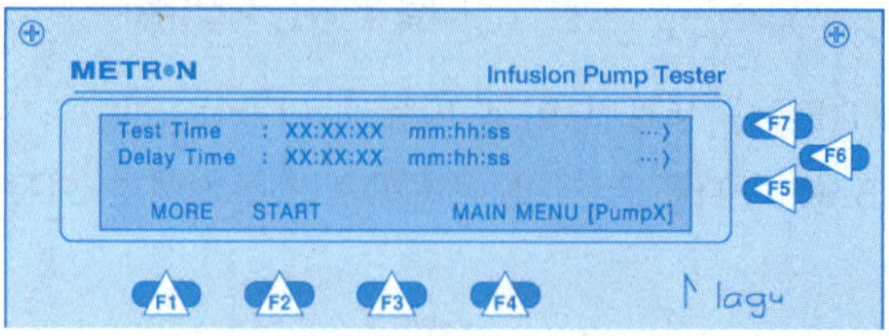

[그림 6-29] 인퓨전 값을 자동 설정

⑧ 파라미터가 〈표 6-71〉과 같이 표시된다.

〈표 6-71〉 인퓨전 펌프 애널라이저 자동 설정 파라미터 표시

테스트시간	이것은 테스트의 자동 설정시간이다. 최고 테스트 시간은 24시간이다. 디폴트값은 1시간이다.
연기시간	이것은 첫 측정 이전에 연기이다.

⑨ Test Time(F7)을 누르면 테스트의 실제 시간으로 설정된다.

⑩ Delay Time(F6)을 누르면 첫 측정 이전의 연기로 설정된다.

⑪ MORE(F1)를 누르면 이전의 디스플레이로 되돌아간다.

⑫ MAIN MENU(F4)를 누르면 메인 메뉴로 되돌아간다.

⑬ START(F2)를 누르면 [그림 6-30]과 같이 플로 측정이 시작되고, Flow Measurement 1표시가 나타난다.

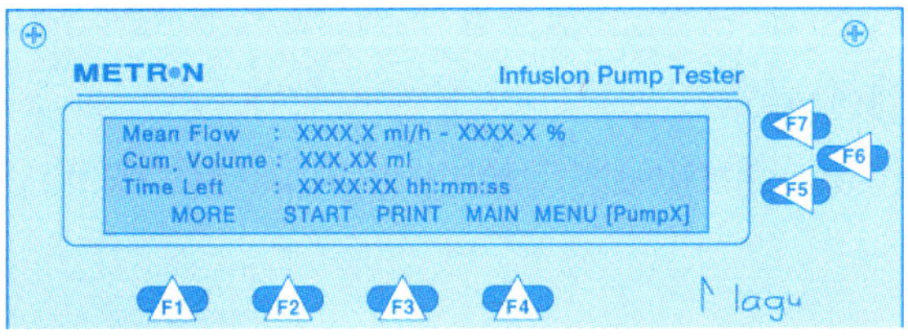

[그림 6-30] Flow Measurement 표시 디스플레이

⑭ 파라미터가 〈표 6-72〉와 같이 디스플레이된다.

〈표 6-72〉 인퓨전 펌프 애널라이저 Flow Measurement 디스플레이

평균 플로	인퓨전 펌프에서의 액체 볼륨의 흐름은 매초 [ml / h]와 [%]로 표시된다.
Cum. Volume	테스트의 시작부터의 누적 볼륨
남은 시간	테스트가 끝나기 전까지 지속되는 시간

⑮ STOP(F2)를 누르면 플로 측정 설정으로 되돌아간다.

⑯ MORE(F1)를 누르면 [그림 6-31]과 같이 Flow Measurement 2가 디스플레이 된다.

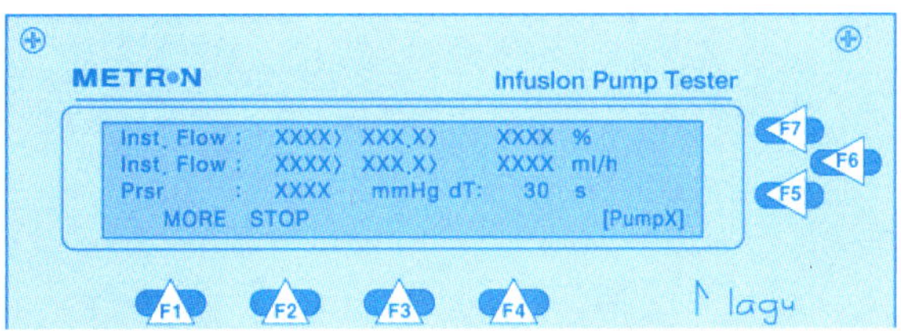

[그림 6-31] Flow Measurement (2표시) 디스플레이

⑰ 파라미터가 〈표 6-73〉과 같이 표시된다.

〈표 6-73〉 인퓨전 펌프 애널라이저 순간 플로 파라미터

Inst. Flow	순간 플로가 보임 : 최고값 > 평균값 > [%]에서의 최소값
Inst. Flow	순간 플로가 보임 : 최고값 > 평균값 > [ml / h]에서의 최소값
Prsr	연결 튜브에서의 압력

⑱ STOP(F2)를 누르면 이전의 디스플레이로 되돌아간다.

⑲ MORE(F1)를 누르면 플로 측정 설정으로 되돌아간다.

7) 인퓨전 펌프 배수

적합한 기능을 확인하고 고장 가능성을 없애기 위해 액체는 배출해야 한다.

① 사용한 다음 매일, 저장하기 전에, 옮기기 전에 배수하여야 한다.

② 인렛에서 인퓨전 세트를 연결을 끊는다.

③ Main Menu의 DRAIN(F2)을 누른다. [그림 6-32]와 같은 디스플레이가 나타난다.

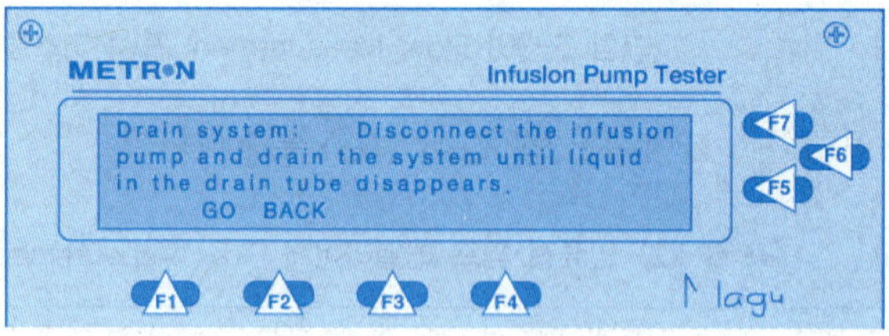

[그림 6-32] 인퓨전 펌프 배수

④ 배수 튜브의 액체가 없어질 때까지 인퓨전 펌프를 배수한다.

⑤ GO BACK(F2)을 누르면 메인 메뉴로 되돌아간다.

05 인퓨전 펌프 테스팅

1. 셋업 테스트 구성요소

인퓨전 펌프 셋업 테스트 구성은 [그림 6-33]과 같이 해야 한다.

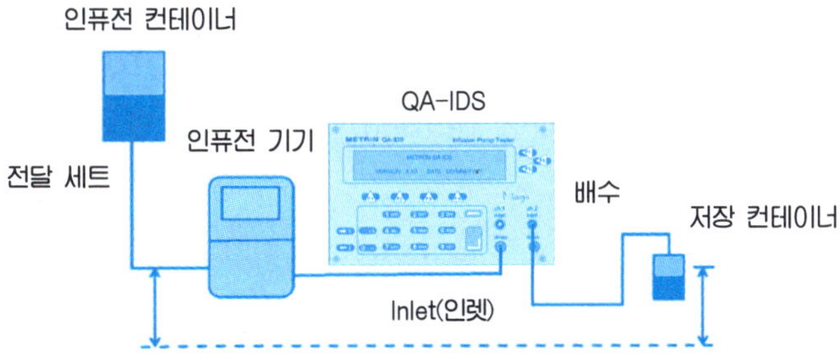

[그림 6-33] 인퓨전 펌프 셋업 테스트 구성

① 인퓨전 펌프 인렛 포트와 인퓨전 컨테이너에 인퓨전 펌프를 연결한다.
② 인퓨전 펌프 스위치를 켠다. [그림 6-34]와 같은 화면이 LCD 화면에 약 2초 동안 나타난다.

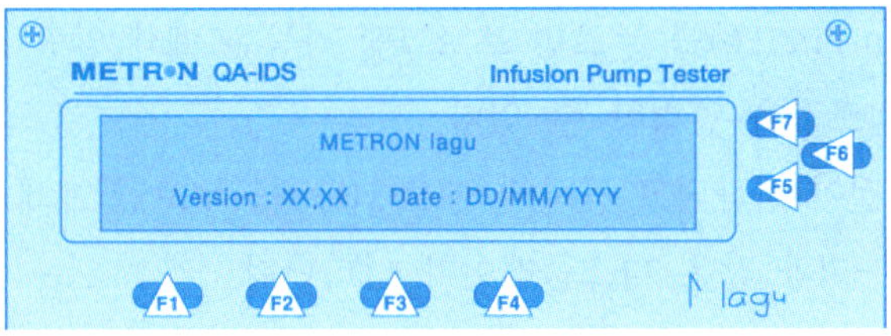

[그림 6-34] 인퓨전 펌프 스위치 동작

③ 인퓨전 펌프의 인렛에 투여 세트를 연결한다.
④ 메인 메뉴에서 PRIME(F1)를 누르면 [그림 6-35]와 같은 디스플레이가 나타난다.

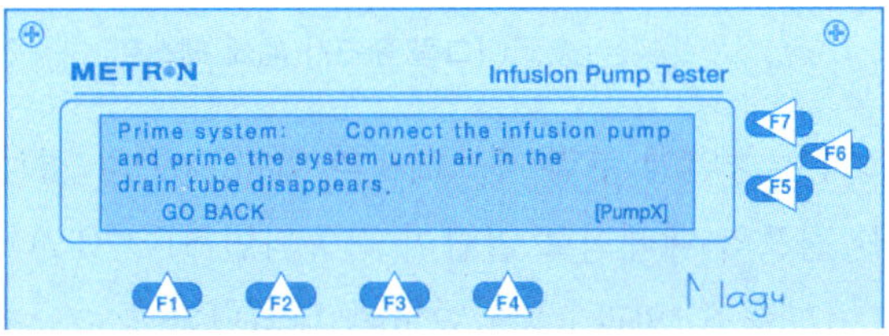

[그림 6-35] 인퓨전 펌프의 인렛 투여 세트

⑤ 250[ml / h] 이상의 플로 비율로 인퓨전 펌프를 작동시킨다. 튜브에 더 이상의 공기가 있지 않을 때까지 인퓨전 펌프를 계속 가동시킨다. 최대 타임아웃은 10분이다.

⑥ GO BACK(F1)을 누르면 메인 메뉴로 되돌아간다.

2. 폐쇄 압력 / 보러스 볼륨 테스팅

환자를 보호하기 위해 인퓨전 기기는 폐쇄 압력 알람을 포함하고 있어야 한다. 만일 내부의 투여 세트 압력이 프리세트 레벨을 넘으면 알람은 작동하여야 한다.

① 메인 메뉴의 Occlusion Test(F5)를 누르면 [그림 6-36]과 같은 디스플레이가 나타난다.

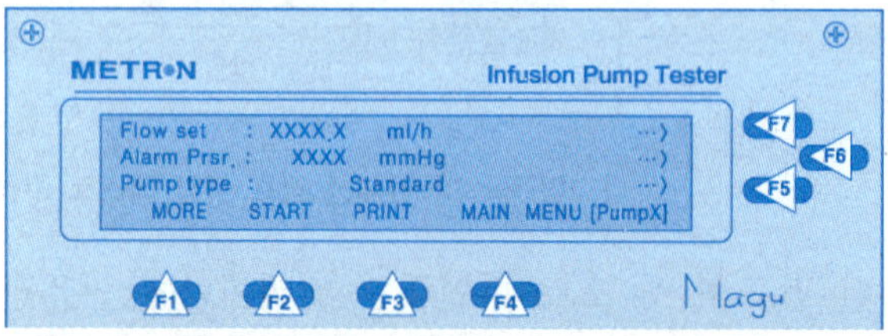

[그림 6-36] Occlusion Test / F5 화면

② Flow Set(F7)를 누르면 인퓨전 기기의 중간 플로 비율을 선택할 수 있다.

③ Alarm Prsr(F6)를 누르면 프로그램 가능한 폐쇄 알람 설정 펌프에서의 프리세트 펌프값을 입력할 수 있다.

④ 인퓨전이 시작되고 동시에 START(F2)를 누르면 폐쇄 테스트가 시작되고, [그림 6-37]과 같은 디스플레이가 나타난다.

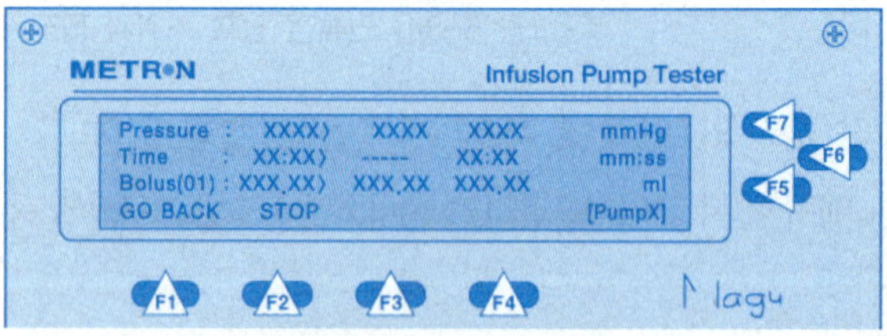

[그림 6-37] 폐쇄 테스트

⑤ 테스트하는 동안에 투입 세트에서의 압력(Prsr)과 경과시간이 디스플레이된다. 인퓨전 펌프의 폐쇄회로 알람이 작동되면 STOP(F2)를 눌러서 테스트를 중지시키고 [그림 6-38]과 같은 화면이 나타난다.

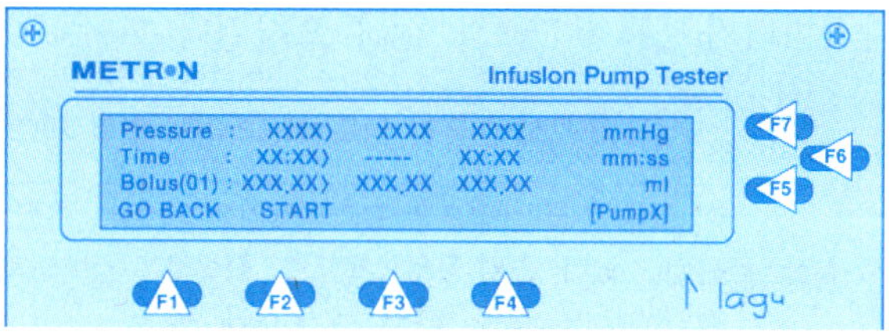

[그림 6-38] 인퓨전 펌프의 폐쇄회로 알람 작용

⑥ 파라미터가 〈표 6-74〉와 같이 표시될 것이다.

〈표 6-74〉 인퓨전 펌프 애널라이저 알람 작동 파라미터

Prsr	압력은 연결 튜브에 있다. 측정결과 디스플레이 : 최고값 > 순간 측정값 > [mmHg]에서의 평균값
시간	시간은 테스트 시작부터 알람 작동까지이다. 측정결과 디스플레이 : 최고시간 > 경과시간 > 평균시간 분 / 초
Bolus	임퓨전 펌프 알람이 작동할 때 볼륨 확장은 튜브 이내이다. 측정결과 표시 : 최고 보러스(Bolus) > 스톱 버튼이 누른 후의 마지막 실행 계산 > 밀리리터에서의 평균 보러스

⑦ 시리즈에서 새로운 측정값은 START(F2)를 눌러 테스트를 시작함으로써 작동된다. IEC에 따르면 폐쇄 테스트는 플로 비율의 차별적 설정으로 진행되어야 하며, 만일 펌프가 프로그램 가능한 폐쇄 압력 알람이 있을 경우 차별적인 알람 설정이 추천된다.

3. 인퓨전 플로 비율과 볼륨 테스팅

① 메인 메뉴에서부터 Flow measurement(F6)를 누르면 Flow Measurement Setup 1 메뉴가 [그림 6-39]와 같이 보인다.

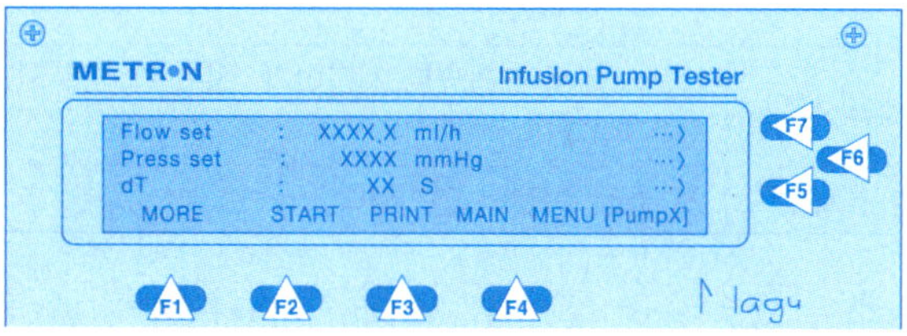

[그림 6-39] 인퓨전 플로 비율과 볼륨 테스팅

㉠ 파라미터가 〈표 6-75〉와 같이 표시된다.

〈표 6-75〉 인퓨전 펌프 애널라이저 압력 세트 파라미터

플로 설정	이 값은 인퓨전 펌프의 프리세트값이다. 플로 측정의 모든 에러 계산은 이 값과 관련이 있다. 만일 플로 설정값이 정확하게 입력되지 않으면, 정확하지 않은 전반적인 에러와 함께 형편없는 발표가 난다.
압력 세트	이 기능은 +(positive)나 −(negative)의 역압이 시스템에 입력되는 것을 가능하게 한다. 작동범위는 −200에서 +600[mmHg]까지이다.
dT	Interrogation 시간이나 두 개의 파라미터 간의 시간이다. 테스트 간격 동안의 평균값이 표시된다. IEC에서 추천된 dT값은 30초이고 이것은 라구에서 선택할 수 있는 최소값이다. 최고 dT값은 600초이거나 10분이고 디폴트값은 30초이다.

㉡ Flow Set(F7)를 누르고 테스트되는 인퓨전 펌프의 프리세트값을 입력한다.

㉢ Press Set(F6)을 누르고 관계되는 (+)나 (−) 역압을 입력한다.

㉣ 만일 디폴트 30초 값이 아닌 다른 값일 경우 dT(F5)를 누르고 새로운 값을 입력한다.

② Flow Measurement Setup 1에서 [그림 6-40]과 같이 MORE(F1)을 누르면 Flow Measurement Setup 2가 나타난다.

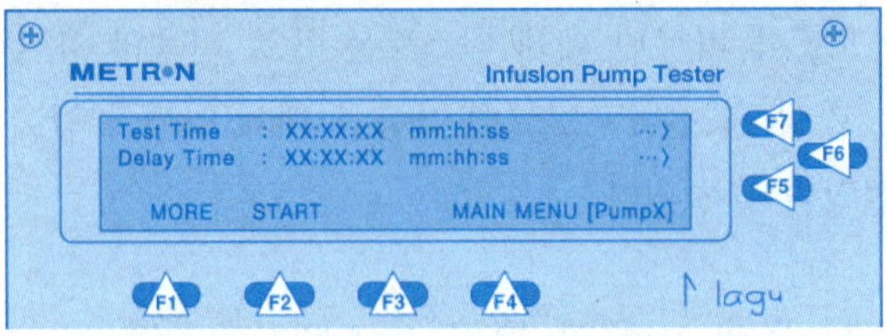

[그림 6-40] Flow Measurement Setup 〈2표시〉

㉠ 파라미터가 〈표 6-76〉과 같이 디스플레이가 된다.

〈표 6-76〉 인퓨전 펌프 애널라이저 테스트 시간 파라미터

테스트 시간	테스트에서 프리세트 시간이다. 최고 테스팅 시간은 24시간이며 디폴트값은 1시간이다.
연기 시간	첫 측정 이전의 연기이다.

㉡ Test Time(F7)을 누르면 1시간의 디폴트값 외의 다른 테스트 시간을 선택할 수 있다.

㉢ 만일 원한다면 Delay Time(F6)을 누르면 첫 측정 이전의 연기를 설정할 수 있다.

㉣ MORE(F1)을 누르면 Flow Measurement Setup 1 메뉴로 되돌아간다.

③ START(F2)를 누르면 Flow Measurement Setup 1이나 Flow Measurement Setup 2에서 플로 측정이 시작되고, [그림 6-41]과 같은 디스플레이가 나타난다.

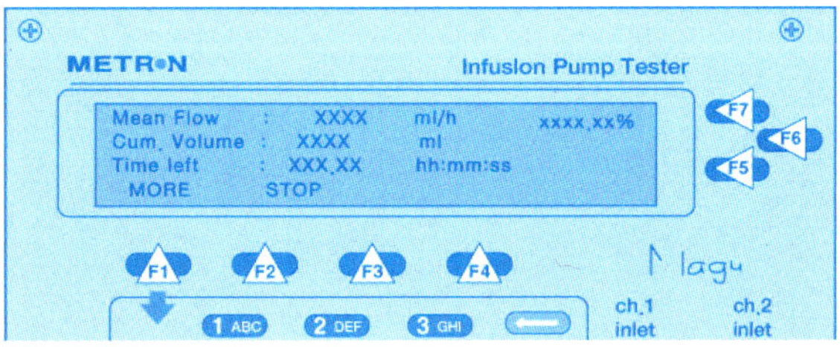

[그림 6-41] START / F2 : Flow Measurement Setup 〈2표시〉

㉠ 파라미터가 〈표 6-77〉과 같이 나타난다.

〈표 6-77〉 인퓨전 펌프 애널라이저 압력 평균 플로 파라미터

평균 플로	인퓨전 펌프에서 액체 볼륨의 플로를 매 초마다 밀리리터 / 시[ml / h]와 퍼센트[%]로 표시된다.
Cum. Volume	테스트의 시작에서부터 누적 볼륨이다.
남은 시간	테스트의 완료 전까지 잔존시간이다.

㉡ STOP(F2)을 누르면 Flow Measurement 1 디스플레이로 되돌아간다.

㉢ MORE(F1)을 누르면 Flow Measurement 2 디스플레이가 [그림 6-42]와 같이 나타난다.

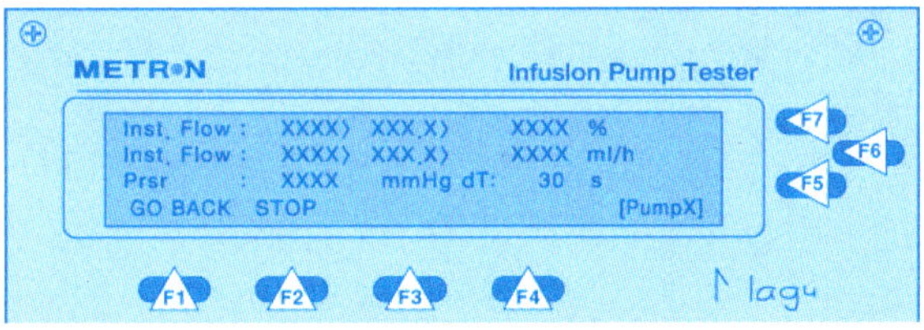

[그림 6-42] MORE / F1 : Flow Measurement 〈2표시〉

㉣ 파라미터가 〈표 6-78〉과 같이 나타난다.

〈표 6-78〉 인퓨전 펌프 애널라이저 순간 플로 파라미터

Inst. Flow	순간 플로 보임 : 최고값 〉 퍼센트[%]에서의 평균값과 최소값
Inst. Flow	순간 플로 보임 : 최고값 〉 밀리리터 / 시[ml / h]에서의 평균값과 최소값
Prsr	커넥션 튜브에서 압력이 보인다.

㉤ STOP(F2)을 누르면 이전의 디스플레이로 되돌아간다.

㉥ MORE(F1)를 누르면 Flow Measurement Setup으로 되돌아간다.

제7장

전기수술기

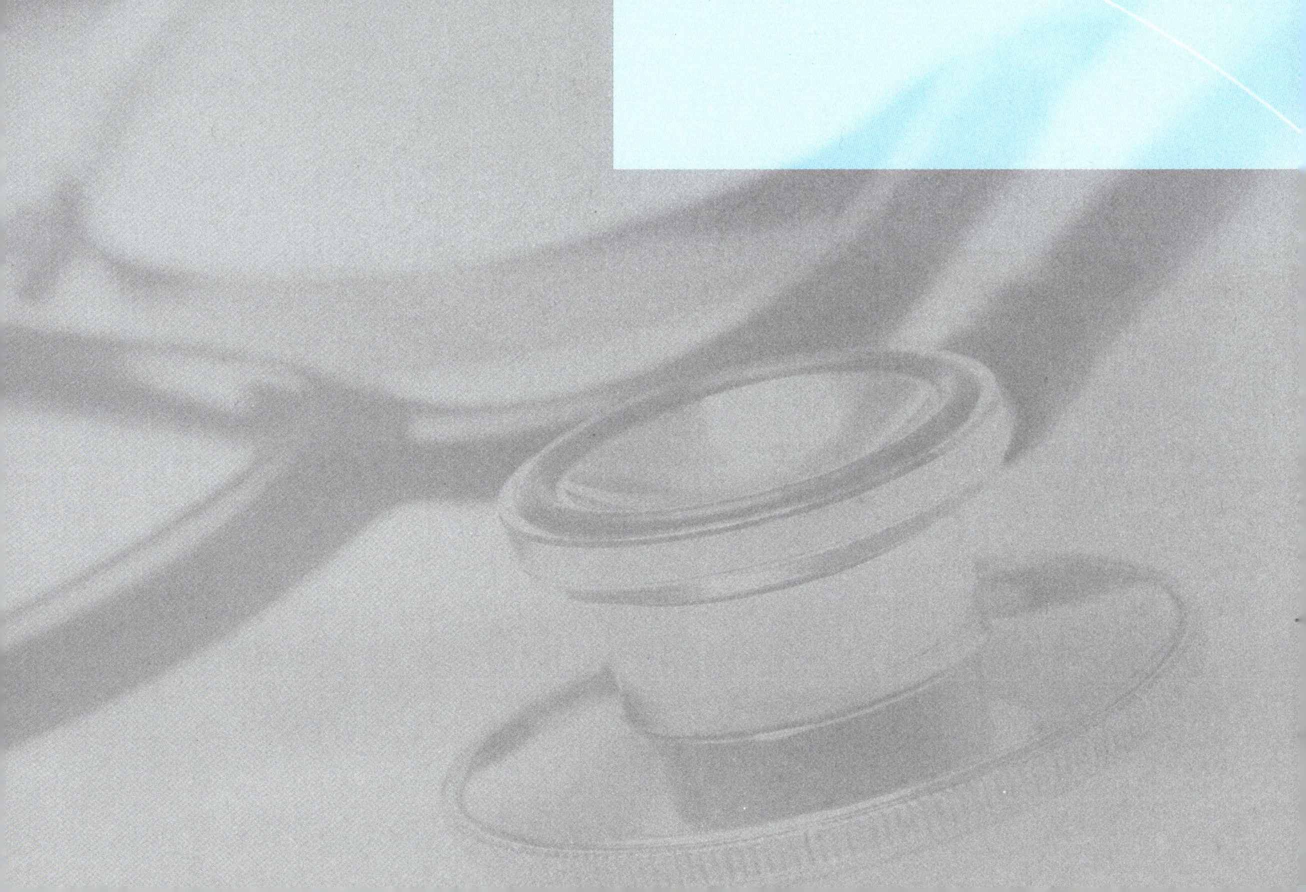

01 전기수술기 이론

1. 전기수술기

수술용 장비로써 외과적인 수술이 필요할 때 고주파를 이용하여 환자를 치료하는 장비로 외과(정형외과, 성형외과, 신경외과), 내과, 비뇨기과, 이비인후과, 산부인과, 가정의학과, 안과 등에서 사용 가능하다. [그림 7-1]과 같이 전기수술기(electrosurgical unit)는 생물의 세포조직에 고주파 전류를 사용하여 열효과를 최대로 이용함으로써 피부 또는 세포조직을 절개 및 응고하는 기기이다.

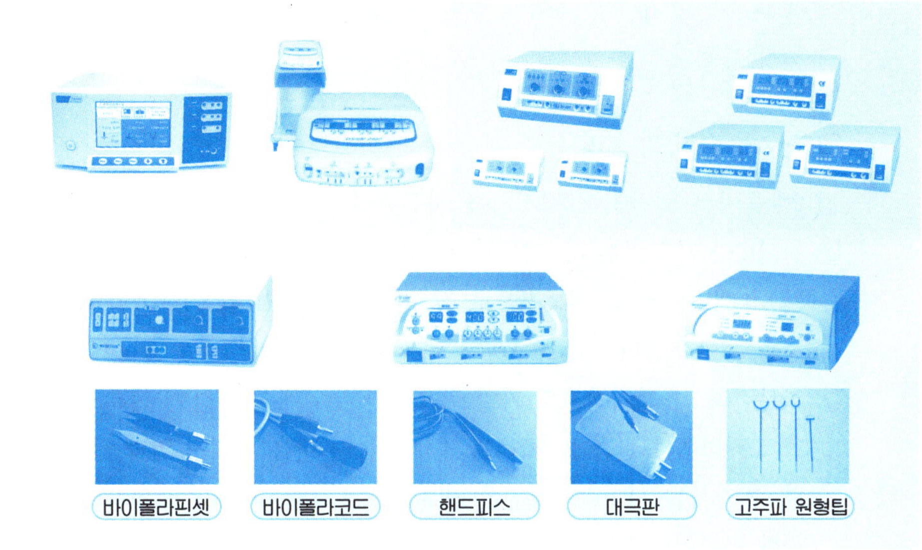

[그림 7-1] 전기수술기

1) 전기수술기의 목적

스파크를 발생시켜 국부적으로 가열시켜 조직절개 및 빠른 응고로 환자를 시술하는 장치이다. 수술을 시행하는 경우 인체조직의 일부를 절개하고 수술 시 출혈을 줄이기 위하여 사용되는 필수적인 장비이다.

2) 전기수술기의 발전

의학이 발전하면서 의학에 사용되어진 진단기기와 치료기기 역시 발전하였다.

필요에 따라 새로운 것을 발명하거나 기존의 것을 결합 혹은 발전시켰다.

① **전기수술기의 경우 수술도구에 전기적 효과를 결합시킨 복합적인 도구**이다. 기존의 수술도구의 경우 절개 시 출혈이 발생되어 외과적 수술에 큰 위험요소로 남아있었다. 그러나 1920년 보비(Bovie)라는 물리학자가 수술도구에 전기적 요소를 결합시킨 것이 시초로 되었다. 이 당시의 전기수술기는 절개, 지혈의 역할을 하는 수준에 불과하였다.

② **기본원리는 환자의 몸에 (−)극의 극판을 연결한 뒤 수술도구에 (+)전류를 흘려 인체를 도체로 사용하는** 것이다. 절개의 경우 전기수술기를 사용하면 절개와 즉시 절개면에 전류가 흘러가며 조직을 전기로 태워서 출혈을 막는다. 대극판 부착 시 환자의 피부표면에 넓은 면적에 부착되어야만 전극이 인체를 흘러갈 때 생기는 문제점인 화상을 면할 수 있다. 대극판은 일회용과 재사용 두 가지로 분류된다.

3) 전기수술기의 원리

전기수술기는 일반적으로 전기를 사용한다.

① 전기수술기의 기본 사용전압은 400[V]의 사인파이고 사용허용전압은 300[V]에서 1000[V] 사이로 유동적으로 적용한다. 사용 시 접촉 → 가열 → 폭발 → 기화 순으로 적용된다.

② 피부접촉 시 전기적으로 가열된 도구가 부위에 접촉하면 전류가 인체에 닿으며 조직과 연쇄반응을 하고 그 연쇄반응 시 나온 혈액은 열과 접촉하여 기화한다. 기기사용 시 RF 누설전류(RF leakage current)가 발생되는데 환자에게 위험한 전류이므로 계측기로 검사하여 150[mA] 이상 측정 시 점검하여 안전도를 확보해야 한다.

4) 전기수술기의 진화

전기수술기의 진화는 전기적인 부분과 도구적인 부분으로 분류할 수 있다.

(1) 전기적인 부분

전류의 변화폭을 쉽게 변경하거나 순간적으로 높은 전류를 사용할 수 있도록 하는 것이다.

(2) 도구적인 부분

수술용 도구의 발전에 따라 다양한 도구의 사용이 가능하도록 수정하며 각 도구마다의 사용되는 전류값을 결정하여 수술도구로서의 역할에 집중하였다. 수술도구의 발전으로 **모노폴라**(monopolar) **핸드피스**와 **바이폴라**(bipolar) **핸드피스**로 분류된다. 모노폴라의 경우 절개가 중점적이며 바이폴라의 경우 혈액을 응고나 지혈하는 데 사용된다. 혈액을 응고시키는 원리는 고전압 / 저전류를 핸드피스에 흘려보내 신체와 접촉 시 혈전을 생성하여 응고시키며 지혈의 경우 조직을 전기적으로 태워 조직의 출혈을 막는다.

2. 고주파 수술기

레이저 수술은 여러 가지 장점을 가지고 있음에도 불구하고 '수술 후 심한 통증'이라는 치명적인 약점을 가지고 있기 때문에, 이러한 문제점을 개선하고자 최근에 개발된 수술장비가 [그림 7-2]와 같이 고주파 수술기(high frequency surgery instrument)이다.

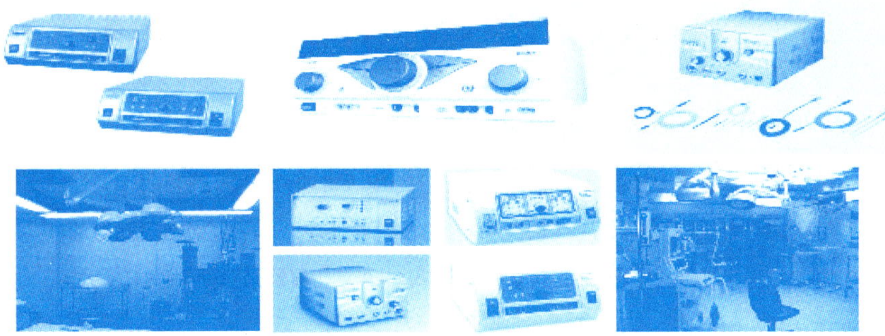

[그림 7-2] 고주파 수술기

① 기존의 레이저 수술기와는 전혀 다른 방식의 고주파 수술기는 저온의 무선주파수(radio frequency) 에너지를 이용하여 주변조직에 대한 손상을 최소화 하여 레이저 수술 후 발생하는 통증을 훨씬 줄일 수 있는 장점이 있다.

② 전기 또는 레이저 수술기는 직접 조직표면에 400[℃] 이상의 고열을 가해 조직을 완전히 파괴시키고, 주변조직까지 태워 심한 통증을 일으키기 때문에 긴 회복시간이 요구된다.

③ 고주파 수술기는 40~70[℃] 정도의 저온 RF 에너지로 조직을 제거하여, 열침투와 조직의 손상이 거의 없어 환자에게 통증을 주지 않으므로 국소마취를 통

해(폐렴 등 전신마취의 위험이 없다) 수술시간이 약 15분 정도로 짧고, 수술시 출혈이 거의 없어 입원할 필요가 없으며 수술 후 회복이 빠른 장점이 있기에 수술 후 바로 일상생활이 가능하다.

3. 수술기의 역사

수술기의 기원은 수술기 사용기술이 20세기 초에 발전되었으며, 19세기 초 프랑스의 물리학자 베크렐(Becquerel)이 전기를 사용해서 Wire Needle이 열을 내는 데모를 함으로써 처음으로 알려지게 되었다. 일찍이 이집트인들은 피를 멈추게 하는 방법으로 열을 이용하였다. 뜨겁게 데운 팁은 조직을 응고, 제거, 탈수시키는데 이용되었지만 이러한 방법은 열효과를 제어할 수 없어서 큰 혈관을 막거나 정밀한 수술에는 이용할 수 없었다.

① 1891년 d'Arsonoval에 의해서 높은 주파수의 전류는 전기충격 없이 사람의 몸을 통과할 수 있다는 것을 발견했다. 20[kHz] 이상의 높은 주파수의 전류는 사람의 몸을 통과하여 조직 내에서 열을 만들 수 있다(그림 7-3).

② 최초로 실용전인 전기수술기를 만든 사람은 1920년 생체물리학자 William T Bovie였다. 전기수술기를 높은 주파수를 이용하여 시술하고자 하는 생체조직의 온도를 올려 환자를 수술하였다. 전기수술기는 피의 손실, 병균의 전염률, 조직의 손상을 줄여 외과의사가 짧은 시간에 시술을 할 수 있게 하였다. 이러한 이유로 아직도 전기수술기를 Bovie이라고도 한다.

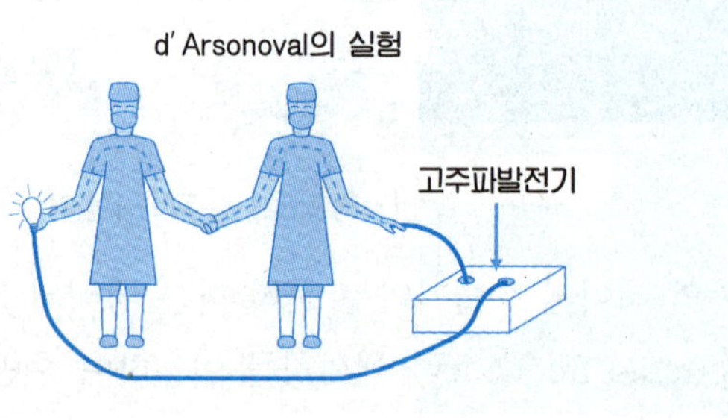

[그림 7-3] d' Arsonoval 실험

4. 수술기의 원리

고주파 전류를 이용한 수술의 원리는 매우 간단하다. 전기수술기는 고주파 전류의 열작용에 의해 생체조직을 절개하거나 응고하는 기기이다.

① 생체조직의 온도가 100[℃] 이상이 되면 세포액이 증발하고, 증발압에 의하여 세포조직이 갈라져서 절개된다. 조직의 온도가 100[℃] 이하를 유지하면 세포 물질은 엉기게 되어 응고가 된다.

② 고주파 전류는 넓은 표면을 가진 환자전극(대극판)으로부터 환자의 몸을 통하여 좁은 표면을 가진 활성전극으로 흐른다. 이때 활성전극의 좁은 면적을 따라 고밀도의 전류가 형성되며, 일정한 값을 넘으면 열을 발생하여 응고나 절개를 할 수가 있다. 가는 바늘(needle electrode)이나 창모양(lancet electrode)의 활성전극은 매우 높은 전류밀도를 형성하고, 이에 따라 절개가 가능한 정도의 높은 온도를 조직에 가한다. 넓은 표면의 전극(ball electrode)은 상대적으로 낮은 전류밀도를 갖고 응고가 가능한 낮은 온도를 발생한다.

③ 고주파 전류를 사용하는 이유는 [그림 7-4]와 같이 고주파에서는 표피효과에 의해 (전류가 신체의 피부를 타고 흐름) 몸 내부의 신경이나 근육이 전기에 의한 자극을 받지 않도록 하기 위함이다. 신경이나 근육이 감지할 수 있는 최소전류는 그 전류의 주파수에 반비례한다.

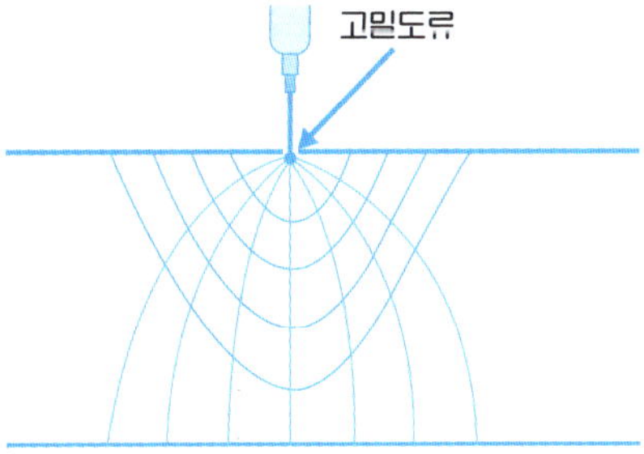

[그림 7-4] 고밀도류-고주파에 의한 조직 내에서의 열전도

5. 수술기의 분류

1) 단극성 출력 전용기(Monopolar Device)

연결된 전원을 [그림 7-5]와 같이 각 국가 또는 쓰는 모드의 맞게 고주파를 변형시켜 활성전극으로 고주파를 보내어 환자에게 시술하고 확산전극으로 통해 다시 Device에 보내는 방식이다.

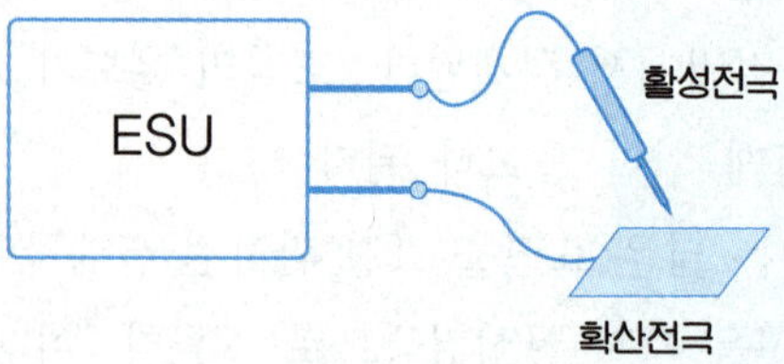

[그림 7-5] 단극성 출력 전용기

① 한 개의 확산전극과 한 개의 활성전극(active electrode)을 가지고 있다. 확산전극을 환자에게 붙이고 활성전극으로 시술한다.

② 환자전극(patient electrode)은 확산전극(dispersive electrode), 대극판(neutral plate), 수동전극(passive electrode), 궤환전극(return electrode)이라고도 한다.

2) 양극성 출력 전용기(Bipolar Device)

연결된 전원을 [그림 7-6]과 같이 각 국가 또는 수술 시 사용환경에 적합한 모드에 맞게 고주파를 변형시켜 양극성 전극으로 고주파를 보내어 환자에게 시술하고 다른 쪽 부분의 양극성 전극으로 통해 다시 디바이스(device)에 보내는 방식이다.

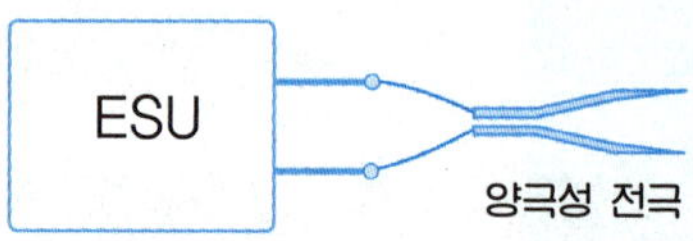

[그림 7-6] 양극성 출력 전용기

① 양 전극이 절연된 핀셋 형태의 전극(forceps)을 사용하며 한쪽 전극에서 전류가 나와 다른 쪽 전극으로 궤환된다. 이때 혈관이나 미세한 조직을 잡으면 고주파 전류가 양쪽 전극 사이로 도통되어 전극 사이에 있는 조직에 열이 발생하여 응고가 일어난다.

② 혈관을 처치하거나 섬세한 조직이나 신경 등을 수술하는 경우와 같이 정교한 응고를 요구하는 수술에서 사용한다.

6. 주의사항

전기수술기는 생체조직에 직접적으로 전류를 인가하는 기기로 특히 누설전류에 의해 환자가 전기충격을 받거나 심지어 사망에 이를 수도 있으므로 사용에 세심한 주의를 요한다.

1) 전기가 인체에 미치는 영향

전류는 몸의 한 점으로 들어가서 다른 한 점으로 나오며 전류가 몸을 흐를 때 세 가지의 일반적인 현상이 일어난다(표 7-1).

① 조직저항에 의한 열발생 : 발열과 과도한 전류로 손상이 되어 괴사현상이 나타날 수 있다.

② 신경과 근육의 경련 : 우리 몸의 신경도 약한 전류를 사용하는데 흘러들어온 전류로 인해 뇌에서 보내진 신호를 못받아 마비증세가 일어나기도 하며, 심장의 근육은 경련을 일으키며, 펌프 작용을 정상적으로 하지 못하게 되어 혈액순환이 정지되므로 호흡도 멈추게 되어 사망할 수 있다.

③ 전기적 화상 : 고압전기가 신체에 닿으면 접촉된 신체부위에 화상을 입을 수 있다.

〈표 7-1〉 전류량에 의해 인체에 나타나는 증상

전류량	인체에 나타나는 증상
~1[mA]	약간 짜릿한 감을 느낀다.
~5[mA]	통증을 느낀다(근육의 자제 가능).
~10[mA]	근육은 움직일 수 있으나 자제할 수 없는 고통을 받는다.
~20[mA]	근육이 수축되고 움직일 수 없는 상태이다(근육에 경련현상).
~50[mA]	근육이 경직되고 호흡곤란(위험한 상태) (심장의 고동이 불규칙하고 혈압상승)
~100[mA]	치명적인 장애 또는 심실쇄동으로 인해 사망에 이른다.
100[mA] 이상	순간적으로 치사

※ 상용전원 (50[Hz] / 60[Hz])에 대한 것이다.
1[mA]는 1[A]의 1000분의 1에 해당하는 전류이다.
상기와 같은 위험을 제거하기 위해 국제규격에 누설전류 허용치가 제시되어 있으며 장비는 제조시 이를 만족하여야 한다.
※ 누설전류 표준규격 : 0.5[mA] 이하이다.

2) 전기가 전기수술기에 미치는 영향에 대한 설명

모든 의료기기는 과도한 전류가 흘렀을 때 장비에 피해를 입지 않기 위해 퓨즈를 사용한다.

3) 대지접지의 중요성

Earth(대지접지)는 장비에 잔류하고 있는 전류를 대지로 흐르게 함으로써 환자나 작동자를 누설전류의 위험으로부터 안전하게 할 수 있다. 누설전류는 인접한 절연체 간의 전위차에 의해 흐르는 의도되지 않은 미소전류이다(통상 [μA]). 누설전류의 중요한 요소는 전기장치 내의 모든 도체에서부터 섀시(chassis)나 환자에 흐르는 전류이다. 섀시에 흐르는 전류는 접지가 잘 되어 있을수록 안전하게 대지로 흐른다. 만약 접지선이 끊어진 경우 섀시에 잔류한 전류가 환자를 통해 흐를 수 있어 작동자가 전기충격을 받을 수 있다.

(1) 접지공사

접지(earth : 대지접지)공사는 콘센트의 중성선을 금속판, 또는 [그림 7-7]과 같이 뾰족한 금속막대에 연결하여 땅 속에 묻는 것이다. 보통 병원접지는 1종 접지공사로 되어 있다(1종 접지는 10[Ω]이하).

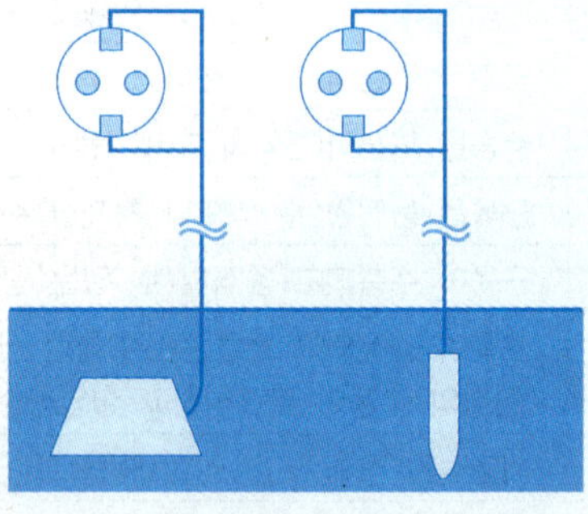

[그림 7-7] 접지공사

(2) 대지접지가 안 된 경우

장비에 공급된 전류의 누설전류가 장비에 존재하다가 사람이 닿게 되면 사람을 통하여 전류가 흐르므로 사람은 전기가 통하는 것을 느끼거나 심한 경우 화상을 입거나 사망할 수 있다.

(3) 대지접지가 잘 된 경우

장비에 공급된 전류의 누설전류가 대지접지 단자를 통하여 대지로 빠져나감으로써 사람이 장비에 닿더라도 전기의 흐름을 전혀 느낄 수 없어 안전하다.

(4) 수술실에서의 전기수술기의 사용

수술실에서 [그림 7-8]과 같이 전기수술기를 사용할 경우 다음 사항을 반드시 주의하여야 한다.

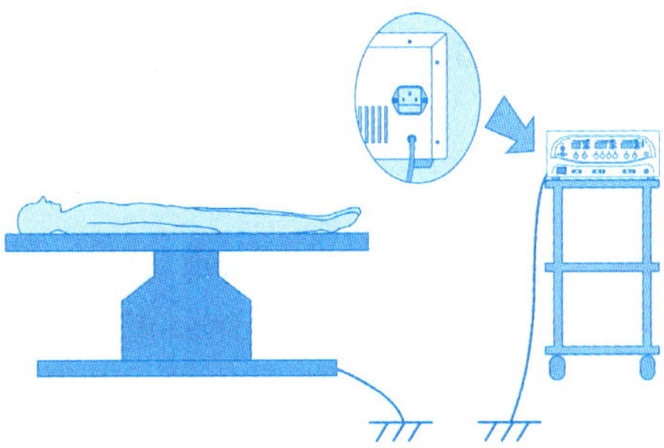

[그림 7-8] 수술실에서의 전기수술기의 사용

① 수술실 내의 모든 장비는 대지와 접지되어야 한다.
② 전기수술기의 Patient Plate는 넓은 면적이 환자에 닿도록 정확하게 부착되어야 한다.
③ 전기수술기는 의도적으로 고주파를 방사하는 기기로 이 고주파에 의해 수술실 내의 다른 장비에 영향을 미칠 수 있으므로 주의하여야 한다. ECG Monitor (환자감시장치)를 사용할 경우 Monitor 전극은 수술기 전극으로부터 최소 150[mm]이상 떨어져야 하며, 오동작 방지를 위해 고주파 전류제한 장치가 내장된 제품을 사용하여야 한다.
④ Battery(건전지)로 작동하는 장비의 환자에게 접촉되는 부분은 절연되어 있어야 한다(심장 전기충격기 등).

(5) 조직에 대한 전기효과

낮은 주파수의 전류가 사람을 통과하면 고통과 충격을 주지만 20[kHz] 이상의 주파수 전류가 통과하면 고통과 근육축소는 없다. 이러한 높은 주파수(고주파) 전류는 조직 내에서 열을 발생시킨다. 실제로는 300[kHz] 이상의 주파수가 사용되는데 그 이유는 전극을 생체조직에 접촉할 때 발생할 수 있는 스파크로 인해 저주파 전류가 발생되는 현상을 최소화하기 위함이다.

(6) 전기충격의 종류

전기충격에는 매크로 쇼크와 마이크로 쇼크로 분류된다.

① Macro shocks

건조한 피부의 높은 저항은 사람이 감전되었을 때에 심장마비의 위험성을 감소시킨다. 건조한 피부의 1[cm]당 저항값은 15[kΩ]~1[MΩ]이다. 사지내의 내부저항은 약 200[Ω], 몸체 내부저항 100[Ω], 두 사지 간에 내부저항은 약 500[Ω]이다. 어떠한 의료행위에 있어서 피부의 저항을 줄이는 것은 전류흐름을 증가시켜 전기감전을 용이하게 만든다.

예 전극을 피부에 접촉하지 않고 인체 내부에 삽입하였을 경우(정맥용 catheter(카테터), 내부 온도 센서 등)는 매크로 쇼크(macro shock)을 일으킬 가능성이 많아진다.

② Micro shocks

강아지의 경우에는 20[μA]에서 심장마비 증세를 일으킨다. 성인남자의 경우 80~600[μA]의 전류가 심장용 카테터를 통하여 심장에 전달되면 심장마비 증세를 일으킬 수 있다. 일반적으로 10[μA]까지는 안전하다.

02 전기수술기 실습

전기수술기 중 MEDITOM®DT-400P / 300P 모델을 가지고 실습을 한다. 실습 시 장비사용에 대해 추가적으로 궁금한 사항은 장비와 함께 공급된 사용설명서와 주의사항을 꼭 읽고 장비의 이상 유무를 확인한 후, 정확하고 안전하게 사용하여야 한다.

1. 장비의 장점

기존의 레이저 수술기와는 전혀 다른 방식의 이 고주파 수술기는 저온의 무선주파수(radio frequency) 에너지를 이용하여 주변조직에 대한 손상을 최소화하여 레이저 수술 후 발생하는 통증을 훨씬 줄일 수 있는 장점이 있다.

① 전기 또는 레이저 수술기는 직접 조직표면에 400[℃] 이상의 고열을 가해 조직을 완전히 파괴시키고, 주변조직까지 태워 심한 통증을 일으키기 때문에 긴 회복시간이 요구된다.

② 고주파 수술기는 40~70[℃] 정도의 저온 RF 에너지로 조직을 제거하여 열침투와 조직의 손상이 거의 없어 환자에게 통증을 주지 않으므로 국소마취를 통해(폐렴 등 전신마취의 위험이 없다) 수술시간이 약 15분 정도로 짧고, 수술시 출혈이 거의 없어 입원할 필요가 없으며 수술 후 회복이 빠른 장점이 있기에 수술 후 바로 일상생활이 가능하다.

2. 각 부의 명칭

전기수술기의 명칭은 [그림 7-9]와 같다.

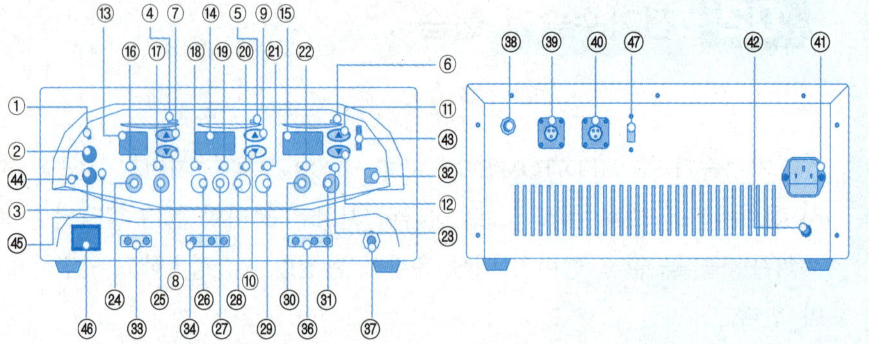

[그림 7-9] 전기수술기의 각 부의 명칭

① D.R.M.(Daiwha Return Monitor) SETTING LAMP : DUAL PAD 모드 시 D.R.M. SETTING 확인 램프
② D.R.M. SETTING SWITCH : DUAL PAD 모드 시 D.R.M. SETTING 스위치
③ Single Pad or Dual Pad 선택 스위치 : 스위치를 누를 때마다 SINGLE PAD 모드, DUAL PAD 모드가 교대로 선택
④ 양극성 응고 출력확인 표시 램프
⑤ 절개 출력확인 표시 램프
⑥ 응고 출력확인 표시 램프
⑦ 양극성 응고 출력증가 스위치
⑧ 양극성 응고 출력감소 스위치
⑨ 절개 출력증가 스위치
⑩ 절개 출력감소 스위치
⑪ 응고 출력증가 스위치
⑫ 응고 출력감소 스위치
⑬ 양극성 응고설정 출력표시기 : 출력 설정값을 와트 단위로 표시
⑭ 절개설정 출력표시기 : 절개 및 혼합출력 출력 설정값을 와트 단위로 표시
⑮ 응고설정 출력표시기 : 응고출력 설정값을 와트 단위로 표시
⑯ 표준(standard) 양극성 응고 모드 표시 램프
⑰ 소프트(soft) 양극성 응고 모드 표시 램프
⑱ 순수 절개 모드 표시 램프
⑲ 혼합절개1 모드 표시 램프
⑳ 혼합절개2 모드 표시 램프
㉑ 혼합절개3 모드 표시 램프
㉒ 접촉응고 모드 표시 램프
㉓ 분사응고 모드 표시 램프
㉔ 표준(standard) 양극성 응고 모드 선택 스위치
㉕ 소프트(soft) 양극성 응고 모드 선택 스위치
㉖ 순수 절개 모드 선택 스위치
㉗ 혼합절개1 모드 선택 스위치
㉘ 혼합절개2 모드 선택 스위치

㉙ 혼합절개3 모드 선택 스위치
㉚ 접촉응고 선택 스위치
㉛ 분사응고 선택 스위치
㉜ 대극판 분리 경고 표시 램프 : DRM 실패 또는 대극판 단선, 대극판 미삽입시켜짐
㉝ 양극성 겸자 연결부
㉞ 절개, 응고전극 연결부1(TBH outlet 1)
㉟ 내용 없음
㊱ 절개, 응고전극 연결부2(TBH outlet 2)
㊲ 대극판 연결부
㊳ 음량 조정기
㊴ 양극성 응고용 Single foot switch 연결부
㊵ 절개, 응고용 Double foot switch 연결부
㊶ 주전원 연결부 : 전원 코드(cord)를 연결
㊷ 대지접지 연결부 : 접지선을 이용해 접지에 연결
㊸ D.R.M Level LED : PAD의 접촉면적이 사용가능 한 영역인지를 표시
㊹ SINGLE PAD 모드 램프
㊺ Dual PAD 모드 램프
㊻ 전원 스위치
㊼ 출력경로 설정 스위치 : 발판 스위치를 이용할 경우의 출력경로를 설정
- TBH1 위치에 놓으면 발판 스위치를 눌렀을 때 '절개, 응고전극 연결부1(TBH outlet 1)'으로 출력된다.
- TBH2 위치에 놓으면 발판 스위치를 눌렀을 때 '절개, 응고전극 연결부2(TBH outlet 2)'으로 출력된다.

3. 액세서리 연결방법

전기수술기의 액세서리(accessory)는 연결부에 연결시켜 사용한다.

1) TBH(Twin Button Handle) 및 대극판 연결

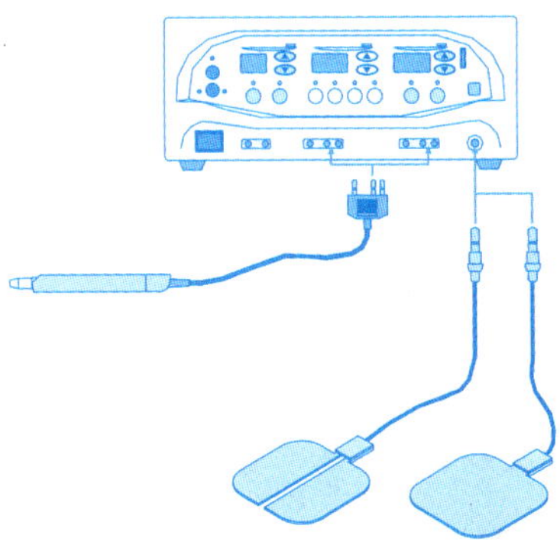

[그림 7-10] TBH 및 대극판 연결

TBH는 기본적으로 3핀으로 구성되어 있으며 [그림 7-10]과 같이 3핀을 연결할 수 있는 부분에 TBH를 연결하지만, 연결부 1, 2를 모두 사용 가능하나 출력은 선택한 채널에서만 발생된다. 대극판(neutral plate)은 [그림 7-10]과 같이 장비의 우측 부분의 대극판 연결부에 연결한다.

2) Unipolar Handle 및 대극판 연결

Handle의 Jack을 [그림 7-11]과 같이 선택된 전극 연결부 세 구멍 중 가장 좌측 구멍에 꽂아 사용한다. 대극판은 장비의 우측 부분의 대극판 연결부에 연결한다.

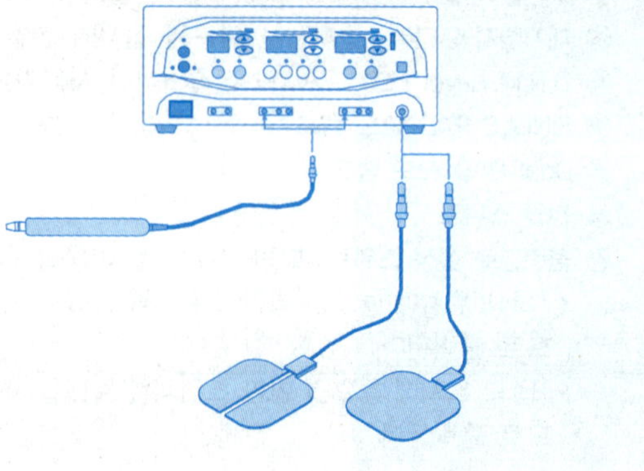

[그림 7-11] Unipolar Handle 및 대극판 연결

3) 양극성 겸자 연결

양극성 겸자(bipolar forceps with cable)는 Cable과 Forceps을 먼저 연결시킨 후 [그림 7-12]와 같이 두 핀을 연결할 수 있는 부분에 연결한다.

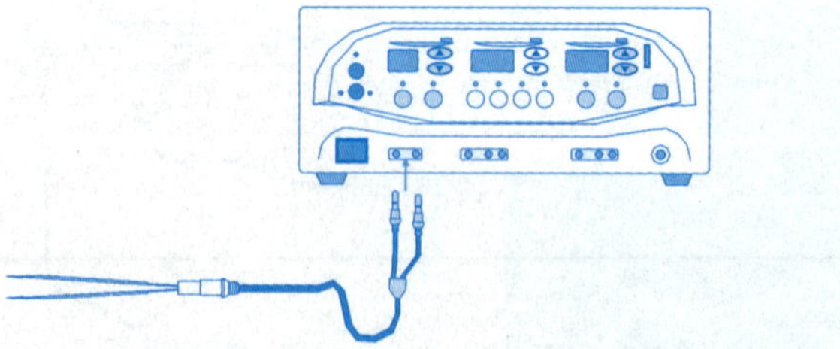

[그림 7-12] 양극성 겸자 연결

4) 발판 스위치 연결

양극성 발판 스위치(foot switch)는 [그림 7-13]과 같이 좌측 Bipolar 연결부, 단극성 Foot Switch는 우측 Monopolar 연결부에 사용한다.

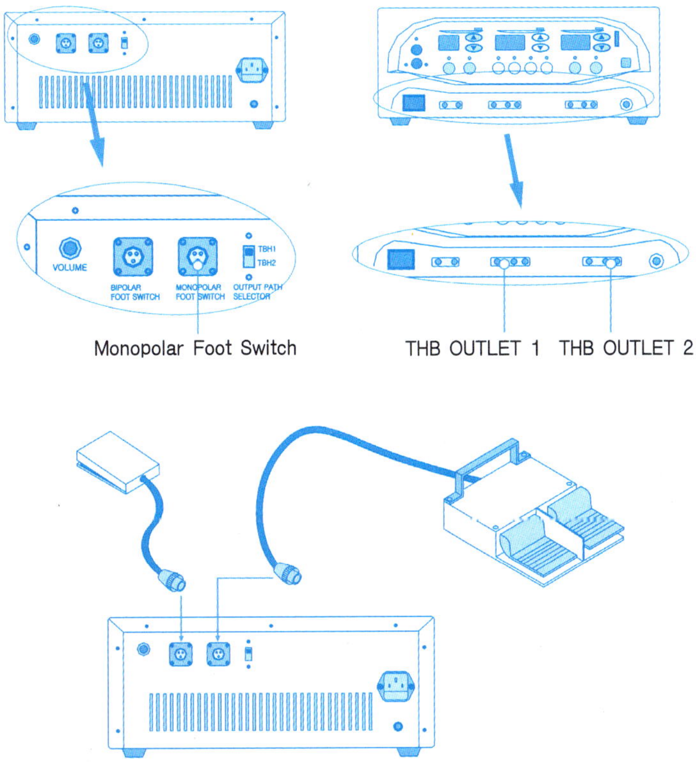

[그림 7-13] 발판 스위치 연결

4. 사용방법 및 순서

확산전극은 환자전극(patient plate), 대극전극(neutral electrode), 수동전극(passive electrode), 궤환전극(return electrode)이라고도 한다. 환자전극을 환자에게 붙이고 단극성 활성전극을 이용하여 조직을 절개 또는 응고하는 기능을 한다.

1) 단극성(Monopolar) 절개 / 응고 모드

절개 모드는 전극과 인체조직 사이에 강력한 고주파를 인가하여 불필요한 조직이나 종양 등을 절개할 때 사용하며 응고 모드는 조직을 응고시켜 지혈하는 방법으로 고주파를 일정한 형태로 인가하여 출혈부위에 열을 발생시켜 지혈한다.

전원전압(110 / 220[V])을 확인 후 [그림 7-14]와 같이 장비의 뒷면에 위치한 주전원 연결부에 전원 케이블을 연결한다. 만약 주전원부에 접지가 없을 때에는 뒷면에 위치한 접지 연결단자에 대지접지를 연결하여야 한다.

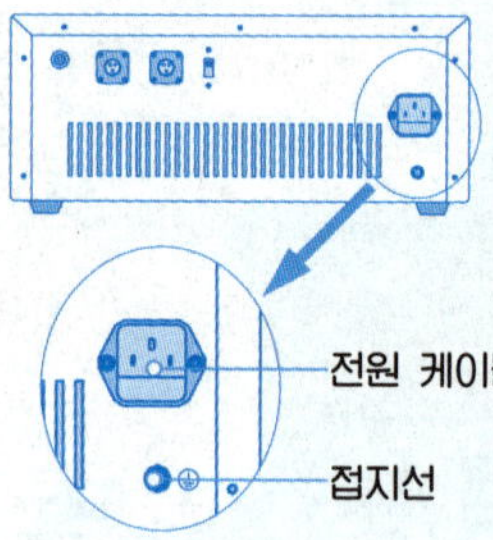

[그림 7-14] 전원전압(110 / 220[V])을 주전원 연결

전원 스위치 ON 위치로 한다. [그림 7-15]와 같이 만약 Pad가 연결되지 않았을 경우 대극판 분리경고 표시 램프에 불이 들어오고 경고음이 울린다.

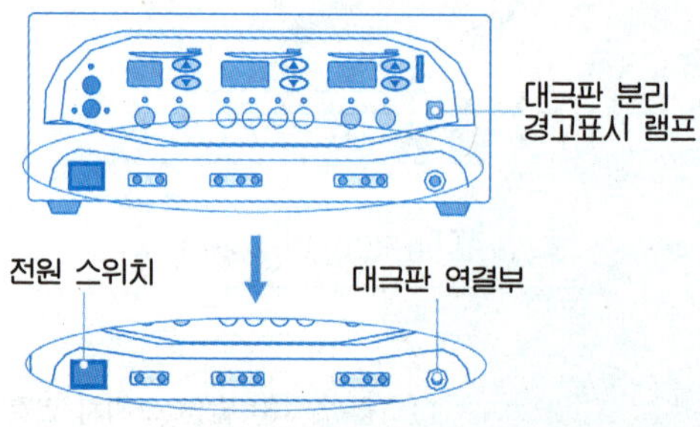

[그림 7-15] 전원 스위치 ON 위치연결

Single Pad Mode(싱글 대극판 모드), Dual Pad Mode(듀얼 대극판 모드)선택 Single Pad Mode와 Dual Pad Mode는 [그림 7-16]의 선택 스위치를 눌러 변경하는 방식이다.

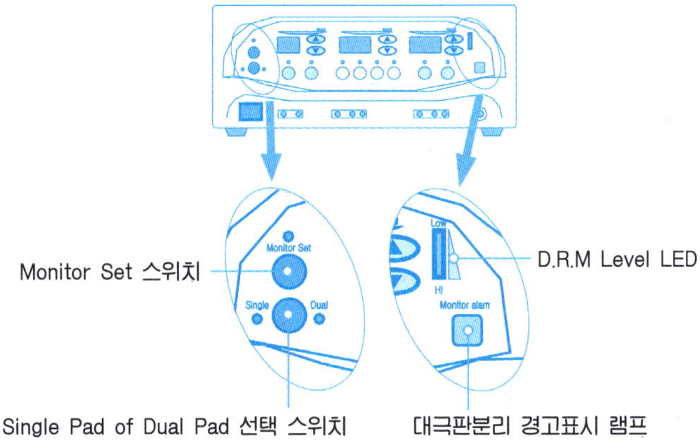

[그림 7-16] Single Pad Mode or Dual Pad Mode

① Single Pad Mode

㉠ Single Pad를 접지연결단자에 연결한다. 알람이 멈추고 사용 준비상태가 된다.

㉡ 환자의 몸에 Pad를 붙인다.

② Dual Pad Mode

㉠ Double Pad를 접지연결단자에 연결하여 준다.

㉡ (Single or 또는 Dual Pad 선택스위치)를 눌러 Dual Pad Mode로 설정한다. 스위치 우측의 램프에 불이 들어오고 D.R.M. Setting 준비상태가 된다.

㉢ 환자의 몸에 Pad를 붙인다. 이때 되도록 밀착하여 붙여주어야 D.R.M Level LED가 많이 켜지고 또한 더 안전해진다(주의사항 참고).

㉣ D.R.M Level LED가 변화하는 것이 보인다. LED가 3칸 이상 불이 켜지면 D.R.M을 Setting할 수 있는 상태이므로 (D.R.M Set 스위치)를 누른다.

㉤ D.R.M Level LED가 2칸 이하인 경우는 대극판이 삽입되지 않았거나 Cable이 단선된 경우이고 10칸이면서 알람이 울리는 경우는 Cable이 단락된 경우이다.

절개 모드(Pure, Blend1, Blend2, Blend3)를 선택하고 [그림 7-17]과 같이 UP(▲) 스위치와 DOWN(▼) 스위치를 이용하여 알맞은 출력[W]을 설정한다.

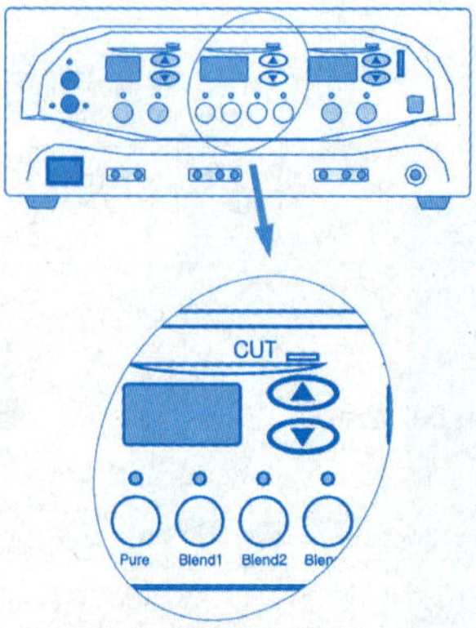

[그림 7-17] 절개 모드(Pure, Blend1, Blend2, Blend3)를 선택

응고 모드(Contact, Spray)를 선택하고 [그림 7-18]과 같이 UP(▲) 스위치와 DOWN(▼) 스위치를 이용하여 알맞은 출력[W]을 설정한다.

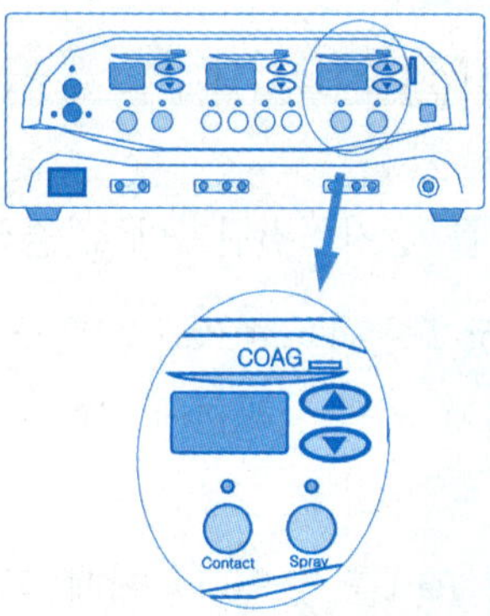

[그림 7-18] 응고 모드(Contact, Spray)를 선택

T.B.H(Hand piece with Twin Button : 트윈버튼핸들)을 사용할 경우 절개, 응고전극 연결부1(TBH Outlet 1)이나 절개, 응고전극 연결부2(TBH Outlet 2)에 연결하여 사용한다.

발판 스위치를 이용할 경우 뒷면의 [그림 7-19]와 같이 '절개, 응고용 Monopolar Foot Switch 연결부'에 발판 스위치 커넥터를 연결한다. Unipolar Handle을 사용할 경우에는 Handle의 Jack을 선택된 전극 연결부 세 구멍 중 가장 좌측 구멍에 꽂아 사용한다(Unipolar Handle 및 Neutral Plate 연결 참고).

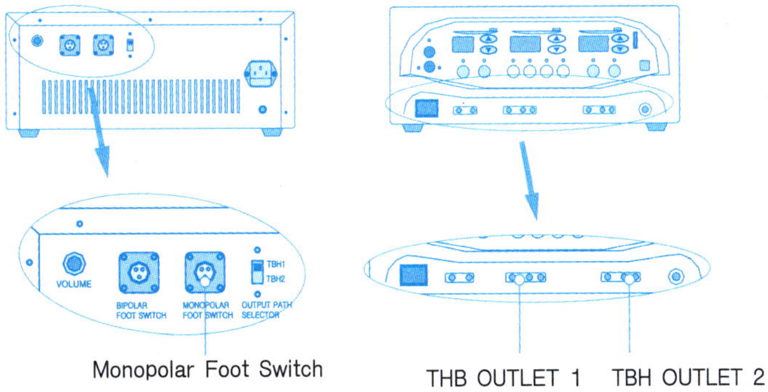

[그림 7-19] Monopolar Foot Switch와 TBH

2) Output Path Selector

출력 경로설정 스위치(Output path selector)를 TBH1로 설정하면 발판 스위치를 눌렀을 때 [그림 7-20]과 같이 출력이 절개, 응고전극 연결부1(TBH Outlet 1)로 나오게 된다.

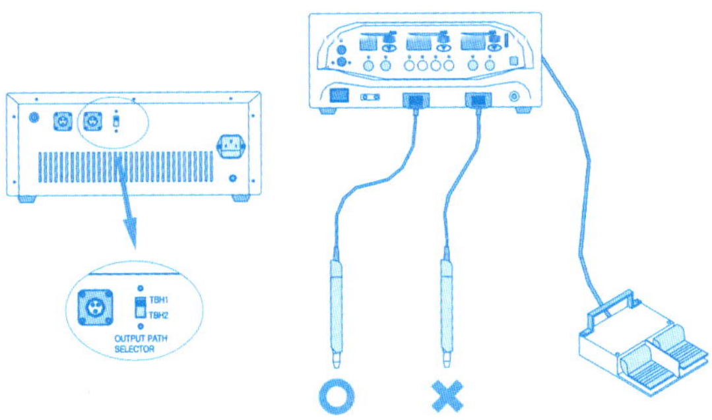

[그림 7-20] 출력 경로설정 스위치를 TBH1로 설정

출력 경로설정 스위치를 TBH2로 설정하면 발판 스위치를 눌렀을 때 [그림 7-21]과 같이 출력이 절개, 응고전극 연결부2(TBH Outlet 2)로 나오게 된다.

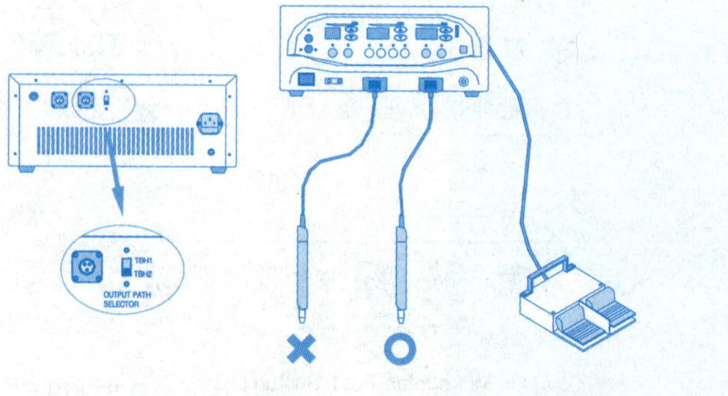

[그림 7-21] 출력 경로 설정 스위치를 TBH2으로 설정

3) 양극성(Bipolar) 모드

양 전극이 절연된 핀셋 형태의 전극(forceps)을 사용하여 [그림 7-22]와 같이 한쪽 전극에서 전류가 나와 다른 쪽 전극으로 귀환된다. 이 때 혈관이나 미세한 조직을 잡으면 고주파 전류가 양쪽 전극 사이로 도통되어 전극 사이에 있는 조직에 열이 발생하여 응고가 일어난다. 혈관을 처치하거나 섬세한 조직이나 신경 등을 수술하는 경우와 같이 정교한 응고를 요구하는 수술에서 사용한다.

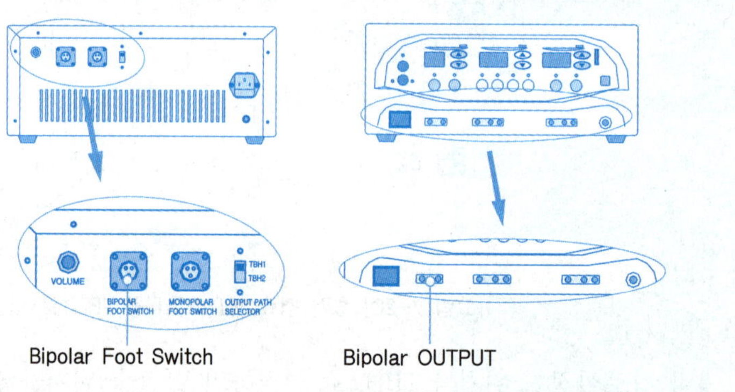

[그림 7-22] 양극성 모드

① 양극성용 발판 스위치를 [그림 7-23]과 같이 뒷면의 '양극성 Foot Switch 연결부'에 연결한다.

② 모드 선택 스위치를 눌러 표준 양극성 응고 또는 소프트 양극성 응고를 선택한다.

③ UP(▲) 스위치와 DOWN(▼) 스위치를 이용하여 알맞은 출력[W]을 설정한다.

④ 양극성 겸자(forceps with cable)를 연결하여 사용한다.

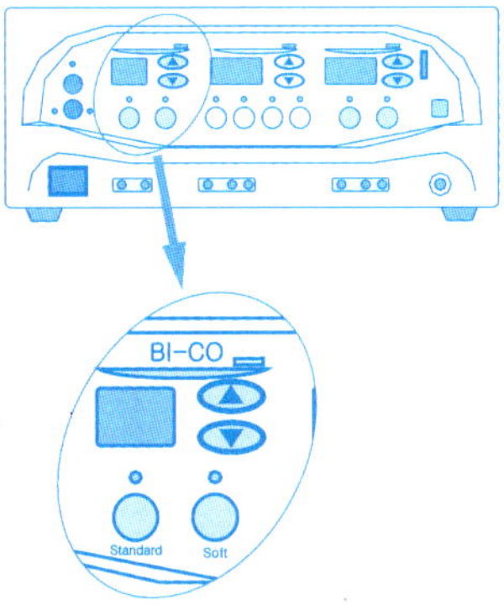

[그림 7-23] 양극성 모드의 동작순서

4) 단극절개 모드

전극과 인체조직 사이에 강력한 고주파를 인가하여 불필요한 조직이나 종양 등을 절개할 때 사용하며, 순수절개(Pure), 혼합절개1(Blend1), 혼합절개2(Blend2), 혼합질개3(Blend3) 모드가 있다.

① 순수절개 : 순수한 절개 모드이며 부드러운 절개를 위한 전류파형이며 응고가 거의 일어나지 않는다.

② 혼합절개1 : 약하게 변조된 고주파 전류를 이용하며 최소한의 지혈효과를 갖는 절개에 사용한다.

③ 혼합절개2 : 중간 정도 변조된 고주파 전류를 이용하며 중간 정도의 지혈효과를 갖는 절개에 사용한다.

④ 혼합절개3 : 강하게 변조된 고주파 전류를 이용하며 강한 지혈효과를 갖는 절개에 사용한다.

5) 단극응고 모드

단극응고 모드는 조직을 응고시켜 지혈하는 방법으로 고주파를 일정한 형태로 인가하여 출혈부위에 열을 발생시켜 지혈하며, 접촉응고(contact), 분사응고(spray) 모드가 있다.

① 접촉응고 : 응고 전용으로 사용되며 구 형태나 조직지혈 겸자 등과 조합되어 사용된다. 조직을 조직에 접촉시킨 채로 출력을 내보내는 방법으로 사용한다.

② 분사응고 : 다른 모드에 비해 높은 전압을 출력하며 고전압에 의한 방전현상을 이용해 넓은 면적을 신속히 응고하는 데 사용한다.

6) 양극응고 모드

양극응고 모드에는 표준(standard) 양극응고, 소프트(soft) 양극응고가 있다.

① 표준 양극응고 모드 : 양극성 겸자를 이용하여 혈관 및 신경의 처치에 사용한다. 특히 높은 출력까지 설정이 가능하며 큰 조직(혈관)을 신속하게 지혈하는 데 효과적이다. 액체(피 등)가 많은 환경에서도 사용이 가능하다.

② 소프트 양극응고 : 양극성 겸자를 이용하여 혈관 및 신경의 처치에 사용한다. 시간제한출력 방식을 이용하여 겸자에 조직이 흡착되는 현상을 최소화했으므로 미세조직 처치에 적합하다. 표준양극 응고보다 부드러운 응고를 할 수 있다.

제8장

저온 플라즈마 멸균기

01 저온 플라즈마 멸균기 개요
02 저온 플라즈마 멸균기 구성 및 명칭
03 저온 플라즈마 멸균기 실습

01 저온 플라즈마 멸균기 개요

저온 플라즈마 멸균기(Low Temperature Plasma Sterilizer : LTPS)는 병원 내에서 사용되는 의료용 도구로서, 기자재 내에 존재하는 세균, 바이러스 등을 멸균시켜 환자 및 사용자의 감염을 예방하기 위한 기기이다. [그림 8-1]과 같이 진공 챔버에 의료기자재를 넣고 멸균제로서 과산화수소를 투입하여 플라즈마를 발생시키는 방식이다. 포화된 과산화수소는 기체조건에서 플라즈마가 발생하여 히드록시 래디칼(OH)의 발생을 촉진시켜 멸균을 한다. 멸균 후에는 과산화수소를 물과 산소 가스로 분해하는 효과가 있다.

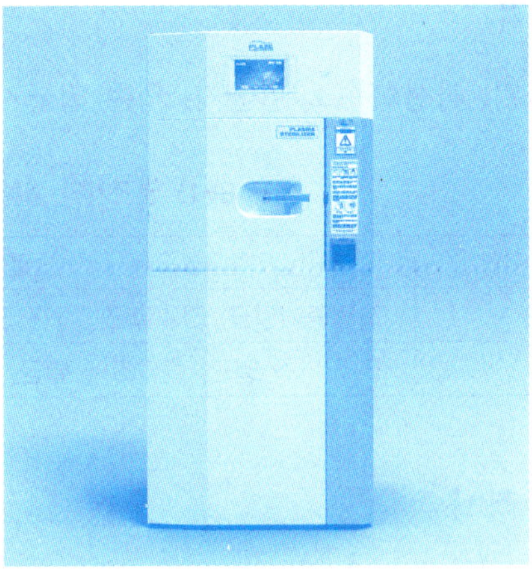

[그림 8-1] 저온 플라즈마 멸균기

1. 멸 균

병원 미생물과 비병원 미생물의 구별을 하지 않고 모든 미생물에 물리, 화학적 자극을 가하여 조직을 파괴하는 것을 멸균(sterilization)이라 한다. 흔히 무균상태로 만드는 과정이다.

2. 멸균과 소독의 차이점

소독은 멸균과정과 동일하게 물리, 화학적 방법으로 병원성 미생물과 비병원 미생물을 파괴하는 과정은 동일하나 박테리아 포자와 같은 미생물을 파괴하지 못하기 때문에 멸균보다는 안전하지 못하다. 또한, 소독과정 중 살아남은 미생물은 증식하기 적합한 환경조건 하에서 무한대로 증식하기 때문에 병원 내에서 사용되는 의료용 대상물들은(예 체내 조직과 혈관 내에 삽입하는 도구, 시술기기) 반드시 멸균처리 후 사용되어져야 한다.

3. 멸균기의 종류

멸균온도를 기준으로 〈표 8-1〉과 같이 고온 멸균기와 저온 멸균기로 구분한다.

1) 고온 멸균기

높은 온도와 압력에서 여러 가지 화학반응에 쓰는 내열 · 내압의 멸균기로 오토클레이브(autoclave) 멸균기가 대표적이다.

2) 저온 멸균기

E.O 가스 멸균기, 과산화수소 멸균기, 오존 멸균기, 플라즈마 멸균기 등이 있다.

〈표 8-1〉 멸균기의 종류

구 분	멸균방식
고온 멸균기	고압증기멸균, 건열멸균
저온 멸균기	E.O 가스 멸균, 플라즈마 멸균, 오존 멸균, 과산화수소 멸균 등

4. 멸균기의 역사

멸균기의 역사는 〈표 8-2〉와 같이 매우 길며 인류역사상 인간이 사용하는 멸균기의 종류는 열멸균방식, 화학멸균법, 저온 오존 및 플라즈마 멸균방식 등이다.

〈표 8-2〉 연도별 멸균기 개발현황

1880년	1940년	1950년	1980년	1990년
고온고압 멸균기	포름알데히드 멸균기	E.O 가스 멸균기	과산화수소 멸균기	플라즈마 멸균기
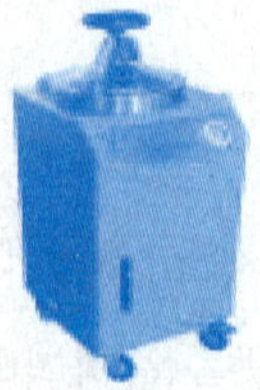	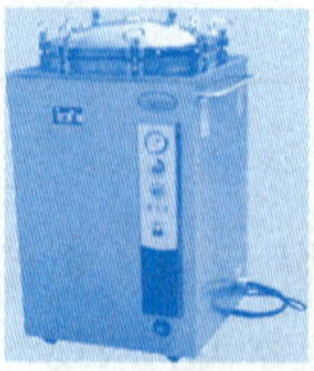	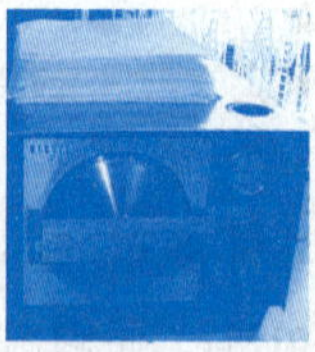	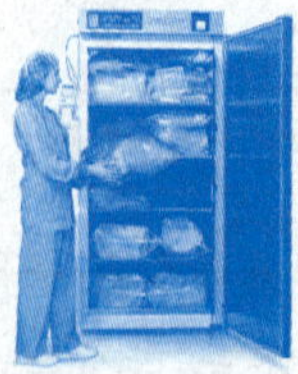	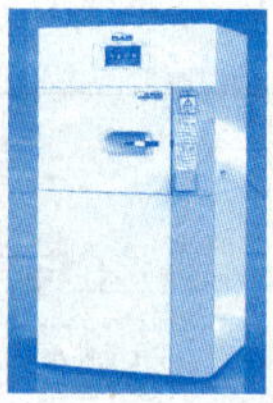

1) 열멸균방식

현존하는 모든 단백질은 고온의 환경을 견디지 못하여 최초 가압증기 멸균, 불포화 화학증기멸균, 건열멸균, 열전도멸균 등의 방법이 고안되어 상용화 되고 있으나, 금속, 유리재질 등의 내열성 단순 장비들의 멸균에만 제한적으로 이용되고 있으며, 날카로운 금속소재에서는 날을 무디게 되어 계속적인 사용이 어렵게 되는 단점이 있어 갈수록 고도화되는 의료장비 시장에서 사용이 극히 일부이다.

2) 화학멸균법

EO(Ethylene Oxide)가스 등의 멸균 가스를 이용하여 멸균하는 방식으로 기존의 고온고압 멸균기에 비해 사용가능한 멸균대상물의 영역도 넓어지고, 멸균효과도 높아졌다. 하지만 멸균소요시간이 길고, 화학멸균방식에 사용되는 대부분의 화학물질들은 인체에도 맹독성을 가지고 있어 멸균 후 사후처리 및 위험물관리가 매우 까다로운 단점이 있다. 또한 미세구조 등의 구조물에서도 고루 멸균이 이루어졌는지 확인하기 어려워 새로운 멸균법이 필요한 상황이 되었다.

3) 저온 오손 및 플라즈마 멸균방식

기존의 열멸균법, 화학멸균법 등은 내구성, 내열성, 위해성 물질노출, 멸균성능 등의 문제가 있었다. 그 대안으로 개발된 저온 오존 및 플라즈마 멸균방식은 저온에서 멸균이 이루어져 짧은 멸균시간과 현대의 여러 가지 소재가 복합적으로 사용된 의료기기들을 멸균하는데 적합하다. 특히 저온 플라즈마 멸균기는 장치가 비교적 간단하면서 멸균 1회당 소량의 과산화수소만 필요하므로 유지비용도 저렴하며, 친환경적 장점을 가지고 있어 이상적인 멸균기로 주목받고 있다.

5. 멸균 및 소독을 위한 의료기자재 분류(Spaulding's Classification)

멸균 및 소독은 주로 의료기기를 대상으로 하기 때문에 멸균대상물에 대한 의료기자재를 엄격히 분류하고 있다. Dr.Earleh Spaulding에 의해 1930년에 발표된 의료기자재 멸균 및 소독분류에 의하면 의료기자재는 크게 3단계로 구분되어져 멸균 및 소독 처리하여 사용되고 있다.

1) Critical Items(Sterilization)

피부, 점막 이하에 침투하여 조직과 혈관, 혈류와 접촉하는 기구로 반드시 멸균이 필요하다.

2) Semi Critical Items(High Level Disinfection)

점막과 접촉하나 점막을 뚫고 들어가지 않거나, 근육조직을 접하는 기구로 높은 수준의 소독이 필요하다.

3) Non Critical Items(Low Level Disinfection)

단지 피부에만 접촉하는 기구로 낮은 레벨의 소독이 필요하다.

6. 플라즈마

보통 물질은 제 3의 상태인 고체, 액체, 기체로 존재한다. 그리고 기체상태에서 존재하는 원자 및 분자가 더 큰 에너지를 받으면 원자 내에 존재하는 전자가 분리되어지는 과정을 거치게 된다. 이때의 상태를 이온상태라 하고, 전기적으로 중성상태의 원자가 플러스와 마이너스 전기를 갖는 입자로 분리된다. 이러한 상태로 [그림 8-2]와 같으며 제4의 상태를 플라즈마(plasma)라고 한다.

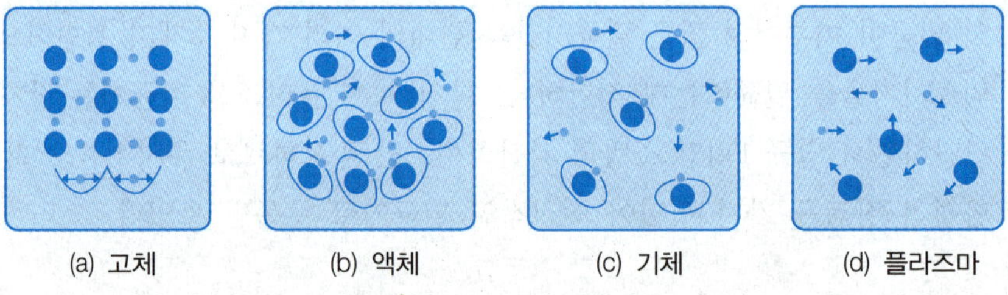

[그림 8-2] 물질의 제4의 상태

7. 저온 플라즈마 멸균기의 원리

플라즈마 멸균기는 [그림 8-3]과 같이 멸균제로 사용되는 과산화수를 기화시킨 후 에너지를 전달하여 플라즈마 이온상태의 수산화기(OH^-)가 미생물을 사멸한다. 이후 플라즈마 이온상태의 불안전한 기체들은 서로 결합하여 친환경적인 물과 산소로 전환되어 기존에 이용되고 있는 에틸렌옥사이드(ethylene oxide) 멸균방식과 같은 추가적인 배출시설이 필요없다.

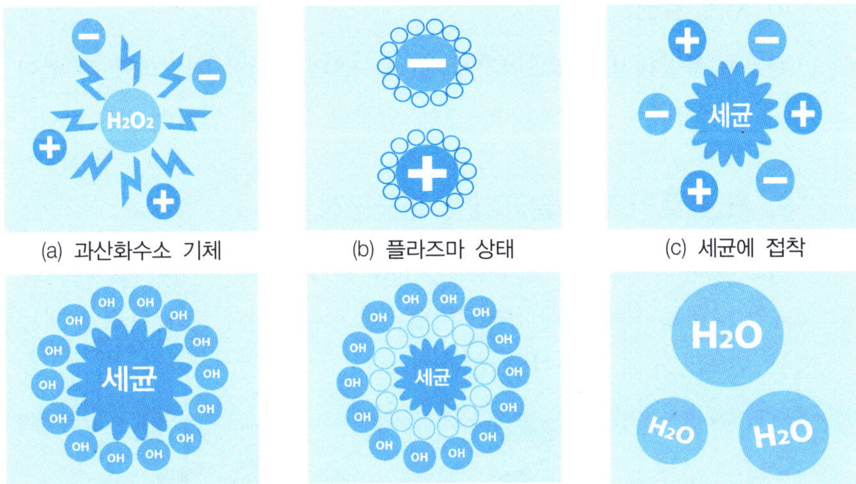

(a) 과산화수소 기체 (b) 플라즈마 상태 (c) 세균에 접착
(d) OH 발생 (e) 미생물 사멸 (f) 물과 산소로 전환

[그림 8-3] 플라즈마 멸균원리

8. 저온 플라즈마 멸균기의 필요성

현대 의료장비는 기술의 발전과 더불어 더욱 복잡하고 다양화되고 있으며, 여러 가지 소재가 복합적으로 사용된 장비들이 늘어나고 있다. 특히 고온의 열을 견디지 못하는 수지계열의 소재사용이 늘어나고 있으며 복잡하고 미세한 구조의 의료기기들이 있으나, 기존의 열멸균 방식의 멸균기, 화학멸균방식의 대안으로 개발되어진 저온 플라즈마 멸균기의 필요성은 부각되고 있다.

1) 친환경 멸균

멸균과정이 완료되면 멸균제로 사용된 과산화수소수는 이미 물과 산소로 분해되어 있기 때문에 배출 시 환경과 안전에 전혀 문제가 없는 친환경적 멸균방식이다.

2) 설치의 용이성

대다수의 화학적 멸균방식의 멸균기와는 다르게 멸균 시에 인체에 유해한 가스가 유출될 염려가 없기 때문에 설치 시 별도의 공간을 확보할 필요가 없다.

3) 빠른 멸균시간

빠른 멸균시간(1시간 이내, *ethylene oxide 멸균시간 : 12시간 이상)으로 멸균 회전률이 좋아 고가의 의료기자재의 재고부담 경비를 절감할 수 있다.

4) 저온 멸균

갈수록 복잡해지는 의료기자재 및 도구들의 손상을 최소화할 수 있어 의료기자재의 수명을 연장할 수 있으며, 열에 민감한 도구의 멸균에 적합하다.

9. 저온 플라즈마 멸균기의 멸균공정

저온 플라즈마 멸균기는 [그림 8-4]와 같이 60[℃] 이하의 멸균대기 시간을 거쳐 초진공 상태로 챔버 상태 유지 후 멸균이 이루어진다. 멸균완료 후에는 과산화수소에서 분해된 물과 산소를 배출한다.

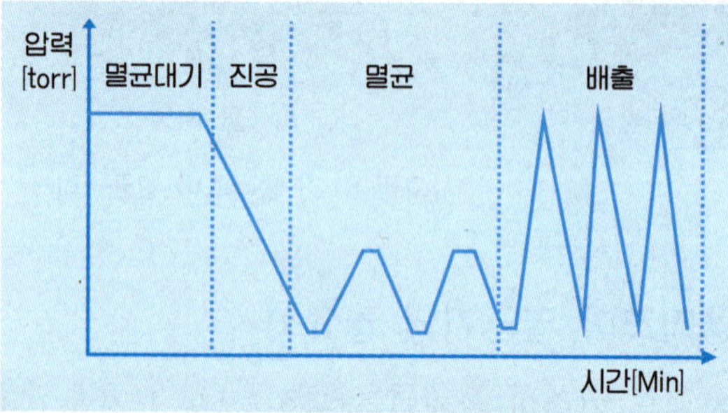

[그림 8-4] 멸균공정도

멸균공정은 멸균대기, 진공, 멸균, 배출의 과정을 거치며 멸균공정에 대한 세부 내용은 〈표 8-3〉과 같다.

〈표 8-3〉 멸균공정별 내용

번호	공정	내 용
1	멸균대기 (멸균준비단계)	• 멸균 진행 전 멸균기 자체적으로 멸균 전 필요한 요소(사전 점검 기능, 온도예열) 등을 수행하는 과정이다. • 통상적으로 모든 종류의 멸균기는 이 멸균대기 과정이 존재한다.
2	진공	멸균대상물의 모든 곳을 멸균하기 위하여 챔버 내부에 있는 공기를 제거한 후 멸균제를 투입하면 대상물 모든 곳에 멸균제가 골고루 분포하게 된다. 멸균을 위한 진공과정이 존재한다.
3	멸균	챔버 내에 멸균대상물을 멸균처리하는 과정으로 모드에 따라서 멸균시간이 다르다.
4	배출	챔버 내에 존재하는 모든 공기 및 유해요소들을 제거함으로써 멸균처리 후 멸균대상물을 바로 사용할 수 있게 하는 과정이다.

02 저온 플라즈마 멸균기 구성 및 명칭

1. 저온 플라즈마 멸균기의 구성

저온 플라즈마 멸균기는 [그림 8-5]와 같이 저온 플라즈마 멸균기 본체, 멸균 카트리지, 멸균팩, C.I(Chemical Indicator), B.I(Biological Indicator), 사용설명서로 구성되어 있다. 구성품에 이상이 없는지 확인한다.

그 림	이 름	설 명
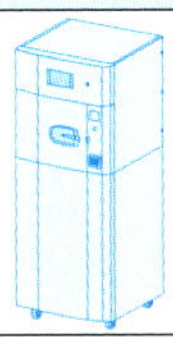	본체	저온 플라즈마 멸균기 본체이다.
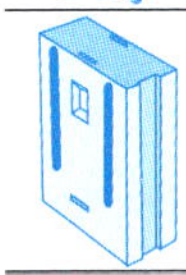	멸균 카트리지	저온 플라즈마 멸균기의 멸균제가 되는 구성요소로 고농도의 과산화수소수(50[%] 이상)가 들어 있어 사용 시나 제거 시에 1회용 비닐장갑을 착용한 후 사용해야 한다.
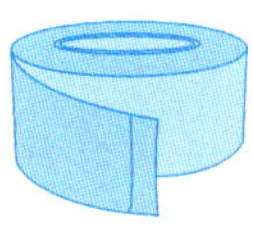	멸균팩	멸균대상물을 멸균팩에 넣고 자동 접합기나 수동 접합기로 멸균팩을 포장하게 되면 장기간 멸균처리된 의료기자재를 보관할 수 있으며, 멸균처리 후 대상물을 꺼냈을 때 외부와의 공기를 차단할 수 있는 역할을 한다. 특히 플라즈마 멸균기는 멸균제의 특성상 종이류나 헝겊 등 멸균제가 흡착되는 대상물은 사용하지 못하게 되어 있어 고밀도 합성 폴리에틸렌 섬유를 이용한 멸균팩이 널리 사용되고 있다. 또한, 멸균팩 대신 폴리프로필렌 소재의 멸균포를 이용하여 멸균 시에 의료기자재를 포장하여 멸균처리할 수 있다.
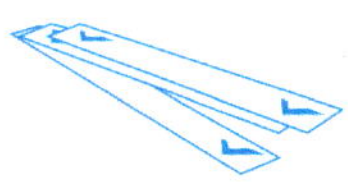	C.I(Chemical Indicator)	의료기자재를 포장 시(멸균포, 멸균팩)에 포장내부 및 내부 테이프 방식으로 붙인 후, 멸균완료 후 색상의 변화 유무로 멸균상태를 판단할 수 있다. 또한 장기간 멸균팩에 의료기자재를 보관했을 때 인디케이터의 상태를 보고 판단할 수 있다.
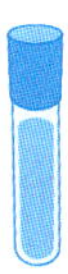	B.I(Biological Indicator)	모든 종류의 멸균기는 반드시 멸균처리 후 챔버 내에 들어 있는 의료기자재의 멸균이 정상적으로 이루어졌는지 확인해야 한다. 그에 따라서 멸균 시에 인체에 유해하고 비감염성인 Bacillus Stearothermophilus 아포(spore)균을 이용하여 멸균 시 이상 유무를 판단해야 한다.
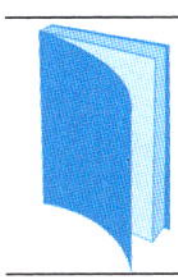	사용설명서	교육용 저온 플라즈마 멸균기는 의료기기 저온 플라즈마 멸균기이기 때문에 이 교재에서 소개하는 내용 이외에 설명서를 읽고 난 후 사용해야 한다.

[그림 8-5] 저온 플라즈마 멸균기 구성품

2. 저온 플라즈마 멸균기의 각 부 명칭

저온 플라즈마 멸균기의 각 부 명칭과 기능에 대해서 충분히 숙지한 후 실습에 임하도록 한다.

1) 저온 플라즈마 멸균기 외부 명칭

저온 플라즈마 멸균기는 [그림 8-6]과 같이 외부 명칭과 설명을 충분히 숙지한 후 올바른 실습을 하도록 한다.

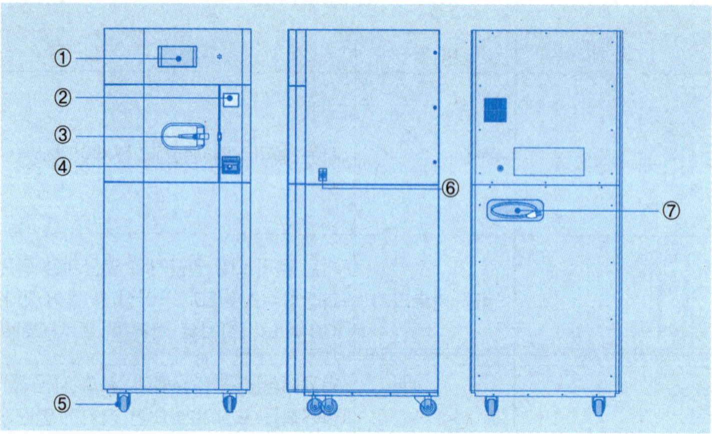

[그림 8-6] 저온 플라즈마 멸균기

① **터치버튼** : 장비를 조작하는 터치 스크린 및 상태 정보를 보여주는 액정 표시 화면이다.
② **멸균 카트리지 주입구** : 플라즈마용 멸균 카트리지를 투입하는 곳이다.
③ **도어 손잡이** : 멸균 챔버의 문을 열고 닫을 때 사용하는 손잡이다.
④ **프린터** : 사용일자 및 시간, 소독횟수, 에러확인, 완료확인, 사용이력 등을 프린트 출력해 주는 장치이다.
⑤ **바퀴** : 장비의 이동 및 고정하기 위한 장치이다.
⑥ **차단기** : 메인 전원 스위치 기능 및 전력 과부하를 자동으로 차단하는 장치이다.
⑦ **전원 케이블** : 장비에 메인 전원을 공급하는 케이블 및 전원 플러그이다.

2) 저온 플라즈마 멸균기 내부 명칭

저온 플라즈마 멸균기는 [그림 8-7]과 같이 내부 명칭과 설명을 충분히 숙지한 후 올바른 실습을 하도록 한다.

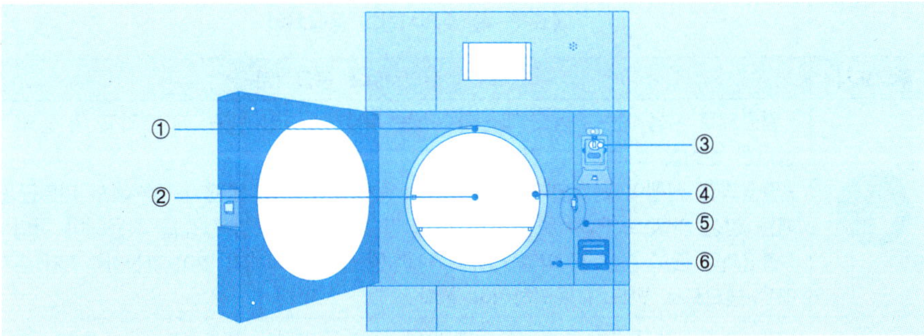

[그림 8-7] 저온 플라즈마 멸균기 내부

① **가스켓** : 진공 시 챔버와 도어를 밀봉하기 위한 장치
② **챔버** : 멸균대상물을 넣는 공간
③ **마이크로센서** : 멸균 카트리지 투입여부를 내부 프로세서가 판단하는 장치
④ **선반** : 멸균대상물을 올려놓는 위치
⑤ **도어락** : 멸균 진행 중에 문을 열 수 없도록 방지하기 위한 안전장치
⑥ **도어센서** : 도어가 닫혔는지 내부 컴퓨터가 판단하는 장치

3. 실습 전 주의사항

멸균기 실습 전 주의사항과 응급처치에 대한 설명을 충분히 숙지하고 실습에 임하며, 저온 플라즈마 멸균기는 멸균대상물에 금지된 품목이 있으므로 제시한 금지대상물은 멸균을 금한다. 또한 사용자의 안전을 위해 보호용 장비를 반드시 착용하여야 한다.

1) 주의사항과 응급처치

멸균기 실습 전 〈표 8-4〉와 같이 주의사항을 반드시 준수해 사용해야 한다. 특히 멸균제로 사용되는 고농도 과산화수소수에 대한 취급, 안전규칙은 반드시 지켜야 한다.

〈표 8-4〉 주의사항과 응급처치

주의표시	주의사항과 응급처치
	• 멸균제로 사용하는 고농도 과산화수소는 피부, 눈, 코, 식도, 폐 그리고 위 등의 인체부위에 심각한 손상을 초래할 수 있다. • 멸균과정 진행이 완료되지 않고 중도에 중단되었을 때 멸균기 내부에서 피멸균물을 제거할 때는 항상 라텍스, PVC 비닐, 니트릴 장갑 등의 내화학성 장갑을 착용해야 한다. • 멸균과정 중도 중단 시 피멸균물에 가시적인 습기나 액체가 있어 과산화수소가 존재할 확률이 매우 높으므로 반드시 주의하여야 한다.
	• 과산화수소가 종이, 면, 나무, 윤활유와 같은 유기체에 접촉하지 않게 한다. • 고농도의 과산화수소는 강한 산화제이므로 특정 유기체 및 촉매 등과 반응하여 발화할 수 있다.
	• 과산화수소가 눈에 직접 닿으면 매우 심각한 손상을 일으킬 수 있으니 보안경을 착용한다. • 눈에 과산화수소가 들어갔다면 대량의 깨끗한 물로 즉시 씻어내야 하며 의사와 상담해야 한다.
	• 과산화수소가 피부에 직접 닿으면 심각한 염증을 일으킬 수 있다. • 과산화수소가 피부에 닿으면 대량의 물로 즉시 씻어내야 한다. • 증상이 심각하거나 지속적이면 즉시 의사와 상담한다.
	• 과산화수소 증기의 흡입은 폐, 식도, 코에 심각한 손상을 일으킬 수 있다. • 과산화수소를 흡입하게 되면 신선한 공기가 있는 곳으로 이동하고 즉시 의사와 상담해야 한다.
	• 고농도 과산화수소는 매우 유독성이므로 과산화수소의 흡입 또는 섭취는 생명을 위협할 수 있다. • 과산화수소를 마셨다면 즉시 충분한 양의 물을 마셔 희석시키고 절대 토하게 해선 안 되며, 즉시 의사와 상담해야 한다.
	• 멸균공정이 끝나면 멸균기의 챔버 내부는 뜨거워진 상태이니 절대 손으로 챔버나 문(door)의 내부를 만지지 않도록 해야 한다. • 챔버나 문의 내부를 만지기 전에 충분히 식혀야 한다.
	• 챔버 내부에 과산화수소가 남아 있을 수 있으므로 주의해야 한다. • 정전사고, 고장 등의 원인으로 멸균공정 진행이 취소된 후 피멸균물을 꺼낼 때는 항상 라텍스, PVC 비닐, 혹은 니트릴 장갑을 착용하고 해야 한다. • 고농도 과산화수소액이 챔버 내부나 피멸균물에 묻은 상태로 남아있을 수 있다.
	저온 플라즈마 멸균기를 다른 장비와 겹쳐 쌓아놓고 사용하면 안 된다.
	• 금속성 물체를 챔버의 내벽, 문 내측과 닿게 적재하지 않도록 한다. • 챔버의 내벽, 문 내측과 접촉은 멸균기나 금속 물체에 손상을 가져올 수 있으며 전기감전의 위험이 있다.
	• 저온 플라즈마 멸균기에 멸균대상물을 넣기 전에 그 멸균대상물이 손상될 가능성이나 어떤 위험성이 있는지 인지해야 한다. • 사용설명서의 내용을 잘 읽고 이해한 다음 그 지시에 따라야 한다. • 본 설명서에는 멸균작업을 하지 말아야 할 품목 및 종류를 지정하고 있다. • 저온 플라즈마 멸균기사용에 의문사항이나 궁금한 사항은 제작사에 문의한다.
	저온 플라즈마 멸균기 가동 중에는 주변의 휴대용 RF 통신장비 및 의료전자장비에 영향을 미칠 수 있다.

2) 금지된 저온 플라즈마 멸균대상물

저온 플라즈마 멸균기 실습 시 주의사항으로 멸균제로 사용되는 과산화수소수 특징상 12가지 멸균대상물은 사용해서는 안 된다.

① 멸균대상물 제조사가 플라즈마 멸균을 금지한 특정 저온 플라즈마 멸균기 및 물품
② 용액과 분말상태의 멸균대상물
③ 생리식염수 상태의 멸균대상물
④ 용액을 흡수하는 재질을 포함한 물품
⑤ 면, 종이, 판지, 아마포, 수건, 거즈, 스펀지 또는 울 소재와 같은 섬유소 재질을 포함한 저온 플라즈마 멸균기
⑥ 종이 스티커를 포함한 종이 저온 플라즈마 멸균기
⑦ 나일론이 표면에 도포 또는 함유된 품목
⑧ 진공상태를 견디지 못하거나 고압증기 멸균기로 멸균하라는 라벨이 붙은 저온 플라즈마 멸균기
⑨ 양쪽이 막힌 저온 플라즈마 멸균기 및 한 쪽이 막힌 가늘고 긴(약 50[cm] 이상) 물품
⑩ 봉인된 베어링과 같은 내부 부속품이 있는 저온 플라즈마 멸균기는 세척하는데 어려움이 있으므로 멸균 불가
⑪ 해당 저온 플라즈마 멸균기용이 아닌 다른 기구의 멸균포
⑫ 해당 저온 플라즈마 멸균기용이 아닌 다른 기구의 트레이

3) 보호용 장비 착용

저온 플라즈마 멸균기를 사용할 때는 [그림 8-8]과 같이 멸균제의 인체접촉을 사전에 방지하기 위하여 반드시 라텍스 또는 PVC 재질의 보호장갑 및 보안경 등, 충분한 인체보호용 장구를 착용하고 멸균기를 사용해야 한다.

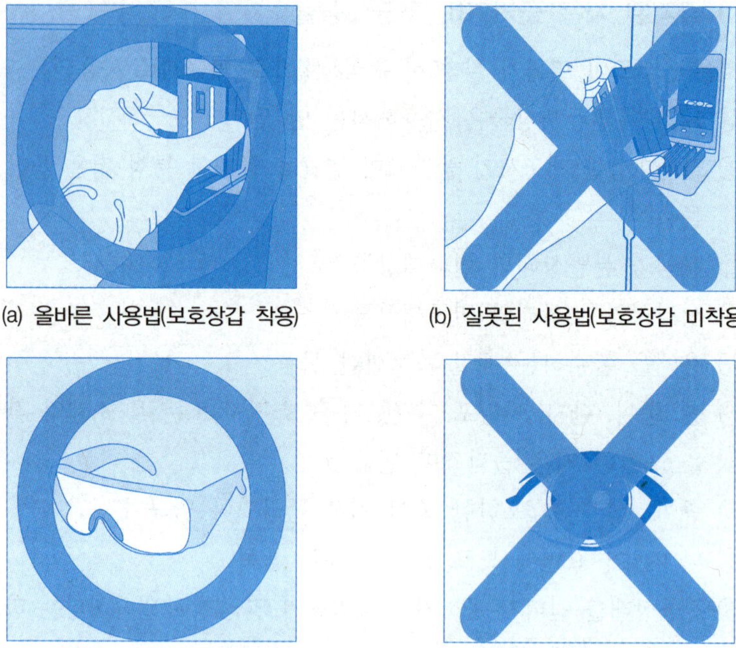

(a) 올바른 사용법(보호장갑 착용)

(b) 잘못된 사용법(보호장갑 미착용)

(c) 올바른 사용법(보안경 착용)

(d) 잘못된 사용법(보안경 미착용)

[그림 8-8] 보호용 장비 착용

03 저온 플라즈마 멸균기 실습

1. 저온 플라즈마 멸균기 실습

병원에서 사용하는 의료기자재는 환자의 몸에 직접적인 영향을 끼치므로 사용 후 반드시 멸균과정이 필요하다. 실습을 통하여 저온 플라즈마 멸균기의 사용법을 익혀, 안전하고 올바른 멸균을 하도록 한다.

1) 멸균팩 준비

저온 플라즈마 멸균기는 [그림 8-9]와 같이 멸균대상물을 완전 건조 후 반드시 지정된 멸균팩에 넣어 멸균을 하여야 한다. 이 때 멸균완료 후 멸균확인을 위해 밀봉 전 C.I를 부착하는 것이 바람직하다.

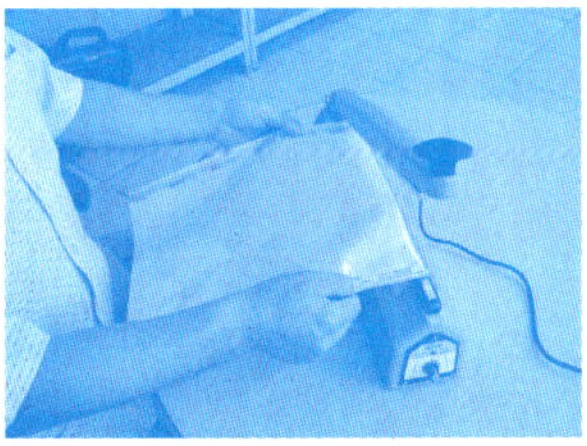
①

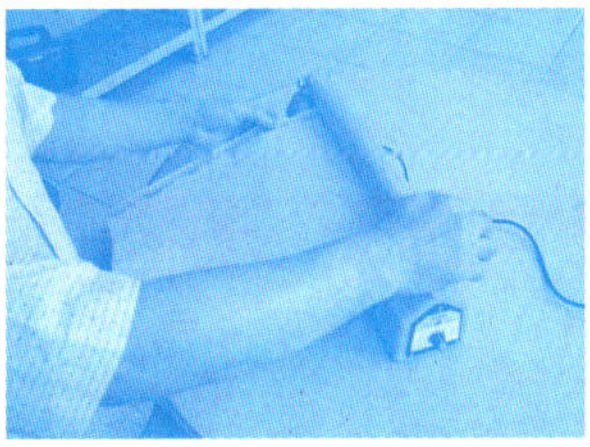
②

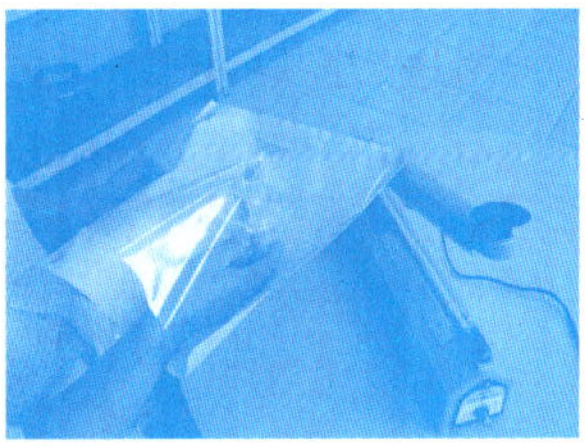
③

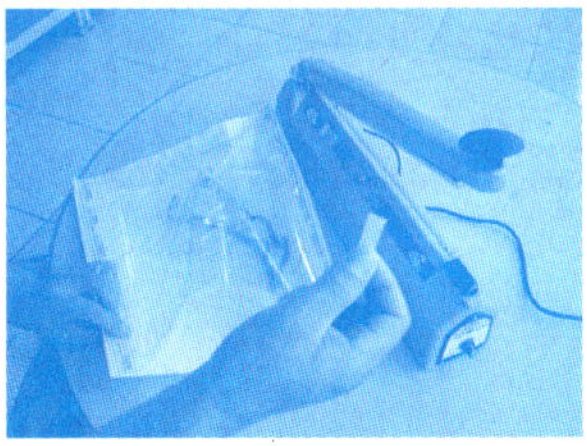
④

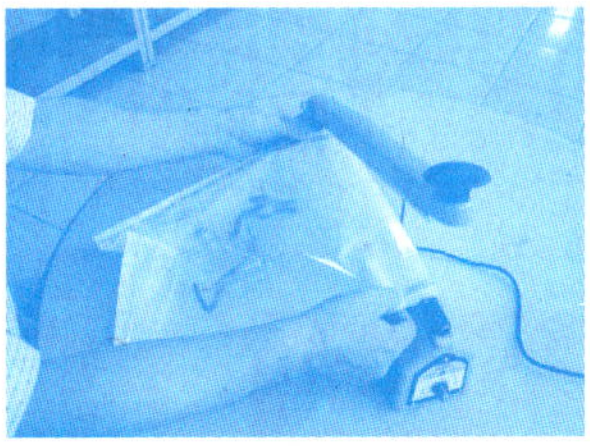
⑤

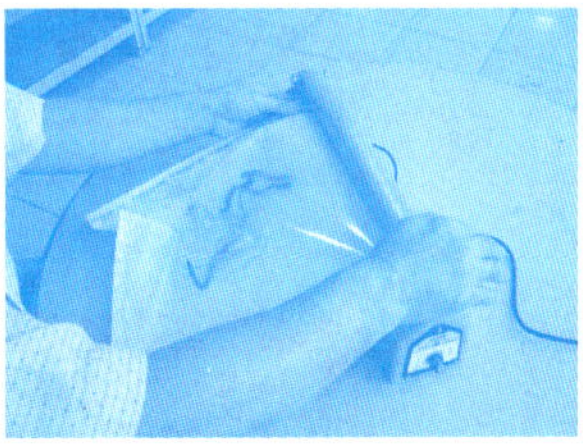
⑥

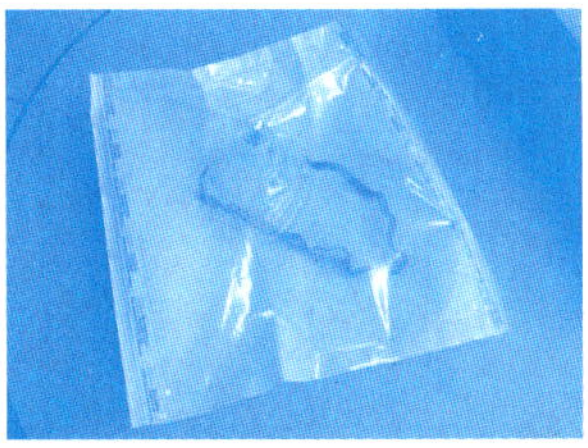
⑦

[그림 8-9] 멸균팩 준비

① 먼저 필요한 크기의 멸균팩을 절단하여 한 쪽을 실링기계 위에 가져가서 가장자리를 맞춘다.
② 멸균팩 한쪽의 가장자리를 실링기계로 실링을 한다.
③ 멸균팩 안에 멸균이 필요한 기구나 물품을 넣는다.
④ 멸균확인을 위해 CI를 멸균팩 안쪽에 붙인다(이때 CI가 대상물에 닿지 않도록 한다).
⑤ 나머지 멸균팩 한 쪽의 가장자리를 실링기계에 맞춘다.
⑥ 멸균팩 한 쪽을 실링기계로 실링하여 완전히 밀봉한다.
⑦ 멸균준비가 끝나게 된다.

2) 멸균대상물 적재

멸균대상물 적재 시 [그림 8-10]과 같이 멸균대상물에 멸균제가 잘 확산되도록 트레이 안쪽 공간과 멸균대상물의 배치 위치를 조정하여 적재해야 한다. 또한 멸균팩을 트레이 위에 겹쳐 쌓아서는 안되며 어떤 멸균대상물도 챔버의 벽, 문 등에 닿아서는 안 된다.

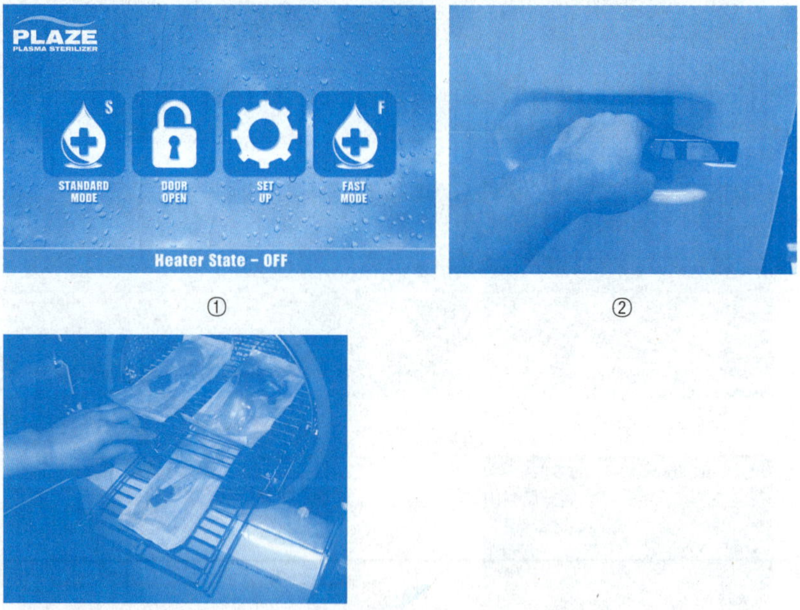

[그림 8-10] 멸균대상물 적재

① 멸균대상물을 넣기 전 메인 화면에서 DOOR OPEN 버튼을 누른다.
② 도어레버를 당겨 저온 플라즈마 멸균기 도어를 연다.
㉠ 3초 안에 도어를 열어야 한다.
㉡ 만약 3초가 경과하여 문이 열리지 않으면 다시 DOOR OPEN 버튼을 누른 후 도어를 열어야 한다.
③ 준비된 멸균대상물을 겹치지 않게 트레이 위에 가지런히 놓는다.

3) 멸균 카트리지 삽입

멸균 카트리지는 [그림 8-11]과 같이 저온 플라즈마 멸균기의 반드시 필요한 구성요소로 고농도의 과산화수소수(50[%] 이상)가 들어있어 사용 시나 제거 시에 1회용 비닐장갑을 착용한 후 사용해야 한다.

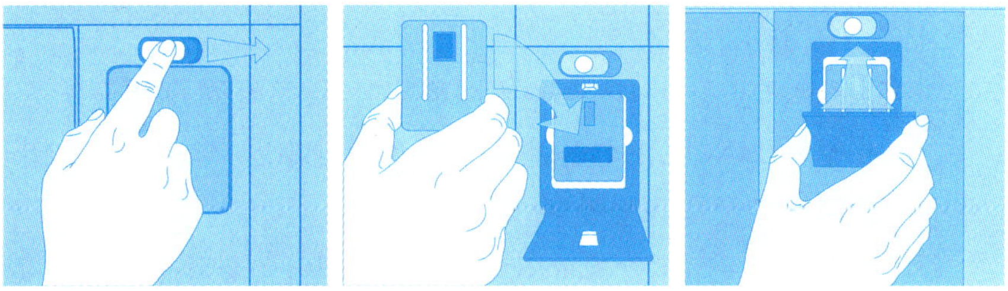

① ② ③

[그림 8-11] 멸균 카트리지 삽입방법

① 버튼을 우측으로 밀어 카트리지 도어를 연다.
② 멸균 카트리지 삽입 방향을 확인한 후 "딸깍" 소리가 날 때까지 밀어넣는다.
③ 멸균 카트리지가 정확히 장착된 것을 확인한 후 카트리지 도어를 닫는다.

4) 화면조작 실습

저온 플라즈마 멸균기는 7" TFT LCD Touch screen을 통해 기본적인 조작이 가능하다. 멸균대상물을 적재하고 카트리지를 삽입한 후에는 모든 작동이 터치스크린을 통해 이루어지므로 모든 화면조작 방법을 숙지해야 한다.

(1) 일반 모드

일반 모드(standard mode)는 [그림 8-12]와 같이 일반적인 멸균 모드로서 빠른 모드(fast mode)에 비해 멸균시간이 긴 반면 모든 멸균대상물에 사용이 가능하다.

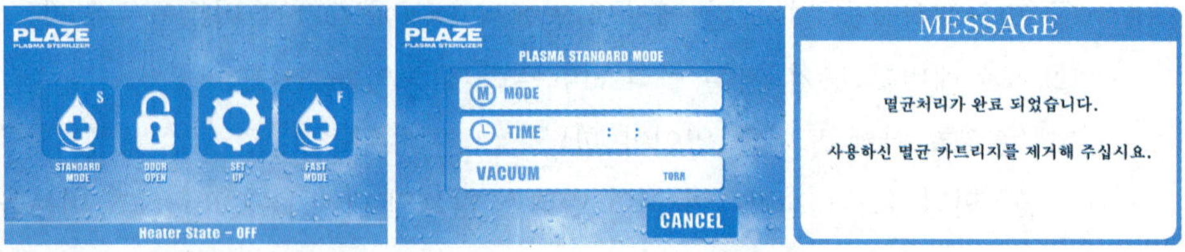

① ② ③

[그림 8-12] 일반 모드

① 메인 화면 모드에서 STANDARD MODE 버튼을 누른다(하단의 HEATER STATE ON / OFF 바는 히터의 상태를 의미한다).

② STANDARD MODE 화면에는 멸균과정(MODE), 멸균시간(TIME), 진공상태(VACUUM)를 확인할 수 있다.

㉠ STANDARD MODE에서는 핀셋, 커터, 1[ϕ] 30[cm] 이하의 관류를 멸균 할 수 있다.

㉡ 프로그램 동작시간은 80분 이하이다. 부득이 하게 멸균을 중지하여야 할 경우 CANCEL 버튼을 길게 눌러 중단한다(단, 멸균과정 중 멸균제가 주입되면 멸균을 중단할 수 없다).

③ 멸균과정이 완료되면 Main Screen으로 화면이 전환되며 "멸균처리가 완료되었습니다. 사용하신 멸균 카트리지를 제거해 주십시오"라는 표시창이 나타난다.

(2) 빠른 모드

빠른 모드(FAST MODE)는 [그림 8-13]과 같이 일반 모드(STANDARD MODE)에 비해 멸균시간이 짧은 반면 긴 관류 등의 멸균제가 세부침투를 요하는 멸균대상물에는 적합하지 못하다. 단순히 표면 멸균 정도의 멸균성능을 요하는 멸균대상물에만 빠른 모드를 사용해야 한다.

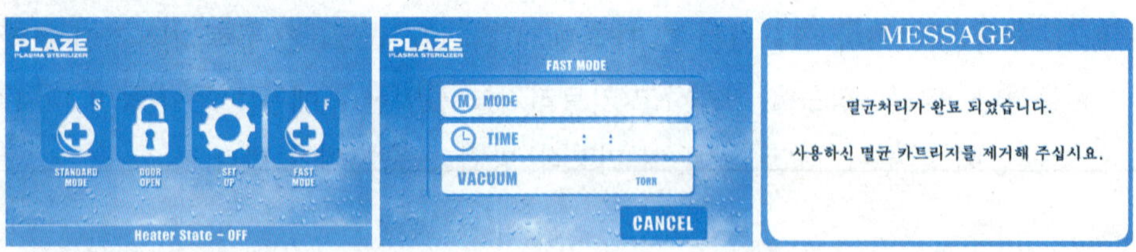

① ② ③

[그림 8-13] 빠른 모드(FAST MODE)

① 메인 화면 모드에서 FAST MODE 버튼을 누른다(하단의 HEATER STATE ON / OFF 바는 히터의 상태를 의미한다).

② FAST MODE 화면에는 멸균과정(MODE), 멸균시간(TIME), 진공상태(VACUUM)를 확인할 수 있다.

㉠ FAST MODE에서는 핀셋, 커터 등을 짧은 관류 1[ϕ]15[Cm] 이하의 관류를 멸균할 수 있다.

㉡ 프로그램 동작시간은 50분 이하이다. 부득이 하게 멸균을 중지하여야 할 경우 CANCEL 버튼을 길게 눌러 중단한다(단, 멸균과정 중 멸균제가 주입되면 멸균을 중단할 수 없다).

③ 멸균과정이 완료되면 Main Screen으로 화면이 전환되며 "멸균처리가 완료되었습니다. 사용하신 멸균 카트리지를 제거해 주십시오."라는 표시창이 나타난다.

(3) 셋업 모드(SET UP MODE)

셋업 모드(SET UP MODE)는 [그림 8-14]와 같이 저온 플라즈마 멸균기의 기본적인 설정을 할 수 있는 모드이다.

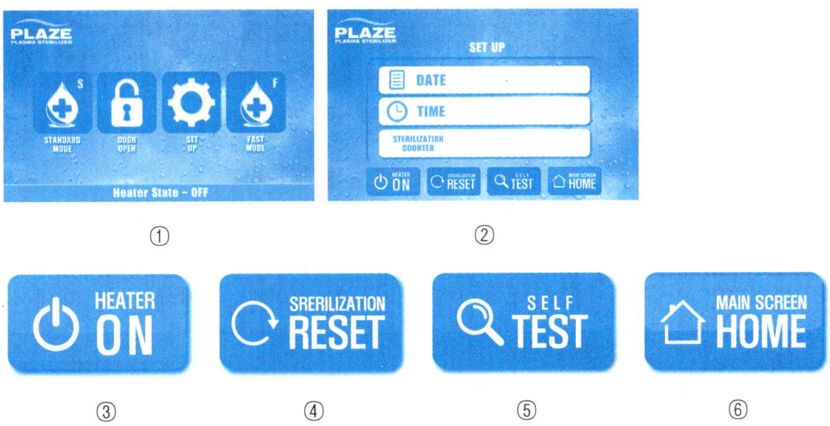

[그림 8-14] 셋업 모드(SET UP MODE)

① 메인 화면 모드에서 SET UP MODE 버튼을 누른다(하단의 HEATER STATE ON / OFF 바는 히터의 상태를 의미한다).

② SET UP MODE에서는 날짜, 시간, 멸균횟수를 확인할 수 있으며, HEATER ON / OFF, 멸균횟수 RESET, 자가진단을 수행할 수 있다.

③ 멸균시작 시 HEATER는 켜지나 멸균시간을 단축하기 위해 SET UP 모드에서 HEATER 버튼을 눌러서 히터를 켤 수 있다.

④ STERILIZATION RESET 버튼을 길게 터치하여 비밀번호를 입력하면 멸균횟수를 RESET할 수 있다(0으로 초기화).

⑤ SELF TEST 버튼을 터치하여 자가진단 모드로 전환이 가능하다.

⑥ MAIN SCREEN HOME 버튼을 터치하면 메인 화면으로 전환된다.

(4) 에러 모드

저온 플라즈마 멸균기는 기기에 이상이 있을 시 [그림 8-15]와 같이 에러 모드(ERROR MODE)로 자동 전환된다. 에러 모드에서는 에러 코드가 화면상에 표시되며, 실습자는 당황하지 말고 제작사에 연락하여 조치를 받도록 한다.

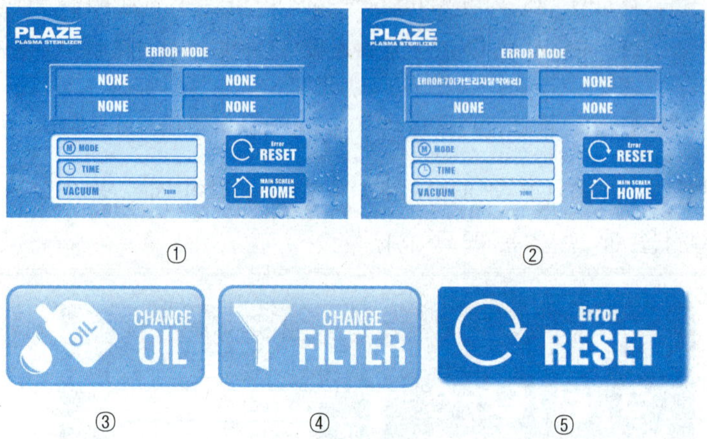

[그림 8-14] 에러 모드

① 저온 플라즈마 멸균기에 에러가 발생할 경우 ERROR MODE로 자동 전환된다.

② ERROR 표시는 동시에 4개까지 가능하다(에러 원인에 대한 자세한 내용은 [에러 메시지 상세설명]을 참고).

③ 멸균횟수가 300회를 초과하였을 경우 화면 상단에 오일 교체 메시지를 확인할 수 있다(CHANGE OIL). 만약 오일을 지속적으로 교체하지 않는다면 기기의 심각한 고장을 초래하므로 즉시 제작사로 연락하여야 한다. CHANGE OIL 메시지는 오일 교체 전까지 화면에 표시된다.

④ 멸균횟수가 500회를 초과하였을 경우에 화면 상단에 필터 교체 메시지를 확인할 수 있다(CHANGE FILTER). 만약 필터를 지속적으로 교체하지 않는다면 기기의 심각한 고장을 초래하므로 즉시 제작사로 연락하여야 한다.
CHANGE FILTER 메시지는 필터 교체 전까지 화면에 표시된다.

⑥ ERROR RESET 버튼을 길게 터치하여 비밀번호를 입력한 후 MAIN SCREEN HOME 버튼을 터치하면 HOME 화면으로 전환될 수 있다.

(5) 에러 메시지 상세설명

에러 발생 시 〈표 8-5〉와 같이 나타나는 에러 표시에 대한 상세한 설명을 한다.

〈표 8-5〉 에러 메시지 상세설명

에러 표시	에러 설명
NONE	에러 미발생
ERROR:60[진공에러]	60 : 설정된 진공값까지 챔버에 진공이 되지 않으면 발생한다.
ERROR:61[예열에러]	61 : 정해진 시간 안에 챔버의 온도가 설정된 온도에 도달하지 않으면 발생한다.
ERROR:62[진공에러]	62 : 설정된 진공값까지 챔버에 진공되지 않으면 발생한다.
ERROR:63[점화에러]	63 : 멸균 중 플라즈마가 발생하지 않으면 발생한다.
ERROR:64[석션에러]	64 : 챔버의 진공이 설정된 진공값까지 진행되지 않으면 발생한다.
ERROR:65[진공에러]	65 : 설정된 진공값까지 챔버에 진공이 해제되지 않으면 발생한다.
ERROR:66[석션에러]	66 : 설정된 진공값까지 챔버에 진공이 진공 해제되지 않으면 발생한다.
ERROR:67[정전에러]	67 : 멸균과정 중 정전 및 이상상황에 의해 전원이 차단되었을 경우 발생(멸균제가 주입되었을 경우가 있기 때문에 분해과정 진행)한다.
ERROR:68[카트리지탈착에러]	68 : 멸균과정 중 카트리지 분리 시 에러 발생(멸균제가 주입되었을 경우가 있어 분해과정 진행)한다.
ERROR:69[에러분해-에러] 위험[본사로 연락하세요!!]	69 : 에러 분해 진공과정 중 진공값이 설정된 값까지 진공되지 않으면 발생한다.
ERROR:70[기화히터고장]	70 : 과수기화부의 온도가 설정된 온도까지 장시간 도달하지 않으면 발생한다.
ERROR:71[챔버히터고장]	71 : 챔버의 온도가 설정된 온도까지 장시간 도달하지 않으면 발생한다.

5) 멸균완료 후 처리방법

멸균완료 후 멸균 카트리지 분리부터 최종 멸균확인까지의 과정은 〈표 8-6〉과 같다. 지시한 멸균 카트리지 제거방법은 반드시 지켜야 하며, BI, CI를 통한 멸균확인 과정까지 마무리 지어야 완벽한 멸균공정이라 할 수 있다. 만일 멸균이 제대로 되지 않은 상태에서 의료기자재를 재사용할 경우에는 의료사고의 위험이 있으므로 각별한 주의가 필요하다.

〈표 8-6〉 멸균 완료 후 처리방법

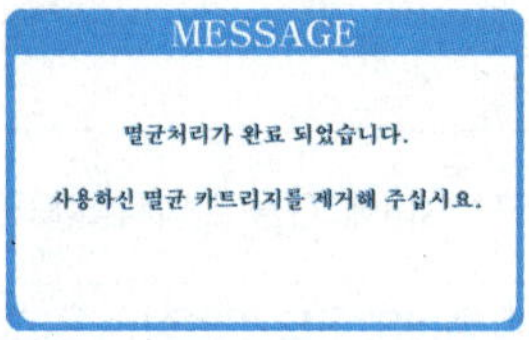	멸균과정이 정상 완료되면 Main Screen으로 화면이 전환되며 "멸균처리가 완료되었습니다. 사용하신 멸균 카트리지를 제거해 주십시오."라는 표시창이 나타난다. 이때, 멸균 카트리지를 분리하면 메시지창이 제거된다.
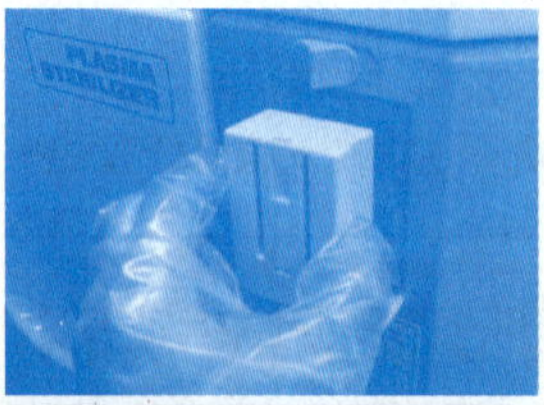	카트리지 분리 : 멸균 카트리지를 분리할 때는 멸균제의 인체 접촉을 사전에 방지하기 위하여 반드시 라텍스 또는 PVC재질의 보호장갑 및 보안경 등, 충분한 인체보호용 장구를 착용하고 분리해야 한다.
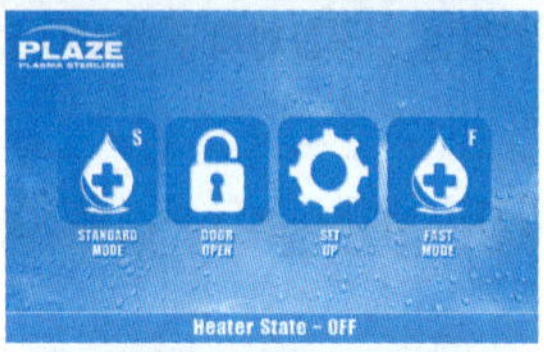	메인 화면에서 DOOR OPEN 버튼을 눌러 도어 잠금을 해제한다.
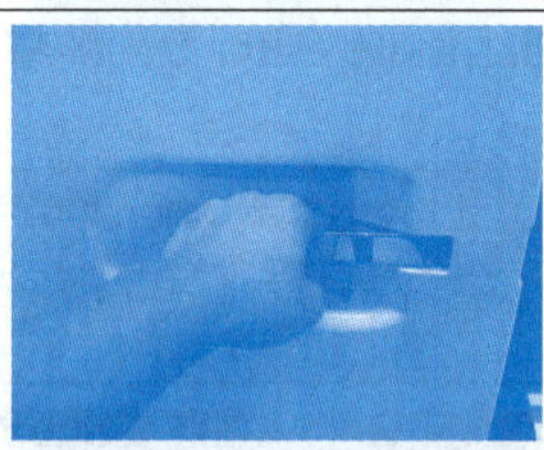	도어레버를 당겨 저온 플라즈마 멸균기 도어를 연다. 도어레버를 당겨 3초 안에 문을 열어야 한다. 만약 3초가 경과하여 문이 열리지 않으면 다시 DOOR OPEN 버튼을 누른 후 문을 열어야 한다.
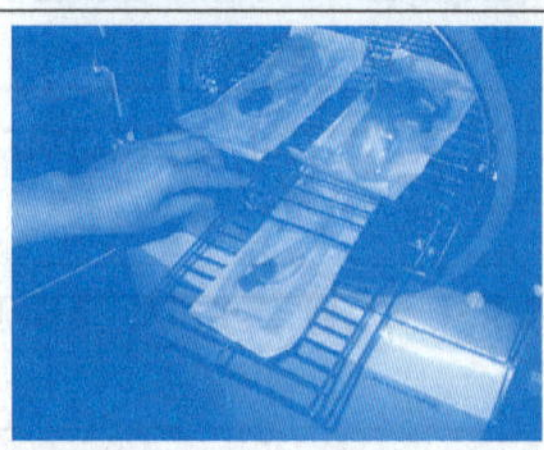	멸균대상물을 확인한다 : 멸균대상물 확인 시 챔버 내벽에 열이 남아있으므로 화상에 주의한다.

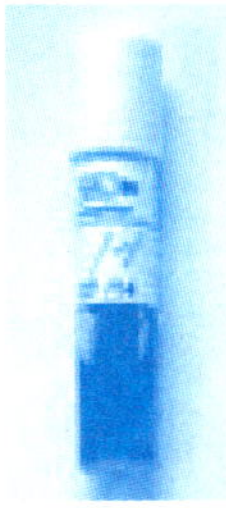	멸균확인(B.I) : B.I를 꺼내어 내부를 깨뜨린 후, 인큐베이터에 B.I를 넣고 24시간 배양한다. B.I의 색이 보라색이면 정상, 노란색이면 멸균이 되지 않았음을 의미한다. • 정상(보라) 멸균 시 B.I색 • 비정상(노랑) 멸균 시 B.I색
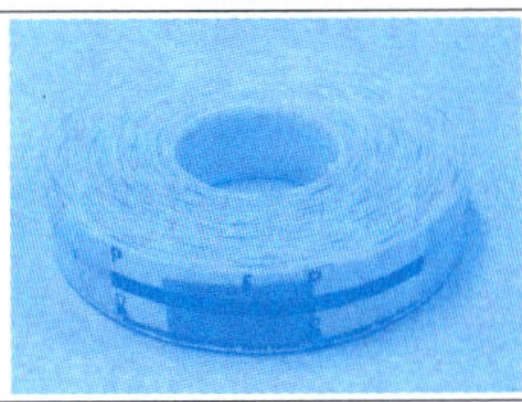	멸균확인(C.I) : 멸균팩에 붙여 놓았던 C.I의 색이 노란색이면 정상, 빨간색이면 멸균이 되지 않았음을 의미한다. • 정상(노랑) 멸균 시 C.I색 • 비정상(빨강) 멸균 시 C.I색
• PLAZE-50 • Date : 2013 / 10 / 17 • Start Time : 21 / 22 / 34 • Last Time : 22 / 32 / 40 • Error Code : NO • Sterilizer Counter : 0010 • Sterilizer State : Complete	프린터에서 멸균결과가 인쇄되어 나오는 것을 확인할 수 있다. • Date : 멸균작동 날짜 • Start Time : 멸균시작 시간 • Last Time : 멸균종료 시간 • Error Code : 에러 발생 시 코드 번호 • Sterilizer Counter : 멸균횟수 • Sterilizer State : 멸균상태

2. 사용 후 보관 및 관리

제품보관 시에는 정해진 규격과 보관방법에 따라 보관하여야 한다. 보관장소가 오염되어 있거나, 먼지 · 이물질이 있는 곳, 또는 습한 장소에 장시간 보관할 경우 제품이나 부속품의 성능 또는 안전성에 영향을 미칠 수 있으므로 다음의 보관방법에 따라 보관한다.

1) 저온 플라즈마 멸균기 외관 세척

저온 플라즈마 멸균기는 전기감전의 위험과 멸균성능에 영향을 끼칠 수 있으므로 세척에 주의를 기울여야 한다.

① 외관을 세척하기 전에 전원을 끈다.

② 외부나 챔버는 절대 물기가 닿아선 안 된다. 표면을 닦으려면 비마멸성 세제와 젖은 헝겊을 사용한다.

③ 세제를 터치스크린에 직접 뿌리지 않는다. 스크린을 닦으려면 젖은 헝겊을 사용한다.

2) 보관 및 관리

저온 플라즈마 멸균기는 의료용 기자재를 멸균하는 기기이므로 항시 사용가능한 상태로 보관되어져야 하며, 보관 및 관리가 중요하다.

① 기압, 온도, 습도, 통풍, 일광, 먼지, 염분 및 이온 등을 함유한 공기에 의해 멸균기가 영향을 받지 않는 곳에 보관한다.

② 화학약품의 보관장소나 가스가 발생하는 곳은 피해야 한다.

③ 진동 및 충격으로부터 이격시키며 물이나 습하지 않는 곳에 설치한다.

④ 고장발생 시 즉시 사용을 중지하고 전문가에게 의뢰하여 점검을 받은 후 반드시 성능검사를 받도록 한다.

⑤ 사용환경 : 온도 +10~+40[℃], 습도 30~75[%] 미만

⑥ 보관환경 : 온도 −20~+60[℃], 습도 95[%] 미만

⑦ 전기적 정격

㉠ 정격전압 : AC 220[V], 단상

㉡ 정격주파수 : 60[Hz]

㉢ 소비전력 : 2[kW]

3) 프린터 종이 교체

프린터 종이가 전부 소모되었을 시는 [그림 8-16]과 같이 프린터 상단에 위치한 버튼을 눌러 프린터 도어를 연 후 종이를 교체한다.

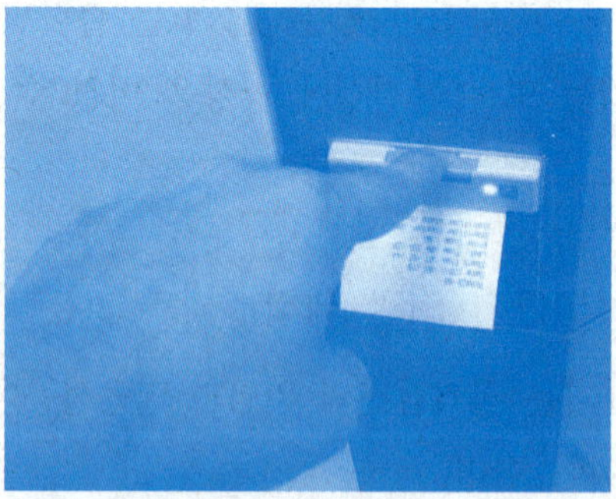

[그림 8-16] 프린터 종이 교체방법

4) 카트리지 폐기

멸균 카트리지(과산화수소)는 의료용품 멸균 이외의 목적으로 사용을 금하고, 사용 후 반드시 의료용 폐기물로 처리하여야 한다.

제9장

펄스 옥시미터

01 펄스 옥시미터 이론

1. 펄스 옥시미터

산소포화도 측정기로서 산소포화도(SpO_2)와 맥박을 비과혈적인 방법으로 측정하여 환자를 모니터링하는 장비이다.

1) 사용목적

병원 내의 [그림 9-1]과 같이 일반병동, 수술실, 치료실, 중환자실에서 사용되며, 내과장비, 수면실, 기술이 필요한 간호장비, 수술센터, 첨단센터도 포함된다.

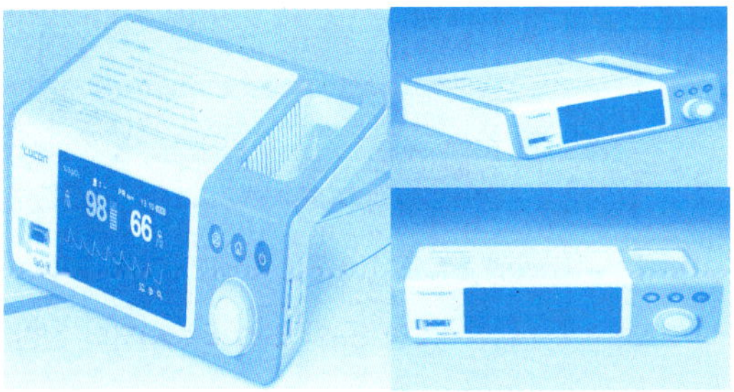

[그림 9-1] 펄스 옥시미터

(1) 기계적 특징

펄스 옥시미터는 경량의 산소포화도 측정기로서 리튬-이온 배터리로 작동된다.

(2) 전기적 특징

펄스 옥시미터의 배터리는 완전 충전 시에 배터리 옵션에 따라 일반 실내 사용 환경에서 5시간, 10시간 또는 15시간 정도 사용이 가능하다. 방전 시 AC 전원 코드를 기기에 연결하면 재충전할 수 있다. 물론 AC 전원 연결 시에는 재충전과 동시에 기기 사용이 가능하다.

(3) 화면표시 및 작동

펄스 옥시미터의 화면 스크린은 컬러 LCD로써 환자의 상태를 파형이나 수치로 LCD 화면상에 표시하고 필요한 경우 사용자에게 알람 등 경고 메시지를 표시할 수 있다. 그리고 기기의 작동은 장비 전면 우측 하부에 장착되어 있는 조그다이얼을 사용하여 간단히 장비를 동작시킬 수 있다.

(4) 보조 입/출력 장치

펄스 옥시미터는 LAN, USB 및 RJ11 데이터 포트를 지원한다. 이 장치들로 CMS (통합 모니터링 장치) 및 기기 S/W update, Nurse call을 연동할 수 있다.

2) 제품외관

펄스 옥시미터의 전면에는 화면과 조그다이얼, 홈버튼, 전원 버튼 등이 있으며, 후면에는 LAN포트, 등위 접지단자 등이 있다.

① 펄스 옥시미터의 전면은 [그림 9-2]와 같다.

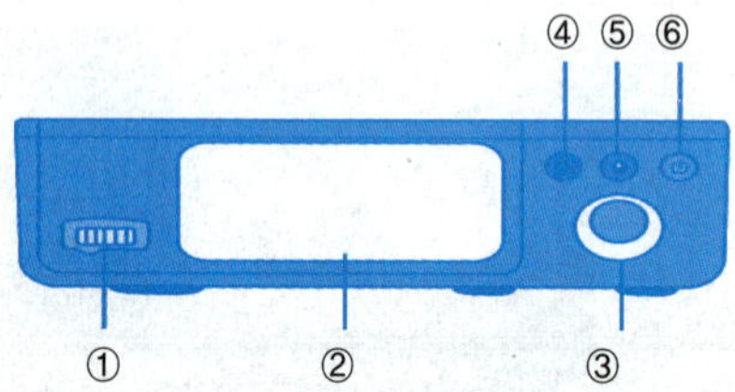

[그림 9-2] 펄스 옥시미터의 전면

① **산소포화도**(SpO_2) 커넥터 : 산소포화도(SpO_2) 센서를 장착하는 부분
② **화면** : 환자의 SpO_2 측정상태 및 기기의 정보 표시
③ **조그다이얼** : 기기의 조작 및 작동
④ **알람 정지 버튼** : 알람 작동 시 정지하는 버튼
⑤ **홈버튼** : 일반 모니터링 화면으로 되돌아가는 버튼
⑥ **전원 버튼** : 장비의 ON/OFF 기능

② 펄스 옥시미터의 후면은 [그림 9-3]과 같다.

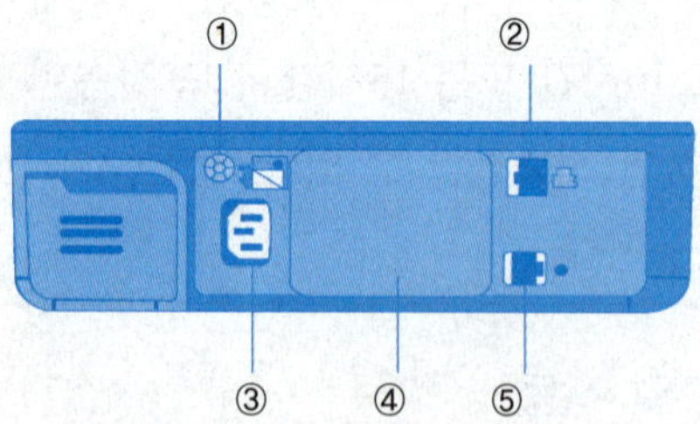

[그림 9-3] 펄스 옥시미터의 후면

① **등위 접지단자** : 접지에 연결하는 단자

② **LAN 포트** : LAN선을 연결하여 CMS로 연동 가능
③ **AC 전원 커넥터** : AC power code 연결부
④ **배터리 커버**
⑤ **RJ11 포트** : Nurse call 연결 포트

③ 펄스 옥시미터의 좌우측면은 [그림 9-4]와 같다.

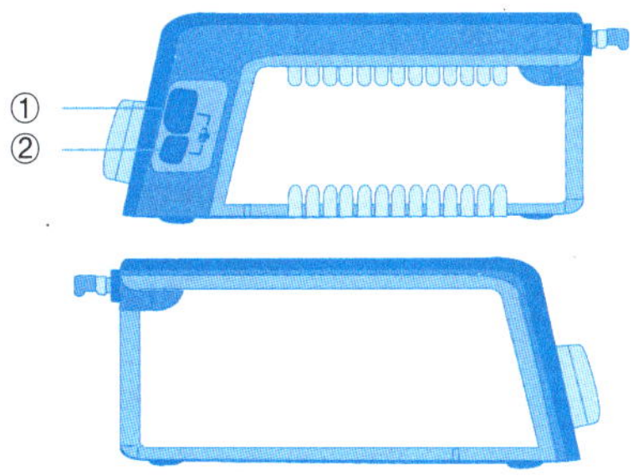

[그림 9-4] 펄스 옥시미터의 좌우측면

① **USB 포트**(USB A type) : 기기의 S / W update시 사용
② **USB 포트**(mini USB B type) : 기기의 컴퓨터 연결 시 사용

④ 펄스 옥시미터의 화면 표시는 [그림 9-5]와 같다.

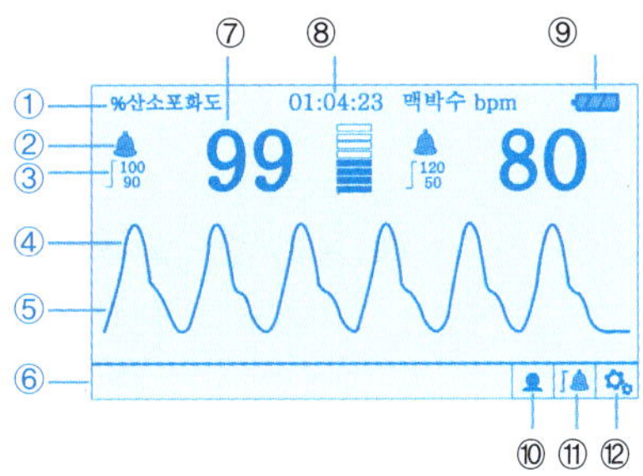

[그림 9-5] 펄스 옥시미터의 화면 표시

① **파형** : SpO_2 표시
② **알람 아이콘** : 알람의 작동상황 표시
③ **알람 설정값** : 알람의 High / Low 설정값 표시
④ **파형표시부** : 파형의 표시
⑤ **측정파형** : 측정되는 파형의 표시
⑥ **메시지 표시부** : 기기의 메시지 표시
⑦ **측정수치** : 측정되는 수치의 표시
⑧ **시간표시부** : 현재 시간 표시
⑨ **배터리 상태 아이콘** : 배터리 상태 표시
⑩ **환자 모드 설정 아이콘** : 환자의 모드 설정 관련 표시
⑪ **알람 설정 아이콘** : 알람의 설정 관련 아이콘
⑫ **환경설정 메뉴 아이콘** : 기기의 환경설정 아이콘

⑤ 펄스 옥시미터의 화면표시 기호는 〈표 9-1〉과 같다.

〈표 9-1〉 펄스 옥시미터의 화면 표시 기호

기 호	설 명	기 호	설 명
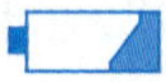	배터리 상태 아이콘		알람 설정 아이콘
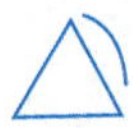	알림음 발생 아이콘		환자 모드 : 성인
	알림음 일시 정지 아이콘		환자 모드 : 유아
	알림음 끄기 아이콘		환자 모드 : 신생아
	알림음 완전정지 아이콘		설정 메뉴 아이콘
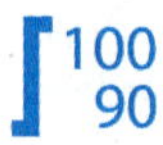	알람 설정값	01:04:23	시간 표시
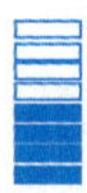	맥박 크기 표시기		

⑥ 펄스 옥시미터의 화면색상은 〈표 9-2〉와 같다.

〈표 9-2〉 펄스 옥시미터의 화면색상

기 능	색
산소포화도 파형	청록색
맥박	노란색
산소포화도	청록색
배경화면	검정색
일반 메시지	검은색 바탕에 노란색
주의 알람 메시지	검은색 바탕에 노란색
경고 알람 메시지	검은색 바탕에 노란색
위험 알람 메시지	검은색 바탕에 노란색
배터리 상태 아이콘 (정상)	녹색
배터리 상태 아이콘 (충전 필요)	노란색이나 빨간색

02 펄스 옥시미터 실습

1. 펄스 옥시미터 설치

펄스 옥시미터를 설치하기 전 주의사항을 유의하여 설치를 해야 한다.

① 기기는 과도한 습기로부터 보호되어야 한다.

② 기기는 다른 장비를 가까이 하거나 다른 장비 위에 설치할 수 없다. 부득이 설치가 필요한 경우, 반드시 기기가 정상 작동하는지 확인하여야 한다.

③ 기기의 스피커가 올바르게 작동하는지 반드시 확인한다. 알람 상황에서 알람음이 발생하지 않아 환자상태 변화 시 인지하지 못할 수도 있다.

④ 배터리가 여섯 달 이상 재충전되지 않았을 경우 사용 전에 반드시 재충전할 것을 권장한다.

⑤ 장비사용 시 스위치(wall switch)로 작동되는 전기 콘센트에 절대 연결하지 않는다. 장비가 뜻하지 않게 꺼지는 원인이 될 수 있다.

(1) 전원 연결

연결 전 [그림 9-6]과 같이 반드시 AC 전원이 100~240[V], 50~60[Hz]인지 확인한다. 또한 AC 콘센트 부분이 접지되어 있는지 살펴본다.

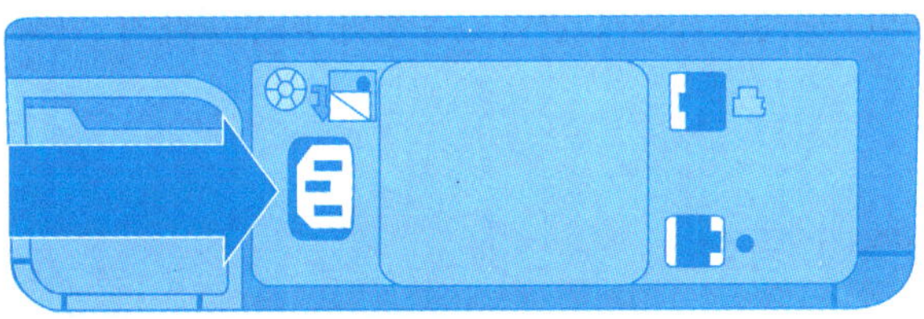

[그림 9-6] AC 전원

① 장비 후면부의 AC 전원 커넥터에 AC 전원 코드를 연결한다.

② 접지된 AC 콘센트에 전원 코드를 연결한다.

③ 필요하다면 접지를 한다. 접지선을 장비 후면부의 등위 단자로 접지선을 연결한다. 접지선을 벽의 의료기기 접지단자에 연결한다.

④ 연결 후 장비 전면부의 배터리 충전표시기가 켜졌는지 확인한다.

모니터가 켜져 있지 않더라도 AC 전원 코드가 주 전원에 연결되어 있으면 배터리 충전 표시기는 켜진다. 만약 배터리 충전 표시기가 켜지지 않는다면 〈표 9-3〉을 확인한다.

① 전원 코드 확인

② AC 전원 입력부 확인

③ 전원선/본선 콘센트 확인

④ 배터리 장착여부 확인

〈표 9-3〉 전원 표시

전원 연결	전면 표시
AC 전원	배터리 상태 아이콘이 화면에서 사라진다. AC 표시부에 주황색 불이 들어온다.
배터리	배터리 상태 아이콘이 화면에 표시된다.

(2) 산소포화도(SpO_2) 케이블 연결

환자에게 적절한 센서를 선택한다.

① 센서 선택 시 환자 체중과 움직임, 관류, 센서 위치선정 및 측정 시 예상되는 시간 등을 고려하여야 한다.

② 장비의 위에 있는 센서 포트에 연결한다.

센서가 확실하게 연결되지 않으면 장비는 환자로부터의 신호를 잃게 되며, 센서가 환자의 적당한 위치에 남아있는지와 피부상태가 이상 없는지 주기적으로 확인한다.

2. 배터리 동작

기기는 AC 전원을 사용할 수 없을 때 내부 배터리로 동작할 수 있다. 이때 장비 화면에 배터리 상태 아이콘이 나타나게 된다.

(1) 주의사항

배터리를 여섯 달 이상 재충전하지 않을 경우 사용 전에 반드시 재충전할 것을 권장한다. 배터리의 전압이 매누 낮은 경우 장비가 작동하지 않을 수 있다.

(2) 배터리 동작

전원을 끄고 배터리 커버를 열어 기기에 배터리를 삽입한다. 완전 방전된 배터리로는 작동하지 않는다. 따라서 배터리 전원으로 켜기 전에 전원 코드를 반드시 AC 전원에 연결하여 최소한 3분 충전시킨 후 사용한다. 새 배터리를 완충해서 사용 시 배터리의 옵션에 따라 다음 상황에서 약 5시간, 10시간 또는 15시간 동안 동작한다.

① 알람음을 사용하지 않을 경우

② 외부연결이 없을 경우

③ 상온 25[℃]

(3) 배터리 상태 표시

배터리로 동작할 때 화면 상단의 배터리 상태 아이콘은 〈표 9-4〉와 같이 배터리의 충전상태를 표시한다.

〈표 9-4〉 배터리 상태 아이콘

배터리 상태 아이콘	배터리 상태 아이콘 색
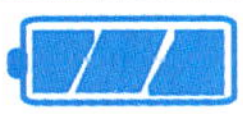	녹색(일정)
	노란색(일정)≤15분
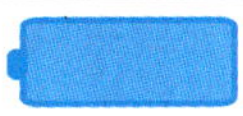	빨간색(깜박임)≤5분

① 장비를 15분 동안 작동할 수 있는 배터리 전원이 남으면 주의 알람이 작동된다.

> **주의** 배터리 충전 필요"(Low Battery)라는 경고 메시지가 표시되고 알람 표시기에 노란색 불이 들어온다.

② 배터리로 동작하는 동안은 알람을 해제할 수 없으며 장비를 AC 전원에 연결하여 배터리를 충전시켜야만 알람을 해제시킬 수 있다.

③ 장비가 꺼지기 5분 전에 "위험 : 배터리 완전 방전"(critical low-battery condition) 경고 메시지가 표시되고 경고 알람 상황이 발생하며 알람 표시기는 빨간색으로 깜박인다. 그 후 장비는 자동으로 꺼진다. 측정 데이터나 기타 설정사항의 손실을 방지하기 위해서는 반드시 기기의 전원 코드를 AC 전원에 연결하여 배터리를 충전한다.

(4) 배터리 충전

방전된 배터리를 AC 전원에 연결하여 〈표 9-5〉와 같이 배터리 충전표시기에 황갈색 불이 들어오는지 확인한다.

〈표 9-5〉 배터리 충전표시기

배터리 상태	배터리 충전표시기
완전 충전	녹색
충전 중	황갈색
장착되지 않음	켜지지 않음

기기의 전원이 꺼져도 배터리가 충전되는 동안 배터리 충전표시기는 계속 켜져 있다. 배터리 충전시간은 배터리 옵션에 따라 약 4시간, 8시간, 12시간이 걸린다.

3. 기기사용법

다음의 경우에는 측정이 부정확할 수 있다.

① 잘못된 센서의 사용
② 카보옥시헤모글로빈, 메테모글로빈 등의 기능장해 헤모글로빈 수치가 높을 경우
③ ICG(Indocyanine Green), 메틸렌 블루 같은 혈관 염료의 사용
④ 수술 램프(특히 크세논 같은 광원), 빌리루빈 램프, 형광등, 적외선광, 적외선 열램프, 직사광 등 과도한 빛에 노출된 경우
⑤ 환자가 많이 움직일 경우
⑥ 고주파 전기수술기의 사용 또는 세동제거기의 사용
⑦ 정맥 박동인 경우
⑧ 센서 연결부위가 혈압측정 커프, 동맥 카테터, 혈관 내인 경우
⑨ 환자가 심한 저혈압, 심한 혈관 수축, 심한 빈혈, 심한 저체온, 심장마비 쇼크가 있는 경우
⑩ 센서에 동맥혈관폐색이 나타나는 경우
⑪ 지정된 길이를 초과한 센서를 연결한 케이블일 경우

(1) 전원 켜기

전원 버튼을 눌러 전원을 켠다.

① 정상 동작 테스트(power on self test)를 실시한다. [그림 9-7]과 같이 테스트하는 동안 초기화면이 나타난다. 초기화면에는 회사 로고와 장비 버전이 표시된다.

② 이상이 없으면 알람 표시기는 정상동작 테스트 동안 켜질 것이다. 시작음이 들리는지 알람 표시기가 켜지는지 확인한다.

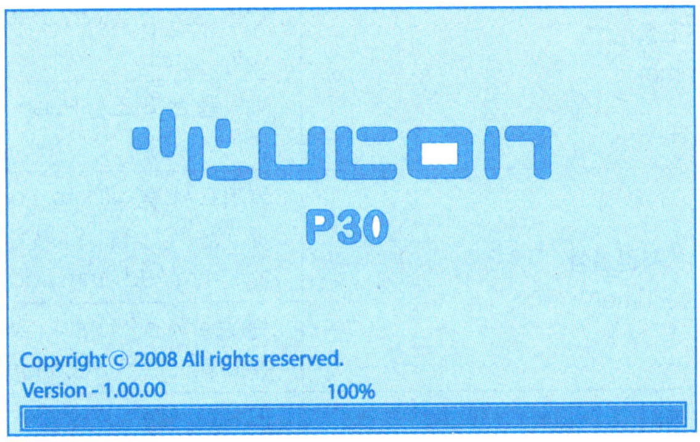

[그림 9-7] 시작화면

③ 정상 동작 테스트가 성공적으로 완료하면 장비는 사용이 가능한 상태가 된다. 정상동작 테스트 시 문제가 발견되어 테스트가 성공적으로 완료되지 못한 경우, 장비는 모니터링 화면으로 전환되지 못하고 에러코드를 표시한다.

(2) 기본 환경설정

측정 환자분류(patient mode), 저장된 측정 데이터 삭제(trend clear), 소리 조절 (volume), 날짜시간 설정(date / time) 등을 할 수 있으며, 비밀번호를 통해 서비스 메뉴를 표시할 수 있다. [그림 9-8]과 같이 조그다이얼을 돌려 환경설정 메뉴 아이콘을 선택하고, 조그다이얼을 눌러 환경설정 메뉴를 표시한다(표 9-6).

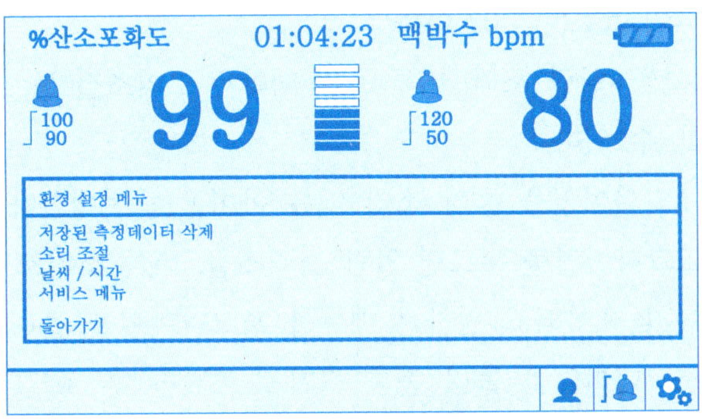

[그림 9-8] 환경설정 메뉴

〈표 9-6〉 환경설정 메뉴

상위 메뉴	하위 메뉴
저장된 측정 데이터 삭제 (Trend Clear)	예(YES), 아니오(NO)
소리조절 (Volume)	알람 소리조절(Alarm Volume)(1~8)
	버튼 소리조절(Key Beep Volume) (Off, 1~7)
	맥박음 소리조절(Pulse Volume) (Off, 1~7)
날짜 / 시간설정 (Date / Time)	날짜표시 형식(Date Format) 년 / 월 / 일, 월 / 일 / 년, 일 / 월 / 년 (yy / mm / dd, mm / dd / yy, dd / mm / yy)
	년(Year) / 월(Month) / 일(Day) / 시간(Hour) 분(Minute) / 초(Second) / 돌아가기(Return)
돌아가기 (Return)	(Pass code)
	돌아가기(Return)

① 저장된 측정 데이터 삭제 : 저장된 측정 데이터를 삭제(trend clear)하려면 저장된 측정 데이터를 선택하고, 예(Yes)를 선택하면 저장된 측정 데이터가 모두 지워진다.

② 서비스 메뉴 : 현재 설정을 기본 설정으로 사용(Save current values as Power-on default), 출하 시 설정을 기본 설정으로 사용(초기화)여부(Save Factory Default Setting as Power-on Default), 알람 정지지속시간(Alarm suspension period), 알람 정지알림음(Alarm reminder tone), 알람음 종류(Audible alarm type), 언어(Language), 시스템 정보(System information), 시스템 테스트(System test) 등을 선택할 수 있다. 서비스 메뉴(service menu)의 비밀번호는 "402"이다.

③ 소리설정 : 알람 소리, 버튼 소리 맥박음 소리조절 등 소리설정(setting sound)을 할 수 있다.

㉠ 조그다이얼을 돌려 소리 메뉴 아이콘을 선택한다.

㉡ 조그다이얼을 누르면 알람 소리조절, 버튼 소리조절, 맥박음 소리조절 메뉴가 표시되고 원하는 메뉴를 조그다이얼을 돌려 선택한다.

㉢ 조그다이얼을 돌려 볼륨 크기를 조절한 후 조그다이얼을 누른다.

④ 날짜 / 시간설정 : 화면에 표시되거나 프린터로 출력되는 날짜 / 시간을 설정(setting date / time)할 수 있다.

㉠ 조그다이얼을 돌려 날짜 / 시간 표시부를 선택하고 누르면 날짜 / 시간 메뉴가 표시된다.

㉡ 조그다이얼을 돌려서 년, 월, 일, 분, 초를 맞춘 후 조그다이얼을 누른다. 시간 표시 형식은 24시간으로만 된다.

⑤ 환자 모드 설정 : 조그다이얼을 돌려 환자 모드 설정 아이콘을 선택하고, 성인, 소아, 신생아 중 적절한 모드를 선택한 후 조그다이얼을 누른다.

⑥ 산소포화도 파형 메뉴 : 조그다이얼을 돌려 파형표시부를 선택하고, 〈표 9-7〉과 같이 조그다이얼을 눌러 산소포화도 파형 메뉴를 선택한다.

〈표 9-7〉 산소포화도(SpO_2) 파형 메뉴

상위 메뉴	하위 메뉴
파형속도 선택(Sweep Speed)	12.5[mm / s], 25.0[mm / s], 50.0[mm / s]
환자측정 데이터 추이 · 표(Tabular trend)	
환자측정 데이터 추이 · 그래프(Graphical trend)	
돌아가기(Return)	

⑦ 파형속도(Sweep Speed) : 사용자가 선택한 파형속도는 화면에 표시되는 산소포화도(SpO_2) 파형의 속도를 결정한다. [그림 9-9]와 같이 파형속도는 12.5mm / s], 25.0[mm / s] 또는 50.0[mm / s] 중에 선택할 수 있다.

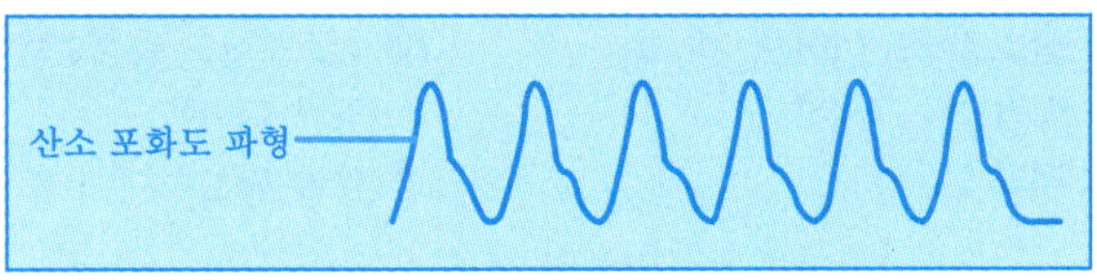

[그림 9-9] 산소포화도(SpO_2) 파형측정 화면

⑧ 환자측정 데이터 추이 표 : 화면에 환자측정 데이터 추이 표(Tabular trend)가 표시된다.

⑨ 환자측정 데이터 추이 그래프 : 화면에 환자측정 데이터 추이 그래프(Graphical trend)가 표시된다.

(3) 산소포화도 / 맥박 메뉴

조그다이얼을 돌려 산소포화도 또는 맥박측정 수치 표시부를 선택한다. 〈표 9-8〉과 같이 조그다이얼을 눌러 산소포화도 메뉴(SpO_2 menu) 또는 맥박 메뉴(PR menu)를 선택한다.

〈표 9-8〉 산소포화도 메뉴

상위 메뉴	하위 메뉴
산소포화도(SpO2) 알람 설정변경	
▲	상한 알람 설정
▼	하한 알람 설정
산소포화도(SpO2) 알람 완전정지	사용(On), 미사용(Off)
돌아가기(Return)	

(4) 맥박크기 표시기

측정된 맥박의 상대적 크기를 세그먼트로 보여준다. [그림 9-10]과 같이 강한 맥박은 더 큰 크기로 표시된다.

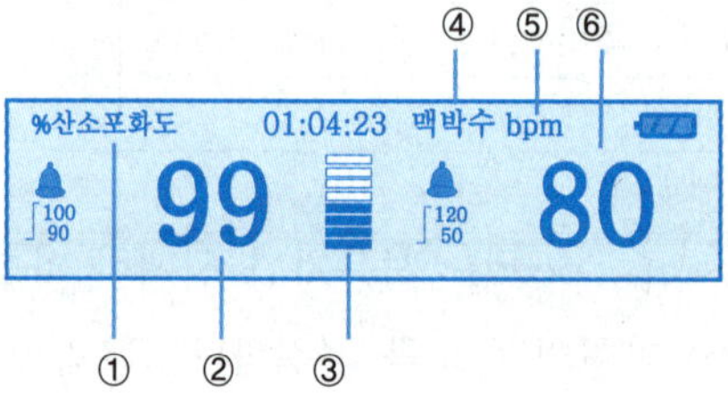

[그림 9-10] 산소포화도 / 맥박측정 화면

① 산소포화도 아이콘	② 산소포화도 측정수치
③ 맥박크기 표시부	④ 맥박 아이콘
⑤ 맥박 단위	⑥ 맥박 측정수치

(5) 산소포화도 알람 완전정지

산소포화도(SpO_2) 알람 완전정지를 사용(On)으로 설정하면 산소포화도 알람음이 동작하지 않는다.

(6) 맥박 알람 완전정지

맥박(PR) 알람 완전정지를 〈표 9-9〉와 같이 사용(On)으로 설정하면 맥박 알람음이 동작하지 않는다.

〈표 9-9〉 맥박 메뉴

상위 메뉴	하위 메뉴
맥박(PR) 알람 설정변경	
▲	상한 알람 설정
▼	하한 알람 설정
맥박(PR) 알람 완전정지	사용(On), 미사용(Off)
돌아가기(Return)	

4. 알람 설정

사용자가 주의를 기울여야 할 상황이 발생한 경우, 기기는 알람이 〈표 9-10〉과 같은 방법으로 알람상황이 발생한다.

〈표 9-10〉 알람 메시지

알람	상 황	메 시 지
위험	SpO_2 맥박 소실하였을 경우	위험 : 산소포화도 맥박소실 (SpO_2 Loss of Pulse)
	배터리 완전방전	위험 : 배터리 완전방전 (Critically Low-Battery condition)
경고	맥박 상 / 하 한계 위반	경고 : 맥박수 높음 (High Pulse Rate Limits violated)
		경고 : 심박수 / 맥박수 낮음 (High SpO_2 Limits violated)
	산소포화도(SpO_2) 상 / 하 한계 위반	경고 : 산소포화도 높음 (High SpO_2 Limits violated)
		경고 : 산소포화도 낮음 (Low SpO_2 Limits violated)
주의	SpO_2 케이블 / 센서 연결 안된 경우	주의 : 산소포화도 케이블 / 센서 연결 안됨(SpO_2 Cable / Sensor Disconnect)
	SpO_2 센서가 손가락에서 빠진 경우	주의 : 산소포화도 - 손가락 빠짐 (SpO_2 Sensor Off)
	배터리 충전이 필요한 경우	주의 : 배터리 충전 필요(Low Battery)
	기술적 시스템 오류	EEE 700~
일반	SpO_2 맥박 찾는 중	산소포화도 맥박 찾는 중 (SpO_2 Pulse search)
	SpO_2 센서 조정상태	산소포화도 센서 - 움직임에 의한 간섭 (SpO_2 Motion Interference)

① 시각 알람 발생(visual alarm)
② 알람음 발생(audible alarm)
③ 측정값의 알람 설정값 초과 시 알람 발생(physiological alarms)
④ 시스템 알람 발생(technical alarms)

알람은 〈표 9-10〉과 같이 상황에 따라 위험, 경고, 주의로 중요도가 다르게 표시되며 일반 메시지는 시스템 상태를 점검할 필요가 있는 경우에 표시된다.

(1) 시각 알람

시각 알람은 알람의 종류에 따라 〈표 9-11〉과 같이 알람 특성이 구분된다.

① 위험 알람이 발생하면 알람 메시지(3초에 5번 깜박임)가 표시되고 수치표시부의 테두리는 빨간색으로 깜박인다.
② 경고 알람이 발생하면 알람 메시지(8초에 5번 깜박임 없음)가 표시되고 수치표시부의 테두리는 노란색으로 깜박인다.
③ 주의 알람이 발생하면 알람 메시지(깜박임 없음)가 표시되고 수치표시부의 테두리는 노란색으로 깜박인다.

〈표 9-11〉 시각 알람 특성

알람 종류	색 상	깜박임 시간
위험 알람	빨간색	3초에 5번 깜박임(약 1.7[Hz])
경고 알람	노란색	8초에 5번 깜박임(약 0.6[Hz])
주의 알람	노란색	항상 켬(깜박임 없음)

(2) 알람음

알람음은 〈표 9-12〉와 같이 각 알람의 종류에 따라 알람 특성이 구분된다.

〈표 9-12〉 알람음 특성

알람 종류	음높이	음 발생주기
위험 알람	~976[Hz]	15초에 10번 발생
경고 알람	~697[Hz]	15초에 3번 발생
주의 알람	~488[Hz]	30초에 1번 발생

(3) 알람 표시 확인

각 파라미터의 알람 동작에 대하여 다음과 같은 방법으로 확인할 수 있다.

① 전원 버턴을 눌러 전원을 켠다.

② 센서와 케이블을 통해 Patient simulator와 기기에 연결한다.

③ Simulator의 설정값을 기기에 설정된 최소 알람 설정값보다 작게 설정한다.

④ 기기가 다음과 같이 동작하는지 확인한다.

㉠ Simulator의 신호를 감지한다.

㉡ 10초에서 20초 후 기기는 Simulator의 설정값을 화면에 표시한다(오차 범위 내인지 확인).

㉢ 알람음이 발생한다.

㉣ 알람이 발생한 파라미터의 수치표시부가 깜박인다.

⑤ 특별한 언급이 없는 경우 최대 알람 지연시간은 10초 이하이다.

(4) 알람 설정변경

필요한 경우 초기값과 다르게 기기의 알람 설정값을 변경할 수 있다.

(5) 알람 설정 메뉴

조그다이얼을 돌려 알람 설정 아이콘을 선택한 후 누르면 알람 설정 메뉴가 표시된다. 〈표 9-13〉과 같이 알람 설정 메뉴가 화면에 표시되고 모든 파라미터에 대한 현재 알람 설정값을 확인할 수 있으며, 조그다이얼을 조작하여 원하는 알람 설정값을 변경한다.

〈표 9-13〉 알람 설정 메뉴

상위 메뉴	하위 메뉴
알람 설정(Alarm Limits)	맥박(PR), 산소포화도(SpO_2)
	각 파라미터에 대한 알람 완전정지
돌아가기(Return)	

(6) 알람 설정범위

알람 설정범위는 〈표 9-14〉와 같이 범위를 확인하고 설정한다.

〈표 9-14〉 알람 설정범위

환자분류	상한 알람, 초기값	하한 알람, 초기값	설정간격
SpO_2[%]			
성인	21～100[%], 100[%]	20～99[%], 90[%]	1[%]
소아	21～100[%], 100[%]	20～99[%], 90[%]	1[%]
신생아	21～100[%], 100[%]	20～99[%], 85[%]	1[%]
Pulse Rate(BPM)			
성인	25～300[BPM], 120[BPM]	20～295[BPM], 50[BPM]	5[BPM]
소아	25～300[BPM], 160[BPM]	20～295[BPM], 75[BPM]	5[BPM]
신생아	25～300[BPM], 200[BPM]	20～295[BPM], 100[BPM]	5[BPM]

(7) 알람음 일시정지

알람음이 발생하면 서비스 메뉴를 통하여 설정된 알람음 일시정지 시간(30, 60, 90초 또는 120초)에 따라 알람음을 일시정지시킬 수 있다. 그러나 시각 알람은 계속 표시된다. 기기의 초기설정값은 60초로 되어 있다. 알람음을 일시 정지시키기 위해서는 다음과 같다.

① 알람 일시 정지 버튼을 누른다. 알람 상황이 계속 될 경우 일시정지 시간이 지난 후 다시 알람이 발생한다.

② 환자의 상태를 확인한다.

알람음 일시정지 시간 동안 알람음을 다시 울리게 하려면 알람 정지 버튼을 다시 누른다. 또한 알람음이 일시정지 중이더라도 다름 알람이 발생한다면 알람음은 자동으로 다시 울리게 된다. 기술적인 문제로 인해 발생한 알람의 경우, 알람 정지 버튼을 누름으로써 취소 가능한 경우도 있지만 배터리 고장이나 방전 및 알람 설정값에서 벗어나 발생한 알람은 알람 발생원인이 해결될 때까지 취소할 수 없다.

(8) 알람음 끄기 / 완전정지

알람을 사용하지 않는 2가지 모드는 알람음 끄기 모드, 알람음 완전정지 모드 상태이며, 알람음을 끄거나 완전정지하기 위해서는 알람 일시정지 버튼을 2초간 누른다. 알람 끄기나 완전정지 상황을 취소시키면 알람 정지 버튼을 다시 2초간 누른다.

5) 환자측정 데이터 추이

환자측정 데이터 추이(trends)는 지정된 시간에 따라 저장된 환자측정 데이터를 표나 그래프 형태로 화면에 표시한다.

① 조그다이얼을 돌려 파형표시부를 선택한다.
② 조그다이얼을 눌러 산소포화도(SpO_2) 파형 메뉴를 나타낸다.
③ 조그다이얼을 이용해 표 메뉴(Trend menu)를 선택하고 조그다이얼을 눌러 표 메뉴를 나타낸다.
④ 환자측정 데이터 추이 표나 그래프(Graphical trend)를 선택한다.
⑤ 홈 버튼을 누르면 기본 화면으로 돌아간다.

(1) 환자측정 데이터는 시스템 내부의 기억장치(메모리)에 저장

기기가 켜지고 생체신호를 측정하기 시작하면 기기는 지정한 시간간격마다 측정 데이터를 저장한다. 또한 기기는 환자측정 관련 알람 상황, 산소포화도와 PR 측정 및 에러를 모두 저장한다. 기기는 20480개의 데이터를 저장하면 가장 오래된 데이터를 지우고 새 데이터를 저장한다.

(2) 환자측정 데이터 추이 표

모든 파라미터에 대한 데이터를 리스트(표) 형태로 나타낸다. [그림 9-11]과 같이 가장 최신 데이터는 트렌드 리스트의 제일 마지막 부분에 표시된다.

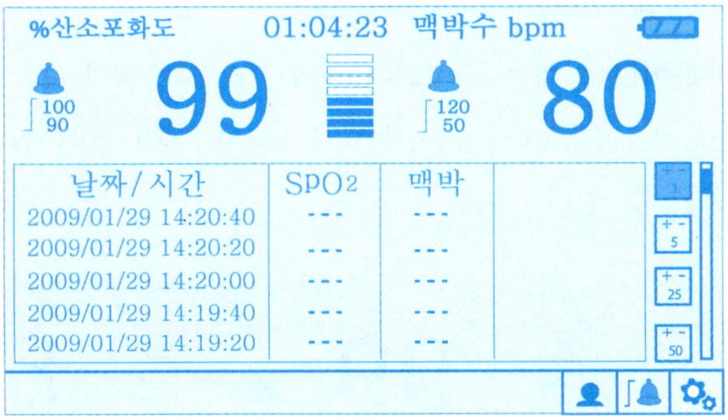

[그림 9-11] 환자측정 데이터 추이 표 화면

보기 옵션을 변경하거나 데이터를 검색하려면 환자측정 데이터 추이 표 화면을 선택하고 조그다이얼을 누른다. 〈표 9-15〉와 같이 화면에 환자측정 데이터 추이 표 설정 메뉴가 표시된다.

〈표 9-15〉 환자측정 데이터 추이 표 메뉴

상위 메뉴	하위 메뉴
검색하기(Scroll)	조그다이얼을 움직여 저장된 데이터를 검색할 수 있고, 홈 버튼을 누르면 검색을 종료할 수 있다.
표닫기(Tabular Trend Off)	–
돌아가기(Return)	환자측정 데이터 추이 표 메뉴를 즉시 종료한 후 환자측정 데이터 추이 표 화면으로 돌아간다.

(3) 환자측정 데이터 추이 표 검색하기

① 조그다이얼을 돌려 검색하기(scroll)를 선택한다.

② 조그다이얼을 누른다.

③ 조그다이얼을 돌려 저장된 환자 측정 데이터를 검색할 수 있다. 시계방향으로 돌리면 최근 데이터를, 반시계 방향으로 돌리면 이전 데이터를 볼 수 있다.

④ 검색을 종료하려면 조그다이얼을 누른다.

⑤ 검색되는 데이터 수의 간격을 1, 5, 25, 50으로 선택할 수 있다. 조그다이얼을 한번 돌릴 때마다 선택된 간격만큼의 데이터를 한 번에 검색할 수 있다.

(4) 환자측정 데이터 추이 끄기

환자측정 데이터 추이 표 메뉴를 종료하고 싶을 때 선택할 수 있다.

6) 환자측정 데이터 추이 그래프

모든 파라미터에 대한 데이터를 그래프로 나타낸다. 환자측정 데이터 추이 그래프 메뉴(graphical trend menu)에서 [그림 9-12]와 같이 원하는 파라미터를 표시하도록 선택할 수 있다.

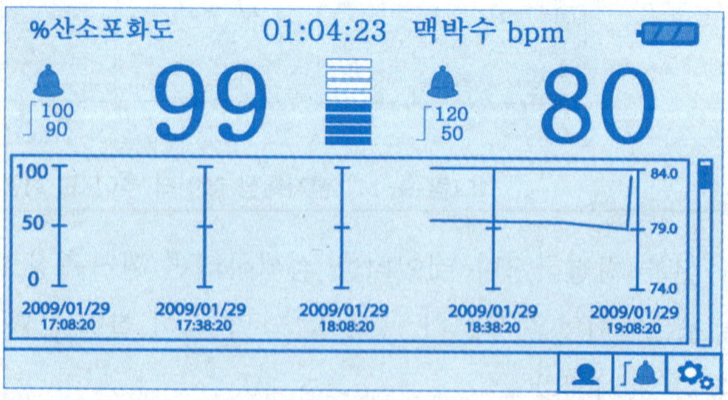

[그림 9-12] 환자측정 데이터 추이 그래프 화면

① 보기 옵션을 변경하거나 데이터를 검색하려면 환자측정 데이터 추이 그래프 화면을 선택하고 조그다이얼을 누른다. 화면에 환자측정 데이터 추이 그래프 (graphical trend menu) 메뉴가 표시된다.

② 환자측정 데이터 추이 그래프 검색하기 : 조그다이얼을 돌려 검색하기(Scroll)를 선택한다.

㉠ 조그다이얼을 누른다.

㉡ 조그다이얼을 돌려 저장된 환자측정 데이터를 검색할 수 있다.

㉢ 검색을 종료하려면 조그다이얼을 누른다.

③ 화면에 표시할 그래프 데이터 선택하기 : 조그다이얼을 돌려 맥박수 그래프 보기(PR graphical trend), 산소포화도 그래프 보기(SpO_2 graphical trend)를 선택한다.

㉠ 사용(On)으로 설정하려면 조그다이얼을 누른다.

㉡ 조그다이얼을 돌려 돌아가기(return)를 누르면 환자측정 데이터 추이 그래프 화면으로 돌아간다.

㉢ 환자측정 데이터 추이 그래프 화면에는 사용(On)으로 설정된 파라미터들만 표시된다.

㉣ 미사용(Off)으로 설정된 파라미터의 저장된 데이터는 화면에 표시되지 않는다.

④ 그래프 닫기(graphical trend off) : 그래프 닫기를 선택하면 환자측정 데이터 추이 그래프 화면을 종료할 수 있다.

7) 기술정보

맥박 산소측정법을 사용한다. 산소포화도의 측정이 산소포화도 센서의 빛에 의존하기 때문에 빛이 과한 곳은 측정에 방해를 줄 수 있다. 산소포화도와 맥박은 매초마다 업데이트된다.

(1) 산소포화도 Functional saturation과 Fractional Saturation 비교

산소포화도는 산소를 포함한 헤모글로빈을 산소운반하는 헤모글로빈의 [%]비율로 표현한다. 이것은 카르복시헤모글로빈이나 메타모글로빈과 같은 많은 양의 기능 장애 헤모글로빈은 감지하지 못한다. 반대로 IL482 같은 Hemocimeters는 모든 헤모글로빈은 [%] 비율로 나타낸다. 이를 서로 비교하면 다음 식과 같다.

$$\text{기능적 포화도} = \frac{\text{분수포화}}{\text{일산화탄소 헤모글로빈}[\%] + \text{메트헤모글로빈}[\%]} \times 100$$

(2) 산소포화도 측정값과 계산값

산소포화도 측정값과 PO_2(Blood gas partial of oxygen)로부터 계산된 값은 다를 수 있다. 이것은 계산된 값이 PO_2와 PH, 온도, PCO_2(Partial pressure of carbon dioxide), 2, 3-DPG, Fetal Hemoglobin 등의 영향 때문에 생긴 변화를 정확하게 계산하지 않기 때문이다.

(3) 자동 조정

헤모글로빈에서의 빛 흡수는 파장길이에 영향을 받고, SpO_2 센서의 빨간색 LED에서의 평균 파장길이들이 바뀌기 때문에 SpO_2를 정확하게 측정하기 위해서 SpO_2 센서의 빨간색 LED의 평균 파장길이를 반드시 알고 있어야 한다. 발산된 빛의 파장길이의 범위는 15[mW]를 초과하지 않는 에너지로 660~890[nm] 정도이다. 측정 시 기기의 소프트웨어 시스템이 SpO_2 센서의 빨간색 LED의 파장길이에 적당한 계수를 선택하고 이 계수에 따라 산소포화도 값을 결정한다. 측정환자의 피부조직 두께의 차이에 따라 SpO_2 센서의 빨간색 LED 빛의 강도는 자동적으로 조정된다.

제10장

시린지 펌프

01 일반적인 DS-3000 시린지 펌프 이론

02 일반적인 DS-3000 시린지 펌프 실습

01 일반적인 DS-3000 시린지 펌프 이론

1. 일반적인 DS-3000 시린지 펌프

시린지 펌프(syringe pump)는 [그림 10-1]과 같이 인퓨전 펌프보다 정밀하고 정확한 약품주입을 위한 장비이다. 습압약제, 혈압강하제, 항암제, 분만촉진제, 비경구 영양제, 마취제와 같은 약물주입을 위한 펌프로 시간당 정확한 양의 약물을 주입시키고자 할 때에 사용되며, 주로 중증환자 및 소아에게 사용되며 정맥마취용으로도 사용이 된다. MICU(내과계 중환자실), SICU(외과계 중환자실), 소아조혈모센터, NICU(소아중환자실), 마취과, 정맥마취용으로 사용 시에는 수술실에서도 사용이 된다.

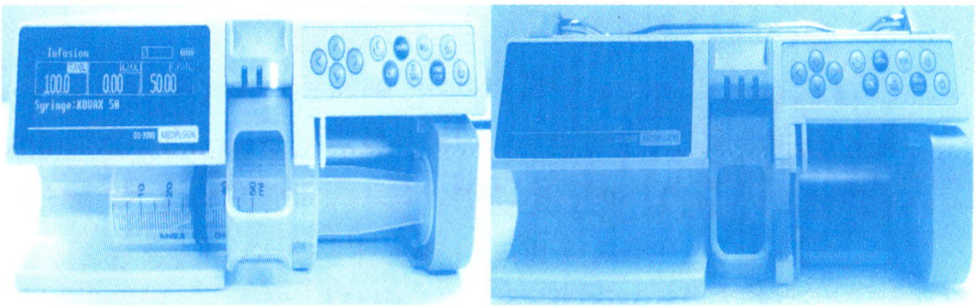

[그림 10-1] 시린지 펌프

2. 명칭 및 기능

Micro Stepping Motor 적용으로 소음발생 감소효과가 있고 주입정확성 높으며 Bottom Loading type의 디자인을 적용하여 사용 편리성을 실현하고 0.01[ml] step으로 세팅 및 주입이 가능하여 주입정확도가 높다. CE 마크 획득 IEC(국제전기표준회의) 표준 규격 / EMC 규격 만족으로 사용이 용이하다.

1) 키

시린지 펌프의 키 버튼은 [그림 10-2]와 같이 되어 있다.

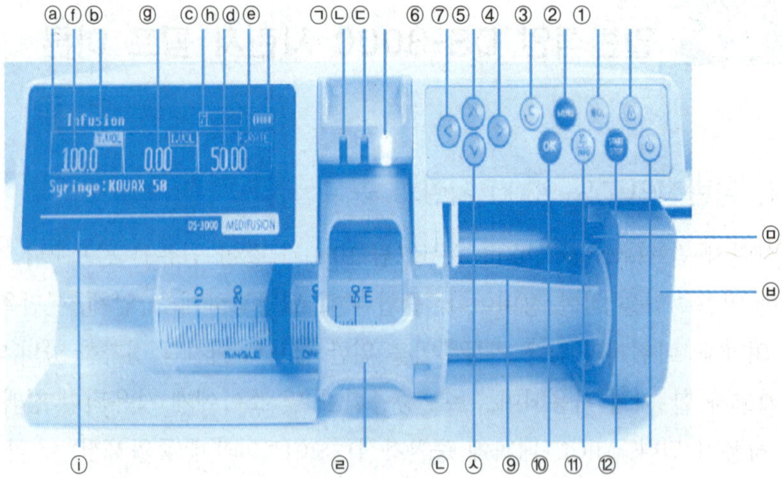

[그림 10-2] 시린지 펌프 앞면

① LOCK( ) 키 : LOCK 키를 눌러 LCD에 아이콘이 활성화 되면 START / STOP 키, ON / OFF 키 제외한 다른 키는 동작하지 않는다.

② BOLUS( ) 키 : 주입정지나 주입 중에 BOLUS 키를 누르면 Option Menu(BOLUS량 및 속도)에서 설정한 속도와 양을 주입한다.

③ MENU( ) 키 : 서브 기능 설정 모드로 이동한다(주입 중에는 동작하지 않는다).

④ CANCEL( ) 키 : 서브 메뉴에서 상위 메뉴로 변경 및 설정 중 취소 버튼으로 동작한다. 또 설정창에서 입력값을 초기화할 때 사용한다.

⑤ RIGHT 방향( ) 키 : 커서 키로서 우측 메뉴이동 시 사용한다.

⑥ LEFT 방향( ) 키 : 커서 키로서 좌측 메뉴이동 시 사용한다.

⑦ UP 방향( ) 키 : 커서 키로서 메뉴 이동 시 사용한다. 또 설정창에서 UP 키를 누르면 설정값을 증가시킨다. 주입화면에서 설정정보를 나타난다.

⑧ DOWN 방향( ) 키 : 커서 키로서 메뉴 이동 시 사용한다. 또 설정창에서 Down 키를 누르면 설정값을 감소시킨다. 주입화면에서 설정정보를 나타낸다.

⑨ OK( ) 키 : 서브 메뉴에서 하위 메뉴로 이동한다. 또 설정화면에서는 설정완료하고 상위 메뉴로 이동한다.

⑩ INFO( ) 키 : 주입화면에서 I.VOL 선택 후 INFO 키를 누르면 설정된 주입시간(Remain Time)이 표시된다. 알람 발생 시 INFO( ) 키를 누르면 알람 소리를 울리지 않게 한다.

⑪ START / STOP( ) 키 : 주입화면에서 설정이 완료된 후 START / STOP 키를 누르면 주입이 시작되며 다시 START / STOP 키를 누르면 주입이 일시정지된다.

⑫ POWER( ) 키 : ON 동작은 ON / OFF 키를 누르면 기기의 전원이 즉시 켜지며, OFF 동작은 ON / OFF 키를 길게 누르면 전원이 OFF된다.

2) 표시부

표시부는 [그림 10-2]와 같이 Alarm 표시부, Pressure 상태표시부, I.VOL 등이 있다.

ⓐ Alarm 표시부 : 장비동작 시 발생되는 각종 알람을 표시
ⓑ 현재 상태표시부 : 현재 Syringe pump의 상태를 표시
ⓒ Pressure 상태표시부 : 압력 센서의 압력의 정도를 표시
ⓓ Lock / Unlock 표시부 : Key Lock / Unlock에 대한 표시
ⓔ BATT 상태표시부 : 〈표 10-1〉과 같이 Battery의 현재 양에 대한 표시
ⓕ T.VOL(Total Volume) : 전체 주입할 약물의 양을 표시
ⓖ I.VOL(Infusion Volume) : 주입되고 있는 약물의 양을 표시
ⓗ F.RATE(Flow Rate) : 주입속도를 표시
ⓘ Infomation 표시부 : Syringe Brand, Drug Name 등의 정보를 표시

Battery Level meter 표시에 따른 Battery 용량

	Battery 상태	LCD Battery 용량 표시	비 고
1	75～100[%]	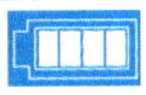	
2	50～75[%]	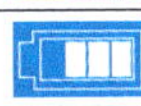	
3	20～50[%]	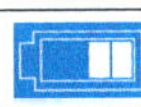	
4	7～20[%]	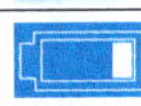	
5	7[%]이하 Battery Low 상태	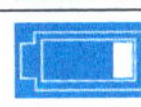	Battery Low 알람
6	Battery Empty 상태	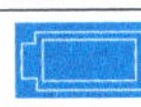	Battery Empty 알람
7	Charging	현재 Battery 상태 표시	
8	Charging Complete	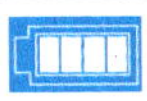	

㉠ 주입표시 LED(Green) : LED가 깜빡이면 주입상태, LED OFF 시는 주입정지 및 주입대기 상태이다.
㉡ 알람 표시 LED(Red) : 알람 발생 시 LED 점등되며 알람 해지 시 LED가 점멸된다.
㉢ AC / DC 전원 연결 LED(Amber) : Battery 동작 시 LED OFF, AC 전원이 연결되면 LED ON된다.

주의 | DC 전원을 연결하였을 때는 충전이 되지 않는다.

3) 기 타

주사기를 고정시키는 Clamp와 Drive Head가 이동 시 [그림 10-2]와 같이 주사기를 고정시키는 Clutch 등이 있다.

㉣ **Clamp** : 주사기(Syringe) 고정 및 종류확인 시 사용된다.
㉤ **Clutch** : 주입이 시작되고 Drive Head가 이동 시 주사기를 고정시키는 역할을 한다.
㉥ **Drive Arm** : 주입 시 주사기 고정 및 Occlusion을 확인한다.
㉦ **Drive Shaft** : Drive Arm이 Drive Shaft를 통해 이동된다.

4) 외부 인터페이스부

Syringe Pump를 [그림 10-3]과 같이 다른 장비 및 기타 악세서리와 연결 또는 통신할 수 있게 하는 부분이다.

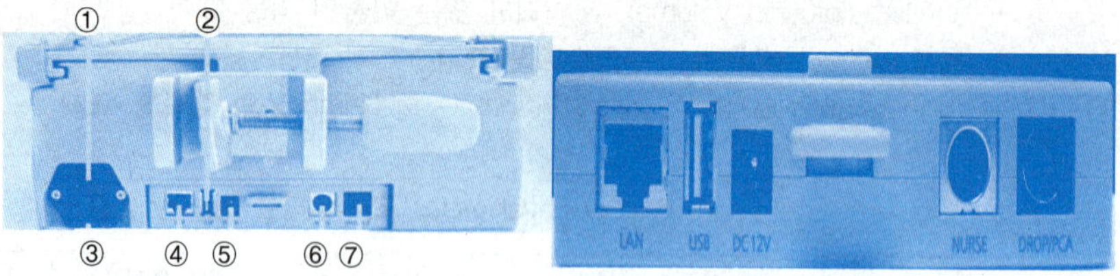

[그림 10-3] 외부 인터페이스부

① **LAN 연결구** : 인터넷 통신을 위한 LAN 연결부
② **USB 연결부** : USB Cable을 이용하여 PC와 통신할 수 있는 연결부
③ **DC 전원 연결부** : DC 전원을 인가할 수 있는 연결부
④ **NURSE CALL 연결부** : Nurse Call 장치와 연결하는 연결부
⑤ **DROP / PCA 연결부** : Drop Sensor 및 PCA 장치와 연결할 수 있는 연결부
⑥ **AC 전원 연결부** : AC 전원을 인가할 수 있는 연결부
⑦ **퓨즈(fuse)** : 기초적인 장비 보호장치로 Fuse가 들어 있는 부분

외부 인터페이스부는 RACK SYSTEM을 사용 시 분리하여 사용한다. 그 외 임의로 분리하거나 분해를 금지한다.

5) 부속품

AC 전원 케이블, Pole Clamp, Medifusion Station, 사용자 매뉴얼이 [그림 10-4]와 같다.

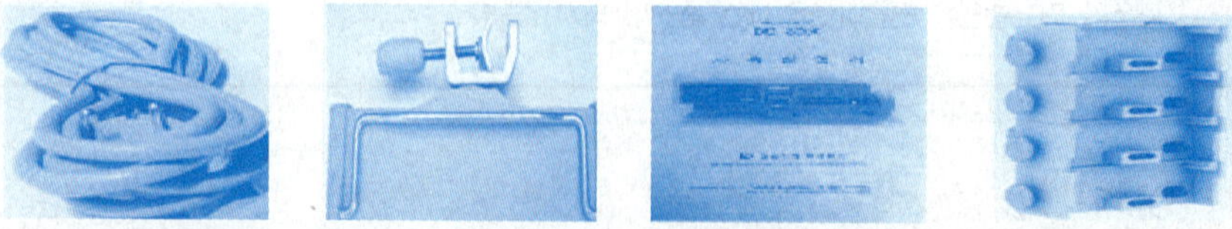

(a) AC 전원 케이블 (b) Pole Clamp (c) 사용자 매뉴얼 (d) Medifusion Station(Optional)

[그림 10-4] 시린지 펌프 부속품

02 일반적인 DS-3000 시린지 펌프 실습

1. 시린지 장착

주사기를 [그림 10-5]와 같이 장착한다.

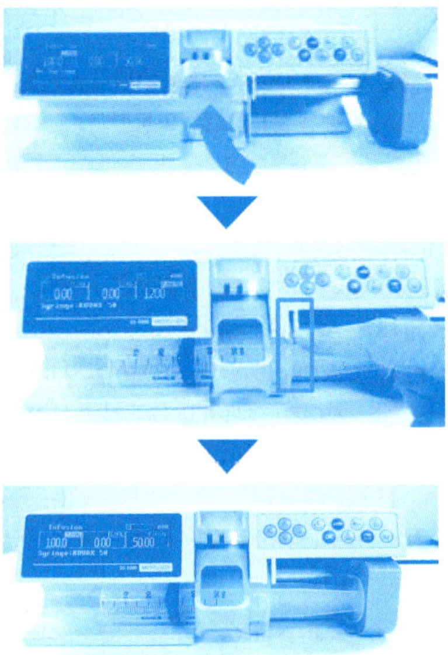

1. 전원 ON 후 주입대기 상태에서 Clamp를 올리면 Drive가 뒤로 후퇴하면서 초기 상태가 된다.
2. Drive가 초기 상태가 되면서 Clutch가 열린 상태가 된다.
3. 주사기를 장착하고 Clamp를 내리면 자동으로 Drive가 전진한다.
4. 전진하고 있는 Drive가 주사기의 플런저와 맞닿게 되면 Clutch를 동작시켜 주사기를 고정시킨다.
5. KEYPAD를 통해 제조사 및 주입 모드를 설정 후 START(START STOP) 키를 누르면 주입이 시작된다.
6. 주입이 시작되면 실시간으로 Infused Volume, Remain Time, Occlusion 등이 LCD 상에 Display 된다.

[그림 10-5] 시린지 펌프 시험지 장착

주의

1. 설정된 주사기를 사용하지 않을 경우에는 의도한 주입속도와 맞지 않을 수 있으며, occlusion Alarm의 오동작을 일으킬 수 있다. 설정된 주사기를 사용할 수 없으면, User mode로 설정하여 사용하거나 구입처로 문의한다.
2. 주사기를 정확히 장착한다. 장착이 제대로 되지 않을 경우에는 주입속도 및 주입량에 오차가 발생할 수 있다.
3. 주사기를 재사용하지 않는다.
4. 주사기를 반복사용하였을 경우에는 주입량 및 센서 오동작의 원인이 된다.

2. 시린지 제조사 선택

주사기에도 여러 제조사가 있다. 주사기의 크기는 자동으로 인식되어 전에 쓰던 주사기에 맞춰지지만 제조사가 다를 경우는 [그림 10-6]과 같이 해야 한다.

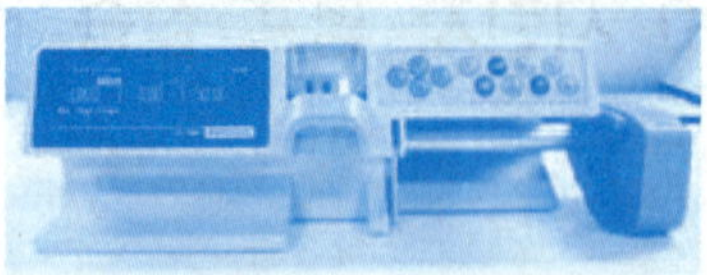

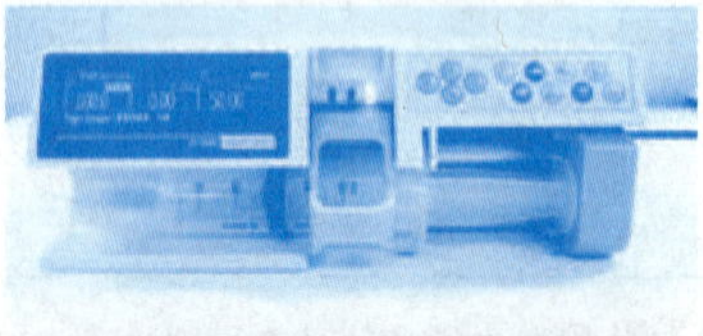

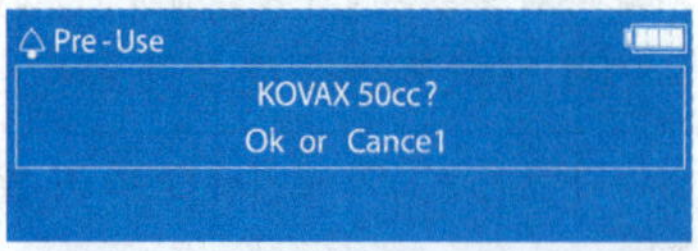

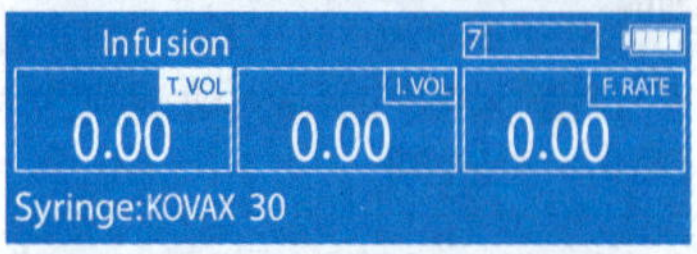

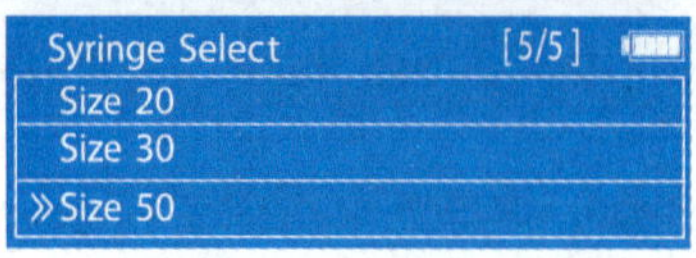

1. 주사기 장착 후 자동으로 사이즈를 인식한다.
2. 해당 사이즈에 맞는 이전에 사용한 제조사 주사기를 Display하고 해당 주사기를 사용 유무를 묻는 창을 Display한다.
3. 주사기 제조사가 동일할 경우 OK 키를 누르면 주입 대기 화면으로 이동한다.
4. 주사기 제조사가 상이할 경우 CANCEL 키를 눌러 제조사 선택 화면으로 이동한다.
5. 제조사를 선택하고 OK 키를 누르면 주입 대기화면으로 이동한다.
6. 주사기 사이즈가 상이할 경우 제조사 선택 화면에서 다시 CANCEL 키를 눌러 사이즈 선택 화면으로 이동하여 사이즈 선택하고 OK 키를 누르면 제조사 선택화면으로 이동한다.
7. 제조사를 선택하고 OK 키를 누르면 주입대기 화면으로 이동한다.

[그림 10-6] 시린지 펌프 Syringe 제조사 선택

주의

1. 주사기를 정확히 장착한다. 장착이 제대로 되지 않을 경우에는 주입속도 및 주입량에 오차가 발생할 수 있다.
2. 주사기의 제조사와 사이즈를 정확히 확인하고 사용한다.

3. 시린지 교체

교체작업을 [그림 10-7]과 같이 하면 된다.

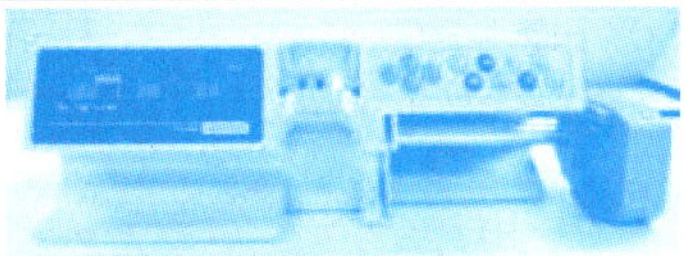	1. 주입대기 상태에서 Clamp를 올리면 주사기 교체 유무를 묻는 확인 메시지를 Display한다.
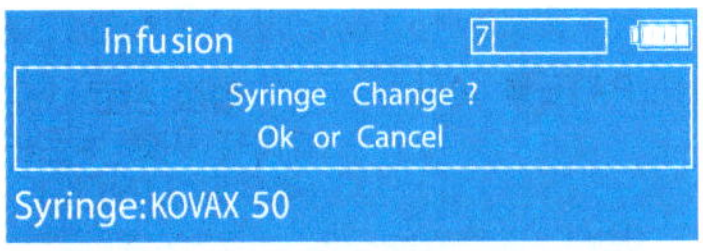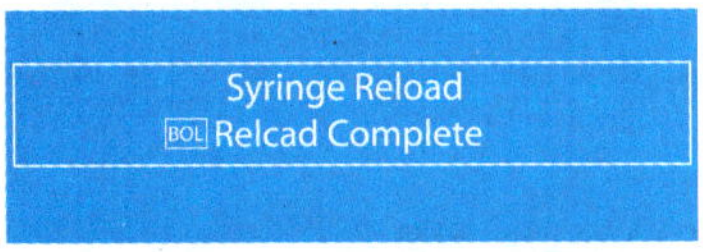	2. OK 키를 누르면 Clutch가 Open되고 Drive가 후퇴하고 초기 상태가 된다.
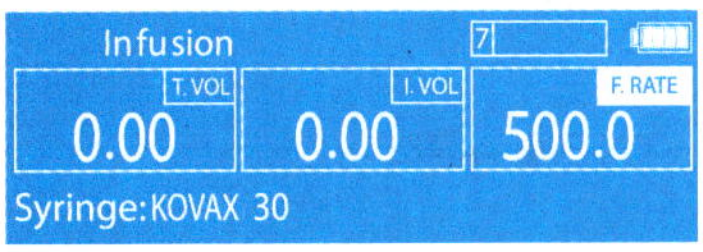	3. CANCEL 키를 누르고 Clamp를 내리면 다시 주입 대기상태가 된다.

[그림 10-7] 시린지 펌프 Syringe 교체

> **주의**
> 1. 환자에게 펌프를 연결한 채로 주사기를 분리 및 교체를 금지한다.
> 2. 주사기에 따라 과다 주입 등의 문제가 발생할 수 있다.

4. 주입 모드

주입 모드에는 Normal Infused(일반적인 주입), Drug Infused(약물주입), Dose Infused(약물조제 주입) 등이 있다.

(1) Normal Infused(일반적인 주입)

KEY PAD를 이용하여 T.VOL, R.TIME, F.RATE 등을 변경한다. [그림 10-8, 10-9, 10-10]과 같이 먼저 T.VoL 설정한 다음 R.Time 설정해야 한다.

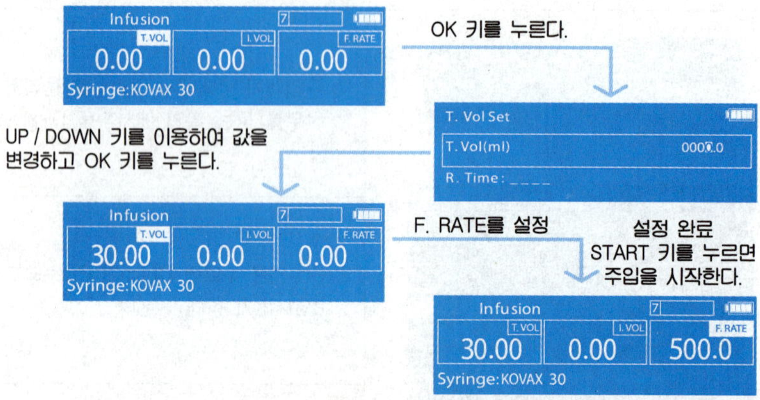

[그림 10-8] Total Volume 설정

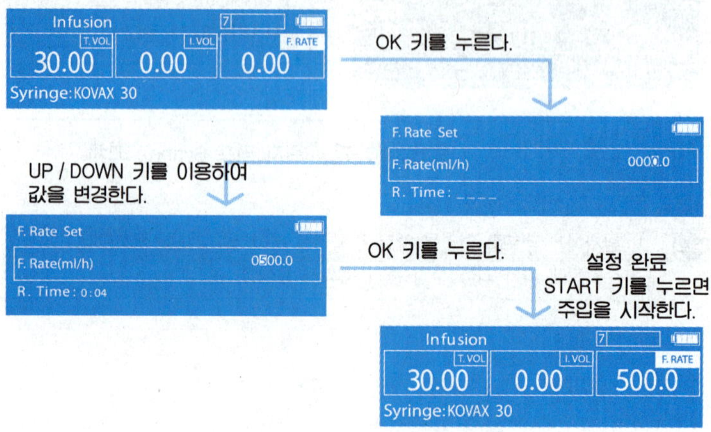

[그림 10-9] Flow Rate 설정

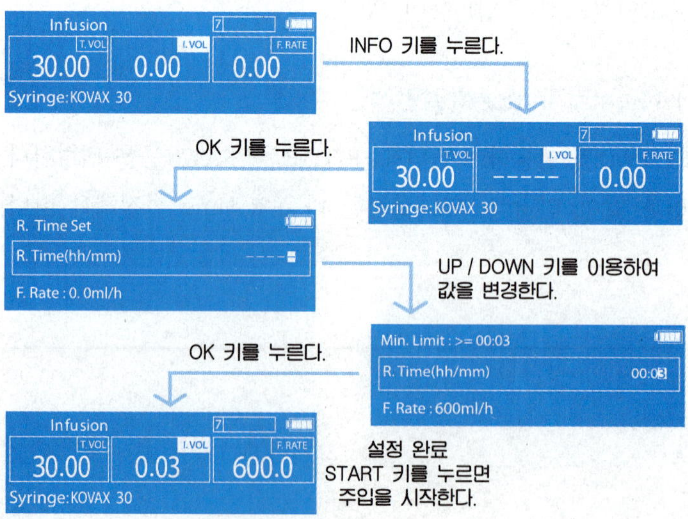

[그림 10-10] Remain Time 설정

(2) Drug Infused(약물주입)

Drug name(약물명) 설정 후 일반주입 모드와 동일한 방법으로 [그림 10-11]과 같이 KEY PAD를 이용하여 T.VOL, F.RATE 등을 변경한다.

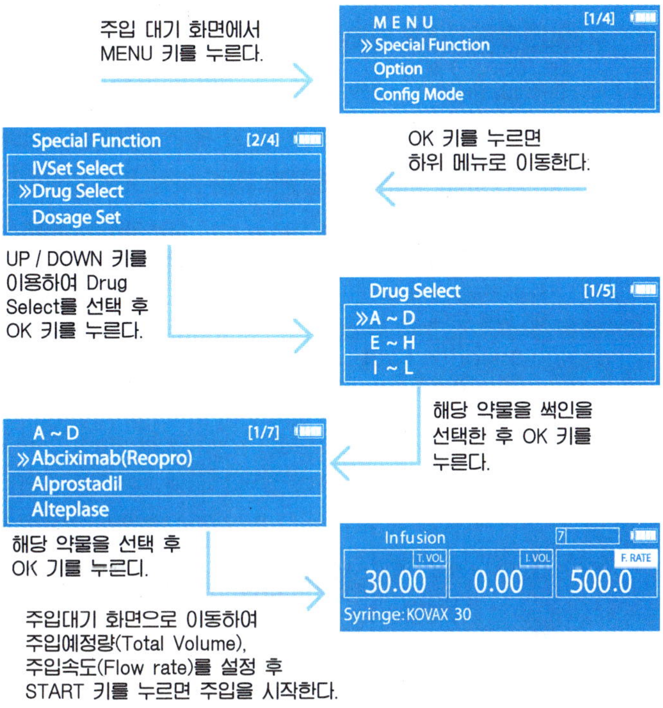

[그림 10-11] Drug 설정

(3) Dosage Infused(약물조제 주입)

Key PAD를 이용하여 [그림 10-12]와 같이 Drug, Weight, T.VOL 등을 변경한다.

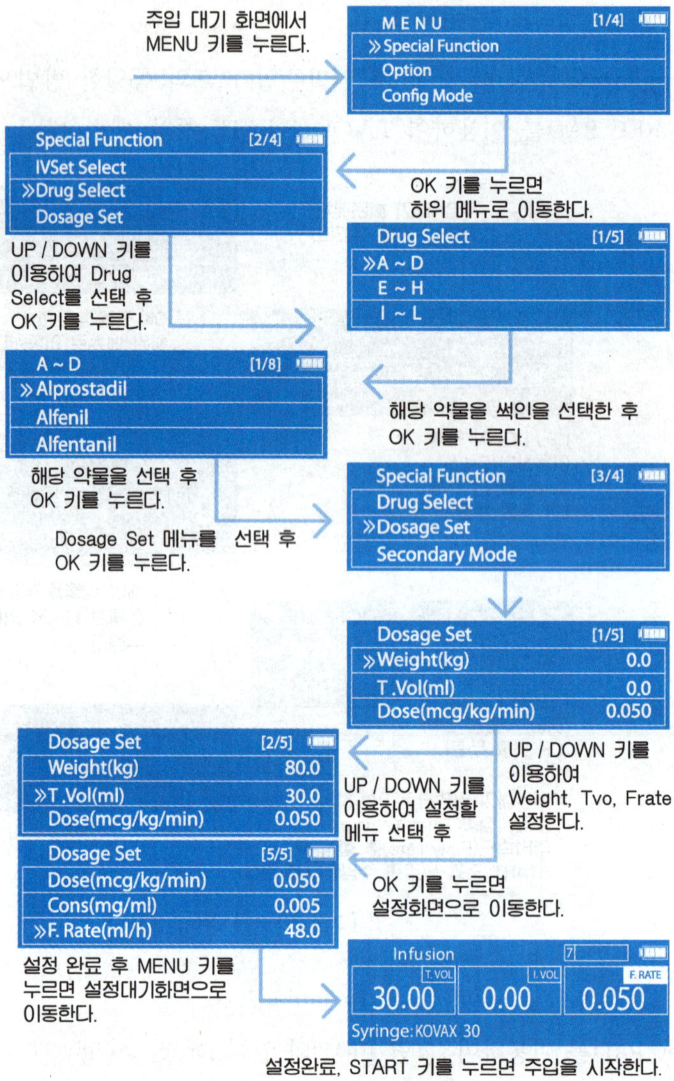

[그림 10-12] Dosage 설정(Drug)

(4) Manual(수동주입)

Drug 설정하지 않고 사용자가 Concentration, Dose 단위를 변경하여 사용할 수 있다. [그림 10-13]과 같이 처음 설정할 때는 반드시 Dosage 설정 전 Clear Therapy 한 후 진행한다.

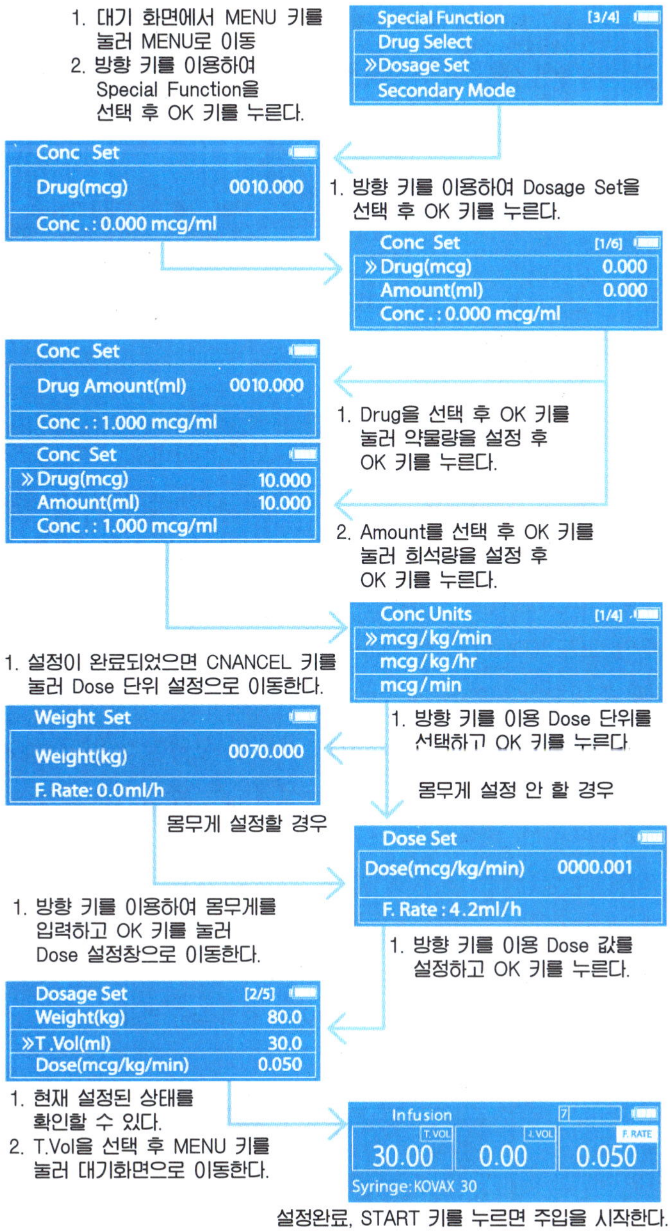

[그림 10-13] Dosage 설정(Manual)

위의 과정은 초기 설정과정이며 Dosage 재설정 및 수정하기 위해 [그림 10-14]와 같이 Dosage Set 메뉴로 이동하면 현재 설정된 상태를 확인할 수 있는 Dosage 설정화면으로 이동한다.

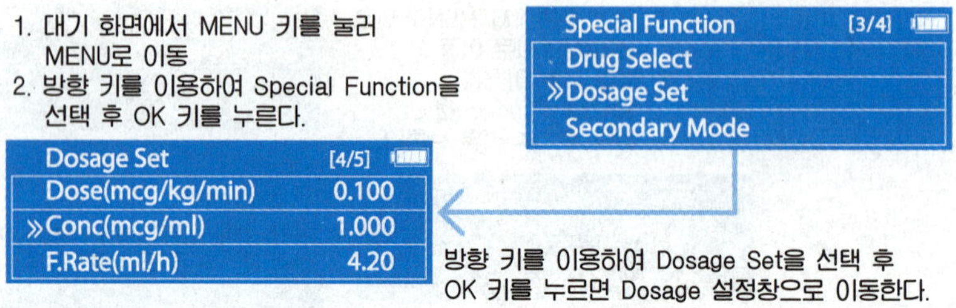

[그림 10-14] Dosage 설정(Manual)

5. 설정방법

주입 모드는 주입 모드1(일반), 주입 모드2(Drug), 주입 모드3(Manual Dosage)로 설정할 수 있으며 해당 설정은 다음과 같이 설정할 수 있다.

① 주입 모드1(일반)은 주입속도를 설정하거나 주입시간을 설정하여 주입할 수 있는 모드이다.

② 주입 모드2(Drug)는 Dosage[mcg / kg / min], 몸무게[kg], T.Vol[ml]를 설정하여 주입할 수 있는 모드이다.

③ 주입 모드3(Manual Dosage)은 약물을 선택하지 않고 사용자가 Dosage 단위 및 Concentration, Dose 등을 설정하여 주입하는 모드이다.

1) 주입 모드 변경

주입 모드를 〈표 10-1〉과 같이 변경할 수 있다.

〈표 10-1〉 주입 모드 변경

구분 \ 모드	LCD 표시부	설 명
주입 모드1 (일반)	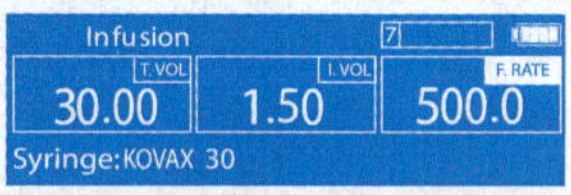	약물을 선택하지 않고 주입하는 모드
주입 모드2 (Drug)	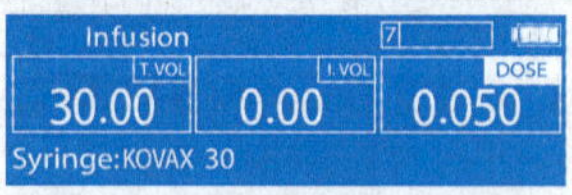	약물을 선택하여 주입하는 모드
주입 모드3 (Manual Dosage)	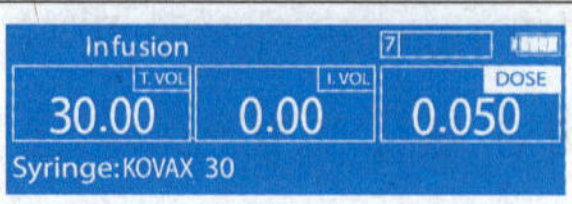	약물을 선택하지 않고 사용자가 Dosage 단위 및 Concentration 등을 설정하여 주입하는 모드

2) 주입 모드 설정

주입 모드를 〈표 10-2〉와 같이 설정할 수 있다.

〈표 10-2〉 주입 모드 설정

구분 \ 모드		표시부	설 명
주입 모드1 (일반)	주입속도 설정	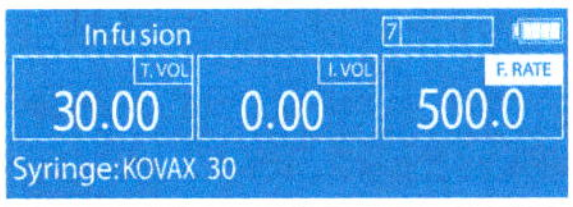	F.Rate[ml / h], T.Vol[ml]을 설정하여 주입할 수 있다.
	주입시간 설정	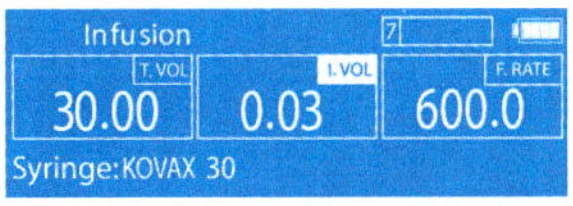	R.Time[Time], F.Rate[ml / h], T.Vol[ml]을 설정하여 주입할 수 있다.
주입 모드2 (Drug)	Drug 설정	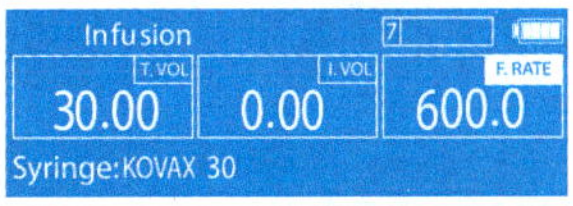	Drug 설정 후 F.Rate[ml / h], T.Vol[ml]을 설정하여 주입할 수 있다.
	Dosage 설정 (Drug)	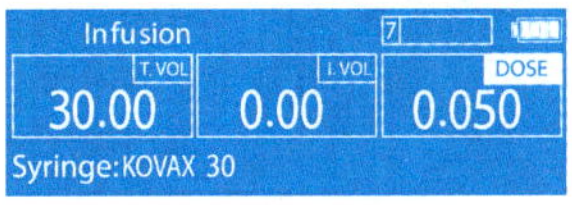	Drug 선택 후 몸무게[kg], T.Vol[ml]을 설정하여 주입할 수 있다
	Dosage 설정 (Manual)	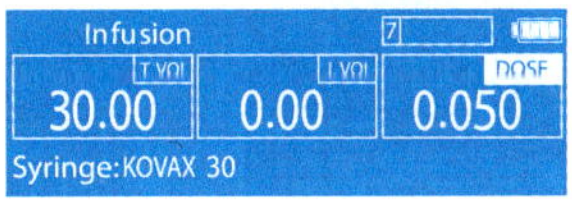	사용자가 Dosage 모드 설정 후 주입할 수 있다.

3) 주입 모드 설정값 변경

주입 모드 설정값을 〈표 10-3〉과 같이 변경할 수 있다.

〈표 10-3〉 주입 모드 설정값 변경

구분 \ 모드	버 튼	동 작	비 고
주입량 설정 모드	<, >, ∧, ∨	자리 수치 및 설정값 변경	각 설정 메뉴 참고

4) 부가기능 설정

부가기능 설정을 〈표 10-4〉와 같이 할 수 있다.

〈표 10-4〉 부가 기능 설정

기 능	LCD 표시부	설 명
입력값 Clear	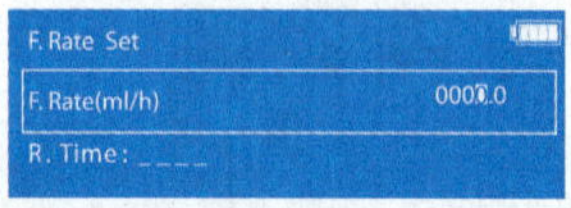	설정값이 0이 아닌 경우 CLEAR(ⓒ) 키를 누르면 입력값이 0으로 변경된다. 설정값이 0인 경우는 OK(OK) 키를 눌러도 저장되지 않는다.
설정 Clear	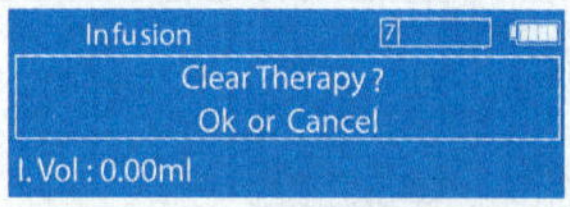	주입 대기 화면에서 CLEAR(ⓒ) 키를 누르면 좌측 화면과 같은 화면이 표시되며 OK(OK) 키를 누르면 설정값이 Clear된다.
설정값 확인방법	주입화면 혹은 주입대기 화면에서 UP(∧), Down(∨) 키를 누르면 설정한 값을 확인할 수 있다.	
	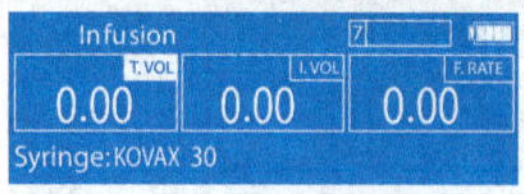	예 Syringe : KOVAX 30 현재 설정된 시린지는 KOVAX사의 30[ml]이다.
	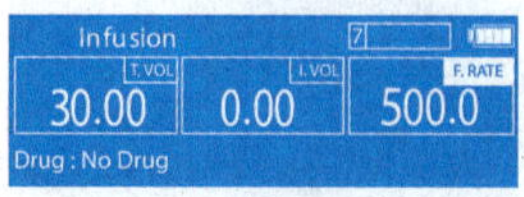	예 Drug : No Drug 주입 모드I(일반)으로 설정된 경우이며 Drug 라이브러리를 선택하면 표시된다(주입 모드(Drug)를 참고한다).
	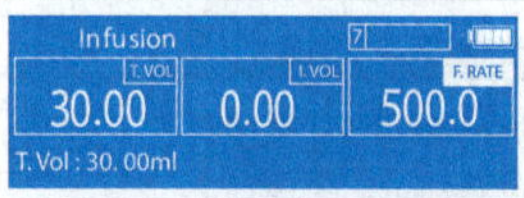	예 T.Vol : 30.00[ml] 총 주입예정량[ml]가 표시된다.
	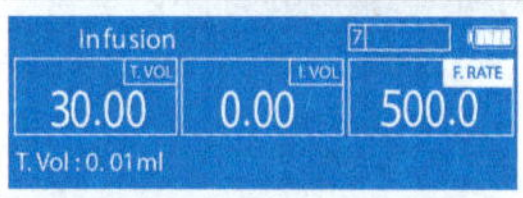	예 I.Vol : 0.0[ml] 주입된 양[ml]이 표시된다.
	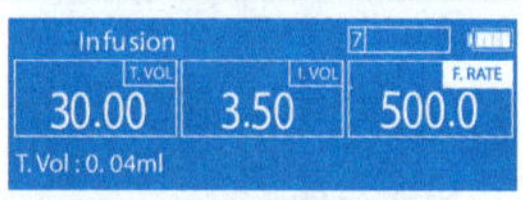	예 R.Time : 0 : 04 주입이 완료될 때까지의 남은 시간(Remain Time)이 표시된다.
	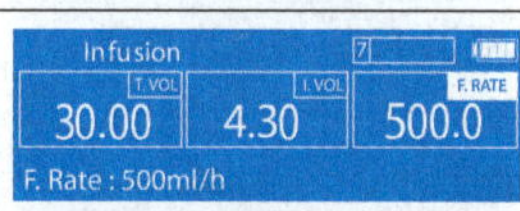	예 F.Rate : 500[ml / h] 주입속도[ml / h]가 표시된다.
	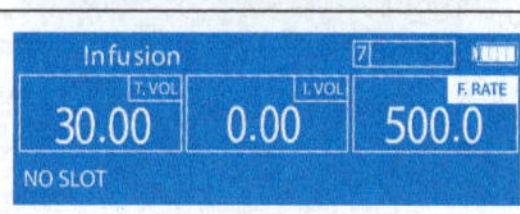	예 NO SLOT Station에 장착 시 Slot 번호 정보가 표시된다. Station이 없는 경우 "NO SLOT"으로 표시된다.

① 설정값 초기화는 설정화면에서 CLEAR(ⓒ) 키를 누른 후 OK(OK) 키를 누르면 설정값이 초기화된다.

② 전체 설정값 초기화는 주입대기 화면에서 CLEAR(ⓒ) 키를 누른 후 OK (OK) 키를 누르면 설정값이 초기화된다.

5) 누적주입량 초기화

누적주입량[ml] 설정 초기화 방법은 〈표 10-5〉와 같다.

〈표 10-5〉 누적주입량 초기화

순서	LCD 표시부	설 명
1	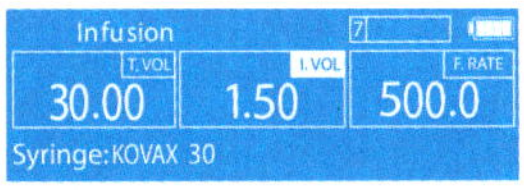	주입대기 화면에서 방향[좌측(<), 우측(>)] 키를 눌러 I.Vol[ml] 표시부를 선택한다. OK(OK) 키를 누르면 누적주입량 조회창으로 이동한다.
2	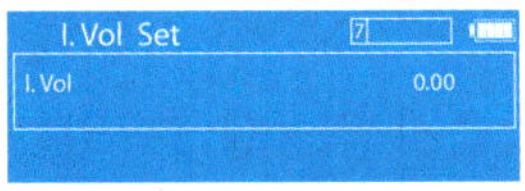	설정값 초기화는 CLEAR(↺) 키를 누른 후 OK(OK) 키를 누르면 I.Vol[ml] 표시부에 설정값이 초기화된다.
3	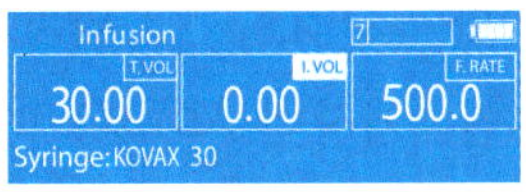	OK(OK) 키를 누르면 다시 주입대기 화면으로 이동한다.

START(START/STOP) 키를 누르면 주입이 시작된다.

누적주입량 표시는 0.01~99.99[ml](0.01[ml] 스텝), 100.0~999.9[ml](0.1[ml] 스텝), 1000~9999[ml](1[ml] 스텝)로 표시된다.

6) Titration 기능(주입 중 주입속도변경)-주입 모드1(일반)

Titration 기능설정은 〈표 10-6〉과 같다.

〈표 10-6〉 Titration 기능설정

순 서	LCD 표시부	설 명
1	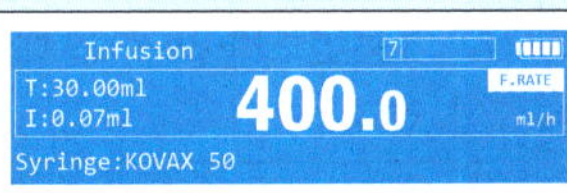	주입화면에서 OK(OK) 키를 누르면 주입속도 입력 표시부가 나온다.
2	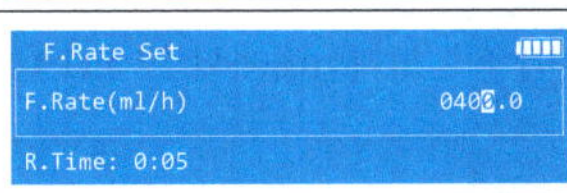	
3	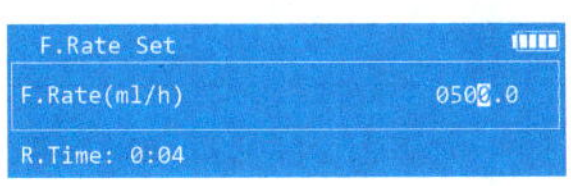	원하는 주입속도를 UP(∧), DOWN(∨) 키를 이용하여 설정한다. 설정값이 0인 경우는 OK(OK) 키를 눌러도 저장되지 않는다.
4	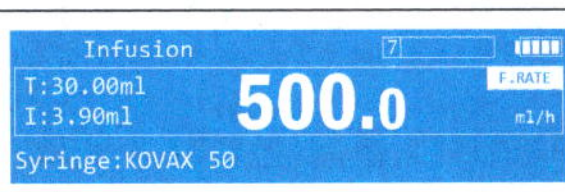	OK(OK) 키를 누르면 변경된 주입속도가 적용되어 다시 주입을 시작한다.

순서 1은 주입 중에 주입속도를 변경할 수 있는 기능이며, 주입 중에 주입속도를 변경하는 기능으로 주의하여 설정한다.

6. 동 작

동작상태에 대한 분류는 〈표 10-7〉과 같이 대기상태, 주입 상태, Purge 상태 등이 있다.

(1) 주입대기상태(작동 전)

주입대기상태는 START() 키를 누르면 즉시 작동할 수 있는 상태이다.

① 모든 상태로 진입이 가능한 상태이다. 단, key Lock 스위치가 ON되어 있는 경우는 Lock 해제 후 진입 가능하다(주입대기상태 시 Lock 기능이 활성화 되어 있으면 Start 버튼이 작동하지 않기 때문에 Lock 해제 후 장비 작동이 가능하다).

〈표 10-7〉 동작상태 분류

모드 / 구분	표시부	설 명
대기상태 (Infusion Ready)	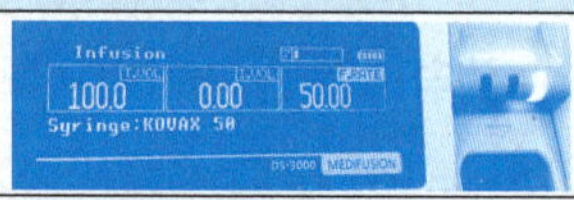	START() 키를 누르면 즉시 작동할 수 있는 상태
주입상태	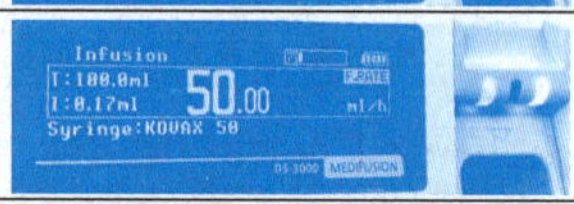	START() 키를 눌러 주입 시작한 상태
대기상태(Standby)	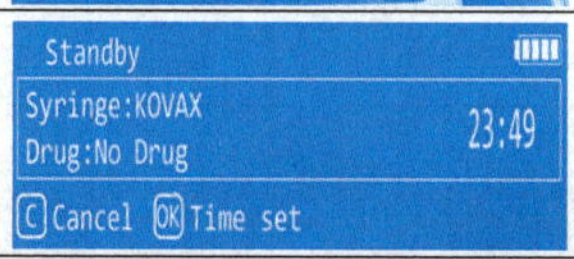	주입설정 후 POWER() 키를 눌러 대기 모드로 전환한 상태, 대기시간을 설정할 수 있다.
Purge 주입상태	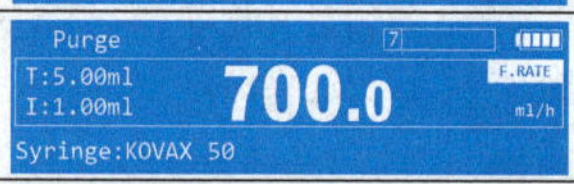	대기상태에서 BOLUS() 키를 누른 경우
Bolus 주입상태	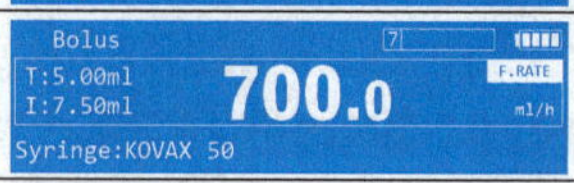	주입상태에서 BOLUS() 키를 누른 경우
일시정지상태	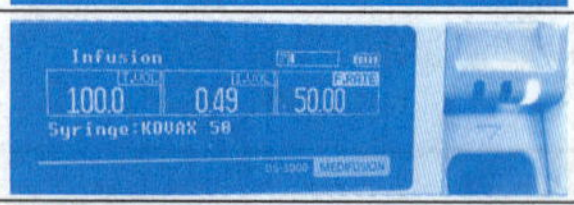	주입상태에서 주입 중에 STOP() 키를 누르면 일시정지상태
주입 모드1 (일반)	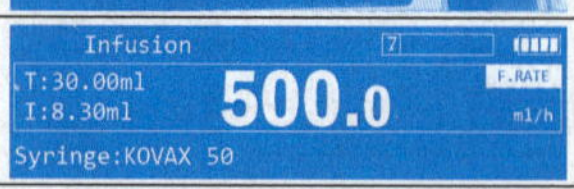	약물을 선택하지 않고 주입하는 모드
주입 모드2 주입 모드3 (Dosage)	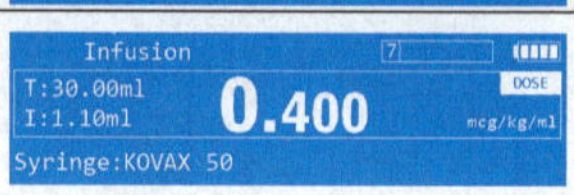	약물을 선택하여 주입하는 모드

② 주입대기상태에서 2분 동안 조작(키 동작)이 입력되지 않으면 Standby Alarm이 울린다. 빨간색 알람 LED가 점등된다(환자의 안전을 위해 주입대기상태 시 아무 작동이나 조작이 2분 동안 이루어지지 않으면 Standby Alarm이 울린다).

② BOLUS(BOL) 키를 누르면 설정된 BOLUS 주입속도와 BOLUS 주입량이 주입된다.

주의
1. 대기상태에서 BOLUS(BOL) 키를 누르면 Purge 상태로 Occlusion을 감지한다.
2. 순간 과량이 주입될 수 있으니 주의한다.

(2) 주입시작(작동개시)

전면에 있는 START(START STOP) 키를 눌러 장비를 작동시킨다.

① 작동됨에 따라 I.Vol 표시부에 주입량이 증가한다.

② UP(∧), DOWN(∨) 키를 누르면 Information 표시부에 Drug, R.Time, T.Vol, I.Vol, F.Rate, Syringe 정보 등을 확인할 수 있다.

③ BOLUS(BOL) 키를 누르면 설정되어 있는 BOLUS 주입속도와 BOLUS 주입량으로 주입된다.

주의
1. 동작상태에서 BOLUS(BOL) 키를 누르면 Bolus 상태로 Occlusion 감지한다.
2. 순간 과량이 주입될 수 있으니 주의한다.

④ 주입 중에 OK(OK) 키를 누르면 주입속도를 변경할 수 있다(주입 도중 최초 설정한 Flow Rate를 변경하기 위해서 장비를 Stop하지 않고 Flow Rate를 재설정하면 주입속도를 변경할 수 있다).

⑤ 작동 중에 STOP(START STOP) 키를 누른 후 2분 동안 키 입력이 없으면 Standby Alarm이 발생하고 빨간색 알람 LED가 점등된다(환자의 안전을 위해 주입대기상태 시 아무 작동이나 조작이 2분 동안 이루어지지 않으면 Standby Alarm이 울린다).

⑥ 현재까지 주입량이 총 주입량의 설정된 시간 이하일 때 Near Complete Alarm이 표시된다(주입이 시작되고 약물이 남아있는 양이 설정된 일정량 이하일 때 주입 완료가 얼마 남지 않았다는 Near Complete Alarm이 울린다).

⑦ Save 기능이 설정된 상태에서는 주입예정량과 주입속도가 저장이 되어 전원이 꺼졌다가 다시 공급되면 마지막에 동작했던 Data를 표시한다.

⑧ Save 기능이 설정되어 있지 않은 상태에서는 주입예정량과 주입속도가 저장이 되지 않아 전원이 꺼졌다가 전원이 다시 공급되면 주입예정량과 주입속도가 모두 "0"으로 표시한다.

> **주의**
> 1. 주입을 하기 전에 주사기 장착 및 주입속도와 주입예정량이 적절하게 설정되어 있는지 확인한다.
> 2. START(START STOP) 키를 누르고 일정시간 동안 주입이 잘 이루어지는지 확인한다.

(3) 작동중지 및 일시정지

주입 동작하고 있을 때(주입상태 또는 BOLUS 주입상태 중 STOP(START STOP) 키를 누르면 주입이 정지되고 녹색 주입 LED가 소등된다.

① STOP(START STOP) 키를 누른 후 2분 동안 주입이 시작되지 않으면 Standby Alarm이 발생하고 빨간색 알람 LED가 점등된다.

② 환자의 안전을 위해 주입대기상태 시 아무 작동이나 조작이 2분 동안 이루어지지 않으면 Standby Alarm이 울린다.

(4) 주입량 및 남은 주입시간 보기

주입 중 UP(∧), DOWN(∨) 키를 누르면 Information 표시부에 Drug, R.Time, T.Vol, I.Vol, F.Rate, Syringe 정보 등을 확인할 수 있다.

(5) Key Lock 기능

이 기능은 주입 중에 키의 오동작을 방지하기 위하여 사용한다. KEY PAD의 lock(🔒) 키를 누르면 : LCD에 KEY LOCK 아이콘이 켜지며, START / STOP(START STOP) 키, ON / OFF(⏻) 키를 제외한 모든 키가 동작하지 않는다.

(6) History Log 기능

Event Log 기능은 장비의 이벤트 정보를 메모리에 저장하는 기능이다.

① 이벤트 발생정보는 최대 2,000회까지 저장되며 2,000회 이상 정보는 오래된 기록부터 새로운 정보로 덮어 쓰여진다.

② 이벤트 정보는 주입시작, 주입완료, 주입정지 및 경고 알림 발생 시 저장된다.

③ 이벤트 정보는 Date & Time(이벤트 발생 일시), 동작 모드, 총 주입량, 주입속도, 주입된 양, 경고 알람 종류가 있다.

㉠ Date & Time : 년, 월, 일, 시, 분, 초

㉡ 동작 모드 : Ready, Normal, Bolus, Purge, Pause mode

㉢ Total Vol : 0.00~9,999[ml]

㉣ Flow Rate : 0.00~1,500[ml / h]

㉤ Infused Vol : 0.00~9,999[ml]

④ 경고 알람 종류

㉠ Event Log는 LCD를 통해 볼 수 있다. 상세한 사용방법은 서비스 매뉴얼을 참고한다.

㉡ 알람 로그 이벤트는 최근 발생한 50개의 알람을 기록하며 History Log와 다른 메모리에 저장된다. 알람로그는 LCD를 통해 볼 수 있다. 상세한 사용방법은 서비스 매뉴얼을 참고한다.

7. 사용자 설정

사용자 설정기능은 Menu tree, Special Function, Option, Config Mode 등이 있다.

1) 메뉴 트리

메뉴 트리(Menu Tree)를 보고 [그림 10-15]의 메뉴 선택을 쉽게 할 수 있다.

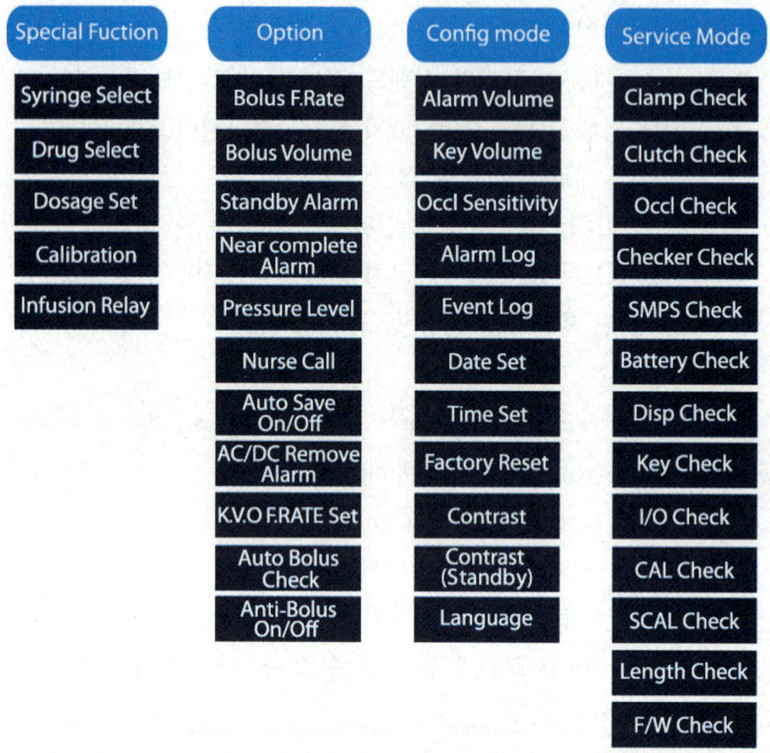

[그림 10-15] 메뉴 트리

2) Special Function

방향키로 상태 및 설정값을 변경하고 OK(OK) 키를 누르면 설정이 완료된다.

① Syringe Select

㉠ 설정되어 있는 주사기를 장착하였으나 제조사가 상이할 경우 주사기의 제조사를 변경할 수 있다.

㉡ 설정되어 있지 않은 주사기를 장착하였을 경우 주사기의 제조사와 주사기의 용량을 설정할 수 있다.

② Drug Select : Drug 주입 모드를 설정할 수 있다(Drug의 종류를 선택할 수 있는 모드이다).

③ Dosage Set : Drug 주입 모드 상태에서 세부 설정값을 변경할 수 있다(Dosage 모드는 특정 Parameter를 입력하여 주입속도 및 주입량을 설정하는 모드이다. 총 주입량, Dose값, 몸무게 등을 입력하여 자동적으로 주입 모드를 설정한다).

④ Calibration : 장비의 정밀도를 높이기 위해 주사기의 Calibration 기능을 제공한다.

㉠ 반드시 주사기를 설정된 용량에 맞추고 Calibration을 진행한다.

㉡ Calibration이 완료되면 다시 주입대기상태로 변경된다.

> **주의**
> 1. 항상 주사기의 제조사 및 용량을 확인하고 사용한다.
> 2. 설정되지 않은 주사기를 사용할 경우 제조사 및 사이즈를 설정 후 Calibration을 진행한 후 사용한다.

⑤ Infusion Relay(연동 주입) : 펌프 2개를 연동하여 자동 / 수동으로 주입하는 기능을 제공한다.

㉠ 자사의 Medifusion Station에 결합하여 사용하는 기능이므로 Medifusion Station을 별도 구매하여야 위 기능을 사용할 수 있다.

㉡ 연동주입 설정은 1회에 한하며 다시 기능을 사용할 경우 재설정이 필요하다.

3) Option

방향 키를 이용하여 상태 및 설정값을 변경하고 OK(OK) 키를 누르면 설정이 완료된다.

① Bolus F.rate : BOLUS(BOL) 키를 눌렀을 경우 주입되는 속도를 변경할 수 있다.

② Bolus Volume : BOLUS(BOL) 키를 눌렀을 경우 주입되는 용량을 변경할 수 있다.

③ Standby Alarm : 주입대기상태나 일시정지상태일 때 2분 동안 키 입력이나 주입이 시작되지 않으면 Standby Alarm이 발생한다. 해당 알람을 On / Off 할 수 있다.

④ Near Complete Alarm : 주입동작 중에 설정된 총 주입량과 주입된 양에 따라 설정된 주입완료 시간 이내가 되면 "Near Complete Alarm"상태가 된다.

㉠ Near Complete Alarm 발생시간을 변경할 수 있다.

㉡ 최소 단위는 1분이며 최대 24시간으로 설정할 수 있다.

⑤ Pressure Level : Occlusion 알람 발생 Level을 변경할 수 있다. 설정된 Level보다 실시간으로 측정되는 Pressure 값이 크면 Occlusion 알람이 발생한다.

⑥ Nurse Call : 알람 발생 시 Nurse Call 모드를 On / Off 변경할 수 있다.

⑦ Auto Save On / Off : Save 기능을 On / Off 변경할 수 있다.

㉠ Save 기능이 설정된 상태에서는 주입예정량과 주입속도가 저장이 되어 전원이 꺼졌다가 전원이 다시 공급되면 전에 동작했던 데이터를 표시한다.

㉡ Save 기능이 설정되어 있지 않은 상태에서는 주입예정량과 주입속도가 저장이 되지 않아 전원이 꺼졌다가 전원이 다시 공급되면 주입예정량과 주입속도가 모두 "0"으로 표시한다.

⑧ AC / DC Remove Alarm : AC / DC 전원 연결 / 분리 시 알람 발생 On / Off 변경할 수 있다.

⑨ K.V.O F.Rate Set : K.V.O(Keep Vein Open) 주입속도를 설정 및 On / Off할 수 있다.

⑩ Auto Bolus Check : Bolus 확인 메시지를 On / Off할 수 있다.

㉠ Auto Bolus Check을 On시킨 후 주입 중 Bolus 키를 누르면 LCD에 Bolus 동작 여부를 묻는 팝업창이 표시된다.

㉡ 팝업창에서 OK 키를 누르면 Bolus가 실행되고 CANCEL 키를 누르면 다시 주입 모드로 이동한다.

⑪ Anti-Bolus On / Off : Occlusion Alarm 시 압력을 해제하기 위해 Drive가 후퇴 여부를 설정할 수 있다.

㉠ Anti-Bolus가 On이면 Occlusion Alarm 시 Drive가 자동으로 후퇴하면서 발생된 압력을 제거한다.

㉡ Anti-Bolus가 Off이면 Occlusion Alarm 시에도 Drive가 후퇴하지 않는다. 과도한 압력이 발생할 수 있으니 주의가 필요하다.

㉢ 주입 동작 중에는 반드시 Anti-Bolus를 On으로 설정 후 사용한다.

4) Config Mode

방향키를 이용하여 상태 및 설정값을 변경하고 OK(OK) 키를 누르면 설정이 완료된다.

① Sound Volume : 알람 및 효과음의 음량을 조절할 수 있다.

② key Sound Volume : 키 입력 시 키 음량을 조절할 수 있다.

③ Occl Sensitivity : 주입 중 주사기 특성 등으로 Occlusion Alarm이 빈번하게 발생하거나, 압력이 발생하였으나 Occlusion Alarm이 발생하지 않을 시 Occlusion Sensitivity를 조정할 수 있다.

㉠ Sensitivity 값은 Pressure Level간의 Step을 의미한다.

㉡ Pressure Level을 높이거나 Occlusion Sensitivity를 상향 조정하면 빈번한 Occlusion Alarm 발생을 막을 수 있다.

㉢ 과도한 압력이 발생하였으나 Occlusion Alarm이 발생하지 않을 경우 Sensitivity를 하향 조정하면 Occlusion Alarm 발생을 확인할 수 있다.

④ Alarm Log : 알람 내역을 확인할 수 있으며, 최근 기록순으로 정렬되어 있다.

⑤ Event Log : 이벤트 내역을 확인할 수 있으며, 최근 기록순으로 정렬되어 있다.

⑥ Date Set : 장비 날짜를 설정할 수 있다.

⑦ Time Set : 장비의 시간을 설정할 수 있다.

⑧ Factory Reset : 공장출하 초기화를 할 수 있다.

㉠ Password를 입력하면 공장출하 세팅값으로 초기화를 진행한다.

㉡ Password는 별도 제공한다.

⑨ Contrast : LCD의 배경 밝기를 조절할 수 있다.

⑩ Contrast(Standby) : 대기(Standby) 상태일 경우 LCD의 배경 밝기를 조절할 수 있다.

⑪ Language : 장비의 언어를 변경할 수 있다(English, Italian, Spanish, French, Russian).

㉠ 추후 지속적인 업데이트를 통해 언어를 추가할 수 있다.

㉡ 변경될 Language를 선택 후 OK 키를 누르면 해당 언어로 설정된다.

> **주의**
> 1. 장비의 날짜 및 시간을 정확히 설정한다.
> 2. 설정된 날짜 및 시간에 따라 알람 로그, 이벤트 로그 시간이 설정된다.

5) Service Mode

방향키를 이용하여 비밀번호를 입력하면 하위 메뉴로 이동되고, 하위 메뉴는 서비스 메뉴로서 서비스 매뉴얼을 통해 제공된다.

8. 경 고

다음은 장비의 작동상태가 정상이 아닌 때에 나타나는 경고와 그 경고(Alarm)에 대한 조치방법에 대한 내용이다.

① 장비가 비정상적으로 작동하면 주입을 즉시 중지한다.

② 환자의 안전을 위하여 여러 종류의 경고장치가 있으며, 경고 알람 상태에 따라 경고음 발생, 알람 LED 표시, LCD 상태 표시 등으로 각각의 상태를 알린다(그림 10-16).

③ 조작자에게 장비상태를 알리는 기능은 상태표시등과 알람으로 장비상태를 1[m] 이내에서 확인할 수 있고 상황표시등과 알람은 3[m] 이내에서 확인이 가능하다.

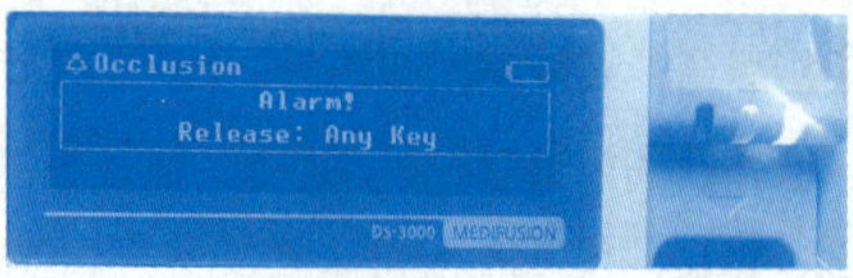

알람 LED
- Red LED ON : 알람 발생
- Red LED OFF : 알람 해지

[그림 10-16] 경 고

1) Occlusion 알람

주입 중에 주사기의 잘못된 장착, 또는 주사기의 바늘 등이 막혀 약물이 주입되지 않게 되면 주입이 멈추고, "Occlusion 경고 알람" 상태가 된다.

① "Occlusion 알람" 상태가 되면 다음과 같은 경고음 및 경고등이 표시된다.
   ㉠ 경고음 발생
   ㉡ 알람 LED : Red 점멸
   ㉢ LCD 알람 아이콘 표시
   ㉣ LCD 상태표시부 : "Occl" 점멸

② OK(OK) 키 혹은 INFO(INFO)키를 누르면 Occlusion 알람 해제 후 주입대기 상태가 된다.

③ 주입을 다시 진행할 경우에는 주사기를 다시 장착하고 진행한다.

> **주의** 주입을 하기 전에 주사기 장착 및 주입속도와 주입예정량이 적절하게 설정되어 있는지 확인한다.

2) Low Battery 알람

외부전원 없이 Battery 전원으로 동작 시 잔량이 동작정지 전 30분이 되면 "Low Battery 알람" 상태가 된다.

① "Low Battery 알람" 상태가 되면 다음과 같은 경고음 및 경고등이 표시된다.
   ㉠ 경고음 발생

ⓒ LCD 알람 아이콘 표시

ⓓ LCD 상태표시부 : "Low Battery" 점멸

② OK(OK) 키 혹은 INFO(INFO) 키를 누르면 Low Battery 알람 해제 후 주입대기 상태가 된다.

③ 외부전원이 인가되면 "Low Battery 알람" 상태가 해제된다.

3) Empty Battery 알람

외부전원 없이 Battery로 동작 시 잔량이 동작정지 전 3분이 될 때 주입이 멈추고 "Empty Battery 알람" 상태가 된다.

① "Empty Battery 알람" 상태가 되면 다음과 같은 경고음 및 경고등이 표시된다.

ⓐ 경고음 발생

ⓑ 알람 LED : Red 점멸

ⓒ LCD 알람 아이콘 표시

ⓓ LCD 상태표시부 : "Empty Battery" 점멸

② 외부전원이 인가되면 "Empty Battery 경고 알람" 상태가 해제된다.

③ "Empty Battery 경고 알람" 상태가 되면 OK(OK) 키 혹은 INFO(INFO) 키로 해제할 수 없다.

④ "Empty Battery 알람" 상태가 발생한 뒤 3분간 유지된 후 모든 작동을 멈추고 시스템 전체가 Off된다.

⑤ "Empty Battery" 상태일 때 전원을 켜면 다음과 같은 경고음 및 경고등이 표시되고 자동으로 시스템이 전체가 Off된다.

ⓐ 경고음 발생

ⓑ 알람 LED : Red 점멸

ⓒ LCD 알람 아이콘 표시

ⓓ LCD 상태표시부 : "Empty BATT" 점멸

4) 주입 완료 알람

설정한 주입량이 주입완료되면 주입이 멈추고 주입대기상태가 된다. "주입완료 알람" 상태가 되면 다음과 같은 경고음이 표시되고 LED(Green)가 Off된다.

- 경고음 발생 및 LED(Green) Off

5) AC Power 제거 알람

AC Power가 제거되면, "AC Power 제거 알람" 상태가 된다.

① 경고음 발생

② AC / DC 전원 연결 LED : Off

③ LCD 알람 아이콘 표시

④ LCD 상태표시부 : "AC / DC Reject" 점멸

㉠ "AC Power 제거 알람" 상태가 되면 2초간 경고음이 발생한다.

㉡ "AC Power 제거 알람" 상태에서 AC Power가 다시 연결되면 "AC Power 제거 알람" 상태가 해제되고, 2초간 알람 음이 울린다.

6) DC Power 제거 알람

DC Power가 제거되면, "DC Power 제거 알람" 상태가 된다.

① 경고음 발생

② LCD 알람 아이콘 표시

③ LCD 상태표시부 : "AC / DC Reject" 점멸

④ AC / DC 전원 연결 LED : Off

㉠ "DC Power 제거 알람" 상태가 되면 2초간 경고음이 발생한다.

㉡ "DC Power 제거 알람" 상태에서 DC Power가 다시 연결되면 "DC Power 제거 알람" 상태가 해제되고, 2초간 알람 음을 울린다.

7) Removal Power 알람

AC / DC Power가 제거되면, "AC / DC Reject" 알람 상태 발생 후에 3분간 "Removal Power" 알람 상태가 된다.

① 경고음 발생

② LCD 알람 아이콘 표시

③ LCD 상태표시부 : "Removal Power" 점멸

④ AC / DC 전원연결 LED : Off

㉠ "Removal Power" 상태가 되면 3분간 경고음이 발생한다.

㉡ INFO() 키를 누르면 "Removal Power" 알람 해제 후 주입대기상태가 된다.

㉢ "Removal Power" 알람 상태에서 AC 혹은 DC Power가 다시 연결되면 "Removal Power" 알람 상태가 해제되고, 2초간 알람 음을 울린다.

8) Standby 알람

주입대기상태 및 주입정지 중 Pause Time 동안(2분) 키 입력이나 주입시작되지 않을 경우 "Standby" 알람 상태가 된다. "Standby" 알람 상태가 되면 다음과 같은 경고음 및 경고등이 표시된다.

① 경고음 발생
② 상황 표시 LED : Red 점멸
③ LCD 알람 아이콘 표시
④ LCD 상태표시부 : "Standby" 점멸
  ㉠ 키를 누르면 "Standby" 알람 상태가 일시 해제된다.
  ㉡ 이후 Pause Time 동안 키 버튼 입력이 없는 경우 다시 "Standby" 알람 상태가 된다.

9) Time Out 알람

대기 모드(Standby)에서 설정된 시간동안 POWER(⏻) 키를 눌러 주입대기 화면으로 이동하지 않으면 "Time Out" 알람 상태가 된다. "Time Out" 알람 상태가 되면 다음과 같은 경고음 및 경고등이 표시된다.

① 경고음 발생
② 상황 표시 LED : Red 점멸
③ LCD 알람 아이콘 표시
④ LCD 상태표시부 : "Time Out" 점멸 키를 누르면 "Time Out" 알람 상태가 해제되고, 주입대기 화면으로 이동한다.

10) Near Complete 알람

주입동작 중에 설정된 총 주입량과 주입된 량에 따라 주입완료 시간이 설정된 시간보다 남은 시간이 적으면 "Near Complete" 알람 상태가 된다. "Near Complete" 알람 상태가 되면 다음과 같은 경고음 및 경고등이 표시된다.

① 경고음 발생
② LCD 알람 아이콘 표시
③ LCD 상태표시부 : "Near Complete" 점멸

주입이 완료되면 "Near Complete" 알람이 해지되고 주입완료 알람 발생 후 대기 상태가 된다.

11) Near Empty 알람

주입 중에 장착된 주사기 약물의 용량이 주사기의 길이의 10[mm] 미만으로 남았을 경우 "Near Empty" 알람 상태가 된다. "Near Empty" 알람 상태가 되면 다음과 같은 경고음 및 경고등이 표시된다.

① 경고음 발생

② LCD 알람 아이콘 표시

③ LCD 상태표시부 : "Near Empty" 점멸

주입이 완료되면 "Near Empty" 알람이 해지되고 주입완료 알람 발생 후 주입대기 상태가 된다.

12) Clamp 알람

주입 동작 중에 Clamp를 강제로 열거나 주사기를 강제로 분리하였을 경우 "Clamp" 알람이 발생하고 주입이 정지된다. "Clamp" 알람 상태가 되면 다음과 같은 경고음 및 경고등이 표시된다.

① 경고음 발생

② 상황 표시 LED : Red 점멸

③ LCD 알람 아이콘 표시

④ LCD 상태표시부 : "Clamp" 점멸

㉠ 키를 누르면 "Clamp" 알람 해제 후 대기상태가 된다.

㉡ 주입을 다시 진행할 경우에는 주사기를 다시 장착하고 진행한다.

13) Clutch 알람

주사기 장착 중에 Clutch가 정상동작하지 않거나 주사기를 잘못 장착했을 경우 "Clutch" 알람이 발생하고 주입이 정지된다. "Clutch" 알람 상태가 되면 다음과 같은 경고음 및 경고등이 표시된다.

① 경고음 발생

② 상황 표시 LED : Red 점멸

③ LCD 알람 아이콘 표시

④ LCD 상태표시부 : "Clutch" 점멸

㉠ 키를 누르면 "Clutch" 알람 해제 후 대기상태가 된다.

㉡ 주입을 다시 진행할 경우에는 주사기를 다시 장착하고 진행한다.

14) Detector 알람

주입 동작 중에 Free flow 등의 문제로 주사기의 플런저와 Detect가 떨어지는 경우 "Detect" 알람이 발생하고 주입이 정지된다.

① "Detect" 알람 상태가 되면 다음과 같은 경고음 및 경고등이 표시된다.

㉠ 경고음 발생

㉡ LCD 알람 아이콘 표시

㉢ LCD 상태표시부 : "Detect" 점멸

② 키를 누르면 "Detect" 알람 해제 후 대기상태가 된다.

③ 주입을 다시 진행할 경우에는 주사기를 다시 장착하고 진행한다.

15) Error Code

장비 구동 중 에러가 발생할 경우 〈표 10-8〉과 같이 에러 코드를 LCD 상태표시부에 표시한다.

① 에러가 발생할 경우 POWER( ) 키를 길게 누르고 외부 전원을 분리하여 장비를 OFF시킨 후 다시 장비 ON한 후 다시 동작시켜 해당 에러가 발생하는지 확인한다.

② 해당 에러가 반복적으로 나올 때는 장비 사용을 중단하고 구입처에 문의한다.

〈표 10-8〉 Error Code

Error Code Display	발생원인
"Error 001"	Motor Check Error
"Error 002"	System Error

16) 알람에 따른 점검사항

알람(우선순위에 따라)이 발생할 경우 주입을 자동으로 중지한다.

① 표시부에 〈표 10-9〉와 같이 해당 알람 메시지 및 표시등 그리고 경고음에 따른 점검사항을 확인한다.

② 알람이 발생하면 INFO( ) 키로 중지시킬 수 있으며 해당 알람 점검사항을 만들고 다시 START( ) 키를 눌러 주입을 시작하면 알람을 확인할 수 있다.

③ 조작자는 장비 동작 시 장비상태를 확인할 수 있는 위치에 있어야 한다.

〈표 10-9〉 알람에 따른 점검사항

경보상태	발생원인	조치방법	점 검
NearEmpty 알람	주입 중에 장착된 주사기 약물의 용량이 주사기 길이의 10[mm] 미만으로 남았을 경우	총 주입예정량까지 주입이 완료되면 해지된다.	주사기 사이즈만큼 주입설정 후 주입을 진행한다.
Occlusion 알람	주사기 내부가 막혔거나 설정한 감도 이상의 압력이 발생한 경우 발생	주사기가 막혔는지 확인하여 압력을 제거한다.	주입을 시작하고 주사기 입구를 막아 압력 발생시킨다.
Low Battery 알람	배터리 잔량이 30분 이내일 때	AC 전원을 연결하여 충전시킨다.	LOW 배터리 잔량이 될 때까지 동작시킨다.
Empty Battery 알람	배터리 잔량이 5분 이내일 때	AC 전원을 연결하여 충전시킨다.	EMPTY 배터리 잔량이 될 때까지 동작시킨다.
주입완료 알람	총 주입예정량이 주입되었을 때 발생	START / STOP 키를 누르면 알람이 해제된다. 해제하지 않을 경우 2초간 경고음이 발생한다.	주입설정 확인 후 주입완료될 때까지 주입한다.
AC / DC Power 제거 알람	AC / DC 전원이 제거되었을 때	START / STOP 키를 누르면 알람이 해제된다. 해제하지 않을 경우 2초간 경고음이 발생한다.	AC / DC 전원을 분리한다.
Standby 알람	2분 동안 키 입력이 없을 때 발생	키를 누르면 알람이 일시 해제된다.	Standby Alarm을 ON시킨 후 주입대기 모드에서 키 입력 없이 2분 동안 대기한다.
Near Complete 알람	총 주입예정량까지 주입 시 Near Complete 설정시간 이내로 주입시간이 남았을 때 발생	총 주입예정량까지 주입이 완료되면 해지된다.	Near Complete 설정시간 이내로 주입시간이 남은 경우
Clamp 알람	주입동작 중에 Clamp를 강제로 열거나 주사기를 강제로 분리하였을 경우	OK 키를 눌러 알람을 해제시키고 주사기 재장착 후 주입한다.	주입 중에 Clamp를 열고 주사기 분리한다.
Clutch 알람	주사기 장착 중 Clutch의 이상동작 및 동작 불능	OK 키를 눌러 알람을 해제시키고 주사기 재장착 후 주입한다.	주사기가 장착할 때 Clutch를 강제로 잡아 동작불능이 되면 발생한다.
Detect 알람	주입 중 주사기의 플런저가 Detect와 떨어진 경우	OK 키를 눌러 알람을 해제시키고 주사기 재장착 후 주입한다.	주입 중 주사기 피스톤을 당겨 Detect 스위치와 이격시키면 발생한다.
Error code	Motor 동작 에러 발생 시	장비 전원 스위치를 다시 켠다. 반복적으로 발생 시 A / S를 요청한다.	"Error 001"
	System 에러 발생 시	장비 전원 스위치를 다시 켠다. 반복적으로 발생 시 A / S를 요청한다.	"Error 002"

주의 주사기를 제품에 올바르게 장착하신 후 사용한다.

참고문헌

1. 센서공학(Sensor&Transducer), 이덕출 · 공용혁 · 김성남 · 나승권 · 장창현 공저, 엔트미디어
2. 쉽게 배우는 의학용어, 차봉석 · 김춘배 공저, 정문각
3. 심전도 단기완성 및 심전도해설, 전종영 · 김형욱, 고려의학
4. 알기 쉬운 자동 제어, 김원배 · 나승권 · 문명룡 · 이재규 · 조명현 · 차익수 공저, 동일출판사
5. 의공(산업)기사 문제집 5권, 김동욱 외 26인 공저, 대한의용생체공학회
6. 의공실무, 나승권, 도서출판 상학당
7. 의공학(Medical Engineering), 이경성 · 최민주 공저, 청구문화사
8. 의료기기 응용회로, 나승권, 도서출판 상학당
9. 의용계측공학, 의공학 교육연구회 역편, 여문각
10. 인체생리학, 이강이 외 편저, 현문사
11. 인체 해부학, 김창국 외 2인, 대경북스
12. 전자회로의 이해, 김평호 · 나승권 · 이동원 · 최성재 공저, 남두도서
13. 초급자를 위한 PSPICE 활용, 황락훈 · 조문택 · 이충식 · 나승권 공저, 동일출판사
14. 초음파 영상학, 강선일 외 16인 공저, 정문각
15. 전자기초실험, 임승하 · 황호웅 · 나승권 · 이종성 공저, 남두도서
16. PSPICE와 PSIM 시뮬레이션 중심의 전력전자공학, 서영수 · 황락훈 · 조문택 · 심광영 · 곽동걸 · 채수형 · 나승권 공저, 동일출판사
17. 현대 기초의학 및 의공학, 나승권, 도서출판 상학당
18. 현대 의용전자공학, 나승권, 도서출판 상학당
19. 현대 의료기기, 나승권, 도서출판 상학당
20. 현대 의용기계공학, 나승권, 도서출판 상학당
21. 현대 의료안전 · 법규 및 정보, 나승권, 도서출판 상학당
22. DK 인체생리 · 해부도, 민유정, 대경북스
23. Analog Integrated Circuit Application, Michael Jacob, Prentice hall
24. Basic Engineering Circuit Analysis, David Irwin, Wiley
25. Design of Pulse Oxieter, Webster, Institute of Physics publishing
26. Fundamentals of Analog Circuit, Floyd, Prentice Hall
27. Fundamentals of biomechanics, Nihat Ozkaya, Springer

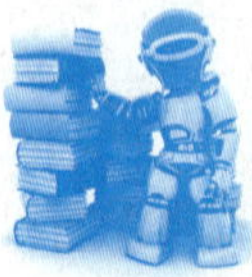

찾아보기

■ 저자약력 ■

■ 나 승 권

- 서울 청량초등, 경희중, 한양공업고등학교 전기과 졸업
- 한국폴리텍대학 동부산 캠퍼스 전기, 전자과 2년 수료
- 한국폴리텍대학 인천캠퍼스 전기과 기능장 과정 졸업
- 상지영서대학교 전자과 졸업(전문학사)
- 세명대학교 전기전자학과 졸업(공학사)
- 세명대학교 일반대학원 전기전자학과 졸업(의공학 및 전력전자응용전공 공학석사 · 공학박사)
- 부산위생(한방)병원 전기 및 의공기사 7년 근무
- 한국수자원공사 전기기사 7년 근무
- 의공기사, 의공산업기사, 의료정보관리사, 의료기기 상품기획사, 병원코디네이터(Hospital Coordinator)사, 전기기기기능장, 전기공사기능장, 산업안전기사, 전자산업기사, 전기공사특급기술자, 한국전력기술인특급기술자, 한국전력기술인특급감리사, 한국전력기술인설계사 면허, 전기 · 전자 기술지도사 이외 10개의 자격증과 면허취득
- ISO9001:2008 국제심사원, (사)키캄연구소 한국서비스품질우수기업인증 전문위원 및 평가위원
- 대한의용생체공학회 교육이사, 한국컴퓨터정보학회 이사, 한국모바일학회 학술이사, 대한의공협회 · 한국의료정보교육협회 · 대한전기학회 · 한국산업기술재단 · 대한전력전자학회 · 한국산학기술학회 · 한국항행학회 회원
- (현) 한국폴리텍대학 원주캠퍼스 의용공학과 교수(학과장)
- (현) 한국산업인력공단 의공(산업)기사, 의료전자기능사 이론, 실기(출제, 검토, 채점)위원
- (현) 식품의약품안전청 의료기기, (재)원주의료기기테크노밸리 의료기기 자문위원
- (현) 원주단지혁신클러스터추진단 기술과제 평가위원
- (현) 강원도 산업경제진흥원 강원지식재산권 서포터즈위원회 위원
- (현) 강원테크노파크 기술개발사업선정(의료기기) 평가위원
- (현) 한국산업단지공단 혁신클러스터 운영위원 평가위원
- (현) 메디칼디바이스저널 기술편집 자문위원
- (현) ㈜메디아나, ㈜씨유메디칼시스템, ㈜리스템, ㈜태연메디칼, ㈜대화기기, ㈜ED, ㈜메디칼써프라이, ㈜엠에스믹스미작현, ㈜바이오프로테크 의료기술 자문위원
- (혀) TUV Korea Ltd, TUV Suddeutschland Group(Medical-Health-Service부서) 의료기기 자문 및 외래교수

현대 의공실무

2014년 5월 10일 1판 1쇄 발행

저 자 나 승 권
발행인 남 승 우

발행처 도서출판 상尙 학學 당堂
서울시 동작구 사당로9가길 6(사당동)
TEL : 02) 595-1692~4
FAX : 02) 595-1394
E-mail : namdoo6@unitel.co.kr
신고 : 2-155호 (1968. 11. 29)

정가 35,000원

ISBN 978-89-6587-106-4 93560

〈디자인〉 편집 엄해숙 / 표지 토틀컴